U0199401

头颈外科学与肿瘤学

JATIN SHAH'S
HEAD AND NECK SURGERY AND ONCOLOGY

第 5 版

主　编　JATIN SHAH　SNEHAL PATEL
　　　　BHUVANESH SINGH　RICHARD WONG

主　审　韩德民

主　译　于振坤　房居高　刘绍严

人民卫生出版社
·北　京·

版权所有，侵权必究！

图书在版编目（CIP）数据

头颈外科学与肿瘤学/（美）贾汀·沙
（JATIN SHAH）主编；于振坤，房居高，刘绍严主译. —
北京：人民卫生出版社，2022.2
ISBN 978-7-117-32071-9

Ⅰ.①头… Ⅱ.①贾…②于…③房…④刘… Ⅲ.
①头颈部肿瘤-外科学 Ⅳ.①R739.91

中国版本图书馆 CIP 数据核字（2021）第 195459 号

人卫智网	www.ipmph.com	医学教育、学术、考试、健康，购书智慧智能综合服务平台
人卫官网	www.pmph.com	人卫官方资讯发布平台

图字：01-2021-0239 号

头颈外科学与肿瘤学
Toujing Waikexue yu Zhongliuxue

主　　译：于振坤　房居高　刘绍严
出版发行：人民卫生出版社（中继线 010-59780011）
地　　址：北京市朝阳区潘家园南里 19 号
邮　　编：100021
E - mail：pmph @ pmph.com
购书热线：010-59787592　010-59787584　010-65264830
印　　刷：廊坊一二○六印刷厂
经　　销：新华书店
开　　本：787×1092　1/8　印张：97
字　　数：1937 千字
版　　次：2022 年 2 月第 1 版
印　　次：2022 年 2 月第 1 次印刷
标准书号：ISBN 978-7-117-32071-9
定　　价：768.00 元

打击盗版举报电话：**010-59787491**　E - mail：WQ @ pmph.com
质量问题联系电话：**010-59787234**　E - mail：zhiliang @ pmph.com

头颈外科学与肿瘤学

JATIN SHAH'S
HEAD AND NECK SURGERY AND ONCOLOGY

第 5 版

主　编　JATIN SHAH　SNEHAL PATEL
　　　　BHUVANESH SINGH　RICHARD WONG

主　审　韩德民

主　译　于振坤　房居高　刘绍严

主译助理　姜寰宇

译　者（按姓氏笔画排序）

于振坤（南京医科大学附属明基医院）　　沈茜茜（首都医科大学附属北京同仁医院）

马泓智（首都医科大学附属北京同仁医院）　张　烨（中国医学科学院肿瘤医院）

王　凯（中国医学科学院肿瘤医院）　　　张海东（南京医科大学附属明基医院）

王　茹（首都医科大学附属北京同仁医院）　张溪微（中国医学科学院肿瘤医院）

王　健（中国医学科学院肿瘤医院）　　　金正雄（中国医学科学院肿瘤医院）

王朝阳（中国医学科学院肿瘤医院）　　　金立超（中国医学科学院肿瘤医院）

冯　凌（首都医科大学附属北京同仁医院）　房居高（首都医科大学附属北京同仁医院）

朱一鸣（中国医学科学院肿瘤医院）　　　赵　腾（南京医科大学附属明基医院）

刘　阳（中国医学科学院肿瘤医院）　　　姜寰宇（南京医科大学附属明基医院）

刘　凯（南京医科大学附属明基医院）　　桂　琳（中国医学科学院肿瘤医院）

刘绍严（中国医学科学院肿瘤医院）　　　黄　辉（中国医学科学院肿瘤医院）

李云霞（首都医科大学附属北京同仁医院）　龚单春（南京医科大学附属明基医院）

杨一帆（首都医科大学附属北京同仁医院）　廉　猛（首都医科大学附属北京同仁医院）

时　倩（首都医科大学附属北京同仁医院）　廖理达（中国医学科学院肿瘤医院）

何时知（首都医科大学附属北京同仁医院）

人民卫生出版社
·北　京·

ELSEVIER

Elsevier（Singapore）Pte Ltd.

3 Killiney Road#08-01 Winsland House I Singapore 239519

Tel：（65）6349-0200 Fax：（65）6733-1817

Jatin Shah's Head and Neck Surgery and Oncology, Fifth Edition

Copyright © 2020 by Jatin P. Shah, Snehal G. Patel, Bhuvanesh Singh, Richard Wong. All rights reserved.

The right of Jatin P. Shah to be identified as author of this work has been asserted by him in accordance with the copyrights, designs, and patents act of 1988.

First Edition 1990; Second Edition 1996; Third Edition 2003; Fourth Edition 2012; Fifth Edition 2020

ISBN-13：978-0-3234-1518-7

This translation of Jatin Shah's Head and Neck Surgery and Oncology, Fifth Edition by Jatin P. Shah, Snehal G. Patel, Bhuvanesh Singh, and Richard J. Wong was undertaken by People's Medical Publishing House and is published by arrangement with Elsevier (Singapore) Pte Ltd.

Jatin Shah's Head and Neck Surgery and Oncology, Fifth Edition by Jatin P. Shah, Snehal G. Patel, Bhuvanesh Singh, and Richard J. Wong 由人民卫生出版社进行翻译,并根据人民卫生出版社与爱思唯尔(新加坡)私人有限公司的协议约定出版。

《头颈外科学与肿瘤学》(第 5 版)(于振坤、房居高、刘绍严 主译)

ISBN：978-7-117-32071-9

Copyright © 2021 by Elsevier (Singapore) Pte Ltd. and People's Medical Publishing House.

All rights reserved. No part of this publication may be reproduced or transmitted in any form or by any means, electronic or mechanical, including photocopying, recording, or any information storage and retrieval system, without permission in writing from Elsevier (Singapore) Pte Ltd and People's Medical Publishing House.

注　意

本译本由 Elsevier (Singapore) Pte Ltd. 和人民卫生出版社完成。相关从业及研究人员必须凭借其自身经验和知识对文中描述的信息数据、方法策略、搭配组合、实验操作进行评估和使用。由于医学科学发展迅速,临床诊断和给药剂量尤其需要经过独立验证。在法律允许的最大范围内,爱思唯尔、译文的原文作者、原文编辑及原文内容提供者均不对译文或因产品责任、疏忽或其他操作造成的人身和/或财产伤害和/或损失承担责任,亦不对由于使用文中提到的方法、产品、说明或思想而导致的人身和/或财产伤害和/或损失承担责任。

Printed in China by People's Medical Publishing House under special arrangement with Elsevier (Singapore) Pte Ltd. This edition is authorized for sale in the People's Republic of China only, excluding Hong Kong SAR, Macau SAR and Taiwan. Unauthorized sale of this edition is a violation of the contract.

主 审 简 介

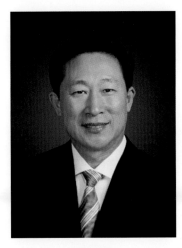

韩德民

中国工程院　院士
首都医科大学附属北京同仁医院　主任医师
首都医科大学　教授　博士研究生导师

主 译 简 介

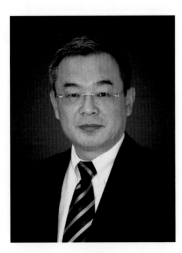

于振坤

南京医科大学附属明基医院　主任医师
南京医科大学　教授　博士研究生导师
东南大学　教授　博士研究生导师

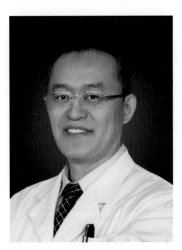

房居高

首都医科大学附属北京同仁医院　主任医师
首都医科大学　教授　博士研究生导师

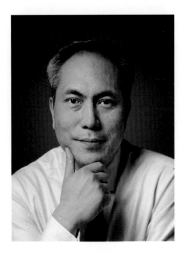

刘绍严

中国医学科学院肿瘤医院　主任医师
中国医学科学院北京协和医学院　教授　博士研究生导师

编者名单

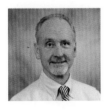

Jay Boyle, MD, FACS
Attending Surgeon,
Head and Neck Service,
Memorial Sloan Kettering Cancer Center;
Professor of Surgery,
Weill Cornell College of Medicine,
New York, NY, USA

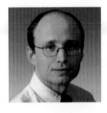

Klaus Busam, MD, PhD
Attending Pathologist,
Director of Dermatopathology,
Memorial Sloan Kettering Cancer Center;
Professor of Pathology and Laboratory
Medicine,
Weill Cornell College of Medicine,
New York, NY, USA

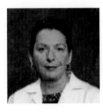

Diane Carlson, MD
Director, Breast and Head & Neck
Pathology,
Cleveland Clinic Florida,
Weston, FL, USA;
Affiliate Associate Professor,
Charles E. Schmidt College of Medicine,
Florida Atlantic University,
Boca Raton, FL, USA

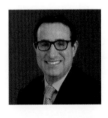

Marc Cohen, MD, MPH
Associate Attending Surgeon,
Head and Neck Service,
Memorial Sloan Kettering Cancer Center;
Associate Professor,
Weill Cornell College of Medicine,
New York, NY, USA

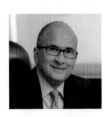

Peter Cordeiro, MD, FACS
Attending Surgeon,
Plastic and Reconstructive Surgery Service,
Memorial Sloan Kettering Cancer Center;
Professor of Surgery,
Weill Cornell College of Medicine,
New York, NY, USA

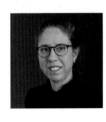

Jennifer Cracchiolo, MD
Assistant Attending Surgeon,
Head and Neck Service,
Memorial Sloan Kettering Cancer Center;
Assistant Professor,
Weill Cornell College of Medicine,
New York, NY, USA

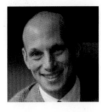

Joseph Dayan, MD
Assistant Attending Surgeon,
Plastic and Reconstructive Surgery Service,
Memorial Sloan Kettering Cancer Center;
Assistant Professor,
Weill Cornell College of Medicine,
New York, NY, USA

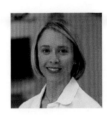

Jasmine Francis, MD, FACS
Assistant Attending Surgeon,
Ophthalmic Oncology Service,
Memorial Sloan Kettering Cancer Center;
Assistant Professor,
Weill Cornell College of Medicine,
New York, NY, USA

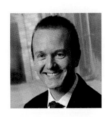

Ian Ganly, MD, PhD, MS, FRCS,
FRCS-ORL
Associate Attending Surgeon,
Memorial Sloan Kettering Cancer Center;
Associate Professor of Otolaryngology,
Weill Cornell College of Medicine,
New York, NY, USA

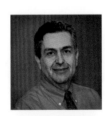

Ronald Ghossein, MD
Attending Pathologist,
Director of Head and Neck Pathology,
Memorial Sloan Kettering Cancer Center;
New York, NY, USA

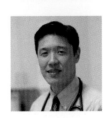

Alan Ho, MD, PhD
Assistant Attending Physician,
Head and Neck Oncology Service,
Memorial Sloan Kettering Cancer Center;
Instructor,
Weill Cornell College of Medicine,
New York, NY, USA

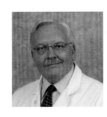

Joseph Huryn, D.D.S.
Chief, Dental Service,
Memorial Sloan Kettering Cancer Center;
Professor of Clinical Surgery (Oral and
Maxillofacial Surgery),
Weill Cornell College of Medicine,
New York, NY, USA

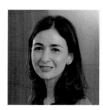

Nora Katabi, MD
Associate Attending Pathologist,
Memorial Sloan Kettering Cancer Center,
New York, NY, USA

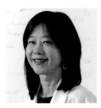

Nancy Lee, MD, FASTRO
Vice Chairman and Chief of Head and
Neck Radiation Oncology,
Director of Proton Therapy,
Memorial Sloan Kettering Cancer Center,
New York, NY, USA

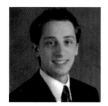

Jonathan Leeman MD
Instructor, Department of Radiation
Oncology,
Brigham and Women's Hospital;
Instructor, Department of Radiation
Oncology,
Dana Farber Cancer Institute,
Boston, MA, USA

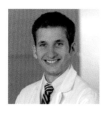

Sean McBride, MD, MPH
Assistant Attending Physician,
Department of Radiation Oncology,
Memorial Sloan Kettering Cancer Center,
New York, NY, USA

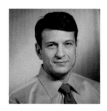

Babak Mehrara, MD
Chief,
Plastic and Reconstructive Surgery Service;
William G. Cahan Chair in Surgery,
Memorial Sloan Kettering Cancer Center;
Professor of Surgery,
Weill Cornell College of Medicine,
New York, NY, USA

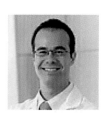

Luc Morris, MD, MSc, FACS
Associate Attending Surgeon,
Head and Neck Service,
Catherine and Frederick Adler Chair for
Junior Faculty,
Memorial Sloan Kettering Cancer Center;
Associate Professor of Otolaryngology,
Weill Cornell College of Medicine,
New York, NY, USA

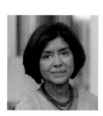

Kishwer Nehal, MD
Attending Physician,
Dermatology Service,
Memorial Sloan Kettering Cancer Center;
Professor of Dermatology,
Weill Cornell College of Medicine,
New York, NY, USA

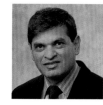

Snehal G. Patel, MD, MS,
FRCS (Glasg)
Attending Surgeon,
Head and Neck Service,
Memorial Sloan Kettering Cancer Center;
Professor of Surgery,
Weill Cornell College of Medicine,
New York, NY, USA

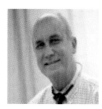

David Pfister, MD, FACP, FASCO
Chief, Head and Neck Oncology, Solid
Tumor Service,
Deputy Physician in Chief/Partnerships,
Memorial Sloan Kettering Cancer Center;
Professor of Medicine,
Weill Cornell College of Medicine,
New York, NY, USA

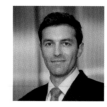

Benjamin Roman, MD, MSHP
Assistant Attending Surgeon,
Head and Neck Service,
Memorial Sloan Kettering Cancer Center;
Assistant Professor of Otolaryngology,
Weill Cornell College of Medicine,
New York, NY, USA

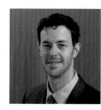

Evan Rosen, DMD, MPH
Assistant Attending Surgeon,
Dental Service,
Memorial Sloan Kettering Cancer Center;
Assistant Professor of Clinical Surgery
(Dentisty, Oral and Maxillofacial Surgery),
Weill Cornell College of Medicine,
New York, NY, USA

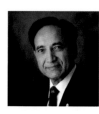

Jatin P. Shah, MD, PhD, FACS
E.W. Strong Chair in Head and Neck
Surgery and Oncology,
Memorial Sloan Kettering Cancer Center;
Professor of Surgery,
Weill Cornell College of Medicine,
New York, NY, USA

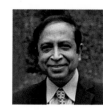

Ashok Shaha, MD, FACS
Attending Surgeon,
Head and Neck Service,
Memorial Sloan Kettering Cancer Center;
Professor of Surgery,
Weill Cornell College of Medicine,
New York, NY, USA

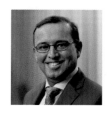

Bhuvanesh Singh, MD, PhD,
FACS
Attending Surgeon,
Head and Neck Service,
Director,
Laboratory of Epithelial Cancer Biology,
Memorial Sloan Kettering Cancer Center;
Professor of Otolaryngology,
Weill Cornell College of Medicine,
New York, NY, USA

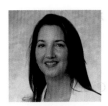

Hilda E. Stambuk, MD
Attending Radiologist,
Clinical Head and Neck Imaging,
Memorial Sloan Kettering Cancer Center;
Professor of Radiology,
Weill Cornell College of Medicine,
New York, NY, USA

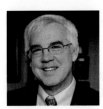

R. Michael Tuttle, MD
Clinical Director, Endocrinology Service,
Memorial Sloan Kettering Cancer Center;
Professor of Medicine,
Weill Cornell College of Medicine,
New York, NY, USA

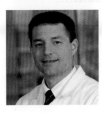

Brian Untch, MD
Assistant Attending Surgeon,
Head and Neck and Gastric and Mixed
Tumor Service,
Memorial Sloan Kettering Cancer Center,
New York, NY, USA

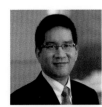

Richard J. Wong, MD
Chief, Head and Neck Service,
Memorial Sloan Kettering Cancer Center;
Professor of Otolaryngology,
Weill Cornell College of Medicine,
New York, NY, USA

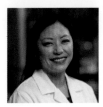

Vivian Yin, MD, MPH
Assistant Attending Surgeon,
Ophthalmic Oncology Service,
Memorial Sloan Kettering Cancer Center;
Assistant Professor of Ophthalmology,
Weill Cornell College of Medicine,
New York, NY, USA

译者序

非常荣幸再次将 Jatin Shah 教授的第 5 版《头颈外科学与肿瘤学》翻译、引荐给中国的同行。本书第 3 版是 2005 年译成中文并在国内发行的，被广大临床一线头颈外科医生推举为手术室和办公室的案头书之一。Jatin Shah 教授团队 2011 年发行了第 4 版，因时间仓促，没能及时跟进，非常遗憾！第 5 版再版前，在受邀参加 Shah 教授作为纽约纪念 Sloan-Kettering 癌症中心医院头颈外科主任卸任答谢时，我们与 Shah 教授见面交流，确认了将第 5 版再次翻译成中文。

我们是在 1998 年香港回归一周年之际，在香港举办的国际头颈肿瘤暨全国头颈肿瘤大会上第一次见到 Shah 教授。那次会议共 5 天，香港 3 天，北京 2 天。韩德民教授作为北京会议的主席、于振坤教授作为韩教授的助理，与 Shah 教授进行了深入交流。2000 年，在韩德民教授的带领下，黄志刚教授、于振坤教授、张伟研究员赴美参会并参观了纽约纪念 Sloan-Kettering 癌症中心医院，有机会翻阅了《头颈外科学与肿瘤学》（第 2 版），交谈中得知新版正在撰写，韩德民院士当场决定要将这本书推荐给中国同行。2002—2006 年，于振坤教授在纽约研修时正逢第 3 版发行，在韩德民院士、屠规益教授主持下，迅速组织了以北京同仁医院和中国医学科学院肿瘤医院为主的翻译团队，历时不到 1 年就完成了出版。于振坤教授在纽约和韩院士、屠教授因为翻译的需要往来邮件达 200 余次。2005 年 Shah 教授应邀再次来北京举行了中文版发布仪式。这之后国际头颈肿瘤联盟（IFHNOS）全球巡讲来到中国，2008 年北京站、2010 年上海站、2012 年广州站……多名国际头颈肿瘤知名专家相继到来与中国同行进行了广泛的交流，为中国头颈肿瘤和头颈外科的发展注入了新的活力。2014 年国际头颈肿瘤会议在纽约举办，中国同行 100 余人参加了盛会，也是在这次会议上国际头颈肿瘤联盟第一次把每年 7 月 27 日定为"国际头颈肿瘤日"。

一部书建立了与国际头颈肿瘤联盟交流的渠道。2018 年中国抗癌协会头颈肿瘤专业委员会加盟国际头颈肿瘤联盟，于振坤教授受邀担任国际头颈肿瘤联盟常务理事。

距离第 3 版发行已经有 15 年。这十多年来，整个肿瘤界都在发生着巨变，头颈肿瘤的外科治疗与综合治疗也发生了巨大的改变和进步。希望这些进展和本书原著专家理念能为中国同行交流发挥重要作用。

于振坤

2021 年 9 月

原著前言

1982 年,在新加坡举办的头颈外科高级课程中,苏格兰的 Arnold Maran 教授提出,应由资深作者写一本关于头颈外科学的书。随后,该书的第 1 版两卷本分别于 1987 年和 1990 年出版。第 1 版中介绍的外科技术来自我的普外科导师、印度 Baroda 的 Manubhai Patel 和 A. B. Kothari 医生,以及纽约 Memorial Hospital 的头颈外科专家 H. Randall Tollefsen、Hollon Farr 和 Elliott Strong。该书的后续版本包括诊断检查、围术期疗护、放射学、病理学、辅助治疗(如放射治疗和化疗等)、选择治疗方法的系统性治疗方案,以及治疗结果。对该书进行多种语言翻译的需求证明了其在头颈外科手术领域的全球影响力。多年来,这本书已经以葡萄牙文、西班牙文、中文、希腊文、俄文和波兰文进行了翻译和出版。我们希望该版本也可以翻译成其他语言。这本书的第 1 版和第 2 版只有一个作者,后来逐渐增加了 Snehal Patel、Bhuvanesh Singh 和 Richard Wong 等医生作为编写者。这本书在头颈部文献中保持了 30 多年的权威地位,并获得了三项图书大奖。

本书的第 5 版在前四版的基础上进行了增改,介绍了近年来对头颈肿瘤病因学和生物学行为的深入研究以及最新的治疗方法。由于基础科学方面的新发现和技术进步,人们对头颈肿瘤的生物学进展过程有了更好的了解。因此,新版本整合了新知识,也介绍了不同以往的新治疗模式。新版增加了许多新的插图、数据、治疗流程图和改进的治疗模式。与之前一样,本书的主要内容是诊断方法、治疗决策、外科技术和治疗结果;同时,增加了很多关于治疗方式的选择及其背后原理的讨论。此外,还包括放射肿瘤学、系统性治疗、颌面修复和口腔肿瘤学的原则。本版新增了病理学和放射诊断学的部分,包括三维成像重建中的计算机辅助设计/计算机辅助制造(CAD-CAM)技术。该版本还包括美国癌症联合委员会和国际抗癌联盟新出版的头颈肿瘤分期系统第 8 版。本版中介绍的诊断方法、治疗决策和治疗选择背后的思考过程,是多学科疾病管理团队(DMT)的经验结晶。该团队在纽约 MSKCC 共同工作了 20 多年。这些治疗理念和治疗策略已在我院实践多年,已经演变为多学科专家团队的共识。本书中的大多数结果均来自 MSKCC 治疗的患者数据库,但是所提供的治疗模式和信息在全球范围内都适用。我们也加入了一些全球来源的结果数据。

头颈肿瘤诊治已发展为越来越复杂的专科,不仅需要外科领域的专业能力,还需要如放射肿瘤学、肿瘤内科学、免疫学、内分泌学、核医学、放射诊断学、病理学和颌面修复等方面的专业知识。现代头颈部肿瘤的主要目标一直是提高生存率,但现在,也越来越强调改善生活质量和减少治疗后遗症。

在过去的 20 年中,口咽癌、甲状腺癌、咽喉癌的治疗方式发生了重大变化。HPV 在口咽癌的发生和诊治中的作用已使新的治疗策略出现,以最大限度减少治疗后遗症。甲状腺癌方面,通过风险人群分层、减少全切手术和限制放射性碘的使

用,治疗方法越来越保守。为了保留发音功能,越来越多的微创和内镜激光切除术逐渐取代了开放手术。保留喉的非手术治疗失败后,挽救手术对外科医生提出了新的挑战,其目标是最大限度减少并发症并提高生存率。关于系统性疗法的章节内容包括药物药理学,以及化疗、放化疗、靶向治疗和免疫治疗相关的随机临床试验的结果。调强放疗(IMRT)和质子放疗的使用已完全改变了放疗的范围以及外放射治疗的短期和长期后遗症。考虑到 IMRT 和质子放疗的应用越来越多,放射治疗一章介绍了外科医生必不可少的放射肿瘤学基本原理。

颅底肿瘤手术技术已经比较成熟,开放式颅面联合手术的长期效果在过去的 30 年中一直保持稳定。不过,近 20 年来,鼻内镜手术在前颅底病变中的应用越来越多。这一版中介绍了这些技术,并介绍了适应证和禁忌证。显微血管吻合游离组织瓣移植已经广泛应用超过 25 年,目前已经发展到优先考虑功能恢复和外形美观的精巧重建,充分体现在局部皮瓣、区域转移瓣和游离皮瓣的应用。CAD-CAM 技术的引入促进了更加精细的下颌和上颌的骨重建。长期以来,消融技术对外观的影响一直是我们关注的问题。如今,技术逐渐完善,消融的美学后遗症逐渐减少。

书中的外科技术通过一系列手术照片来展示。多年来,这些外科技术一直在发展和完善。手术照片展示是"外科医生视角"下的手术区域。必要时也添加了彩色插图,以展示复杂的解剖关系或手术的技术细节。每章都增加了放射诊断学和病理学内容,通过展示典型的影像学图像和组织学特征更加全面地介绍相关主题。

这本外科手术图书不可能长时间保持"最新"状态。毫无疑问,将来会有关于肿瘤发生分子机制的进一步理解,更新的手术技术,更新的影像学检查,更新的放疗技术,更新的化疗、靶向和免疫治疗药物,这些都可能改变治疗策略。新技术带来新的外科技术,肯定会挑战已有的外科技术。重要的是能否进一步减少手术创伤,保留外观和功能,使手术干预的影响最小。同样,多学科非手术治疗方案应关注减少并发症、急性毒性和远期后遗症。当然,新版仍反映了当今头颈肿瘤学和头颈外科技术的最新水平。本书主要针对年轻的头颈外科医生,他们已经完成了耳鼻喉科、普外科、整形外科或颌面外科的基础外科培训。本书也可以用于头颈外科和肿瘤学专业的外科医生,使其熟悉头颈肿瘤外科治疗方面的最新理念,能够提供肿瘤学结果和功能结果的多学科治疗方案。

Jatin P. Shah
Snehal G. Patel
Bhuvanesh Singh
Richard J. Wong
(朱一鸣 译)

致谢

我们永远感激我们的患者及其家属。他们因罹患头颈肿瘤遭受磨难,奋勇抗争。在延续生命和保持生活质量的斗争中,他们是勇气和毅力的榜样。这些特殊的人与我们携手努力,顽强地为治疗癌症和改善生活质量而战斗,因而在我们的心中占有特殊的位置。向他们致敬!为他们的非凡勇气、理解力、毅力和永远保存着征服癌症的希望。我们也感谢他们将性命相托,给我们提供了学习这些疾病自然史的机会,激励我们努力寻求更好的方法以控制癌症并提高生活质量,并不断总结反思而写出了这本书。

我们要向我们的老师、同行和同事们表示衷心的感谢。我们不断从他们身上汲取着知识养分。他们每一个人都为头颈外科和肿瘤学方面的知识、理解和经验贡献良多。

我们还要感谢本书各个章节编者们的工作和支持。几乎所有人都是 Memorial Sloan Kettering Cancer Center(MSKCC)头颈疾病诊疗团队的成员。他们的宝贵贡献构成了本书的核心。

我们衷心感谢 MSKCC 的头颈专科培训医生、外科肿瘤学专业研究生以及大外科住院医师,他们为我们获取经验和知识作出了重要贡献。他们对头颈肿瘤学知识的渴望以及对外科技巧的追求一直是我们的灵感源泉。

感谢我们科室的编辑 Jessica Massler 和 Raia Mohamed,以及我们的数据管理员 Jocelyn Migliacci 在过去几年中提供的宝贵帮助。感谢 Christine Armstrong 为本书及上版书提供的精湛的封面艺术。感谢 MSKCC 的医学图像部门及时地提供了插图和照片。

Jatin P. Shah

Snehal G. Patel

Bhuvanesh Singh

Richard J. Wong

(朱一鸣 译)

献给

　　我们的病人,他们忍受着癌症带来的痛苦。这些了不起的人为了追求有价值的生活,把他们的生命交到我们的手中。他们堪称典范的勇气和毅力让我们懂得了毅力和希望的意义。他们在我们心中有一个特殊的位置。

　　我们的学员,他们对知识的渴求一直是激励和鼓励我们保持专业最前沿的动力源泉。

　　还有

　　我们的家人,感谢他们的耐心、理解和支持。没有他们,这项工作就不可能完成。

(朱一鸣 译)

目录

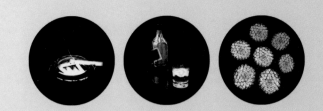

第1章
导言

头颈部是人体解剖结构最复杂,组织形态最多样化的部位之一,导致该部位肿瘤具有不同的生物学特征和预后。由于解剖结构和功能复杂以及肿瘤类型繁多,因此,需要充分了解这些肿瘤的生物学特征,掌握所有的治疗方案,为头颈部肿瘤患者提供最佳的治疗选择。此外,头颈外科医生必须理解并优化治疗方案,减轻治疗对局部解剖学(美学)和生理学(功能)的影响。大多数头颈部肿瘤起源于上消化道的黏膜,包括口腔、咽、喉、鼻腔和鼻窦;另有部分起源于涎腺、甲状腺和甲状旁腺、软组织、骨和皮肤。头颈部恶性肿瘤最常见的病理类型是鳞状细胞癌和甲状腺乳头状癌。涎腺癌和软组织及骨来源的肉瘤相对少见。

一个多世纪以来,外科手术一直是头颈部肿瘤的主要治疗手段。随着 20 世纪后半叶电离辐射的应用,放射治疗成为一种重要的治疗手段,其作为主要治疗或辅助治疗,可单独使用或与化学治疗联合使用。尽管化学治疗最初被用作姑息治疗,但现在其与放射治疗联合应用可作为某些特定部位的头颈部鳞状细胞癌患者根治性治疗方案,对预后有显著改善。近年,生物制剂或靶向药物也成为标准治疗方案的一部分。另外,免疫疗法逐渐应用于头颈部肿瘤的治疗,并有望在未来发挥重要作用。因此,了解和应用多学科管理策略是实现最佳治疗效果的基石。

病因

多数肿瘤是由宿主和环境因素之间复杂的相互作用引起的。对于促进大多数人类肿瘤发展的环境致癌因素尚不明确。但相关研究表明,烟酒接触是导致上消化道黏膜肿瘤的关键因素。头颈部肿瘤是典型的烟草相关癌,其最初发生癌症的风险和随后发生其他原发性癌症的风险与使用烟草的时间和强度直接相关。同样,研究表明,长期饮酒以剂量依赖的方式导致上消化道发生肿瘤的风险增加 2~3 倍。此

外,长期吸烟和饮酒者患癌风险成倍增长,是较不吸烟/不饮酒者的 10~20 倍。随着烟草使用及饮酒消费的增加,肿瘤的发生率呈几何增长(图 1.1)。目前已证实人类乳头瘤病毒(human papilloma virus,HPV)与口咽癌的发生有关。范科尼贫血(Fanconi anemia,一种常染色体隐性遗传性再障)患者发生头颈肿瘤的遗传易感性与 HPV 感染相关。同样,免疫缺陷病毒感染患者和器官移植后接受长期免疫抑制治疗的患者发生头颈癌的风险增加。已证实一些其他因素在头颈部肿瘤发病机制中起作用。例如,电离辐射暴露会增加甲状腺和涎腺的原发性恶性肿瘤以及皮肤、软组织和骨的癌症风险。另外,Epstein-Barr(EB)病毒感染也被证实能够促进鼻咽癌的发生发展。

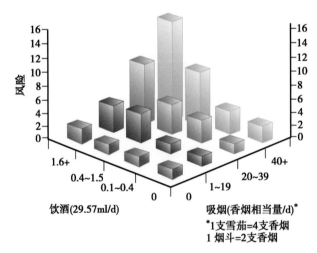

图 1.1 吸烟和饮酒者发生头颈部鳞状细胞癌的风险。

全球流行病学

头颈部肿瘤是人体第六大常见癌症类型,是全球癌症相关死亡的重要原因。头颈部鳞状细胞癌的发病率存在显著的地理差异。研究表明,口腔癌和下咽癌在东南亚地区,特别是印度发生率最高,可能与咀嚼烟草和槟榔的习惯有关。另外,巴西地区口腔癌的发病率也很高。全球口腔鳞状细胞癌的发病率见图 1.2 和图 1.3。唇癌在澳大利亚和中欧地区发病率最高。而口咽癌的发病率在北美、欧洲,特别是匈牙利、斯洛伐克、德国和法国逐年升高,可能与饮酒、吸烟和 HPV 感染相关。鼻咽癌多见于北非、东亚和东南亚,其遗传易感性与 EB

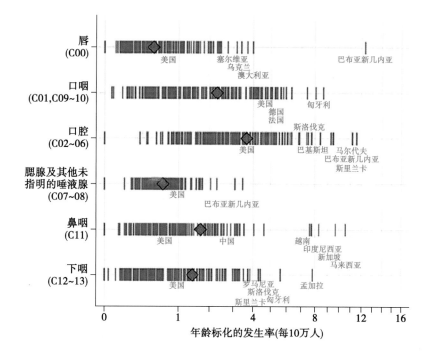

图1.2 2012年男性唇癌、口腔及咽部癌的年龄标化发病率(每10万人)。国际疾病分类第10版对每个部位都有说明[经 Shield KD,Ferlay J,Jemal A et al. 许可引用 The global incidence of lip,oral cavity,and pharyngeal cancers by subsite in 2012. CA Cancer J Clin2017;67(1):51-64.]。

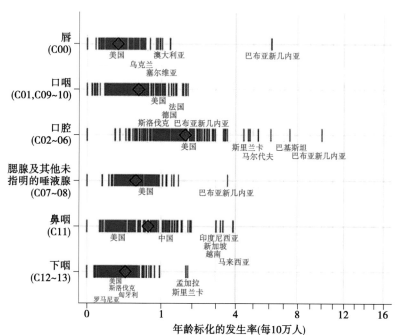

图1.3 2012年女性唇癌、口腔及咽部癌的年龄标化发病率(每10万人)。国际疾病分类第10版对每个部位都有说明[经 Shield KD,Ferlay J,Jemal A et al. 许可引用 The global incidence of lip,oral cavity,and pharyngeal cancers by subsite in 2012. CA Cancer J Clin2017;67(1):51-64.]。

病毒感染有关。另外,由于饮酒和吸烟的比率较高,喉癌和下咽癌在意大利和西班牙的发生率特别高。在过去的20年中,东欧国家,特别是匈牙利,头颈部肿瘤的发病率有所上升,造成此现象的确切原因尚不清楚。唇癌、口腔癌及咽喉癌在全球的发病率约为53万,占所有癌症的3.8%。然而,预计到2035年,这一数字将上升62%,达到85.6万例。

据报道,1986年切尔诺贝利事故后,白俄罗斯和乌克兰儿童患分化型甲状腺癌的发生率有所增加。虽然最初这些地区的成年人未显示甲状腺癌的增加,但现在却显示出切尔诺贝利事故造成成年人患甲状腺癌风险增加。据此预测,在日本福岛核事故之后,甲状腺癌的发生率亦有可能出现类似的上升。此外,过去的20年里,全世界范围内分化型甲状腺癌发生率逐年上升,这可能与颈部超声检查及其他影像学检查广泛应用有关,提高了临床上隐匿性肿瘤的早期诊断能力。

头颈部鳞状细胞癌生物学:概述

尽管头颈部鳞状细胞癌(head and neck squamous cell carcinoma,HNSCC)在解剖学和组织学上具有多样性,但与所有人类癌症一样,它是一种基因遗传性疾病,由于突变信号与内在保护机制之间的失衡,导致细胞内的遗传畸变物质累积。在某些情况下,头颈部肿瘤的发展可能受到遗传易感性的影响,其中范科尼贫血患者受此种影响最为明显,可能是由于此病是介导 DNA 损伤修复的基因突变导致的疾病。另外一些患者中,头颈部黏膜肿瘤可能与暴露于诱变剂有关,其中以烟草为主。烟草是头颈部鳞状细胞癌发生的重要危险因素,而饮酒与之相比风险较小,但烟草与酒精具有协同作用,可能高达75%的病例由此引发癌变。在亚洲部分地区,咀嚼槟榔在鳞癌的发生中也起着重要作用。

最近研究表明,在美国和发达国家,HPV(主要是HPV-16)感染与口咽部鳞状细胞癌的发生有关,特别是扁桃体和舌根的淋巴组织区。多数HPV阳性的肿瘤患者无吸烟及饮酒史,而感染此病毒可能与性行为有关。在发达国家,与HPV感染相关的头颈部肿瘤逐年增加,而与烟草相关的HPV阴性的头颈部肿瘤在下降。HPV感染相关癌与HPV阴性的肿瘤在基因复杂性、病史、对治疗的反应以及预后方面存在显著差异。因此,HPV阳性与HPV阴性肿瘤被认为是具有不同生物学行为的癌种,并且导致了HPV阳性的口咽癌患者特有的临床分类分期标准。

最后,许多患者没有遗传性肿瘤综合征或吸烟或饮酒史,这些患者发生头颈部肿瘤的确切原因尚不明确。虽然基因突变是随机发生的,但直接导致癌变的突变基因是以达尔文进化的方式通过克隆选择产生的。因此,肿瘤可看作是细胞进化的一种模式,其通过改变遗传特征不断适应环境的刺激。随着遗传突变的积累,恶性肿瘤经过多个阶段,最终发展成浸润性癌。头颈部肿瘤,特别是头颈部鳞状细胞癌和甲状腺癌是肿瘤发生发展的典型模型(图1.4)。而且,由于广泛地暴露于烟草致癌物,导致上呼吸消化道出现不同发展阶段的多个病变并不少见,呈现了全区域癌化的过程。在出现临床症状之前,暴露于该因素的黏膜上皮细胞结构已发生改变,因此,实际癌化的组织区域比临床诊断区域更为广泛。

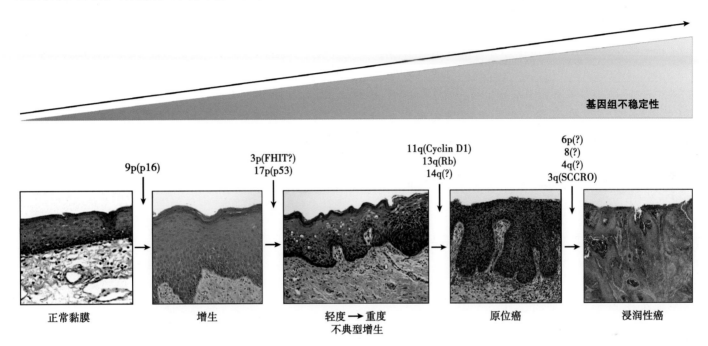

图1.4 头颈部鳞状细胞癌的进展模型显示从组织学上的正常黏膜到浸润性癌,基因组不稳定性增加。

由于肿瘤的生物学特征直接受遗传调控,因此,对肿瘤遗传学的研究为预测肿瘤特性、指导靶向治疗提供了机会。近年来,首先完成了人类基因组计划,随后完成了癌症基因组图谱计划的大规模肿瘤测序研究,从而加强了肿瘤遗传学的研究。尽管如此,遗传信息直接应用于头颈部肿瘤的预测和治疗仍十分有限。近来,抗表皮生长因子受体靶向药物和免疫治疗在头颈部鳞状细胞癌治疗中取得了一定的成果,有望在未来作出更大贡献。头颈部肿瘤遗传学领域的不断发展,可能在未来数年引领和影响头颈癌症的治疗。

头颈部鳞状细胞癌的遗传易感性

生活中只有少部分是家族遗传性疾病。其中典型疾病是范科尼贫血,该疾病为常染色体隐性遗传病,与骨髓造血功能障碍、白血病及化疗交联剂敏感有关。其患头颈部肿瘤的风险增加了数百倍,多数患者在45岁前出现肿瘤,并且由于这些患者容易对化学治疗和放射治疗出现过敏反应,其临床治疗具有一定挑战性。

除了综合征性的家族外,尚不清楚头颈部肿瘤是否有遗传易感性。虽然早期研究表明遗传易感性在一级亲属中很常见,但近期研究证实此种关联很轻微。推测可能是细胞相关通路的遗传差异,如DNA修复、致癌物质的代谢和细胞周期调控,会影响细胞对致癌物的易感性。

头颈部鳞状细胞癌的分子亚型

初次利用高通量基因表达阵列研究头颈部肿瘤进行分子特征分析,确定了四种不同的头颈部肿瘤(HNSCC)亚型,分别为基底型、非典型、间质型和经典型。非典型肿瘤大多与HPV感染相关,但其他亚型未显示出与患者的年龄、吸烟史等因素相关。值得注意的是,这些亚型与肺癌的亚型类似,可能具有相同的生物学特征,可据此预测肿瘤预后或其对某些治疗方案的反应。

头颈部鳞状细胞癌的基因突变

最近,多个大型研究对外显子(基因组中转录成RNA的序列)进行测序,以确定头颈部肿瘤(HNSCC)的突变基因。

由癌症基因组图谱和国际癌症基因组联合进行对多中心提取的肿瘤样本进行测序研究。研究表明，在 30 种癌症中，HNSCC 的突变负荷排第九，平均每兆碱基出现 5 个突变（1～100）。HPV 阳性肿瘤具有较低的突变率，而吸烟相关的肿瘤具有较高的突变率。

HPV 阴性的肿瘤主要特征为多个抑癌基因（预防细胞发生癌变的基因）的突变，而不是癌基因（突变可能导致肿瘤形成的基因）的突变。早期研究发现，HNSCC 中最常见的突变基因是 TP53，该基因编码 p53 蛋白，此蛋白在 DNA 损伤或致癌应激情况下阻滞细胞周期。TP53 突变可在 HNSCC 形成的早期观察到，如癌前病变或在肿瘤切缘处的正常黏膜中。TP53 突变出现在 70%～80% 的 HNSCC 中，并预示该患者预后较差。在 HNSCC 中其他常见的抑癌基因突变包括细胞周期基因 CDKN2A 和参与鳞状细胞分化和发育的基因 NOTCH1、TP63 和 FAT1。HNSCC 中常见的癌基因突变是 EGFR，其编码表皮生长因子，驱动下游信号通路，促进细胞增殖、侵袭和转移，EGFR 抑制剂（西妥昔单抗）是针对 EGFR 基因突变的靶向药物。与肺癌不同，EGFR 在 HNSCC 中很少突变，但经常被扩增，导致过表达。PIK3CA 是人类癌症中第二常见的突变基因，在 HNSCC 中其突变率高达 30%，在促进细胞增殖、代谢中起着重要作用。

人乳头状瘤病毒相关头颈部肿瘤的生物学特征

HPV 阳性 HNSCC 与 HPV 阴性 HNSCC 具有完全不同的分子特征。HPV 病毒根据感染后导致细胞恶变的能力分为高风险型和低风险型。HPV 很早就被认为能够诱发恶性肿瘤，特别是宫颈癌、肛门癌和外阴癌。直到 2000 年初，才明确 HPV 感染与口咽癌密切相关。现在证实 HPV 相关的口咽癌与传统吸烟和饮酒相关的 HNSCC 不同，其预后较好。在美国和发达国家，吸烟人群逐年减少，口咽癌中 HPV 感染者高达 80%，其中 HPV16 是 HNSCC 中最常见的 HPV 亚型。

HPV 主要通过 E6 和 E7 两个癌基因使宿主细胞的抑癌基因失活，从而诱发 HNSCC。E6 使 p53 失活（如前所述），而 E7 使 Rb 基因（视网膜母细胞瘤的抑癌基因）失活。由于这些驱动突变，HPV 阳性的 HNSCC 需要较少的突变负荷就能癌变。

精准医疗和免疫治疗

目前在 HNSCC 中使用的唯一靶向药是 EGFR 抑制剂，其中西妥昔单抗已获得美国食品和药物管理局（FDA）的批准，其作为单一药物治疗晚期 HNSCC 有效率为 10%～15%。人们正积极探索其他靶向治疗方法，但目前 HNSCC 在分子层面的研究发现，只有针对相应的突变采取治疗才有可能有效。

近年来，多个大型癌症治疗中心已开始"精准"和"个性化"分子肿瘤学方法治疗晚期肿瘤。应用精准治疗的前提是

临床医生可以使用分子或遗传学方法全面评估肿瘤情况，找到靶标分子，并使用相应治疗方案。目前，正在深入研究此方法，通过对晚期肿瘤进行深度分子测序寻找新的治疗靶标，改善患者预后。

FDA 最新批准的治疗 HNSCC 的是免疫治疗类药物，特别是针对 T 细胞检查点的药物。在 HNSCC 中，这些药物的靶标是 PD-1（程序性细胞死亡-1）蛋白，该蛋白是 T 细胞上表达的一种能够抑制 T 细胞活性的受体。当 PD-1 与 PD-L1（癌细胞上高表达的蛋白）结合，可以帮助肿瘤细胞逃避免疫系统。通过抑制 PD-1，这些药物能够激活已经适应肿瘤细胞的免疫系统，并启动针对肿瘤细胞的免疫反应。当前的研究主要围绕为何有的肿瘤有反应，而有的没有，以期改善头颈癌对免疫检查点抑制剂治疗的反应率。

评估

初步诊断需要详细询问病史和体格检查。除肿瘤相关信息外，完整的病史应该包括影响原发肿瘤治疗决策的其他因素，包括详细的家族史，生活方式（吸烟、饮酒），性行为方式和职业暴露情况。还应询问患者的合并症，如营养情况、慢性阻塞性肺疾病、肝功能、一般情况等。

体格检查时要求患者直立坐位，应用头灯及简单器械，如压舌板，充分检查口腔；使用纤维喉镜检查鼻腔、鼻咽、口咽、下咽和喉。首先视诊头、面、颈部皮肤，触诊颈部肿块，特别是颈部淋巴结、甲状腺和腮腺；观察外耳道和鼓膜并进行前鼻镜检查也是常规；系统完整地评估脑神经功能；检查口腔及口咽时，除了仔细观察，还应对舌的软组织及黏膜、口底、颊部、腭部、扁桃体及舌根黏膜进行触诊。纤维喉镜检查时除了观察鼻腔、鼻咽、口咽、下咽及喉的黏膜及黏膜下病变，还应注意评估软腭和声带的功能。

原发肿瘤应仔细评估肿瘤原发部位、外观、质地、病变范围（是否侵犯周围重要结构），记录并对肿瘤进行分期及制订诊疗计划。充分触诊，特别是双合诊，对于判断口腔癌的浸润深度（DOI）和 T 分期是必要的。所有头颈部恶性肿瘤在诊断时都需要根据美国癌症联合委员会（American Joint Committee on Cancer, AJCC）和国际抗癌联盟（International Union Against Cancer, UICC）联合制定的 AJCC 分期手册第八版分期标准进行分类分期。

头颈部肿瘤的分期

头颈部肿瘤根据其原发部位进行分期。AJCC/UICC（国际抗癌联盟）根据七个主要的原发部位制定了分期标准。主要原发部位包括：①口腔；②咽；③喉；④鼻腔和鼻窦；⑤甲状腺；⑥涎腺；⑦皮肤，包括黑色素瘤。最新修订的常见肿瘤和区域淋巴结分期标准已发表在第八版 AJCC 分期手册中，见表 1.1～表 1.9。由于 p16+（HPV 阳性）的口咽癌具有不同的生物学特征，因此有单独的淋巴结分期系统（详见第 11 章）。

表 1.1	唇与口腔肿瘤的分期

原发肿瘤的 AJCC 2016
TNM 分期

T 分期	标准
T_x	原发肿瘤无法评估
Tis	原位癌
T_1	肿瘤≤2cm 且 DOI≤5mm,DOI 为浸润深度,非肿瘤厚度
T_2	肿瘤≤2cm,DOI>5mm 且≤10mm 或肿瘤>2cm,但≤4cm,且 DOI≤10mm
T_3	肿瘤>4cm;或者 DOI>10mm
T_4	中晚期或局部晚期病变
T_{4a}	局部中晚期病变 肿瘤侵犯邻近组织结构(如穿透上颌骨或下颌骨的骨皮质,或累及上颌窦或面部皮肤) 注意:牙龈原发肿瘤的牙槽骨浅表侵犯不足以分类为 T_4
T_{4b}	局部晚期病变 肿瘤侵犯咀嚼肌间隙、翼板、颅底和/或包绕颈内动脉

（受权使用于：the American Joint Committee on Cancer［AJCC］,Chicago,Illinois. The original source for this material is the AJCC Cancer Staging Manual,8th ed. Springer Science and Business Media LLC,2016,www. springer. com. ）

表 1.2	大涎腺肿瘤的分期

原发肿瘤的 AJCC 2016
TNM 分期

T 分期	标准
T_x	原发肿瘤无法评估
T_0	无原发肿瘤存在证据
Tis	原位癌
T_1	肿瘤最大径≤2cm,无腺体外侵犯
T_2	2cm<肿瘤最大径≤4cm,无腺体外侵犯
T_3	肿瘤最大径>4cm 和/或伴有腺体外侵犯
T_4	中晚期或晚期病变
T_{4a}	中晚期病变 肿瘤侵犯皮肤、下颌骨、外耳道和/或面神经
T_{4b}	晚期病变 肿瘤侵犯颅底和/或翼板和/或包绕颈动脉

注:腺体外侵犯为临床或肉眼检查发现存在软组织或神经侵犯证据。单独显微镜下发现腺体外侵犯不能作为本分期依据。

（受权使用于：the American Joint Committee on Cancer［AJCC］,Chicago,Illinois. The original source for this material is the AJCC Cancer Staging Manual,8th ed. Springer Science and Business Media LLC,2016,www. springer. com. ）

表 1.3	喉癌的分期

原发肿瘤的 AJCC 2016
TNM 分期

T 分期	标准
T_X	原发肿瘤无法评估
Tis	原位癌
T_1	肿瘤局限于喉上的一个亚区,声带活动正常
T_2	肿瘤侵犯喉上的一个亚区以上,侵犯声门或声门上区以外(如舌根、会厌谷及梨状窝内壁的黏膜),无喉固定
T_3	肿瘤局限于喉内,声带固定和/或以下部位受侵:环后区、会厌前间隙、声门旁间隙和/或甲状软骨内板受侵
T_4	中晚期或晚期病变
T_{4a}	局部中晚期病变 肿瘤侵透甲状软骨板和/或侵及喉外组织,如气管,深浅部舌肌、带状肌、甲状腺及食管等颈部软组织
T_{4b}	局部晚期病变 肿瘤侵及椎前间隙、包绕颈动脉或纵隔结构

（受权使用于：the American Joint Committee on Cancer［AJCC］,Chicago,Illinois. The original source for this material is the AJCC Cancer Staging Manual,8th ed. Springer Science and Business Media LLC,2016,www. springer. com. ）

表 1.4	鼻腔和鼻窦肿瘤的分期

上颌窦肿瘤的 AJCC 2016
TNM 分期

T 分期	标准
T_X	原发肿瘤无法评估
Tis	原位癌
T_1	肿瘤局限于上颌窦黏膜,无骨的侵蚀或破坏
T_2	肿瘤侵蚀或破坏骨质,包括侵犯硬腭和/或中鼻道,未累及上颌窦后壁及翼突内侧板
T_3	肿瘤侵犯以下任一部位:上颌窦后壁、皮下组织、眶底或眶内侧壁,翼腭窝、筛窦
T_4	局部中晚期或晚期病变
T_{4a}	局部中晚期病变 肿瘤侵犯眶内容物,面颊皮肤、翼突内侧板、颞下窝、筛板、蝶窦或额窦
T_{4b}	局部晚期病变 肿瘤侵犯以下任一结构:眶尖、硬脑膜、脑、颅中窝、脑神经、三叉神经上颌支(V2)、鼻咽、斜坡

（受权使用于：the American Joint Committee on Cancer［AJCC］,Chicago,Illinois. The original source for this material is the AJCC Cancer Staging Manual,8th ed. Springer Science and Business Media LLC,2016,www. springer. com. ）

表 1.5　咽部肿瘤的分期

原发肿瘤的 AJCC 2016
TNM 分期
口咽部(p16-)

T 分期	标准
T_X	原发肿瘤无法评估
Tis	原位癌
T_1	肿瘤最大径≤2cm
T_2	2cm<肿瘤最大径≤4cm
T_3	肿瘤最大径>4cm 或侵犯至会厌舌面
T_4	局部中晚期或晚期病变
T_{4a}	局部中晚期病变 肿瘤侵犯喉、舌肌、翼内肌、硬腭、下颌骨*
T_{4b}	局部晚期病变 肿瘤侵犯翼外肌、翼状板、鼻咽外侧壁、颅底或包绕颈内动脉

*注:会厌谷和舌根的原发肿瘤侵及会厌舌面黏膜,不累及喉黏膜。

下咽

T 分期	标准
T_X	原发肿瘤无法评估
Tis	原位癌
T_1	肿瘤局限于下咽一个亚区内和/或肿瘤最大径≤2cm
T_2	肿瘤侵及下咽一个以上亚区或邻近区域或 2cm<肿瘤最大径≤4cm,无半喉固定
T_3	肿瘤最大径>4cm,或伴有半喉固定,或侵犯食管黏膜
T_4	局部中晚期或晚期病变
T_{4a}	局部中晚期病变 肿瘤侵犯甲状/环状软骨、舌骨、甲状腺、中央区软组织或食管肌肉*
T_{4b}	局部晚期病变 肿瘤侵犯椎前间隙,包绕颈动脉或累及纵隔结构

*注:中央室软组织包括喉前带状肌和皮下脂肪。

受权使用于:the American Joint Committee on Cancer (AJCC), Chicago, Illinois. The original source for this material is the AJCC Cancer Staging Manual, 8th ed. Springer Science and Business Media LLC, 2016, www. springer. com.

表 1.6　颈部淋巴结转移癌的分期

区域淋巴结 N 分期

N 分期	标准
N_X	不能评估有无区域性淋巴结转移
N_0	无区域性淋巴结转移
N_1	同侧单个淋巴结转移,最大径≤3cm,ENE(-)
N_2	同侧单个淋巴结转移,3cm<最大径≤6cm,ENE(-);或同侧多个淋巴结转移,最大径≤6cm,ENE(-);或双侧或对侧淋巴结转移,最大径≤6cm,ENE(-)
N_{2a}	同侧或对侧单个淋巴结转移,3cm<最大径≤6cm,ENE(-)
N_{2b}	同侧多个淋巴结转移,最大径≤6cm,ENE(-)
N_{2c}	双侧或对侧淋巴结转移,最大径≤6cm,ENE(-)
N_3	转移淋巴结最大径>6cm,ENE(-);或同侧单个淋巴结转移,ENE(+);或同侧多个、对侧或双侧淋巴结转移,任一淋巴结 ENE(+)
N_{3a}	转移淋巴结中最大径>6cm,ENE(-)
N_{3b}	同侧单个淋巴结转移,ENE(+)或同侧多个、对侧或双侧淋巴结任一淋巴结 ENE(+)

备注:U 或 L 可用于 N 分期中表示转移灶位于环状软骨下缘上方(U)或下方(L)。同样,临床和病理 ENE 应记录为 ENE(-)或 ENE(+)。

受权使用于:the American Joint Committee on Cancer (AJCC), Chicago, Illinois. The original source for this material is the AJCC Cancer Staging Manual, 8th ed. Springer Science and Business Media LLC, 2016, www. springer. com.

表 1.7　甲状腺癌的分期

甲状腺乳头状癌、滤泡性甲状腺癌、甲状腺低分化癌、甲状腺嗜酸细胞癌、甲状腺未分化癌

T 分期	标准
T_X	原发肿瘤无法评估
T_0	无原发肿瘤证据
T_1	肿瘤局限于甲状腺,肿瘤最大径<2cm
T_{1a}	肿瘤局限于甲状腺,肿瘤最大径<1cm
T_{1b}	肿瘤局限于甲状腺,1cm<肿瘤最大径<2cm
T_2	肿瘤局限于甲状腺,2cm<肿瘤最大径<4cm
T_3	肿瘤局限于甲状腺,肿瘤直径>4cm,或仅累及甲状腺外的带状肌
T_{3a}	肿瘤局限于甲状腺,肿瘤直径>4cm
T_{3b}	任何大小的肿瘤,仅侵及甲状腺外的带状肌群(胸骨舌骨肌、胸骨甲状肌、甲状舌骨肌、肩胛舌骨肌)
T_4	甲状腺外浸润
T_{4a}	任何大小的肿瘤,侵及甲状腺外的皮下软组织、喉、气管、食管或喉返神经
T_{4b}	任何大小的肿瘤,侵及甲状腺外的椎前筋膜或包绕颈动脉或纵隔血管

备注:所有类别可细分为:(s)单发肿瘤和(m)多灶性肿瘤(以最大肿瘤直径进行分期)

区域淋巴结分期

N 分期	标准
N_X	不能评估有无区域性淋巴结转移
N_0	无区域性淋巴结转移证据
N_{0a}	一个或多个细胞学或组织学确诊的良性淋巴结
N_{0b}	无影像学或临床证据证实有区域淋巴结转移
N_1	区域淋巴结转移
N_{1a}	单侧或双侧Ⅵ或Ⅶ区(气管前、气管旁或喉前、纵隔上区)淋巴结转移
N_{1b}	单侧、双侧或对侧Ⅰ~Ⅳ区或Ⅴ区或咽后壁淋巴结转移

远处转移

M 分期	标准
M_0	无远处转移
M_1	远处转移

分化型甲状腺癌

年龄	T 分期	N 分期	M 分期	分期
<55 岁	任何 T 分期	任何 N 分期	M_0	Ⅰ
<55 岁	任何 T 分期	任何 N 分期	M_1	Ⅱ
>55 岁	T_1	N_0/N_X	M_0	Ⅰ
>55 岁	T_1	N_1	M_0	Ⅱ
>55 岁	T_2	N_0/N_X	M_0	Ⅰ
>55 岁	T_2	N_1	M_0	Ⅱ
>55 岁	T_{3a}/T_{3b}	任何 N 分期	M_0	Ⅱ
>55 岁	T_{4a}	任何 N 分期	M_0	Ⅲ
>55 岁	T_{4b}	任何 N 分期	M_0	ⅣA
>55 岁	任何 T 分期	任何 N 分期	M_1	ⅣB

未分化型甲状腺癌

T 分期	N 分期	M 分期	分期
T_1~T_{3a}	N_0/N_X	M_0	ⅣA
T_1~T_{3a}	N_1	M_0	ⅣB
T_{3b}	任何 N 分期	M_0	ⅣB
T_4	任何 N 分期	M_0	ⅣB
任何 T 分期	任何 N 分期	M_1	ⅣC

受权使用于:the American Joint Committee on Cancer(AJCC), Chicago, Illinois. The original source for this material is the AJCC Cancer Staging Manual, 8th ed. Springer Science and Business Media LLC, 2016, www. springer. com.

表 1.8　非黑色素瘤皮肤癌的分期	
原发肿瘤的 AJCC TNM 分期	
T 分期	**标准**
T_X	原发肿瘤无法评估
Tis	原位癌
T_1	肿瘤最大径≤2cm
T_2	2cm<肿瘤最大径≤4cm
T_3	肿瘤最大径≥4cm,或局部骨破坏或周围神经受侵或深度浸润*
T_4	肿瘤侵及骨皮质/骨髓、颅底和/或颅底孔
T_{4a}	肿瘤侵及骨皮质/骨髓
T_{4b}	肿瘤侵及颅底和/或颅底孔裂

* 深度浸润是指肿瘤浸润超过皮下脂肪或>6mm(从邻近正常皮肤的颗粒层到肿瘤基底部的距离);T_3 期的周围神经受侵指的是肿瘤浸润真皮下的神经鞘,直径≥0.1mm;或临床或影像学表现出神经受累,但未侵及或侵入颅底。SCC,鳞状细胞癌。

受权使用于:the American Joint Committee on Cancer(AJCC),Chicago,Illinois. The original source for this material is the AJCC Cancer Staging Manual,8th ed. Springer Science and Business Media LLC,2016,www. springer. com.

表 1.9　皮肤黑色素瘤的分期		
T 分期	**深度**	**溃疡情况**
T_X:原发肿瘤深度无法评估(如通过刮治诊断)	不适用	不适用
T_0:无原发肿瘤证据(如原发部位未知或完全消退的黑色素瘤)	不适用	不适用
Tis(原位癌)	不适用	不适用
T_1	≤1.0mm	未知或未明确的
T_{1a}	<0.8mm	无溃疡
T_{1b}	<0.8mm,0.8~1.0mm	有溃疡,有/无溃疡
T_2	>1.0~2.0mm	未知或未明确的
T_{2a}	>1.0~2.0mm	无溃疡
T_{2b}	>1.0~2.0mm	有溃疡
T_3	>2.0~4.0mm	未知或未明确的
T_{3a}	>2.0~4.0mm	无溃疡
T_{3b}	>2.0~4.0mm	有溃疡
T_4	>4.0mm	未知或未明确的
T_{4a}	>4.0mm	无溃疡
T_{4b}	>4.0mm	有溃疡

受权使用于:the American Joint Committee on Cancer(AJCC),Chicago,Illinois. The original source for this material is the AJCC Cancer Staging Manual,8th ed. Springer Science and Business Media LLC,2016,www. springer. com.

影像学检查

影像学在评估头颈部肿瘤中起着不可或缺的重要作用,其可以确定原发肿瘤的范围、大小、体积以及是否有区域或远处转移。此外,影像学有助于诊断临床上无法判断的同时性肿瘤还是异时性肿瘤,可评估治疗效果并进行治疗后随访,以及影像引导下进行活检。在某些情况下,如副神经节瘤或神经源性肿瘤,通过影像学即可作出准确的诊断,而不需要组织活检。影像学可以明确肿瘤的许多特征,这些特征对治疗的选择,手术的范围以及制订放射治疗方案都十分重要(框1.1)。选择适当的影像学检查对于评估患者情况至关重要。因此,头颈外科医生应该熟悉各种影像学检查的优缺点。此外,与放射科医生沟通临床问题也很重要,这样有助于选择合适的检查来提供临床需要的信息。

框 1.1　影响肿瘤治疗方案的关键影像学特征
1. 肿瘤黏膜下/浸润深度
2. 主要血管是否累及或包绕
3. 侵及骨质
4. 肿瘤是否累及周围神经
5. 亚临床状态的淋巴结转移
6. 咽后外侧淋巴结和纵隔淋巴结肿大

计算机断层扫描(CT)和磁共振成像(MRI)是大多数头颈部肿瘤影像学评估的主要方式。CT 和 MRI 各有不同的优势和不足,可以相互补充,更好地显示肿瘤的解剖结构。CT 增强扫描在临床中广泛使用,因为其方便、相对便宜、易操作,特别是多层扫描可以在 1 分钟内完成扫描成像。此外,现在应用的薄层扫描,可以通过冠状位和矢状位重建,多平面观察原发病变的范围和区域转移情况。骨和软组织窗能够提供具体细节。CT 在评估骨皮质受累,显示肿瘤钙化,发现临床隐匿性淋巴结转移以及早期包膜外浸润方面优于 MRI。虽然多层扫描能够减轻射线硬化伪影,但仍会影响口腔科评估口腔情况。另外,患者由于身体原因(如肾脏疾病或严重的造影剂过敏)或治疗原因(如计划使用放射性碘治疗甲状腺癌)而无法静脉注射碘造影剂,CT 扫描的分辨率将受到较大影响。

MRI 是基于放置在强磁场中的原子核的能量发射。通过计算机检测和空间定位释放的能量生成图像,该图像受多种因素影响,包括质子浓度、血管中质子的流动情况以及激活的核回到基态所需的时间。MRI 生成的图像包括 T_1 加权(基于物理状态或质子密度)或 T_2 加权(基于质子相干共振的损失)。在 T_2 加权像上液体(如脑脊液和玻璃体)为高信号,而脂肪为低信号,而在 T_1 加权像上脂肪是高信号。由于 T_1 和 T_2 图像在组织特征上的差异,MRI 能够很好地显示正常软组织和肿瘤的边界。顺磁性物质,如钆可以改变 MRI 信号,作为造影剂能够增强软组织的清晰度。

MRI 可以直接进行多层扫描,无需计算机重建,因此能够很好地显示解剖结构和空间分辨率。通常 MRI 在诊断外周神经疾病、鉴别鼻窦术后阻塞性黏膜肥厚还是肿瘤，以及确定肿瘤是否有颅内侵袭方面也优于 CT。因此，MRI 适合评估鼻咽、颅底、咽旁间隙、软腭和硬腭的肿瘤。但是，MRI 在显示骨质方面不如 CT，对于骨侵袭容易出现假阳性，尤其是上颌骨或下颌骨病变患者合并牙源性疾病。而对于下颌骨骨髓质的早期浸润（无骨皮质破坏），MRI 具有一定优势。由于骨髓中脂肪含量高，在 T_1 序列上表现为高信号（高亮）。当肿瘤侵及骨髓，脂肪信号消失，骨髓腔显示低信号（灰暗），表明肿瘤浸润。值得注意的是，MRI 无法应用于体内含铁磁性物质的患者。此外，MRI 可能不适用于幽闭恐惧症患者或体型较大患者。"开放式"MRI 可以避免此问题，但是当前可用的开放式设备成像质量较差。通常 MRI 需要扫描 30~45 分钟，因此，在扫描过程中不能有任何移动（包括吞咽），否则会使图像质量下降。

超声检查在评估头颈部浅表软组织，如腮腺、甲状腺等部位具有重要作用。另外，超声检查可以实时成像，评估血管和点状钙化，对于甲状腺疾病特别有用。虽然超声是评估大多数甲状腺疾病的首选方式，但超声检查不适用于侵犯骨质或气管的病变，因为超声波无法穿透这两种介质。如果怀疑病变局部侵及中央区脏器或脊椎，CT 或 MRI 更适合评估此类甲状腺晚期病变。而超声适合检测甲状腺癌患者微小淋巴结转移。在许多医疗中心，超声是评估颈部淋巴结转移及颈部术后随访的常规手段。

^{18}F-氟脱氧葡萄糖正电子发射计算机断层扫描（PET），特别是 PET/CT 进行的功能成像，能够从 CT 或 MRI 外的另一个维度完善对解剖结构的了解。PET 检查在评估头颈部晚期肿瘤的远处转移和复发方面具有重要作用。^{18}F-氟脱氧葡萄糖的亲和力反映了病变的代谢活动，但不能区分代谢活动增加是哪种原因（炎症、感染或肿瘤）引起的。虽然骨扫描、镓扫描和奥曲肽扫描等核医学检查在头颈部扫描中应用较少，但其他使用放射性核素的研究，如放射性碘、甲氧基异丁基异腈、间位碘苄乙啶（MIBG）在甲状腺及甲状旁腺疾病中有一定作用。

头颈部放射学的介入检查包括血管造影和图像引导下组织活检。传统的诊断性血管造影基本已经被 CT 和 MRI 血管造影所取代，并且无侵袭性的血管造影就能准确诊断血管源性肿瘤。有创性血管造影主要应用于结扎颈动脉时评估脑灌注情况、球囊闭塞实验（BOT）以及鼻咽纤维血管瘤术前栓塞（控制出血）或动脉插管化疗。

影像引导下的头颈部肿瘤活检有助于诊断和制订治疗方案。影像引导下活检是一种微创的诊断方法，有经验的医生操作，其风险很低，通常不需要全身麻醉，也不需要复杂的开放手术。对于可触及的浅表病变，临床医生或细胞病理学医生可通过细针穿刺获取组织样本。通过超声引导，可轻松获取浅表病变（甲状腺结节、腮腺浅表病变和颈部微小淋巴结）。小到 4~5mm 的可疑病变也能准确快速的通过细针穿刺获取。头颈深部病变，需要 CT 或 MRI 引导穿刺，明确骨质、腔隙和组织的分界。而 MRI 应用较少，因为操作过程需要非铁磁的

设备，此外，与 CT 相比的其他劣势如前所述。

随着对肿瘤生物学和分子机制的深入了解，我们对于鉴别肿瘤细胞与正常组织及治疗后组织反应的能力相应提高。此外，随着新技术的发展，造影剂的更新，三维实时成像以及体内共聚焦显微镜的应用，影像学在头颈肿瘤治疗中的作用将更为重要。

活检和组织诊断

恶性肿瘤治疗前需进行组织病理诊断，对于浅表肿瘤可以采取活检或细针穿刺细胞学检查（FNAC），而深部肿瘤可使用空芯针穿刺或切开活检。从肿瘤中获取足量的典型组织才能确保病理学家作出准确的组织病理诊断。活检不能判断外生性肿瘤的表浅组织，生长过快的肿瘤的坏死组织或肿瘤的邻近组织的真实情况，可能会出现不准确的诊断。

如果高度怀疑肿物为恶性，而初次活检无法确诊，建议再次活检。对于不能进行浅表组织活检的深部肿瘤，如黏膜下肿物、软组织肿物、甲状腺或涎腺肿物以及肿大的颈部淋巴结，最好使用细针活组织检查（FNA）活检进行细胞学诊断。FNA 可在触诊或影像引导（如超声或 CT）下进行。而组织病理诊断主要根据组织形态（细胞间关系和共同的环境），与细胞学诊断不同，后者主要评估可疑的单个细胞（细胞核）的特征。穿刺出的组织涂抹在载玻片上后染色，某些组织需要离心处理，然后甲醛溶液固定，制成石蜡块。"细胞块"可进行 HE（苏木精和伊红）染色，也可进行免疫组化或流式细胞学检测。FNA 对大多数头颈部肿瘤的诊断具有较高的准确性，但值得注意的是，细胞学检查阴性不能排除恶性肿瘤的可能。如果 FNA 无法确诊，可考虑空芯针或开放活检。空芯针活检能够提供足量的组织样本，确保组织病理学分析。如果空芯针活检存在风险或无法诊断，可考虑开放活检。

冷冻切片分析

冷冻切片主要应用于确认组织类型（如甲状旁腺）、诊断恶性肿瘤、判断恶性肿瘤的类型、评估切缘以及获取足够的组织进行下一步研究。而评估切缘的准确性取决外科医生的取样以及获取的组织样本的质量。手术切缘一般取自标本或手术缺损处。

冷冻切片的局限性是不能对骨骼做冷冻切片，准确性还取决于应用范围，对于放射治疗后的组织（如放疗引起的上皮化生和癌变）、甲状腺腺瘤和癌（滤泡性和嗜酸细胞瘤）、鉴别涎腺肿瘤以及坏死性涎腺化生和假上皮样增生病变存在一定局限。另外，冷冻切片也不能判断病变是否侵袭淋巴管和血管。其他的局限还包括取样误差和组织被电灼的影响。

组织处理和病理

组织可以无任何处理或固定在甲醛溶液中交给病理科医

生。大多数组织通常固定在 10% 的中性甲醛溶液中,新鲜组织可以进行细胞遗传学和分子学检测。如需进行细胞遗传学或微生物培养,标本应无菌保存。而肿瘤生物学研究需要储存新鲜的冰冻组织。

应将患者相关的临床细节告知病理科医生,便于进行准确的组织处理和诊断。标本的方向及肉眼所见也需要外科医生与病理科医生详细交待。肿瘤的肉眼所见是病理报告的重要部分,手术切缘也需彩色墨水标记。如标本中包含骨组织,应进行脱钙处理。病理取材人员为了能够进行准确的病理分析,会根据肿瘤类型决定切片取材位置和数量。

应注意仔细评估甲状腺、涎腺及软组织肿瘤的包膜(假包膜,或因压迫周围组织形成)。对于颈清扫所获得的标本,应详细描述淋巴结的位置(分区)和数量。外科医生应在手术室中将标本钉在泡沫板上或根据特定分区送检标本。颈清扫标本中,淋巴结的数量取决于以下几个因素,包括外科医生颈清扫的完成度,颈部是否进行过放射治疗以及病理取样医生的仔细程度。准确报告淋巴结转移需要注意淋巴结外浸润(ENE)情况,这对肿瘤的 N 分期很重要。病理报告还应注明淋巴结外浸润是肉眼所见(ma)还是显微镜所见(mi)。

标本由甲醛溶液固定后制备成石蜡块,将其切成 4~5μm 厚的组织切片并固定在载玻片上。常规进行 HE 染色,特殊情况下可进行免疫组化和分子检测(如原位杂交)(表 1.10)。

随着染色体分析技术的发展,从传统的 G 带核型分析到 24 色光谱核型分析以及克隆脱氧核糖核酸的荧光原位杂交技术的应用越来越广泛。目前,通过荧光原位杂交进行染色体易位分析已成为诊断尤文氏肉瘤和横纹肌肉瘤的主要手段。

表 1.10　免疫组化和分子诊断能够辅助 HE 染色(苏木精和伊红)诊断某些肿瘤

抗体		鳞状细胞癌	甲状腺乳头状癌	甲状腺髓样癌	恶性黑色素瘤	嗅神经母细胞瘤	类癌	淋巴瘤
34BE12	高分子量角蛋白	++	−	−	−		−/−	−
Cam 5.2		+	+	+				
AE1:AE3		+	+	+				
4a4/p63	基底细胞或肌上皮细胞标志物	++	−	−	−	+/−		−
CK7		−	+	+	−		−/−	−
CK20		−	−	−	−		−/−	−
LCA(CD45)	白细胞共同抗原	−	−	−	−			+
CD20	B 细胞		+					+
CD5	T 细胞							
HMB45			−	−	+/−			
A103			−	−	+/−			
MART-1 (MELANA)				−	+/−			
s-100		+/−	−	−	+/−	+		
Thyroglobulin		−	+	−				
TTF-1	甲状腺转录	−	+	+	−		+/−	
PAX B		−	+	+/−				
HMBE		−	+					
Calcitonin		−	−	+				
Chromogranin		−	−	+		+/−	+	
Synaptophysin		−	−	+/−		+	+	
CEA		+/−	−	+/−			+/−	
Mib-1(Ki 67)	细胞增殖标志物	＊＊	＊＊	＊＊	＊＊	＊＊	＊＊	＊＊

■:上皮标志物;　■:淋巴标志物;　■:黑色素瘤标志物;　■:甲状腺标志物。

筛选治疗方案

　　头颈部肿瘤治疗方式可分为两大类：根治性治疗和姑息性治疗。随着病情进展，根治性治疗效果越来越差，而合理的姑息治疗变得尤为重要。传统的姑息治疗只用于晚期肿瘤患者的生命末期，而现在选择治疗方案，会考虑在根治性治疗的早期将缓解症状和疼痛结合起来（图1.5）。

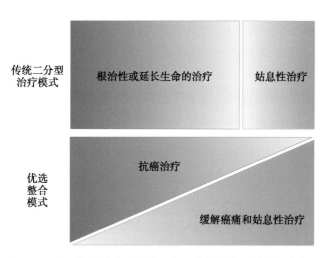

图 1.5　头颈部肿瘤患者整合延长生命的治疗和姑息性治疗。

　　最初确定治疗方案是根据组织学诊断和原发肿瘤所在部位和分期以及肿瘤生物学特征和对治疗的预期反应决定的。通常早期肿瘤（如Ⅰ期和Ⅱ期）采用单一治疗方式（手术或放射治疗）。手术或放射治疗的选择取决于原发肿瘤的部位、大小、分期以及病变与骨质的距离和软组织浸润深度。另外，原发肿瘤的组织学特征和既往治疗史也影响治疗方式的选择。其他因素如并发症和后遗症，患者对治疗的依从性，患者是否便于进行推荐的治疗方案、治疗费用和治疗团队实施治疗方案的能力等也都影响最初治疗方案的选择。总之，对于早期肿瘤采用手术或放射治疗这种单一治疗方式，治疗效果相近。而晚期肿瘤（如Ⅲ期和Ⅳ期）需要使用多种治疗方式，包括手术治疗、辅助放疗或放化疗。因此，晚期肿瘤需要多学科共同协作，才能取得最佳的治疗效果。如果病变无法治愈，治疗方向应该转向姑息治疗，控制或预防症状，减缓疾病进展。在某些情况下，如伤口真菌感染或肿瘤出血以及肿瘤压迫呼吸道也可以采用手术缓解症状。同样，放射治疗也可用于姑息治疗来缓解症状，如控制椎体转移引起的脊髓压迫症状。另外，化学治疗与放疗同时应用时可作为"放疗的增强剂"，作为新辅助治疗的体内药物增敏剂也有重要作用。根据评估药物的风险/获益反应，化疗在姑息治疗中也有重要作用。

手术

　　外科医生在头颈部肿瘤治疗中起着关键作用。外科医生参与了最初的诊断，病变的评估，最佳治疗方式的选择，根治性治疗和康复训练，以及术后随访、监测，复发以及新发肿瘤

的诊断和治疗、姑息治疗和临终关怀（图1.6）。对于大多数头颈部肿瘤，手术仍是最有效的治疗方式。对于涎腺、甲状腺、鼻腔鼻窦、口腔、软组织、骨及皮肤肿瘤，手术都是首选治疗方法。某些经选择的口咽和喉的鳞状细胞癌首选手术切除，对于复发、放疗或放化疗治疗无效的肿瘤，也需要挽救性手术切除。

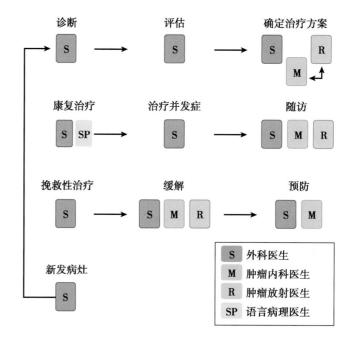

图 1.6　各专业医生在头颈部肿瘤患者多学科管理中的作用。

放射治疗

　　放射治疗导致脱氧核糖核酸（DNA）损伤，在随后细胞分裂中引起细胞死亡。放射治疗与手术相比覆盖的范围更深广，适用于手术无法切除、肿瘤无法治愈、无法耐受手术以及保留器官功能等情况的患者。虽然放射治疗对咽淋巴环的肿瘤和早期喉癌非常有效，但放射治疗的应用受邻近正常组织敏感性的限制。在选择放射治疗时需注意以下因素：首先，辐射对区域内的正常组织的损伤是永久性的，后遗症十分常见。放射耐受性低的组织（如唾液腺和神经组织）会出现持久的、重大的改变，导致口腔干燥，味觉和牙列相关后遗症。此外，在曾放射治疗过的区域再次进行放射治疗可能会超过正常组织的耐受性，因而限制了放射治疗的应用。而对于已经治愈的头颈部肿瘤患者，如继续吸烟或酗酒等不良生活习惯，其再次发生肿瘤的风险接近30%。而且放射线可能引起正常组织的突变，导致放射相关恶性肿瘤的发生。最后，放射治疗后会增加挽救性手术的难度，导致切除范围扩大。随着调强放射治疗的发展和质子治疗的应用，能够提高原发肿瘤的靶区剂量，并同时降低周围组织的放射损伤。化疗与放疗的结合改善了头颈多个部位原发肿瘤的治疗效果。

化学治疗

　　曾经化学治疗主要应用于头颈部肿瘤的姑息治疗。近年

随着对综合治疗作用的认识,化学治疗与放射治疗结合已经应用于根治性治疗和辅助治疗。对于头颈部鳞状细胞癌,铂类化合物是最常用的药物,无论单独使用还是与其他药物联合使用都表现出良好的治疗效果。铂类化合物(包括顺铂和卡铂)通常与抗代谢类药物(如 5-氟尿嘧啶)和紫杉类药物(如紫杉醇)联合使用。化疗与放疗联合使用有几种方式,包括新辅助治疗、同步或诱导治疗以及同步放化疗。对于高风险患者,化疗也可与术后放疗同时进行。

早期根据退伍军人保喉研究(Veteran's Administration larynx preservation trial)结果,通常在放疗前进行化疗。随后多个前瞻性研究和 meta 分析发现,同时使用放疗与化疗效果优于序贯治疗。但同步放化疗所导致的急性或长期的治疗相关后遗症发生率较高。这是治疗无效并承受治疗副作用和挽救性手术的患者特别担心的问题。研究发现,通过化疗反应可以预测放疗反应,基于此,通过诱导化疗筛选患者后续进行同步放化疗重新被大家关注。另外,生物制剂的作用逐渐提高,针对表皮生长因子受体的靶向药物结合放射治疗表现出一定应用前景,该方法能提高治疗效果又不会增加严重的不良反应。

免疫治疗药物的应用为众多肿瘤的系统治疗开辟了新的方向。在头颈部肿瘤中,免疫检查点抑制剂,包括 PD-1、PDL-1 和 MAP 激酶抑制剂正在进行临床试验。

治疗后管理

康复治疗和生活方式的改变

根治性治疗后,患者的康复治疗集中在功能、心理和职业恢复上。手术的后遗症需要医生与康复专家共同参与(例如锻炼颈肩部、练习发声和吞咽)。另外,面瘫或声带麻痹、喉狭窄以及鼻泪管阻塞需要特殊的治疗措施。面部美容修复对于患者的心理健康至关重要。放射治疗后遗症需要针对口腔干燥、口腔健康以及预防纤维化相关并发症(张口受限、肩周炎)

进行治疗,而化疗后遗症需要注意患者肾功能、听力和外周神经病损等情况。支持治疗和咨询对职业康复十分重要。

改变生活方式以减少肿瘤复发风险和预防新发肿瘤的发生是治疗后管理的重要内容。社会心理学专家帮助患者戒烟、戒酒是十分有用的,必要时可借助药物和行为干预。另外,如果发生甲状腺髓样癌和副神经节瘤,应建议其进行遗传学咨询和家庭成员的筛查。

治疗后随访

肿瘤复发和再发的风险影响随访的频率和强度。烟草相关肿瘤(如上消化道鳞状细胞癌)在术后 2 年内局部/区域复发的风险最高。因此,在术后前 2 年,建议每 2~3 个月定期进行头颈部检查。此后,复发风险逐渐降低,但再发新肿瘤的风险以每年约 2% 的速度增加,终生累积风险达到 35%。因此,建议术后前 5 年每半年随访 1 次,5 年后每 1 年随访 1 次。对于区域癌化或持续吸烟和/或饮酒的高风险患者,应该进行更密切的随访。

晚期肿瘤患者更多地进行放疗和化疗已经改变了复发方式,局部/区域复发减少,而远处转移的风险增高。对于远处转移和其他部位新发肿瘤的监控应每年进行胸片和/或 PET 扫描。而甲状腺癌患者应进行超声和生化检查(甲状腺球蛋白和降钙素)。

预后

关于美国头颈部肿瘤治疗预后情况的唯一数据来自美国外科医生协会的国家癌症数据库。AJCC 在其肿瘤分期手册中定期发布来自国家癌症数据库的预后结果。因此,每章中提供的预后数据均来自第 8 版《AJCC 肿瘤分期手册》。来自纪念斯隆-凯特琳癌症中心的数据也有所呈现,代表癌症三级医疗中心的预后情况。

(李云霞　房居高　译)

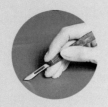

关键词

术前
术后
手术计划
手术技术
手术室

头颈肿瘤患者几乎都是首诊于头颈外科，因此，接诊的头颈外科医生应该对患者的头颈区域进行全面检查，以获取准确的肿瘤部位及病期，并通过多学科讨论制订初步诊疗计划。头颈外科医生必须具有肿瘤生物学行为的基本常识、熟知拟行治疗方案的原则及效果，同时也应了解影响肿瘤治疗方案的相关因素，如患者的全身状态等。当手术被拟定为治疗首选后，应进行充分的手术前准备，并对牙齿、发音及吞咽功能状态进行手术前的医学评估，对患者进行术前宣教，掌握患者的心理状态并给予相应安慰与解释，以获得患者对诊治方案的认可。

术前评估与准备

患者宣教及知情同意

对于首选手术治疗的患者，术前应针对患者病情的性质及严重程度、治疗方式的选择及利弊、手术的过程及风险、术后的并发症及功能障碍等情况与患者进行耐心细致的沟通，并获得患者与家属的理解与认可，签署手术知情同意书。此外，也应该在术前告知患者术后需要注意的事项，如术后呼吸运动练习、尽早下床活动等，以避免术后并发症。应针对不同疾病、手术方式及并发症特点，特别是对于术后会出现严重功能障碍或容貌缺损的患者，需术前对患者进行特殊宣教，例如对于需行喉部分切除手术的患者，术前需要通过专家咨询与录像演示等方式在术前进行术后呼吸、发音及吞咽康复训练的宣教。

围术期不良事件的预防措施

吸烟是出现围术期并发症的重要影响因素。吸烟会影响患者心肺功能，增加麻醉风险，而头颈肿瘤手术很多需要较长

的全身麻醉时间。吸烟也会显著增加术后肺部并发症及游离皮瓣坏死的发生概率。术前控制吸烟可以改善吸烟导致的心肺功能改变。术前戒烟及全身状态调整是术前准备的重要环节。同样，术前也是患者终身禁烟的最佳时机。β 受体阻滞剂可以提高心肌供氧，也被证实可以减低心肌缺血、心肌梗死及心脏因素相关死亡率的发生。对于心脏不良事件高风险的病例，建议于手术前几周开始应用 β 受体阻滞剂，剂量以获得 60~70 次/分的心率为宜，术后使用同术前。

医学优化

术前常规评估包括：详细的病史问询、查体、血常规、生化、尿常规、心电图及胸片。此外，全身状态差及相关基础疾病，需要在术前给予相关科室的会诊。尽管高龄不是手术的禁忌证，但高龄患者很多都伴有全身基础疾病。因此，高龄患者尤应进行全身状态评估。老年医学中心可以为老年患者提供术前会诊。通常，大多数药物可以使用至术前，但抗凝药物，如阿司匹林、华法林及抗血小板类药物需要在术前 5 天停用。如果基础病情不允许停用抗凝治疗，需将华法林改为短效抗凝药，并在术前一天停药。由于抗血管紧张素转化酶类降压药可能引起全麻过程中的恶性低血压发生，此类药物也需术前停用或换药。

术后处置的术前准备

除了手术治疗，术后治疗方案也需要在术前进行准备。如果术前预测术后会出现明显疼痛，术前应进行疼痛科会诊并给予处置方案。对于存在焦虑及压力的患者及家属，可以考虑术前咨询及疏导。此外，对于存在术前酗酒的患者，应提前请心理科医生会诊，以预防术后患者出现精神症状。对于术后出现精神症状的患者，是否能有效控制，取决于患者精神症状的早期发现，使用苯二氮䓬类药物（如劳拉西泮等）可以预防酒精的戒断反应。精神类疾病药物的停用应逐渐减量。

术中处理

备皮

以往认为，需在手术前一天进行术区备皮准备。但目前认为，术前备皮有可能激惹毛囊，引起感染，因此，建议术前于

手术室内使用电动备皮器,而不推荐刀片备皮。

手术室规划

手术间设计既要满足储备有全面的仪器设备,又要为患者提供简便易行的手术空间。手术间至少要大于 800 平方英尺(约 $74m^2$),以便于人员流动与设备摆放。头颈部肿瘤手术间至少需要两台无影灯以及可以灵活调整患者位置的手术床。最好能备有上下两组手术人员同时手术的设备,如

两套无影灯(每套 2 台)。备用手术间内,应具有数据影像系统、内镜及显微镜手术设备、电刀、各种能量止血平台,以及一些基本手术器械。图 2.1 即为现阶段头颈外科手术间的经典设计。标准化设计的手术间可以让手术流畅的进行。多数头颈外科手术团队包括术者、一助、二助和刷手护士,但复杂的颅底手术、上纵隔手术、胸腔及游离皮瓣手术可能需要一组以上的手术团队。有些情况下需要两组团队同时手术。

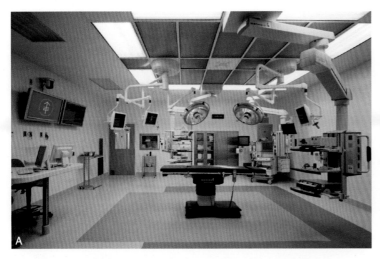
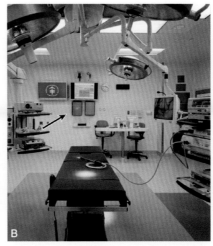
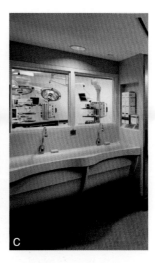

图 2.1　现代化手术室示意图(A)整体观;(B)"墙壁影像系统"可以显示手术视频、影像资料(箭头所示);(C)刷手区域可以直视手术室。(Images of MS Surgery Suite from Chuck Choi, Brooklyn, NY.)。

当涉及多组团队手术时,手术计划与程序需包括手术医生、麻醉医生及手术室护士等人员在术前共同讨论决定。同样,对于机器人手术,设计手术室时需要考虑患者的特殊位置,特殊手术床及术者操作间。

常规开放性头颈外科手术间的布置

通常,术者站在便于手术野操作的一侧,一助站于手术床的头侧,二助站于术者的对侧。麻醉插管及呼吸回路位于头侧,并与麻醉机相连。刷手护士应与术者位于同侧,护士的器械台跨于手术台上方,但器械台不能超过患者的脐部(图 2.2)。电刀线与吸引器管直接经术者与刷手护士之间的术区接入。废物桶被放置于术者及刷手护士都能看到的区域。

内镜手术的布置

腔镜手术通常不需要绝对无菌的术区。手术通常在内镜或显微镜下进行。如果是 CO_2 激光手术,相应的激光防护措施应准备到位。经鼻及经口内镜手术,需要备有充足的内镜、绝缘器械及能吸引的电凝设备。图 2.3 显示了腔镜手术的设备及人员安排。

机器人手术布置

机器人手术通常需要一间较大的手术间,以安放机器人设备及术者操作室(图 2.4)。术者操作室应置于远离手术床及麻醉设备的较为方便出入的位置。此外,经口机器人手术

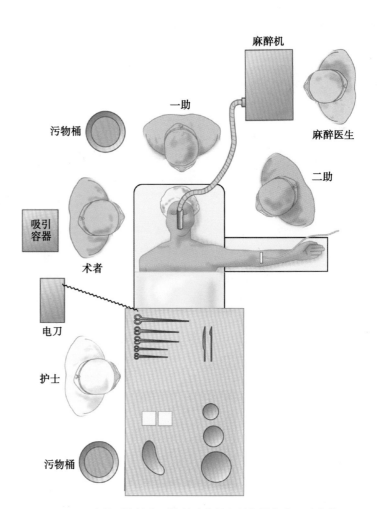

图 2.2　多数开放性头颈外科手术的人员与设备布置及安排。

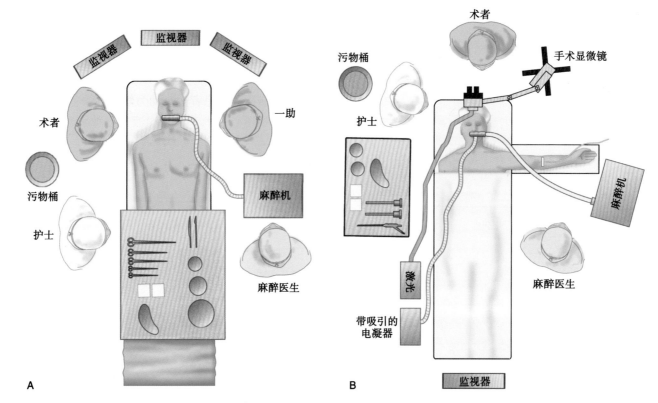

图 2.3　A. 经鼻；B. 经口。内镜手术人员与设备位置布置及安排。

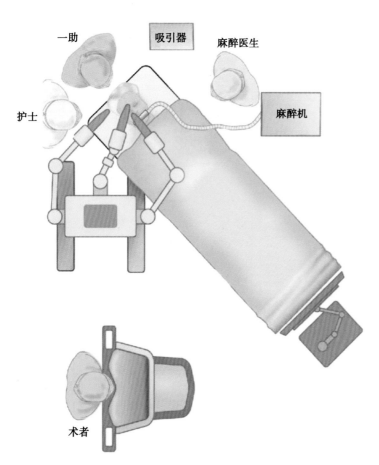

图 2.4　经口机器人手术人员与设备位置布置及安排。

时，手术床的头侧应留有充分的空间，以便于助手坐于患者头侧完成术中辅助术者操作机器手臂的工作。需要助手使用吸引器或牵拉口腔组织显露术野，甚至使用血管夹止血。需延长麻醉插管与麻醉机之间的呼吸回路，以获得充分的助手操

作空间。

颅面联合手术两组人员的布置

颅底肿瘤行颅面联合手术时，需在术前制订详细的手术计划，以免术中两组术者相互影响。即使手术中某些时候，神经外科医生和头颈外科医生并不同时进行手术，也应按术中神经外科医生和头颈外科医生能同时操作进行准备。当两组医生同时手术时，头颈外科术者位于病灶侧，神经外科术者位于头侧，头颈外科一助位于两位术者之间（图 2.5）。对于如此复杂的手术，包括电钻、电锯、电刀及吸引器等在内的手术设备与器械，均需准备两套。

需要两组或两组以上手术团队同时进行的头颈肿瘤切除与重建手术

当计划进行肿瘤切除与游离皮瓣吻合重建时，分别自带刷手护士的两组手术团队同时进行，可以节省时间。当头颈外科医生进行肿瘤切除时，重建团队同时取游离组织瓣。类似的，空肠移植或胃上提重建下咽、喉、食管切除缺损手术时，两组人员也可以同时操作。合理的手术间及人员器械安排在此类手术中极为重要（图 2.6）。

静脉通路

多数头颈外科手术需要开放一个较粗的外周静脉通路。通常，静脉通路应留置于肿瘤对侧的前臂，以便于麻醉医生术中方便及时进行控制。然而，对于计划进行游离组织瓣微血管吻合的手术，静脉通路部位的选择应与修复医生进行充分沟通，以免计划切取前臂皮瓣的区域与静脉通路相互影响。

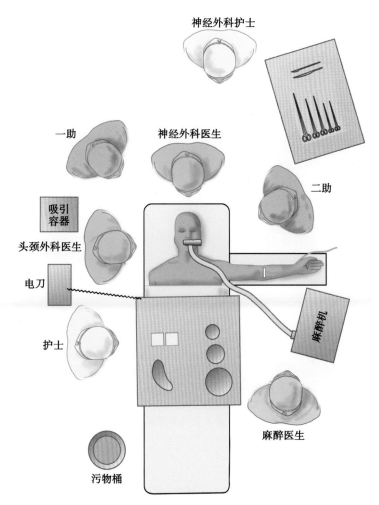

图 2.5　需两组手术团队的颅面联合手术人员与设备位置布置及安排。

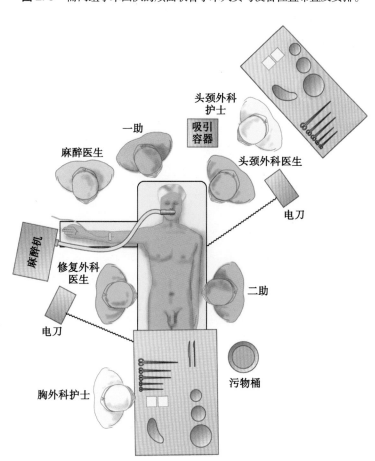

图 2.6　切除与重建两组手术团队的手术人员与设备位置布置及安排。

术中监控

包括血压袖带、血氧脉搏监测计等的外周监测设备，需要被固定于手术区对侧的手臂。对于复杂或时间较长的手术，需要动脉测压监测患者血流动力学参数。静脉通路与动脉测压放置的位置应与术者充分沟通。多数情况下，食管体温监测探针不影响颈部手术操作，但当上呼吸消化道手术时，应使用直肠体温监测。时间长的手术需要提前下导尿管。合理的监测对于手术过程中预防静脉补液所引起的心血管系统负荷过重十分关键，特别是在失血过多需输血或血制品的情况。长时间的手术中，体液平衡对于老年人和生理状态虚弱的患者尤为重要，因为过多的液体负荷会引起明显的术后心肺并发症。

抗生素

围术期预防性抗生素的应用有特定的指征。在清洁切口手术如甲状腺、腮腺及单纯颈清扫手术中，常规不需要使用抗生素。在可能是污染切口的手术，如上呼吸消化道、鼻腔鼻窦手术中，抗生素应于手术切皮前合理给予。抗生素的使用规则取决于手术类型。头孢类联合甲硝唑类抗生素常规应用于多数上呼吸道及消化道手术。对青霉素类过敏的患者可考虑使用克林霉素。颅面联合手术的患者，可考虑应用头孢类、甲硝唑及万古霉素。抗生素在诱导麻醉前静脉输入，如果手术时间延长，应在手术中重复使用。

麻醉

建议熟悉头颈外科手术过程的麻醉医生参与手术，利于手术麻醉过程更顺利完成。手术医生与麻醉医生术前的充分沟通，将利于手术过程安全顺利地进行。术前应对手术的麻醉诱导方式、插管的型号及途径、是否需要肌松、术中血压要求、失血量的预测、是否需要输血及补液情况进行探讨、评估。

气道控制是头颈外科手术麻醉的重要一环。与身体其他部位手术不同，头颈部手术需要麻醉医生与手术医生协作完成。头颈外科医生术前应充分评估气道情况，特别是对可能存在困难插管的气道，对麻醉医生进行术前告知，以保证麻醉诱导及插管安全进行。

头颈外科医生也应熟练掌握麻醉插管技术，以便于在特殊情况下能辅助麻醉医生插管控制气道。手术医生应熟悉各种插管及其在头颈外科手术中的应用特点。通常情况下，头颈外科手术应使用能维持患者麻醉通气的最小型号插管，特别是在内镜喉手术中。带金属丝支撑的可弯曲螺纹管可防止插管受压打折，优于普通塑料麻醉插管。

气管内麻醉插管

插管的方式需要提前计划好。尽管经口插管可以满足绝大多数头颈外科手术，对于有些口腔或口咽肿物，经鼻插管也是很好的选择。此外，经鼻插管也可以使腮腺深叶及咽旁间隙肿瘤的术中最大限度地移动下颌骨。如采用经鼻麻醉插管方式,建议使用符合经鼻气道弧度的麻醉插管。

经鼻插管时,建议插管与呼吸回路之间使用可弯曲的连接管,以避免两者之间在鼻尖处打折。在经口内镜 CO_2 激光手术中,要注意保护插管,特别是注意预防激光损伤麻醉插管后引燃插管内的氧气,造成气管内燃烧。可以在插管与套囊表面覆以生理盐水浸湿的纱条。通过导管的高频喷射给氧方式也可以应用于某些经口手术中。在甲状腺手术中,如果需要进行喉返神经或迷走神经监测,需要使用特别的带有记录电极的麻醉插管。如果是困难气道,应该多学科协作完成插管。张口受限、巨大肿瘤遮盖喉入口、放化疗导致颈部瘢痕牵缩等影响喉入口显露的情况时,麻醉插管都是很困难的。遇到上述困难气道的情况时,可以考虑采取纤维内镜引导下的经鼻插管。在有些特定情况下,如喉入口被肿物遮挡,术前预防性局部浸润麻醉下的气管切开是一种确保麻醉气道通畅的很好方式。如果气管切开处在术区消毒范围内,建议使用金属丝加强的螺纹插管,并经胸部链接。如果气管切开处不在手术区域内,可使用常规麻醉插管,并局部以丝线固定。

神经监测

现代甲状腺手术中神经监测的使用十分重要,特别是带有植入记录电极的麻醉插管可以满足这类手术。麻醉医生和术者必须确保麻醉插管的位置正确,电极应与声带充分接触。插管位置不当(电极位于声带上方或下方),都有可能导致产生不准确的或错误的喉返神经反应信号。

血压

头颈外科手术中的收缩压建议控制在 90mmHg 左右。血压过高可以增加术中额外失血,对手术安全性有影响。术者与麻醉医生能充分认识手术过程中收缩压的维持对于手术的意义是非常重要的。开颅手术及多数颅底手术尤为需要术中控制血压。术者与麻醉医生应认真探讨术中血压控制并在手术开始前给予降压处置。

肌松

大多数头颈外科手术的麻醉过程最好合理使用短效与长效肌松剂,以达到充分肌松。对于较长时间的内镜手术,如支撑喉镜下喉肿物切除术,需要术中彻底肌松,以达到内镜下充分显露术区的目的。另一方面,在需要进行神经监测的手术中需要避免肌松,如:面神经手术、甲状腺手术(喉返神经监测)。

体位与铺巾

接受头颈外科手术的患者,在手术床上,患者通常采用头部后伸位。手术床最好是电动控制的,应该具备两个链接处。头颈外科手术标准体位的实现,是通过位于患者腰部的链接处使上半身上抬30°左右,通过颈部的链接处使头部后伸35°(图2.7)。患者总体上处于半坐位,适当抬高头部可以减少

失血。患者的脚部、肘部、踝部等所有承受压力的部位都应以软垫保护。患侧手臂固定于患者侧面,以将患者肩部下拉,充分显露颈部。手术帽遮住头发,使用纸胶布沿发际线固定手术帽。手术侧耳郭可以显露,对侧耳郭置于手术帽内。将头部被固定于头圈垫内,以免术中左右摆动。

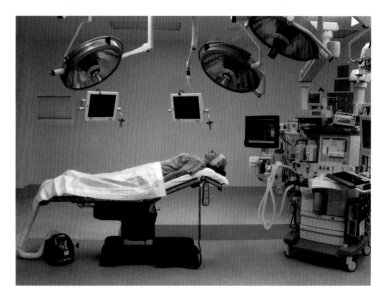

图2.7   多数开放性头颈外科手术手术台的位置。

眼部保护

术中应注意角膜保护。多数头颈外科手术都不涉及眼球,此时,应以油膏保护眼球,以透明塑料贴膜(如 Tegaderm)黏合眼睑(图 2.8,图 2.9)。如果眼部位于术区内,应将上下眼睑以丝线缝合,以保护眼球。也可以使用陶瓷角膜保护器插入结膜囊内保护眼球。角膜保护器边缘依附于巩膜表面,进而保护角膜,但不妨碍眼睑及结膜囊的处置。

这种保护器在颜面皮肤或眼睑手术中起到了很好的保护眼球的作用。术区皮肤可以抑菌性消毒液进行消毒(如氯己定、Betadine)。对碘过敏的患者,可使用酒精消毒。手术消毒范围不只局限于手术切口部位,还应包括周围一定的区域。

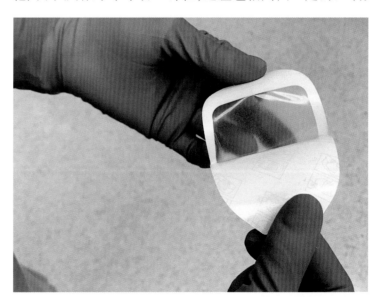

图2.8   塑料眼部保护贴膜。

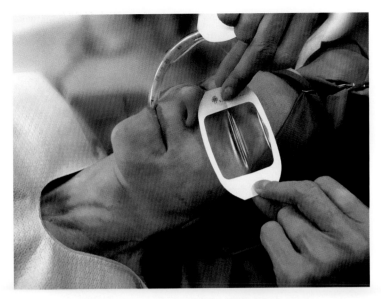

图 2.9　涂 Lacri-Lube 油膏后，眼部被黏合保护。

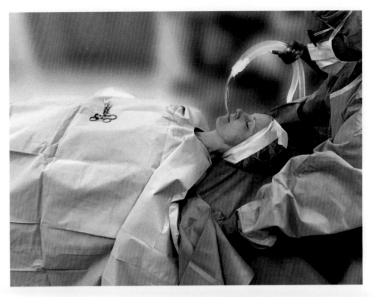

图 2.11　用于包头的两块无菌巾置于患者头部下方。

例如：腮腺手术的消毒范围，上至发际线的额头，下至锁骨，同侧颜面及耳周皮肤；如果需要颈清扫，同侧颈胸部也需要包括在消毒范围以内；鼻窦及面部病变手术需要消毒发际线至锁骨间的双侧颜面区域。对于口腔、咽喉及颈部手术，消毒范围上至耳屏与鼻翼连线，下至乳头；如果涉及胸大肌皮瓣修复，需将消毒范围向下延至脐部。其他用于修复的皮肤瓣、游离组织瓣的取瓣区，如前臂、腹部、大腿及小腿，应根据取瓣部位及范围进行相应区域的充分消毒。

消毒后，术区铺无菌巾。两块治疗巾重叠（之间错开 10cm）包头，抬起患者头部，将麻醉插管悬起，两块无菌巾置于头部下方，至肩部，下面一块铺于手术床表面，上面一块包住固定手术帽的胶带，在患者前额处以巾钳固定包头治疗巾（图 2.10~图 2.12）。麻醉医生确认插管无扭曲，将麻醉插管放置于治疗巾合适的位置，并以巾钳再次固定（图 2.13）。铺巾后，将一侧开口的无菌单覆盖于患者身体表面，固定。透明塑料无菌巾外铺于暴露的麻醉插管和头部，便于术中观察麻醉插管及眼睛情况（图 2.14）。

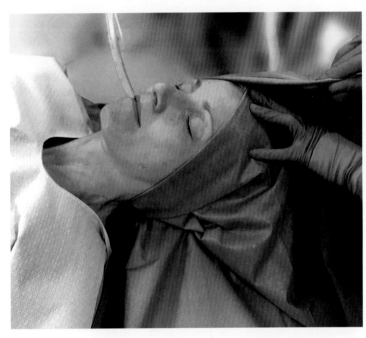

图 2.12　下层无菌巾铺于手术床表面，上层无菌巾包住头部。

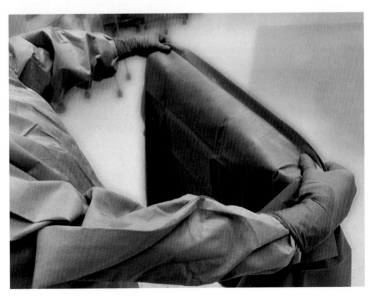

图 2.10　用两块无菌巾重叠用于包头。

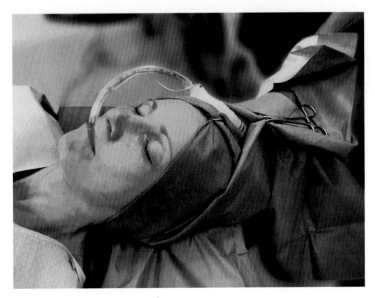

图 2.13　将麻醉插管用巾钳子固定于包头治疗巾上。

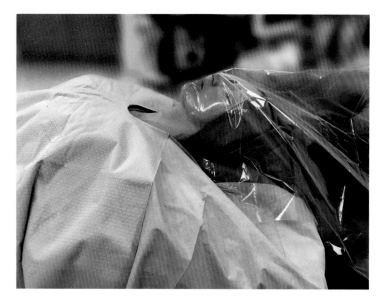

图 2.14　用透明无菌单将头部及麻醉插管与无菌区分隔。

基本手术技术

手术切口

头颈部手术切口的设计应以最大限度暴露病变并能获得最好的美容效果为原则。大多数切口应该按头颈部自然皮肤纹理走行设计，以获得最小的影响美观的术后瘢痕。初次设计手术切口时，应考虑到如果术中需延长切口的应对方案。设计不当的切口将明显影响随后的手术操作（图 2.15）。对于每种手术切口及入路的设计，将在相应章节中详尽描述。

手术过程

切皮时，使用手术刀切开表皮及真皮，随后以电刀进行操作，术中失血最少。由于不同种电刀能量参数均可调，应根据术者的需求与习惯设定能量参数标准。松弛的组织中，或术区出血/液体较多的情况下，电刀发挥的作用有限。因此，使用电刀时，应保持术野清晰干洁，牵拉组织保持适当张力。

电刀应以电切模式切开皮下组织，并应避免烧灼皮缘。切开皮下后，就可以使用电凝或电凝与电切交替的模式操作。正确的牵拉可以帮助电刀更好地进行术中组织分离。电刀使用时，建议电刀尖与垂直面呈 15°～30°。正确使用用电刀切割组织时，切面没有焦痂，且失血量少。处理神经血管周围组织时，尽管可以使用单极电刀，但更推荐使用双极电刀，以尽可能避免热传导损伤这些结构。一些先进的能量切割止血设备，如超声刀，可以在低温下工作，因此在避免热损伤方面优于电刀。

能量平台设备

能量平台设备包括超声刀、Ligasure 等产品，由于其在控制出血方面的优势而在头颈外科手术中得到推广。这些设备可以在术中安全有效地止血并节省手术时间，但它们的尖部较钝，不便于组织的精细解剖。此外，这类器械的刀头在工作时也会产生热量，使脆弱的神经血管结构有受热损伤的风险。因此，在重要神经的周围使用能量平台时应格外小心。

闭合切口

黏膜切口可以间断缝合，但不要有张力，缝线的间距 5mm 左右为宜，过大的间距容易导致切口瘘形成。关闭皮肤切口时，应逐层缝合皮下、皮肤。

挽救性手术

随着放疗、化疗等治疗手段的推广，针对咽喉癌的放化疗方案也应运而生。然而，20%～60%接受放化疗方案的咽喉癌患者的治疗效果并不好，需要挽救性手术。之前的放化疗会引起手术切口愈合不良、感染等并发症。因此，需制订特定的术前及术中计划，以避免并预防放化疗所导致的严重并发症。患者在术前应补充营养，达到正氮平衡、血红蛋白正常。使用未受过放疗、血运好的区域或游离皮瓣进行术区修复，可以提供新鲜血供的组织，促进愈合。尽管做了大量预防措施，皮肤感染等并发症还是会出现。当放疗后局部出现明显的皮肤损伤，如：皮肤变薄缺乏弹性、真皮毛细血管扩张等表现，受损的皮肤应切除，并建议以带蒂或游离皮瓣修复。

术区引流

术区引流的放置及引流采取的类型取决于手术的类型及关闭术区时术区的情况。术区渗出少、无死腔及无淋巴漏的情况下，如甲状腺手术，多数不需要放置引流。对于创面小、表浅和渗液不多的术野，可放置 Penrose 引流管。腮腺手术中也可放置，以免负压吸引引流所引起的面神经损伤，Penrose 的引流物流出于被绷带固定的无菌纱布上。纱布敷料应及时更换，以免皮肤被引流物浸泡。对于像颈清扫这样术后渗出量较多的手术，应使用负压引流。负压引流管置于术区内的部分，应尽可能避开神经和大血管。在手术切口附近另切口，以缝线将负压引流固定于头颈部皮肤。关闭术腔前，应仔细检查引流管，如有凝血块，应及时清除。同时，也可用生理盐水反复冲洗术区。

手术结束前，皮瓣复位，接通负压引流后，术区处于负压状态。一旦缝合不严密，将出现负压漏气，应在麻醉苏醒前及时封闭漏气口。皮瓣与深面术区的贴合可以最大限度减少渗出液，负压对于这一贴合的维持至关重要。丧失负压状态，将导致皮下积液甚至血肿形成。术后负压建议维持 24～48 小时，此时的引流液，可收集于引流瓶中。

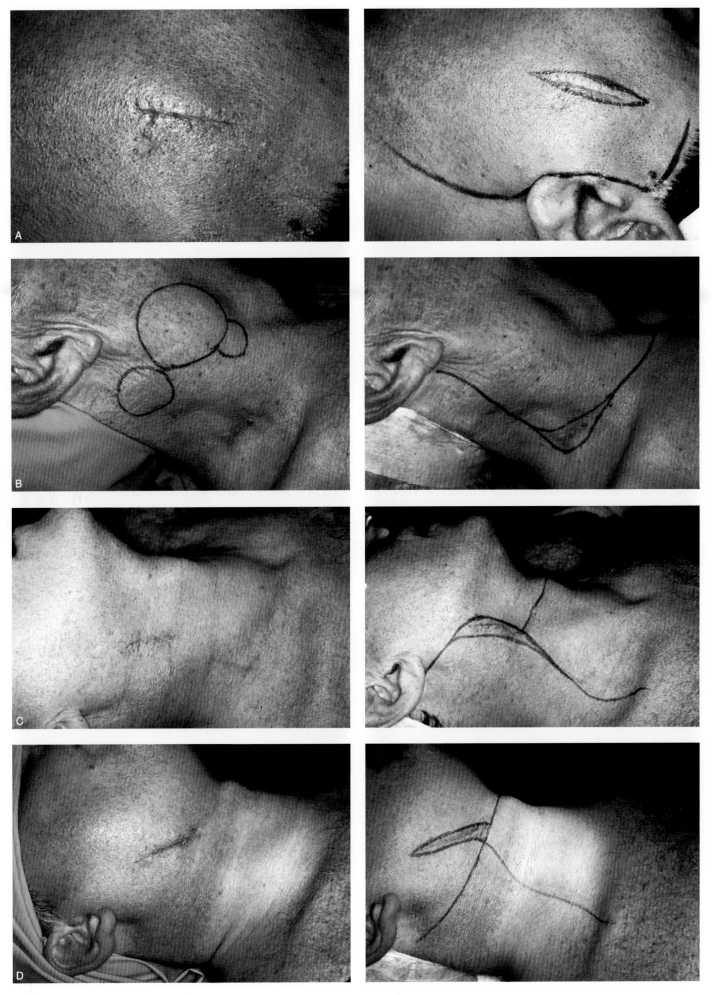

图 2.15　不合理活检切口举例。需要对标准术式切口进行调整以适应随后的治疗性手术。A. 腮腺切除手术；B~D. 颈清扫手术。

术后处置

为了尽可能减少术后并发症，加快恢复时间，接受头颈外科手术的患者应该按已经制定的各类手术术后处理常规进行规范的术后护理。术后处理中关键的要点包括：控制感染、外科术区及引流的处置、游离皮瓣观察、疼痛控制、气道处理及营养补充。

感染控制

感染是术后面临的主要风险因素。一些措施需要被执行以降低感染风险。在血氧监测下尽早下床活动及进行呼吸训练，对于预防肺不张、肺炎及血栓等非常关键。对于手术后带有导尿管的患者，建议患者下床活动后尽快拔除。围术期抗生素的使用，通常建议在围术期 24~48 小时内使用抗生素。但在有些情况下，如颅面联合手术、上颌骨修复这类术后因局部填塞而存在潜在区域感染可能的手术，建议延长抗生素的使用时间。

手术区域与引流的处理

多数头颈部伤口无须外敷敷料，直接暴露于空气中即可。但术区需保持清洁以避免感染。缝线周围的血痂与皮屑应该每日清理，可以使用抗生素油膏保护伤口，预防浅表皮肤感染。术后 2~3 天开始口腔内缝线的清洁，可使用生理盐水喷雾，过氧化氢溶液可酌情使用。每天至少使用 2 次稀释后的过氧化氢溶液及生理盐水喷雾，以保证口腔内术区清洁。此外，还应教会患者自己漱口，进行口腔清理。手术引流部位应该保持清洁，如果使用 Penrose 引流，需经常更换引流区无菌敷料。术区引流量应被监测，24 小时内引流量少于 25ml 时可以拔除负压引流管，引流量较少时，可以去除 Penrose 引流。

疼痛控制

控制疼痛可于术后首个 24 小时内静脉输入止疼药。对于多数头颈部手术，当可以口服止疼药后，建议尽早停用静脉止痛药。特定情况下，如患者可能出现精神紧张导致疼痛或无法有效表达止疼需求时，可以应用患者自控镇痛技术（PCA）。PCA 系统允许患者根据自身感受并自己操作给予静脉止疼。术后过长时间的疼痛，需要疼痛专家会诊。

气道处理

气道湿润对于术后刚刚从麻醉状态苏醒的患者而言十分关键。如果患者术后可以经口或鼻呼吸，空气湿化可以通过面罩实现。不建议经鼻导管供氧，这样可引起鼻腔干燥，导致鼻出血风险。对于气管切开的患者，湿化的空气可经气管切开处输入，以维持肺内气流的湿润。护理人员应熟悉气管切开部位及套管的护理。患者如可自主呼吸，应将气管套管套囊放气。术后开始几日，通常需常规进行轻柔的气道吸痰，同时鼓励患者自行将分泌物咳出。当无须机械辅助呼吸时，应将带套囊的气管套管更换为无套囊气管套管。如果头颈部进行了带蒂或游离组织瓣修复，不建议使用绳子固定气管套管，以免组织瓣的血管蒂受压。此种情况下，应将气管套管缝合固定于颈部皮肤。当患者能连续耐受堵管 24~48 小时，即可以安全拔除气管套管，无须一定要逐步更换小号气管套管再拔除套管。拔除气管套管与胃管的顺序依据几个重要因素，将在不同的手术章节中详细讲解。拔除气管套管后，将封闭性的敷料外敷于气管切开口处。拔除套管最开始的几天，可以指导患者在说话或咳嗽时，以手指按压于敷料上。多数短期的气管切开口伤口将在几日内愈合，无须特殊护理。如果患者需要长期带管，应在患者病情稳定后，指导与教会患者及家属气管切开的护理方法。

营养状态

充足的营养是术区愈合良好的前提。对大多数患者而言，平均每天 2 000kcal（约 8 371.7 千焦）的摄入热量就足够了。接受头颈部手术的患者多数消化道生理结构与功能未受到损伤，很少需要静脉营养补充。多数口腔内的简单手术，术后第一日即可经口进食，并由流质饮食开始逐步过渡到能耐受的饮食。如果术后预计短期内需要禁食水，需在手术中提前预置鼻饲管。应将鼻导管缝合固定于鼻翼处，以减小鼻饲管脱落的风险。在经鼻饲管进食前，应拍胸部 X 片确认鼻饲管的位置。如果鼻饲进食需要很长时间，可以考虑行经皮内镜下胃造瘘置管。多数不复杂的咽喉手术，即便是游离组织重建手术，术后 7~10 天即可经口进食。经口进食在某些情况下需要推迟，如曾进行过放疗或怀疑咽瘘形成的情况。对于吞咽困难或呼吸障碍的患者，经口进食前应请言语及吞咽疾病专家会诊。

康复

头颈部手术是否能获得成功取决于术前的多学科评估、充分的术前准备、术中操作及术后护理。患者对自身病情、转归及康复后自我护理的了解对治疗的成功也非常关键。随着患者手术治疗过程的结束，护理的重点将转移到指导患者及家属自我指导及早期康复。康复训练包括：言语康复、吞咽康复、身体疾病的治疗及职业生涯的恢复，都应该在住院期间开始，并坚持到获得满意结果。手术治疗后经常会出现社会心理问题，要及时预判并给予相应治疗。戒烟忌酒等长期预防措施在围术期就应给予执行，如可能，最好有专业人士指导。最后，终生随访对于头颈肿瘤患者十分必要，通过随访及时监测患者的病情、复发、新生肿瘤及心理需求都可以给予及时处置。

（马泓智　房居高　译）

第3章
头皮和皮肤

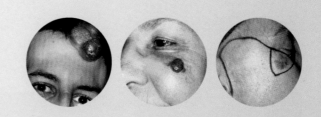

关键词

基底细胞癌
鳞状细胞癌
黑色素瘤
头皮
皮肤

皮肤是人体面积最大的器官。它作为隔绝外环境的屏障,持续暴露于公认的致癌物中,因而也不奇怪皮肤癌是人体最常见的恶性肿瘤。皮肤及其附属器的胚胎起源多种多样,形成的肿瘤种类繁多。虽然这些肿瘤的真实发病率很难获得,但可以确定皮肤基底细胞癌和鳞状细胞癌是人体最常见的恶性肿瘤,这两者在美国每年新发病例超过 300 万(表3.1)。黑色素瘤在皮肤恶性肿瘤中发生率排第 3 位,每年新发病例约 73 000 例。非上皮源性皮肤癌如附属器癌每年新发病例约 5 000 例。在美国,皮肤癌中黑色素瘤和非黑色素瘤发病率都在升高,而黑色素瘤的增长最为明显。其确切原因不得而知,可能与阳光暴露增加以及诊断率提高有关。尽管皮肤癌发病率增加,死亡率仍保持相对稳定。从临床表现看,皮肤癌的恶性程度不尽相同,基底细胞癌属低度恶性肿瘤,黑色素瘤和附属器肿瘤具有更强的侵袭性,鳞状细胞癌恶性程度居中。

表 3.1 美国皮肤恶性肿瘤年发病数和死亡数

组织学	年发病数(美国)	年死亡数(美国)
基底细胞和鳞状细胞癌	>300 万	<5 000(<0.1%)
黑色素瘤(全部)	135 000	
侵袭性	73 870	9 490(12.8%)
(2015 美国癌症学会估计)		

浅肤色的人群在年轻时受到过度的和/或累积的阳光暴露易患皮肤癌。阳光中的紫外线(ultraviolet,UV)特别是 UV-B 导致脱氧核糖核酸(deoxyribonucleic acid,DNA)损伤,促进肿瘤形成。抵御 UV-B 介导的肿瘤形成的固有机制包括黑色素合成和主动 DNA 修复机制。所以黑色素水平低的浅肤色人群或 DNA 修复能力不足的人群罹患皮肤癌的风险最高。免疫功能障碍的患者,比如获得性免疫缺陷综合征患者或因器官移植、淋巴瘤而接受免疫抑制治疗的患者显然更容易罹患皮肤鳞状细胞癌、Merkel 细胞癌以及黑色素瘤。遗传因素也在皮肤癌的发生中发挥作用。例如,有黑色素瘤家族史者发生黑色素瘤的风险提高 2~8 倍。一些遗传性综合征也增加皮肤癌发病风险,包括着色性干皮病(xeroderma pigmentosum)(*XPC* 突变;基底细胞癌和黑色素瘤),痣样基底细胞癌综合征(nevoid basal cell carcinoma syndrome)(*PTCH1* 突变;基底细胞癌),Bazex 综合征(基底细胞癌),基底细胞痣综合征(basal cell nevus syndrome)(黑色素瘤)。

人类皮肤癌中存在广泛的基因改变。一些特定通路的突变参与皮肤肿瘤发生,包括 hedgehog 通路和丝裂原活化蛋白激酶通路。*PTCH1* 基因是 *SHH* 基因的受体,在散发型基底细胞癌和痣样基底细胞癌综合征中发现了该基因的突变。胚系中细胞周期调控基因(*CDKN2A*,*CDK4*,*MC1R*)突变与黑色素瘤发生相关。*CDKN2A* 甲基化失活和 *CDK4* 扩增在散发病例常见。发现黑色素瘤中 *BRAF* 基因活跃的体细胞突变对于我们认识该疾病和研发新的治疗方法产生深远影响。*BRAF* 基因突变在黑色素瘤中普遍存在(>50%),也常见于良性的色素痣,提示它可能是肿瘤发生的早期事件。其他皮肤恶性肿瘤中尚未发现高度特异性的异常改变。

评估

多数皮肤恶性肿瘤表现为浅表病变(图 3.1),而典型的附属器肿瘤表现为上皮下病变(图 3.2)。多数情况下,通过对病变及周围组织以及引流区域淋巴结的触诊足以确定肿瘤的范围。光学仪器如皮肤镜(发光显微镜)和 Wood 灯有助于临床评估。在未来,共聚焦显微镜和计算机辅助图像分析等新兴技术有可能为医生提供更为丰富的诊断工具。一些不确定的病变可以临床随访,如有条件可留存图片存档,活检仍然是诊断皮肤恶性肿瘤的"金标准"。

放射学有助于部分病例的评估。肿瘤局部侵犯至真皮、皮下、卫星结节以及骨侵蚀可通过 CT(图 3.3)或 MRI 显示。一些皮肤恶性肿瘤具有嗜神经性并表现为沿神经周围蔓延。三叉神经支配颜面大部感觉,是最常受累的脑神经(图 3.4)。MRI 能够很好地显示肿瘤沿神经周围生长的范围(图 3.5)。PET 扫描逐渐受到重视,在评估病变范围方面可起到辅助作用。

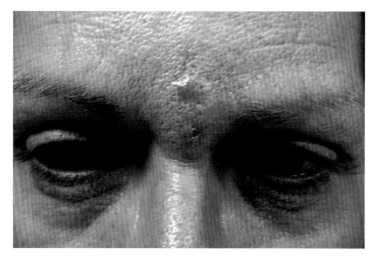

图 3.2 附属器肿瘤的典型表现。

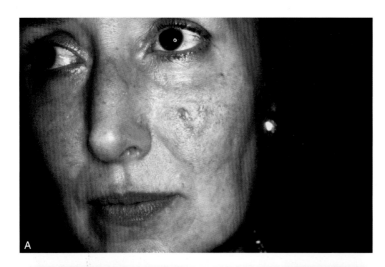

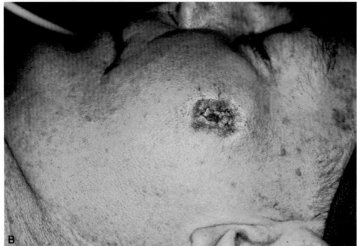

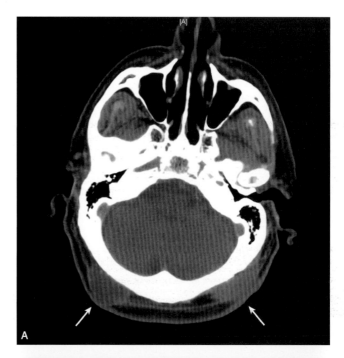

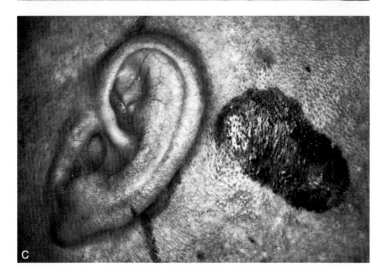

图 3.1 (A)基底细胞癌,(B)鳞状细胞癌,(C)恶性黑色素瘤的临床表现。

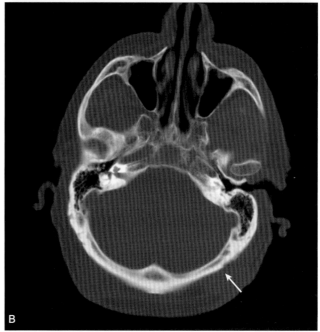

图 3.3 头皮鳞状细胞癌患者 CT 扫描显示软组织窗所见的卫星结节(A,箭头)和骨窗所见的颅骨侵蚀(B,箭头)。

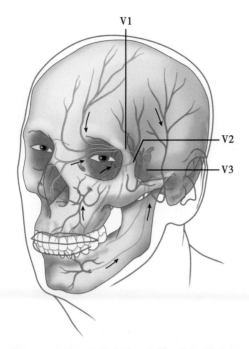

图 3.4　皮肤恶性肿瘤沿三叉神经侵犯的路径。

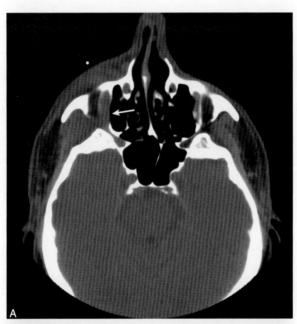

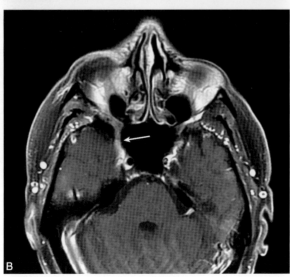

图 3.5　皮肤癌沿三叉神经第二支侵犯。A. CT 显示累及眶下神经（箭头）；B. MRI 显示侵犯 Meckel 腔（箭头）。

基底细胞癌

约 80% 的基底细胞癌发生于头颈部。典型的基底细胞癌表现为串珠样丘疹样病损，并形成溃疡侵犯局部组织，因此获得"侵蚀性溃疡（rodent ulcer）"的别称。基底细胞癌可伴有色素沉着，需要与恶性黑色素瘤鉴别诊断。硬斑病样基底细胞癌（morpheaform basal cell carcinoma）可表现为扁平的萎缩性病变，界限不清而形似瘢痕，给临床诊断带来挑战（图 3.6）。在诊断出基底细胞癌后，在几年内有发展成后续再发基底细胞癌的重大风险。这些肿瘤极少发生转移（仅 0.01%），但如果没有给予及时的诊断和恰当治疗，很容易造成严重的组织破坏甚至毁容。转移预示着不良预后，预期 5 年生存率不到 10%。对于无法手术切除或接受放疗的局部晚期或转移性基底细胞癌，近来 hedgehog 通路抑制剂药物的进展提供了新的治疗选择。基底细胞癌起源于表皮的基底祖细胞。组织学上，这些肿瘤由深色、长形细胞组成，排列整齐，周围呈栅栏状，并从邻近的间质中缩回，形成裂口状间隙。间隙内可含有大量的间质黏蛋白（透明质酸）。组织学生长类型包括浅表型、结节型、浸润型、硬斑病样型和变异型（图 3.7），且在一个肿瘤中常表现多种类型。浸润型、硬斑病样型和变异型（或基底鳞状型）恶性度较高，具有更强的侵袭性和更高的复发风险。虽然诊断中通常不需要免疫组化，这些肿瘤对 Ber-EP4 和 pankeratin 呈免疫反应，甚至可能癌胚抗原（CEA）阳性。

尽管基底细胞癌还没有正式的分期系统，美国国家综合癌症网络（National Comprehensive Cancer Network，NCCN）根据循证和专家共识制定了治疗指南。指南根据肿瘤的临床和组织学特征，将基底细胞癌分为局部复发的低危组和高危组。面部的"面具区"（眼周、鼻、唇、耳、太阳穴、下颌骨）是皮肤癌进展和复发高风险区。高危特征包括大尺寸、位于"面具区域"、边界不清晰、复发、先前放疗区域、侵袭性组织亚型和免疫抑制。

鳞状细胞癌

鳞状细胞癌表现各异，可以是红斑样的鳞状病变，也可以是高度浸润的侵袭性肿瘤。真皮淋巴渗透表现为明显的皮内结节并具有侵袭性行为（图 3.8）。超过 70% 的皮肤鳞状细胞癌发生在头颈部，主要发生在耳和上面部的阳光照射区。这些肿瘤中有一小部分是由原有的光线性角化病发展而来。尽管有报道称，在 25% 的未治疗病例中发生进展，光线性角化病向鳞状细胞癌的真正进展率每年每个病变接近 0.01% ~ 0.2%。光线性唇炎是指唇部出现的光化性损伤。鳞状细胞癌的其他病因包括电离辐射、慢性不愈合的伤口和人乳头状瘤病毒。

鲍恩病（Bowen disease）（也称为上皮内鳞状细胞癌）和角化棘皮瘤（keratoacanthoma）是鳞状细胞癌的独特变种。鲍恩病本质上是一种原位鳞状细胞癌，如果不治疗，可以发展为侵袭性癌。角化棘皮瘤是一种不常见的肿瘤，通常在 2~4 周内快速生长，然后消退。它是鳞状细胞癌的一种变异还是一种独特

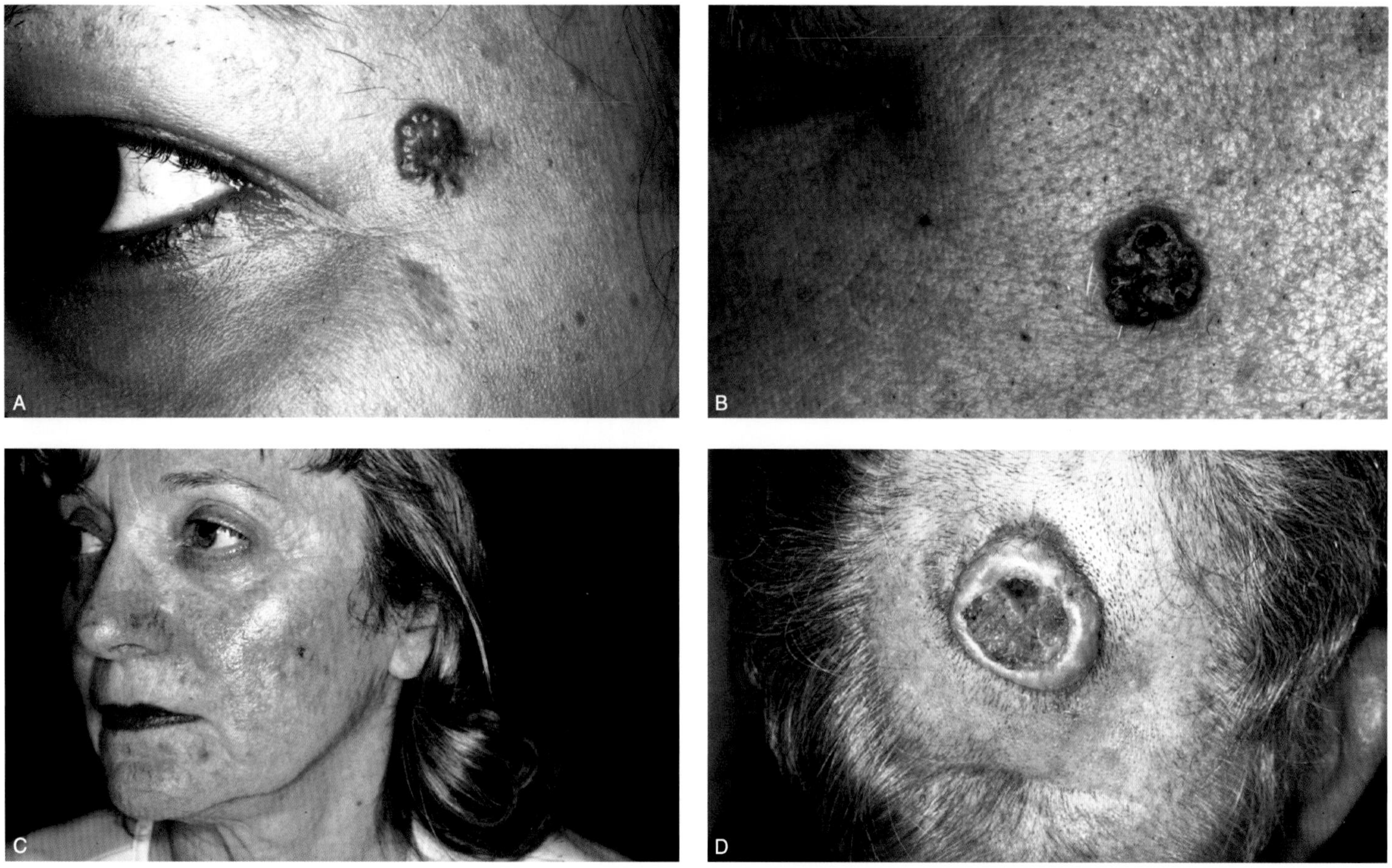

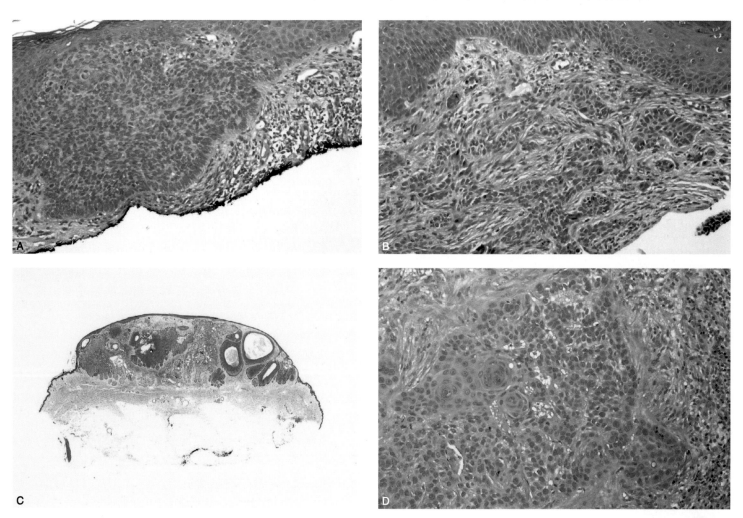

图 3.6　基底细胞癌的临床类型。A. 经典型；B. 色素沉着型；C. 硬斑病样型；D. 结节溃疡型（原文无，译者补充）。

图 3.7　基底细胞癌的组织学亚型表现为由低到高风险类型。A. 浅表型；B. 结节型；C. 浸润型；D. 变异型。

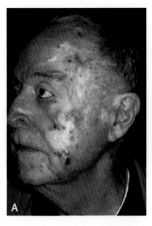
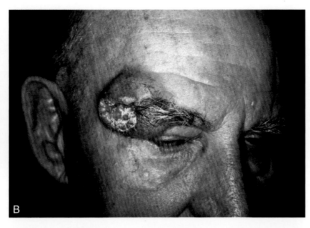
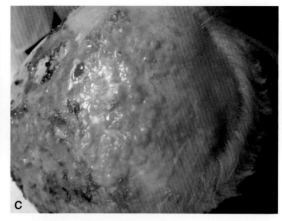

图 3.8 鳞状细胞癌的临床表现。A. 多发浅表病变;B. 浸润型病变;C. 头皮广泛的鳞状细胞癌伴真皮结节。

的肿瘤,其精确的分类仍然存在争议。组织学上,鳞状细胞癌表现为"马赛克"或叠瓦样排列的细胞,细胞间桥或桥粒互相交织。肿瘤可以呈巢状、岛状或单细胞状生长,并可出现不同程度的胞质内角化,在高分化癌中可形成角化珠(图 3.9)。

总的来说,小鳞状细胞癌(<2cm)很少转移(转移率<5%),但如果发生转移,则预后不佳。其他预后不良的特征包括大于 2cm、先前治疗、免疫抑制、肿瘤浸润皮下或更深(>6mm)、分化差和嗜神经性(神经周围浸润)。镜下神经周围

侵犯并不预示着与侵犯三叉神经和面神经等知名神经一样的不良预后。周围神经受累表现为感觉神经走行区的疼痛、感觉异常和麻木,表情肌自发性收缩或无力则提示面神经受累。针对鳞状细胞癌,已经提出了几种根据局部复发和转移高危特征的分期系统,包括美国癌症联合会(AJCC)和国际抗癌联盟(UICC;第 8 版)分期。最新的分期标准包括组织学标准,如浸润深度(depth of invasion,DOI>6mm)和神经周围侵犯。

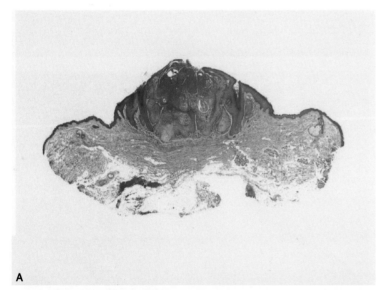
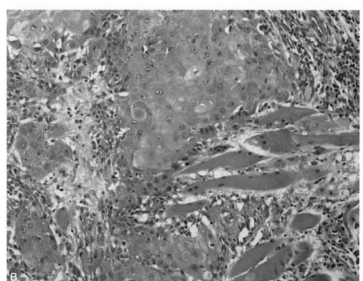
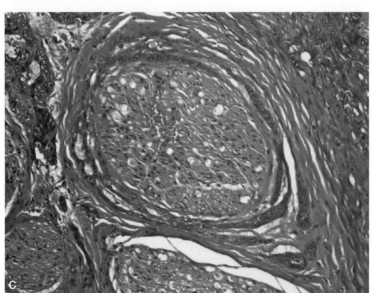

图 3.9 组织学表现(A)角化棘皮瘤,(B)浸润型鳞状细胞癌,(C)鳞状细胞癌的嗜神经性。

黑色素瘤

黑色素瘤起源于皮下交界区或真皮黑色素细胞,常累及头颈部皮肤。除了皮肤类型和日晒史外,发育不良痣(dysplastic nevi)、家族史和免疫功能障碍也会增加罹患黑色素瘤的风险。近一半的黑色素瘤发生于正常皮肤,其余的则由原有的痣演变而来。原有的痣出现大小或外观的改变伴有瘙痒、斑驳外观、溃疡和出血提示活检的必要。

黑色素瘤的典型表现是一种不规则的有色素沉着的病变,具有斑点或丘疹样的外观。也可以呈无色素或瘢痕样(如结缔组织增生性黑色素瘤,desmoplastic melanomas),但很少见。这些无色素性病变可能被误认为是更常见的基底细胞癌或鳞状细胞癌。黑色素瘤的四种主要亚型是:①浅表扩散性黑色素瘤(70%的病例),呈特征性的扁平生长;②恶性雀斑样痣(lentigo maligna),发生在重度日晒区,有可能发生不可预测的亚临床水平扩展;③肢端雀斑样痣黑色素瘤(acral lentiginous melanoma),多发于甲床、手掌、脚掌,多见于非裔美国人和亚洲人;④结节性黑色素瘤(nodular melanoma),通常呈侵袭性表现,易发生在四肢和躯干,头皮是头颈部最常见的发病部位(图3.10)。

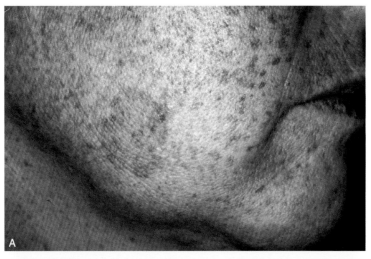

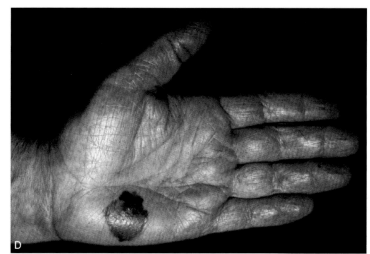

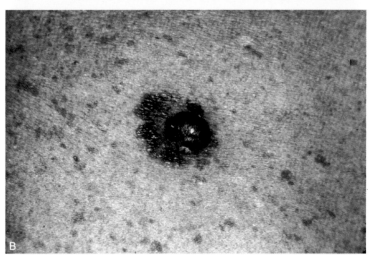

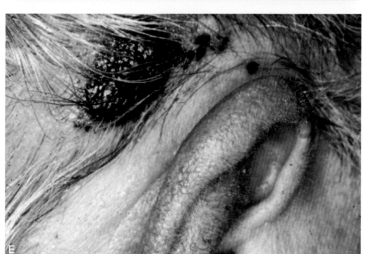

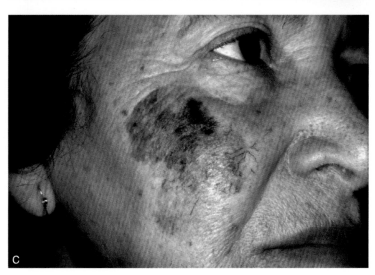

图3.10　皮肤黑色素瘤的临床变异。A.原位癌;B.浅表扩散;C.恶性雀斑痣性黑色素瘤;D.肢端雀斑样痣黑色素瘤;E.结节性黑色素瘤伴卫星灶。

黑色素瘤的临床行为通常是由其浸润深度来决定的，其浸润深度在显微镜下通过直接测量（Breslow厚度）进行评估，并被AJCC用来定义T分期（T_1肿瘤除外）。过去用Clark侵袭深度水平（Clark's level of depth of invasion）对皮肤黑色素瘤分期。而Breslow厚度在预测黑色素瘤预后方面更为准确，是目前采用的分期标准。图3.11比较了Clark水平和Breslow厚度的侵袭深度。其他影响分期的因素包括溃疡、有丝分裂率、淋巴结转移（如数量和大小）、远处转移（如部位和血清乳酸脱氢酶水平）。薄的黑色素瘤很少转移，中等厚度黑色素瘤表现出较高的区域淋巴结转移倾向，而厚的黑色素瘤发生区域淋巴结转移和远处转移的倾向相当。此外，黑色素瘤还可以发生"跳跃性（中转性）"或"卫星"转移。

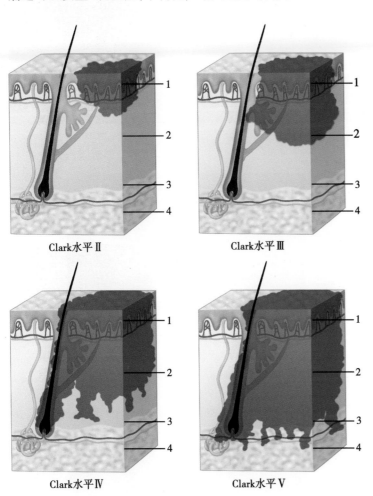

Clark水平Ⅱ　　Clark水平Ⅲ

Clark水平Ⅳ　　Clark水平Ⅴ

图3.11　皮肤黑色素瘤的组织学分期的Clark水平和Breslow厚度。

组织学上，黑色素瘤可能着色，也可能不着色，由圆形、椭圆形或纺锤形肿瘤细胞组成，细胞核呈多形性，大而突出呈樱桃红的核仁。这些细胞通常位于圆形癌巢，或在真皮-表皮交界处以孤立单位存在。在表皮内，肿瘤细胞可向上迁移至表皮表面（佩吉特样扩散）。侵袭性黑色素瘤可能以单个细胞或细胞群的形式浸润真皮。恶性细胞有时表现为上皮样细胞，有时表现为细长形和纺锤形（梭形）。因此，黑色素瘤有多种组织学表型（如传统的上皮样细胞、梭形细胞、印戒细胞或气球样细胞）。免疫组化染色S-100蛋白，Sox 10，Melan-A（MART-1；A103），HMB-45，酪氨酸酶和小眼转录因子（microphthalmia transcription factor）可以帮助鉴别黑色素瘤和其他非黑色素瘤性恶性

肿瘤。S-100蛋白和Sox10也在肌上皮细胞和树突状细胞染色，可见于色素痣，但却是诊断结缔组织增生性黑色素瘤有价值的标志物。黑色素瘤中上皮标志物通常为阴性。HMB-45和Melan-A对黑色素细胞具有高度特异性，Melan-A也可以标记肾上腺皮质癌和卵巢性索间质肿瘤。分子诊断也可能在黑色素细胞肿瘤的评估中发挥作用，并通过鉴定是否存在可以靶向的突变（如BRAF V600E）来协助选择治疗方案。

皮肤附属器肿瘤

头颈部皮肤附属器肿瘤表现为皮内或皮下结节，是一系列行为和恶性潜能不同的多种肿瘤。皮脂腺痣（nevus sebaceous）是一种先天性错构瘤，可能起源于基底细胞，略有向基底细胞癌转变的倾向。圆柱瘤（cylindroma）可以是大汗腺或小汗腺起源，好发于年轻人的头皮或面部。这些病变可以是完全新生，也可以是常染色体显性遗传。*CYLD1*抑癌基因在散发性和家族性病变中都是失活的。这些肿瘤有恶性转化为汗腺癌的低度倾向。头颈部汗腺腺瘤（syringoma）是一种起源于汗腺的肿瘤，通常发生于面部皮肤和眼睑。这些病变通常为多发，黄色，并有肉质覆盖。小汗腺螺旋腺瘤（eccrine spiradenoma）常见于年轻患者，有低度恶性变倾向。病变表现为扩张的单发结节，伴有疼痛。其他起源于附属器结构的良性肿瘤包括毛发上皮瘤（trichoepithelioma）和毛母质瘤（pilomatrixoma），但它们相对罕见。

汗腺癌（sweat gland carcinoma）是一种来源于小汗腺或大汗腺的皮肤附属器肿瘤。与其他皮肤癌不同，汗腺癌没有种族差异。这些肿瘤通常表现为1~2cm，坚硬，固定，皮内或皮下结节，可溃疡并坏死（图3.12）。随着生长，它们可能会聚并形成更大的皮下病变。大汗腺癌（apocrine gland carcinoma）较少见，多见于老年人腋窝。在头颈部，大分泌腺癌可以发生在不同的部位，包括眼睑的Moll腺——一种特殊的大分泌腺。大汗腺癌具有高度侵袭性，死亡率超过50%。转移多发生在区域淋巴结，切除后局部复发常见。小汗腺癌（eccrine gland）既可从头发生，也可由已有的良性病变转变而来。汗腺癌的组织学变异包括原发性皮肤上皮癌、黏液性癌、小汗腺导管癌、汗孔癌、微囊附属器/硬化性汗腺导管癌、分泌黏液的内分泌汗腺癌、筛状腺癌和伴柱状瘤或螺旋腺瘤的腺癌。小汗腺癌好发于眼部附属器，包括睑板腺、Zeis腺或老年妇女的毛囊皮脂腺。涎腺型腺癌，或乳腺、肺、甚至前列腺来源的转移癌，需要在等小汗腺的腺样囊性癌的鉴别诊断中加以考虑。

Merkel细胞癌

Merkel细胞癌是一种皮肤神经内分泌肿瘤。在北美，大多数此类肿瘤（80%）是由Merkel细胞多瘤病毒（MCV）感染引起的，MCV是一种双链DNA病毒。近一半的Merkel细胞癌发生在头颈部，最常见于颊部，其次是颈上部和鼻。常见于老年白种人，表现为红色至紫色、光滑、伴有毛细血管扩张的穹状病变（图3.13）。这些肿瘤具有高度的区域淋巴结和远处转移倾向。组织学上，它们由嗜碱性细胞组成，胞浆稀疏，

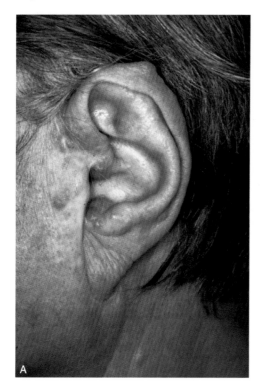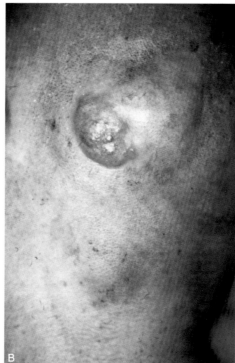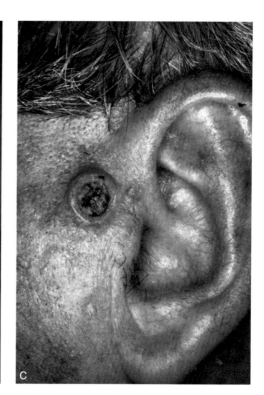

图 3. 12　附属器肿瘤的临床表现。A. 良性圆柱瘤;B. 枕部头皮汗腺癌;C. 溃疡的腺癌。

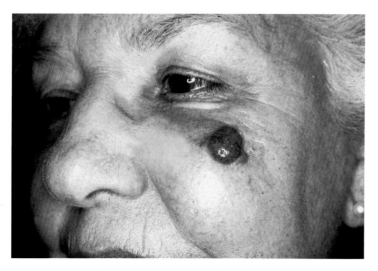

图 3. 13　Merkel 细胞癌的临床表现。

染色质呈暗色粉状,可能与其他神经内分泌癌在形态上相似。因此,鉴别诊断时需考虑转移性小细胞癌、恶性黑色素瘤或腮腺原发性神经内分泌(或"小细胞")癌。突触素、嗜铬粒蛋白和细胞角蛋白 20(CK20)(表现为特有的"点状"模式)或 Merkel 细胞多瘤病毒大 T 抗原(被抗体 CM2B4 识别)的免疫组化染色呈阳性,而甲状腺转录因子-1(TTF-1)呈阴性。

隆突性皮肤纤维肉瘤

隆突性皮肤纤维肉瘤是一种中级别肉瘤,表现为单灶或多灶性结节性病变。10% ~ 20%隆突性皮肤纤维肉瘤累及头颈部,头皮和锁骨上窝是最常见的累及部位(图 3. 14)。这些生长缓慢、局部侵袭性肿瘤的触须状扩展远远超过可见的病变,因此,病变的真实范围往往被低估,导致 50%以上的患者局部复发。组织学上梭形细胞呈席纹状或束状增生从真皮延

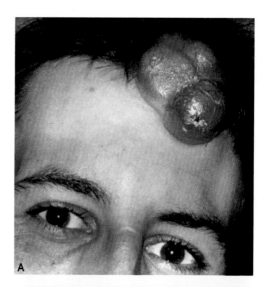

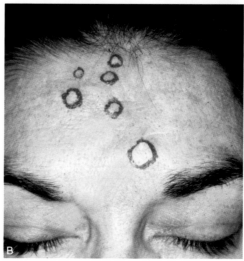

图 3. 14　隆突性皮肤纤维肉瘤。A. 单病灶;B. 前额的多个结节。

伸至皮下,多数病例免疫组织化学染色显示 CD34 阳性。纤维肉瘤改变和高有丝分裂率可能预示着一个更具侵袭性的病程。该肿瘤经常发生 COL1A1 和 PDGFB 的融合蛋白易位,其功能与 PDGFB 相似。通常主张切缘≥2cm 的大范围切除肿瘤,当肿瘤较大或复发而不可切除时采取辅助放疗。

血管肉瘤

血管肉瘤的典型外观看似无害,像一块紫色的瘀斑,而肿瘤的实际范围已经超出肉眼所见的边界(图 3.15)。这些肿瘤被认为起源于血管内皮细胞,外观从斑片状到丘疹样,各不相同。血管肉瘤约有一半发生在皮肤,50% 发生在头颈部。当临床高度怀疑时,需要通过活检明确病理诊断。这些肿瘤容易发生局部复发和远处转移。肺转移在胸部影像上可表现为大泡性病变。手术切除仅适用于界限清楚的结节状病变。绝大多数瘀斑样病变需要放疗和化疗联合治疗。即使积极治疗,远期预后仍然不良。

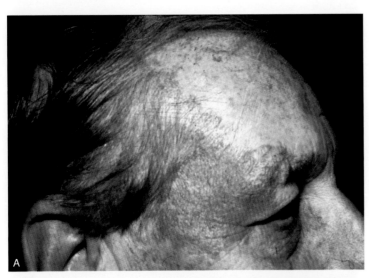

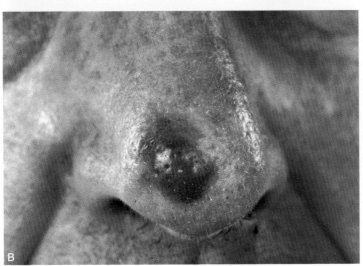

图 3.15 皮肤血管肉瘤。A. 斑片型;B. 结节型。

治疗选择

皮肤恶性肿瘤的治疗方法包括局部化疗、手术或放射治疗。影响治疗选择的因素包括肿瘤特征(如类型、位置、大小和范围)、患者以及治疗相关问题。手术作为单一治疗方法,对于大多数皮肤癌来说是有效的,而且通常是充分的,因此它是主要的治疗方法。对于大型、复发性、罕见或复杂的皮肤癌,标准治疗方法不可行的情况下,建议多学科共同评估和治疗。

非手术治疗

局部治疗

一些局部药物已被用于治疗特定的癌前病变和浅表皮肤癌。一般来说,这种治疗方法用于多发性病变或病变涉及大面积头皮和面部皮肤的患者,而不应用于侵袭性更强的病变。5-氟尿嘧啶局部化疗和咪喹莫特局部免疫治疗对光线性角化病、浅表基底细胞癌和原位鳞状细胞癌有效。光动力疗法也被用于这类病灶,但其初始反应率高而远期控制率较低。

放射治疗

头皮和面部皮肤的恶性肿瘤,特别是浅表鳞状细胞癌和基底细胞癌,放射治疗有效。皮肤癌的位置相对于身体的其他深层组织而言是表浅的,这些肿瘤最好是用电子束、表面或正电压 X 射线治疗。使用这些模式,有效剂量的辐射可以达到肿瘤目标,而不过度辐射到更深的组织。

有些病变需要大范围切除而影响功能和外观(例如切除口角附近的病变而影响口腔功能,切除眼睑的病变而出现溢泪和眼睑退缩),对于这些患者可以选择放疗。外照射对眼睑特别是邻近内眦的基底细胞癌是相当有效的(图 3.16)。放射治疗的短期效果非常好,基本上对患者的美容或功能没有影响(图 3.17)。随着时间的推移,深层的软骨可能会发生萎缩,导致难看的瘢痕。因此,根治性放射治疗一般用于老年患者,对他们来说不会过多考虑美观问题。大块皮肤癌需要手术切除,但年老或健康欠佳的患者也可以考虑放射治疗。放

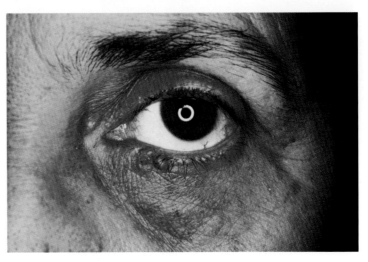

图 3.16 邻近内眦的下眼睑基底细胞癌。

射治疗可以获得极好的姑息效果,有时甚至可以治愈。图 3.18 所示的患者患有广泛的鼻部基底细胞癌,如果手术治疗,需要切除鼻部。放射治疗 6 个月后,肿瘤完全消失,且美容效果极佳(图 3.19)。术后放疗也用于原发肿瘤具有不良组织病理学特征(如手术切缘不足、广泛的神经侵犯或深部软组织浸润)或区域淋巴结转移的患者。

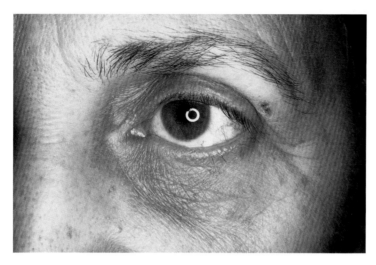

图 3.17　放射治疗后 6 个月后的临床表现。

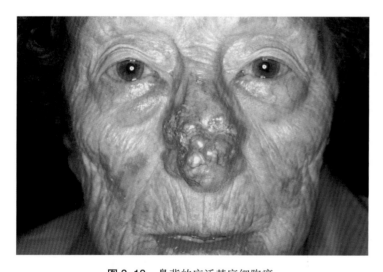

图 3.18　鼻背的广泛基底细胞癌。

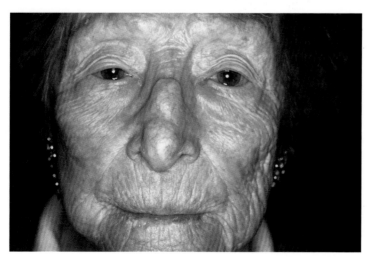

图 3.19　放射治疗后 6 个月后的临床表现。

一般来说,不建议年轻患者接受放射治疗,因为治疗的远期后遗症是进行性的,并且随着患者年龄的增长可能影响美观。这些迟发效应包括皮肤毛细血管扩张、萎缩和苍白。此外,受辐照区域存在发生辐射引起的继发癌的小风险。虽然放射治疗可以治愈肿瘤,但长期的治疗过程(通常超过 4~5 周或每天 250cGy 总剂量 5 500cGy)可能限制其在某些患者的适用性。

放射治疗在头颈部皮肤黑色素瘤的治疗中通常只作为手术切除后的辅助治疗。体外实验评估了几种人黑色素瘤细胞系的放射反应,结果支持在黑色素瘤治疗中使用低分割放疗。一些非随机研究表明,每分割剂量≥4Gy 可产生更高的完全反应率。特别是,在第 0 天、7 天、21 天给予 8Gy 的分割,或在 2.5 周内给予 5 个 6Gy 的分割,可产生极好的反应率。然而,在放射治疗肿瘤组(Radiation Therapy Oncology Group,RTOG)的前瞻性随机试验中,黑色素瘤接受每周 1 次 8Gy 分割共 4 周,或每天 1 次 2.5Gy 常规分割共 20 天,结果没有差异。

尽管如此,低分割放疗更具有优势,因为它缩短了治疗时间,允许在必要时尽早开始全身治疗。放射野应包括原发部位的术后区域,N_0 颈部有受累风险的颈部淋巴结,或多发淋巴结阳性、包膜外侵犯、复发性颈部淋巴结转移的治疗性颈淋巴结清扫术后区域。放射治疗在附属器肿瘤治疗中的作用尚不明确。Merkel 细胞癌的相关数据质量最高,辅助放疗发挥了重要作用,特别是对伴有区域转移的较大肿瘤。最近有报道指出,同步放化疗提高了疗效,但这两种方法的确切作用仍有待确定。

外科治疗

在头颈部进行手术切除皮肤癌时,目标是切除的肿瘤切缘干净,并在最终修复重建之前最大限度保留功能和外观。控制切缘的手段包括冷冻切片或术后的石蜡包埋切片,或者冷冻切片辅助下的 Mohs 显微手术。如果手术缺损能够一期线性修复,低危小皮肤癌可以在诊室行标准切除。无论采用何种切除技术,最好在获得干净的手术切缘后再进行头颈部复杂手术缺损的重建。

Mohs 显微外科手术是一种成熟的皮肤外科技术,以确保组织学清除所有表皮,皮内和真皮下的皮肤癌肿。它适用于局部复发风险高且肿瘤范围难以估计的皮肤癌。Mohs 手术尤其适用于邻近重要结构的面具区基底细胞癌和硬斑病样型基底细胞癌,这些肿瘤侵袭性强,但又要求尽可能保留正常组织。其他适应证包括广泛的、复发的基底细胞癌,或因有放疗史而评估病变范围有困难的区域。

Mohs 手术要求:①诊室环境局麻切除肿瘤;②在 Mohs 冷冻切片实验室中立即对切除的组织进行提取、染色和绘图,以保存手术切缘的方向;③对整个手术周缘(外周切缘和深切缘)制备冷冻切片;④Mohs 手术医生对手术切缘进行病理检查,并对残余肿瘤进行定位(图 3.20);⑤根据 Mohs

技术对阳性手术切缘进行再次切除和组织处理,直至获得阴性切缘(图 3.21)。在美国,Mohs 显微外科手术通常由皮肤外科医生(例如接受过 Mohs 显微外科特殊培训的皮肤科医生)实施。这种手术需要大量的工作和时间,因而最适合用于局部复发风险高的皮肤癌。从费用的角度来看,在诊室进行的标准切除和术后病理是最便宜的,Mohs 手术的成本适中(切除和病理的费用是打包的),在手术室手术并行冷冻切片最贵。由于 Mohs 手术用于高风险皮肤癌,往往病变广泛,可能导致较大的手术缺损,需要复杂的重建和多学科专家的合作。

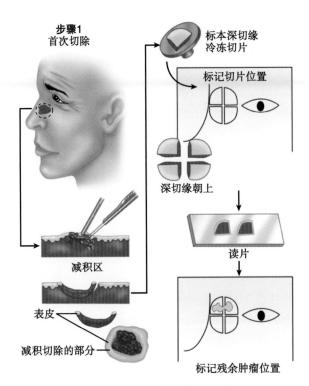

图 3.20 Mohs 手术技术图示。

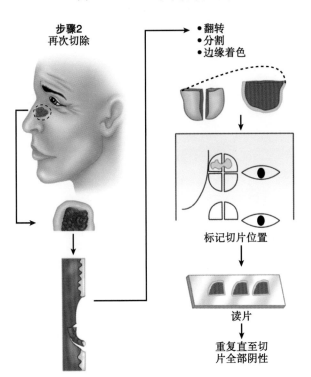

图 3.21 逐步切除并立即进行组织学分析,直到所有切缘为阴性。

手术解剖

头皮是一种独特的上皮组织。头皮的解剖变异既改变了肿瘤的行为,也改变了该区域肿瘤的治疗方式。

头皮上的毛发区由浓密的毛囊、汗腺、脂肪、纤维组织和淋巴管组成,还分布着大量动脉和静脉(图 3.22)。它由坚韧的帽状腱膜支撑,帽状腱膜在前部与额肌融合,在后部与枕肌融合。帽状腱膜缺乏弹性,松散地附着于颅骨的骨膜上,形成一个潜在的腱膜下间隙。在外侧,颞肌在帽状腱膜和骨膜之间提供了一个额外的屏障。

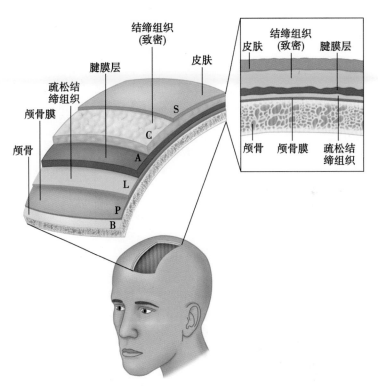

图 3.22 头皮的解剖。

有三条主要动脉为头皮两侧提供丰富的血液供应。颞浅动脉和枕动脉是颈外动脉的分支,而眶上动脉是颈内动脉的分支(图 3.23)。头皮有丰富的皮下淋巴管网,淋巴引流被经过耳屏的冠状面分隔开。位于此平面前的恶性肿瘤引流至耳前、腮腺和颈前三角淋巴结;位于此平面后的病灶则引流至耳后、枕下和颈后三角淋巴结。面部不同部位的皮肤具有截然不同的特征,独特的解剖特征提供了不同的功能。例如,眼睑周围的皮肤非常薄,几乎没有皮下脂肪。与此相反,靠近鼻和唇的面中央区的皮肤与深面的面部肌肉紧密相连,形成面部表情。因此,面中央区的皮肤是可活动的,而鼻外侧区、鼻梁、耳郭前和太阳穴的皮肤则相对不活动。这些独特的面部皮肤特征具有重要的外科意义。与头皮类似,面部皮肤通过面动脉和颞浅动脉获得丰富的血供,淋巴引流至耳前、腮腺周围和邻近下颌骨体位于 I 区的血管周围面部淋巴结,并最终引流至颈深淋巴结链,其模式可以预测。

外科治疗原则

皮肤恶性肿瘤的外科治疗取决于肿瘤的位置和范围。对

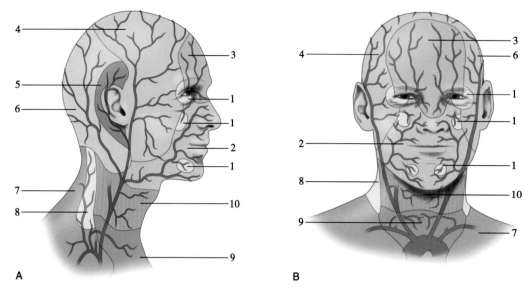

图 3.23　头皮、面部和颈部的血管区域,显示动脉血供,侧面观(A)和正面观(B)。各区域的血供来自 1. 颌内动脉,2. 面动脉,3. 颈内动脉的眼动脉,4. 颞浅动脉,5. 耳后动脉,6. 枕动脉,7. 颈横动脉,8. 甲状颈干的颈深动脉,9. 甲状腺下动脉和 10. 甲状腺上动脉。

于头皮病灶,手术切除的范围取决于肿瘤的表面尺寸和肿瘤的浸润深度。浅表肿瘤可行部分厚度头皮切除,深部浸润肿瘤需要行包括骨膜在内的全厚头皮切除。头皮肿瘤若累及颅骨,则须至少切除颅骨外板,或彻底切除颅骨并包含硬脑膜(图 3.24)。

面部和颈部的小病灶可在皮肤张力平面上做椭圆形切除,具有良好的美容效果。面部皮纹与其深方的表情肌纤维成直角。面部皮纹方向和可能的梭形切口方向如图 3.25 所示。可以让患者"做鬼脸"以便于识别和确定梭形切口的长轴方向。前额、鼻梁周围和外眼角处的皮纹呈水平方向。张力线在颊部附近呈斜向或垂直走行,在口唇附近从口裂呈放射状走行,在颏部中线处水平走行,颏部两侧偏垂直走行。在颈部两侧,皱纹和张力线倾斜地向前向下延伸。沿皮纹梭形切

除面部皮肤的小肿瘤,一期闭合很容易,美容效果良好。特别注意用细缝合线精确对合皮肤,并于术后第 4 天早期拆除缝线。或者选用皮下缝合,特别是在皮肤非常薄的眼睑区。大部分因切除皮肤肿瘤而形成的手术缺损,可在广泛的皮下游离后一期闭合。对面部活动最小的部位,如鼻尖、鼻侧区或太阳穴,应用裂层皮片或全厚皮片修复最合适。同样,皮片移植可用于面部运动极小的腮腺区域,获得良好的美容效果。切取全厚皮片最合适的供体部位是耳后或锁骨上。局部皮瓣是修复较大的手术缺损或需要全层重建时的首选,因为它们能提供最佳的功能和美容效果(图 3.26)。

通过合理的设计局部皮瓣,可以容易地一期闭合供区缺损。面部皮肤和软组织的血供非常丰富,因为颈外动脉的终末分支是面部皮肤的主要血液来源,可以使用轴型皮瓣。此

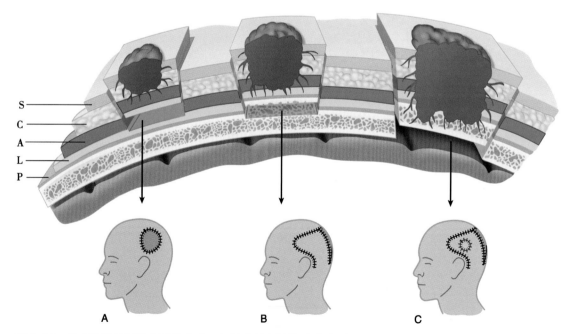

图 3.24　头皮肿瘤的切除范围及重建。A. 肿瘤侵犯帽状腱膜:切除深度达骨膜,用裂层皮片修复;B. 肿瘤侵犯骨膜:切除深度达颅骨外板,用旋转头皮瓣或游离皮瓣修复;C. 肿瘤侵犯颅骨:行颅骨切除伴或不伴硬膜切除,用颅骨成形术及旋转皮瓣或游离皮瓣修复,当切除硬膜时,用人工硬膜修复。

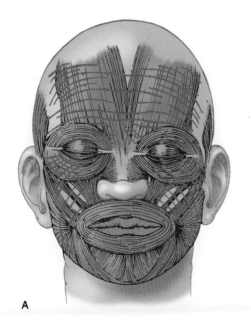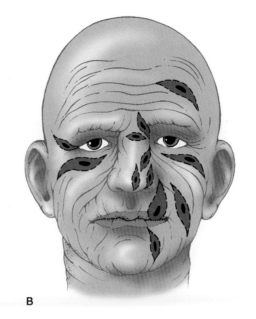

图 3.25 面部皮肤切口设计。A. 面部皮纹与其深方的表情肌成直角；B. 采用沿皮纹方向的梭形切口美容效果最佳。

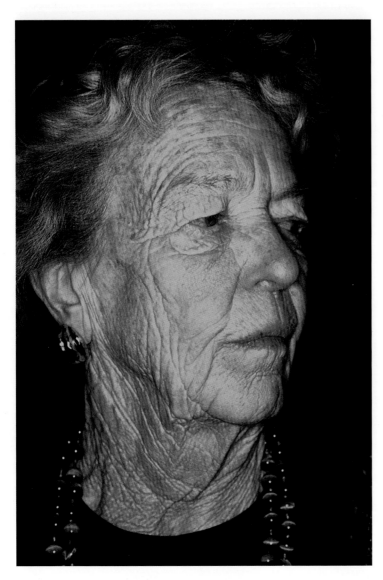

图 3.26 面部和颈部皮纹。

外，广泛的真皮下血管网有利于使用随意皮瓣。轴型皮瓣包括鼻唇沟瓣、眉间瓣、Mustardé 颊瓣和颞额瓣。随意皮瓣包括颈部皮瓣、菱形瓣和双叶瓣。如果局部皮瓣不合适，应考虑区域皮瓣（regional flap）或游离皮瓣以恰当修复大的手术缺损。

头皮和面部原发性鳞状细胞癌转移到区域淋巴结是罕见的。一般来说，直径小于 2cm 的鳞癌转移的风险极低，因此不推荐区域淋巴结选择性治疗，因为它没有明显的治疗获益。大于 2cm 的病灶有相应升高的区域淋巴转移风险，应选择性进行颈部淋巴结清扫术。其他更具侵袭性的皮肤恶性肿瘤，如 Merkel 细胞癌和黑色素瘤，有较高的淋巴结转移风险。目前，前哨淋巴结活检被用于鉴别隐匿淋巴结转移。

手术步骤

沿面部皮纹的切除和一期闭合

如果沿着自然的皮肤皱褶设计切口，并且面部皮肤足够松弛可以无张力的闭合，即使较大的皮肤缺损也可以通过一期缝合获得良好的美容效果。图 3.27 所示皮肤黑色素瘤位于口角附近。手术需要全层切除皮肤和皮下软组织，至面部肌肉表面。沿鼻唇沟、口周和颏部区域的皮纹标记出切除范围（图 3.28）。手术缺损分两层无张力缝合（图 3.29）。术后约 18 个月，患者外观显示良好的美学效果（图 3.30）。

沿着皮纹设计切口，即使包含部分面部肌肉在内的更深的切除也可获得满意的美容效果。图 3.31 展示一例面部皮肤附属器肿瘤。根据肿瘤的范围和沿鼻唇沟设计的切口可实现三维切除和一期修复。手术缺损需要对内外侧的皮肤进行潜行分离，以实现无张力缝合（图 3.32）。缝合的切口位于鼻唇沟内（图 3.33）。术后 3 年外观显示了良好的美容效果（图 3.34）。

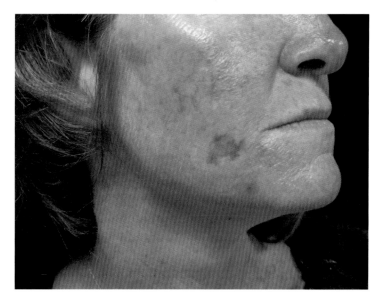

图 3.27　右颊部皮肤原位恶性黑色素瘤。

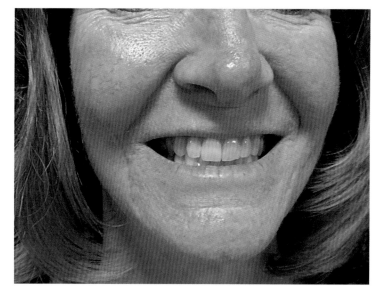

图 3.30　术后 18 个月外观。

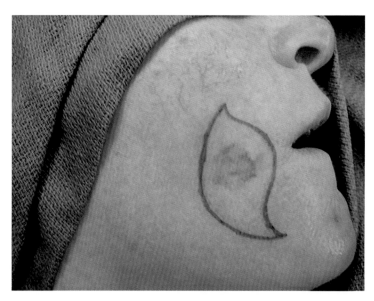

图 3.28　沿面部皮纹设计手术切除。

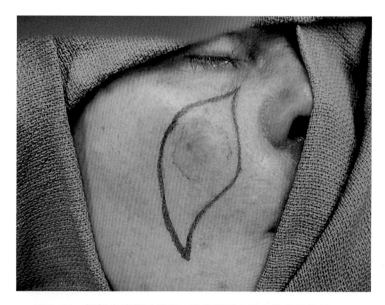

图 3.31　颊部皮肤附属器癌。肿瘤范围和沿皮纹设计的切口。

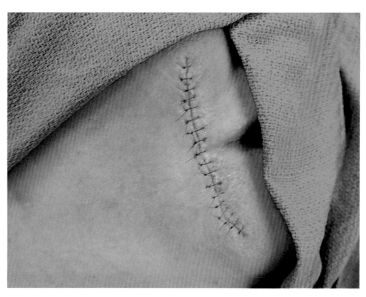

图 3.29　分两层一期缝合。

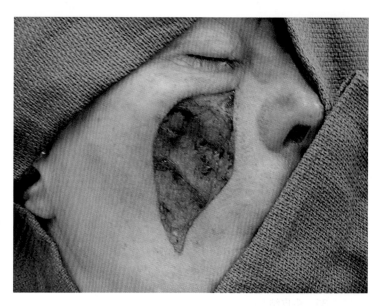

图 3.32　三维手术缺损并保留面神经颊支。

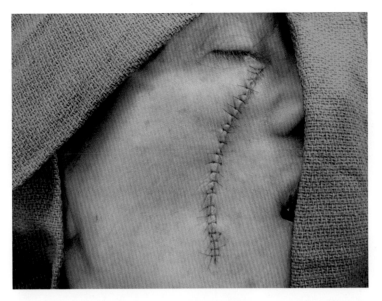

图 3.33 分多层一期缝合。

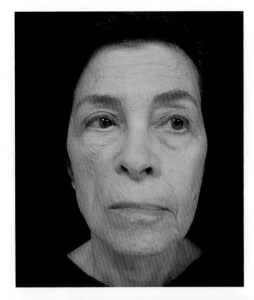

图 3.34 术后 3 年外观。

头皮肿瘤切除及裂层皮片重建

图 3.35 所示患者为头皮结节状色素沉着基底细胞癌,肿瘤大小约 2.5cm×4.5cm。因为这个皮肤肿瘤在骨膜上可以自由移动,帽状腱膜将作为这个肿瘤手术标本的深切缘。

虽然大多数病变呈结节状并向外突出,有些皮内肿瘤只有在剃去头发后才能发现。手术在气管插管全身麻醉下进行。头部备皮以暴露预定的手术切除区域(图 3.36)。先标记出计划的手术切除区域,包括肉眼可见的肿瘤及其周围宽大的正常皮肤切缘。一般来说,要求获得病灶周围至少 1cm 切缘。头皮切口用 15 号手术刀片完成,刀片向手术缺损中心倾斜,以使头皮切口边缘呈斜面(图 3.37)。这样做是为了促进后续植皮的愈合,避免植皮和头皮之间的凹陷。用手术刀环周切开头皮上的切口,并用电刀掀起和分离标

本(图 3.38)。

头皮血供丰富,切口边缘会有活跃的出血。而使用 Frazier 吸引器头吸引并及时使用血管钳将减少失血。大的出血血管需要缝扎,而细小的出血点可以安全电凝。一旦到达帽状腱膜和颅骨骨膜之间的正确层面,手术标本的掀起就变得非常简单,因为这个层面由疏松结缔组织构成(图 3.39)。最好用手指来松动标本。手术标本的下表面完全游离后(图 3.40),全层切开剩余的环周切口即可切除标本。通过结扎、缝扎或电凝头皮切口边缘的出血点来确保完全止血。手术缺损如图 3.41 所示。手术缺损的深部可见颅骨骨膜,这也是裂层皮片的移植床。将之前制取的裂层皮片移至术野覆盖手术缺损。裂层皮片需要厚一些,以避免头皮损伤导致的溃疡。薄的裂层皮片外表紧致而光亮,即使轻微的损伤也容易产生溃疡。将皮片摆放到合适的位置,修剪掉多余的部分(图 3.42)。用

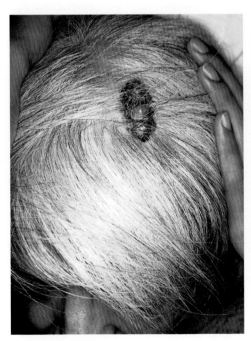

图 3.35 头皮结节状色素沉着基底细胞癌。

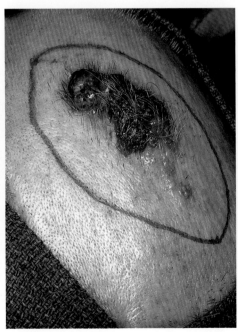

图 3.36 头皮备皮范围要充分,以暴露预定的手术切除区域。

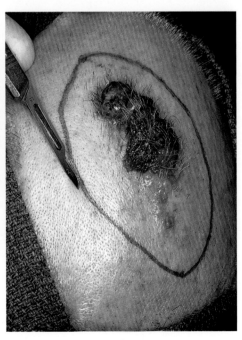

图 3.37 做切口时倾斜刀片,使头皮切口边缘呈朝向手术缺损中心的斜面。

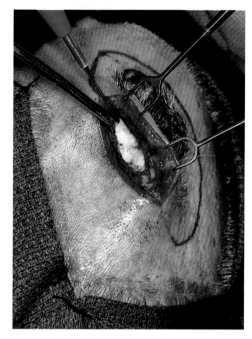

图 3.38　用电刀将标本掀起和切除。

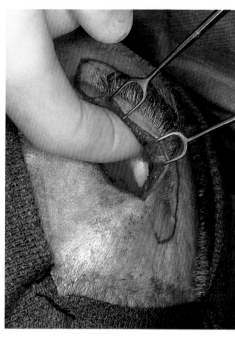

图 3.39　疏松结缔组织层面用手指容易分离。

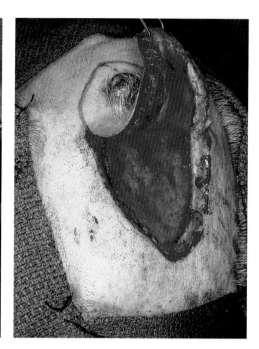

图 3.40　游离标本深面。

可吸收缝线将皮片和手术缺损边缘连续锁边缝合（图3.43）。连续锁边缝合可以起到止血作用，并将皮片固定在合适的位置。用15号手术刀片在皮片中心做几个小切口，以便皮片下的浆液性物质引流出来。这个操作通常被称为"馅饼皮（pie crusting）"技术（图 3.44）。将皮片牢牢固定紧贴骨膜，并用三溴酚铋（xeroform）纱布及海绵块加压包扎，用穿过手术缺损周围头皮的丝线将其固定（图3.45）。将一层三溴酚铋纱布紧贴皮片（图3.46）。将海绵块修剪到适当大小并用纱布包裹（图3.47）。将纱布包裹的海绵块放置在三溴酚铋纱布敷料上，并调整位置，以对移植皮片的全部区域施加均匀的压力（图3.48）。将固定在手术缺损周围的丝线系在海绵块上（图3.49）。三溴酚铋敷料现在已经完全固定在位，能够向移植皮片施加足够且均匀的压力，使其紧贴颅骨骨膜（图3.50）。敷料原位保留1周，之后将加压敷料取下。

切除肿瘤的手术标本显示肿瘤周围有充足的正常皮肤（图3.51）。标本的深面可见帽状腱膜，它基本上没有被肿瘤累及（图3.52）。将加压敷料去除后，必须对手术缺损边缘的结痂和血块进行清创以保持清洁，直到移植皮片完全成活。应指导患者避免对这个部位造成直接创伤或损坏。

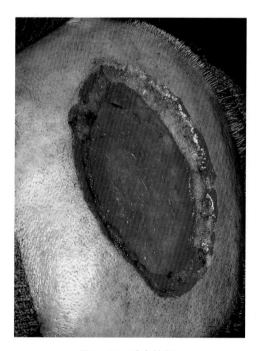

图 3.41　手术缺损。

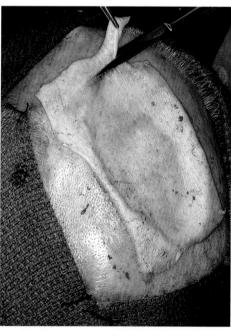

图 3.42　将皮片摆放到合适的位置，修剪掉多余的部分。

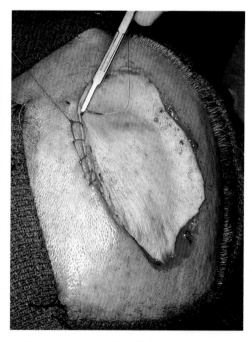

图 3.43　用可吸收缝线将皮片和手术缺损边缘连续锁边缝合。

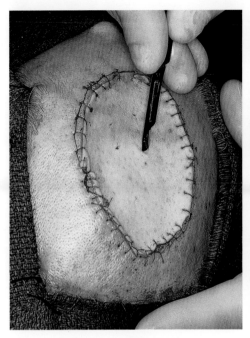

图 3.44 "馅饼皮"技术。

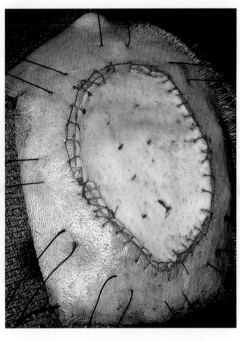

图 3.45 用丝线将垫块固定在皮片上。

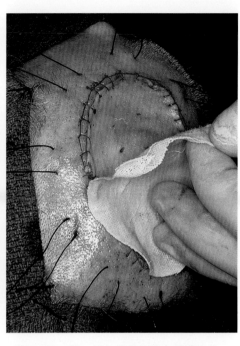

图 3.46 将一层三溴酚铋纱布紧贴皮片。

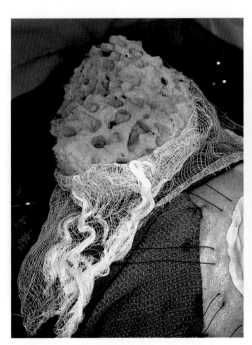

图 3.47 将海绵块修剪到适当大小并用纱布包裹。

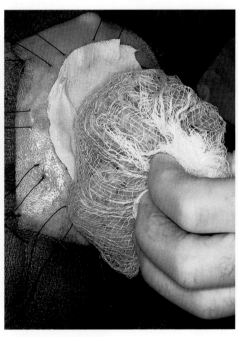

图 3.48 将纱布包裹的海绵块放置在三溴酚铋纱布敷料上。

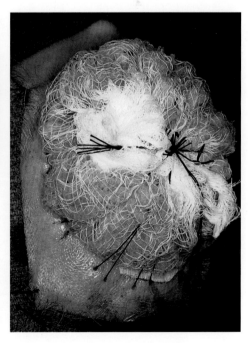

图 3.49 将固定在手术缺损周围的丝线系在海绵块上。

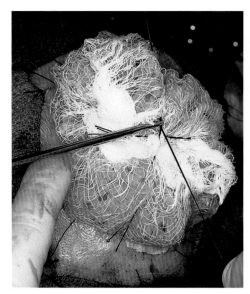

图 3.50　敷料固定在位。

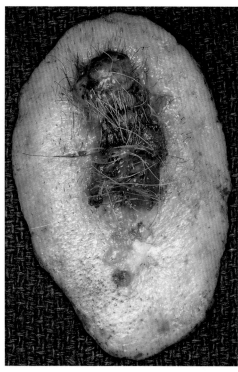

图 3.51　手术标本显示肿瘤周围有充足的正常皮肤。

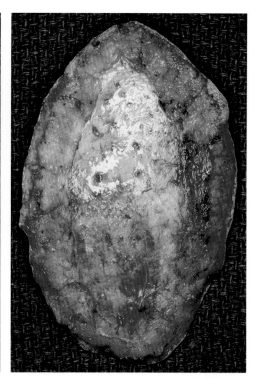

图 3.52　标本的深面可见帽状腱膜,它基本上没有被肿瘤累及。

术后约 3 个月,患者外观,皮片完全成活(图 3.53)。当颅骨骨膜能够保留时,裂层皮片能够满意地覆盖头皮的手术缺损。如果无法保留骨膜,则不能使用裂层皮片,因为它不能在完整的皮质骨上存活。某些情况下可以在颅骨外板上钻孔,暴露板障血管以滋养裂层皮片;否则只能用旋转皮瓣或游离皮瓣覆盖大的缺损。

固定加压包扎敷料的另一种方法是用皮钉固定捆绑缝线。这种方法最大限度减少了对缺损周围皮肤的创伤,并且不影响皮肤缺损边缘的血液供应。图 3.54 所示患者为额顶部头皮 Merkel 细胞癌。计划对病变广泛切除直达颅骨膜。在适当的位置缝合裂层皮片(图 3.55)。用钉皮器在皮片周围钉上皮钉(图 3.56)。丝线穿过皮钉(图 3.57)再捆扎加压包扎敷料(图 3.58)。用简单的取钉器即可去除加压包扎。这是一个无痛过程。在手术中使用皮钉是一个快捷的步骤,减少了手术时间,并且在去除加压包扎时快速而无痛。

推进旋转皮瓣

头皮无毛发区域的肿瘤手术切除需要用与该区域正常组

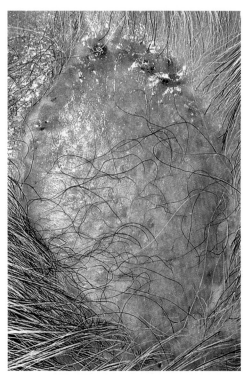

图 3.53　术后约 3 个月患者外观。

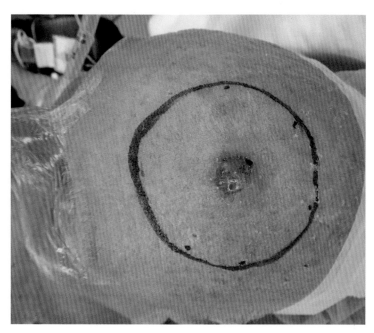

图 3.54　额顶部头皮的 Merkel 细胞癌及计划切除范围。

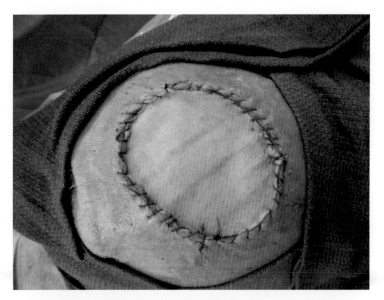

图 3.55　裂层皮片缝合至皮缘。

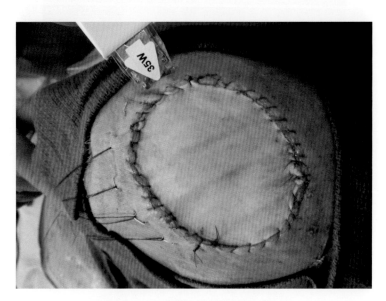

图 3.56　用钉皮器在缺损周围钉上皮钉。

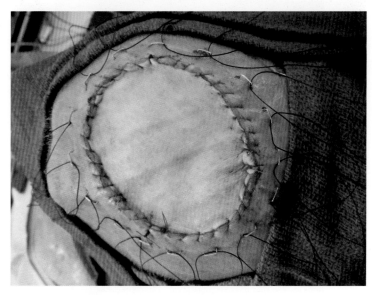

图 3.57　丝线穿过皮钉。

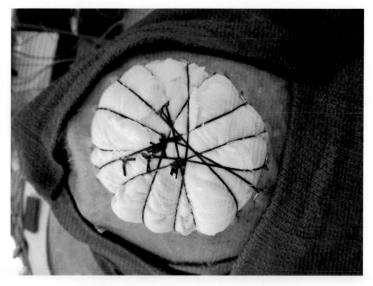

图 3.58　用丝线捆扎加压包扎敷料。

织相似的组织覆盖手术缺损，以获得满意的美容效果。虽然裂层皮片可用于覆盖此类手术缺损，但其外观难以接受。推进旋转皮瓣为关闭此类缺损提供了一种非常令人满意的方法。缺损被邻近的头皮覆盖，而供体部位的畸形则向后转移到头皮的含发区域，该区域多可以一期关闭，有时则需要用裂层皮片覆盖。另外，头皮无毛发区域或前额部大的缺损可以用微血管游离皮瓣修复。

当切除头皮肿瘤需要切除深方的骨膜时，颅骨的骨质就会暴露出来。头皮瓣或微血管游离皮瓣是覆盖此类手术缺损的理想方法。

图 3.59 所示患者在头皮发际线处隆突性皮肤纤维肉瘤累及前额。来诊前在其他机构为取活检做了局部切除。预期的手术切除范围和旋转推进皮瓣轮廓见图 3.60。即使预期的手术缺损较小，因为头皮没有弹性，也必须掀起大面积的头

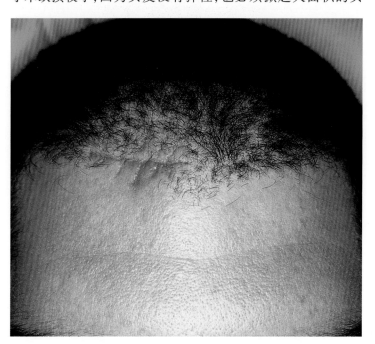

图 3.59　患者在头皮发际线处隆突性皮肤纤维肉瘤累及前额。

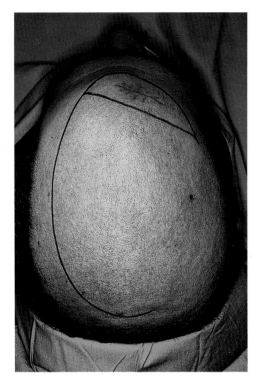

图 3.60　预期的手术切除范围和旋转推进皮瓣轮廓。

皮,以提供足够的活动度覆盖缺损。这种头皮瓣由颞浅动脉和枕动脉提供血供。皮瓣向前推进并向下旋转以覆盖手术缺损。设计皮瓣轮廓时要注意准确测量手术缺损和旋转皮瓣,并将旋转点牢记于心。最好拿一块 4cm×8cm 的纱布,一端固定在外耳附近的旋转点,另一端拉至下内侧手术缺损的顶点。

以这一长度为半径,头皮瓣的轮廓一直延伸至顶枕区。如果方法得当,皮瓣将满意地旋转并覆盖手术缺损。通常要切除包含骨膜的全层头皮以切除肿瘤(图 3.61)。头皮瓣从帽状腱膜和骨膜之间掀起。头皮的切口边缘会剧烈出血,应及时加以控制。在帽状腱膜和骨膜之间掀起皮瓣非常容易。通过对切口两侧的出血点缝扎或电凝来确保止血。

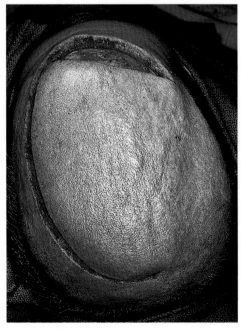

图 3.61　肿瘤以常规方式切除。

将皮瓣向一侧掀起,可见近端接近耳郭旁的血管蒂(图 3.62)。注意保护供血血管,可能是颞浅动脉、耳后动脉或枕动脉的分支。颅骨骨膜被完整保留。将皮瓣向前下旋转覆盖手术缺损(图 3.63)。头皮瓣的前缘应该与手术缺损的下缘相吻合。关闭创面时先用 3-0 铬肠线间断皮下缝合。将手术缺损的下边缘完全缝合后,移动皮瓣的左侧部分,使其凸面与头皮切口的凹面对应缝合。虽然缝合有一定张力,但头皮血供丰富,能够良好愈合。均匀的缝合使张力分布到整个一期闭合的切口(图 3.64)。置入 Penrose 或负压引流管。整个头部予加压包扎。引流量应该很少,引流管可在 48~72 小时后拔除。头皮缝线保留约 10 天后分次拆除,以免伤口因张力作用裂开。

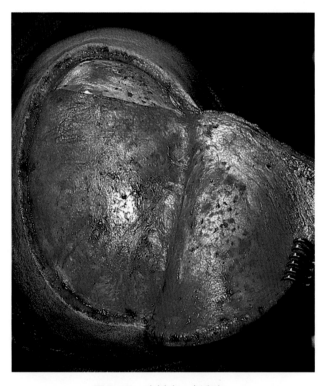

图 3.62　皮瓣向一侧翻起。

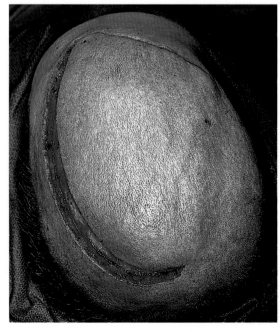

图 3.63　皮瓣向前下旋转覆盖手术缺损。

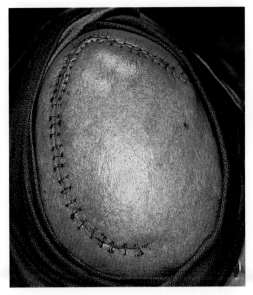

图 3.64　均匀的缝合使张力分布到整个一期闭合的切口。

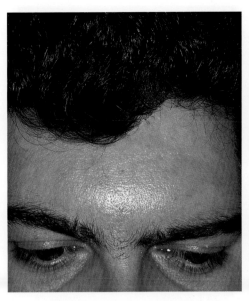

图 3.65　术后约 6 个月外观。

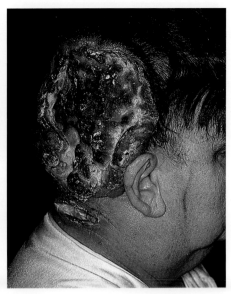

图 3.66　头皮局部晚期鳞状细胞癌。

图 3.65 所示为术后约 6 个月的外观。发际线附近的手术缺损被完美覆盖,没有明显的功能或美容缺陷。

推进旋转皮瓣对大多数头皮前部缺损可满意修复。当缺损太大时,供区就不可能一期闭合,需要在枕部移植裂层皮片。

广泛的头皮恶性肿瘤,特别是附着或侵犯颅骨的肿瘤,需要进行复合切除,包括切除颅骨甚至是硬膜以获得满意的切除范围(图 3.66)。这类手术通常由多学科外科团队合作完成,包括头颈外科、神经外科和微血管/整形外科医生。如本段所述患者的手术缺损,要修复硬膜和颅骨,需要复合微血管游离瓣,如腹直肌或背阔肌瓣来重建缺损。这类手术的细节见第 6 章和第 17 章。图 3.67 所示为头皮广泛基底细胞癌侵犯前额和眼眶。这例患者需要行颅眶切除术,并用游离腹直肌瓣修复。该例手术细节在第 6 章讨论。

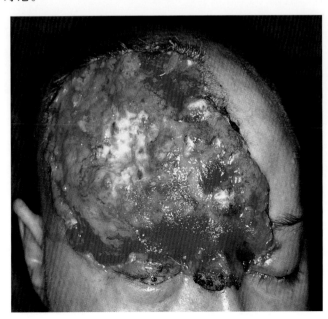

图 3.67　头皮广泛基底细胞癌侵犯眼眶。

游离皮瓣重建头皮缺损

头皮肿瘤侵犯骨膜或破坏颅骨外板时,需要进行包含深面骨质的三维切除。切除颅骨外板的指征是没有骨质的大体侵犯。颅骨外板切除后的缺损可以通过旋转头皮瓣修复,再于供区植皮,或直接用游离皮瓣修复。如果发生骨质侵犯,需要进行全层颅骨切除。重建这种直径超过 3~4cm 的缺损,颅骨成形术和游离皮瓣是必需的。

如图 3.68 所示,患者前额发际水平处有一个缓慢增大的肿瘤,病程 6 年。肿瘤缓慢增大,活检证实为隆突性皮肤纤维肉瘤。患者在外院尝试切除肿瘤并植皮修复。然而所有的切缘包括外周切缘和深切缘都是肿瘤阳性。因此患者被转诊来进行彻底切除和重建(图 3.69)。

计划实施包含充分外周切缘和深切缘的三维切除,这就要切除颅骨膜和颅骨外板。手术缺损用游离背阔肌瓣修复,将其血管蒂和颞浅动脉和伴行静脉微血管吻合。移植后的游离肌瓣用裂层皮片覆盖。游离肌瓣和裂层皮片移植避免了肌皮瓣过于臃肿的软组织(皮下脂肪)。术后 6 个月外观显示手术部位愈合良好,几乎没有美容畸形(图 3.70)。

本例患者术后随访需仔细观察手术部位,因为即使广泛切除,隆突性皮肤纤维肉瘤也容易局部复发。

鼻部病变切除和手术缺损重建

全厚皮片移植

鼻部皮肤缺损重建的基本原则是对鼻部美学亚单位的解剖有深入的理解,以便恰当的切除和重建。鼻的皮肤表面被划分为几个美学亚单位,如图 3.71 所示。鼻的最上部分,也被称为鼻根,是包含两侧眉毛内侧之间区域的亚单位。鼻的中间三分之一分为鼻背和鼻侧壁,鼻的下三分之一分为鼻尖、鼻翼和鼻小柱。因此,对鼻部皮肤表面任何部位任何病变的切除,都应在计划切除和修复或重建时考虑这些亚单位。如

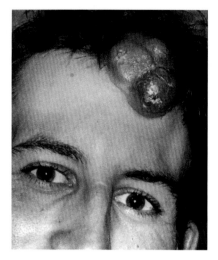

图 3.68　头皮隆突性皮肤纤维肉瘤。

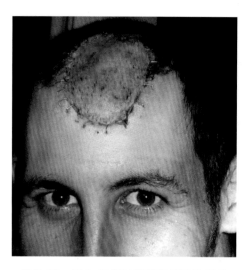

图 3.69　图 3.55 所示病例经切除肿瘤并植皮后,由于外周切缘和深切缘都是阳性,结果并不理想。

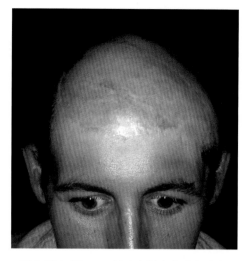

图 3.70　图 3.55 所示病例在完成彻底切除并用游离背阔肌皮瓣和裂层皮片移植术后 1 年的最终结果。

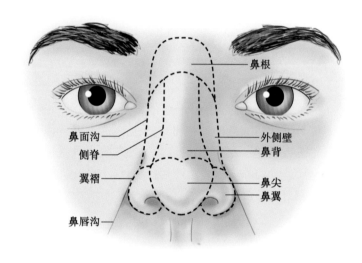

图 3.71　鼻的美学亚单位。

果在治疗计划中不考虑鼻部美学亚单位,就无法获得最佳美学效果。

鼻部侧面

　　本节所描述的手术技术是针对一例鼻左侧 Hutchinson 黑色素雀斑的患者(图 3.72)。在全麻下实施手术。在术前仔

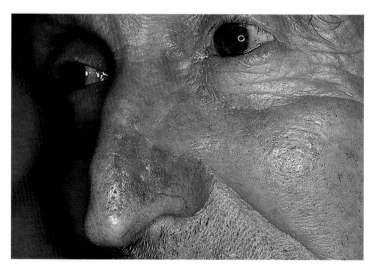

图 3.72　患者鼻左侧可见 Hutchinson 黑色素雀斑。

细地评估切除范围至关重要。在检查皮肤细微病变时,良好的光线条件甚至光学放大设备是必需的,比如这一例,来精确评估肿瘤范围和切除范围。对恶性雀斑样痣或硬斑病样型基底细胞癌往往难以估计切除范围。用皮肤记号笔标出所需的切除范围,并测量其尺寸(图 3.73)。如果可能,应准备好预期手术缺损的纸模板,以便勾画所需皮片的大小。在等待切缘冷冻切片结果确保切除充分前,手术缺损都不是最终结果。

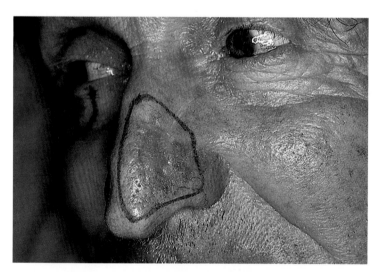

图 3.73　用皮肤记号笔勾画出需要切除的范围。

　　对于这种大小的缺损,理想的供体部位是锁骨上区域的皮肤。在胸锁乳突肌后方锁骨上窝松弛的皮肤上做一个所需尺寸(大于预期缺损)的横向椭圆切口(图 3.74)。用手术刀切开全层皮肤,但不切透皮下脂肪或颈阔肌。用手术刀和小皮肤拉钩获取全厚皮片,紧贴真皮层(所谓的白色皮肤层)。皮片上不应留有脂肪,要注意在真皮下同一层面分离,以使皮片厚度一致。万一有脂肪留在皮片上,应该予以去除。将皮片保存在浸有生理盐水的湿海绵中。供皮区充分止血后一期关闭。如果皮片最宽处大于 3cm,缝合口就会有张力,可能需要在皮缘下进行潜行游离以便闭合伤口。尽管在缝合口有些

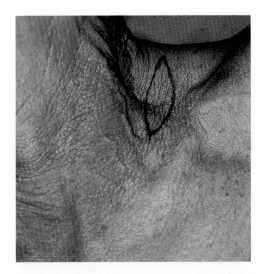

图 3.74 在锁骨上窝的松弛皮肤做横向椭圆形切口获取全厚皮片。

现在来关注肿瘤切除的部位。用 15 号手术刀沿之前标注的切口线环周全层切开皮肤,保持在鼻软骨表面。鼻部皮肤血供丰富,切口会有明显出血。用精细锋利的拉钩和 Frazier 吸引器头吸引以保持推进的手术区域干洁。掀起一部分切缘后,剩下的部分可以用针状电极继续精确分离而不过度碳化或烧伤组织(图 3.75)。使用皮肤拉钩对手术标本进行适当牵拉是很重要的,它将提供一个一致的分离平面,恰好位于真皮和软组织深面,但在软骨平面以上。出血来源于鼻唇动脉的分支和真皮下血管丛。通常电凝就可以控制出血,但有时需要结扎鼻唇动脉的分支。

手术标本切除并充分止血后,切缘多处取冷冻切片以确保切除充分(图 3.76)。深切缘同样要送冷冻切片。病理学确认手术切除充分后,将之前获取的全厚皮片挪到术野并修剪适应缺损。用不可吸收缝线单层缝合,注意将皮缘和全厚皮片仔细对合(图 3.77)。表皮与表皮的准确对合对于获得理想的美容效果至关重要。采用间断缝合,并且每三针的最后一针线尾留长,以便捆扎加压包扎敷料。

张力,颈部这个区域的皮肤也会愈合良好。有张力伤口的缝线应保留大约 2 周。

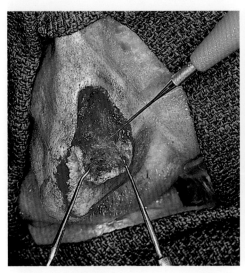

图 3.75 在鼻软骨以浅用电刀切除皮肤病变。

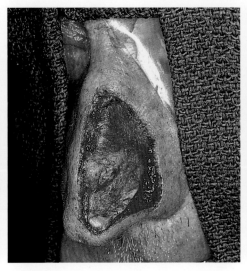

图 3.76 手术切缘多处取冷冻切片以确保切除充分。

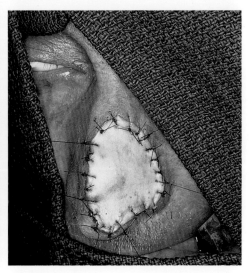

图 3.77 将皮片用不可吸收缝线间断缝合。

整个皮片都缝合好后,在皮片的中央划几个小切口,以便引流皮片下积聚的血性渗出。然后用普通纱布包裹三溴酚铋纱布做加压包扎。预留的长线尾捆扎在敷料上使之紧压皮片。捆扎不要太紧,否则皮缘将被拉起导致坏死或伤口开裂。缝合口上涂以抗生素油膏。

术后缝合口会形成一些干痂和小血块,必须每天清理防止感染。由于加压包扎,皮片下一般不会形成大的血肿,但有可能偶尔会有小凝血块聚集。每天检查加压敷料并用过氧化氢溶液清除干痂和血块保持缝合口清洁。术后第 7 天去除加压包扎,不再遮盖皮片。再过 2~3 天可以拆除缝线。

刚开始皮片因为深面的血肿看起来呈紫蓝色,随着愈合过程颜色逐渐改变。起初由于毛细血管很少,移植皮片与鼻部粉色的皮肤相比显得很苍白。随着新生血管的增加,皮片逐渐恢复原本的正常颜色,与鼻部皮肤相似。图 3.78 所示为术后 6 个月移植皮片的外观。该处皮肤缺乏感觉,患者要防

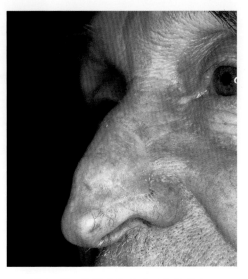

图 3.78 移植皮片术后 6 个月外观。

止创伤以免溃疡和感染。鼻部侧面全厚皮片移植的美容效果良好，供区也没有明显畸形。

鼻尖

图 3.79 所示为鼻部皮肤原位黑色素瘤。精确评估病变范围通常需要手持放大镜。病变可见的边界如图 3.80 所示。如果沿病变边界切除将产生不理想的美容效果。因此，即使需要牺牲额外的正常皮肤，切除范围也应该向两侧及上下延伸，与鼻部亚单位一致（图 3.81 和图 3.82）。切除时在皮下及软骨间用针状电极小心分离。手术缺损中可见暴露的鼻软骨（图 3.83）。从锁骨上窝获取全厚皮片修复手术缺损（图 3.84）。全厚皮片应该包含"白色"真皮层，但不应带有皮下脂肪。用三溴酚铋纱布压紧皮片并用缝线捆扎固定 1 周时间。术后 3 个月外观显示移植皮片愈合良好，恢复了鼻亚单位（图 3.85）。随着时间的推移，美容效果有望进一步改善，移植皮片将呈现与邻近皮肤相同的正常颜色。

图 3.86 展示了一例基底细胞癌导致的与前例相似的鼻尖皮肤缺损，用全厚皮片修复。术后 3 年美容效果优异，颜色匹配良好，恢复了鼻前侧及左右侧轮廓（图 3.87 和图 3.88）。

鼻部病灶切除及局部皮瓣的重建

眉间 Z 成形术

位于前额中线的皮肤病变最适合椭圆形切除并一期闭合，形成中线竖直瘢痕。然而，当病灶偏离中线，且椭圆切除留下的手术缺损一期闭合可能导致前额不对称时，可以考虑 Z 成形术。图 3.89 所示病变大小为 2cm×1.5cm 的复发性基底细胞癌。采取常规方法切除病变，切除前额的全层皮肤到额肌浅面。Z 成形术的轮廓，使手术缺损将张力均匀分布在中线两侧，留下对称的前额和平衡的眉毛（图 3.90）。按标记线做皮肤切口，形成上下两个三角形皮瓣，将两者互换位置，让上三角瓣移到右侧而下三角瓣移至左侧填充手术缺损。缝合口的张力如此分布，使得中线两侧的牵拉力均等（图 3.91）。

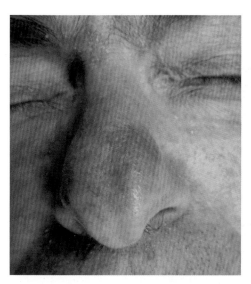

图 3.79 鼻尖原位黑色素瘤。

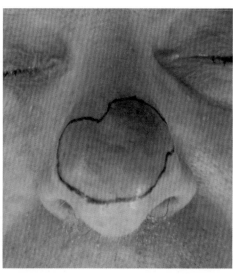

图 3.80 用皮肤记号笔勾画病变的可见边界。

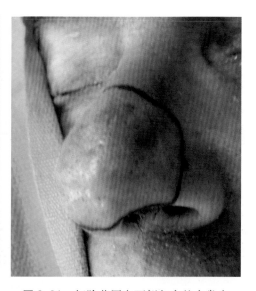

图 3.81 切除范围向两侧包含整个鼻尖至鼻翼沟。

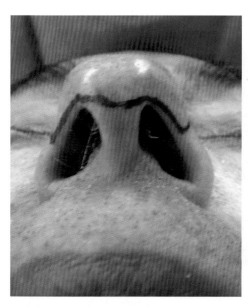

图 3.82 切术范围的下缘即鼻翼亚单位的边缘。

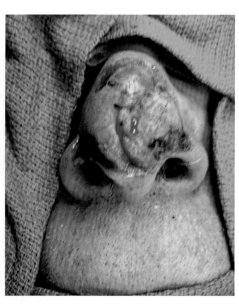

图 3.83 手术缺损可见暴露的鼻软骨。

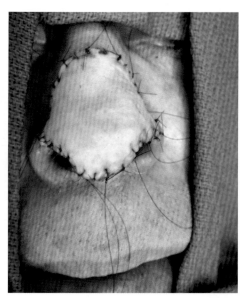

图 3.84 全厚皮片缝合至手术缺损边缘。

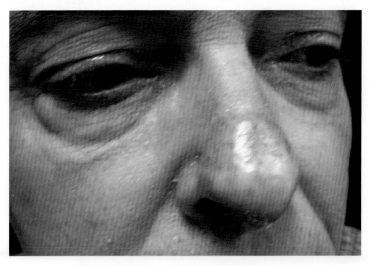

图 3.85　鼻部术后早期外观。

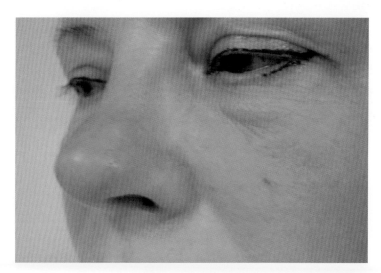

图 3.88　左侧观。

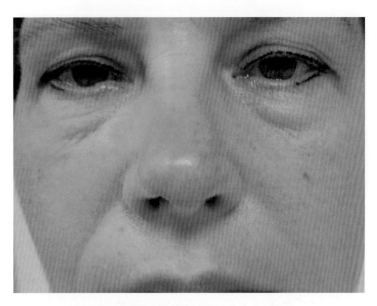

图 3.86　全厚皮片修复术后 3 年鼻尖前面观。

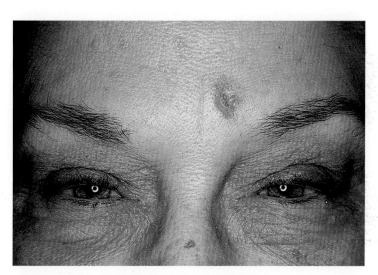

图 3.89　复发性基底细胞癌。

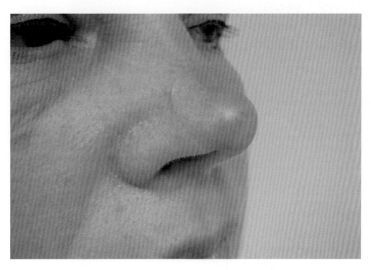

图 3.87　右侧观。

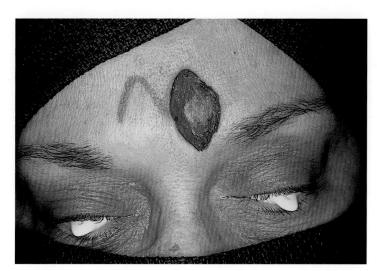

图 3.90　Z 成形术的轮廓, 使手术缺损将张力均匀分布在中线两侧, 留下对称的前额和平衡的眉毛。切缘的冷冻切片确保切除充分。

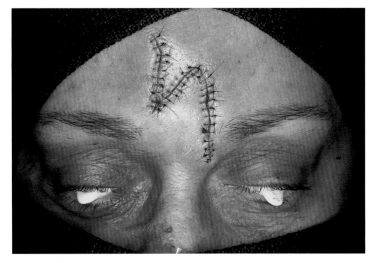

图 3.91 缝合口张力分布使得中线两侧牵拉力均等。

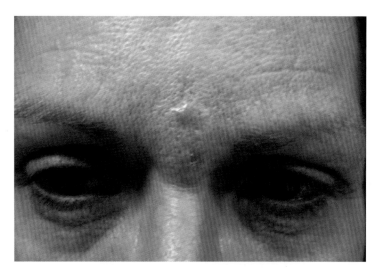

图 3.93 眉间区附属器癌临床表现。

缝合皮下组织时要特别注意。细铬肠线穿过皮下组织,线结打到深方。用细尼龙线穿过真皮深面,使两侧在同一水平,皮缘无张力对合。缝合口无须敷料覆盖,涂以抗生素油膏。

该患者术后 1 年的外观见图 3.92。虽然可以看见瘢痕,两侧的眉毛在同一水平,前额中线也没有扭曲。

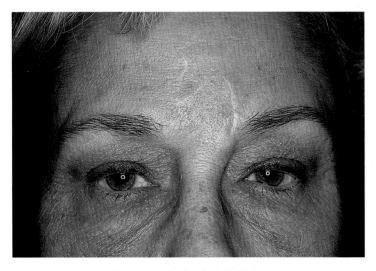

图 3.92 术后 1 年患者外观。

眉间皮瓣

眉间皮瓣最适合用于鼻梁和鼻上部的手术缺损重建。它是一种轴型皮瓣,血供主要来源于滑车上动脉和鼻背动脉分支。该皮瓣也可用于鼻背的贯穿性缺损,深面用裂层皮片覆盖。做这个皮瓣的切口时要特别小心。上部切口要深达骨膜,鼻额角处的皮瓣蒂部切口只切透皮肤,在皮瓣深面钝性分离避免损伤滑车上血管。皮瓣要设计得比实际需要的长一些。因为皮瓣将被旋转 180°,这种旋转会损失一部分皮瓣的长度,要保证缝合时皮瓣没有张力以免影响血供。

图 3.93 所示为眉间区皮肤附属器癌,来诊前曾切开取病理并尝试切除。体格检查显示病变主要位于皮内和皮下,边界不清,累及眉间的皮肤。病灶总体尺寸约 3cm×3.5cm。该部位的手术缺损最好用蒂在下方的眉间皮瓣修复,其血供来自滑车上血管。切除范围及皮瓣设计如图 3.94 所示。通过检查和触诊,可以在病灶周围获得大体充分的正常皮肤边缘。在手术缺损周边取多处切缘做冷冻切片(图 3.95)。冷冻切

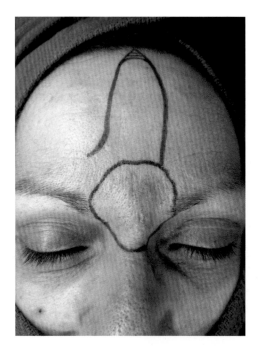

图 3.94 计划切除范围和额间皮瓣设计。

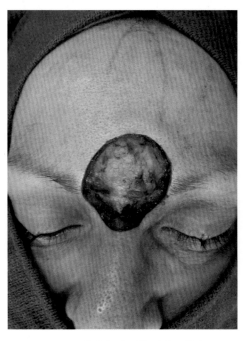

图 3.95 肿瘤切除后的手术区缺损。

片证实外周切缘和深切缘阴性后,掀起眉间皮瓣。全层掀起皮瓣,包括骨膜和额肌。皮瓣从远处尖端开始掀起,切开左侧切口(蒂的对侧)。切开全层皮肤,然后钝性分离皮瓣的剩余部分,直到前额右侧。进入皮瓣的左侧滑车上血管必须分离并小心结扎。接下来做皮瓣右侧切口,从尖端开始向右侧滑车上血管所在的根蒂部延伸。在活动皮瓣时仔细触诊蒂部,更好的办法是用 Doppler 探头来探查血管以确保血管蒂的完

整性,此处只有覆盖滑车上血管的一条狭窄的皮肤桥(图3.96)。

皮瓣掀起后,将其向下旋转看它能否无张力地抵达手术缺损区。如果蒂部张力过大,就需要进一步增加皮瓣右侧的移动性来减轻张力(图 3.97)。将皮瓣修剪合适,分两层缝合于手术缺损(图 3.98)。皮瓣供区分两层关闭。松解额部两侧皮肤,使之能够无张力地在中线处关闭呈竖直缝合口。

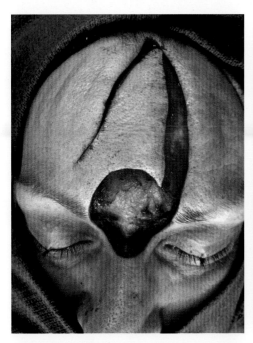

图 3.96　掀起额间皮瓣,血供来源于右侧滑车上血管。

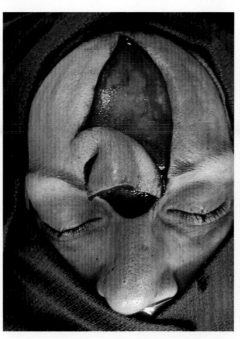

图 3.97　皮瓣被旋转 180°。

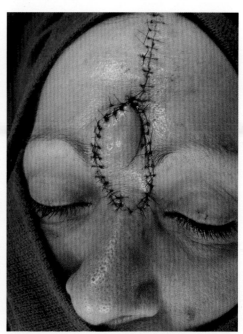

图 3.98　修剪皮瓣以适应缺损大小形状。

刚刚完成辅助放疗的术后外观如图 3.99 所示,3 个月后外观见图 3.100。

皮瓣位置良好,满意覆盖鼻梁的皮肤和组织缺损,两侧眉毛对称。供区留下一条美容效果尚可接受的中线垂直瘢痕。

另一例患者眉间区多灶鳞状细胞癌,切除后用眉间皮瓣重建,术后 1 年美容效果优异,见图 3.101。

鼻部滑动旋转脱套皮瓣

鼻下部前面的全层皮肤缺损很难美观的修复。该区域皮肤切除后的理想替代物就是鼻部皮肤本身。该患者面部皮肤出现

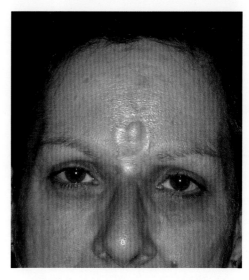

图 3.100　放疗完成 3 个月后的外观。

两处分离的基底细胞癌(图 3.102)。上唇皮肤的基底细胞癌椭圆形切除后一期修复。鼻部为大小 2.5cm×2cm 的深浸润病变。尽管深部的软骨没有受累,病变已经侵犯了皮肤和皮下软组织。

切除和修复方案设计如图 3.103 所示。皮瓣活动侧切口位于右侧,沿鼻唇沟向上至眉间。皮瓣尖端位于中线,左侧切口与右侧对称。皮瓣血供来源于鼻唇动脉。

按常规方法切除病变。对于本例患者,切除了大量皮下软组织深达软骨和鼻骨(图 3.104)。冷冻切片确认切缘阴

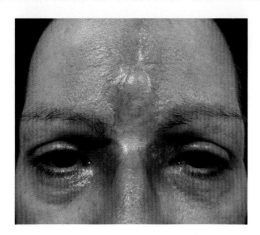

图 3.99　刚刚完成放疗时的外观。

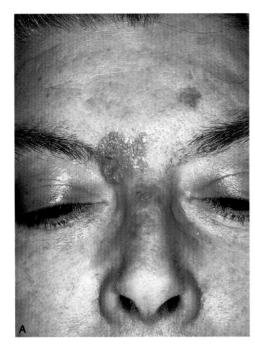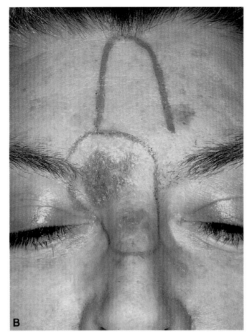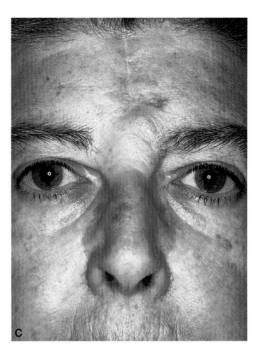

图 3.101　A. 眉间区鳞状细胞癌；B. 切除和重建计划；C. 术后 1 年外观。

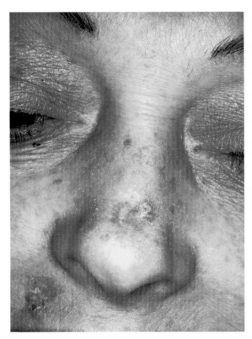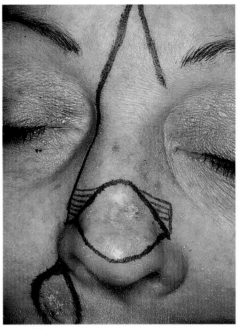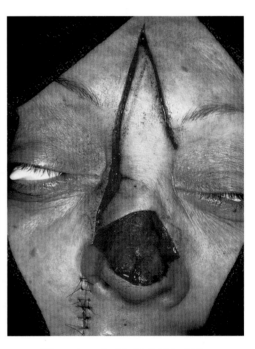

图 3.102　该患者面部皮肤有两处分离的基底细胞癌。

图 3.103　手术切除和重建计划。

图 3.104　完成切除并掀起皮瓣。

性。沿右侧鼻唇沟向上达尖端的切口使得皮瓣能够活动。皮瓣左侧同样被掀起，切口从尖端向下止于左侧眉毛内侧。将皮瓣从鼻部及鼻骨整个掀起，移至鼻左侧，小心保留左侧的鼻唇动脉。

　　皮瓣现在可以旋转并向下方推进以填补手术缺损。皮瓣两侧的下角，按照之前的皮肤标记切除，用 3-0 铬肠线皮下间断内翻缝合皮瓣和缺损边缘。剩余的切口常规缝合，皮瓣上端位于前额中央的缺损用 V-Y 成形法缝合（图 3.105）。关闭鼻尖中线的缺损很困难，常常导致鼻尖显著上抬，形成"猪鼻"畸形。然而，经过一段时间后，鼻尖将回落至原来正常位置，最终的美容效果还是很好的。

　　术后约 18 个月的外观见图 3.106。注意手术切口已经不太明显，鼻尖已经回落，双侧鼻孔对称，重建的外鼻恢复原本正常的外形。脱套皮瓣不适用于鼻尖较大的缺损，因为它的旋转弧度有限。虽然皮瓣血供良好，但它填补手术缺损的灵活性不是很好，所以用这种皮瓣修复鼻部皮肤缺损时要特别谨慎。鼻部本身的外形也是应用该皮瓣时需要重点考虑的。例如鼻尖朝下并高高隆起的外鼻就不适合该皮瓣。

鼻唇沟瓣

　　鼻唇沟瓣是一种轴型皮瓣，血供来自鼻唇动脉——面动脉的终末支。在特定情况下，长宽比可达 5∶1。鼻唇沟瓣高度可靠、用途广泛。它常被用于鼻侧或鼻翼皮肤癌切除后的缺损修复，或者鼻翼、人中和鼻小柱切除后的全层修复。

蒂在下方的鼻唇沟瓣。因为鼻唇沟瓣的血供来源于鼻唇动脉，所以按逻辑，蒂应该在下方。该皮瓣尤其适用于鼻下部侧面的小缺损。掀起皮瓣的远端向下向前旋转填补手术缺损。然而这样制作皮瓣其长度受限，因为鼻根部内眦附近的

皮肤非常紧致，供区的缺损很难关闭。

这个图片显示在鼻翼基底细胞癌患者身上标出的手术切除部位和鼻唇沟皮瓣设计（图 3.107）。用纱布测量皮瓣长度是否合适以及能否旋转到位而不形成扭结。即使用于填补圆形缺损，皮瓣的尖端也需要做成三角形以便供区缺损一期关闭。用电刀切除病变，注意保护深部的软骨。

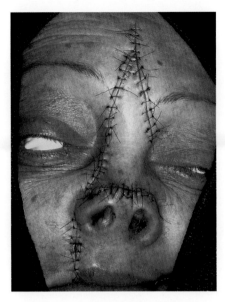

图 3.105　用推进皮瓣关闭缺损。

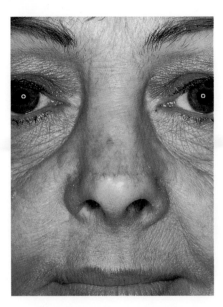

图 3.106　术后 18 个月外观。

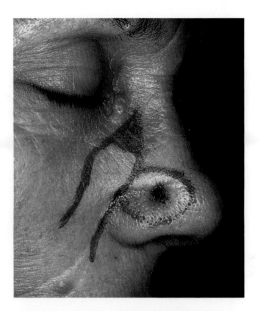

图 3.107　标记出切除部位和鼻唇沟瓣设计。

但是鼻唇沟瓣修复贯通切除后的缺损效果不佳。病理证实切缘阴性后，制作鼻唇沟瓣。按之前的标记线做切口。要注意手术缺损的外缘就是皮瓣的内侧缘。

皮瓣制作从上端三角形尖部附近开始。在分离过程中，越接近蒂部皮瓣越厚，以保证缺损处有足够的软组织满意覆盖。在此过程中要特别注意在面部肌肉浅面操作。常会遇到鼻唇动脉的分支出血，需要钳夹结扎。建议翻起皮瓣的过程中采取锐性分离，但要特别小心，避免损伤鼻唇动脉。皮瓣要做得足够长，避免缝合口的扭转和张力。

掀起皮瓣并仔细止血后，将皮瓣向前下旋转填充鼻部缺损。用几针 4-0 铬肠线间断内翻缝合将皮瓣固定在缺损处，并适当修剪匹配缺损形状。关闭供区缺损前，先将面颊和鼻部的皮肤拉拢，皮下用铬肠线缝合，皮肤用 5-0 尼龙线缝合。皮瓣和鼻部用 5-0 或 6-0 尼龙线间断缝合（图 3.108）。如果皮瓣不大，不建议使用水平褥式缝合，因为这种缝合方法可能损伤轴型血供，导致尖部坏死。因此，建议采用 Gillies 描述的半包埋缝合。这种方法从鼻部皮肤进针，穿过真皮层，再水平穿过皮瓣真皮层，然后返回经鼻部真皮从皮肤穿出。这样线结打在鼻部一侧，皮瓣侧的真皮内缝线与轴型血供平行。这种优异的缝合技术尤其适用于轴型血供的小皮瓣，例如此例患者。

术后第一天常见皮瓣水肿和轻微发暗，虽然皮瓣看起来有些发暗或发青，其血供是保留的；变色主要是由于静脉淤血，但动脉血供通常是完好的。皮肤愈合满意需要 5~7 天，届时可拆除缝线。如果皮瓣上保留了过多的脂肪将形成"脂肪

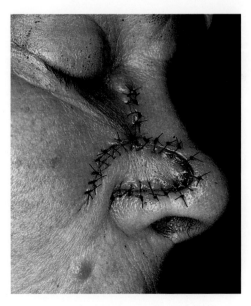

图 3.108　旋转皮瓣关闭手术缺损。

瓣（fat flap）"，需要在局麻下去除脂肪，但不建议在 6 个月至 1 年内实施。如果在制作皮瓣时注意将过多的脂肪去除，使得皮瓣的厚度与缺损匹配，则可避免"脂肪瓣"问题。术后数月患者外观呈现优秀的美容结果，供区和鼻唇沟畸形不明显（图 3.109）。

蒂在上方的鼻唇沟瓣。虽然鼻唇沟瓣的轴型血供来源于鼻唇动脉，面前动脉的内眦分支和眶下孔发出的血管有吻合交通，为蒂在上方的鼻唇沟瓣提供了充足的血供。

图 3.110 所示为一例复发性基底细胞癌累及鼻翼侧

面及鼻唇沟的术前外观。该病变之前接受过电干燥法和刮除术。

图 3.111 展示了切除计划及蒂在上方的鼻唇沟瓣设计。按常规方法进行充分的环周切除，并通过冷冻切片控制切缘。

掀起鼻唇沟瓣，其内侧切口沿鼻唇沟走行（图 3.112）。在皮瓣上保留大量的皮下脂肪，并在关闭手术缺损时适当裁剪。

将皮瓣向蒂部掀起并向前内侧旋转填充手术缺损。将皮瓣适当修剪分两层缝合，皮下用 4-0 铬肠线间断缝合，皮肤用 6-0 尼龙线半包埋缝合（图 3.113）。供区将皮缘推进后一期关闭。

蒂在上方的鼻唇沟瓣修复鼻翼侧面缺损术后 1 年，照片显示美容效果良好（图 3.114）。鼻唇沟仍然在正常位置，供区没有任何畸形。

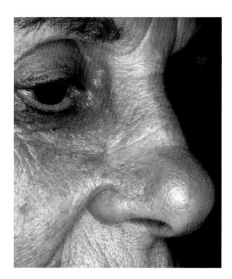

图 3.109 术后数月外观。

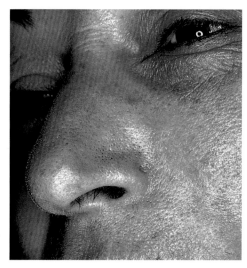

图 3.110 复发性基底细胞癌累及鼻翼侧面及鼻唇沟的术前外观。

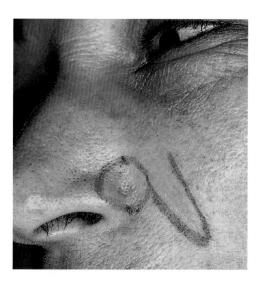

图 3.111 手术切除及用蒂在上方的鼻唇沟瓣修复计划。

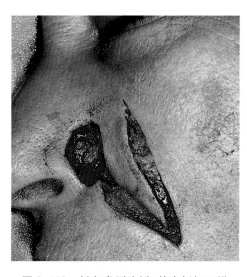

图 3.112 掀起鼻唇沟瓣，其内侧切口沿鼻唇沟走行。

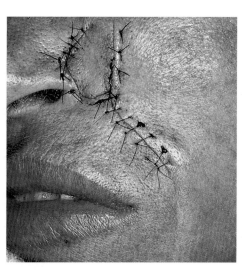

图 3.113 恰当修剪皮瓣，分两层缝合。

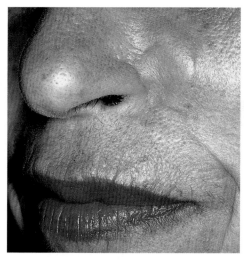

图 3.114 术后 1 年外观。

蒂在上方的鼻唇沟瓣重建鼻翼。鼻翼的皮肤癌累及鼻翼软骨但未累及深面黏膜时，可以切除软骨，小心保留黏膜。这种情况下，鼻唇沟瓣为修复鼻翼缺损提供了很好的选择。

图 3.115 为一例鼻翼皮肤基底细胞癌粘连鼻翼软骨，其深面的黏膜完整。手术治疗需要环周切除，包括鼻翼游离缘的黏膜皮肤交界处和鼻翼软骨，保留深面的黏膜。沿鼻唇沟画出蒂在上方的鼻唇沟瓣。

手术缺损如图 3.116 所示。黏膜皮肤交界处构成手术标

本的下切缘。经冷冻切片检查手术切缘确认切除充分后，掀起鼻唇沟瓣并向前内旋转填补手术缺损。必要时修剪皮瓣获得满意形状。皮瓣侧缘和黏膜缝合再造鼻翼的游离缘（图 3.117）。皮瓣必须向前旋转，在长轴成角需要在皮瓣中间三分之一切除一个小楔形。供区适当拉拢一期缝合。

术后 6 个月外观显示鼻翼缺损重建满意（图 3.118）。

鼻唇沟瓣重建鼻翼区贯通性缺损。图 3.119 为一例复发性基底细胞癌累及鼻翼皮肤并穿透鼻翼软骨和鼻黏膜进入鼻前庭。该病变之前两次接受电干燥法和刮出术。

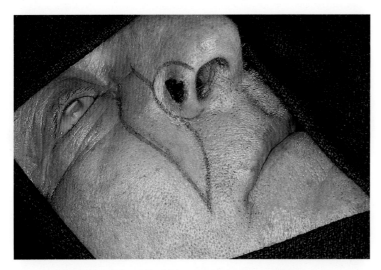

图 3.115　鼻翼皮肤基底细胞癌粘连鼻翼软骨。

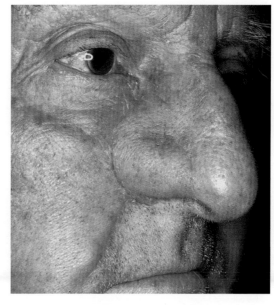

图 3.118　术后 6 个月外观。

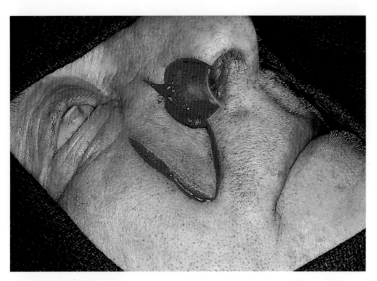

图 3.116　切除鼻翼至鼻翼沟的手术缺损,包含鼻翼软骨,但保留鼻前庭黏膜。

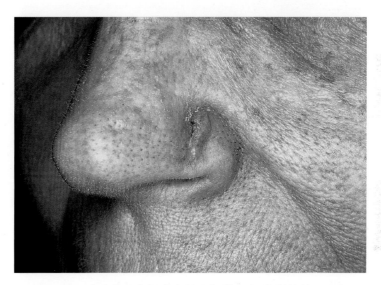

图 3.119　复发性基底细胞癌累及鼻翼皮肤、鼻翼软骨以及鼻腔黏膜。

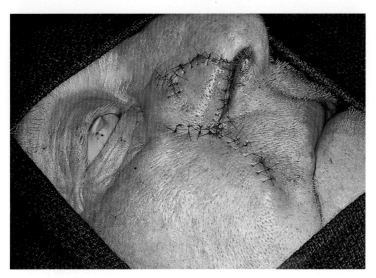

图 3.117　皮瓣侧缘和黏膜缝合再造鼻翼的游离缘。

手术计划全层切除鼻翼,包括深面的黏膜。拟采用鼻唇沟瓣重建缺损,提供外表面和衬里(图 3.120)。

完成切除,形成贯通性缺损。制作蒂在上方的鼻唇沟瓣(图 3.121)。皮瓣紧邻鼻唇沟,深面带有大量脂肪。

皮瓣的远端 1/4 完全去脂化,仅剩皮肤和真皮。皮瓣尖部折叠提供衬里和鼻翼游离缘,其内翻通过铬肠线间断缝合维持(图 3.122)。整个皮瓣远端转至缺损区分三层缝合。代替黏膜的皮瓣尖部皮肤与鼻前庭黏膜用铬肠线间断缝合,皮下缝合将皮瓣固定在缺损部位。皮肤切口用细尼龙线间断缝合(图 3.123)。

图 3.124 所示为术后 18 个月外观,皮瓣已通过小手术去除脂肪。鼻唇沟瓣的这种用法很适合鼻翼区的贯通性缺损。将皮瓣折叠重建鼻翼游离缘,美容效果非常理想(图 3.125)。一般情况下不需要软骨支持,除非鼻翼缺损范围从鼻尖一直到鼻唇沟区域。

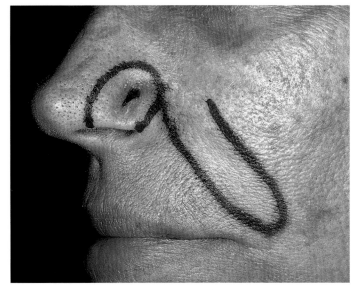

图 3.120　标出切除范围和拟用于重建缺损的鼻唇沟瓣。皮瓣将提供外表面和衬里。

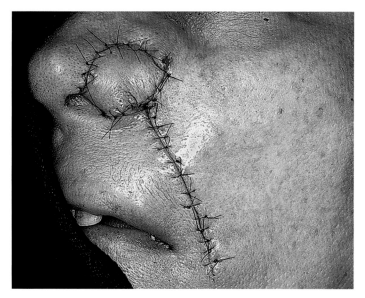

图 3.123　皮肤切口用细尼龙线间断缝合。

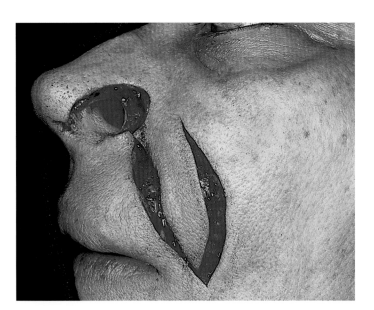

图 3.121　蒂在上方的鼻唇沟瓣。

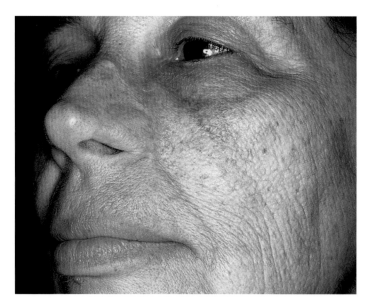

图 3.124　术后 18 个月外观,皮瓣已通过小手术去除脂肪。

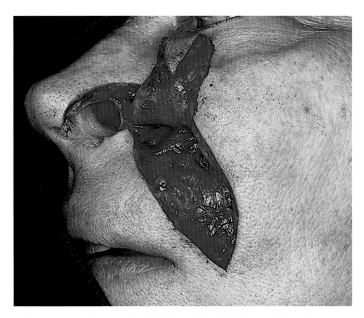

图 3.122　皮瓣尖部折叠提供鼻翼游离缘衬里,用铬肠线间断缝合维持其内翻。

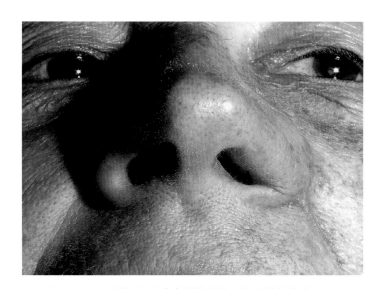

图 3.125　皮瓣折叠重建鼻翼游离缘。美容效果非常理想。

鼻切除术和重建

鼻部下 1/3 的大块皮肤肿瘤侵犯鼻软骨和/或鼻中隔,鼻底或前颌骨时需要广泛切除,包括鼻的部分或全部切除(鼻切除术)和重建。这种情形的外科重建是最复杂的手术挑战之一,需要多个手术和多次修正以获得满意的结果。

图 3.126 所示患者鼻小柱发生广泛侵袭性鳞状细胞癌,侵犯鼻尖和双侧鼻翼,需要进行鼻部远端 1/3 的整块切除。术中见切除范围包括鼻尖、鼻翼以及远端鼻中隔和鼻小柱(图 3.127)。手术及术后放疗结束 1 年后,鼻切除后的缺损成明显的畸形(图 3.128)。这例患者鼻远端 1/3 的重建需要大小不一的 11 个手术,包括最初的游离组织移植和多步重建以获得理想的美容结果(图 3.129)。只有精通鼻功能和美容重建的整形外科行家里手才可能完成这项工作。

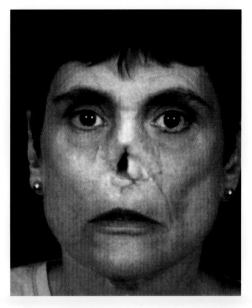

图 3.128　手术及放疗后 1 年外观可见广泛的畸形。

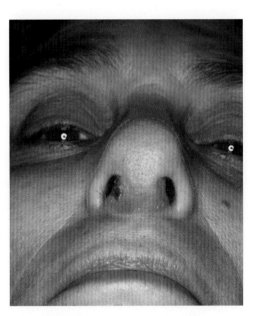

图 3.126　局部广泛的鼻小柱癌。

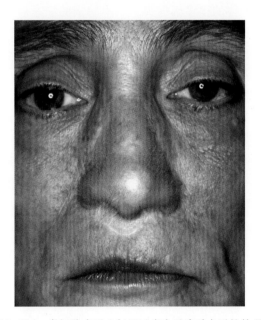

图 3.129　鼻切除术后 3 年经过多次重建手术后的外观。

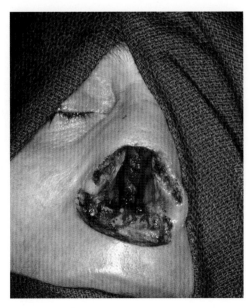

图 3.127　术中所见手术缺损。用裂层皮片暂时覆盖缺损。

鼻切除术和鼻假体

多数行鼻切除术的患者可以通过鼻假体马上实现理想的修复。图 3.130 所示患者在鼻远端 1/3 发生大块附属器癌,侵犯鼻背、鼻中隔、鼻小柱以及前颌骨和上唇。需要全鼻切除和前颌骨切除来达成整个肿瘤的整块切除。这例患者需要术后放疗以巩固局部控制。术后放疗完成约 6 个月后的手术缺损可见明显的畸形(图 3.131)。通过鼻假体实现这个大面积缺损的美容修复。假体为软硅胶材质,颜色可以与面部皮肤良好匹配(图 3.132)。鼻切除术后大面积缺损用假体修复最为快捷。在假体和缺损周边皮肤间用胶水固定,或在上颌骨鼻突、鼻骨或硬腭植入种植体,将假体用磁铁吸附固定。

菱形瓣

用途广泛的菱形瓣为一个叫 Limberg 的数学家所描述。

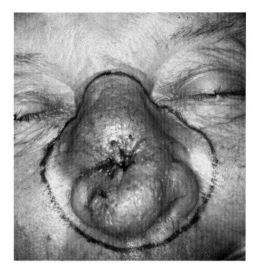

图 3.130   鼻部皮肤广泛的复发性鳞癌侵犯鼻翼、鼻中隔和鼻骨。

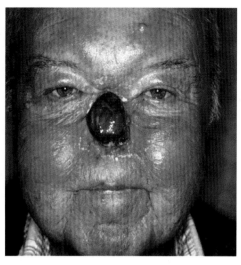

图 3.131   全鼻切除术及术后放疗后的外观。

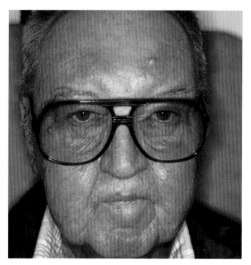

图 3.132   鼻假体达成优异的美容修复效果。

它可以为身体的很多部位提供手术缺损的满意修复,对皮肤松弛的患者尤其适用。菱形瓣是一种优秀的随意皮瓣,可靠性高,尽管皮瓣血供来源于随意的真皮下血管网。因为皮瓣蒂中没有明确的血管,皮瓣的长宽比不能超过 2∶1。

菱形瓣修复鼻侧缺损

图 3.133 所示患者在鼻侧壁和眶下区交界的面颊皮肤发生鳞状细胞癌。病变直径约 1.2cm。切除范围和菱形瓣设计见图 3.134。三维全厚切除肿瘤。外周切缘和深切缘送冷冻切片。在确保切除充分后,掀起菱形瓣并转至缺损区覆盖,一期关闭供区。

术后约 6 个月见缺损处皮瓣一期愈合良好,美容畸形很小(图 3.135)。前面观患者面部美容结果良好,保持了双侧对称,见图 3.136。

菱形瓣修复颊部缺损

图 3.137 示患者颊部皮肤硬斑病样基底细胞癌。已取肿瘤活检明确诊断。注意硬斑病样基底细胞癌病灶处色素减少界限不清,用红笔标记出临床评估的病变范围。虽然这种情

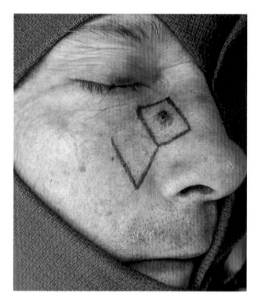

图 3.134   切除范围和菱形瓣设计。

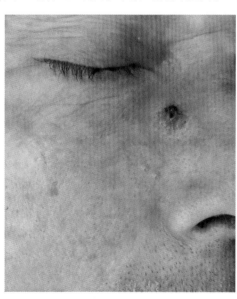

图 3.133   鼻侧面的鳞状细胞癌。

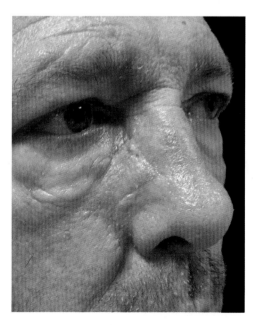

图 3.135   术后约 6 个月外观。

起,使之容易旋转填充手术缺损。分两层缝合以避免缝合口张力(图 3.140)。术后数月显示了良好的美容结果及很小的供区畸形。手术瘢痕与面部皮纹融合,美容结果良好(图 3.141)。这个患者长期随访 28 年后仍然呈现良好的美容效果(图 3.142)。

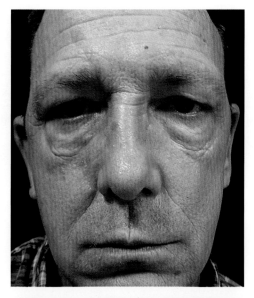

图 3.136 前面观见面部对称性恢复。

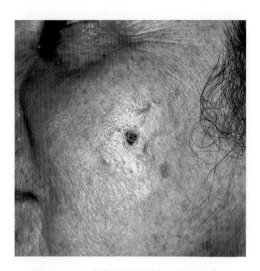

图 3.137 颊部硬斑病样基底细胞癌。

况下可以采用 Mohs 显微手术,也可以通过冷冻切片检查切缘保证切除充分并一期重建。先标记出切除范围和蒂在后方的菱形瓣(图 3.138)。这个病变需要在肉眼可见的和可触及的肿瘤边缘外广泛切除,并通过冷冻切片控制各个切缘。冷冻切片确保切缘阴性后翻起皮瓣(图 3.139)。将皮瓣充分掀

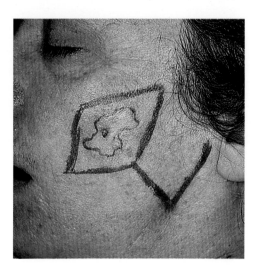

图 3.138 切除范围及蒂在后方的菱形瓣。

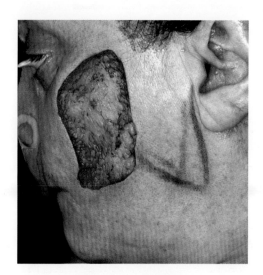

图 3.139 手术缺损。

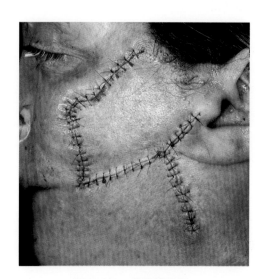

图 3.140 菱形瓣关闭。

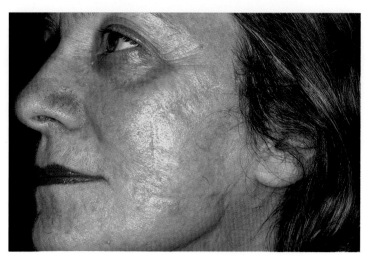

图 3.141 术后 1 年外观。

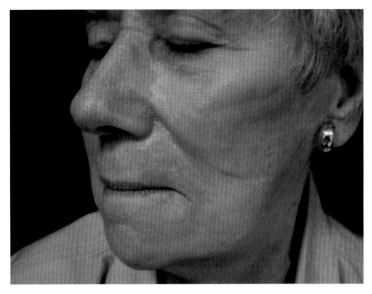

图 3.142　长期随访 28 年后美容效果仍然很好。

Mustardé 推进旋转颊瓣

眶下区和颊内侧区域的手术后缺损最适宜用 Mustardé 瓣修复。该皮瓣的主要血供来源于面动脉的终末支。

图 3.143 示眶下区颊部皮肤 Hutchinson 黑色素雀斑和原位黑色素瘤。预计手术缺损和 Mustardé 瓣设计见图 3.144。

缺损上缘和 Mustardé 瓣尽可能贴近睑板缘。切除肿瘤后，保留眼轮匝肌和其神经支配（图 3.145）。Mustardé 瓣的皮肤切口已完成。上缘切口向上延伸到颧骨上的颞区，这样缝合口的张力将下眼睑向上提升。这个方法避免了眼外眦下垂。切口转向耳前皮纹，如果需要更大的活动度，还可以延伸到耳后区域，类似双叶瓣。皮瓣在腮腺浅面掀起。注意保护皮下组织内的血供。通常需要把皮瓣松解到下颌角，以避免缝合口张力。有可能还需要松解前额和颞区的皮肤以利于缝合。将皮瓣向前内旋转覆盖手术缺损。皮下用可吸收线内翻间断缝合，使皮肤伤口张力最小。通常皮瓣长度和手术缺损不一致，所以要合理设计每一针缝线的位置，使之均匀分布（图 3.146）。术后 9 个月外观美容效果良好（图 3.147）。

另一例患者鼻唇沟区的多发复发性基底细胞癌可见深部软组织多灶性结节状复发灶，累及鼻唇沟区的大片皮肤和软组织达腮颊区黏膜。MRI 矢状位见肿瘤占据颊部全层达上颌骨前壁和上颌牙龈（图 3.148 箭头）。切除范围和 Mustardé 瓣设计见图 3.149。广泛三维切除需要将颊部贯通性切除（图 3.150）。口腔内的颊部黏膜缺损一期关闭（图 3.151）。颊部皮肤和软组织缺损用 Mustardé 瓣重建（图 3.152）。术后 3 年外观见美容效果良好（图 3.153）。

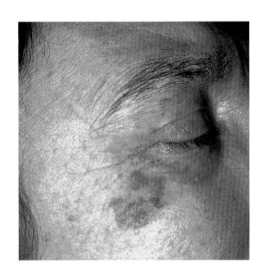

图 3.143　眶下区颊部皮肤 Hutchinson 黑色素雀斑和原位黑色素瘤。

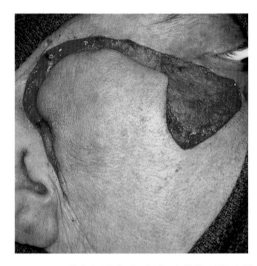

图 3.145　肿瘤切除完成，保留了眼轮匝肌和神经支配。

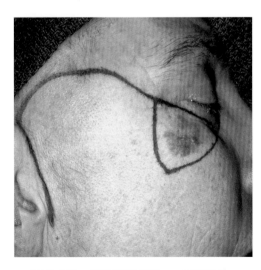

图 3.144　切除范围和 Mustardé 瓣设计。

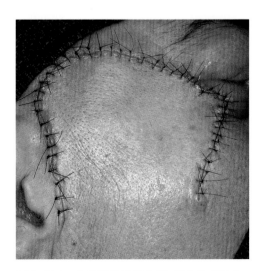

图 3.146　合理安排缝线位置，使之分布均匀。

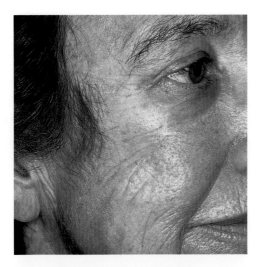

图 3.147　术后 9 个月外观。

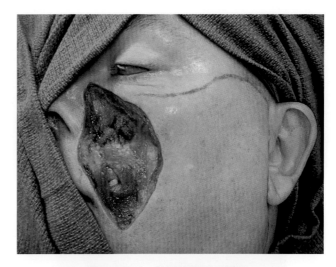

图 3.150　三维贯通性手术缺损。

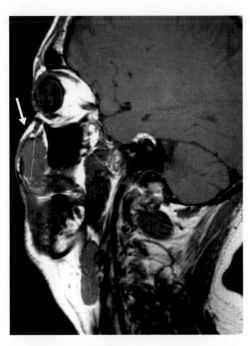

图 3.148　MRI 矢状位见复发肿瘤累及颊部全层软组织（箭头）。

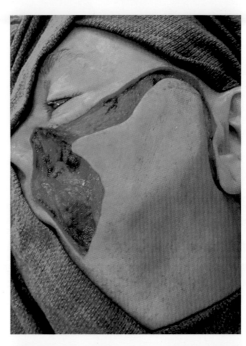

图 3.151　颊部黏膜缺损一期闭合，Mustardé 瓣修复皮肤和软组织缺损。

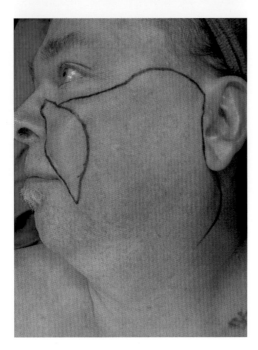

图 3.149　广泛三维切除及 Mustardé 瓣设计。

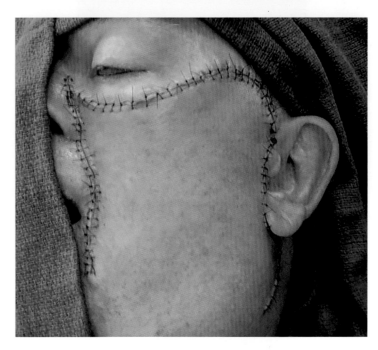

图 3.152　Mustardé 瓣无张力关闭缺损。

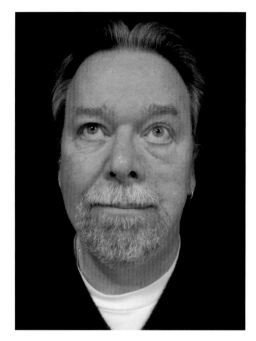

图 3.153　术后 3 年外观。

双叶瓣

　　双叶瓣是一种随意皮瓣,是覆盖全身各种手术缺损的上佳选择。这种皮瓣在面部和颈部特别是颧骨和颊肌表面皮肤缺损中非常有效。因为比较容易旋转和供区畸形轻微,这种皮瓣最适用于皮肤松弛的患者。

　　图 3.154 显示的这个患者是一个复发的基底细胞癌,累及皮肤、皮下组织但是没有累及深部的颊肌;肿瘤周围有恶变受累风险的皮肤区域的直径约 5cm。图 3.155 标出的是手术切除范围及用双叶瓣重建计划。切除溃疡病变连同周围 5.5cm 大小的圆盘状皮肤。标记出双叶瓣,用颊下部和颈上部的皮肤向上旋转覆盖缺损,沿上颈纹关闭供区伤口。

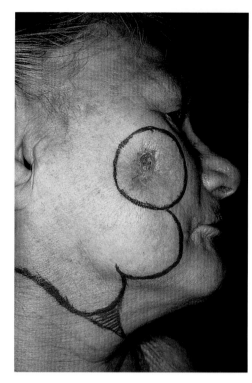

图 3.155　切除范围和用双叶瓣重建的计划。

　　切除完成后,缺损区的上部可见颧弓,下部可见颊肌和其他面部肌肉(图 3.156)。冷冻切片确保外周切缘和深切缘切除充分。因为接近肿瘤,必须切除面神经颊支。

　　将双叶瓣在面部肌肉浅面掀起,皮下脂肪都保留在皮瓣上(图 3.157)。皮瓣的第二叶前下方切除一小块三角形的皮肤以方便关闭供区,防止形成"猫耳朵"。皮瓣旋转到位后将这个部分切除。将皮瓣充分向后松解使得旋转后缝合时皮瓣没有张力。

　　将皮瓣向上旋转,第一叶填补肿瘤切除后的缺损,第二叶

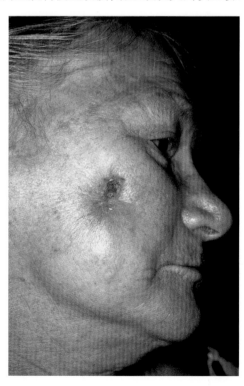

图 3.154　复发性基底细胞癌累及颊部皮肤及皮下组织。

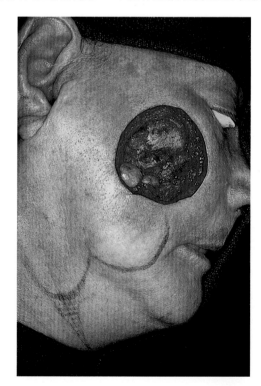

图 3.156　切除完成后,缺损区上部可见颧弓,下部可见颊肌和其他面部肌肉。

填补第一叶形成的缺损(图 3.158)。第二叶在颈上部形成的缺损通过松解颈部皮肤后一期关闭。皮下组织用可吸收线间断缝合，使张力均匀分布，并将皮瓣准确固定在缺损部位(图 3.159)。切除第二叶的尖端并行皮下缝合。松解颈下部的皮肤以关闭颈上部供区缺损。置入 Penrose 引流管(多孔负压引流管,译者注),并从颈部切口后方导出。最后皮肤用尼龙线间断缝合，见图 3.160。

术后 1 个月外观见手术缺损闭合满意，供区轻微畸形(图

3.161)。

颈部皮瓣

颈部皮瓣是一种局部皮瓣，在重建面下部及颈上部手术缺损时，肤色匹配良好。该皮瓣依赖真皮下血管网，因此长宽比一般不能超过 3:1。皮瓣的蒂可在外侧或内侧，皮瓣横行或斜行，旋转可达 180°。颈部皮瓣最大的优点是，如果需要，其切口可以暴露颈清扫区域。

图 3.162 所示患者在右侧邻近口角的下唇皮肤处的复发

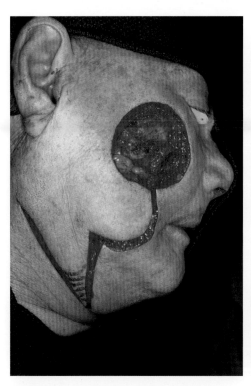

图 3.157　双叶瓣在面部肌肉浅面掀起，皮下脂肪都保留在皮瓣上。

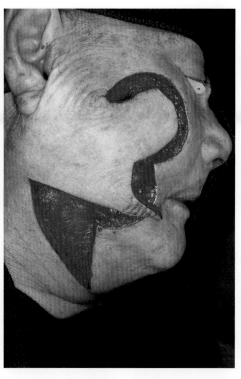

图 3.158　双叶瓣向上旋转，第一叶填补肿瘤切除后的缺损，第二叶填补第一叶形成的缺损。

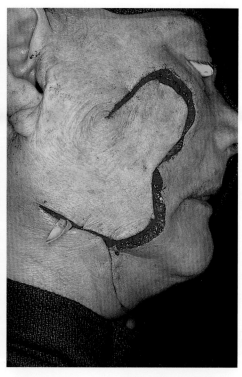

图 3.159　皮下组织用铬肠线间断缝合，使张力均匀分布，并将皮瓣准确地固定在缺损部位。

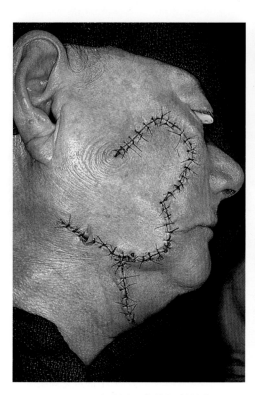

图 3.160　皮肤用尼龙线间断缝合。

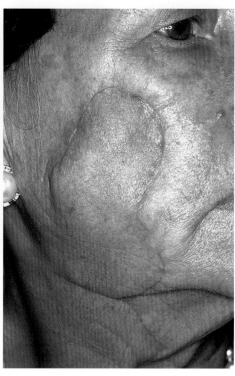

图 3.161　术后 1 个月外观。

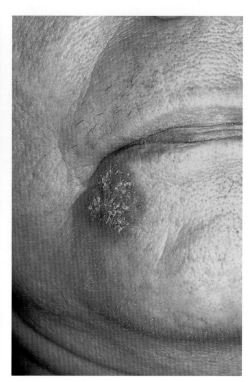

图 3.162　下唇皮肤复发性基底细胞癌。

性基底细胞癌。肿瘤的切除需要切除皮肤和皮下软组织直到口轮匝肌。推进颈部皮瓣设计见图 3.163。在手术缺损的外侧切除一块楔形颊部皮肤以利于缝合。在颈阔肌浅面掀起颈

部皮瓣。皮瓣松解要充分，以便满意的推进并无张力缝合，避免牵拉下唇或口角。分两层缝合（图 3.164）。术后约 4 个月外观见缺损闭合满意，供区畸形很小（图 3.165）。

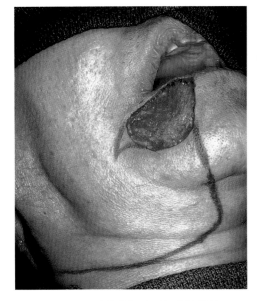

图 3.163　手术缺损及颈部皮瓣设计。

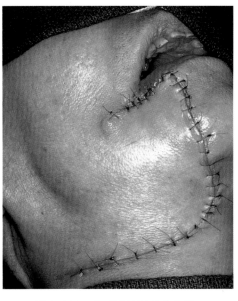

图 3.164　分两层关闭手术缺损。

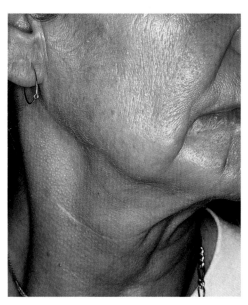

图 3.165　术后 6 个月外观。

　　另一例患者结缔组织增生性黑色素瘤累及颊部皮肤、软组织及深部肌肉，见图 3.166。标记出切除范围和横向的颈部皮瓣，便于行择区性颈淋巴结清扫。切除皮瓣的两个三角形部分以填补手术缺损并利于供区关闭后的外形平整。

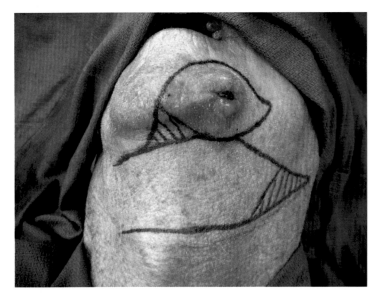

图 3.166　结缔组织增生性黑色素瘤累及颊部的皮肤和软组织。切除范围和重建计划标出。

　　根据肿瘤侵犯深度，该患者的切除范围一直到下颌骨。将颈阔肌带在皮瓣上以增加皮瓣的软组织量。在分离颈部皮瓣近端时要特别注意解剖、辨认和保护面神经下颌缘支（图 3.167）。将皮瓣向上旋转并修剪以适合手术缺损（图 3.168）。分两层关闭手术缺损，皮下层用可吸收线间断内翻缝合。供区缺损通过松解颈下部皮肤关闭（图 3.169）。

　　术后约 10 个月外观见图 3.170。一期手术修复了颊部较

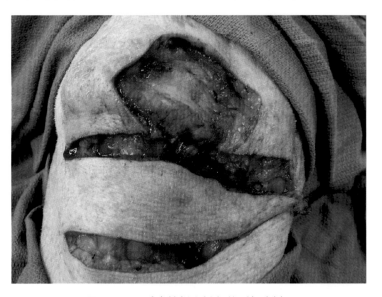

图 3.167　手术缺损和掀起的颈部皮瓣。

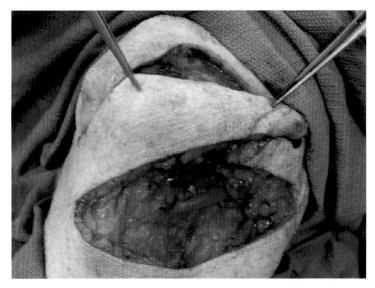

图 3.168　将皮瓣向上旋转并修剪以适合手术缺损。

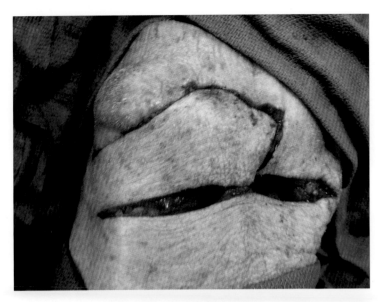

图 3.169　供区缺损分层关闭。

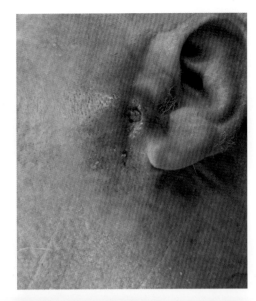

图 3.171　耳前皮肤晚期鳞状细胞癌侵犯腮腺。

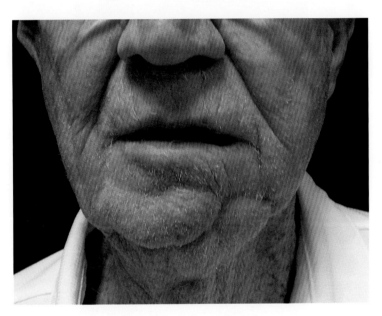

图 3.170　术后 10 个月外观。

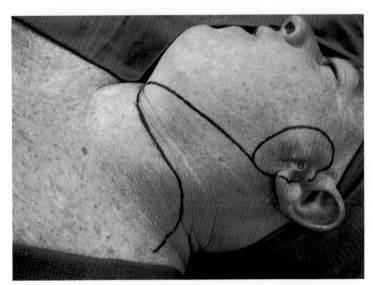

图 3.172　手术切除和颈部皮瓣重建计划。

大的皮肤缺损,美容效果还是令人满意的。后期可能再通过小的修正手术并去除皮瓣下的脂肪来进一步改善美容效果。

颈部皮瓣重建耳前皮肤和软组织缺损

耳前区域的皮肤缺损以及皮肤和深部腮腺的复合缺损可以用蒂在后方的颈部皮瓣很好地修复。图 3.171 所示患者耳前区皮肤鳞状细胞癌侵犯深部软组织及腮腺浅叶。受侵的皮肤及软组织大小约 3cm×4.5cm。临床上没有区域淋巴结转移的证据;但是,根据原发肿瘤的范围,区域淋巴结微转移的风险较高。手术切除计划见图 3.172。计划广泛切除耳前区的皮肤包括可见和可触及的肿瘤范围周边充分的皮肤切缘,切除腮腺浅叶以及改良性颈清扫包括 I 区、II 区、III 区、IV 区和颈后三角尖部的淋巴结。沿颈上部的皮纹设计蒂在后方的颈部皮瓣。颈部切口应该满足改良性颈清扫和腮腺浅叶切除的要求,这样可以将原发肿瘤和区域淋巴结整块切除。三维切除原发肿瘤和耳屏、软骨性耳道前部以及腮腺浅叶切除、改良性颈清扫后的缺损见图 3.173。掀起颈部皮瓣,其血供依赖

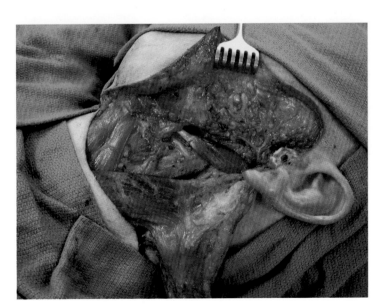

图 3.173　原发肿瘤切除以及腮腺浅叶切除和改良颈清扫后的术野。

耳后动脉和枕动脉的分支。将皮瓣向外翻起,保留其软组织附着于深部的胸锁乳突肌、乳突和斜方肌上端。皮瓣全长都保留了良好的循环,如图 3.174 所示。将皮瓣向上旋转覆盖手术缺损。注意皮瓣旋转了将近 160°,在耳垂附近形成皮肤皱褶(图 3.175)。松解颈部皮瓣上下方的皮肤可以一期关闭颈部切口。适当修剪皮瓣可以一期关闭手术缺损。术后 1 年外观呈现可接受的美容效果(图 3.176)。耳垂附近多余的皮肤[有时称之为"狗耳(dog ear)"(译者注:中国医生常称为"猫耳朵")]可以在以后进行修剪以获得更好的美容效果。

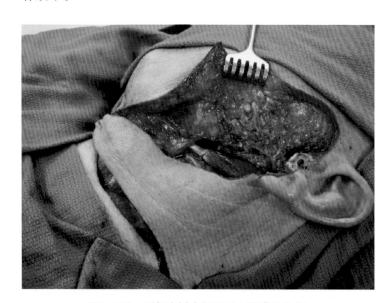

图 3.174　颈部皮瓣全长显示血液灌注良好。

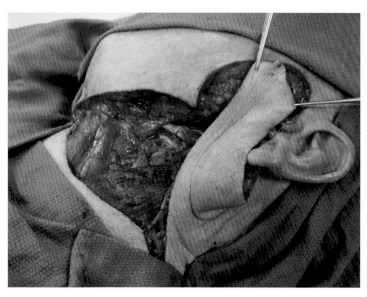

图 3.175　将皮瓣向上旋转覆盖手术缺损区。

游离皮瓣在面部重建中的应用

桡侧前臂游离皮瓣修复面部皮肤大面积缺损

　　面部皮肤大面积缺损最好用微血管游离组织移植。游离组织移植的缺点包括颜色匹配常不满意,或有时组织太过臃肿。

　　图 3.177 所示患者耳前区的复发性隆突性皮肤纤维肉瘤

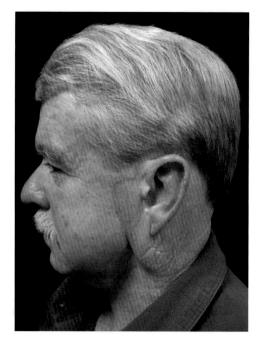

图 3.176　对皮瓣进行小的修正手术后的外观。

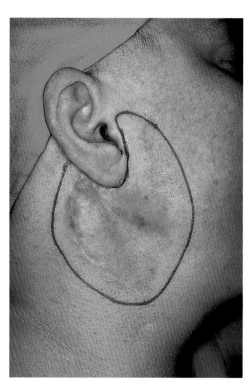

图 3.177　该患者需要切除耳前区的复发性隆突性皮肤纤维肉瘤以及腮腺浅叶切除。

需要广泛切除皮肤及腮腺浅叶。需要将耳前区皮肤大块切除以实现三维切除(图 3.178)。手术缺损用桡侧前臂游离皮瓣修复。患者术后外观显示对于这个大面积缺损的重建是令人满意的,虽然颜色匹配上不够理想(图 3.179)。后续的皮肤文身可以优化美学效果。

游离前臂桡骨皮瓣修复鼻洞穿性缺损

　　鼻部皮肤、支持骨架和深方黏膜的复合缺损需要综合修复。通常用局部皮瓣修复这样的缺损需要多次手术。使用复合游离瓣实现一期重建是必要的,它避免了延期启动辅助治疗。

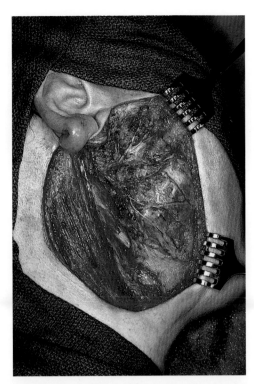

图 3.178　将耳前区皮肤和腮腺三维切除后的手术缺损。

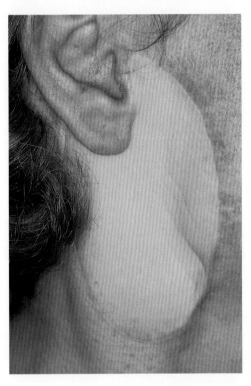

图 3.179　患者术后外观。注意游离皮瓣和面部颜色的差别。

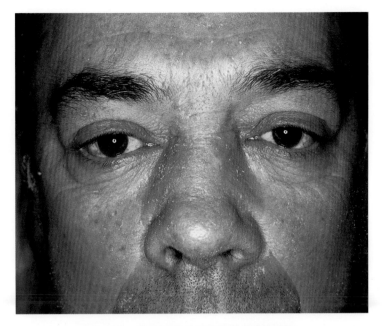

图 3.180　鼻中隔鳞状细胞癌患者鼻梁增宽。

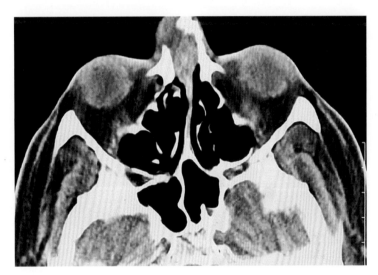

图 3.181　CT 显示鼻骨破坏并侵犯前方软组织。

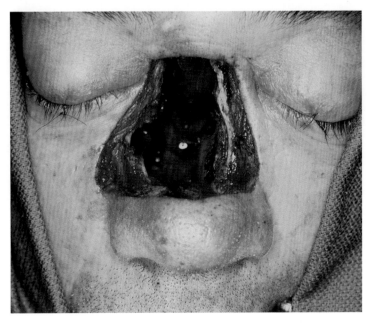

图 3.182　手术缺损。

　　图 3.180 所示患者广泛鳞状细胞癌起源自鼻中隔并侵犯皮下软组织和皮肤。该患者之前未接受过任何治疗,仅通过鼻内镜下对鼻中隔取活检明确了鳞状细胞癌诊断。图 3.181 的 CT 扫描显示起自鼻中隔前端的软组织肿块侵犯皮下软组织并破坏右侧鼻骨。鼻上部 2/3 的贯通性切除包括鼻中隔和右侧鼻腔外侧壁。切缘的冷冻切片确保肿瘤彻底切除。图 3.182 所示的手术缺损意味着需要通过多结构重建以获得满意的效果。取游离前臂复合桡骨皮瓣,将桡骨裂开提供鼻部的骨性支撑,制作两个岛状皮肤瓣提供衬里和外覆盖。术后

8 个月外观显示鼻部复合缺损重建满意(图 3.183)。患者术后行辅助放疗,并通过一些小的修正手术改善美容效果。

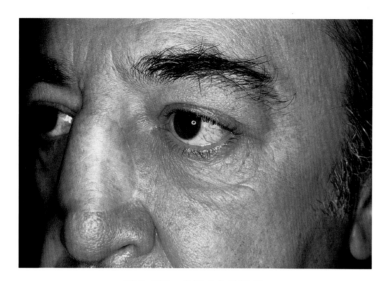

图 3.183　术后 8 个月外观。

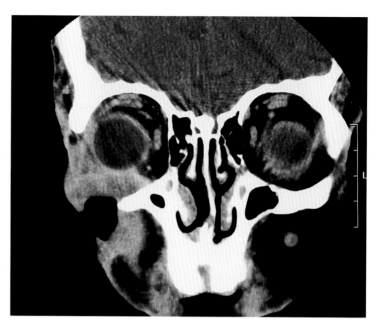

图 3.185　CT 扫描显示眼眶受侵。

面部晚期皮肤癌的广泛切除

　　面部被忽视的晚期皮肤癌或广泛复发的皮肤癌需要三维复合切除。根据肿瘤的位置和范围,手术方式包括眶内容剜除术、外鼻切除术、上颌骨切除术、下颌骨切除术、颅面或颅眶切除术。重建如此广泛的手术缺损通常需要复合游离瓣提供组织容量和表面皮肤。图 3.184 所示患者右颊部皮肤广泛的鳞状细胞癌侵犯了深部软组织、上颌窦前壁和眼眶。CT 显示颧骨破坏并有眶周软组织浸润(图 3.185)。肿瘤的复合切除包括面部右侧皮肤和软组织的广泛切除联合上颌骨部分切除和眶内容剜除术。此外,还包括颧骨切除、腮腺浅叶切除和改良根治性颈清扫。手术标本如图 3.186 所示。手术缺损用游离腹直肌瓣修复。术后 3 个月外观见图 3.187。该患者需要安装义眼来恢复外形。

耳部肿瘤的切除

　　手术解剖。外耳(耳郭)的独特解剖要求在计划切除和重建时予以特别的考虑。外耳的软骨直接被皮肤覆盖,没有皮

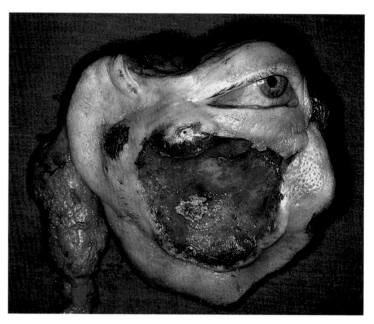

图 3.186　手术切除标本。

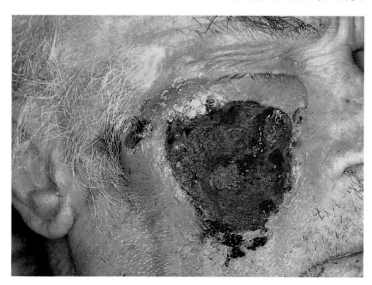

图 3.184　右颊部局部晚期鳞状细胞癌。

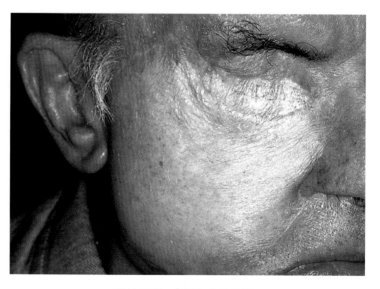

图 3.187　术后 3 个月外观。

下软组织和脂肪。在切除耳郭的任何部分后,紧密附着的皮肤会在软骨上收缩。外耳前面或后面的皮肤癌不常侵犯软骨,因此很少需要全层切除。皮肤和软骨的复合缺损,可以依托软骨另一面的皮肤用全厚皮片重建。外耳的血供来源于颈外动脉的耳前和耳后分支。耳郭和外耳道的表面和横断面解剖见图 3.188。侵犯深部骨质的深浸润肿瘤需要颞骨切除。

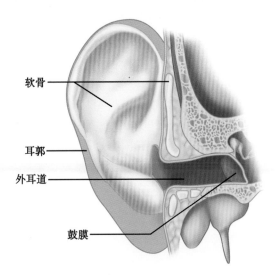

图 3.188　耳郭和外耳道的表面和横断面解剖。

外耳皮肤恶性肿瘤的切除和全厚皮片修复

未累及软骨的外耳皮肤恶性肿瘤,可以简单地三维切除,以外耳软骨为其深切缘。用全厚皮片重建缺损可以保留外耳的形状和轮廓。

图 3.189 所示患者患外耳角化型鳞状细胞癌,延伸至软骨性外耳道的外侧。外耳前面皮肤受累区域约 2.5cm×3cm。

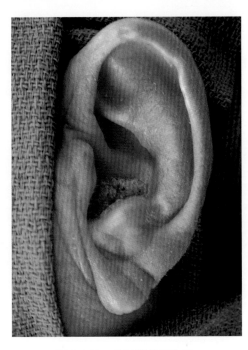

图 3.189　外耳鳞状细胞癌。

从锁骨上区取适合缺损大小的全厚皮片。皮片沿颈下部皮纹呈椭圆形切取(图 3.190)。在皮下层面小心切取皮片,始终保持在皮下脂肪浅面。这个过程最好用术者的示指抵住

皮片保持张力,用锋利的刀片倾斜紧贴真皮深面分离(图 3.191)。切取皮片后,对小出血点用电凝小心止血。供区皮肤缺损分两层关闭。

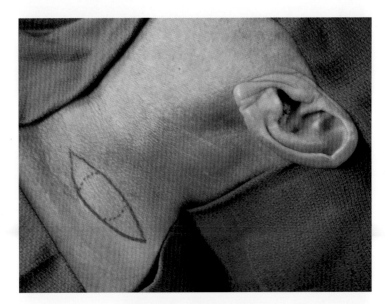

图 3.190　全厚皮片设计。

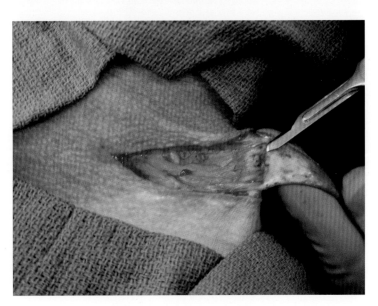

图 3.191　在皮下层切取皮片。

连同深面的软骨一起切除肿瘤,并保留外耳后面的皮肤,需要在软骨和耳后面的皮肤间分离。用 25 号针头以肾上腺素生理盐水溶液浸润此层(图 3.192)。在皮肤和软骨间的组织层面"水分离",将软骨后面的皮肤抬起,以避免耳后皮肤穿孔。这层皮肤将作为手术"床"为全厚皮片供血。

切除原发肿瘤时,沿肿瘤可见及可触及的范围环形切开,各个方向都保留足够的切缘。会遇到软骨表面皮肤血管的小出血,很容易用电凝控制。沿皮肤切口环形切开软骨,小心在软骨和耳后皮肤间的组织层面解剖。之前注射生理盐水形成的组织间隙将有利于分离。皮肤和软骨的环周切口完成后,用 Freer 骨膜起子在软骨后面和耳后皮肤间分离掀起标本(图3.193)。手术标本整块切除,外周切缘充分,软骨作为深切缘。手术缺损中可见耳后皮肤深面,它将作为全厚皮片的移植床(图 3.194)。

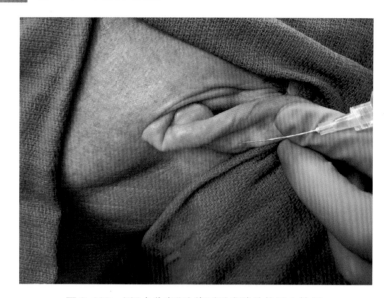

图 3.192　用"水分离"法将耳后皮肤从软骨上鼓起。

将之前制备的全厚皮片适当修剪,并用 3-0 丝线间断缝合固定在位。将这些缝线线尾留长,捆扎加压包来将皮片固定在位(图 3.195)。在丝线间用可吸收缝线准确对合皮片和缺损的边缘。在全厚皮片上做 3~4 个小切口,利于皮片下的血清性渗出物引流。完成皮片的环周缝合后,将三溴酚铋敷料包压在皮片上,用留长的丝线尾固定。加压包将皮片固定在位,直到愈合(图 3.196)。加压包保留 7~8 天,拆除丝线,指导患者护理好植皮区。图 3.197 显示患者术后 1 年的耳部外观。为防止耳道狭窄,可术后短期使用硅胶管支撑在外耳道内。

外耳楔形切除

外耳皮肤恶性肿瘤偶尔会侵犯软骨甚至穿透正反两面的皮肤。这些病变需要对部分耳郭做全层切除以彻底切除肿瘤。手术缺损达耳郭垂直高度的 1/3,适合将缺损边缘对合一期关闭。耳郭的高度缩小了,但美容效果尚可接受。

主要位于耳郭后面侵犯耳郭软骨的复发性基底细胞癌患者,耳郭前面的术前外观见图 3.198。病变侵犯耳轮和深面软骨(图 3.199)。

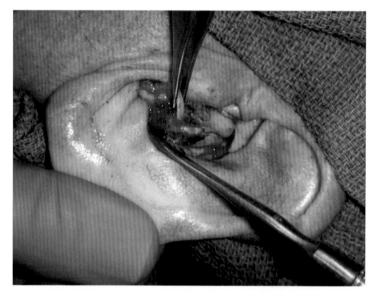

图 3.193　用 Freer 骨膜起子在软骨和耳后皮肤间分离。

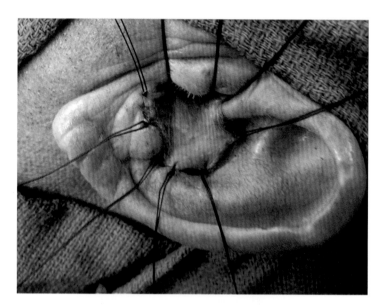

图 3.195　用长丝线将皮片锚定。

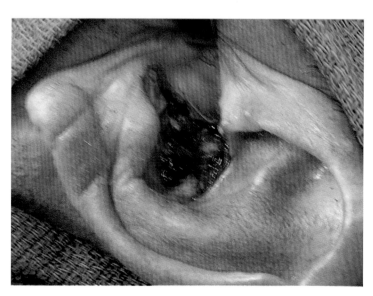

图 3.194　手术缺损。

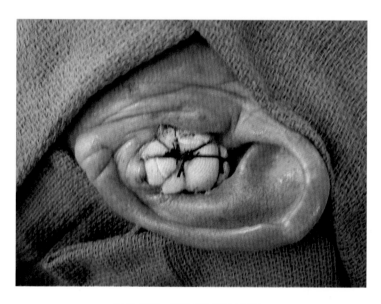

图 3.196　用丝线固定加压包。

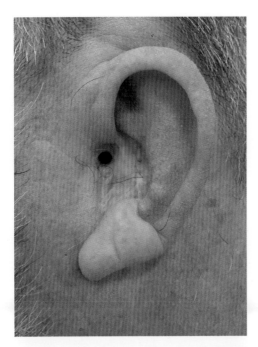

图 3.197 术后 1 年外观显示皮片愈合良好,外耳道形态正常。

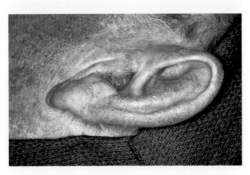

图 3.198 主要位于耳郭后面侵犯耳郭软骨的复发性基底细胞癌患者,耳郭前面的术前外观。

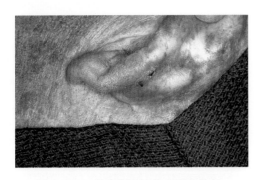

图 3.199 病变侵犯耳轮和深方软骨。

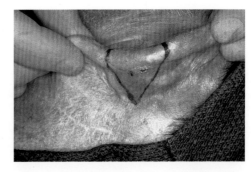

图 3.200 耳郭楔形切除的切口设计,楔形的尖端位于耳后沟。

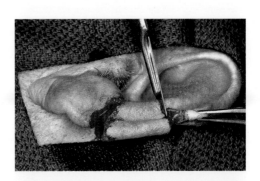

图 3.201 按预先画好的皮肤切口用手术刀全层切除。

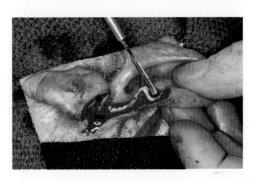

图 3.202 耳郭切缘的皮肤血管出血点容易用电凝控制。

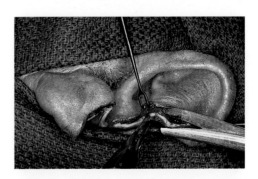

图 3.203 切除肿瘤后,皮缘常常在软骨表面退缩。

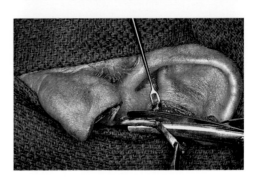

图 3.204 软骨的突出部用锯齿剪刀去除。

标记楔形切除的切口,楔形尖端位于耳后沟(图 3.200)。相似的切口在耳郭前面标出,耳郭前后楔形尖端基本对应。用手术刀全层切除(图 3.201)。切除一块楔形的耳郭,包括耳郭前后面的皮肤和软骨,皮肤切口在楔形的尖端会合。切除标本后,会有皮肤血管出血,容易用电凝控制(图 3.202)。彻底止血后,去除多出的软骨缘以便缝合皮肤。

切除肿瘤后,皮缘常常在软骨表面退缩(图 3.203)。软骨的突出部用锋利的锯齿剪刀去除,这样在缝合时软骨不会相互推挤,导致缝合口的张力过大(图 3.204)。

关闭手术缺损时,先用尼龙线将耳轮的上部和下部皮肤缝合一针,使之精确对合(图 3.205)。这一针缝线不打结,只是保持位置并向外牵拉以便缝合皮肤。分别缝合耳郭前后的皮肤,无须缝合软骨(图 3.206)。

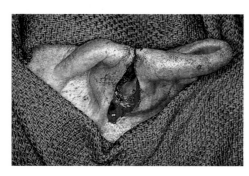

图 3.205   关闭手术缺损时,先用尼龙线将耳轮的上部和下部皮肤缝合一针,使之精确对合。

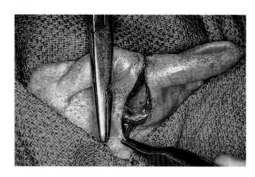

图 3.206   不用缝合软骨,只需要缝合前后的皮肤。

在缝合口的皮缘处涂以杆菌肽油膏(图 3.207)。皮肤缝线保留约 2 周,防止伤口裂开。

手术标本为全层楔形耳郭,包括整个肿瘤(图 3.208)。

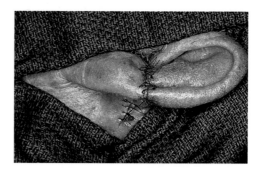

图 3.207   完成皮肤缝合。

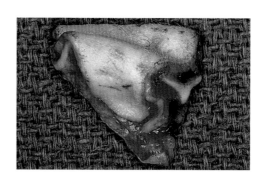

图 3.208   手术标本为全层楔形耳郭,包括耳郭前后的皮肤、软骨和整个肿瘤。

当肿瘤更为广泛,行外耳部分或全切后的大型缺损很难重建,美容效果也很少让人满意。因此,这样的缺损最好用假体修复。

(冯凌　房居高　译)

第4章
眼睑和眼眶

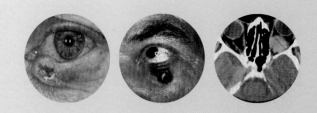

关键词

眼眶

眼睑

眶整形手术

剜除术

眼眶切除术

虽然眼睑和眼眶肿瘤相对少见,但由于其复杂的解剖结构和多样的病理类型,因此,该区域肿瘤的治疗仍然非常具有挑战。彻底了解这些肿瘤的病理机制,通过系统的方法进行术前评估和制订治疗方案,才能获得更好的治疗效果。良、恶性肿瘤均可原发于眼睑。良性病变包括皮肤角化症、乳头状瘤以及各种囊肿,包括包涵囊肿、皮样囊肿、因阻塞形成的皮脂腺和汗腺囊肿。此外,良性汗腺肿瘤也可以发生于眼睑,包括:眼睑汗管瘤、肌上皮瘤、皮脂腺腺瘤等。眼睑最常见的恶性肿瘤为基底细胞癌,约占90%以上,其他还有鳞状细胞癌、皮脂腺癌、恶性黑色素瘤、Merkel细胞癌和汗腺癌。

良性病变是最常见的眼眶病变。眼眶假瘤的典型表现是眼睑水肿、结膜水肿、疼痛,少有视力下降。有时根据临床检查和影像学检查可能误诊为肿瘤(图4.1和图4.2)。最常见的侵犯眼眶的恶性肿瘤是原发于邻近结构的肿瘤,包括原发于皮肤和鼻窦的肿瘤,颅内肿瘤和转移瘤。原发于眼眶的恶性肿瘤仅占一小部分,尽管少见,但是组织类型多样,包括起源于神经和神经鞘膜、眼外肌、泪腺和泪道系统,眶骨质及周围软组织;软组织肿瘤包括脂肪瘤、纤维瘤、血管瘤及其相对应的恶性肿瘤。最常见的眼内恶性肿瘤,在成人中是葡萄膜恶性黑色素瘤,在儿童中是视网膜母细胞瘤,这些肿瘤都可以侵犯眼眶。淋巴瘤和转移瘤也可发生于眼眶,需要注意鉴别。下面的图片举例显示了各种类型的眼睑(图4.3~图4.10),结膜(图4.11)和眼眶(图4.12~图4.14)恶性肿瘤。

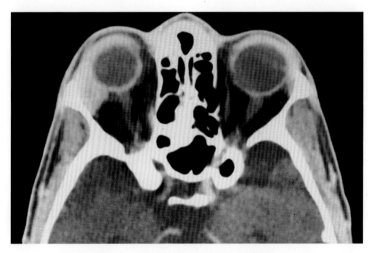

图4.2 图4.1患者的CT轴位影像。

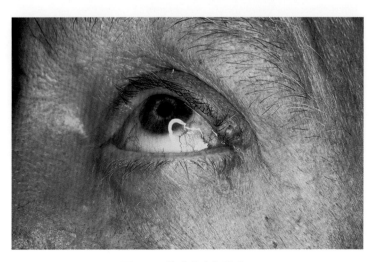

图4.1 眼眶假瘤(特发性眼眶炎)。

图4.3 外眦基底细胞癌。

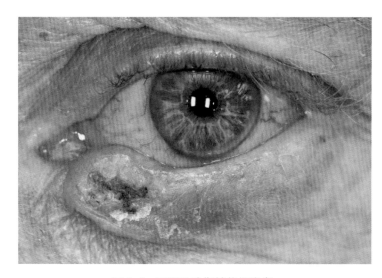

图 4.4   下眼睑晚期鳞状细胞癌。

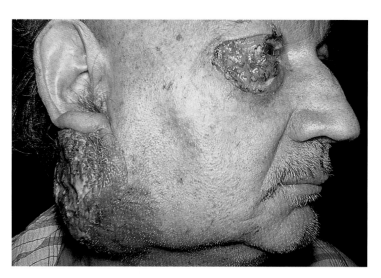

图 4.5   下眼睑晚期鳞状细胞癌伴颈淋巴结转移。

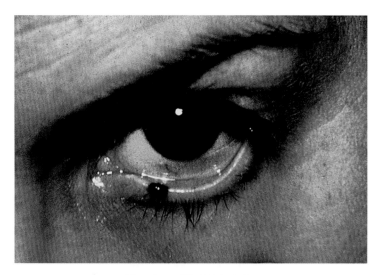

图 4.6   下眼睑黑色素瘤。

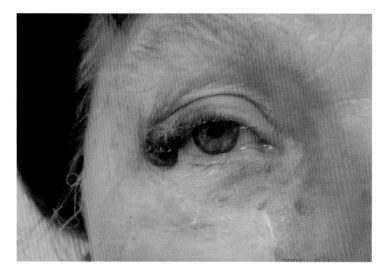

图 4.7   外眦恶性黑色素瘤。

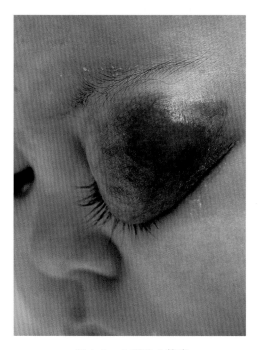

图 4.8   上眼睑血管瘤。

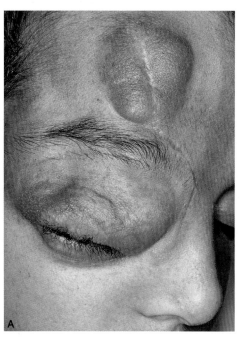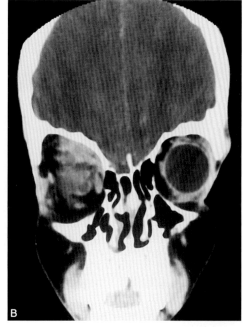

图 4.9   A.丛状神经纤维瘤病侵及上眼睑及前额；B.图 4.9 患者 CT 冠状位示肿瘤侵犯至眼眶内。

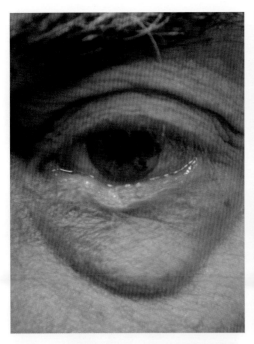

图 4.10　下眼睑 Bowen 病的原位鳞状细胞癌。

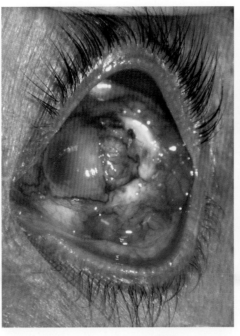

图 4.11　结膜鳞状细胞癌。

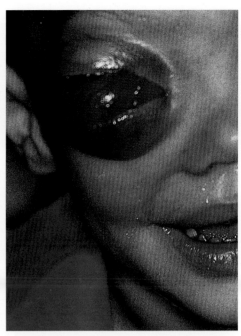

图 4.12　眼眶成神经细胞瘤。

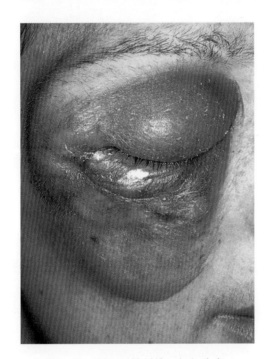

图 4.13　眼眶恶性纤维组织细胞瘤。

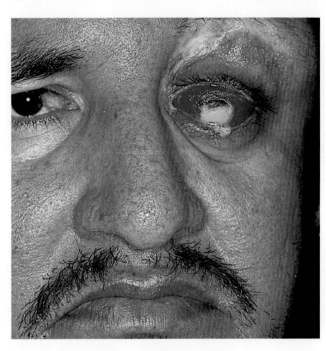

图 4.14　眼眶软骨肉瘤。

评估

　　眼睑和眼眶肿瘤的评估强调病史采集和查体。眼眶肿瘤多导致外观改变（如眼睑退缩、睑内翻、睑外翻、上睑下垂、眼球突出或眼球位置改变）或功能改变（如复视、视力模糊或溢泪）。查体应注意评估眼睑和球体的位置，以及它们的功能。功能检查应包括评估眼睑的闭合和开放、眼外肌运动、眼球位置、瞳孔功能，视力和视野。

　　有时需要专业的眼科检查，如眼压计检测眼压的变化；裂隙灯检查前房和虹膜；检眼镜检查玻璃体、视网膜、视盘等。

检查泪道系统评估鼻泪管是否有阻塞。此外，由于鼻腔鼻窦肿瘤可以侵犯眼眶，因此不能忽略鼻腔鼻窦的详细检查。

　　无论对于肿瘤局限于眼眶内，还是侵犯到鼻窦、颅内和颞下窝，影像学检查都是必不可少的手段。计算机断层扫描（CT）是评估骨受累的首选，而磁共振成像（MRI）能更准确地判断软组织病变和神经侵犯（图 4.17～图 4.19）。准确评估眼外肌、泪腺或泪道引流系统是否侵犯对手术方案的制订至关重要。眼眶骨膜是阻碍肿瘤生长的重要屏障，通过影像学检查明确眶骨膜是否受到侵犯，将直接影响到眼球的支撑是否需要重建。正电子发射断层扫描（PET）通常可以显示临床上隐匿的眼眶转移瘤。

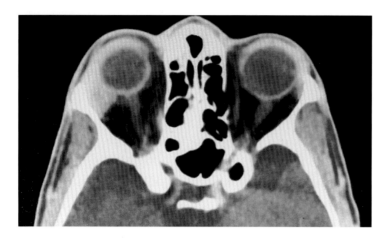

图 4.15   CT 增强显示右眼眶假瘤。

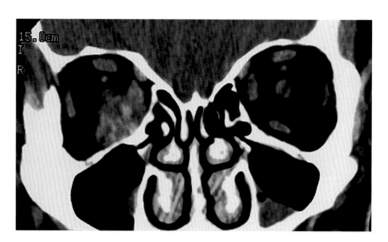

图 4.16   CT 增强显示右眼眶脂肪肉瘤。

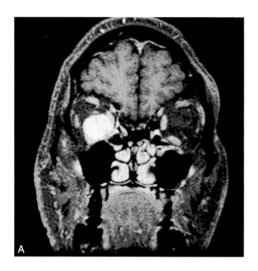
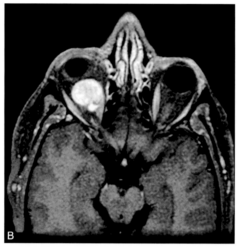

图 4.17   MRI 显示右眼眶脂肪肉瘤。A. 冠状位；B. 轴位。

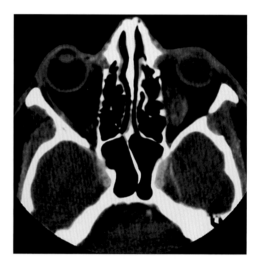

图 4.18   CT 显示左眼眶平滑肌肉瘤。

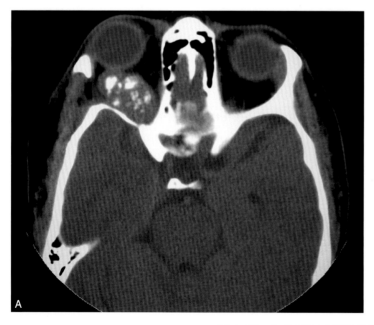
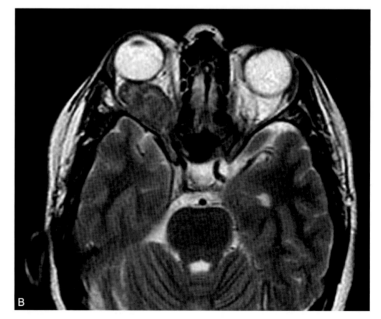

图 4.19   A. CT 显示右眼眶软骨肉瘤；B. 同一患者的 MRI 影像。

良性肿瘤

大多数眼睑和眼眶病变(>80%)都是良性肿瘤,因此鉴别良恶性肿瘤对头颈外科医生来说反而是一个挑战。熟知良性肿瘤的类型和特征有助于鉴别恶性肿瘤。眼睑的良性病变,如炎性病变(睑板腺囊肿)、脂溢性角化病、毛母质瘤、乳头状瘤和表皮样包涵囊肿等通常可以通过其临床表现确诊。这些病变多数情况下需要行局部手术切除才能治愈,根据病变的部位不同可以选择经皮或者经眼睑的手术切口。

眼眶病变的诊断相对复杂。由于眼眶的空间受眶骨的限制,不同的眼眶病变具有相似的临床表现,如眼球突出、流脓、复视和视物模糊,影像学检查可以帮助良恶性病变的鉴别。特发性眼眶炎,也称为眼眶假瘤,包括一大类非特异性眶内炎性病变。眼眶假瘤的临床表现多样,常常需要结合患者的临床表现、影像学特征和组织病理学综合判定,并且要除外特殊的全身和局部疾病。眼眶真性良性肿瘤,包括神经源性肿瘤和血管瘤等,通常发生于泪腺、附属结构和眼眶软组织。这些良性肿瘤的处理取决于肿瘤的大小、位置和临床症状。

恶性肿瘤

皮肤恶性肿瘤

眼睑最常见的恶性肿瘤为基底细胞癌(BCC),占所有病例的 90%~95%,其次是鳞状细胞癌(5%~10%)和其他恶性肿瘤(如皮脂腺癌、Merkel 细胞癌和恶性黑色素瘤)。肿瘤可以通过直接侵犯和沿神经侵犯累及眼眶和眼球。鳞状细胞癌恶性程度高,具有较高的侵犯眼眶的风险。Mohs 显微手术对范围小的眼睑基底细胞癌和浅表的鳞状细胞癌有较好的控制作用,局部控制率在 95% 以上。内眦部的病变经常切除不彻底,导致局部复发。局部复发在鳞状细胞癌比基底细胞癌更常见,发生率可以高达 30%。基底细胞癌的淋巴结转移率很低,除非肿瘤特别大或多次复发。伴有深浸润和神经侵袭的鳞状细胞癌的淋巴结转移概率明显升高。眼睑皮脂腺癌由于早期诊断困难和漏诊的原因,局部复发率高达 30%。与鳞状细胞癌一样,这些肿瘤都需要评估区域淋巴结并考虑前哨淋巴结活检。

与基底细胞癌和鳞状细胞癌相比,眼睑恶性黑色素瘤相对少见。眼睑皮肤恶性黑色素瘤的发病机制与蓝眼白肤人种的长期阳光照射史有关。恶性黑色素瘤需要广泛的手术切缘和术中冰冻病理确认切缘,但是冰冻病理有约 30% 的误诊率。Breslow 厚度、溃疡类型、核分裂象、神经或淋巴血管侵犯等组织病理学特征都是影响患者预后的因素。Clark Ⅳ 级或更高,Breslow 厚度大于等于 1.5mm,或 T2b 期以上的病变预后较差。

腺体恶性肿瘤

眼睑是皮脂腺癌常见的发病部位。肿瘤可来自睑板的睑板腺、眼睑的 Zeis 腺和泪阜的分泌腺。临床表现各异,常常误诊为睑板腺囊肿。皮脂腺癌是一种侵袭性肿瘤,具有高度的佩吉特样播散(pagetoid spread)倾向,易多灶性累及皮肤,使其治疗相当困难。结膜受累常见(高达 80% 的病例),可以伴有单侧睑结膜炎。晚期皮脂腺癌患者淋巴结转移率约 30%,局部进展侵犯球结膜时需要切除眼球。

泪腺肿瘤占所有眼眶肿瘤的 2%~5%,良性肿瘤、恶性肿瘤和上皮及淋巴组织增生性病变所占比例类似。泪腺肿瘤的典型临床表现是可触及的上眼睑外侧肿胀和眼球突出,疾病早期多对眼球运动无影响,晚期可以导致眼球运动障碍。多形性腺瘤是最常见的良性肿瘤。类似于涎腺肿瘤,影像学可见肿瘤的异质性,如囊腔的形成。腺样囊性癌是最常见的恶性肿瘤,占 30%~40%,其次是多形性腺瘤癌变、腺癌和黏液表皮样癌。一般来说,这些肿瘤的生物学行为与涎腺癌相似。例如,腺样囊性癌有很高的神经侵袭和肺转移倾向。

眼内肿瘤

葡萄膜黑色素瘤是成人最常见的眼内原发恶性肿瘤。葡萄膜中黑色素细胞含量最高的区域,如虹膜、睫状体和脉络膜,是黑色素瘤最多见的发病部位。葡萄膜黑色素瘤也可能起源于一些色素沉着性病变,包括脉络膜痣和眼黑色素沉着症(太田痣)。约有 3% 的葡萄膜黑色素瘤患者有 BRCA 相关蛋白-1(BAP1)种系突变的遗传学背景,BAP1 突变可以导致间皮瘤、肾细胞癌和胃癌等肿瘤的发生。脉络膜黑色素瘤约占葡萄膜黑色素瘤的 80%,女性患者通常在常规体检中发现,而男性患者常常出现视觉症状才就诊。肿瘤呈黑色,延伸到玻璃体腔,可能具有神经侵袭的倾向,甚至可以侵犯巩膜及眼眶。检眼镜检查可以诊断,肿瘤的范围可以通过影像学检查(如超声、CT 和 MRI)来确定。

葡萄膜黑色素瘤的临床病程与皮肤黑色素瘤截然不同。其典型特征是血行转移,肝脏是主要的转移部位,因此葡萄膜黑色素瘤的治疗也有一定争议。两个大规模前瞻性随机试验(The Collaborative Ocular Melanoma Study)比较了小、中、大黑色素瘤的治疗方案。研究表明:对于大面积脉络膜黑色素瘤的患者,术前放疗并不能改善患者的预后;对于中等大小的脉络膜黑色素瘤,^{125}I 近距离放疗同眼球剜除术相比肿瘤转移率无差异,从而提供了一种保留眼球的治疗方法。一般来说,较小的脉络膜黑色素瘤可以密切观察,如果发现肿瘤生长可以采用近距离放疗。虽然只有 2.1%~2.4% 的患者在就诊时发现远处转移,然而,他们终身都有远处转移的风险。总体生存率从小肿瘤的 85% 到中等肿瘤的 70%~85%,大肿瘤即使采用积极治疗生存率仍不到 50%。

视网膜母细胞瘤是儿童最常见的原发性眼内恶性肿瘤,全世界每年新发患者约 5 000 例。80% 以上的视网膜母细胞瘤患者在 3 岁之前被诊断出来,其中 20%~30% 为双侧发病。目前认为视网膜母细胞瘤起源于视网膜中的视锥细胞。肿瘤通常累及视网膜和玻璃体,导致白色瞳孔(白瞳症或红光反射消失)和斜视(由于中心视力丧失)。检眼镜下,肿瘤表现为白色至褐色病变,可与视网膜分离,因为肿瘤可能移行到视网膜下间隙或玻璃体内种植。

通过研究家族性视网膜母细胞瘤可以更好地了解这种肿瘤的发病机制。Knudsen提出的具有里程碑意义的"两次打击"模型表明,视网膜母细胞瘤的发生必须经历两次基因突变。在家族遗传性视网膜母细胞瘤中,患者的所有细胞(胚胎系)中都存在第一次打击(RB1基因突变),当其视网膜细胞(体细胞)第二次获得RB1基因的等位基因的突变后,导致癌变发生。相反,在散发性视网膜母细胞瘤的病例中,这两种打击都必须发生在单个细胞中,视网膜母细胞瘤才会发生。正因如此,遗传性视网膜母细胞瘤患者的发病年龄都普遍偏低,多灶性和双侧视网膜受累的频率较高。RB1基因是从带有13q14.2缺失的家族性视网膜母细胞瘤儿童中克隆的。国际视网膜分期系统的儿童肿瘤组版本根据肿瘤大小将其按危险度分为以下几组:A(<3mm);B(>3mm或黄斑或近视盘或视网膜下积液);C(视网膜下和/或玻璃体种植与肿瘤之间的距离小于6mm);D(与肿瘤相距大于6mm的弥散的视网膜下和/或玻璃体种植);E(眼球无视力或存在以下情况:肿瘤触及晶状体、肿瘤侵犯睫状体、新生血管性青光眼、大量的球内出血或前房积血,眼球痨,无菌性眼眶蜂窝织炎)。全身化疗在很大程度上已被眼动脉化疗(眼动脉介入化疗)所取代,它的优点是增加肿瘤局部药物浓度的同时降低全身并发症的发生率。其他的局部治疗包括激光和冷冻治疗。家族性视网膜母细胞瘤常能早期诊断,而大多数散发性视网膜母细胞瘤(>75%)诊断时多为晚期(E组),通常需要广泛的局部治疗甚至眼球剜除。在世界上的一些地区,尤其是亚洲和非洲,有些视网膜母细胞瘤患者就诊时肿瘤已经侵犯眼眶,给治疗带来很大难度。

眼眶肿瘤

横纹肌肉瘤是儿童第二常见的原发性眼内恶性肿瘤,15岁以下儿童多见。95%以上的眼眶横纹肌肉瘤为胚胎型(尤其是葡萄簇状细胞型)。肿瘤生长迅速,通过压迫和侵犯局部结构引起眼部外观和功能的改变。少部分为腺泡型,80%~85%的腺泡型横纹肌肉瘤存在两种特征性的染色体易位:[t(2;13)(q35;q14)和t(1;13)(p36;q14)],分别形成了相应的融合基因PAX3-FOXO1(FKHR)和PAX7-FOXO1(FKHR)。在过去,横纹肌肉瘤患者的预后非常差。近20年来,通过美国儿童横纹肌肉瘤协作组(IRSG)的4项长期临床试验研究,不断优化治疗方案,使横纹肌肉瘤尤其是局部晚期患者的疗效大大提高。目前临床采用根据组织学亚型、原发部位、临床分期(国际儿童肿瘤学会(SIOP)分期、国际癌症联合会(UICC)分期或IRSG分期)和切除范围制订风险适当的横纹肌肉瘤的综合治疗策略。横纹肌肉瘤患者都需要化疗,如果手术切除不会引起眼部主要的功能损失或外观畸形,建议尽可能手术切除。当肿瘤不能完全切除时,建议辅助放疗,放疗剂量可根据化疗效果调整。近年来的临床数据显示,无远处转移的横纹肌肉瘤患者的5年生存率超过70%。然而,有远处转移的患者预后仍然很差。

眼眶其他类型肿瘤包括来源于软组织和骨的肿瘤,如脂肪肉瘤、恶性神经鞘瘤、血管外皮细胞瘤、软骨肉瘤和骨肉瘤。一般来说,这些罕见的恶性肿瘤治疗策略等同于其他部位发病的同类型肿瘤的处理。

侵犯眼眶的其他肿瘤

鼻窦、皮肤和鼻咽恶性肿瘤是最常见的侵犯眼眶的眶外来源的恶性肿瘤。这些肿瘤包括不同的病理学类型,如鳞状细胞癌、小涎腺癌、鼻窦未分化肿瘤、嗅神经母细胞瘤、肉瘤和淋巴瘤等。在这些病例中,眼眶的处理取决于肿瘤分期、侵犯眼眶的程度和可供选择的治疗手段。

治疗

放射治疗

与其他解剖部位一样,眼睑和眼眶肿瘤的治疗取决于肿瘤的类型、位置、范围和患者因素。虽然手术是大多数眼睑恶性肿瘤的主要治疗手段,但在某些情况下也可选择放射治疗。由于这个区域的放疗会引起眼球表面功能障碍和潜在角膜溃疡的风险,所以手术是治疗该区域肿瘤的首选。为了尽量减少放疗对角膜、晶状体和泪腺的损伤,通常使用镀金铅眼罩。也可以选择钨眼罩,钨眼罩的电离辐射防护效果要优于镀金铅眼罩。60Gy的放射治疗能够保证90%以上的眼睑皮肤恶性肿瘤患者的局部控制率。随着肿瘤的增大,在决定治疗方式时,应权衡手术的预期损伤与放疗的较低局部控制率。较大病变(>4cm)最好首选手术治疗,有时需要术后放疗。

由于眼球前房和后房对放射线高度敏感,因此眼眶周围和眼眶区域的放疗需特别考虑。放疗范围应尽量不包括角膜、晶状体、视网膜和垂体。调强放疗(IMRT)或质子放疗有助于精细规划放疗范围,避免照射正常结构,同时保持治疗效果。

近距离放疗、氦离子或质子放疗都可以有效治疗葡萄膜黑色素瘤。近距离放疗的剂量可达70~100Gy。计划放疗野需要包括肿瘤边缘外2mm,肿瘤浸润深度以外1mm和1mm的巩膜厚度。最佳单次剂量尚无明确界定,大多数治疗时间为4~7天。近年来的研究结果表明,使用巩膜敷贴放疗时,最佳最小剂量率可能为0.7~1Gy/h,5年和10年局部复发率分别为11.5%和15.8%。目前尚无数据比较近距离放疗和质子放疗之间的差异,多数学者认为他们的治疗有效率相等。质子放疗在控制毛细血管周围病变更有优势,但是在治疗睫状体和前位肿瘤时也可能导致更高的眼前节毒性。

手术治疗

眼睑恶性肿瘤切除手术必须兼顾手术缺损的修复和重建。上、下眼睑的大部分病变可以用局部组织修复。然而,晚期的病变需要复杂的修复手段。眼睑重建手术应重点避免以下几个问题:因无法合上眼睑而导致的暴露性角膜炎(兔眼);泪液引流障碍导致溢泪;结膜外翻或暴露;以及由于眼睑过度闭合导致的外周视野损害。对于复杂的眼睑重建,建议由经验丰富的眼整形外科医生进行手术。

手术解剖

眼睑解剖结构复杂,其负责保护眼球和促进泪液湿润角膜。因为眼睑的皮肤非常薄并且缺乏皮下脂肪,所以在皮肤和眼轮匝肌之间进行手术应十分小心。结膜覆盖眼睑的内表面,薄而透明,无角化层。在睑板和眼轮匝肌之间是睫毛的毛囊。睑板腺位于睑板内。纤维组织形成的新月形上、下睑板,保持眼睑结构完整。睑板附着在内眦和外韧带上,使得眼睑能够贴合眼球的曲度。提上睑肌前端附着于睑板前表面,Mueller 肌的平滑肌部分附着于睑板上缘。提上睑肌在动眼神经上支的支配下提升眼睑,而 Mueller 肌受交感神经控制。在眼睑闭合过程中,由于眼轮匝肌收缩,大部分的运动是由上眼睑完成的,而下眼睑的活动较少。睑板的后表面由结膜紧密排列,结膜在皮肤黏膜交界处与眼睑边缘相连续,穹窿与眼球前表面相接触。皮脂腺(睑板腺)导管开口于皮肤黏膜交界处和灰色线之间的眼睑后缘。

眼睑的动脉血供来自颈外动脉(面、颞浅和眶下动脉)和颈内动脉(眼动脉)。这些动脉相互吻合形成内侧和外侧睑动脉,进而形成边缘弓和周围弓,供养睑前组织。眼睑的静脉主要回流面部静脉系统或深入眼眶的眼静脉。上、下眼静脉分别通过眶上、眶下静脉流入海绵窦。眼睑的淋巴回流到耳前淋巴结或腮腺内淋巴结。眼轮匝肌受面神经支配,上睑受额支支配,下睑受颧支支配。

泪道引流系统包括上、下泪小点,通过泪小管与泪囊相连,泪囊在泪窝内延续为鼻泪管,最终开口于鼻腔外侧壁的下鼻道。泪腺由两个叶组成:眼眶叶和眼睑叶。眼眶叶位于额骨颧突内泪窝的上外侧眶。眼眶叶呈浅灰色,质地坚硬,与眼眶脂肪垫区分开来。泪腺的眼眶叶和眼睑叶在后外侧相邻,但在前面被提上睑腱膜的外侧角分开。因为眼眶叶的分泌管在汇入上结膜穹窿之前穿过较小的眼睑叶,眼睑叶切除会影响眼眶叶的功能。泪点位于内眦内,上泪点比下泪点更居中。

在 90%的患者中,上、下泪小管形成一条共同的通道,流入泪囊。在剩下的 10%中,两个小管分别进入泪囊。泪囊位于眼眶内侧壁的骨窝内,长 10～12mm。在其后内侧方向 12～18mm,泪囊延续为鼻泪管。泪道引流系统的内覆上皮,从泪小管的鳞状上皮向泪囊和导管的柱状上皮过渡。鼻泪管开口于鼻腔下鼻甲下方的下鼻道,它的开口被黏膜瓣(Hasner 瓣膜)覆盖。

骨性眼眶内包含眼球、泪腺和泪囊、眼外肌、脂肪、血管和神经。七块颅骨构成了金字塔形眼眶的四个骨壁。眼眶的底壁构成上颌窦的顶部,在视神经管前 1cm 处结束。眶底壁在后方与蝶骨大翼分离,形成眶下裂,眶下裂向下通往翼腭窝(内有翼腭神经节和颌内动脉)和颞下窝。眶下神经在眶底壁由外侧向内侧走行,后方走行在骨槽内,然后进入骨管,最后从上颌骨前表面的眶下孔处穿出。眼眶内侧壁从前到后依次

由上颌骨、泪腺、筛窦和蝶骨构成。泪腺窝由上颌骨和泪骨构成。筛骨(纸样板)构成了眶内壁的大部分结构,将眼眶与筛窦分开,这部分眼眶易受筛窦内感染和肿瘤病变的侵袭。内侧壁的后面由较厚的蝶骨构成,筛窦和蝶窦交界处是一个解剖标志点,其后方 3～4mm 处是视神经管环。内侧壁上界为额筛缝,即筛凹(筛窦顶部)和筛板的位置。筛前孔和筛后孔位于额筛缝,分别距眶前缘约 24mm 和 36mm。

视神经和其他神经血管从颅内经眶顶进入眶内。视神经管位于眶上裂的内侧,其内有视神经、眼动脉和交感神经。眶上裂内还有第三、第六脑神经、鼻睫神经、睫状神经节(动眼神经下段分出的鼻睫支、交感和副交感神经纤维)、节后副交感神经、脑膜中动脉、泪腺神经、眼上静脉、滑车神经和额神经。

眼动脉及其分支是眼眶的主要动脉。眼动脉经过视神经管,从眼球后方的肌锥内穿出。眼动脉的筛后动脉支在视神经管前方约 6mm 处进入筛后孔。筛前动脉在筛后孔前方约 12mm 处进入筛前孔。眼动脉分支还滋养眼外肌和泪腺。其最远端分为穿过眶上孔的眶上动脉,滑车上动脉和鼻背动脉。眼上、下静脉均回流入海绵窦。眼眶解剖结构和眼睑横截面解剖如图 4.20 所示。

眼睑肿瘤手术

上眼睑皮肤癌切除术。与下眼睑不同,上眼睑有大量松弛的皮肤,即使是大面积的皮肤癌切除后,也可以对手术缺损进行一期缝合。术后可能会失去对称性的上睑折痕。图 4.21 所示为浅表浸润的鳞状细胞癌患者,肿瘤累及上睑皮肤及眉毛。触诊肿瘤局限于表皮,未侵犯深部肌肉及睑板。

病变范围在眼睑闭合后更加清楚,图 4.22 所示肿瘤累及上眼睑皮肤及眉毛(图 4.22)。

手术切除病变需要牺牲上眼睑的大部分皮肤,包括一些眉毛。手术设计时要记住保留或恢复好眉毛的形状。为了保持眼睑和眉毛的美观,眉毛的手术切口为垂直方向,而上眼睑皮肤的切口为横向方向,就像一个倒置的 T 形。

图 4.23 所示病变切除后的手术缺损。冰冻病检须从手术缺损的边缘切取,以确保切除的充分性,并应注意避免切除眼轮匝肌。垂直缝合眉毛处缺损,皮下使用 3-0 铬肠线间断缝合,以恢复眉毛的连续性。上眼睑皮肤横向缝合,完全闭合的伤口类似于一个倒置的 T 形。图 4.24 所示患者术后 8 周的外观。可以看出眉毛的形态得到很好的保留,上眼睑也恢复正常形状。该患者的修复达到了满意的美学效果。

上眼睑全厚切除重建术。任何部位的眼睑全厚切除都面临重建的问题。因为上眼睑为角膜和眼球提供大部分润滑和保护功能,准确地重建对于防止术后角膜损伤至关重要。图 4.25 所示的患者患有色素性基底细胞癌,累及三分之二的上睑、睑缘和邻近结膜。手术切除范围包括上眼睑全厚,导致贯通性缺损需要同期重建。

手术切除方案如图 4.26 所示。标记的矩形为计划切除的上眼睑全厚范围。矩形外上方的三角形阴影区域的皮肤将被切除,将上眼睑皮肤推进后进行重建(图 4.27)。植入角膜

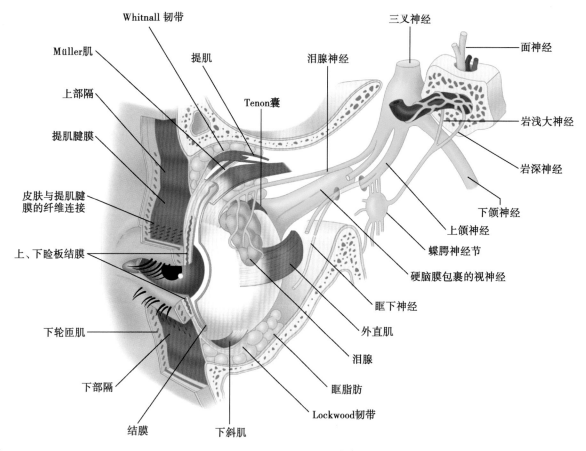

图 4.20   眼眶和眼睑的解剖。

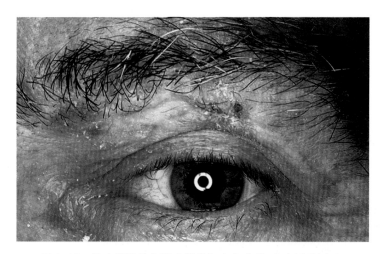

图 4.21   浅表浸润的上眼睑鳞状细胞癌患者,病变累及眉毛。

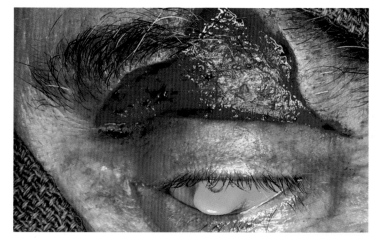

图 4.23   手术切除后缺损。

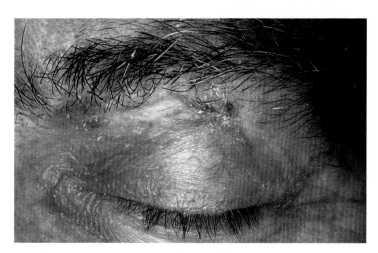

图 4.22   病变位于上眼睑皮肤累及眉毛。

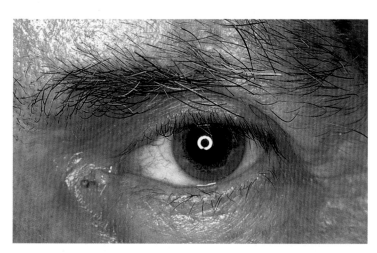

图 4.24   患者术后 8 周外观。

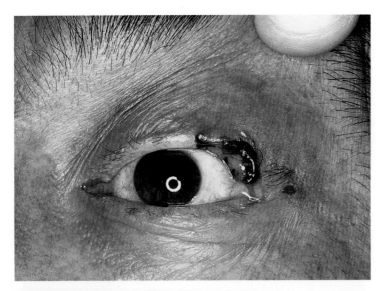

图 4.25　色素性基底细胞癌患者,病变累及三分之二的上睑、睑缘和邻近结膜。

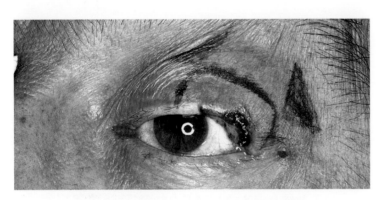

图 4.26　上眼睑手术切除及皮肤推进示意图。

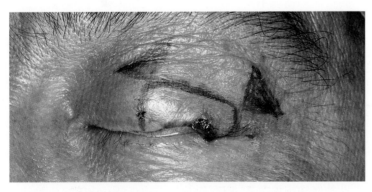

图 4.27　矩形切除范围外上方的三角形阴影区域的皮肤将被切除,便于将上眼睑皮肤推进后进行重建。

防护罩以保护角膜。切除前用两根丝线贯穿缝合切口边缘眼睑,以便在切除时稳定眼睑。

图 4.28 所示沿上述矩形区域行上眼睑全厚切除后的贯通性缺损。切除区的上眼睑全切除术完成(图 4.28)。注意缝合固定线时应紧邻切口边缘。在切除过程中,通过结扎和/或电凝充分止血。同样方法在下眼睑睑缘对应位置用两根丝线缝合固定,并在两根丝线之间的下眼睑睑缘灰线处做切口。向下牵拉皮肤暴露睑板(图 4.29),用手术刀沿冠状面紧贴睑板分离,以保持睑板的内侧附着在睑结膜上,而其外部与睑板的其余部分相连。

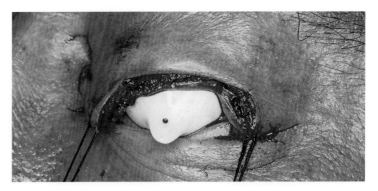

图 4.28　沿上述矩形范围行上眼睑全厚切除后缺损。

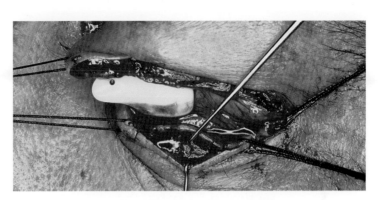

图 4.29　沿灰线切开下眼睑,暴露睑板。

用剪刀在下眼睑结膜做两个切口,剪开位置对应上眼睑的手术缺损。将带有睑板内侧的下眼睑结膜瓣向上牵拉与上眼睑矩形手术缺损中水平部分进行缝合(图 4.30)。结膜缝合采用 6-0 条普通肠线,线结埋在结膜下的软组织内。

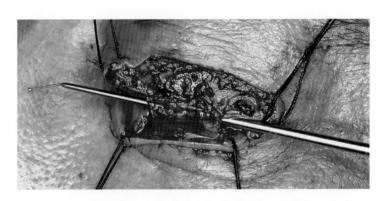

图 4.30　将带有睑板内侧的下眼睑结膜瓣向上牵拉与上眼睑矩形缺损中的水平部分进行缝合。

结膜的桥接修复完成后,切除矩形缺损外上方三角形区域的皮肤(图 4.31),制作向下推进的上眼睑皮肤瓣,用 6-0 尼龙线将上下眼睑皮缘缝合(图 4.32),最后缝合剩余的皮肤,这是上眼睑重建的第一阶段(图 4.33)。手术后上下眼睑融合至少维持 8 周,术后 1 周拆除皮肤缝线。术后指导患者冲洗眼睛,尽可能保持清洁。

在第一阶段手术后 6~8 周,在表面麻醉和局部麻醉下将融合的眼睑分开(图 4.34)。结膜囊内滴入表面麻醉药,融合的眼睑注射局部麻醉药,将泪道探针从皮肤桥内侧结膜下导入,从外侧导出,以保护角膜。用组织剪沿眼睑线全层剪开,将重建的上、下眼睑分开。皮肤切缘的渗血局部压迫就可以止血。

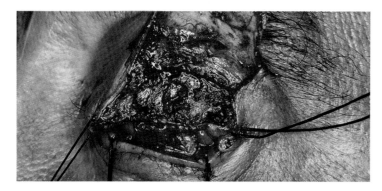

图 4.31 术前标记三角形皮肤切除范围。

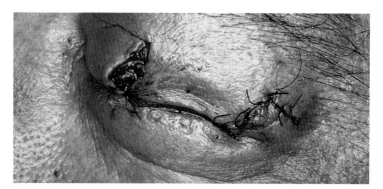

图 4.32 上下眼睑皮缘对位缝合后。

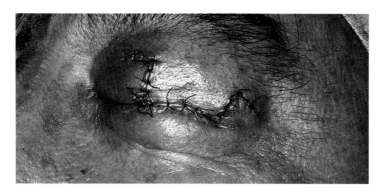

图 4.33 缝合上眼睑剩余皮肤。

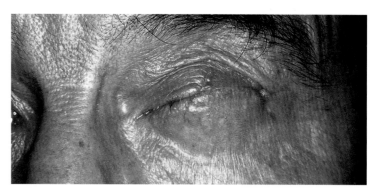

图 4.34 第一阶段手术后 8 周,在表面麻醉和局部麻醉下将融合的眼睑分开。

患者第二阶段切开融合的上下眼睑术后 1 周的外观如图 4.35 所示。完全恢复了功能要求和美学外观(图 4.36 和图 4.37)。上眼睑的全厚缺损采用睑板结膜瓣桥接修复技术可以获得非常令人满意的效果。

该修复方法有时会影响下眼睑的稳定性。上睑重建的其他方法包括游离睑缘和巩膜的 Cutler-Beard 式或 AlloDerm 异体皮移植和 Hughes 瓣等。

下眼睑皮肤癌切除术。 累及范围不超过下眼睑面积三分之二的皮肤癌可以通过分离局部面颊和颞部的皮肤关闭切口。沿横轴方向切除下眼睑皮肤病变会导致眼睑外翻,因此手术切口的设计往往要考虑从侧面向内推进的皮瓣来关闭缺损,避免眼睑外翻。图 4.38 所示下眼睑基底细胞癌患者,病变未侵犯睑缘、深部的肌肉或软骨。

手术方案设计如图 4.39 所示。手术切除后的缺损呈三角形。皮瓣设计为从外眦延至颞部的横行向上切口,可以提

高皮瓣位置。皮瓣的顶端向内侧移位,关闭缺损。充分游离外侧皮肤减轻缝合张力及避免下眼睑的二次拉伤,这个皮瓣也叫 Tenzel 瓣。

6-0 尼龙缝合皮肤(图 4.40)。注意将下眼睑下方的缝线留得长一些,其末端用胶带贴在面部皮肤,以避免缝线残端对角膜造成创伤。不需要覆盖敷料,缝线上涂抹抗生素眼药膏。

患者术后 8 周外观如图 4.41 所示。手术瘢痕几乎无法察觉,下眼睑的位置保持在正常范围内,没有任何外翻。侧方推进皮瓣是修复下眼睑皮肤缺损的最好办法。

下眼睑内侧皮肤癌切除术。 下眼睑内侧皮肤缺损累及睑缘,或与睑缘很近,这对整形外科医生来说是一个挑战。在这种情况下,从缺损外侧向内推进的皮肤不适合修复,因为张力线会将内眦向下和侧向牵引,从而导致外翻和溢泪。该区域缺损最好用上眼睑内侧皮瓣修复。图 4.42 所示下眼睑色素性基底细胞癌患者,病变累及下眼睑皮肤和内眦附近睑缘。

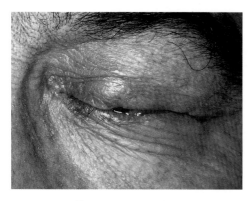

图 4.35 第二阶段切开融合的上下眼睑术后 1 周。

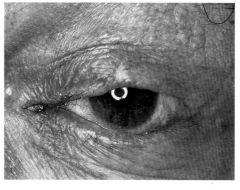

图 4.36 第二阶段术后 6 个月。

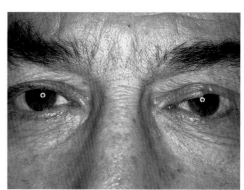

图 4.37 术后双侧上眼睑对称,外观满意。

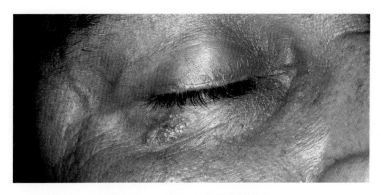

图 4.38　下眼睑皮肤基底细胞癌。

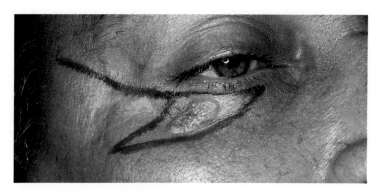

图 4.39　手术切口设计。

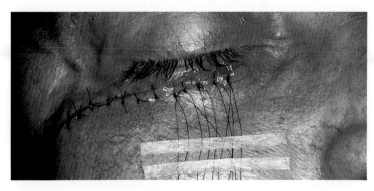

图 4.40　缝合后外观。

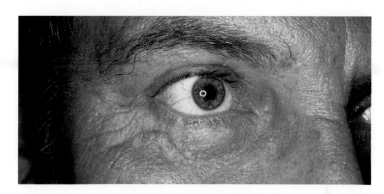

图 4.41　术后 8 周外观。

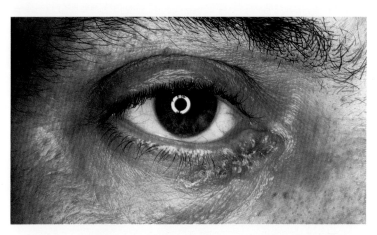

图 4.42　下眼睑色素性基底细胞癌患者,病变累及下眼睑皮肤和内眦附近睑缘。

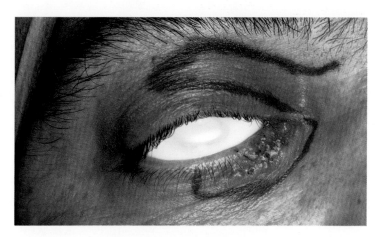

图 4.43　手术切除及修复设计。

　　手术方案设计如图 4.43 所示。角膜防护罩用来保护角膜。切除范围包括内 1/3 的睑缘。手术缺损如图 4.44 所示。冷冻切片取自结膜边缘和脸颊皮肤。如图所示,设计上眼睑的内侧随意皮瓣。

　　上睑内侧皮瓣修复缺损,供区皮肤直接闭合(图 4.45)。切取皮瓣时需仔细操作,因为这个部位的皮肤很薄,粗暴操作容易撕裂。6-0 尼龙缝合皮肤。缝线的末端留长,用胶带贴在面部皮肤,以避免缝线残端对角膜造成创伤。不需要覆盖敷料,缝线上涂抹抗生素眼药膏。

　　患者术后 8 周的外观显示手术缺损得到了满意的修复(图 4.46)。患者无功能障碍,美容效果良好。

　　内眦皮肤癌切除术。下眼睑内眦的皮肤缺损可以采用上眼睑内侧皮瓣修复,如前一个手术步骤所述。如果手术切除

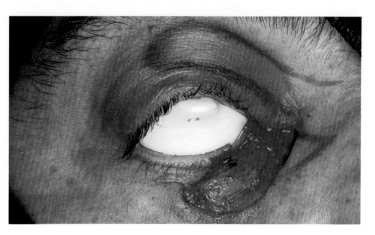

图 4.44　手术缺损和皮瓣设计。

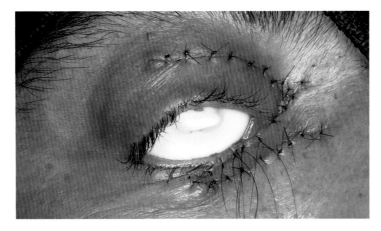

图 4.45 皮瓣修复缺损区域,供区直接缝合。

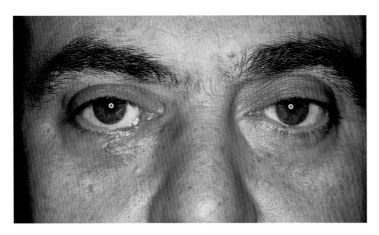

图 4.46 患者术后 8 周外观。

的范围达到了上眼睑内侧皮瓣的基底部,这种修复方法就不合适。图 4.47 所示色素性基底细胞癌患者,病变累及下眼睑和内眦部皮肤,无法采用上眼睑内侧皮瓣修复。因此,需要设计一个蒂在外侧的上眼睑皮瓣,通过向内向下旋转修复内眦区域。另外还要设计一个外侧面颊部皮瓣,向内推进修复下眼睑皮肤缺损。其他修复内眦缺损的方法包括鼻部旋转皮瓣(例如眉间或菱形皮瓣)。

设计病变切除及获取皮瓣切口(图 4.48)。手术缺损显示皮肤癌切除彻底,同时切除了内眦和病变周围的大量皮肤(图 4.49)。冷冻切片病理检查取自手术缺损的几个边缘,以确保切除的充分性。如前所述,切取外侧为蒂的上眼睑皮瓣,将其向下、向内旋转,再切取面部皮瓣向内侧推进,关闭手术缺损。

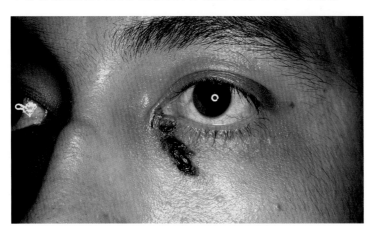

图 4.47 色素性基底细胞癌累及下眼睑及内眦部皮肤。

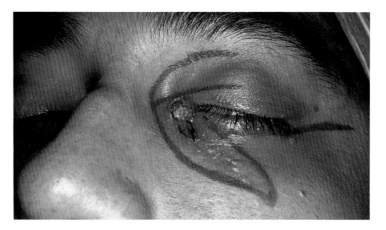

图 4.48 设计手术切口和皮瓣。

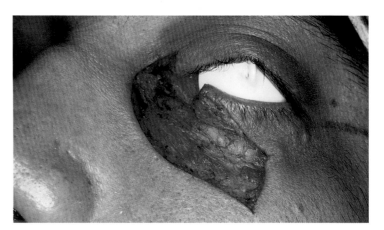

图 4.49 显示手术切除范围,包括内眦和原发病灶周围大面积皮肤。

患者术后 3 个月的外观如图 4.50 所示。患者没有眼睑外翻,由于重建的下眼睑内侧部分的睫毛缺失,存在一些审美畸形,但在功能上,患者没有其他问题。

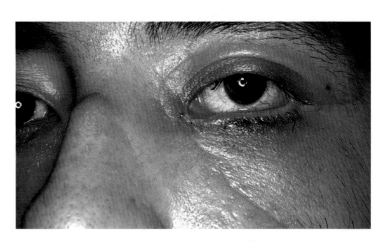

图 4.50 患者术后 3 个月外观。

因此,向内侧推进的面颊外侧皮瓣和上睑皮肤旋转皮瓣的组合是修复内眦部手术缺损的一种理想选择。

下眼睑 V 形切除术。 当下眼睑皮肤病变累及睑缘需要全层切除眼睑时,只要切除范围不超过眼睑的 1/3,V 形(楔形)切除术是一个很好的选择。

图 4.51 所示为结节型基底细胞癌患者,累及下眼睑睑缘,行包括下眼睑皮肤、睑板和结膜的全层楔形切除术。冷冻切片病理检查取自手术缺损的边缘,眼睑全厚 1mm,以确保切

除的充分性。手术缺损需要重建睑板,睑板的缝合技术至关重要(图 4.52)。使用 6-0 Vicryl 缝线从睑缘的灰线开始缝合,先穿过睑缘及深方的睑板,然后从睑板的断端穿出,从另一侧的睑板断端穿入,再从睑缘穿出,间断缝合固定睑板的断端。继续用 6-0 尼龙线分两层缝合皮下和皮肤。应注意要精

准对合睑板和睑缘,对合不齐产生凹陷影响外观。

图 4.53 所示患者术后 3 个月的外观。可以看出,睑缘对合准确,没有出现凹陷,没有功能障碍和美学影响。因此,下眼睑楔形切除术适合累及下眼睑全层但是范围局限的病变。

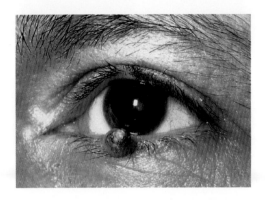

图 4.51　结节型基底细胞癌患者,累及下眼睑睑缘。

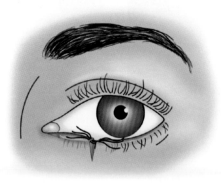

图 4.52　睑板用 Vicryl 线准确对位缝合是术后良好外观的关键。

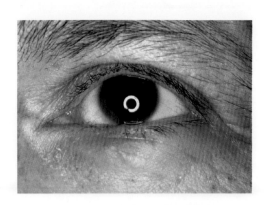

图 4.53　患者术后 3 个月外观。

外眦及下睑全层切除修复术。 下眼睑外侧 1/3 病变如果累及睑缘需要对下眼睑和外眦进行全层切除。在这种情况下,修复手术缺损需要一个结构支撑物来修复睑板缺损,并利用外侧面颊的推进皮瓣覆盖皮肤。图 4.54 所示附件源性腺癌患者,累及下眼睑。病变至少累及下睑外侧 1/3,因此手术需要切除下睑外 1/2 部分。切除肿瘤和推进侧颊瓣的手术设计如图 4.55 所示。注意切除下睑皮肤和睑板的同时要保留未受侵犯的下睑睑板下方的睑结膜(图 4.56)。冷冻切片取自皮肤边缘,以确保手术切除的充分性。

于耳郭前面切口,暴露软骨,交替进行钝性及锐性分离,取大小合适的软骨,以用于替代切除的睑缘。软骨切取后,间断缝合关闭供区皮肤(图 4.57)。

沿设计标记切开,于眼轮匝肌浅面游离外侧颊部皮瓣。将眼轮匝肌与其下方的结膜分离,并制作放置移植软骨的囊袋(图 4.58)。分离时应小心,以免撕裂肌肉纤维或产生不必要的血肿。获取的软骨适当修剪后,置入眼轮匝肌深部囊袋中(图 4.59)。用 4-0 铬肠线间断缝合眼轮匝肌包埋软骨(图 4.60)。

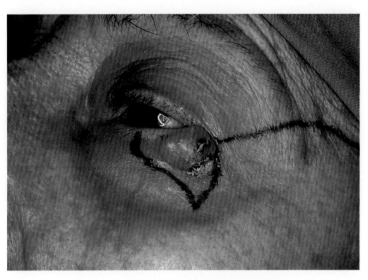

图 4.55　肿瘤切除及外侧颊部推进皮瓣设计。

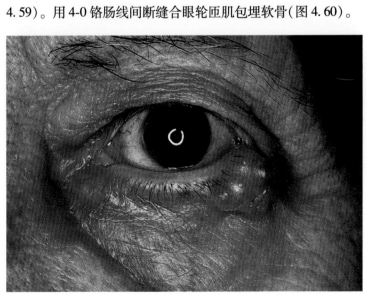

图 4.54　下眼睑皮肤附件腺癌。

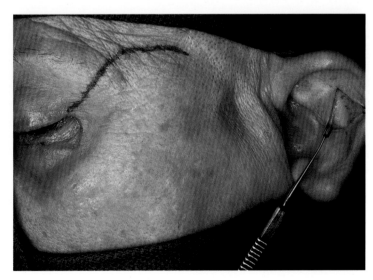

图 4.56　全层切除下眼睑,自同侧外耳切取修复用的软骨。

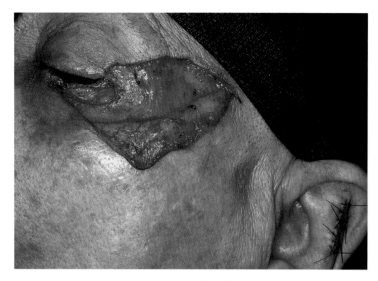

图 4.57　切取软骨后，间断缝合关闭供区皮肤。于眼轮匝肌浅面分离外侧颊部皮瓣。

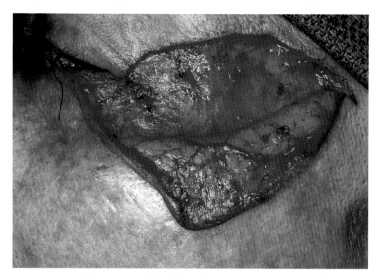

图 4.60　重新对合眼轮匝肌，包埋软骨。

皮瓣向下、前移行，覆盖手术缺损。进一步修剪皮瓣，间断缝合皮肤切口（图 4.61）。图 4.62 为眼皮肤附件腺癌切除后手术标本。图 4.63 显示患者术后约 2 个月外观，下眼睑外侧 1/2 全层切除后，缺损修复满意。

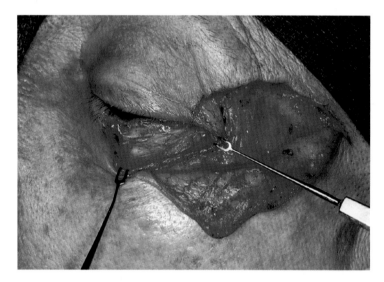

图 4.58　将眼轮匝肌与其下结膜分离，制作能插入移植软骨的囊袋。

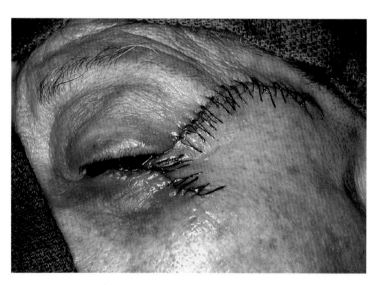

图 4.61　适当修剪皮瓣，间断缝合皮肤切口。

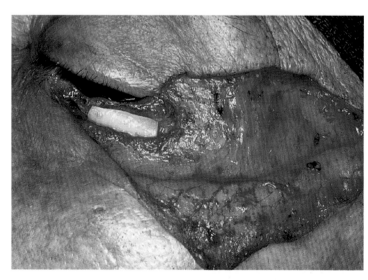

图 4.59　软骨经适当修剪后放入眼轮匝肌深部的囊袋中。

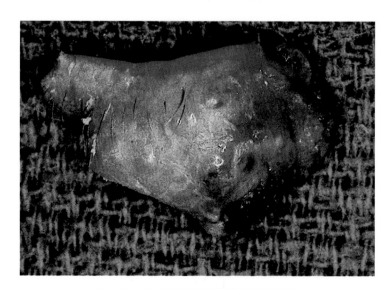

图 4.62　眼皮肤附件腺癌手术切除标本。

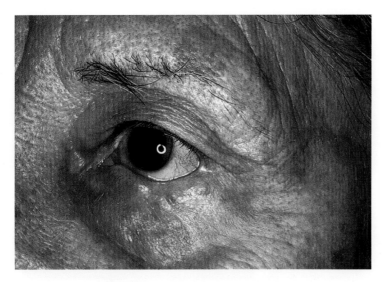

图 4.63 患者术后约 2 个月外观。

下眼睑切除 Mustardé 皮瓣修复术。下眼睑因恶性肿瘤完全切除后,如何进行修复是一个棘手的问题。图 4.64 为一下眼睑皮肤及睑缘结节型黑色素瘤患者。图 4.65 示原发肿瘤手术切除范围。整个下眼睑连同颊部大部分皮肤及部分睑结膜均需切除,但可以保留球结膜。图 4.66 示 Mustardé 推进

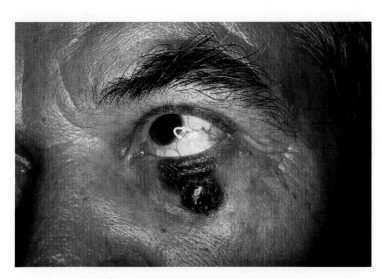

图 4.64 下眼睑皮肤及睑缘结节型黑色素瘤。

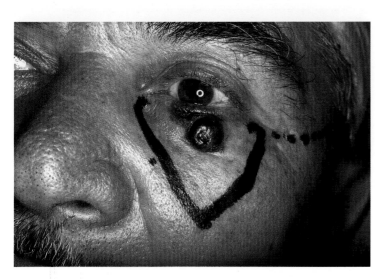

图 4.65 原发肿瘤手术切除范围。

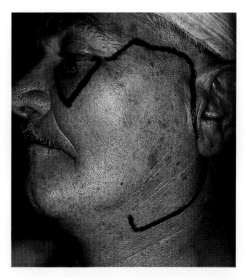

图 4.66 Mustardé 推进式旋转皮瓣皮肤切口设计。

式旋转皮瓣的皮肤切口设计。为避免睑外翻,Mustardé 皮瓣的皮肤切口一定要高于颞区外眦水平。皮肤切口在颞区较高,后向下至外耳前部皮肤皱褶,进而在颈上部转向前,这样设计有利于皮瓣的分离与旋转。分离皮瓣时,应在面神经终末支以浅层面进行,以免损伤神经。

图 4.67 显示腮腺浅叶切除、颈上部清扫术后缺损及分离的 Mustardé 皮瓣。将包括原发肿瘤在内的整个下眼睑完全切除。

图 4.68 显示下眼睑及软组织全层切除后手术标本。图 4.69 示术中用 Mustardé 皮瓣完全关闭手术缺损后患者外观。皮瓣向内推进、向下旋转,覆盖手术缺损,行暂时性眼睑缝合术。

图 4.70 显示患者术后 2 个月外观。由于缺乏睑板及其对下眼睑的支撑作用,会出现一定程度的睑外翻及结膜外翻。缺乏睫毛也会影响下眼睑外形,但患者眼部功能并不受影响。由于睑结膜外翻,患者出现轻度溢泪,但角膜不受影响。用 Mustardé 推进式旋转皮瓣修复下眼睑术后全层缺损,效果良好。

眼眶肿瘤手术

眼眶肿瘤手术进路的选择,取决于肿瘤部位、大小、组织来源、肿瘤与重要神经血管结构和眼球的关系等。对全部眶内肿瘤的手术过程进行叙说,已超出本书的范围。在此仅阐述眼眶肿瘤切除的基本概念,例如,良性肿瘤的单纯切除及恶性肿瘤的根治性切除及眶内容物切除术。

手术进路。眼眶肿瘤的手术进入的选择取决于肿瘤的位置和大小,以及通过眶骨切除进行充分暴露的必要性。一个简单的软组织眼眶切开术可以根据肿瘤的位置沿眼眶周围做各种切口。因此,可以沿眶缘在眶内侧、外侧、上、下象限进行眶壁切开术。我们可以利用上眼睑皱褶切口,内侧冠状或泪阜后切口,以及下方经结膜切口,分别达到上眼眶、内侧眶和下眼眶的美观入路。沿眉毛下缘切开可获得上眼眶的广泛暴露,并可横向延伸以增加对外侧眼眶的暴露。这些软组织眼眶切开术对于眼眶或泪腺的良性病变很有用。位于眼眶内或较大的肿瘤最好通过眶外侧切开术,同时切除颧骨和额骨

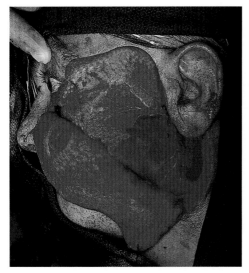

图 4.67   肿瘤切除、腮腺浅叶切除及上颈部清扫后手术缺损。Mustardé 皮瓣已分离。

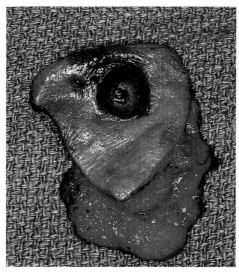

图 4.68   下眼睑及软组织全层切除后手术标本。

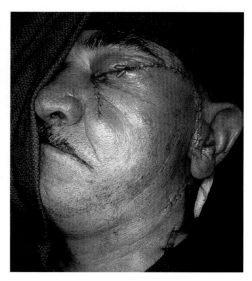

图 4.69   用 Mustardé 皮瓣完全覆盖手术缺损，行暂时性眼睑缝合术。

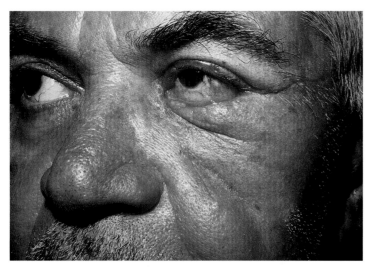

图 4.70   患者术后 2 个月外观。

的眶突。如果需要暴露到视锥，部分颧骨弓和蝶骨的大翼也需要切除。肿瘤和眼眶切除后，需要重建骨性眼眶。如果眼睑与眼眶内容物一起整体切除，则需要沿眶缘做环形切口。如果可以保留眼睑皮肤，则在上眼睑的睫毛上缘和下眼睑的睫毛下缘做环形切口，在内、外眦处向上延伸至眶缘。这个切口可以充分暴露眶内容，并可以保留眼睑皮肤用来覆盖眶骨窝。最后，切开结膜完成眼球摘除，并且可以保留球结膜、眶软组织和眼睑。在角膜缘的球结膜上做一个 360° 的环形切口，分离结扎眼外肌，便于进入眼球切断视神经，从而进行眼球摘除。不同材料的眼眶植入物（硅树脂、Medpore、羟基磷灰石、玻璃、真皮脂肪移植物等）填充眼球摘除后留下的空隙。眼眶植入物可以与眼外肌缝合固定，也可以用 Tenon 囊包裹。将眶内植入物放入 Tenon 囊后缝合结膜缘关闭眼睑，可以放入矫正器以防止穹窿萎缩。

眼眶血管瘤切除。图 4.71 为一左眼突出多年患者，伴有不适和向右侧凝视时复视。临床检查发现左眼明显突出，但其视力正常。图 4.72、图 4.73 为患者 CT 轴状位和冠状位增强扫描。CT 轴状位见左眶内眼球后方、视神经下方有一

边界清楚的肿物，呈轻度强化，肿物局限于眶骨壁内，未侵入眶骨膜及邻近骨质。CT 冠状位见左眼眶内、视神经及内、下直肌内下方肿物。根据病变增强扫描特点，影像学诊断为血管瘤。

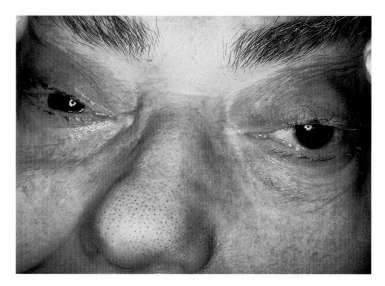

图 4.71   患者左眼突出多年伴眼部不适及向右外凝视时复视。

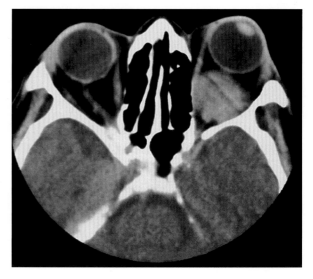

图 4.72   CT 轴状位增强扫描显示左眼球后肿瘤。

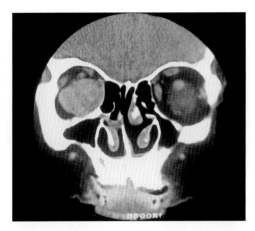

图 4.73　CT 冠状位扫描显示左眼的内下象限肿瘤。

在气管内插管全麻下,行眼眶切开、肿物切除术。行鼻侧切开上部切口,沿鼻唇沟向上延伸至左侧眉毛内侧(图4.74)。切开皮下软组织,于眼眶的内下象限暴露眶缘。辨认出内眦韧带,将其与眶壁分离,并用4-0尼龙线牵开。在泪囊窝处,将鼻泪管(图4.75)与眶壁一同切开,用骨膜分离器仔细分离、掀起眶骨膜,操作中应避免进入肿瘤。

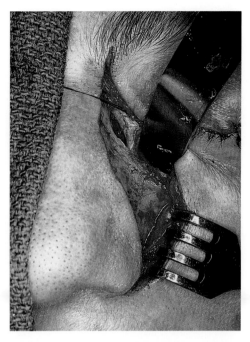

图 4.75　于泪囊窝处鼻泪管与眶壁一起切开。

用有弹性的牵开器向外侧牵拉眶骨膜,暴露出位于下方的紫红色血管瘤(图4.76)。近观可见紫红色海绵样肿物位于骨膜外占据眼眶的内下象限(图4.77)。应用精细的电凝仔细切除肿瘤,将其与眶骨膜及骨壁切开,避免损伤眶内容物或眼球。小心松解和切除肿物,以利于整块标本切除。肿瘤切除后,左眶的内下象限可出现一空隙,眼球可以回位(图4.78)。将内眦韧带与眶内壁骨质重新对合。切开的鼻泪管无须缝合,其在泪囊窝内可沿自然通道自行上皮化。眶内下部置一小的 Penrose 引流条,皮肤切口分两层缝合。

整块切除的手术标本约2.5cm(图4.79),标本切面显示肿物壁很厚,组织学诊断为海绵状血管瘤(图4.80)。术后3个月患者眼球已回位,无外突,所有症状缓解,复视消失(图4.81)。

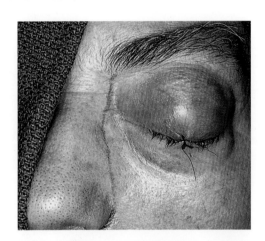

图 4.74　经鼻侧切开切口暴露眼眶的内下象限眶缘。

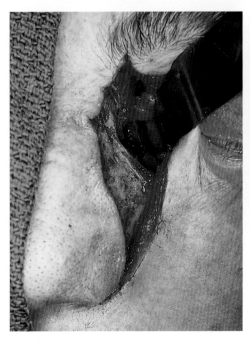

图 4.76　暴露出紫红色血管性病变。

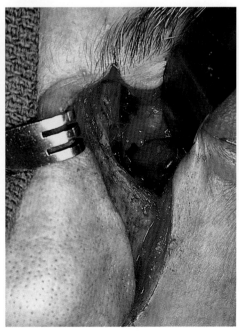

图 4.77　手术野近观显示紫红色海绵样病变。

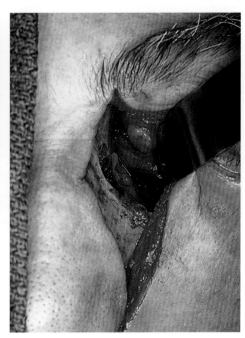

图 4.78　肿瘤切除后术野。

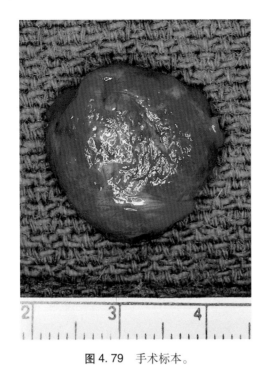

图 4.79 手术标本。

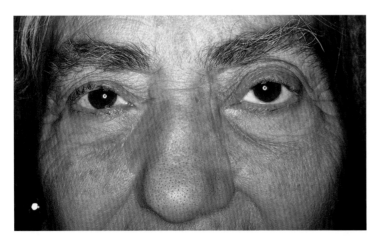

图 4.80 标本切面。

细针穿刺活检,或切开活检,活检切口可以包含在最终的切除标本中。

图 4.82 所示的患者有 6 个月的溢泪史和左眼内眦部皮下结节。在当地医院的眼科医生对结节进行了切开活检,确诊为黏液表皮样癌,注意活检处的皮肤在根治性手术时要一并切除。MRI 轴位扫描显示左眶前内侧包绕鼻泪管的类圆形肿瘤,冠状位扫描显示肿瘤广泛累及泪囊和泪道,侵犯鼻泪管(图 4.83 和图 4.84)。

手术切除方案为鼻外侧切开进路,行病变的广泛三维切除,切除范围包括左眼内眦部,上、下泪小点和表面皮肤。同期修复方案采用蒂在下的眉间(glabellar flap)皮瓣(图 4.85)。手术将贯穿性切除上下眼睑的内侧端,包括泪小点和肿瘤表面皮肤,包括先前的活检部位;沿纸样板内侧一直向后切除眼眶内侧下象限的骨膜;切除筛窦,包括部分鼻骨和上颌骨的鼻突。包括泪囊、泪腺窝和一直延伸到鼻腔外侧壁的开口处的整个鼻泪管,最后手术标本整块切除。

切除后可见眶脂肪疝入手术缺损(图 4.86)。手术缺损首先要修复眶骨膜,以防止眼球疝入鼻腔而导致眼球内陷。

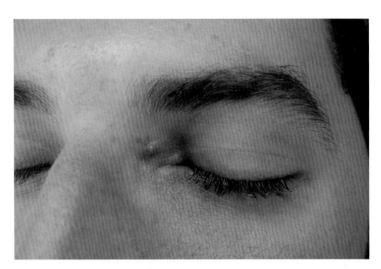

图 4.82 泪道黏液表皮样癌患者,肿瘤侵犯皮肤。

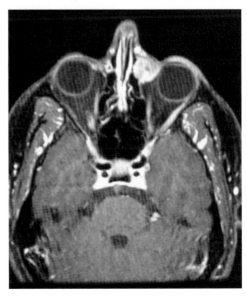

图 4.83 MRI 轴位扫描显示肿瘤位于左眶前内侧。

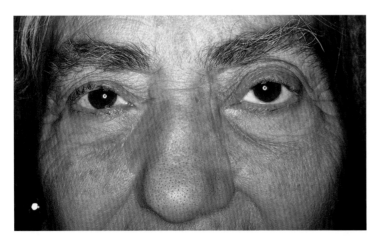

图 4.81 术后 3 个月患者外观。

泪囊癌切除及眉间皮瓣修复术。 发生于泪囊和泪道引流系统(泪小管和鼻泪管)的上皮癌常导致泪液引流通道的阻塞和溢泪。较大的病变可引起眼球的侧方移位,从而导致复视。如果肿瘤穿透皮肤,组织学诊断很容易。如果皮肤完整,建议取大腿的薄层皮片用于修复眶骨膜缺损,用可吸收缝线间断缝合(图 4.87)。取蒂在下方的眉间皮瓣,注意保留对侧的滑车上血管保障皮瓣良好血供。碘仿纱条填塞鼻腔支撑眶骨膜的修复,缝合皮肤切口(图 4.88)。皮瓣向下旋转,适当修剪以适应手术切除部位的皮肤缺损。即使在蒂部可能会有"狗耳朵"(中国医生称为"猫耳朵"—译者注),也应避免过度修剪皮瓣(图 4.89)。手术缺损分两层修复(图 4.90)。

患者手术切除和术后放疗后 6 个月的外观显示外观恢复良好,内眦恢复正常(图 4.91)。戴上眼镜后手术瘢痕愈加不明显(图 4.92)。此时患者可通过适当修剪多余的皮肤和软组织,进一步改善美观。手术后需要根据组织病理学的高危特征,如是否有神经侵袭,在术后 4~6 周时进行术后放疗,辅助或不辅助同步化疗。如果这时候没有后续治疗,应考虑重建新的鼻泪管或放置琼斯管来重建泪道引流系统。

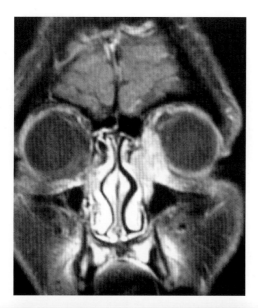

图 4.84 MRI 冠状位扫描显示肿瘤侵犯左眶内下象限。

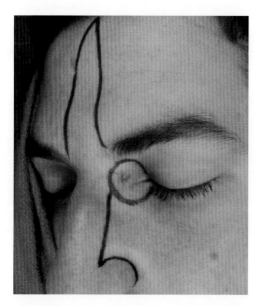

图 4.85 手术方案为经鼻外侧切开及眉间皮瓣修复术。

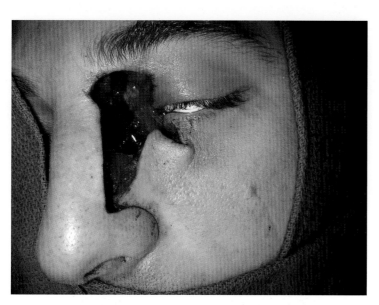

图 4.86 眶脂肪疝入手术缺损。

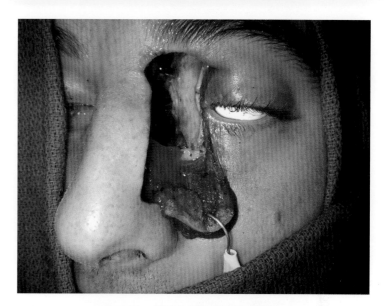

图 4.87 薄层皮片修复眶骨膜缺损。

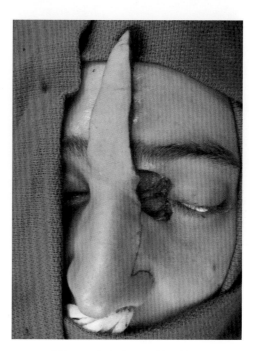

图 4.88 制备以对侧滑车上血管为蒂的眉间皮瓣。

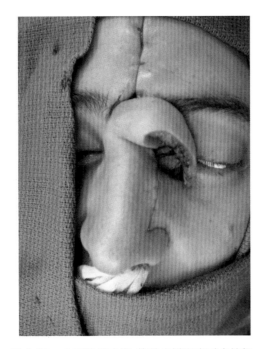

图 4.89　向下旋转皮瓣,修剪皮瓣适应手术缺损。

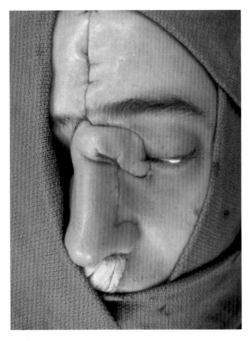

图 4.90　供区缺损直接闭合,皮肤缺损用皮瓣修复。

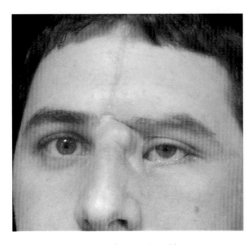

图 4.91　术后 6 个月外观。

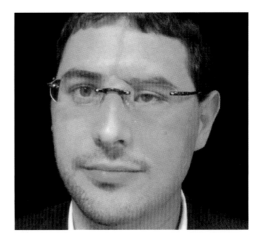

图 4.92　戴眼镜后外观。

局部晚期泪腺癌根治性切除和游离皮瓣修复术。图 4.93 所示患者的左眼内眦处有一生长迅速病变。活检证实为高级别黏液表皮样癌。影像学检查显示肿瘤侵犯泪腺窝、泪道引流系统,肿瘤邻近筛窦气房,但没有侵犯眶周软组织。手术切除方案包括广泛切除下眼睑和邻近鼻唇区皮肤,包括眼眶内侧壁的贯穿性切除、筛窦切除术、上颌骨内侧切除术和眶骨膜切除术(图 4.94)。

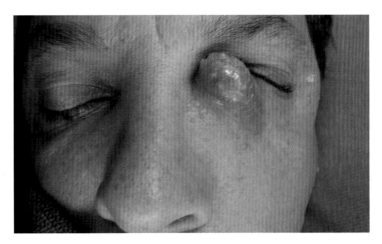

图 4.93　侵透皮肤的局部晚期泪道癌。

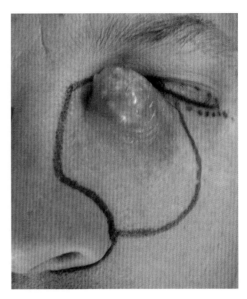

图 4.94　手术方案为鼻侧切开面颊部的广泛切除和上颌骨内侧切除术。

　　手术需要切除骨性眼眶的内下部分、上泪小点和上睑的内侧 1/4、下泪小点和下睑的内侧 1/2、上颌骨内侧壁和筛窦。手术缺损显示下眼睑残留的外侧 1/2、眶脂肪疝入手术缺损和下睑残留结膜(图 4.95)。修复这种手术缺损的第一步是修复眶骨膜,以防止眼球突出进入鼻腔和眼球下垂。眶骨膜的修复是用薄层皮片移植来防止眶脂肪疝入上颌骨和鼻腔(图 4.96)。

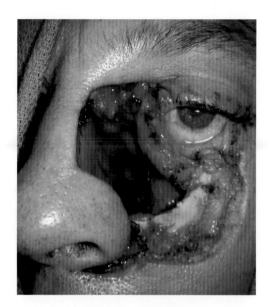

图 4.95　手术缺损。

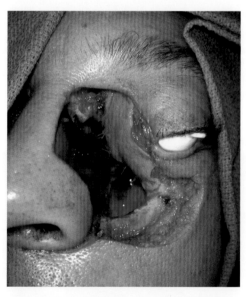

图 4.96　游离的薄层皮片修复眶骨膜缺损。

　　筛窦和上颌骨内侧切除后的缺损不需要修复,但大面积的贯穿性皮肤缺损需要移植皮瓣覆盖皮肤和鼻腔内层。前臂桡侧皮瓣可以很好地覆盖皮肤和软组织的缺损,注意要用裂层皮片移植覆盖前臂桡侧皮瓣的鼻腔面。患者术后 1 个月的外观显示,皮肤缺损愈合良好,上下眼睑和泪道引流系统明显变形,需要二次修整(图 4.97)。术后放疗 3 个月,患者接受了二次矫正手术以恢复内眦、下眼睑和泪道引流系统(图 4.98)。对这种巨大的手术缺损进行复杂的游离皮瓣修复,可以恢复患者的美观和眼功能,避免不必要的眼眶切除术。

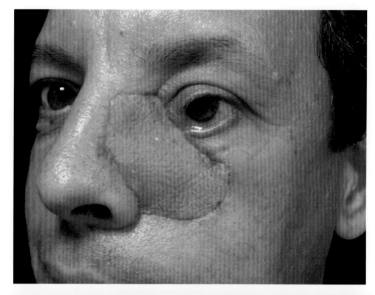

图 4.97　术后 1 个月外观。

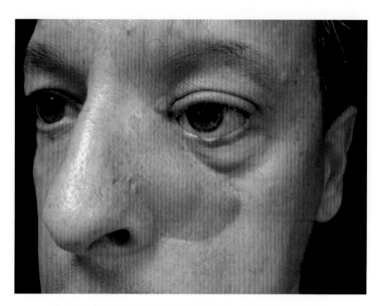

图 4.98　矫正下眼睑及重建泪道引流系统后患者的外观。

　　眶内容物切除术。眶内容物切除术适用于眼球恶性肿瘤明显侵犯眶软组织,或源自眼附属结构的恶性肿瘤累及半侧以上的球结膜和眼睑结膜或广泛浸润眼眶软组织。图 4.99 为一左眼眶内侧壁高级别泪囊腺癌患者,眼球向外侧移位。

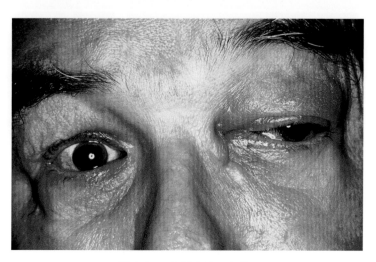

图 4.99　左泪囊腺癌患者。

肿瘤侵犯眼外肌并导致眼肌麻痹、泪道阻塞,患者持续溢泪;肿物还同时侵及下眼睑内侧皮肤。术前 CT 轴状位增强扫描显示,左眼眶内侧肿瘤侵及鼻骨表面的皮下软组织和左侧眼眶纸板(图 4.100)。

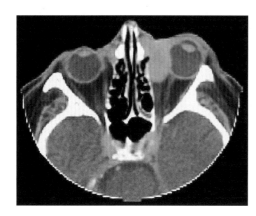

图 4.100　术前 CT 轴状位扫描影像。

手术在经气管插管的全麻下进行,术野周围覆盖消毒巾。标记皮肤切口(图 4.101),切口由外眦沿上眼睑缘至内眦,下睑切口也同样自外眦至内眦,沿鼻唇沟延伸上、下眼睑切口,以包绕受累的泪腺窝及鼻泪管表面皮肤。于眼轮匝肌以浅切开皮肤及皮下组织(图 4.102),以及切口内侧面受累皮肤下方的大部软组织。切口向深面达鼻骨,向外至上颌骨前壁。用电刀环形切开上、下皮瓣至眶缘。眼眶内下象限鼻唇沟周围的软组织应包括在标本上。

用电刀沿眼眶外侧部眶缘,从眶上孔至眶下孔环形切开骨膜。用 Freer 骨膜剥离器分离眶骨膜(图 4.103)。眶骨壁、骨膜间的小出血可用电凝止血。向后分离整个眶内容至眶尖。应注意不要损伤骨膜,否则会出现眶脂肪疝,影响手术

暴露和手术的彻底性。泪器及泪囊窝应与眶内容一并切除,因此,无须分离眶内、下象限的骨膜。用锯在泪囊窝外侧及眶下神经管内侧锯断眶内、下象限的骨缘以及眶骨缘的内侧面。最后用锯切开鼻骨左外侧,将与眶内容相连续的骨性泪囊窝完全松解。同时,眶尖后部已完全松解。将眼外肌的附着部分和视神经剪断。图 4.104 示用弯形眼眶拉钩暴露眶尖,伸入弯剪刀剪断眼外肌的起始部及视神经。视网膜中央动脉、眼动脉和眼外肌断端可有出血,可分别用双极电凝、结扎和缝扎止血。最后,用粗壮 Mayo 手术剪刀切除包括眶内容、泪器肿物及鼻泪管全长在内的整块手术标本。图 4.105 显示眶内容和泪囊窝切除后缺损。眶尖部可见视神经和眼外肌残端,用小弯针、铬肠线将眶尖部缝扎,彻底止血。

用备好的裂层皮片覆盖眶内容物摘除后的创面,移植皮片与上、下眼睑缘分别缝合(图 4.106)。用碘仿纱布填塞术腔,使移植皮肤和眶骨壁贴紧(图 4.107)。皮肤切口分两层缝合。患者术后约 1 个月,可见眶内移植皮片愈合良好(图 4.108)。在皮肤愈合过程中,对眶内创面实施小的清创术,以利于皮片完全愈合。嘱患者行眶部缺损冲洗,并用浸凡士林的 4cm×4cm 纱布保持眶部湿润,防止结痂。约 3 个月后,装配义眼,以完成眶部缺损的外观康复(图 4.109)。

眶内容剜除伴上颌骨内侧部分切除术。 如果眼眶肿瘤侵犯邻近的鼻窦或泪道系统,手术切除范围可扩大至上颌骨的任何部分。这种扩大的眶切除术可以包括上颌骨部分切除、筛窦切除,上颌骨全切除术和鼻腔切除术。当泪道系统肿瘤沿鼻泪管侵犯鼻腔外侧壁时,应行上颌骨内侧部分切除。

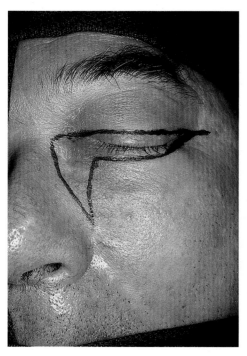

图 4.101　皮肤切口设计。

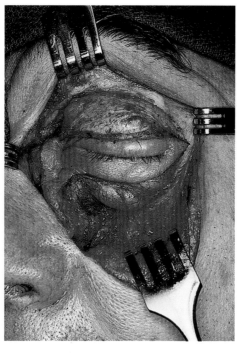

图 4.102　眼轮匝肌以浅切开皮肤。

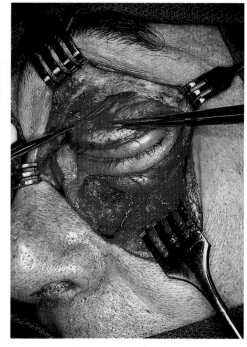

图 4.103　用 Freer 骨膜剥离器分离眶骨膜。

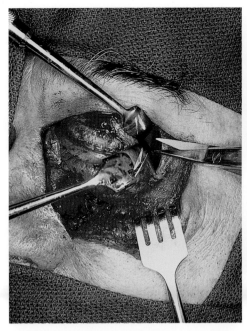

图 4.104 用弯剪刀于眶尖剪断眼外肌及视神经。

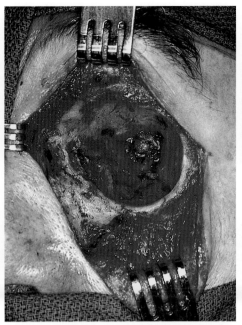

图 4.105 手术缺损。

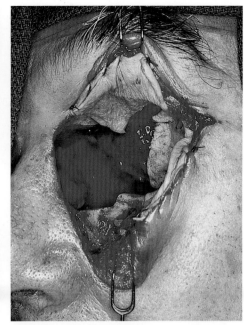

图 4.106 将移植皮片缝合于上、下眼睑皮缘。

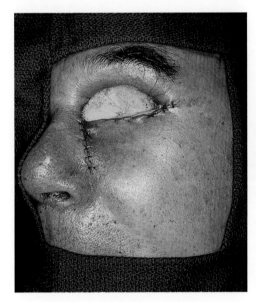

图 4.107 用碘仿纱布固定皮片。

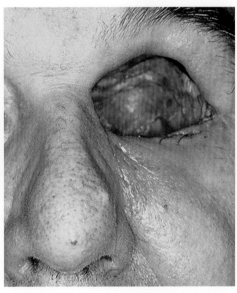

图 4.108 术后 1 个月眶内植皮愈合良好。

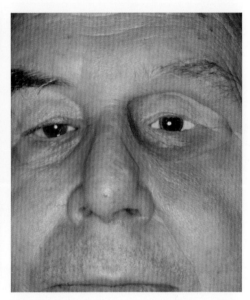

图 4.109 术后 6 个月患者配戴义眼外观良好。

图 4.110 所示的患者诊断为低分化泪腺癌。溢泪和鼻塞为主诉。MRI 冠状位增强扫描清晰显示肿瘤位于右眼眶的内下象限,向下沿眶底生长,沿鼻泪管侵犯右鼻腔外侧壁(图 4.111)。MRI 轴位显示肿瘤位于眶内侧,但毗邻眼球,累及眼眶软组织(图 4.112)。手术计划为眶内容剜除和上颌骨内侧部分切除术。

手术方案为鼻侧切开进路,切口从内眦沿着鼻外侧、鼻唇沟延伸到鼻翼底,并沿着上下眼睑睫毛线延伸到外眦(图 4.113)。切开皮肤后,要在眶内侧和鼻腔外侧壁表面留下足够多的软组织,以确保肿瘤周围有充足的切缘(图 4.114)。向外侧翻起皮瓣,至颧骨和上颌骨前壁。用电刀切开眶缘外侧部分的软组织及骨膜(图 4.115)。用 Freer 剥离器分离外侧部分的眶骨膜至眶锥。分离眶骨膜时要格外小心,尽量保证眶骨膜完整从而避免眶脂肪疝出(图 4.116)。通过在骨膜下平面进行细致地缓慢剥离(图 4.117),可以整体游离眶内容,完整切除肿瘤。

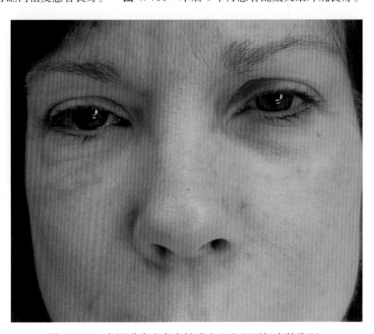

图 4.110 右泪道癌患者右结膜充血和眶下轻度肿胀眶。

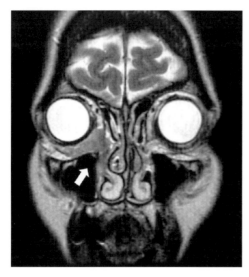

图 4.111 MRI 冠状面扫描显示肿瘤累及右眼眶内下象限和右侧鼻腔外侧壁（箭头所示）。

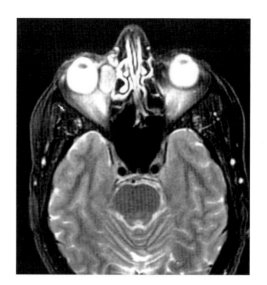

图 4.112 MRI 轴位扫描显示肿瘤侵犯眶周脂肪。

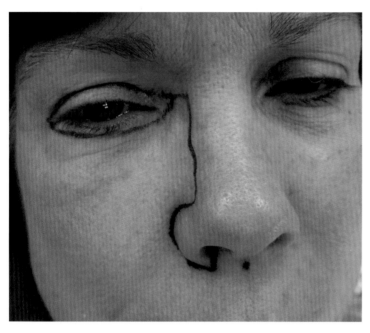

图 4.113 手术方案为鼻侧切开进路眶内容剜除术。

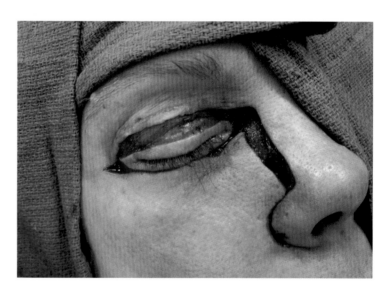

图 4.114 切口深至皮下软组织。

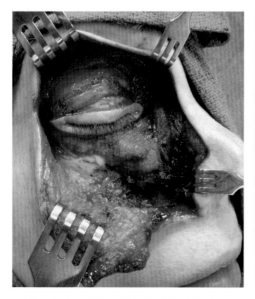

图 4.115 翻起面颊皮瓣，暴露颧骨和上颌骨前壁。

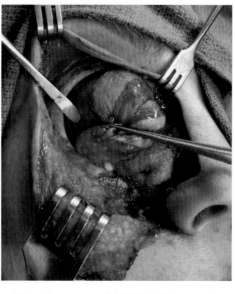

图 4.116 Freer 剥离器分离外侧 1/2 的眶骨膜。

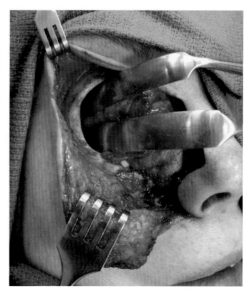

图 4.117 将外侧 1/2 的眶内容游离至眶尖。

颅骨模型显示骨性切除范围（图 4.118）。使用电锯切断骨壁可以更加精准减少出血（图 4.119）。为保证骨性安全界，于眶下孔外侧切开眶下缘。沿眶底壁切开直至后方的视神经孔。在同一平面切开上颌骨前壁至鼻腔前庭。另一个骨切口是在眼眶内侧壁，在眶水平线上方，使泪囊窝位于切除标本中，以获得满意的内侧切缘。向后方切开纸样板至后组筛窦。下一个骨切口是在右侧鼻骨的侧面，从眼眶到鼻前庭（图 4.120）。小型骨刀或咬骨钳可以用来完成骨切口和修剪骨缘。最后用骨凿切开鼻腔外侧壁的下界，从鼻前庭延伸到上颌骨后壁。此骨切口位于下鼻甲下方，以整体方式切除手术标本中整个鼻腔外侧壁。一旦所有的骨切口完成，手术标本只通过眼外肌和视神经附着在眼锥后方。

用剪刀在眼锥后方切断眼外肌和视神经的后缘（图 4.121）。

切断视神经前应提醒麻醉医生，因为牵拉视神经会导致明显的心动过缓甚至心脏停搏。视网膜中央动脉和眼动脉可以导致快速出血，一旦手术标本被取出，出血很快就会得到控

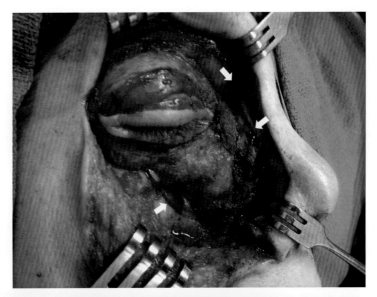

图 4.120　所有骨切除完成（箭头）。

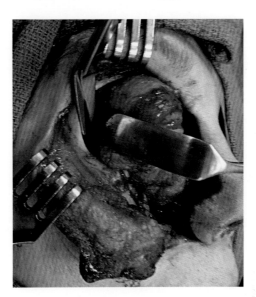

图 4.121　用角剪刀分离眶尖附着处的眼外肌和视神经。

制。因此，在不取出手术标本的情况下，由于没有足够的操作空间，钳夹止血往往无效。当眶尖组织得到充分游离后，使用 Mayo 剪刀切开鼻腔外侧壁的黏膜和筛窦，进一步分离标本。此时，可以进行结扎或双极电凝视网膜中央动脉和眼动脉。骨钻磨平锐利的骨性边缘。

温盐水冲洗创面。术区缺损如图 4.122 所示。可以看出眶缘内 1/3、鼻腔外侧壁和眶内容一并整块切除。眶尖可见视神经和眼外肌的残端。

裂层皮片覆盖眶骨壁和眶尖软组织残端表面（图 4.123）。眶内植皮用碘仿纱条填塞固定，使皮片与骨贴和，促进一期愈合（图 4.124）。剩下碘仿纱条填充上颌窦和鼻腔。皮肤分层闭合，面部配戴眼罩（图 4.125）。

图 4.126 所示的手术标本显示整块切除的肿瘤标本，肿瘤起源于泪道，位于眶底的内 1/2，沿鼻泪管浸润。

患者需要术后放射治疗，放疗 3 个月后可以在手术缺损区安装义眼修复外观（图 4.127A 和 B）。

颅眶颧骨切除伴眶内容物切除术。眼眶高度恶性肿瘤需行眶内容物的切除来获得满意的三维肿瘤切除效果。手术范

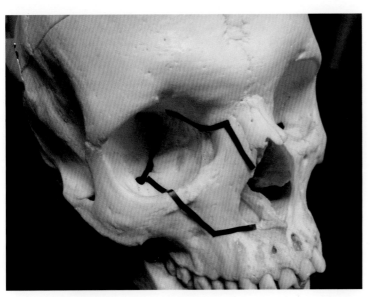

图 4.118　在颅骨模型上标记截骨范围。

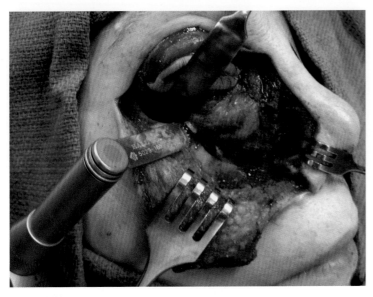

图 4.119　用矢状锯截骨。

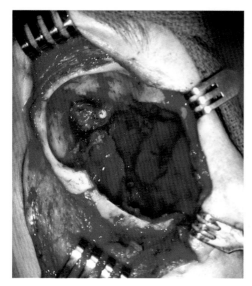

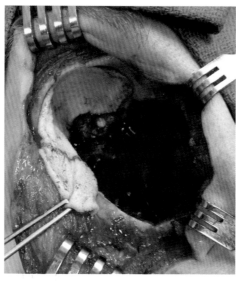

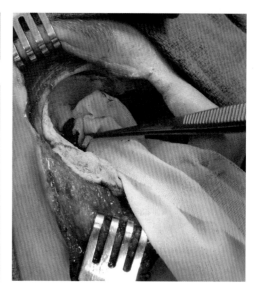

图 4.122   切除眶内容物后的手术
缺损可见眶尖和鼻腔。

图 4.123   眶缺损的骨面覆盖裂层皮片。

图 4.124   碘仿纱条固定移植皮片。

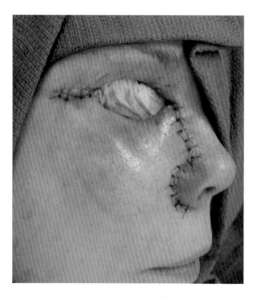

图 4.125   皮肤分层缝合。

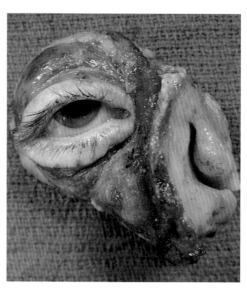

图 4.126   整块切除的手术标本,包括眶内容物和鼻腔
外侧壁。

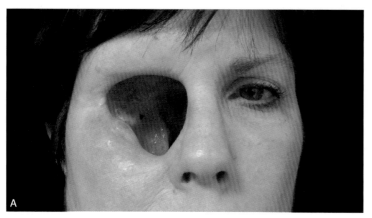

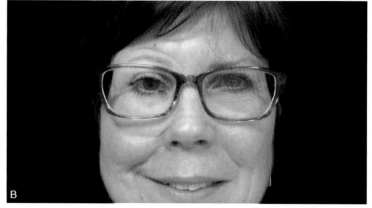

图 4.127   A.术后外观显示手术创面愈合良好;B.安装义眼后外观。

围的选择,即单纯眶内容物切除还是同时行眼眶切除术(切除部分眶骨壁),则取决于原发肿瘤的组织学特性、肿瘤范围和是否有骨侵犯以及侵犯的程度等。图 4.128 显示泪腺起源的腺样囊性癌患者的 CT 扫描影像。轴状位片示:肿瘤位于眶内眼球外、后方邻近或侵及眼眶外侧壁。更高层面的扫描显示肿瘤位于眼球上方,近眶顶额骨眶突处侵及眼外肌(图 4.129),并经眶上裂侵及颅中窝底前部。

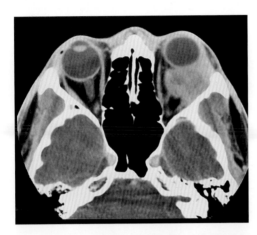

图 4.128　CT 轴状位扫描显示左侧眼眶内泪腺腺样囊性癌。

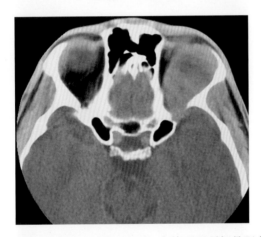

图 4.129　肿瘤延伸至眼球上方,在接近眶顶额骨眶突处侵及眼外肌。

手术经颅-眶-颧进路进入颅腔(图 4.130),在保护脑组织的前提下,完整切除肿瘤的颅内部分。颅-面部手术的具体步骤详见第 6 章。广泛切除肿瘤及部分硬脑膜,暴露出颅中窝底的脑组织,肿瘤切除后术野见图 4.131。眼眶上、外侧部分连同肿瘤及眶内容完整切除。硬脑膜缺损用游离颅骨膜瓣修复。术后缺损前面观示:缺损自眼眶上缘及外侧壁一直向上延伸至颅中窝。图 4.132 示眶底内侧及眼眶外侧壁保留下来。图 4.133 和图 4.134 为包括眶内容物在内的完整切除的肿瘤标本,肿瘤的上、外侧缘即眼眶上、外侧骨壁。术后缺损用游离腹直肌肌皮瓣修复,将移植皮瓣的动静脉分别与颞浅动、静脉行显微血管吻合。眼眶大部切除,尤其是眶顶切除后,用游离复合组织瓣进行修复,既可提供良好的脑组织支撑避免脑脊液漏和脑疝的发生,又可完全填充眼眶缺损,修复皮肤缺损。患者术后 3 个月的外观显示眼眶切除术后软组织和皮肤重建满意(图 4.135)。在这种情况下,不需要对眼眶术腔进行清理,重建区的美学康复可以通过配戴面部假体实现。

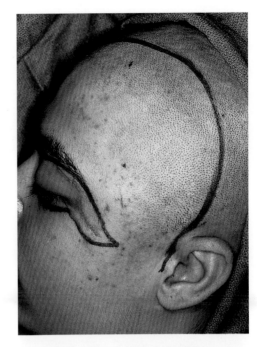

图 4.130　颅-眶手术切口设计。

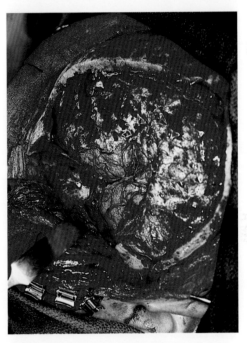

图 4.131　自头顶侧观察术腔。

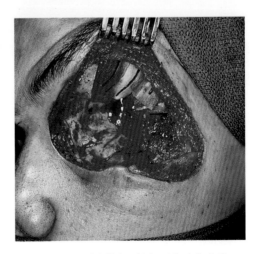

图 4.132　手术缺损,保留眶内壁和底壁。

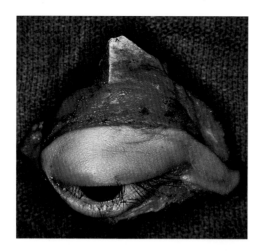

图 4.133　手术标本前面观可见眶内容物和切除的眶壁骨质。

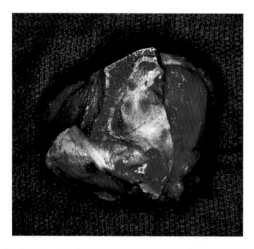

图 4.134　手术标本后面观可见颅中窝的硬脑膜。

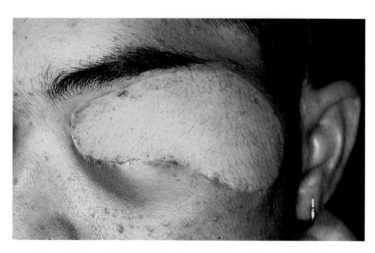

图 4.135　显微血管吻合的腹直肌游离肌皮瓣修复术后外观。

眼睑麻痹整复

面神经被肿瘤侵犯、破坏或切除后，会导致同侧面肌完全麻痹；面神经某一分支的功能障碍也可导致相应肌肉的麻痹。额支功能丧失可导致额肌麻痹，导致不能蹙额及眉毛低垂。面神经颧支受损可引起眼轮匝肌麻痹、不能闭眼、溢泪及暴露性角膜病等严重并发症，需适当治疗。面神经颊支、下颌缘支及颈支麻痹可引起面下部 1/2 肌肉麻痹，包括颊肌、口轮匝肌、颈阔肌及口角升、降肌的麻痹。

眼睑麻痹的整复对缓解溢泪、结膜持续受刺激以及继发于暴露性角膜病所致的视力模糊等症状至关重要。以下为眼睑麻

痹整复措施：①金坠植入术；②眼睑外侧缝合术；③外眦成形术。

金坠植入术。上眼睑植入金坠，主要是通过重力作用使眼睑关闭，达到与对侧眼协调一致。这种方式特别适合年轻患者的上眼睑功能恢复。老年患者，除了于上眼睑处置入金坠外，还需治疗下眼睑的外翻。面神经切除后至少 3~4 周再行金坠植入术。此外，对于要接受术后眼周放射治疗的患者，金坠植入手术可延迟至术后 6 个月至 1 年。

图 4.136 为一位腮腺全切除术后患者外观。面神经及颞骨外侧切除后，上眼睑麻痹。通常可于局麻下将金坠植入上眼睑，术前需对金坠的重量进行估计，以抵消上睑提肌的拉力。术中备好不同重量的样品以供选择。图 4.137 示患者所用的重量合适的金坠。用胶带将金坠暂时固定在上眼睑处，嘱患者闭眼，如闭合满意，这一金坠则适合患者应用。

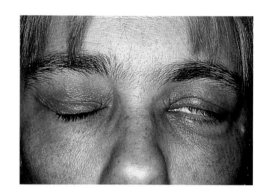

图 4.136　全腮腺及面神经切除后上眼睑麻痹。

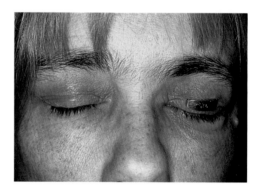

图 4.137　选择适当重量的金坠，获得最佳的闭眼效果。

同时测试患者睁眼的状态，以防止过重而引起眼睑下垂。实际应用的金坠呈弯片状，表面有三个孔，用于缝合、固定（图 4.138）。

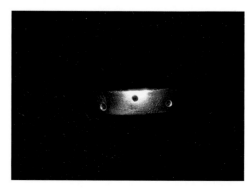

图 4.138　实际应用的金坠为弯片状，表面有三个孔，用于缝合固定。

在上眼睑的睑缘上沿皮肤自然皱褶标记切口,白色人种通常在 8~10mm 之间,但在亚洲人种可能更低(图 4.139)。局麻下切开皮肤,暴露眼轮匝肌(图 4.140)。用止血钳分离肌纤维,在肌层及睑板间制作一囊袋。囊袋大小应以可轻松插入金坠为准(图 4.141)。金坠用缝线固定于眼轮匝肌,肌肉层用 5-0 铬肠线间断缝合,完全关闭,避免金坠外露(图 4.142)。之后,用 6-0 尼龙线间断缝合皮肤。术后,患侧眼马上就能与对侧眼同样闭合(图 4.143)。植入金坠后,几乎所有患者溢泪及角膜暴露等刺激症状马上得到缓解。

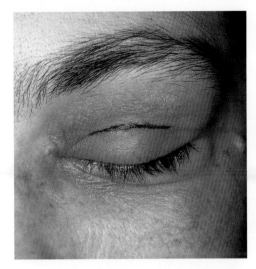

图 4.139 上眼睑睑缘上约 6mm 沿皮肤皱褶的横切口。

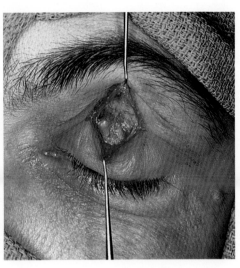

图 4.140 暴露眼轮匝肌。

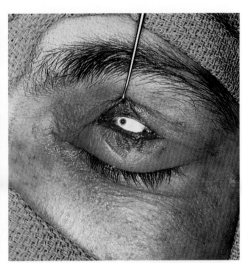

图 4.141 将金坠植入眼轮匝肌及睑板间囊袋。

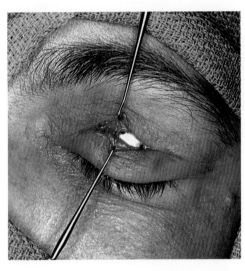

图 4.142 金坠表面缝合肌肉避免金坠外露。

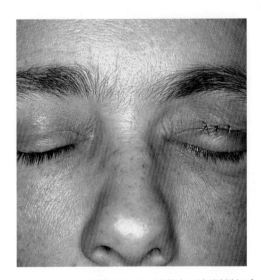

图 4.143 术后,患侧眼睑马上就能与对侧同样闭合。

眼睑外侧缝合术。与年轻患者不同,老年患者及面瘫时间较长者植入金坠后,难以获得满意疗效。另外,老年患者面瘫后不久可出现下睑外翻,植入金坠后上眼睑虽能闭合,但因有下睑外翻,睑裂并不能完全关闭,建议对这些患者行眼睑外侧缝合术。

暂时性眼睑外侧缝合术也适用于因术后放疗暂时不能行金坠植入术的患者。如果患者需要术后放疗,金坠植入手术可延迟至术后 6 个月至 1 年。

手术可在局麻下进行,术前在结膜囊滴入表麻药,表面麻醉结膜及角膜。用尖刀于上、下睑缘各切除 5~6mm 长的表皮(图 4.144),注意仅切除黏膜皮肤交界处睑缘,而不包括下面的睑板软骨。切口大小应以关闭睑裂后不影响角膜缘为准,因此,只有在术前测量满意后才能做切口。

截取两段橡胶管(用 6 号红色短橡胶导尿管),用 3-0 丝线将其与上、下眼睑缘创面平整对合,不留空隙(图 4.145)。彻底止血。缝线要紧密(图 4.146),只有这样才能使上下睑缘在创面处完全对合,没有空隙。缝线拉平后在橡胶管下方打结。约 3 周后拆线。图 4.147 显示患者眼睑外侧缝合术后外形。眼睑外侧缝合术可保护角膜、避免暴露性角膜病,同时又使泪液向内侧直接引流入泪道。

外眦成形术。严重睑外翻的老年患者,会出现下眼睑外翻,下眼睑过度松弛、溢泪,严重者可继发结膜炎。外眦成形术可收紧下眼睑并反转外翻的眼睑,使泪液自下穹隆重新流入泪道。局麻下,全层楔形切除下眼睑的外侧缘(图 4.148),切除适当长度下睑缘,以获得满意的睑缘内翻及睑裂关闭效果。下眼睑全层楔形切除后,彻底止血。用 4-0 的 Vicryl 线将睑板断面与外眦韧带缝合,并悬吊于眶外侧缘的骨膜上,恢复外眦(图 4.149)。剩余部分伤口分两层缝合:用 6-0 普通肠线缝合结膜,用 6-0 尼龙线缝合皮肤。

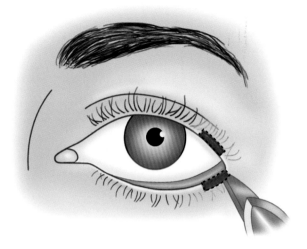

图 4.144　用尖刀将上、下眼睑睑缘表皮各切除 5~6mm 长,仅切除睑缘黏膜皮肤交界处,而不包括下面的睑板软骨。

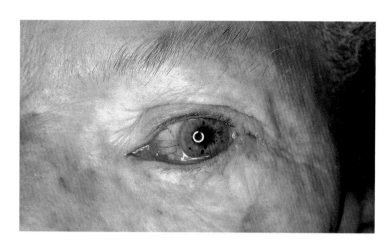

图 4.147　眼睑外侧缝合术后患者外观。

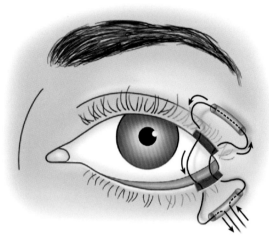

图 4.145　用 3-0 丝线对缝创面,线穿入橡胶管,但不要穿透。

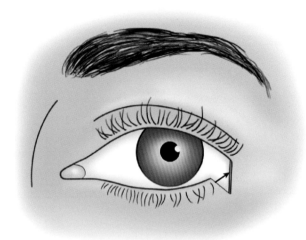

图 4.148　下睑外侧的全层楔形切除,外切缘位于外眦。

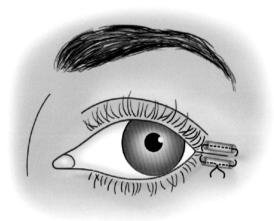

图 4.146　缝线拉平后紧贴下方橡胶管打结。

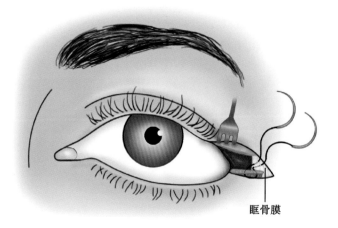

图 4.149　下睑外侧的全层楔形切除有利于睑缘内翻及睑裂关闭。

鼻泪管插管和支架置入

上颌窦、鼻腔外侧壁以及筛窦恶性肿瘤切除后,往往会引起鼻泪管狭窄。而鼻泪管狭窄后患者会出现溢泪、泪囊阻塞和感染引发泪囊炎。鼻泪管狭窄后的修复包括插管、扩张和放置支架。手术放入支架可以保持鼻泪管引流系统的通畅。有鼻泪管狭窄但是无临床症状的患者可以密切观察。

鼻泪管插管和支架的置入需在全麻下进行。鼻泪管系统解剖如图 4.150 所示。支撑子为一根纤细、柔软的尼龙管,两端各有一金属探针,以便于支架经上、下泪点插入鼻泪管系统。支架置入时应轻柔小心,切忌用力过大和操作粗暴,否则会形成假通道,误将支架置入其中。探针沿上、下泪小管方向进入泪囊后,在眶的内下象限鼻泪窝处,经鼻泪管的一端进入鼻腔。

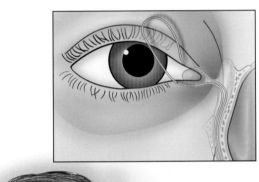

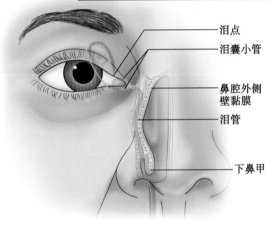

图 4.150 鼻泪管结构及支架插入过程简图。

泪点
泪囊小管
鼻腔外侧壁黏膜
泪管
下鼻甲

在鼻内镜帮助下,可自鼻腔内发现探针自鼻泪管的一端伸出。自鼻腔抽出上、下探针,拉直支架。去除探针,在支架(尼龙管)的两头系多个结,以防滑脱,结的残端需剪短,使其在鼻腔内保持较高位置。鼻内镜下可观察到支撑子打结后的图像(图 4.151)。图 4.152 示患者术后左眼内眦处上、下泪点的支架,支架可使泪液经泪道引流,防止鼻泪管重新狭窄。

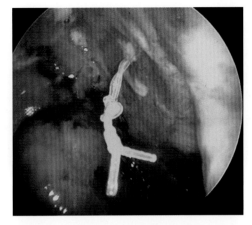

图 4.151 鼻内镜下从鼻腔观察支架打结后像。

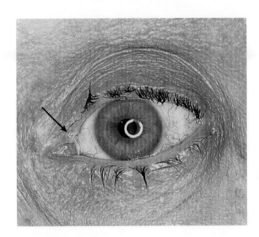

图 4.152 患者术后外形,显示支架经上、下泪点在内眦(箭头)处弯曲。

术后护理及并发症

眼睑和眼眶病变手术患者的术后护理相对简单。最需要关注的是局部伤口,防止缝线上形成血痂。清洁缝线和使用抗生素眼膏就可满足常规的伤口护理要求。眶内容切除术患者需要全身应用抗生素,直到撤除填充物。眼眶切开眼眶肿瘤切除术的患者特别要关注眼眶出血的风险。一般来说,这些患者被给予类固醇激素以减少眼眶水肿、眼球突出和视力减退。任何进行性眼眶肿胀和突眼应立即进行影像学检查,如有必要,应立即进行眼眶减压术。同样,眼眶切开术后脓毒症导致的眼眶蜂窝织炎是罕见的,但如果发现进行性眶内张力升高和眼球突出,则需要立即静脉注射抗生素和眼眶减压术。眼眶蜂窝织炎引起的眼眶脓肿是外科急症,可以导致视力迅速丧失。最后,接受眼眶切除术并暴露颅底硬脑膜的患者有脑脊液(CSF)漏的风险,这需要适当注意。如果发现脑脊液漏,则需要立即采取适当的干预措施,通过眼眶探查或开颅手术修复脑脊液漏。

(何时知 房居高 译)

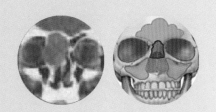

关键词

鼻腔

鼻窦

内镜

上颌骨切除术

眼眶

鼻窦恶性肿瘤很少见。它们占头颈恶性肿瘤不到 10%，在美国每年发病率为每 10 万人中 0.5~1.0 人。目前为止，在这个区域中，上皮来源的肿瘤最好发于鼻腔，其次是上颌窦和筛窦。额窦和蝶窦的肿瘤极为罕见。然而，由于鼻窦解剖的连续性，并且由于大量肿瘤在初始诊断时可能涉及多个部位，因此许多晚期肿瘤的确切起源部位通常难以确定。鼻腔和鼻窦原发肿瘤的分布如图 5.1 所示。

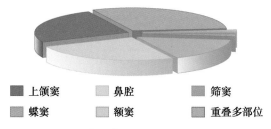

图 5.1 鼻腔鼻窦肿瘤原发部位分布。

■ 上颌窦 ■ 鼻腔 ■ 筛窦
■ 蝶窦 ■ 额窦 ■ 重叠多部位

在该区域出现的肿瘤中有 80% 以上是上皮来源的，其余的来自骨软骨和软组织。约有 25% 的鼻窦肿瘤是良性肿瘤。良性上皮来源肿瘤包括鳞状上皮乳头状瘤，内翻乳头状瘤，腺瘤和其他罕见病变。鳞状细胞癌是最常见的恶性肿瘤，其次是源于小唾液腺的癌（腺癌、腺样囊性癌和黏液表皮样癌），黑色素瘤和嗅神经母细胞瘤。虽然罕见，但鼻腔内可能出现多种间质性肿瘤，包括良性病变，如骨瘤，骨化纤维瘤，纤维黏液瘤和血管纤维瘤；恶性病变，如软骨肉瘤和成骨肉瘤；以及较少见的软组织肉瘤。鼻腔和鼻窦恶性上皮肿瘤的组织学分布如图 5.2 所示。

与上呼吸消化道的其他部位一样，吸烟是鼻腔鼻窦鳞状细胞癌发生的一个诱发因素。此外，在高达 10% 的病例中，鳞状细胞癌也可能由先前存在的内翻性乳头状瘤发展而来。鼻腔鼻窦恶性肿瘤的其他病因包括接触木屑，镍，以及皮革加工中可能使用的化学物质，尽管目前尚未确定确切的致癌物质。

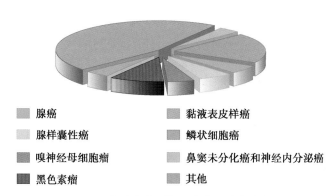

■ 腺癌　　　　　　　 ■ 黏液表皮样癌
■ 腺样囊性癌　　　　 ■ 鳞状细胞癌
■ 嗅神经母细胞瘤　　 ■ 鼻窦未分化癌和神经内分泌癌
■ 黑色素瘤　　　　　 ■ 其他

图 5.2 鼻腔鼻窦恶性上皮来源肿瘤分布。

最近，在鼻窦鳞状细胞癌患者中，有 25% 的比例能检测到转录活跃的高危人乳头瘤病毒（HPV），它更常见于非角化癌。与其他部位相似，HPV 相关癌症预后较好。

EVALUATION 评价

由于鼻窦是充满空气的结构，有明显的潜在空间，所以鼻窦肿瘤很少在早期出现症状。鼻窦肿瘤可能在检查其他部位的影像中偶然发现，或者在以鼻腔鼻窦炎症性疾病的手术中发现。症状通常是由于鼻腔鼻窦的阻塞，或当肿瘤突破窦壁侵犯邻近组织或出血（鼻出血）而引起的症状。因此，大多数患者发现已为晚期肿瘤（图 5.3）。即使出现了鼻腔鼻窦肿瘤的症状，如鼻塞、鼻出血或阻塞性鼻窦炎症状，包括面部疼痛和胀痛，也可能被忽视。因此，特别是在单侧症状的老年患者中应该保持高度警惕。当肿瘤超出鼻腔鼻窦的骨性范围时，它们会影响周围结构，引起硬腭，上颌牙龈，牙龈沟或脸颊软组织肿胀或肿

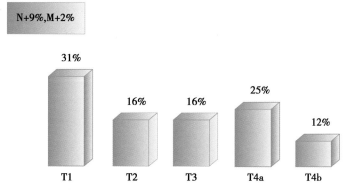

N+9%,M+2%

31% 16% 16% 25% 12%

T1　　T2　　T3　　T4a　　T4b

图 5.3 美国诊断上颌窦鳞状细胞癌肿瘤分期分布图（美国国家癌症数据库 2003—2012 年）。

块。牙齿松动,脸颊和上唇皮肤麻木,复视和眼球突出是疾病局部扩展到上颌窦以外的迹象。较晚期的肿瘤侵犯翼状肌可表现为张口受限。后组鼻窦肿瘤,特别是蝶窦肿瘤,可表现为第五脑神经的麻痹或第三、第四、第六脑神经的麻痹,并伴有眼部症状或眼肌麻痹。嗅觉减退或消失是嗅神经母细胞瘤患者的常见症状,但它可发生在任何侵犯筛窦的晚期肿瘤中。

　　鼻内病变,特别是鼻窦下部的病变,可通过前鼻镜或鼻内镜在诊室进行评估(图 5.4)。内镜可使用硬质 0° 和 30° 内镜或纤维喉镜进行检查。鼻窦病变的内镜视图的样例见图5.5 ~ 图 5.10。0.5% 去氧肾上腺素和 4% 利多卡因的局部喷剂通常能提供良好的减少充血和局部麻醉效果,以便对鼻腔进行充分检查。必须小心操作,防止创伤引起肿瘤出血。重要的是,要记住,肿瘤引起的鼻窦阻塞可以引起鼻腔黏膜的炎症,息肉样变化。因此,仅靠内镜检查不足以确定鼻窦肿瘤的

性质和范围。对于所有怀疑有鼻腔或鼻窦肿瘤的患者,影像学检查是必不可少的。

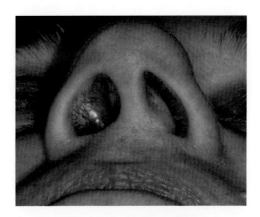

图 5.4　鼻前庭鳞状细胞癌。

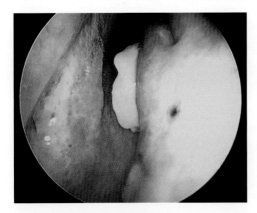

图 5.5　中鼻道良性息肉。

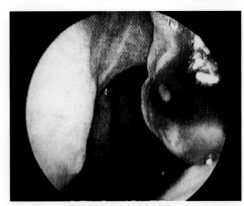

图 5.6　鼻腔侧壁的腺癌。

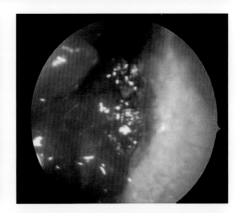

图 5.7　筛窦黏膜黑色素瘤。

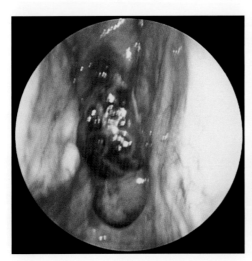

图 5.8　筛窦的腺样囊性癌。

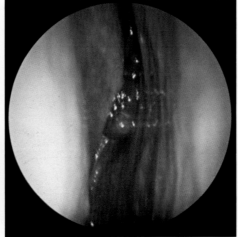

图 5.9　嗅神经母细胞瘤。

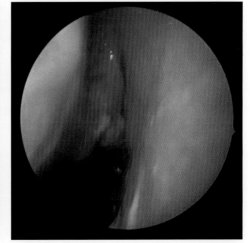

图 5.10　内镜下筛窦血管外皮细胞瘤。

Radiographic Evaluation 影像学评估

　　最初的检查通常是鼻窦平扫计算机断层扫描(CT 平扫),因为大多数患者表现为非特异性的鼻窦症状。虽然 CT 评估可能提示肿瘤的存在,但它并不是准确评估肿瘤解剖范围的最佳方法,进一步的影像学检查包括鼻窦增强 CT 和磁共振成像(MRI)。评估鼻腔鼻窦肿瘤的重要特征是软组织及骨侵犯的程度、眼眶及颅内的延伸及神经周围的侵犯。CT 和 MRI 在精确确定肿瘤范围方面各有优缺点,相互补充(表 5.1)。

表 5.1　计算机断层扫描和磁共振成像评估鼻窦肿瘤的优势
计算机断层摄影术的优点: 　　能更好地描绘骨改变:扩张、重塑、侵蚀 　　骨质或软骨 　　钙化 磁共振成像的优点 　　更好地显示肿瘤轮廓与周围结构的关系 　　肿瘤与炎症改变 　　眼睛和/或颅内扩展 　　神经的侵犯

现代螺旋 CT 扫描仪可以快速获取数据,然后在水平面、冠状面或矢状面重建数据。CT 能较好地评估骨质的变化,包括骨质的扩张、重塑、侵蚀或破坏。骨质破坏通常与侵袭性恶性肿瘤相关(图 5.11)。一般来说,引起破坏性改变的肿瘤有鳞状细胞癌、嗅神经母细胞瘤,鼻窦未分化癌,腺癌,淋巴瘤和转移性病灶。另一方面,邻骨的退行性重塑提示良性肿瘤,如内翻乳头状瘤,神经鞘瘤,多形性腺瘤和鼻咽纤维血管瘤,但也可以包括低度恶性小唾液腺癌、黑色素瘤和淋巴瘤(图 5.12)。钙化的存在常与嗅神经母细胞瘤相关(图 5.13)。软骨和骨源性肿瘤表现为软骨性或骨的增生(图 5.14)。这些放射学特征有助于减少肿瘤的鉴别诊断。此外,CT 扫描的三维重建可以帮助制订涉及颅底的复杂病变的外科手术治疗方案,以及制订重建手术或颌面假体的方案(图 5.15)。

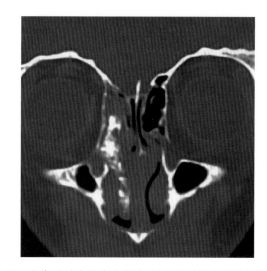

图 5.13   右鼻腔肿瘤的瘤内钙化,这是嗅神经母细胞瘤的特征。

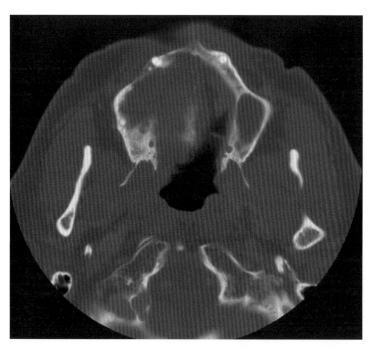

图 5.11   CT 扫描显示鳞状细胞癌侵犯右侧上颌窦和上牙槽骨。

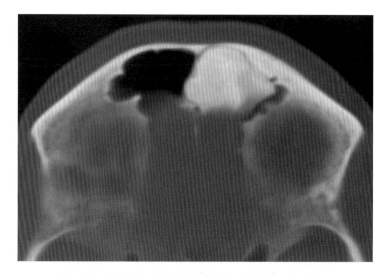

图 5.14   CT 扫描显示左额窦骨瘤与骨基质的典型外观。

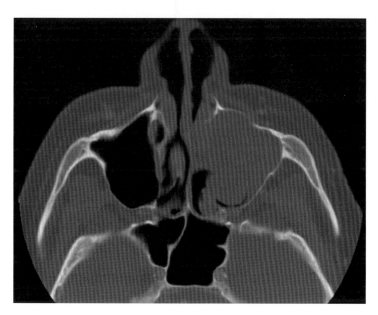

图 5.12   CT 扫描左上颌窦肿瘤引起上颌窦骨质扩张和骨重塑。

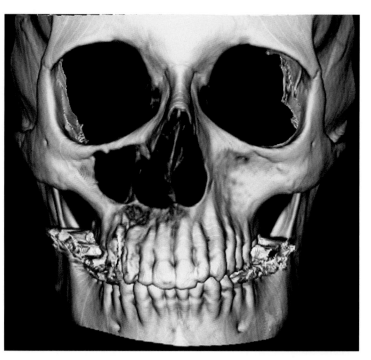

图 5.15   CT 扫描的三维重建,显示右侧上颌骨前壁骨质破坏的程度。

　　磁共振成像（MRI）在分辨肿瘤与相邻正常软组织关系方面是最有利的。大多数肿瘤的 T_1 加权 MRI 信号是低到中等的信号，在 T_2 加权 MRI 上是中等信号；肿瘤只是中等强化，因为肿瘤是高细胞成分，水分含量很少。另一方面，一些较小的唾液腺肿瘤、神经鞘瘤和内翻性乳头状瘤具有较高的含水量和特有的 T_2 高信号。除了硬腭，鼻窦周围的大多数骨骼都没有足够的骨髓，MRI 难以分辨肿瘤骨质的侵犯情况。CT 扫描容易显示骨侵蚀或破坏。鼻窦被肿瘤阻塞和阻塞后黏膜改变在 CT 平扫上很难准确判断。CT 增强扫描通常可以区分肿瘤和阻塞性炎症改变。MRI 可以更好地区分炎性病变和肿瘤，因为这两种病变在所有序列上的信号强度都有明显的不同。特别是在 T_2 加权像上，阻塞后病变通常非常明显（图 5.16）。MRI 在明确眼眶和颅内侵犯方面优于 CT（图 5.17）。MRI 对病变的神经侵犯分辨更好（图 5.18）。当脂肪受到侵犯时，比如眼眶、翼腭窝、颞下窝或上

颌骨前部等部位，正常脂肪在 T_1 平扫时是高亮的，而多数肿瘤是暗的，所以在 T_1 加权平扫上很容易被发现。造影后，脂肪容易与邻近增强肿瘤混合，因此在造影后 MRI 中必须使用脂肪抑制技术（图 5.19）。以具有 10 年病史缓慢生长的硬腭小唾液来源的低级恶性黏液表皮样癌病例来举例说明，如何从 CT 和 MRI 获得不同信息。CT 平扫的水平位，冠状位和矢状位视图显示：硬腭以及上牙槽骨骨质破坏，病变侵犯上颌窦，伴上颌窦扩大（图 5.20A～C）。T_2 加权图像的水平位和冠状视图显示上颌窦的内容物是高亮的，表明它是液体，为阻塞性炎症反应（图 5.20D、E）。冠状面 T_1 加权增强后图像显示病变局限于硬腭和上牙槽，与上颌窦明显分界（图 5.20F）。扩张的上颌窦充满软组织，未见增强。在水平位和矢状位图上，可以看到一些空气在上颌窦的前部。因此，CT 和 MRI 在这个病例中都起到了准确诊断和帮助治疗的作用。

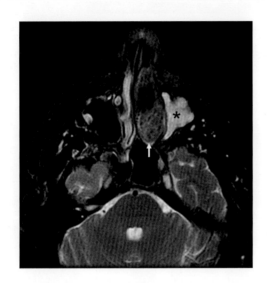

图 5.16　左鼻腔嗅神经母细胞瘤（箭头）T_2 加权 MRI 的水平位，显示左上颌窦（ * ）呈阻塞后高信号变化。

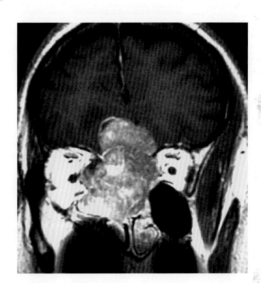

图 5.17　冠状 T_1 加权像增强后 MRI：鼻窦巨大肿瘤，延伸到颅前窝和双眼眶。

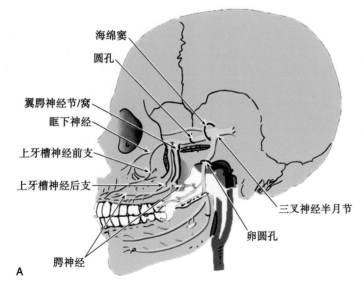

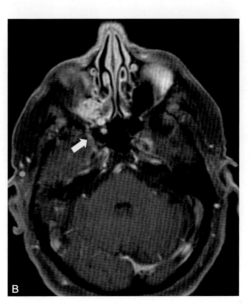

图 5.18　神经周围侵犯。A. 三叉神经分支解剖示意图；B. 右上颌窦腺样囊性癌沿右 V2 的神经周围扩散，在 T_1 水平位增强压脂像中神经呈异常增强和增粗表现（箭头）。

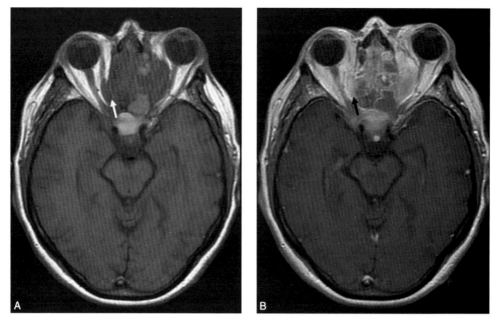

图 5.19　双侧眶内侵犯的鼻窦肿瘤,左侧多于右侧。平扫 T_1 加权 MRI 显示内直肌和肿瘤之间的脂肪平面(白色箭头)消失,表明早期眶内侵犯(A)。在未脂肪抑制的增强 T_1 加权 MRI 序列(B)(黑色箭头)上容易忽视这一点。

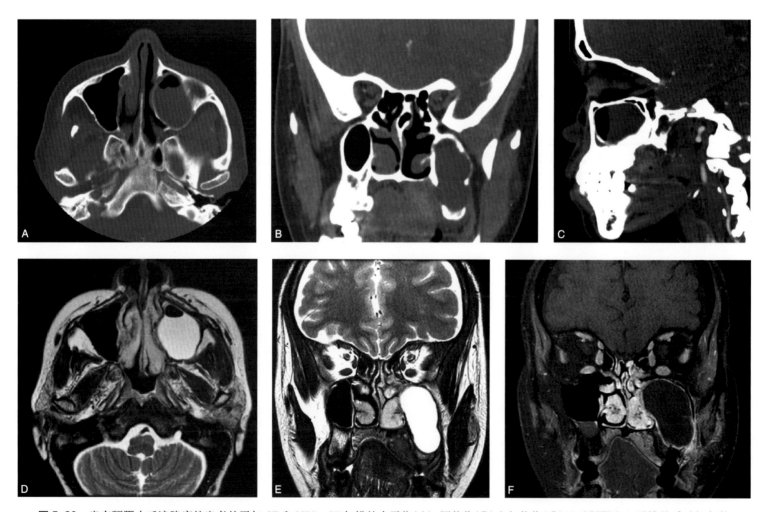

图 5.20　患有硬腭小唾液腺癌的患者的平扫 CT 和 MRI。CT 扫描的水平位(A),冠状位(B)和矢状位(C)显示硬腭和上牙槽骨质破坏与扩张上颌窦的肿块相邻。轴水平位(D)和冠状位(E)的 T_2 加权 MRI 图像显示上颌窦中的高亮信号,表明为液体影像,非硬腭肿瘤的信号特征。MRI 的增强 T_1 加权冠状位(F)显示硬腭肿瘤增强,上颌窦内无明显增强。

与 CT 和 MRI 相比，[18]F-氟脱氧葡萄糖-正电子发射断层扫描（FDG-PET）在鼻窦肿瘤的早期评估中一般作用不大。然而，PET/CT 可用于评估局部和远处转移的病变（图 5.21）。此外，在治疗后监测诊断肿瘤中特别有用，如图 5.22 所示。此外，正电子断层扫描还可以发现 FDG 高代谢病变，当 CT 造影证实时，可以考虑进行活检。治疗后 PET 扫描显示的患者曾接受过鼻咽癌治疗。PET 扫描显示左侧鼻咽侧壁有一个 FDG 高代谢病灶（图 5.23A）。CT 水平位和冠状面增强扫描显示病变周边强化（图 5.23B、C）。这些发现有助于在 CT 引导下对病灶进行精确活检（图 5.23D）。该患者的活组织检查显示放射性坏死引起的脓肿。

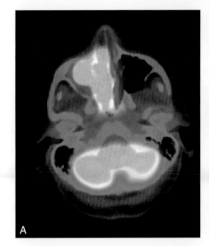 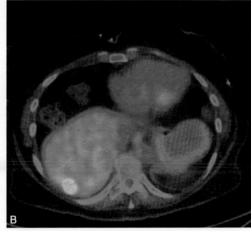 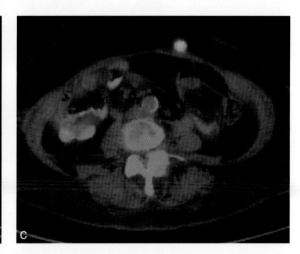

图 5.21　FDG 全身正电子发射断层扫描（PET）扫描的鼻腔癌患者表现出明显的 FDG 高代谢的主要部位（A）和远处肝转移（B），以及腹前壁软组织转移（C）。

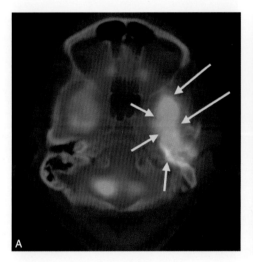 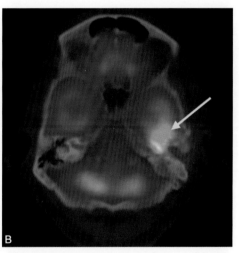

图 5.22　正电子发射断层扫描（PET）扫描显示 FDG-高代谢放化疗前左侧病变（A），以及完成治疗 8 周后局部减弱的 FDG 活性（B）。

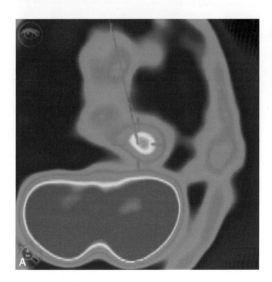 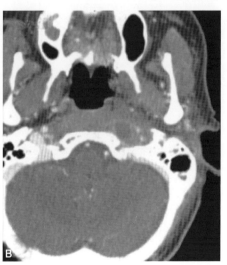

图 5.23　鼻咽癌患者的治疗后监测正电子发射断层扫描（PET）扫描，显示左侧鼻咽部有 FDG 高代谢病变（A）。对比增强计算机断层扫描（CT）显示该部位（B 和 C）边缘增强的病变。

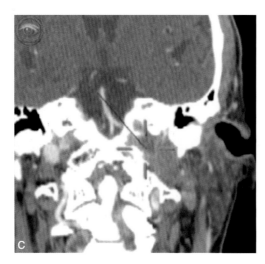
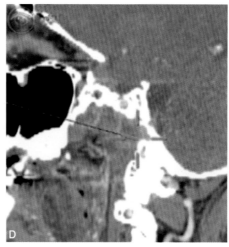

图 5.23(续)　在 CT 导航下对该部位进行准确的活检(D)。

Biopsy 组织活检

在进行进一步治疗之前,必须对鼻腔或鼻窦病变进行组织病理学诊断,除非在某些情况下,放射学特征足以确定诊断(如血管纤维瘤)。鼻窦肿瘤的活检方法取决于其解剖位置和放射学特征。对于通过鼻腔或口腔可见的病变,简单的穿刺活检足以确定组织诊断。经鼻活检应在有适当器械和适宜的环境下进行,以防意外出血。对于不易经鼻或经口活检的肿瘤,如上颌窦、鼻腔后部和/或鼻腔上部、额窦或颞下窝的肿瘤,活检的入口不应妨碍随后的手术。例如,应尽量避免使用柯路式上颌窦切开术进行活检,因为如果使用它来获取上颌窦部恶性肿瘤的活检标本,会污染脸颊软组织,使治疗性切除更加复杂。在有经验的医生手中,大部分鼻腔病变都可以在局部麻醉后在诊室用直的或有角度的内镜和 Blakesley 钳进行活检。通过压迫和喷雾血管收缩剂进行止血。如果患者在局部麻醉下不能耐受活检,或诊室设备不足,或担心肿瘤脆弱,应考虑在安镇或全身麻醉下经鼻内镜活检。在开始进行诊室活检之前,至关重要的是确保鼻窦病变不是脑膜脑膨出或原发性血管性肿瘤。此外,全麻醉下的手术活检还可以使用导航系统,通过 CT、MRI 或 PET 融合图像进行图像引导,以便精确定位接近重要结构的肿瘤(图 5.23)。这使得活组织检查安全准确。如果没有术中导航的帮助,这是不可能的。最后,对于其他不可及的鼻窦肿瘤或颞下窝肿瘤,应考虑 CT 引导下的穿刺活检。

良性肿瘤

鼻腔鼻窦内可出现多种良性肿瘤。最常见的良性肿瘤是鼻窦乳头状瘤,起源于分化良好的纤毛柱状上皮或呼吸上皮,具有不同程度的鳞状分化。乳头状瘤可分为三大类——外生型、嗜酸细胞型和内翻型,也可统称为施耐德乳头状瘤。外生乳头状瘤主要源于鼻中隔(图 5.24)。柱状细胞和内翻乳头状瘤大多源于鼻腔的外壁或上颌窦(图 5.25)。外生乳头状瘤和嗜酸性乳头状瘤很容易通过保守的内镜手术切除治疗。相反,内翻乳头状瘤具有内生浸润性生长特点,可破坏邻近组织,可能不适合内镜切除,因为在保守性手术切除后复发的机

率很大。此外,约 10% 的内翻乳头状瘤可恶变为鳞状细胞癌。恶变通常在刚发现病变时就存在,但也有多达三分之一的病例是异时发生的。

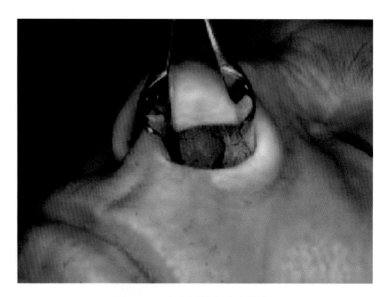

图 5.24　鼻中隔鳞状乳头状瘤。

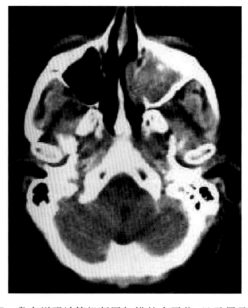

图 5.25　鼻窦增强计算机断层扫描的水平位,显示累及鼻腔外侧壁和左上颌窦的内翻性乳头状瘤。

内翻性乳头状瘤与人乳头瘤病毒(HPV)之间的关系一直存在争议,研究显示,人乳头状瘤病毒(HPV)在这些肿瘤中有不同的表达。最近的研究表明,内翻性乳头状瘤中 HPV 检出较高,但转录活性较低。大多数内翻乳头状瘤缺乏与病毒整合相关的核特征,即核包涵体。组织学上,它们是由增生上皮,纤毛呼吸上皮和鳞状上皮组成。高达 20% 的内翻性乳头状瘤可表现出表面角化,5%~10% 的范围可表现不同程度的发育不良。后两种特征,虽然不一定表明是恶性肿瘤,但应加强对病变进行完整的组织学评估(图 5.26)。复发与恶性肿瘤的后续进展无关。当恶性肿瘤发生时,最常见的类型为鳞状细胞癌,但也可为疣状癌,黏液表皮样癌,梭形细胞癌和透明细胞癌。广泛手术切除是治疗内翻性乳头状瘤的主要方法,可以根据肿瘤的范围和位置进行内镜或开放式手术切除。考虑到后期复发的可能性,建议长期随访。

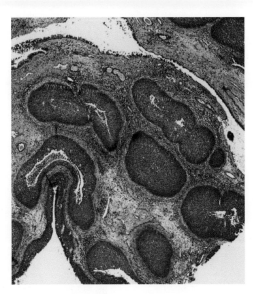

图 5.26 鼻腔外侧壁内翻性乳头状瘤的组织学表现(苏木精和伊红×40)。

青少年鼻咽血管纤维瘤(JNA)是青少年男孩最常见的肿瘤。JNA 通常出现在鼻腔后端外侧黏膜下,位于蝶腭孔后面。尽管该肿瘤的起源细胞仍在争论中(即这些肿瘤是来源于基质细胞,还是来源于血管),但数据表明,这种复杂的发病机制与

雄激素,血管生成因子和腺瘤性息肉病/β-连环蛋白途径相关。流行病学观察显示青春期后自行消退,结合经验和对雌激素治疗的实验室证据,表明 JNA 可能受激素调节。在年龄相仿的人群中,JNA 在家族性腺瘤性息肉病患者中的发病率高 25 倍。这些肿瘤有向邻近结构扩张的倾向,引起局部肿块效应。诊断通常是基于患者的年龄和性别、鼻出血的临床病史、鼻内镜检查和影像学检查。从外观上看,JNA 是光滑的分叶状或多结节的淡粉色团块,可出现表面溃疡和明显的血管纹。相应的组织学显示含有星状细胞的胶原基质和明显的薄壁血管,外观可能呈"鹿角状",类似于血管外皮细胞瘤(图 5.27)。这些肿瘤血运丰富,有明显出血的风险,因此不建议活检。其放射学特征包括在 MRI 和 CT 上的信号流空和明显的强化。通常建议采用内镜或开放手术方法到达病变部位进行手术治疗。实践证明术前栓塞可以减少术中出血。它能明显减少肿瘤的血运,并将术中出血减少到最低程度(图 5.28)。在某些病例中,放疗作为外科辅助治疗,可抑制生长和增加控制率,然而,只有在巨大无法切除的肿瘤,或肿瘤在切除困难部位复发的情况下,才会考虑放疗,因为年轻患者放疗后会出现远期后遗症的风险。

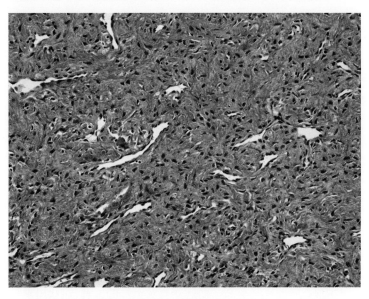

图 5.27 在含有丰富的薄壁血管的胶原背景中由星状肿瘤细胞组成的血管纤维瘤的组织显微照片。

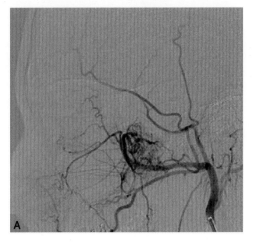
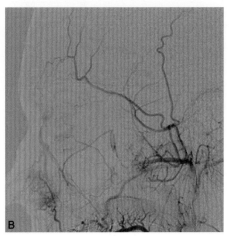

图 5.28 选择性颈外动脉血管造影显示富含血管性肿瘤(A)。栓塞成功后,肿瘤的大部分血液供应被阻断(B)。

鼻腔鼻窦的其他良性肿瘤包括上皮来源(腺瘤)、间叶来源(血管瘤、纤维黏液瘤和软骨瘤)和骨来源(骨瘤、纤维异常增生和骨化性纤维瘤)。大多数肿瘤可以根据临床和放射学特征准确诊断,只有在特定的情况下才需要活检。

骨瘤是一种被黏膜覆盖的骨性病变,最常见于额筛窦区。一般而言,它们呈现出缓慢而稳定的增长。仅对有症状的病变或导致重要结构受压,或面部畸形的快速增长的肿瘤进行治疗。多发性骨瘤患者应仔细筛查 Gardner 综合征,这是一种具有结肠息肉三联症常染色体的显性遗传病,可恶变、伴有多生牙、其他纤维骨肿瘤和骨骼异常。

骨纤维异常增生主要发生在儿童中,通常在青春期消退。虽然骨纤维异常增生可以引起畸形,但通常不具破坏性。从放射学上讲,这些病变表现为"磨砂玻璃"外观。绝大多数肿瘤为单骨性(>75%),但也可能累及整个面部骨骼。多骨性与 McCune-Albright 综合征有关,后者还包括性早熟和咖啡牛奶斑。一般来说,由于自发性退行性变,仅建议对有症状的病例进行手术干预。自发退行性变的特征是具有模糊边界的经典毛玻璃样影像,表现转换为类似棉绒的表现。恶性变很少见,但可以发生在单骨。另一方面,骨化纤维瘤表现为边界清晰的病变,有薄的蛋壳样骨壁和低密度的中心。与其他良性骨肿瘤相比,骨化纤维瘤可造成局部破坏,因此建议手术彻底切除。

恶性肿瘤

鼻窦区域的恶性肿瘤最常见于上颌窦腔、鼻腔外侧壁,鼻中隔和筛窦气房。虽然原发性肿瘤很少来自蝶窦和额窦,但其他鼻窦病变扩展至此区域以及颅底的并不少见。病变晚期出现鼻堵、鼻出血、溢泪、头痛和复视等症状,因此许多患者在诊断时已进入晚期。表现的症状取决于肿瘤的解剖位置。

Ohngren 描述了从眼内眦与下颌角连线的假象平面。该平面将鼻腔和上颌窦区分为两部分(图 5.29)。位于这个平面前下部的解剖区域称为下部,位于这个平面后上部的区域称为上部。由下部引起的病变,症状通常出现较早,肿瘤易于手术切除,局部控制率高。而病变累及上部的患者,症状出现较晚。这些肿瘤通常表现为晚期疾病,因为它们通常延伸至颞下窝,翼腭窝,眼眶,颅中窝颅底和/或颅前窝,手术切除难度大。与发生在下部的肿瘤相比,上部病变的治愈率明显低于下部。

上颌窦下部的肿瘤可以通过上颌窦底壁延伸到口腔,通过内侧壁进入鼻腔,通过其前壁延伸到面颊的软组织,或通过其侧壁进入咀嚼肌间隙(图 5.30)。而上部的肿瘤通过上颌窦后壁局部扩散到翼上颌间隙、颞下窝和颅中窝;通过上颌窦上壁进入眼眶;或通过筛窦气房扩散到颅前窝。鼻腔的原发性恶性肿瘤可能通过局部扩展侵入硬腭、上颌窦、筛窦或眼眶(图 5.31)。筛窦肿瘤可侵袭至蝶窦、颅前窝、额窦、眼眶、鼻腔、鼻咽或上颌窦(图 5.32)。额窦和蝶窦的原发性肿瘤并不常见,并且通常不易进行根治性切除,因为肿瘤常局部扩散到颅脑并侵犯硬脑膜、脑实质、海绵窦或斜坡(图 5.33)。一般向区域淋巴结转移的情况比较少见,在所有鼻窦恶性肿瘤患者中发生率不到 10%。

鳞状细胞癌是鼻窦区最常见的恶性肿瘤,占 80% 以上。这些肿瘤的发生与吸烟和职业性接触含镍化合物有关。

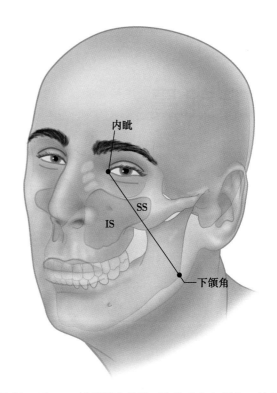

图 5.29　Ohngren 线所描述的平面将鼻腔和上颌窦区域划分为下部(IS)和上部(SS)。

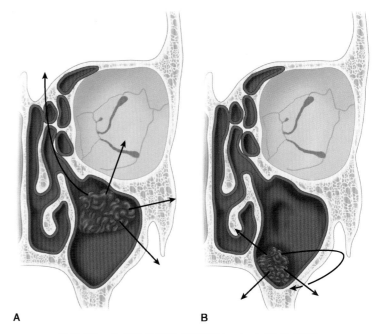

图 5.30　上颌窦肿瘤的侵犯路径。A. 上部;B. 下部。

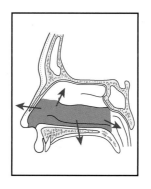
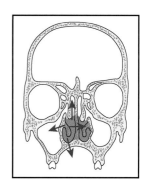

图 5.31　鼻腔肿瘤的侵犯路径。

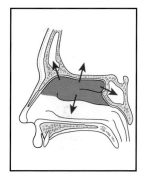
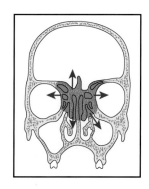

图 5.32　筛窦肿瘤的侵犯路径。

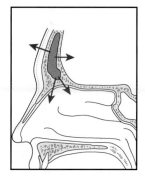
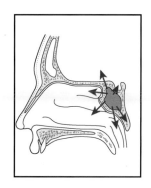

图 5.33　额窦和蝶窦肿瘤的侵犯路径。

鼻窦区非鳞状上皮恶性肿瘤,按频率排列,包括小涎腺来源恶性肿瘤、肉瘤、嗅神经母细胞瘤、淋巴瘤、鼻窦未分化癌(SNUC)和黑素瘤。鼻窦区最常见的小涎腺恶性肿瘤是腺样囊性癌,其次是腺癌、黏液表皮样癌、透明细胞癌、腺泡细胞癌和其他罕见肿瘤。腺样囊性癌的特征性表现为缓慢进展,有嗜神经性和肺转移倾向。接触木屑和皮革制造业中使用的化学品会增加患鼻窦腺癌的风险。

神经内分泌母细胞瘤,也称为嗅神经母细胞瘤(ONB),是一种来源于嗅上皮的恶性肿瘤。2005 年,世界卫生组织采用了 Hyams 分级体系分为四级,该体系根据小叶结构、有丝分裂、坏死、核多形性、纤维基质和菊花团来确定。Ⅰ 级和 Ⅱ 级可被列为低级别组(图 5.34),而 Ⅲ 级和 Ⅳ 级则被视为高级别组。免疫组织化学在 ONB 的评估中很有用,ONB 具有明显的突触素和

神经特异性烯醇化酶标记,而缺乏细胞角蛋白和上皮膜抗原免疫反应。此外,S-100 蛋白免疫反应常见于巢或小叶周围,标记支撑细胞;然而,这种特征可能在更高级别的肿瘤中消失。

除唾液腺型腺癌和转移性腺癌外,鼻腔腺癌可分为肠型和非肠型(图 5.35)。低级别非肠型鼻腔腺癌预后良好;然

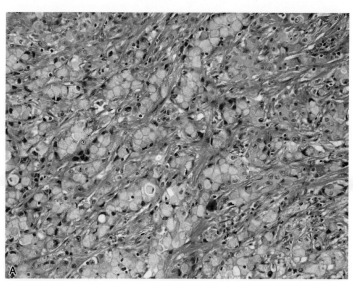
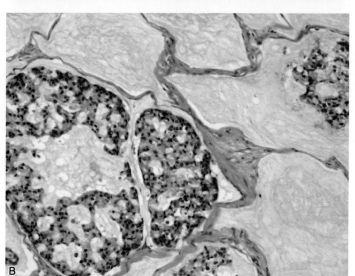
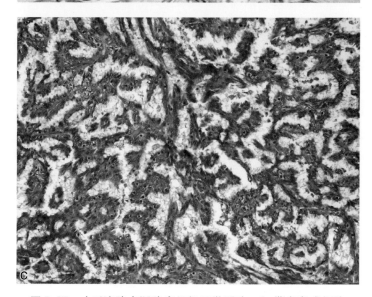

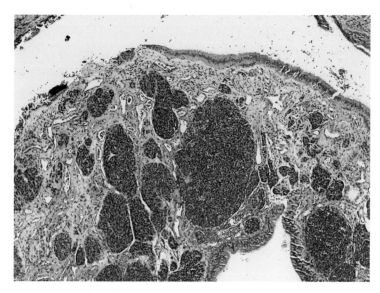

图 5.34　低级别嗅神经母细胞瘤的组织显微照片,显示完整的呼吸上皮下小叶状、巢状小圆形细胞。

图 5.35　小唾液腺来源腺癌组织显微照片。A. 带有印戒细胞的肠型鼻腔腺癌;B. 肠黏液型腺癌,肿瘤腺体漂浮在黏蛋白池中;C. 非肠型鼻窦腺癌,具有乳头状结构和纤维血管核心。

而,20%～30%的患者可能会出现局部复发。肠型腺癌通常是局部高侵袭性的恶性肿瘤,有可能转移到颈部淋巴结,较少转移到肺部。局部复发率很高,5 年累积生存率约为50%。黏液腺癌,特别是那些印戒细胞的腺癌,死亡率最高。

鼻窦未分化癌(SNUC)是一种高度恶性上皮肿瘤,在光镜下无鳞状或腺体分化。虽然这些肿瘤的组织发生尚不清楚,但它们被认为是来自于鼻的施耐德上皮或外胚层。组织学上,这些肿瘤由高级别多形性细胞的实体片状和巢状细胞组成,核仁不明显,有丝分裂丰富伴坏死(图 5.36)。虽然免疫组化既无特异性也无特征性,但它可以除外其他肿瘤如 ONB和恶性黑色素瘤。SNUC 与多种细胞角蛋白反应,但通常对神经内分泌标志物(如嗜铬粒蛋白和突触素)缺乏免疫反应。这些肿瘤通常表现为局部广泛且快速生长。尽管进行积极的治疗,SNUC 的局部复发和远处转移率很高,尤其是肺部和骨骼转移。通常推荐综合治疗,包括手术、放疗和化疗,但尽管有积极的治疗,预后仍然很差。

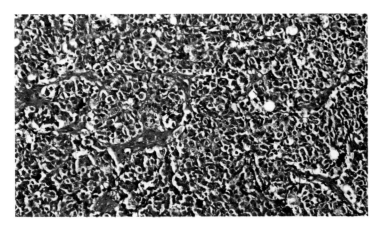

图 5.36　鼻窦未分化癌组织显微照片(苏木精伊红×40)。

头颈部黏膜黑色素瘤最常见于鼻腔。黏膜黑素瘤比皮肤黑素瘤的色素较少。有两种临床变异:结节性和黏膜多灶性。恶性黑色素瘤肿瘤的细胞凝聚力比癌细胞差。原位黑素瘤的存在对于从转移性病变中区分出原发性黏膜黑素瘤至关重要。诊断的另一个线索是细胞核内存在显著的核仁(图5.37)。

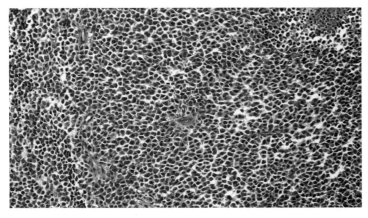

图 5.37　鼻腔黏膜黑色素瘤组织显微照片(苏木精和伊红×40)。

治疗选择

由于鼻窦的骨质限制以及邻近的眼眶和脑等重要结构,放射治疗不是该区域原发性恶性肿瘤的首选治疗方式。因此,手术切除仍然是大多数鼻腔和鼻窦肿瘤的首选治疗方法,尽管诱导化疗和同步放化疗可考虑用于术前很晚期的肿瘤和某些特定的组织分型如未分化癌(SNUC)。分期为 T_{4b} 的病灶是不可切除的,放疗和化疗可以作为最终的治疗。因此,正确选择合适的手术方式,无论是内镜手术还是开放手术,彻底充分切除早期和晚期的鼻腔鼻窦肿瘤至关重要。皮肤、骨骼(如额、鼻、斜坡、上颌骨、硬腭)、眼眶、海绵窦、脑实质和颈动脉的侵犯均需考虑在内。对于几乎所有的良性肿瘤和早期的恶性肿瘤,在能获得阴性切缘前提下,适合选择单纯的手术治疗。

晚期鼻腔鼻窦肿瘤手术切除的禁忌包括由于侵犯翼腭窝颞下窝,翼肌或咀嚼肌间隙侵犯引起的开口困难者。颅底侵犯及蝶窦后上壁和外壁骨破坏也被认为是手术切除的禁忌证。同样,严重的脑实质侵犯、侵入海绵状窦伴脑神经麻痹(CN Ⅱ、CN Ⅲ、CN Ⅳ、CN Ⅴ 或 CN Ⅵ)和肿瘤侵犯颈动脉都是手术治疗的禁忌证。

非手术治疗

美国国立综合癌症网络(NCCN)指南建议,对于 T_1 ～ T_{4a} 肿瘤,手术切除加或不加术后放疗或放化疗是恶性鼻腔肿瘤的标准治疗。但是,已证明替代方法在某些情况下是有效的。同步放化疗(调强放射治疗)对一些鼻窦恶性肿瘤的治疗已显示出良好的效果。质子放射治疗的出现使得对肿瘤给予适当的靶剂量,同时减少周围组织的剂量成为可能。在美国,使用质子放射治疗鼻窦和颅底恶性肿瘤的情况越来越普遍。目前使用的化疗药物包括顺铂、5-氟尿嘧啶(5-FU)和多西他赛(taxotere)的联合用药。不能耐受顺铂的患者可以使用卡铂进行治疗。一些作者报道,通过血管超选择性地动脉灌注给予肿瘤高剂量的顺铂,同时静脉滴注中和剂(硫代硫酸钠),同期放射治疗可有效治疗晚期鼻窦恶性肿瘤。此方法可降低全身毒性,同时增加局部控制率。抗表皮生长因子受体和抗血管内皮生长因子药物联合或不联合其他细胞毒性药物和放疗的靶向治疗目前正在研究中。同样,免疫治疗药物如 PD-1 和PDL-1 抑制剂目前也正在进行临床试验。(译者注:PD-1/PDL 抑制剂已获批上市应用。)

手术治疗

解剖

鼻腔是上呼吸道的入口,开始于前鼻孔,结束于通向鼻咽的后鼻孔。它为进入肺部的空气提供了一个过滤、加湿和加热的作用。鼻腔被中线的鼻中隔分开,鼻中隔由鼻中隔软骨和犁骨组成,两侧被鼻黏膜覆盖。鼻腔的外侧壁部分为软骨,部分为骨质,其底部为纯骨质结构。鼻腔外侧壁有鼻甲,下鼻甲是鼻腔的一部分,上鼻甲和中鼻甲是筛窦复合体的一部分。鼻腔黏膜紧密地附着在骨和软骨膜上。大部分黏膜为假复层柱状纤毛上皮。黏膜下富含血运,包含黏液腺,小唾液腺和黑色素细胞。负责嗅觉的嗅觉神经上皮覆盖在鼻腔顶部的筛状板上,且与黏膜的其余部分相比血管较少。鼻腔侧壁带有鼻甲,它们之间的鼻腔或空隙包含鼻窦的开口。下鼻道位于下鼻甲的下方和外侧,并与鼻泪管的开口相连,其位于外侧壁的前部。上颌骨窦口通向中鼻道的筛漏斗,而蝶窦则通向上鼻甲上方的蝶筛隐窝。鼻腔的血供来自颈外动脉(颌内动脉蝶腭支和面动脉)和颈内动脉(眼动脉分出的筛前动脉和筛后动脉)。鼻腔静脉起源于密集的静脉丛,尤其集中在下鼻甲,下鼻道和鼻中隔后部,静脉回流与动脉伴行。淋巴主要是回流至颈淋巴结和咽后淋巴结。

鼻腔周围被附黏膜的含气的骨性空间,称为鼻窦,其中最大的是上颌窦。筛窦位于鼻腔的上方,筛骨水平板将鼻腔筛窦与前颅底分离。为了恶性肿瘤的分期,将包括下鼻甲在内的鼻筛窦的下半部分称为鼻腔区域,而由中鼻甲和上鼻甲以及筛窦组成的上半部分称为筛窦区域。在前侧,包含在额骨内的额窦可形成两个气房或多个气房。蝶窦位于鼻腔后上部,在鼻咽的顶部。蝶窦被中隔分隔,也可能是多房。鼻窦的解剖位置及其相互关系见图 5.38 和图 5.39。

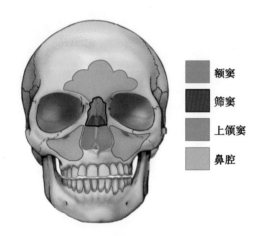

图 5.38　鼻窦的解剖位置。

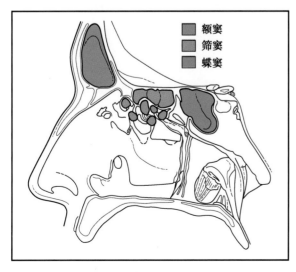

图 5.39　鼻窦之间的关系。

术前准备

对于需要手术治疗的鼻腔和鼻窦肿瘤患者,术前准备在很大程度上取决于肿瘤的范围、手术的性质以及手术对患者功能和外观的影响。对于大多数需要上颌骨切除术的患者,推荐围术期使用抗生素。除了常规的术前检查外,仔细的术前口腔评估也是必需的。虽然严重感染的牙齿应加以处理,但含肿瘤的牙槽内的松动牙齿则不应加以处理。此外,应采取牙齿印模并用于预制临时和最终的硬腭填充物,以纠正上颌骨下部切除引起的腭部手术缺损。预制一个适当的填充物需要外科医生和修复医生之间的合作。外科医生在牙模上标记预期的硬腭切除范围,这是口腔修复师预制造临时填充物的基础。如果部分软腭被切除,填充物应向后延长,以防止鼻腔反流。临时口腔科填充物也有助于保持手术位置的填充,并通过协助吞咽和清除肺部分泌物来帮助术后恢复。硬腭切除术后立即放置一个填充物,可使患者术后立即吞咽饮食,并避免使用鼻饲管。

对于需要切除眼眶内容或对鼻面部进行广泛切除的患者,应获取面部印痕和临床照片,以便于随后制作面部假体。如果预期出现较大的复合缺损,需要用复合游离组织瓣重建,应请整形外科医生会诊。对于肿瘤侵犯颅底的病变,术前应请神经外科医生会诊,需要颅面联合入路以实现肿瘤的整块切除(见第 6 章)。所有因鼻腔或鼻窦肿瘤接受手术的患者必须进行详细的术前影像学检查,特别是那些接受内镜或颅底恶性肿瘤内镜手术的患者,需要适当的术前影像学检查(CT 和/或 MRI),并使用精细水平位扫描影像图像进行导航手术。

麻醉和体位

因为气管插管的固定会造成面部和鼻腔标志的扭曲,沿面部精确切口会变得很困难。因此,在麻醉诱导前,应用记号笔在面部的手术切口处划线。无论是经鼻还是经口气管插管,插管的方式都是根据手术径路来选择的。牙关紧闭患者可能需要纤维支气管镜插管或行预防性气管切开术。插管后,患者取仰卧位,上半身抬高 30°,颈部伸长,稍向同侧旋转。令人满意的肌松药对于在口腔手术期间充分暴露和易于操作是必不可少的。手术侧的眼睛可能在手术区域,要么使用陶瓷角膜防护罩,要么用细尼龙缝线缝合眼睑,以在手术期间保护角膜。患者的头部覆盖着无菌敷料,这样在手术过程中头部的移动不会导致无菌区域的污染(见第 2 章)。透明塑料头部孔巾可以隔离麻醉管道,并方便外科医生和麻醉师观察到患者的眼睛,鼻子和气管插管。如果术中使用 CT、MRI 或 PET/CT 进行导航,则需将其作为无菌区域的一部分。如果术中使用导航,那么使用颅骨神经外科针将头部固定在所需的位置是至关重要的,因为头部的任何移动(有意或无意)都会改变显示器上目标的位置,并误导外科医生到错误的位置。如果要使用中厚皮肤移植物来覆盖手术缺损,则应在手术开始前从合适的供体部位先切取下皮片。

手术方法

　　手术径路的选择应提供足够的暴露空间,以保证安全、满意的手术切除。手术径路取决于肿瘤的解剖位置、范围和组织病理学。对良性和某些经选择的恶性肿瘤,经鼻内镜切除是一种公认的方法,内镜手术需要特殊的器械和相当多的专业知识和经验,因此只能由具有这种专业知识的外科专家进行。内镜下鼻腔及筛窦肿瘤手术禁忌证(经开放手术径路)包括延伸至上颌窦前壁皮肤、上颌窦骨壁或鼻腔底部、侵入眼眶、显著的脑侵犯、侵犯斜坡;肿瘤向外侧侵犯眶顶中三分之一。

　　上颌骨下部的恶性肿瘤,包括上颌牙龈、硬腭或上颌窦底的肿瘤,可以通过经口彻底切除部分上颌骨。面中掀翻径路适用于鼻腔前下部及上颌窦底部的较大肿瘤,特别适用于经唇龈沟入路进入鼻腔后上部手术效果不理想时。这种方法常用于切除鼻咽部较大的良性肿瘤,如血管纤维瘤。

　　更大的肿瘤需要切开面部以提供足够的暴露空间。鼻腔和鼻中隔下部的小肿瘤,如果不能通过鼻前庭内镜切除,最好采用鼻侧切开术。虽然“经典”的 Weber-Ferguson-Dieffenbach 切口为上颌骨肿瘤的切除提供了极好的暴露,但它会导致美学上不可接受的瘢痕,面部轮廓和表情变形,睑外翻以及鼻前庭形状的改变(图 5.40)。因此,韦伯-弗格森切口应进行修改,以保持面部对称、鼻亚单位和美观需求。基于鼻和面部亚单位的改良韦伯-弗格森切口可获得更好的美观和功能结果(图 5.41)。这个切口从正中线切开上唇,穿过人中的中线直到鼻小柱。然后沿鼻小柱根部转向外上并进入鼻前庭底壁,转 45°出鼻腔底壁,一直沿鼻翼侧方的凹槽旋转至鼻侧。在这里,切口沿着鼻背外侧向上进入内眦。这种程度的切口对于侧鼻切开术来说是足够的。

　　对于鼻腔侧壁较小的肿瘤,可以修改切口不切开上唇。对于较大的肿瘤明显向上外侧侵袭的,切口可扩展为 Lynch或睑下缘切口。Lynch 切口:切口在鼻梁的侧面继续向前延伸至眉毛的内侧(图 5.41A)。下睑缘切口:旋转 90°至横行,在眶下皮肤上沿着靠近睑缘的下眼睑最突出的皮肤折痕部朝向颧骨延伸(图 5.41B)。然而,这将导致轻微下眼睑外翻,导致明显的面部不对称。另一方面,与面颊皮肤相比,大多数人眶下区域的皮肤有轻微的色素沉着。在这种情况下,可在色素沉着区和色素较少的颊部皮肤交界处进行向外侧或眶下切口的延伸(图 5.41C)。这里展示了一些改良的韦伯-弗格森切口和最终的美学效果。图 5.42 所示的患者通过改良的韦伯-弗格森切口切除了上颌骨鼻突血管瘤。另一位上颌骨下部癌患者采用改良的韦伯-弗格森切口行部分上颌骨切除术(图5.43)。改良韦伯-弗格森切口后的美观效果明显更好。图5.44 所示的患者通过改良的韦伯-弗格森切口,眶下沿色素沉着线向外侧切口,行上颌骨次全切除术。术后面部显示愈合良好的瘢痕。鼻窦肿瘤接近或侵犯颅底不适合经鼻内切除术,需要颅面入路以暴露肿瘤的上端确保清晰的手术边界。对于起源于或延伸至鼻咽或上颌后间隙的肿瘤,手术治疗是

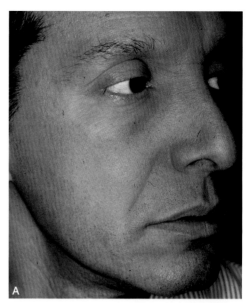
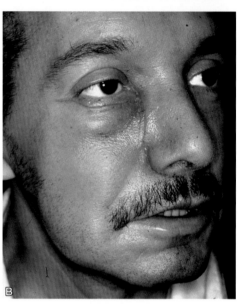

图 5.40　经典韦氏-弗格森切口行上颌切除术的患者术前(A)和术后(B)外观。

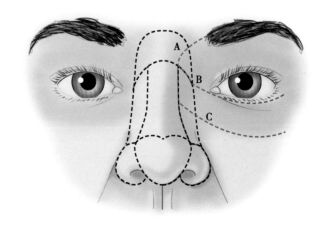

图 5.41　改良的韦伯-弗格森切口设计符合鼻和面部亚单位。A. 林奇切口;B. 睑下缘切口;C. 眶下切口。

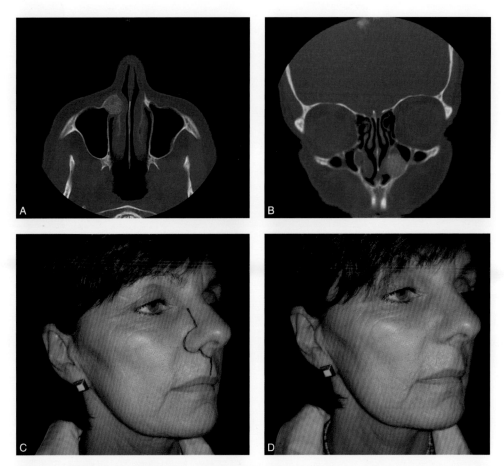

图 5.42　经改良韦伯-弗格森切口切除的上颌骨鼻突血管瘤患者。水平位(A)和冠位(B)的计算机断层扫描显示典型的蜂窝状血管瘤外观；C.面部皮肤切口轮廓；D.患者术后 1 年外观。

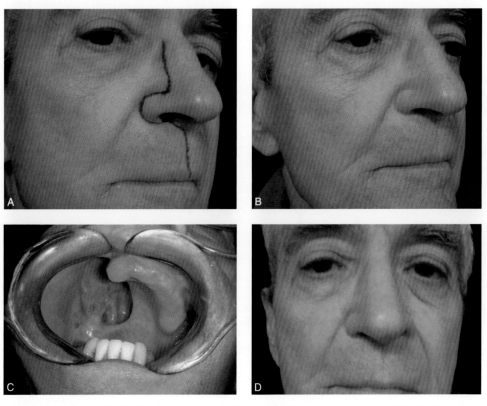

图 5.43　A.改良韦伯-弗格森切口,用于上颌骨下部切除术；B.患者术后 1 年的外观；C.口内上颌骨切除术缺损。D.正面观面部显示极好的美学效果。

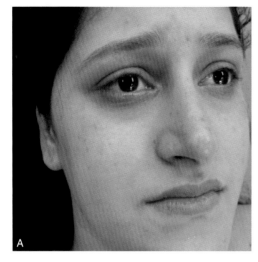 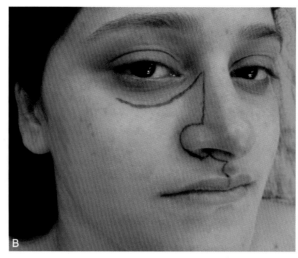 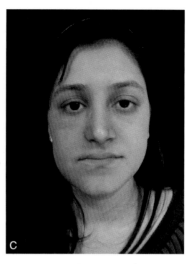

图 5.44   A.改良韦伯-弗格森切口,沿色素眶下皮肤切口;B.患者皮肤切口设计;C.患者手术及术后放疗后 1 年照片。

很困难的,需要特别关注。在这个部位出现的常见临床实体肿瘤是血管纤维瘤和鼻咽癌。局限的病变可以通过鼻内或经腭入路切除。出现在咽旁间隙和上颌后间隙的较大病灶可以通过开放的上颌骨切除或内镜下经上颌骨翼状肌入路。更靠外的上颌骨后方肿瘤可经过上颌骨外翻路径手术。

鼻侧切开术

由于鼻腔肿瘤的位置(通常向前延伸至鼻骨或软组织或鼻侧壁),因此需要进行鼻侧切开术以切除不适合内镜下切除的鼻腔肿瘤。

开放的上颌骨内侧切除术

上颌骨内侧部分切除术适用于分化良好或低度恶性肿瘤,内翻乳头状瘤和其他局限于鼻腔外侧壁或上颌窦内侧壁肿瘤。开放式手术方法是通过侧鼻切开术或改良的 Weber-Ferguson 切口,具体取决于肿瘤的范围和位置。从技术上讲,以整体移除上颌骨内侧标本比较困难。由于筛窦气房的脆性,活动性切除筛窦肿瘤的操作应小心谨慎。图 5.45 和图 5.46 所示为颅骨的正位和斜位图。骨切除范围显示在颅骨上的鼻腔侧壁,包括下鼻甲、中鼻甲和筛窦气房,以及鼻腔后部的底壁(图 5.47)。

患者鼻窦的 CT 扫描显示肿瘤肿块出现在上颌窦的内侧壁,并延伸至鼻腔,阻塞了剩余的上颌窦。从水平位上看,肿瘤破坏了上颌骨内侧壁,但外侧壁和前侧壁完好无损(图 5.48),肿瘤延伸至鼻腔中鼻甲区域。在冠状面,肿瘤出现于上颌窦上部至下鼻甲的内侧壁,但未延伸至眼眶(图 5.49)。鼻腔活检显示病变为内翻乳头状瘤。

为了暴露上颌窦内侧壁的肿瘤,通常需要进行韦伯-弗格森切口。首选改良的韦伯-弗格森切口。然而,对于上颌窦内侧壁切除术,Lynch 切口,将切口延伸到眉毛的内侧端是必要的(图 5.50)。用陶瓷眼罩来保护患者的角膜。上唇部切口深至软组织和肌肉层,面颊部切口深至上颌骨前壁骨面(图 5.51)。切口向上切开软组织至眼眶的骨缘。切除范围为上颌窦的整个内侧壁,以及下鼻甲、筛窦和纸样板。当掀起面颊部皮瓣时,在眶缘附近小心保留眶下神经(图 5.52)。

用高速钻切开上颌窦。使用高速钻可以精确扩大上颌窦前壁。切除上颌窦前壁的很大一部分以便进入上颌窦(图 5.53)。仔细检查上颌窦内部以评估窦腔中肿瘤的范围。

如果可行的话,切开眶内侧壁,用骨膜剥离子将其与纸样板分离,并沿眼眶内缘牵拉抬高,在此操作中,内眦韧带切开并与眶骨膜一起向外侧收缩。将丝线穿过分离的内侧眦韧带并留长以进行识别,以便后面重新缝合于鼻骨(图 5.54)。我

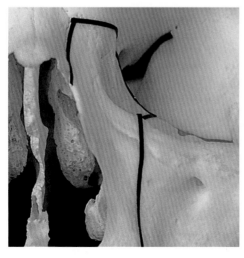 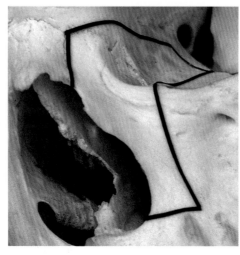 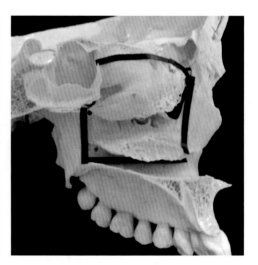

图 5.45   颅骨正面切面所示的上颌骨内侧切除术的骨切面。

图 5.46   颅骨斜位切面所示的上颌骨内侧切除术的骨切面。

图 5.47   颅骨鼻腔外侧壁显示骨切除范围。

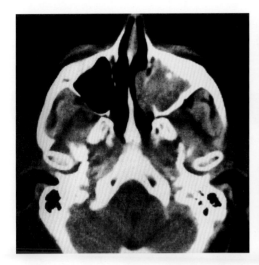

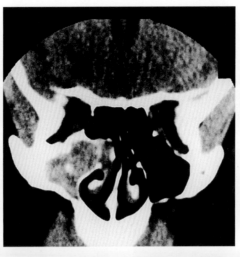

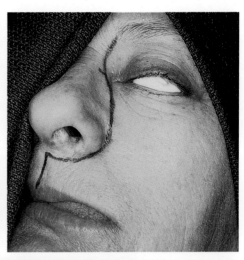

图 5.48　CT 水平位显示,肿瘤破坏了上颌窦内侧壁,但外侧壁和前侧壁完好无损。

图 5.49　CT 扫描的冠状面显示,肿瘤似乎出现在上颌窦上部至下鼻甲的内侧壁区域,但未延伸至眼眶。

图 5.50　该患者采用经典韦伯-弗格森切口+Lynch 切口。

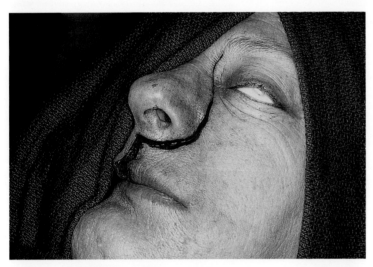

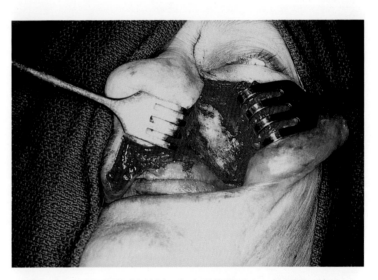

图 5.51　皮肤切口上唇部深至的软组织和肌肉层,面颊部深至上颌骨前壁骨面。

图 5.52　当面颊部皮瓣掀起时,在眶缘附近小心保留眶下神经。

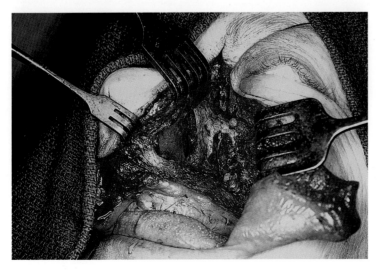

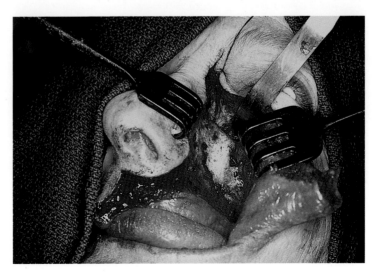

图 5.53　上颌窦前壁大部分被磨除,进入上颌窦内。

图 5.54　在切断的内眦韧带处缝合一条丝线,留长,以便后面重新缝合至鼻骨上。

们非常注意保持眼眶下壁和内下壁骨板的连续性和轮廓化。在眶内下象限进行剥离时,撑开器向侧面牵拉保护眶骨膜和眶内容物。使用良好的骨膜剥离子从泪囊窝分离泪囊和鼻泪管,向上牵拉(图 5.55)。沿眶缘水平横行切断鼻泪管,尽量向深方解剖眶骨膜。在此操作中,将筛前动脉和筛后动脉从纸样板中分离出来,进行切断、结扎或电凝止血。一旦眼眶内容物能充分移动,在眼眶内容物和纸样板之间填入一块干纱布止血。

最后,使用带角度剪刀横断手术标本后部后鼻孔附近的附着,并且切除包含下鼻甲、中鼻甲和具有下筛窦气房的整个手术标本。通过电凝在切割骨表面上的出血点来妥善止血。手术缺损如图 5.57 所示。手术缺损处的尖锐骨刺用金刚钻磨平。

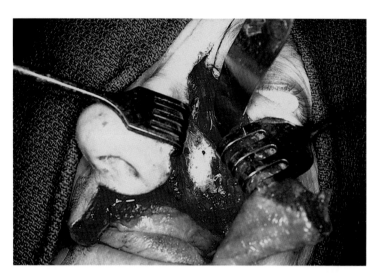

图 5.55 泪囊和泪管均从泪囊窝拉起。

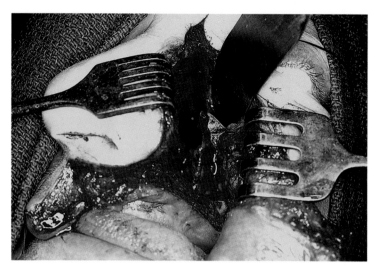

图 5.57 手术缺损。

现在注意力集中在解剖鼻翼并向内侧牵拉,进入鼻腔(图 5.56)。弯曲的骨刀在鼻腔底部水平切断上颌窦的内侧壁。通过切开的上颌窦前壁,在直视下,用锤子轻轻敲击骨凿上,直到达到上颌窦的后缘。同样用骨刀将上颌窦内侧壁的骨切口向上延伸,直至眶内侧壁。在一些患者中,同侧鼻骨可能需要切除以保证良好的肿瘤整块切除。

现在冲洗伤口,鼻泪管支架通过内眦的上、下泪点放置,鼻腔内的两个支架远端系在一起。通常不需要皮肤移植,因为鼻黏膜比较容易的再上皮化。用碘仿纱条填塞上颌窦和鼻腔,尾端留置在前鼻孔(图 5.58)。

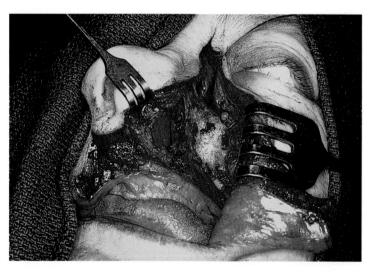

图 5.56 鼻翼向内侧牵拉,进入鼻腔。

一旦上颌窦的内侧壁充分游离,将一只手的示指插入上颌窦,将另一只手的示指插入鼻腔。这样进行手术标本的双合诊,从一边到另一边轻轻摇晃。这一操作将使得上部和后部筛窦气房的断裂。骨刀可用于从上颌骨眶面、鼻骨和额骨眶面切断纸样板。

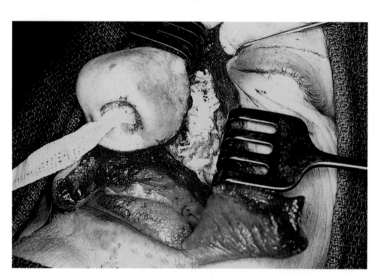

图 5.58 碘仿纱条填塞术腔并从前鼻孔引出。

在鼻骨上钻孔,用不可吸收缝线材料将内眦韧带缝合于鼻骨。使内眦重新附着到与对侧内眦完全相同的位置,从而恢复眶内内容物的正常位置。其余切口分两层关闭,软组织采用可吸收缝线间断缝合,皮肤尼龙线缝合(图 5.59)。手术过程中一般失血很少,通常不需要输血。

手术标本的侧面观显示上颌窦的内侧壁,其中息肉状肿瘤占据上颌窦,其余上颌窦内侧壁为正常黏膜(图 5.60)。手术标本的上面观显示肿瘤通过上颌窦的内侧壁突至标本右边的上颌窦内,以及标本左边的下鼻甲(图 5.61)。肿瘤跨越上颌窦的内侧壁,突至鼻腔中,但其大部分填充了上

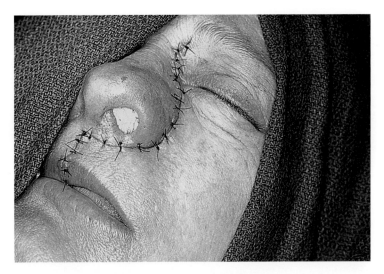

图 5.59　其余切口分两层闭合。

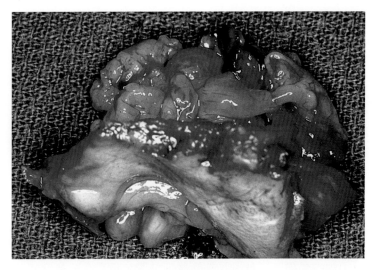

图 5.62　手术标本的内面观。

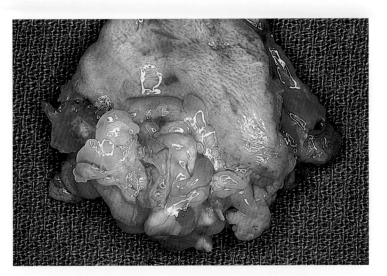

图 5.60　标本侧面观显示上颌骨内侧壁的息肉样肿瘤。

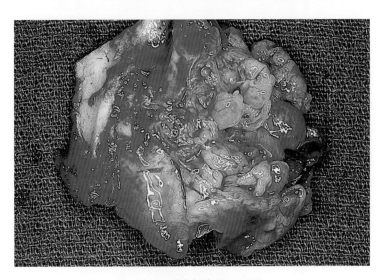

图 5.61　手术标本的上面观。

颌窦。手术标本的内面观显示鼻腔内的一小部分肿瘤（图 5.62）。

术后护理。术后 5~6 天取出鼻腔填塞物。因为上颌骨内侧壁切除术通常不需要植皮，所以通常不需要对缺损进行清创。然而，良好的鼻腔冲洗和湿化对于清除血块和结痂至关重要，直到缺损达到完全的上皮化。因为进入上颌窦的唯一途径是通过前鼻孔，所以医生会教患者用导管冲洗鼻腔。尽管一些患者可能会因为鼻腔黏液的缺乏而出现干燥结痂，还有一些患者说他们失去了嗅觉，但这种手术基本上不会有美学上的畸形和最小程度的功能损失。术后患者的外观显示一个愈合良好的瘢痕，基本上没有功能损失或美观的畸形。眼球与对面对齐良好，双眼视力正常（图 5.63）。

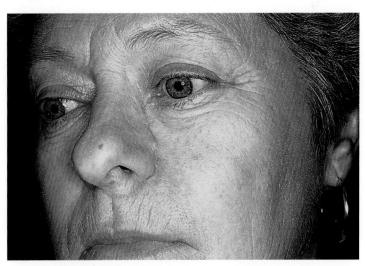

图 5.63　患者术后 8 个月的外观。

鼻内镜下上颌骨内侧切除术

内镜下上颌骨内侧切除术与开放入路有相似的适应证，用于治疗顽固性鼻窦炎症以及良性和部分鼻腔恶性肿瘤。内镜下上颌骨内侧切除术适用于切除下鼻甲、上颌窦壁内侧壁、鼻腔外侧壁、泪囊和筛窦肿瘤。它也用于翼腭窝、颞下窝、翼腭板和鼻咽肿瘤的入路。使用内镜技术的优点是比一般操作拥有更高清晰放大的视野，并且可以术中全程导航。此外，鼻内镜技术的使用避免了面部切口，并可提早出院。

与开放式上颌骨内侧切除术不同，整块切除肿瘤通常是不可能的，但可以用于中小型肿瘤。在所有的手术中，充分暴露在内镜上颌骨内侧切除术中是至关重要的。由于使用内镜仪器的空间限制，沿肿瘤安全切缘切除较难。此外，在诊室清理鼻腔和检查手术部位需要充分暴露。内镜下切除较大鼻窦肿瘤的基本原则是,首先切除部分病灶,以便更好地确定病灶的附着部位或来源。确定后,切除肿瘤起源部位周围正常组织的边缘,以获得阴性的手术切缘。这种切除术的一个关键点是送检切除区域以外的冰冻切缘。内镜下彻底切除上颌窦内侧壁肿瘤需要选择合适的患者。禁忌证包括肿瘤向鼻底骨质、上颌窦前壁和眶内侵犯。术前评估应包括 CT 和 MRI 扫描,以评估肿瘤侵犯的骨性和软组织成分。根据肿瘤的侵犯程度,患者必须做好可能发生泪道离断,内镜下行鼻腔泪囊吻合术的准备。

这里显示的这个上颌骨内侧壁切除手术的患者有鼻塞病史。下鼻甲肿块病变的活检证实为黏膜黑色素瘤。影像检查显示肿瘤局限于下鼻甲及鼻外侧壁黏膜。患者在全身麻醉下经口气管插管后开始手术,并在放置 Lacri-Lube 后用眼膜贴上眼睛。注册影像导航系统,以便可以进行 CT 和/或 MRI 的术中导航。该设置需要在符合人体工程学的位置放置高清监视器,以便于 1 名或 2 名外科医生使用。这需要将监视器放置在离中线约 30°的位置,导航图像位于中心(图 5.64)。准备完成后,对手术区域进行评估,然后用 4% 丁卡因棉条对鼻子进行收缩。1% 利多卡因和肾上腺素(1∶100 000)经口注射至邻近第二磨牙的腭大孔(图 5.65)。同样注射下鼻甲头端、鼻腔底、中鼻甲和鼻外侧壁(图 5.66)。手术的第一步是评估鼻腔,内移中鼻甲或用弯曲的剪刀切除中鼻甲。完成后,必要时可切除部分病变,以便更好地观察肿物附着点。用 Cottle 钳或反张咬切钳切除钩突,并使用 Blakesley 钳取出。扩大上颌窦自然口利用咬切钳和反张钳。进行内镜蝶筛窦开放术以便获取更好的路径和视野(图 5.67)。前筛开放使用 J 型刮匙,将其置于筛泡后方,向前拨开窦壁。软组织和骨骼用 Blakesley 钳取出。然后穿透中鼻甲基板水平板,用切割钻和

钳持器械解剖后筛窦气房。识别上鼻甲,用剪刀将其下三分之一切除。这里可以看见蝶窦自然开口,在其内侧和下方用 Kerrison 咬骨钳和蘑菇头剥离子开放窦口。然后直视下沿颅底从后到前开放筛窦腔(图 5.68)。解剖从后到前进行,这种解剖方向有助于防止意外的颅底破坏。完成后,使用弯内镜剪刀切除下鼻甲,如果可能的话,通常在前面留约 1cm,使切口越过下鼻道,以避免破坏鼻泪管开口(图 5.69)。用 Colorado 尖头电刀在前面做一个切口,并延伸到鼻腔底部,在肿瘤周围留下安全切缘。下鼻甲切除术在筛嵴区进行,并与上颌窦内侧壁齐平。在后方,从蝶腭动脉到下鼻甲的血供烧灼法凝闭。此时,再切除上颌窦的内侧壁。对于以内侧壁为蒂的肿瘤,可以使用高速钻头、咬切或反张器械或截骨刀切除该肿物的边缘。如果需要更多的侧面和前部的暴露,扩大窦口和用带角度内镜还不能达到时,可以通过去除鼻中隔前部的软骨,建立鼻中隔窗口,通过对侧鼻孔放置内镜。此外,内镜可通过唇龈沟切口扩大开放上颌窦前壁以扩大外侧壁的暴露。检查上颌窦内是否有肿瘤侵犯(图 5.70)。整块切除肿瘤附着部,留取冰冻切缘以确保彻底清除肿瘤。上颌窦内侧壁、鼻外侧壁及鼻腔底黏膜切除后,缺损可与上颌窦相通。在该患者中,标本被分为两部分切除,即上颌窦内侧壁和下鼻甲,肿瘤完整切除,切缘阴性,手术缺损边缘的冷冻切片证实了这一点(图 5.71)。

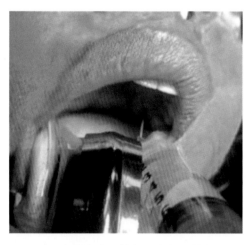

图 5.65　在腭大孔注射肾上腺素和利多卡因。

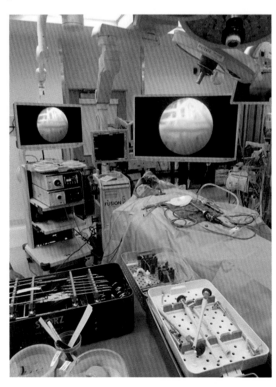

图 5.64　术中导航的鼻内镜手术装置。

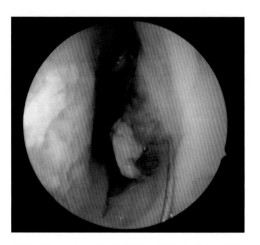

图 5.66　在下鼻甲注射肾上腺素和利多卡因。

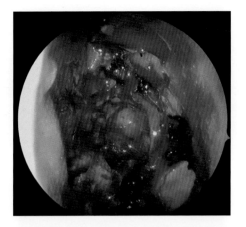

图 5.67　为了更好地显示肿瘤,进行了广泛的筛蝶窦开放。

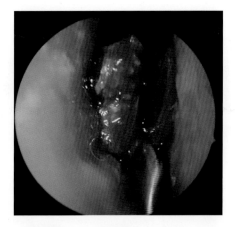

图 5.68　筛窦嵴切除下鼻甲。

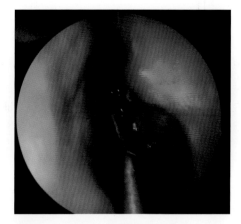

图 5.69　解剖上颌窦内侧壁并使其活动。

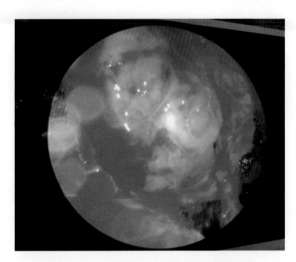

图 5.70　30°内镜下显示的上颌窦内部图。

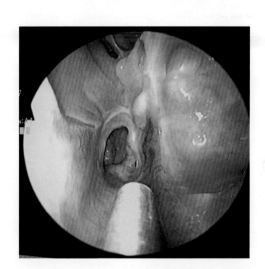

图 5.72　鼻内镜下显示术后 12 周鼻腔内愈合的创面。

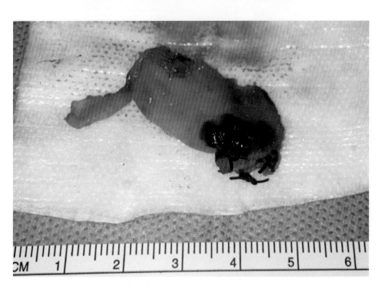

图 5.71　显示肿瘤边缘清晰的手术标本。

术后护理。术后处理包括短疗程的抗生素口服。术后尽早进行鼻腔盐水冲洗。经常在门诊或诊室进行鼻腔清理对于预防术后粘连是至关重要的。如果患者之前接受过放疗,结痂通常会持续数周或更长时间。图 5.72 所示为鼻内镜下鼻腔内愈合的创面。

鼻内镜下血管纤维瘤切除术

鼻内镜下切除大的良性病变是可行的。然而,在进行手术前,应仔细研究病变的范围、鼻内暴露的可行性和完全切除的可能性。图 5.73 所示患者的影像学表现为一个丰富血运的大血管纤维瘤,延伸至翼腭窝间隙。由于病变血管丰富,术前行栓塞术。整个病变可以通过内镜切除,术后 MRI 随访显示肿瘤完全切除。

鼻中隔癌外鼻及鼻腔部分切除术

鼻中隔鳞状细胞癌延伸至鼻腔外侧并有骨侵犯,需鼻腔肿物切除。通常手术是通过鼻侧切开术,单侧或双侧,取决于肿瘤的范围。然而,当肿瘤累及上覆皮肤时,除鼻腔肿物切除外,还需切除部分外鼻才能完成肿瘤的整体切除。图 5.74 所示患者鼻中隔上部鳞状细胞癌侵及鼻骨及外鼻皮肤。患者的主要症状是鼻出血和鼻背增大。

这位患者的放射检查包括 CT 扫描和 MRI 扫描。MRI 扫描矢状面显示肿瘤起源于鼻中隔,并通过皮下软组织延伸至外鼻皮肤(图 5.75)。MRI 水平位显示肿瘤的水平位范围(图 5.76)。肿瘤范围包括鼻中隔的前半部分及其上覆的皮肤。

该肿瘤的手术需要切除鼻中隔、双侧筛窦以及双侧上颌骨鼻突,以获得足够的软组织和骨的阴性切缘。预计切除皮肤的范围如图 5.77 所示。患者气管插管全身麻醉,眼睑用 6-0 尼龙缝线缝合。如图所示,电刀沿皮肤设计切口环形切开,直至骨面。为了进入鼻腔,首先用高速电锯切开右侧上颌骨的鼻突。在左侧进行类似操作,分离上颌骨鼻突和眼眶内侧

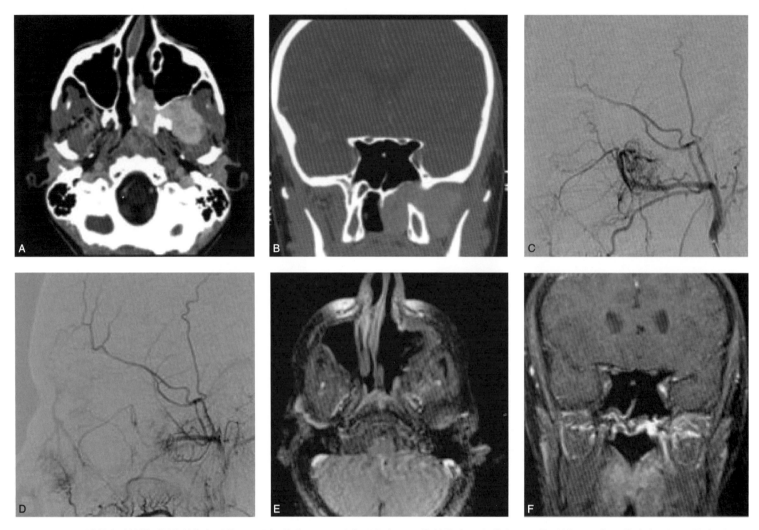

图 5.73   计算机断层扫描增强像水平位（A）和冠状位（B）显示广泛的鼻咽血管纤维瘤。术前介入血管造影显示富血管病变（C）。栓塞后血管造影显示供血血管完全闭塞（D）。术后 MRI 水平位（E）和冠状位（F）显示肿瘤彻底切除。

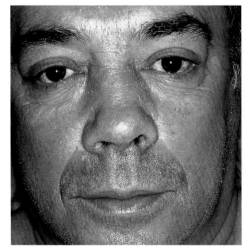

图 5.74   鼻中隔鳞状细胞癌患者。

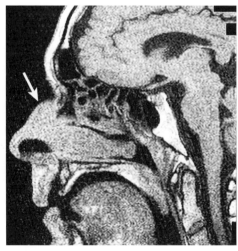

图 5.75   磁共振扫描矢状面。注意累及皮下组织（箭头）。

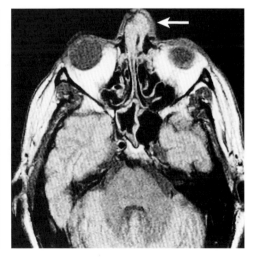

图 5.76   磁共振扫描水平位图。注意累及皮下组织（箭头）。

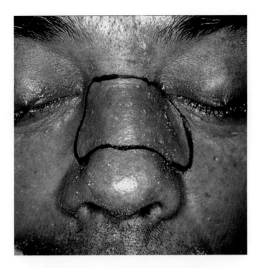

图 5.77 切除范围的外部轮廓。

大的部分。同样地将双眼眶内侧鼻骨的下半部用电锯切断。在这里,用小骨刀将筛窦气房骨折,向后直至鼻咽部。然后用一个小而直的骨凿轻柔地将筛骨的垂直板离断。大直的鼻中隔剪刀切开皮肤切口下缘水平的鼻中隔直到犁骨。然后骨凿折断犁骨。以整块的方式切除包括双侧筛窦和覆盖皮肤的鼻中隔癌的手术标本。手术缺损如图 5.78 所示。注意缺损的上表面接近筛板和上筛窦气房。后面是鼻咽,下面是鼻腔底部。左侧开放上颌窦入口;右侧上颌窦未开放。手术缺损的边缘黏膜做冰冻切缘,以确保肿瘤切除的彻底性。

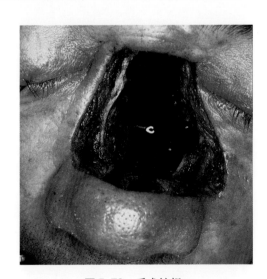

图 5.78 手术缺损。

修复这种程度的手术缺损需要术前计划和适当选择复合骨皮的游离皮瓣。本例患者选用桡侧前臂骨皮游离皮瓣,在桡骨下端分离截断并携带其覆盖的皮肤皮下组织。骨头用来支撑外鼻,取代鼻中隔,皮肤被分成两半,修复鼻腔的内层和外层。皮瓣的血供是通过桡动脉及其伴随静脉与面动脉及面总静脉的吻合来重建的。术后 8 周患者的外观显示前臂桡侧皮瓣愈合良好,鼻部轮廓得以恢复,并提供了足够的鼻外皮肤(图 5.79)。该患者需要二期对皮瓣进行修整,以改善重建鼻外型的美观。

鼻腔切除术和全鼻切除术

累及鼻腔前下方特别是外鼻皮肤的大块肿瘤,需要进行鼻切除术和全鼻腔切除术。图 5.80 所示的患者有一个巨大

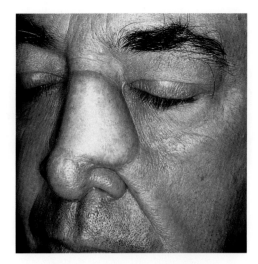

图 5.79 患者术后 6 个月外观。

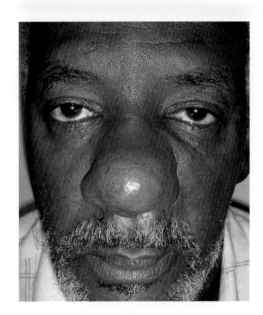

图 5.80 鼻中隔及上颌骨局部浸润癌患者外观。

的鳞状细胞癌,包括鼻中隔,鼻腔底部,前上颌骨,鼻小柱和上唇的一部分。皮肤和鼻软骨也被肿瘤浸润。

鼻切除术和鼻腔切除术的手术过程类似于双侧上颌骨内侧切除术,切除鼻腔前底和上颌骨前部。切口围绕皮肤和鼻子上肿瘤的触诊范围进行,从一侧的脸颊皮肤沿着鼻背部延伸到另一侧的脸颊皮肤,并继续沿肿瘤安全界切开上唇的皮肤。类似地,在从右侧的前磨牙延伸到左侧的前磨牙的唇龈沟中切开黏膜。

皮肤切口用手术刀切开,电刀切开软组织至两侧上颌骨前壁。在上部,皮肤切口通过软组织直到鼻骨的表面。下部切开皮肤、肌肉组织至牙龈沟的黏膜,切开上唇的全层,保留上唇外侧边缘。

用电锯切开上颌骨前壁。骨切口沿双侧上颌骨的鼻突延伸,并在中线穿过鼻骨的下半部分。下方在硬腭处做一个黏膜切口,从右侧的第二颗前磨牙到左侧的第二颗前磨牙,以包围整个前部颌骨。使用直角的电锯,沿着黏膜切口切除硬腭。此时,手术标本的所有软组织附着体均被完全分离。

用弯曲的骨凿横断骨结构。骨凿用于摇动标本并将其从剩余的骨附着物离断。最后,用 Mayo 剪刀沿牙龈沟将口腔顶部黏膜处分离剩余的软组织附着物,并将标本整体切除。必要时可使用电刀和骨蜡确保充分止血。

因为只有一小块骨头暴露,所以皮肤移植不是必需的,只需要将其放置在切除的上唇的创面上,以覆盖周围的皮肤和黏膜。用碘仿纱条填塞鼻腔止血。3~4 天内取出,之后使用生理盐水稀释 1 倍的过氧化氢喷雾剂每天喷术腔至少 2~3 次,对手术缺损进行清洁。沿着手术缺损的皮肤边缘涂抹杆菌肽软膏以减少结痂。每次冲洗或喷雾治疗后,在鼻腔内放入浸有矿物油的纱布,以减少结痂。需要对手术缺陷进行细致的护理,直到它完全上皮化,结痂被清除(图 5.81)。

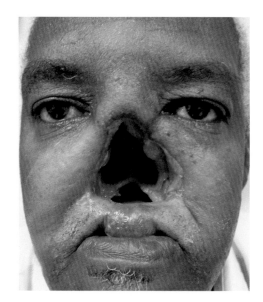

图 5.81   愈合后的手术缺损显示完整的上皮化,无结痂。

由于患者接受了术后放射治疗,因此鼻假体的制造延迟了 4 个月。鼻腔切除术和硬腭切除术会产生明显的美学和功能异常。通过假体恢复美学外观和言语以及吞咽功能是最好和最迅速的。该患者需要两部分假体。假体的一部分取代了硬腭和前上颌骨。另一部分是假体鼻子(图 5.82)。假体鼻

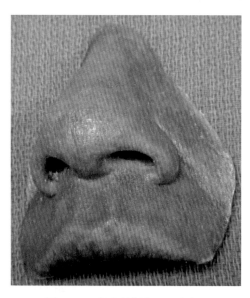

图 5.82   假鼻的颜色匹配良好。

子用磁铁附着在假牙上(图 5.83)。随后,该患者将永久性植入物放置在鼻骨残端上,并用磁铁将假体鼻子固定到位(图 5.84)。

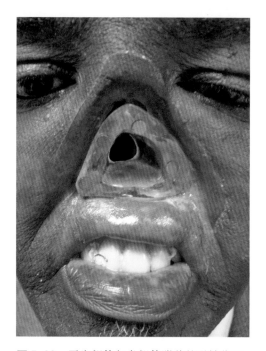

图 5.83   牙齿假体与鼻假体附着的磁铁位置。

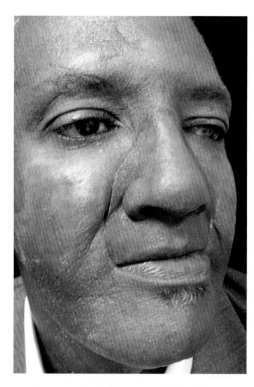

图 5.84   患者外观显示假体完全康复。

口腔部分上颌骨切除术(上颌骨下部切除术)

图 5.85 显示了从侧切牙窝区域延伸到第二磨牙窝区域的上牙槽嵴鳞状细胞癌患者的口内视图。患者在该部位无牙,并有假牙不适的病史。在进行口周部分上颌骨切除术之前,必须在水平位和冠状位上进行 CT 扫描评估,以准确描绘肿瘤的范围。

该过程在全身麻醉下进行,通过对侧鼻腔进行鼻气管插

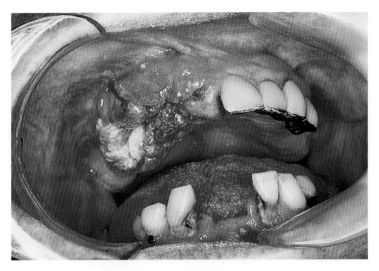

图 5.85　上颌牙龈鳞状细胞癌。

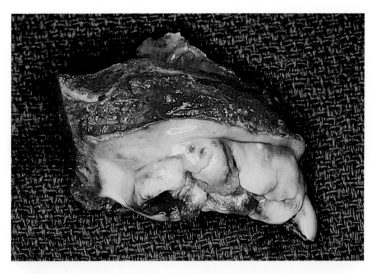

图 5.87　手术标本侧位图，显示肿瘤整体切除，黏膜、软组织和骨切缘充足。

管。用适当的脸颊牵开器暴露口腔。在牙龈沟和硬腭的黏膜上切开，在可见和可触及的肿瘤周围切除足够的黏膜安全切缘。肿瘤的边缘如果有牙齿，从牙槽骨拔除相应的牙齿，切除肿瘤侵犯的牙槽骨，以保持邻近剩余牙齿的完整性。黏膜切口通过软组织延伸至上颌骨前壁和口腔内至硬腭。此切口沿周围软组织延伸，在骨切除前将所有硬腭和上颌骨下半部分的软组织附着物切开。

　　使用高速动力锯通过先前描述的黏膜切口进行骨切割，并使用骨凿分割剩余的骨附着物并以整体方式移除标本。手术标本的前上视图显示上颌窦下半部的切除；随着上颌骨和邻近硬腭的牙槽突以及完整的上颌窦前壁和侧壁，整体切除病变（图 5.86）。手术标本的侧视图显示上颌牙龈肿瘤的满意切除，周围有足够的骨、软组织和黏膜安全切缘（图 5.87）。如果剩余上颌窦黏膜没有显示任何慢性炎症变化，则不需要刮除。在这种情况下，不需要皮肤移植。另一方面，如果上颌窦黏膜表现出假性息肉形成的慢性炎症变化，最好将其刮除

并用中层皮片移植物代替。无论是否使用皮肤移植物，用碘仿纱条填塞残余的上颌窦。现在将提前预制的口腔赝附体固定到剩余的牙齿并保持在位。如果不使用皮肤移植物，则可以在 2~3 天内移除填塞物，并且配戴预制的临时口腔赝附体直至手术缺损完全上皮化。此时，由颌面修复专家制造永久性的可拆卸假牙。

上颌骨次全切除术

　　上颌骨次全切除术基本上切除除眶底外的整个上颌骨，因此包括上颌骨的下部和外部结构。如果眼眶的底部也被切除，则该手术被称为全上颌骨切除术。在这种情况下，重建眶底以防止眼球下垂至关重要。图 5.88 显示了具有 3 个月增大的黏膜下肿块病史的患者的腭部口内视图。虽然病变无痛，但患者咀嚼时感到不适，硬腭上有肿块也会引起口内不适。肿瘤的放射学评估显示肿瘤已导致上颌窦底部的骨质破坏，局限于左上颌骨下部。临床表现及影像学表现提示癌由硬腭的小唾液腺引起，并经硬腭继发性侵袭至上颌窦。活检证实为中分化黏液表皮样癌。

　　患者平卧位，经口腔气管插管全身麻醉。该患者使用了经典的韦伯-弗格森切口。用手术刀在皮肤上切开牵拉颊部

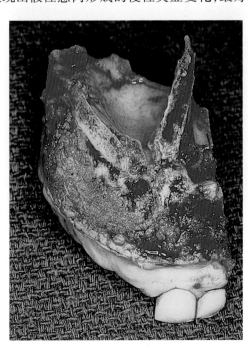

图 5.86　手术标本的前上视图。

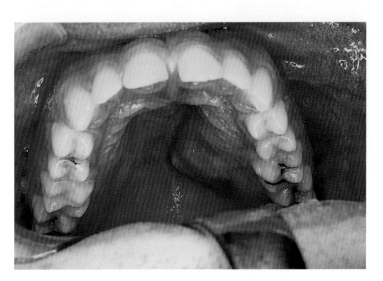

图 5.88　具有 3 个月增大的黏膜下肿块病史的患者的腭部口内视图。

皮瓣,然后用电灼法止血,止血效果好。上唇全厚度切开至唇龈沟(图5.89)。上唇动脉的快速出血需要结扎该血管。在靠近牙龈做上唇龈沟黏膜切口,向上牵拉颊部皮瓣,沿上颌骨的骨膜分离全层颊部皮瓣,直到上颌骨后外侧显露。

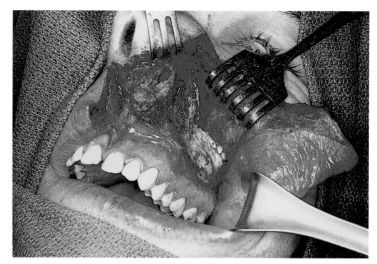

图5.91　沿鼻翼区分开软组织并通过鼻腔侧壁黏膜进入鼻腔。

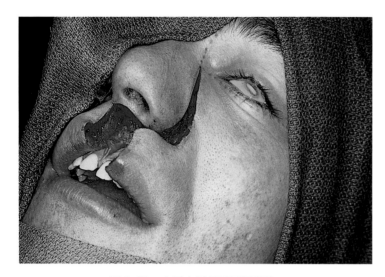

图5.89　上唇全层切开至唇龈沟。

在眶下区域继续分离颊部皮瓣暴露眶下神经至其进入面颊软组织部(图5.90)。如果只切除上颌骨的下半部,则应小心保留眶下神经,以保留脸颊的皮肤感觉。重要的是,要将颊部皮瓣向上牵拉至上颌骨后外侧,露出颧骨下表面以便进入翼腭窝。

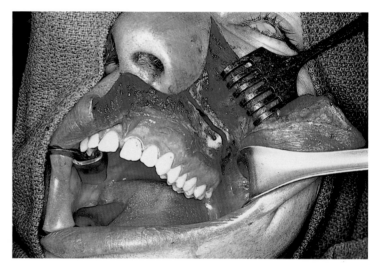

图5.92　将口腔尽量开大,以暴露口腔内牙槽突和硬腭。

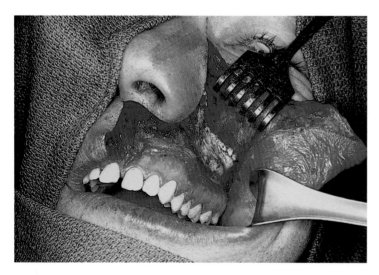

图5.90　眶下皮瓣掀起显露眶下神经及其进入面颊软组织的部位。

沿鼻翼区分开软组织并经鼻腔侧壁黏膜进入鼻腔(图5.91)。这时从对侧后磨牙撑开口腔,尽可能充分打开口腔,以暴露牙槽突和硬腭(图5.92)。在眶下孔的下方,使用高速动力锯片和非常细的刀片来切割上颌骨的前壁。颧骨侧面图显示骨分裂线(图5.93)。骨切口向前和向后延伸,通过上颌窦前壁切开线,切除作为手术标本的上颌骨下半部分。横切线向前通过上颌骨鼻突,并绕上颌骨后外侧表面至颧骨。

现在检查牙槽突的横断线部位。如果两颗牙齿之间有空

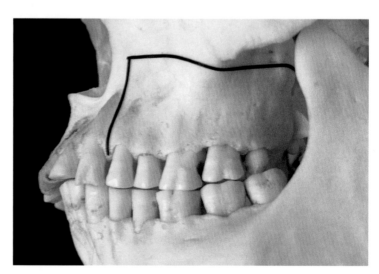

图5.93　侧面观显示颧骨骨分裂线。

隙,切开线就在它们之间。然而,如果牙齿完好无损,很可能牙槽突切口旁边的一颗牙会松动并脱落,所以建议在牙槽突横断线上拔出一颗牙,就像这个患者所做的那样。再次使用电锯,将之前的横断线与牙槽突之间的骨切断连接起来。使用带有细刀片的电动锯,在通过上颌骨的横断线上,可以非常精确地切割拟定的标本切口(图5.94)。

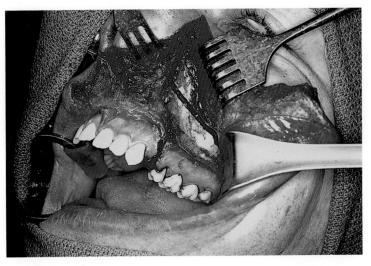

图 5.94　带细刀片的电锯在上颌骨横切线处非常精准切割骨面。

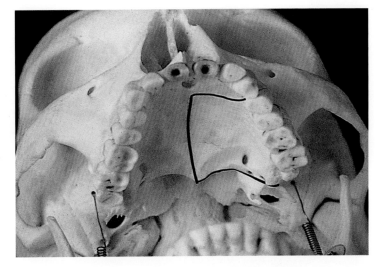

图 5.96　所示为颅骨上拟切开硬腭的部位。

现在转到硬腭的黏膜上。嘴巴张开时,使用压舌板提供足够的暴露空间。通过使用针状电刀,在原发肿瘤周围的硬腭黏膜上切开,在各个方向上都保持足够的安全切缘(图 5.95)。切口在上颌骨结节处开始向后,绕至肿瘤前内侧。在前面,切口依然在左侧牙槽突门齿和犬齿的后面。黏膜切口与拔出的第一磨牙的牙槽接合,完成标本的环形切口。在硬腭的黏膜切口切开粘骨膜,直到骨面。建议硬腭的骨头切除范围如图 5.96 所示。

手术区域的特写图显示了硬腭和部分软腭黏膜的切口(图 5.97)。用电锯沿黏膜切口线切开硬腭。由于腭血管和上颌骨后壁和翼腭窝的上颌内动脉分支切开时会引起出血,在这部分手术中会遇到剧烈出血。在手术标本被取出之前,是无法控制出血的,因此必要加快手术操作。

一旦用电锯切开所有的骨头,就使用骨凿插入骨折线撬动,使标本能够在软组织附着物上摇动。使用电刀或 Mayo 剪刀,将标本(翼状肌)的后部软组织附着物切开,并移除上颌骨下半部的手术标本。

出血通常发生在上颌内动脉、蝶腭动脉和软腭的小血管

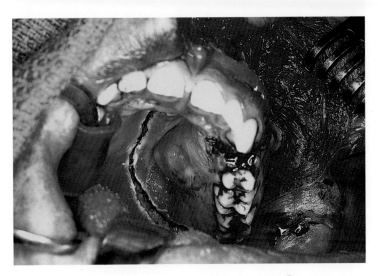

图 5.97　手术视野特写图显示黏膜硬腭以及软腭的一部分黏膜切口。

上。可通过结扎该血管来控制来自上颌内动脉的出血,或者通过翼状肌的残端铬肠线缝扎止血。然而,蝶腭动脉出血很少可以通过结扎来控制;该血管的残端通常位于骨缝中,最好通过电凝止血。

显示手术缺损后的上颌窦的上半部分,窦腔内附黏液分泌上皮(图 5.98)。上颌窦黏膜如有慢性炎症改变,应完全刮除上颌窦黏膜。上颌窦黏膜应送组织学检查,并保留上颌窦残留骨质的清洁。如果残留炎症的黏膜,慢性水肿的黏膜会导致假息肉的形成,过量的黏液会直接流入口腔,给人以咸味感觉。然而,如果上颌窦黏膜正常,没有任何炎症,可以不去管它。所有尖锐的针状的骨边缘用电钻磨平。软腭前端和后壁黏膜的切口边缘用铬线缝合。用杆菌肽溶液冲洗伤口,清理血块。

在颊皮瓣的下表面和剩下的上颌窦裸露的骨壁之间使用一层裂层皮片。皮片用 3-0 铬肠线间断缝合于颊部的黏膜边缘(图 5.99)。裂层皮片仅仅贴敷于上半部分窦腔裸露的骨面,并用碘仿纱布紧贴着上颌缺损填塞,深部不需缝合。一旦裂层皮片修剪缝合后,从上颌窦顶部开始用碘仿纱布填塞缺损处,用手指轻轻按压使其保持在该位置,以完全覆盖于上颌

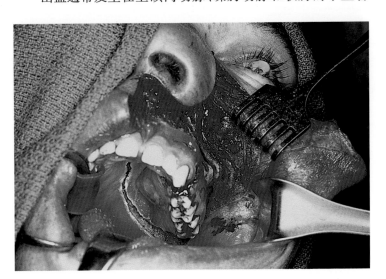

图 5.95　在原发肿瘤周围的硬腭黏膜上做切口,保持各方向的黏膜足够安全切缘。

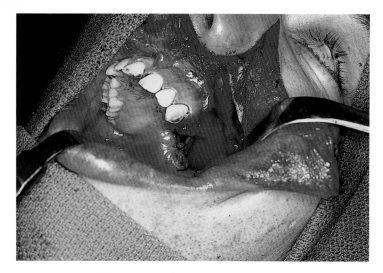

图 5.98　手术缺损后的残余上颌窦，覆盖分泌黏液的上皮。

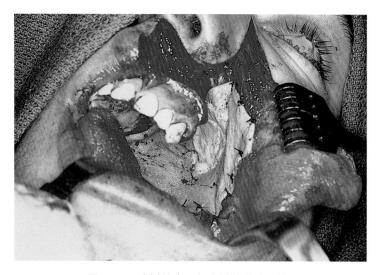

图 5.99　皮瓣缝合于颊皮瓣的黏膜边缘。

窦的缝隙和角落（图 5.100）。填充物拉伸植皮片，使其与脸颊和上颌窦的区域保持接触贴合。

现在应用预制的口腔赝复体，用钢丝固定（图 5.101）。赝复体与剩下的牙齿相连，以取代切除的硬腭部分。如果患者无牙颌，赝复体通过钻孔连接到剩余的牙槽骨上。在使用

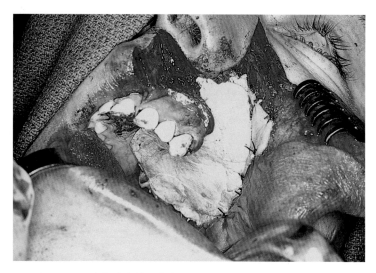

图 5.100　碘仿纱布填充物紧贴缺损填充并将裂层皮片固定在适当位置。

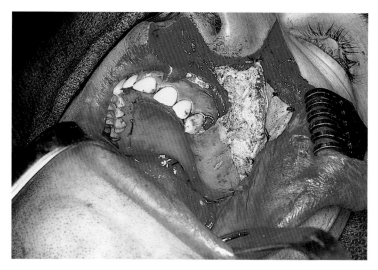

图 5.101　使用先前制作的口腔赝复体，并用钢丝固定。

赝复体后，可能需要额外的碘仿纱条填充物，以中等程度的压力将植皮保持贴敷在颊部的位置。口腔赝复体的安装取代了失去的硬腭部分，并可以使患者在手术后能立即不太困难地吞咽液体和软性食物。

皮肤切口采用双层封闭，皮下组织采用铬肠线间断缝合，皮肤采用尼龙线缝合。特别注意皮肤边缘的精确对位，以获得良好的美学效果。在这方面，准确地重新对位缝合靠近鼻翼和鼻腔底部的皮肤边缘是特别重要的。除去眼睛的角膜保护层，在切口上涂上一层杆菌肽软膏。通常不需要加压包扎。手术中失血极少。患者很快苏醒，气管插管迅速取出。手术后第一天，下眼睑和脸颊会出现中度肿胀，但这种肿胀是短暂的，通常在 2~3 天内就会消失，无须采取任何具体措施。大多数患者在手术后的一天内都能忍受软性饮食。

手术标本的腭侧如图 5.102 所示。值得注意的是，黏膜下肿瘤完全位于硬腭切除部分的中心，在三个维度上具有足够的黏膜和骨的安全切缘。

手术标本的侧位观显示切除的上颌骨侧壁，在上颌窦底部有黏膜下肿瘤块，在所有方向都有足够的安全切缘（图 5.103）。手术标本的俯视图显示上颌骨下部的鼻突和前壁，

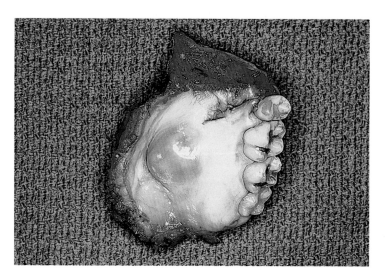

图 5.102　手术标本的腭部形态。

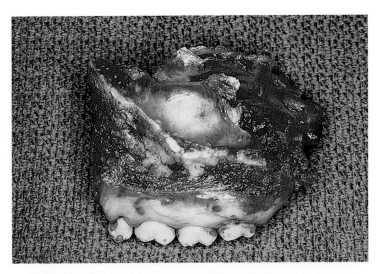

图 5.103 手术标本侧面观,切除上颌骨外侧壁以及在上颌窦底有黏膜下肿物,在各个方向均有足够的切缘。

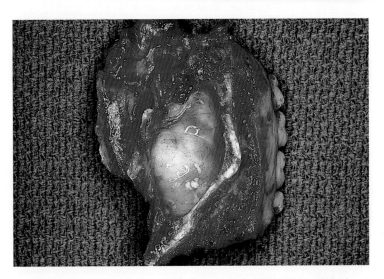

图 5.104 手术标本的上视图,鼻突和前壁在图片下方,肿瘤肿块位于上颌窦内。

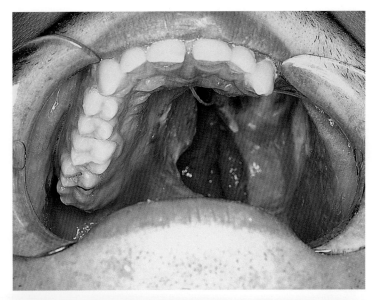

图 5.105 术后约 3 个月的口腔缺损。

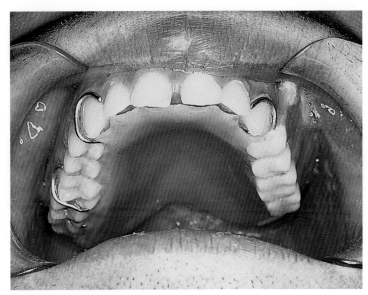

图 5.106 永久赝复体固定在剩余的牙齿上,完全替代切除的硬腭和失去的牙列。

肿瘤块包含在切除的上颌窦内(图 5.104)。

手术后护理

上颌骨部分切除术后患者的术后护理主要围绕保持口腔卫生和面部伤口的护理,直到拆除缝线。缝合线上的所有血块和结痂都要小心清除,因为它们是感染的病灶,可能会导致缝线感染,有时会出现伤口裂开。如果出现持续肿胀和/或炎症反应,有必要在面颊上进行热敷。

术后第二天,教患者每 3~4 小时用碳酸氢钠和盐的溶液冲洗口腔,以保持口腔清洁,清除口腔内的碎屑和分泌物。可予每天 2 次用生理盐水稀释 1 倍的过氧化氢溶液喷雾清洁口腔。

手术后 1 周,剪断固定线移除口腔赝复体。此后轻轻取出填料。检查手术缺损中的皮肤移植物,并修剪移植物的任何多余部位。现在由口腔修复医生制造临时赝复体,并在剩余的牙齿上保留扣环。在无牙颌患者中保留假体可能是困难的,并且最初通常不令人满意。继续口腔和鼻腔冲洗,直到在手术缺损区看到皮肤移植物完全愈合。6~8 周后制作永久性口腔赝复体。

术后约 3 个月,口腔手术缺损显示出干净的上颌缺损,左侧的牙槽和硬腭部分消失(图 5.105)。口腔赝复体固定在剩余的牙齿上,完全替代切除的硬腭和失去的牙列(图 5.106)。这个

永久性赝复体可以恢复患者正常说话和进食各种食物的能力。

全上颌骨切除术

当原发性肿瘤来自上颌窦,充满整个上颌窦腔时,必须完全切除上颌骨。发生于上颌骨的原发性间充质肿瘤,如软组织肉瘤和骨肉瘤,也需要上颌骨全部切除以便完整切除病变。

尽管全上颌骨切除术的手术方法与部分上颌骨切除术相似,但需要更广泛的暴露。通过足够的细心和对细节的关注,通常可以将整个上颌骨作为整块标本切除,以完全去除其中包含的肿瘤。

图 5.107 显示了上颌骨牙源性黏液瘤患者的口内视图。该患者口腔出现出血性病变,左侧牙齿松动。在对该患者鼻窦的 CT 扫描冠状位中显示左侧上颌窦扩大,软组织肿瘤充满整个上颌窦腔。肿瘤相对均匀并向上颌骨的内侧壁膨隆,导致左鼻腔阻塞和颧弓下上颌骨外侧壁膨隆(图 5.108)。然而,肿瘤未侵犯到眼眶或筛窦区域。骨窗上的水平向视图显示肿瘤向上颌骨的后外侧壁侵犯,前壁和内侧壁膨隆(图 5.109)。

全上颌骨切除术的手术入路需要沿下眼睑向外延长韦伯-弗格森切口。改良韦伯-弗格森切口是首选。切口从上唇的中线开始,把唇边一直到鼻小柱的根部正中切开人中。此时,切口延伸至鼻腔底部几毫米,然后返回鼻腔外,绕过鼻翼,在关闭时局部皮肤精确地对位缝合(图 5.110)。皮肤切口切开上唇和左面颊的软组织和肌肉组织。通过左侧上唇龈沟和上颌牙龈颊部的黏膜切口切开,将上颊部皮瓣掀起(图 5.111)。下睑缘延长皮肤切口大约从眼内眦的平面开始,沿着最接近下眼睑皮肤的折痕切开。这里的皮肤切口应该解离得非常细致,因为下眼睑的皮肤非常薄,很容易撕裂。此外,下眼睑的皮肤沿眼轮匝肌的表面掀起,以保持神经和该肌肉的血液供应,来保持眼睑的功能(图 5.112)。这种精细的下眼睑皮肤从眼轮匝肌表面掀起的最佳方法是使用低功率电刀和用精细剥离的显微器械(图 5.113)。上颊皮瓣掀起至眼外眦外侧约 1cm,以充分暴露整个上颌骨前、前外侧壁(图 5.114)。值得注意的是,眼轮匝肌在眼睑上保存完好,在那里只掀起其表面皮肤。

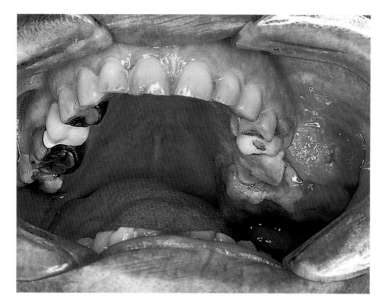

图 5.107　左上颌骨牙源性黏液瘤患者的口内视图。

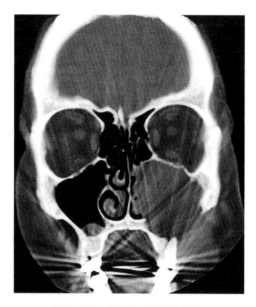

图 5.108　CT 扫描冠状面骨窗。

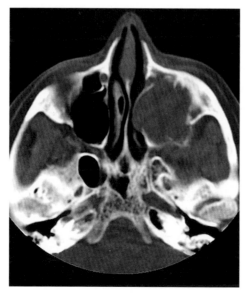

图 5.109　CT 水平位扫描骨窗。

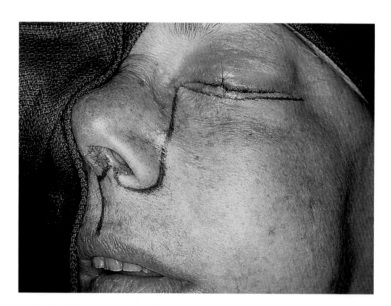

图 5.110　切口延伸至鼻腔底部几毫米,然后返回鼻腔外,绕过鼻翼,在闭合时使颊部皮瓣能够精确的对位缝合。

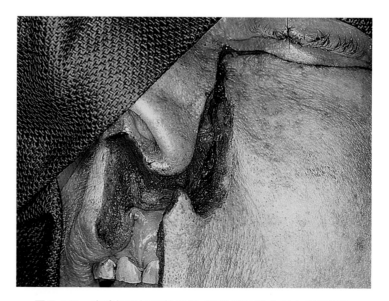

图 5.111　皮肤切口切开软组织,黏膜切口经左侧上颌牙龈沟和上颌牙龈颊沟掀起上颊皮瓣。

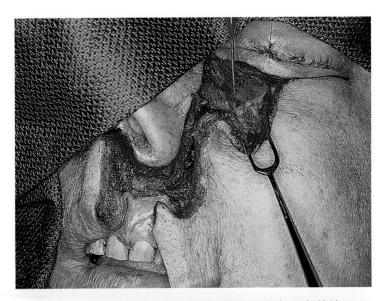

图 5.112　在眼轮匝肌的表面掀起下眼睑的皮肤,以保持神经和该肌肉的血液供应,保证眼睑的功能。

在眼眶下部进行骨膜下剥离,可以切除上颌骨眶板,即手术标本的上缘(图 5.115)。眼轮匝肌向头侧收缩,露出眶下缘。在眶下缘骨膜附着处做切口,使用 Freer 剥离子将骨膜与眶底分离。将骨膜剥离至尽可能深的部位,以显露整个上颌骨眶板。接下来使用电刀将位于颧骨下缘的咬肌附着部分开(图 5.116)。多数患者咬肌肌腱在该区域,将手指插入肌腱下可使其拉伸,使其易于电刀分离(图 5.117)。

现在转到口腔侧,使用口腔撑开器和压舌板可以暴露口腔。在侧切牙和犬齿之间设计一个黏膜切口,这将是整个上颌骨全切术左上颌骨的牙槽突切除的前界。在硬腭的黏膜上做一个切口,从犬齿一直延伸到中线。切口从中线向后延伸至软硬腭交界处,在该处向外转至上颌结节后至颊龈沟(图 5.118)。通过这个切口切开硬腭的黏骨膜。在后方,切口通过翼状肌内侧的附着部切开,以松解左侧上颌窦软组织附着部。

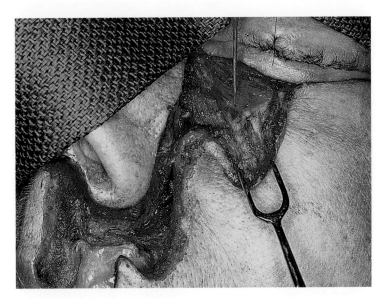

图 5.113　最好使用低功率电刀和显微器械进行精细解剖,对下眼睑皮肤和眼轮匝肌分离。

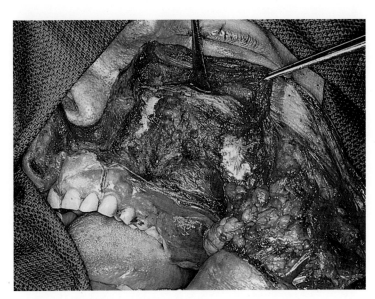

图 5.115　眼眶下部进行骨膜下剥离,可切除上颌骨眶板,即手术标本的上缘。

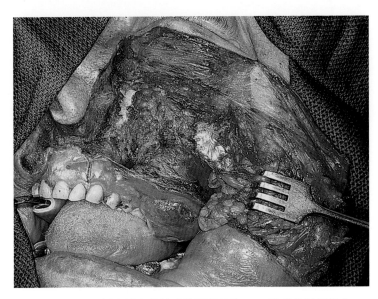

图 5.114　上颊皮瓣在眼外眦外侧延长约 1cm,以充分暴露整个上颌骨前外侧壁。

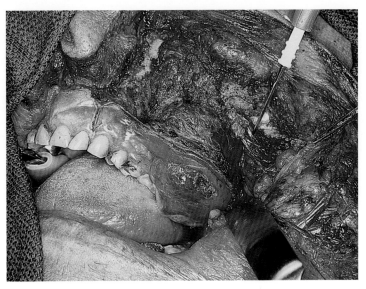

图 5.116　在颧骨下缘咬肌附着部分开。

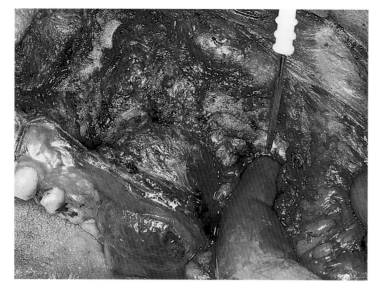

图 5.117   将手指插入肌腱下,使其处于拉伸状态,便于电刀分离。

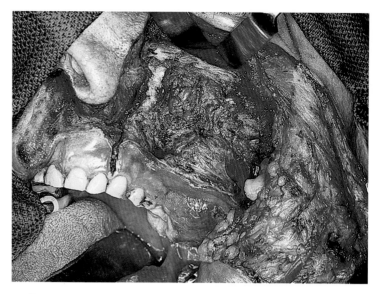

图 5.119   通过切开梨状孔鼻前庭进入鼻腔,显露上颌骨鼻突。

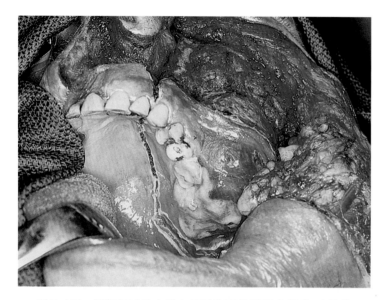

图 5.118   腭部切口从中线向后延伸至软硬腭交界处,在该处向外转至上颌结节后至龈颊沟。

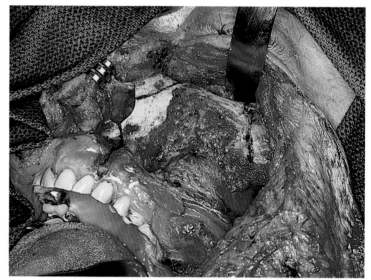

图 5.120   用电刀在患者身上标记出拟行全上颌骨切除术的切骨处。

此时,通过梨状孔缘切开鼻前庭进入鼻腔,显露上颌骨鼻突(图 5.119)。切开在上颌骨的前部、外侧、口腔和眼眶附着的所有软组织,如图用电刀标出全上颌骨切除的骨切口(图 5.120)。上内侧分离上颌骨鼻突,上外侧上颌骨与颧弓分离,在侧切牙和犬齿之间的牙槽突将上颌骨切开,直到中线,再从中线向后,直到后缘。在后下侧,上颌骨与翼状板钩状突分离。以便获得整块切除。在颅骨上显示所计划的骨切面,显示了上颌骨的鼻突、上颌骨的颧突和前颌骨区域的切口(图 5.121)。上颌骨与眶板是分开的。在一些患者中,可以保留眶下缘的薄层支架,以防止眼球下垂,如图 5.122 所示。切开颧骨与上颌骨外侧壁,如图 5.123 所示。硬腭部切口如图 5.124。可塑型的牵开器用于牵开眼眶内容物,用高速电锯完成前面所述的骨切口(图 5.125)。所有的骨切口都在短时间内完成,以减少失血。每一处骨切口都可能出现剧烈出血,因此,在此刻迅速进行手术是至关重要的。一旦用电锯完成所有的骨切割,就用骨凿来翘起骨折线,并以整体切除标本。附着在上颌骨后侧面的软组织和肌肉用大 Mayo 剪刀剪开。

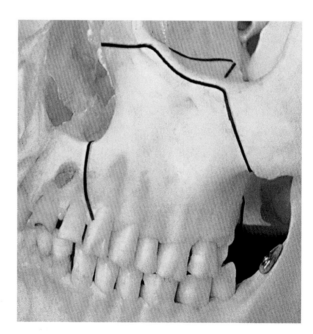

图 5.121   颅骨上显示模拟的骨切口。

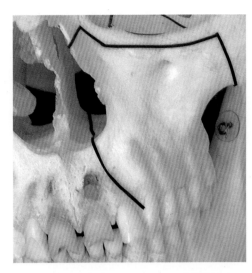

图 5.122 部分患者可保留眶下缘的薄支架。

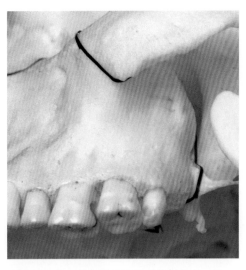

图 5.123 在上颌骨外侧壁外侧分离颧骨。

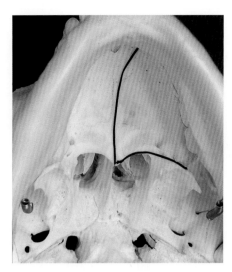

图 5.124 硬腭骨切口。

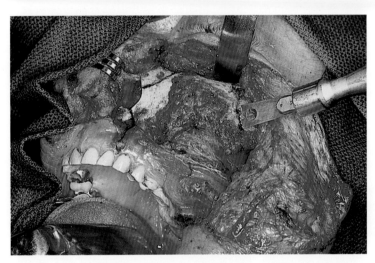

图 5.125 可塑性牵开器用于牵拉眶内容物,用高速电锯切开骨质。

全上颌骨切除术后的手术缺损见图 5.126。值得注意的是,虽然骨膜完好无损,但眼眶底部缺失。在手术缺损的深度可以看到鼻腔、翼腭窝和鼻咽。结扎或电凝出血点可确保完全止血。此时用杆菌肽溶液冲洗伤口。

现在用提前切取的中厚裂层皮片覆盖在手术缺损的区域(图 5.127)。适当修剪裂层皮片放置术腔缺损部,并用碘仿

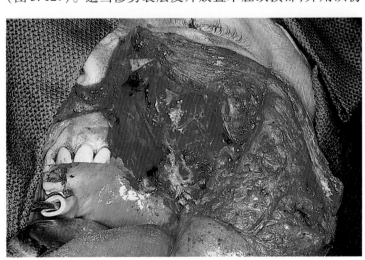

图 5.126 全上颌骨切除术后的手术缺损。

纱条填塞残余术腔。裂层皮片与颊部黏膜铬肠线间断缝合,之后将其展开在手术缺损上并适当定位,完全覆盖手术缺损部位,碘仿填塞固定皮片,并支撑眶骨膜。皮肤切口分两层缝合,软组织采用 3-0 铬肠线间断缝合,鼻唇沟和上唇使用 5-0 尼龙缝合线(图 5.128)。下眼睑的皮肤缝合使用表皮下可吸

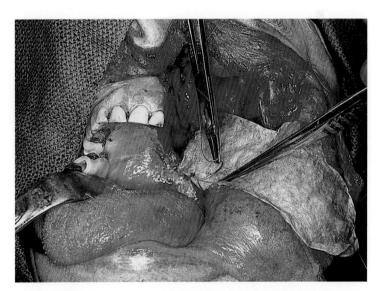

图 5.127 中厚裂层皮片用于手术缺损部位修复。

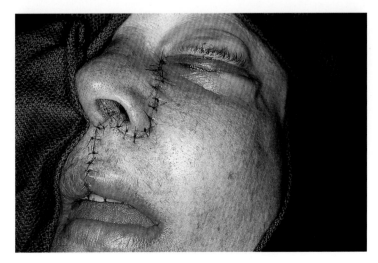

图 5.128 皮肤切口分两层缝合。

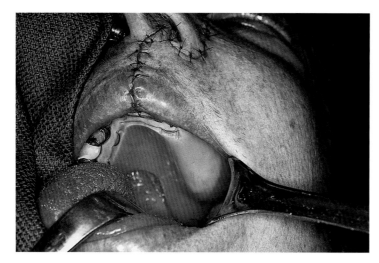

图 5.129 预制的口腔赝附体连结到剩余的牙齿上，以保持填料固位在原位置 1 周。

收缝线从内眦缝合到切口的外边缘。现在将一个预制的口腔赝附体连结到剩余的牙齿上，以保持填塞物固位在原位置 1 周（图 5.129）。

从腭侧视图显示手术标本切除的硬腭、牙槽突以及侵犯磨牙区域的肿瘤（图 5.130）。手术标本的侧面观显示了横切的上颌骨颧骨突和上颌骨后外侧壁的软组织附着。值得注意的是，肿瘤以整块方式切除（图 5.131）。手术标本的内面观显示鼻腔外侧壁的下鼻甲和中鼻甲，以及上颌骨后部的翼状肌残端（图 5.132）。手术标本的后面观显示上颌骨后壁被完全切除（图 5.133）。手术标本的俯视图显示了上颌骨的鼻突、上颌骨的颧突和上颌骨腔内的肿瘤，肿瘤向内累及鼻腔侧壁，并向下累及上颌窦底壁（图 5.134）。

术后护理。全上颌骨切除术后的护理与部分上颌骨切除术后的护理相似。鼓励和训练患者进行频繁的口腔冲洗（特别是每顿饭后）和下颌运动，以防止牙关紧闭和减轻纤维化引起的疼痛。该患者的后续处理与上颌骨部分切除术相似。但是，该过程的某些方面值得特别提及。翼状窝创面常常会有肉芽组织增生和轻微出血，可能需要硝酸银烧灼。为了预防牙关紧闭，开口困难，术后几个月内都必须进行张口练习。在制作永久性口腔赝复体时，应考虑到手术缺损形成的空腔，这将影响声音的质量。通过扩大赝复体向上的充填物，使之充满上颌骨切除后的缺损部，可以使患者获得满意的声音质量。

术后 3 个月的口内视图显示上颌切除术缺损处愈合良好的皮肤移植（图 5.135）。图 5.136 所示为由颌面修复医生制作的永久性口腔赝复体。口腔赝复体口内位置的视图显示上颌切除术的缺损被完全封闭。牙槽突和牙齿的修复有利于说话和咀嚼（图 5.137）。患者术后 3 个月的照片显示，虽然由于切除左上颌骨，眶下区域出现软组织缺损，但皮肤切口愈合良好（图 5.138）。

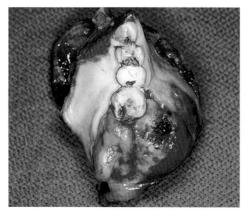

图 5.130 手术标本的腭部视图。

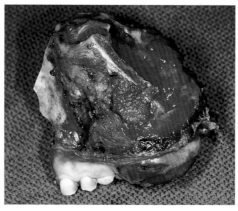

图 5.131 手术标本侧面观。

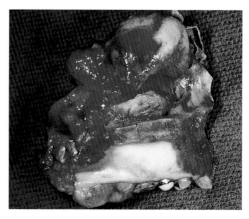

图 5.132 手术标本的内侧观。

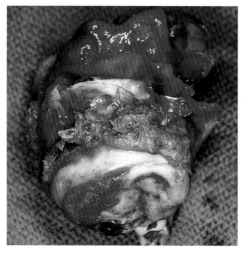

图 5.133 手术标本的后面观。

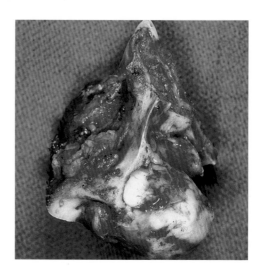

图 5.134 手术标本的上面观。

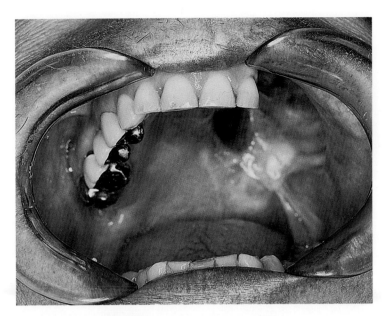

图 5.135　术后 3 个月的口内视图。

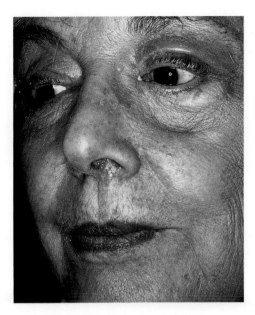

图 5.138　术后 3 个月患者外观。

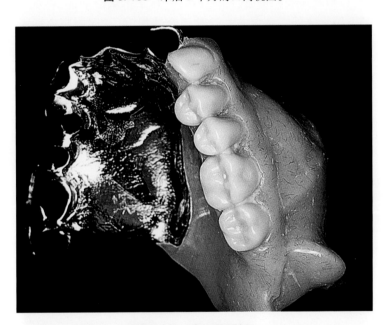

图 5.136　永久性牙托。

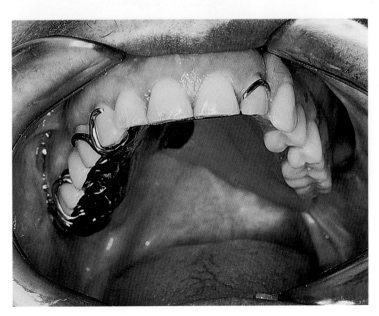

图 5.137　安装牙托后口内观。

上颌骨全切术合并眶内容物摘除术

当鼻腔或鼻窦肿瘤经眶骨膜侵及眼球时,需行上颌骨全切术加眶内容物摘除术。对于病变有根治性切除可能的患者,才能在视力正常情况下行眶内容物摘除术。不提倡牺牲尚有功能的眼球而进行姑息性手术。术前诊断及术前准备与上文所讨论的其他鼻腔或鼻窦肿瘤患者相同。

手术采用改良 Weber-Ferguson 切口,加睫上及睫下延伸切口,沿上、下睑缘向外侧延伸至外眦,将睑裂包括在内。其他步骤与上颌骨全切术相同。本节仅描述与眶内容物松解及摘除相关的手术操作。

沿上、下眼睑,自内眦至外眦切开皮肤。用锐利的皮肤拉钩于眼轮匝肌以浅拉起上眼睑皮肤至眶上缘。面颊下部皮肤常规采用 Weber-Ferguson 切口加下睑延伸切口。一旦眶缘周围完全暴露出,切开附着于眶缘上半部分的眶骨膜,用 Freer 骨膜剥离子将骨膜与眶顶骨质分离,直至眶尖。如上颌窦原发肿瘤经窦顶扩散至眶内,则不需松解眶下部骨膜。而当原发肿瘤位于鼻腔或筛窦时,眶内侧骨膜仍与纸样板相连,一起切除,不必分离。最后用直角钳夹持视神经及伴行血管,残余的眼外肌及视神经用 Mayo 剪刀切断。此时出血会很活跃,可填塞压迫止血直至切除标本。

沿眶内容物周围松解标本上部,根据原发肿瘤的位置决定眶底或眶内侧壁是否与上颌骨标本一并切除,其余手术步骤与上颌骨全切除术相同。上颌骨全切术及眶内容物摘除术后骨性创面较大。上颌骨切除术后翼窝软组织及肌肉暴露,并与鼻腔及鼻咽相通,硬腭去除后,鼻腔与口腔相通。

手术缺损可用裂层皮片、颌面假体或微血管游离复合皮瓣修复。图 5.139 为一上颌窦鳞状细胞癌扩散至眼眶内,上颌骨根治性切除及眶内容物摘除术后患者。术后眶窝与鼻腔、鼻咽及口腔相通。用颌面假体修复可以恢复功能及外观。口腔赝复体用于封闭硬腭缺损。图 5.140 眼眶近观可见牙托上部。眶窝内安置带有义眼的面部假体并用胶固定,以恢复面部外观(图 5.141)。眶面假体可用机械或磁力吸附的方法借助骨整合种植体固定于额骨眶缘。

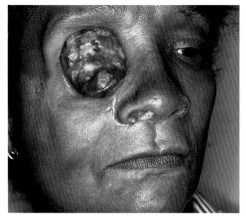

图 5.139　这名患者上颌窦鳞状细胞癌侵及眼眶内,接受了上颌骨全切术加眶内容物摘除术。

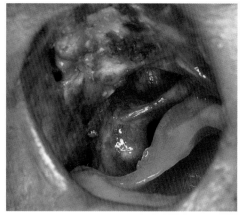

图 5.140　术后数周眶窝形态。图的下方可见牙托上部。

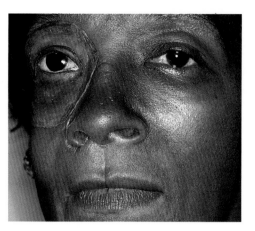

图 5.141　眶窝内置带义眼的面部假体并用胶固定,以恢复外观。

上颌骨全切术加眶内容物摘除游离组织瓣移植修复术

上颌骨全切术及眶内容物摘除术,如表面皮肤也需一起切除,术后修复更为复杂,不使用微血管游离皮瓣难以进行修复。单纯依靠假体,无软组织支持及皮肤覆盖,难以恢复外观及功能。因此必须借助微血管游离皮瓣修复。图 5.142 为一右上颌骨复发癌侵及右眼眶患者,既往患者曾行上颌骨部分切除术。复发肿瘤侵及面颊部皮肤,范围外自腮腺区内至鼻唇沟,上自眉毛下至上唇水平。此患者行上颌骨根治性切除加眶内容物摘除,同时需全层切除面颊部皮肤。手术标本如

图 5.143 所示。术后右侧上颌骨、眼眶及面部皮肤缺失,鼻腔、鼻咽及口腔相贯通(图 5.144)。自手术缺损下部,可观察到下颌骨体外侧及翼肌。这种复合缺损,可一期用腹直肌游离肌皮瓣修复。皮瓣设计如图 5.145 示。皮瓣由三个皮岛组成,其一覆盖面颊部,其二封闭硬腭缺损,其三作为鼻腔内衬。图 5.146 示术后约 3 个月患者外观,面颊部皮肤及软组织修复满意。口内观显示硬腭缺损完全消失,不再需要安装牙托(图 5.147)。因此,微血管游离皮瓣作为一种迅速、有效的修复手段,可修复软组织及黏膜等多处复合缺损。

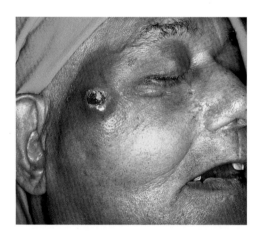

图 5.142　右上颌骨复发癌侵犯至右眼眶,患者既往曾因鳞癌行上颌骨部分切除术。

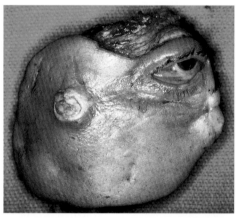

图 5.143　手术标本示颊部皮肤、眶及上颌骨整块切除。

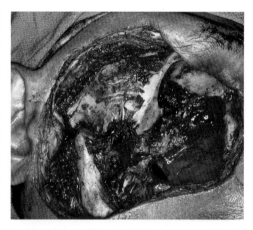

图 5.144　术后右侧上颌骨、眼眶及面部皮肤缺失,鼻腔、鼻咽及口腔相贯通。

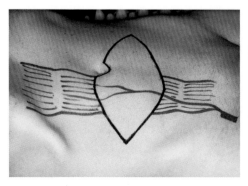

图 5.145　设计腹直肌游离皮瓣。

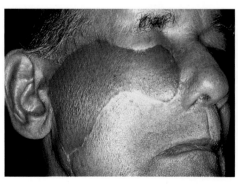

图 5.146　术后约 3 个月患者外观。

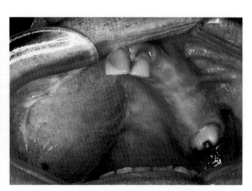

图 5.147　口内观显示硬腭缺损完全消失。

治疗结果

　　绝大多数鼻腔和鼻窦恶性肿瘤患者就诊和治疗时往往已属晚期。除肿瘤的分期外，治愈率还与原发肿瘤的组织学特性有关。和分化好的鼻腔内翻性乳头瘤恶变、嗅神经母细胞瘤、软骨肉瘤相比，黏膜黑色素瘤、鳞癌、鼻腔未分化癌、高级别神经内分泌癌侵袭性更强，预后更差。首次治疗后患者生存情况还与肿瘤原发部位相关。对鳞癌而言，鼻腔鳞癌预后最好，上颌窦鳞癌次之。筛窦肿瘤预后最差，因为筛窦最接近眶、硬脑膜、脑等重要结构，难以获得足够的肿瘤安全切缘。上颌窦为鳞癌最常发生的部位，因此可根据肿瘤分期对其生存情况进行评估。Ⅰ期上颌窦鳞癌 5 年生存率达 100%，Ⅱ期鳞癌为 86%，Ⅲ期及Ⅳ期预后差，分别为 39% 和 25%（图 5.148）。

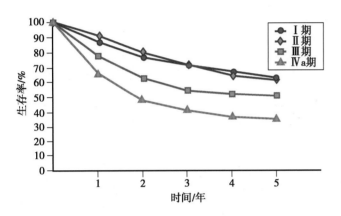

图 5.148　不同分期上颌窦鳞癌 5 年生存率。

　　有超过 50% 的患者会手术治疗失败。局部复发是上颌窦鳞癌治疗失败的主要原因。区域淋巴结转移非常少见，仅占不到 20% 的病例。而随着辅助性放疗的广泛应用，局部控制率有所提高，而远处转移有所增加，约 20% 的患者出现了远处转移。

　　在过去 20 年里，随着人们对鼻腔鼻窦肿瘤鼻内镜手术兴趣增加、专业知识增加，一些优秀的中心积累了大量临床经验。欧洲和美国早期报道显示，经过筛选的鼻窦恶性肿瘤患者进行鼻内镜或颅脑内镜治疗后疗效良好。由于鼻腔恶性肿瘤患者病理结果不同、病变分期不同，很难明确鼻内镜手术具体适应证，也很难与开放颅面手术患者预后相比较。患者的选择显然对治疗成功至关重要。两个优秀中心用鼻内镜手术治疗鼻窦恶性肿瘤的远期疗效如下所示。图 5.149～图 5.151 显示来自意大利 Varese 和 Brescia 大学耳鼻咽喉头颈外科的联合经验。图 5.152～图 5.154 显示了美国得克萨斯州休斯敦 M D Anderson 癌症中心 255 名鼻窦癌患者数据。显然，病理组织类型合适、病变范围局限、病变部位容易接近、鼻内镜手术经验丰富对于获得良好的预后至关重要。

　　由于这些肿瘤的罕见性，多中心的长期生存数据是不容易获得的。然而，欧洲（EUROCARE 数据库）和美国（SEER 数据库）最近对鼻窦癌（SNC）的结果进行了比较分析。不同年龄组的存活率如图 5.155 所示。同样，与性别相关的存活率如图 5.156 所示。SNC 在美国的总体生存率比整个欧洲都好。然而，在欧洲不同地区的结果有显著差异（图 5.157）。总的来说，在过去的 20 年里生存率有了适度的改善（图 5.158）。本报告的观察结果显示，鼻窦癌在 55 岁以后和男性中更为常见。年龄大于 75 岁和男性是较差的预后因素。在这些比较数据中，美国的 5 年生存率更高。

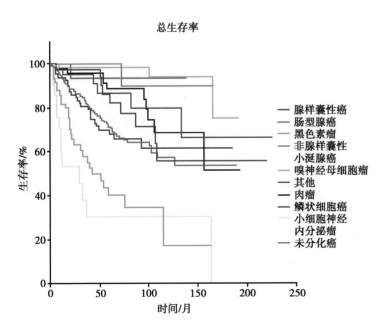

图 5.149　意大利瓦雷塞和布雷西亚大学耳鼻喉-头颈外科 659 例鼻窦癌患者（按组织学分类）接受鼻内镜手术（包括或不包括经鼻颅骨切除术或颅内镜切除术）的总生存率（来自马里兰州皮耶罗·尼科莱）。

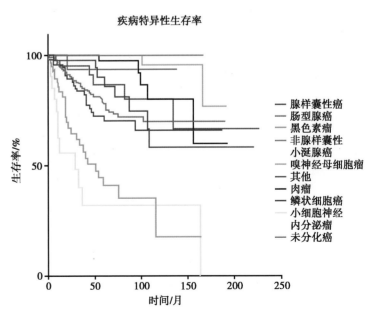

图 5.150　意大利瓦雷塞和布雷西亚大学耳鼻喉、头颈外科 659 例鼻窦癌患者（按组织学分类）接受鼻内镜手术（包括或不包括经鼻颅骨切除术或颅内镜切除术）的疾病特异性生存率（来自马里兰州皮耶罗·尼科莱）。

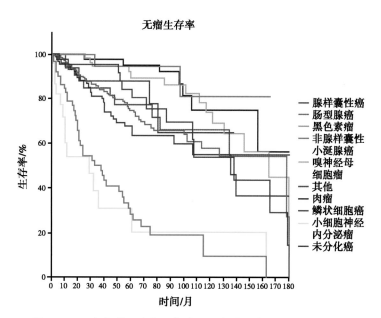

图 5.151　意大利瓦雷塞和布雷西亚大学耳鼻喉-头颈外科 659 例鼻窦癌患者(按组织学)接受鼻内镜手术(包括或不包括经鼻颅骨切除术或颅内镜切除术)无瘤生存率(来自马里兰州皮耶罗·尼科莱)。

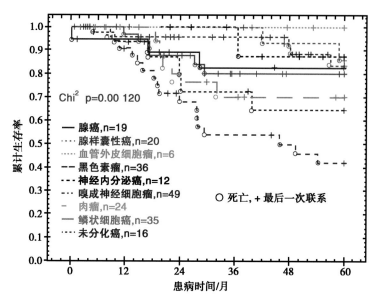

图 5.152　得克萨斯州休斯顿 M D 安德森癌症中心 255 例鼻窦癌患者(按组织学)接受内镜手术的 5 年生存率(Ehab Hanna,医学博士)。

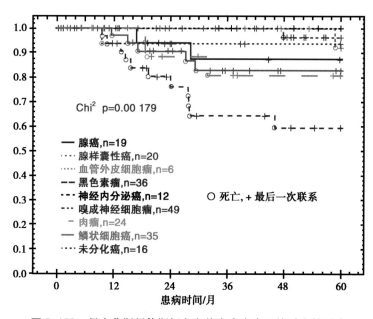

图 5.153　得克萨斯州休斯顿市安德森癌症中心接受内镜手术的 255 例鼻窦癌患者的 5 年生存率(按组织学)(由 Ehab Hanna 医生提供)。

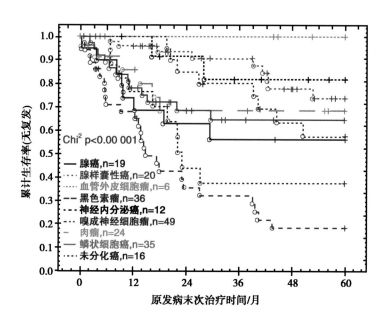

图 5.154　得克萨斯州休斯顿市 M D 安德森癌症中心接受内镜手术的 255 例鼻窦癌患者的 5 年生存率(按组织学)(由 Ehab Hanna 医生提供)。

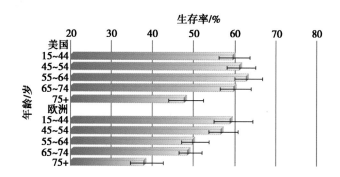

图 5.155　欧洲和美国按年龄组划分的鼻窦癌 5 年生存率比较数据。

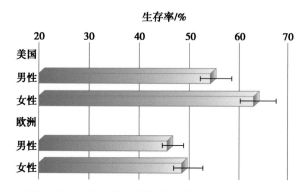

图 5.156　欧洲和美国按性别划分的鼻窦癌 5 年总生存率比较数据。

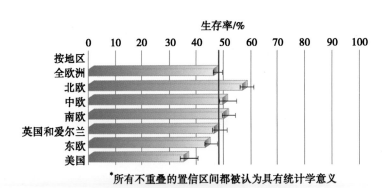

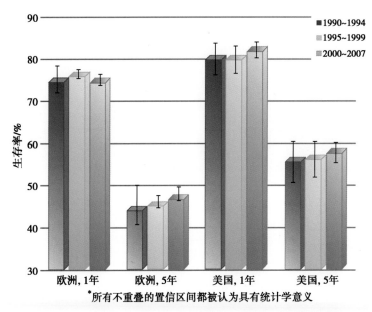

图 5.157　美国和欧洲不同地区经年龄调整后的相对生存率。垂直线代表整个欧洲的总平均生存率。

图 5.158　按诊断时间段按年龄调整的 1 年和 5 年相对生存率。

（时倩　房居高　译）

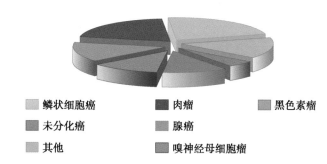

图6.2 侵及前颅底肿瘤的组织学分布(数据来自 Memorial Sloan Kettering Cancer Center)。

图例：
鳞状细胞癌 　 肉瘤 　 黑色素瘤
未分化癌 　 腺癌
其他 　 嗅神经母细胞瘤

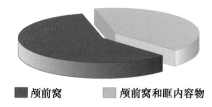

图例：
颅前窝 　 颅前窝和眶内容物

图6.3 侵及前颅底肿瘤的切除范围。

关键词

颅底

颅面

经鼻

累及颅前窝的肿瘤,常源于颅外,并向上扩展至颅底。颅内肿瘤如脑膜瘤偶尔向颅外延伸累及颅底。图6.1显示了累及前颅底肿瘤的各解剖来源肿瘤的部位分布情况。鼻腔和筛区是肿瘤发生的最常见部位,并可通过筛板向颅前窝侵犯。其余可累及前颅底的肿瘤依次来自泪腺、额窦、眼眶、上颌窦、颅面骨骼、前额和头皮软组织和皮肤。

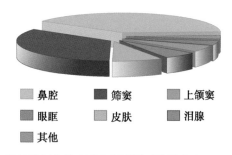

图例：
鼻腔 　 筛窦 　 上颌窦
眼眶 　 皮肤 　 泪腺
其他

图6.1 侵及前颅底肿瘤的起源部位(数据来自 Memorial Sloan Kettering Cancer Center)。

颅底最常见的良性病变是血管纤维瘤、骨瘤、软骨瘤和神经血管肿瘤。侵犯前颅底的恶性肿瘤的组织学分布情况如图6.2所示,鳞状细胞癌、小涎腺来源癌、嗅神经母细胞瘤、鼻窦未分化癌、神经内分泌癌和黑色素瘤是最常见的上皮性肿瘤。此区域的软组织肿瘤包括平滑肌肉瘤、纤维肉瘤、血管肉瘤等罕见的肿瘤。骨肿瘤中以软骨肉瘤和成骨肉瘤最常见。原发性恶性肿瘤累及前颅底中央时,大部分患者需行保留眼眶的颅面联合切除。如果存在直接延伸至眼眶的情况,则需要切除外侧前颅底并切除眼眶。这种方案尤其适用于眼眶和泪器的恶性肿瘤,以及发生于筛窦的肿瘤并侵及眼眶者(图6.3)。

累及颅中窝的肿瘤最常起源神经血管、软组织或骨组织。最常见的神经源性肿瘤是神经鞘瘤和三叉神经纤维瘤。沿三叉神经向周围神经侵袭的肿瘤常见于皮肤和黏膜鳞状细胞癌、黑素瘤和小涎腺肿瘤,如腺样囊性癌。颞下窝的软组织肉瘤和骨组织肉瘤可能通过直接扩散累及颅中窝。良性和恶性

副神经节瘤也可通过颅底小孔延伸至颅中窝。

耳道或乳突的原发性肿瘤侵袭颞骨需要特别注意。虽然耳道的恶性肿瘤比较罕见,但是腮腺癌侵犯颞骨的情况并不罕见。颞骨中最常见的神经源性肿瘤是听神经瘤。皮肤或腮腺的嗜神经肿瘤向外周侵袭可累及面神经的颞下支。累及颅后窝的往往是可延伸至颈静脉孔的肿瘤,如斜坡球体瘤和脊索瘤。

颅面开放式切除术仍然是治疗多数颅底肿瘤的主要方法。近20年来,有关经鼻内镜切除前中颅底肿瘤的研究越来越受到人们的关注和重视。虽然这种方法已经显示出良好的早期结果,但仍需坚持严格的选择标准,以便达到和开放手术相近的治愈率。颅面切除术最早是由 Dandy 报道的,应用于眼眶肿瘤。Smith 和 Malecki 后来报告了一种处理筛窦肿瘤的颅面切除术。后来,Ketcham 和其同事系统地发明了一种标准化的颅面外科手术,用于治疗鼻腔和鼻窦的恶性肿瘤。他们早期的报告显示,与以前单独的经面手术相比,此术式可将鼻腔和鼻窦恶性肿瘤患者的生存时间提高1倍。在过去的50年里,颅面切除术的改良取得了重大进展,这主要得益于计算机断层扫描(CT)和磁共振成像(MRI)图像技术的进步、仪器的发展、复杂外科技术的提高以及术中神经导航的应用。同时,游离组织瓣移植术可修复颅底的主要缺损,也使得更广泛的切除成为可能。因此,到20世纪末,颅面切除术已经足够安全,成为颅底病变的标准处理方式,并显著改善肿瘤的结局。然

而,手术并发症和术后功能缺陷仍然是不容忽视的问题。

在过去的 20 年里,越来越多的人开始关注如何通过内镜手术来减少颅面切除术的并发症。经内镜切除前颅底良性病变、低级别恶性肿瘤和中央区小的恶性病变在技术上是可行的,并且经过适当训练的内镜医生可以安全实施此术式。来自多中心专家发表的报告表明,只要选择的患者合适,肿瘤控制的结果与开放性手术相似。然而,恶性肿瘤内镜下切除技术的学习曲线是相当陡峭的。头颈外科和神经外科医生必须具备丰富的鼻内镜下鼻窦手术的知识和经验,才能实施此类手术。从专业中心得到的患者随访和预后数据显示,此术式可有效治疗恶性肿瘤。因此,在颅底手术中,鼻内镜颅底手术已确立了自己的地位。

评估

对于侵及颅底或接近颅底的肿瘤患者,需要着重进行临床评估和制订术前治疗计划。对于大多数侵及前颅底的恶性肿瘤患者,原发灶一般来源于鼻腔、鼻窦、眼眶、上面部和颅骨的皮肤和软组织。颞下窝、腮腺区肿瘤和颅底神经血管肿瘤常累及颅中窝底。耳道内肿瘤可累及颞骨。第Ⅶ和第Ⅷ脑神经肿瘤可累及岩尖和桥小脑角。因此,对这些病变的检查和评估取决于其起源的位置和手术前的组织学诊断。

对这类患者常规需要进行脑神经功能的评估。筛窦复合体肿瘤患者可能表现为嗅觉丧失或嗅觉改变。累及眼眶、眼眶尖部或颅底中央的肿瘤,可出现第Ⅱ、Ⅲ、Ⅳ和Ⅵ脑神经紊乱,表现为部分或完全失明,或者眼外肌运动改变。颅中窝底和颞下窝的肿瘤可能会出现第Ⅴ脑神经的功能改变,表现为感觉丧失,或者出现沿着第Ⅴ脑神经感觉支的疼痛和咀嚼肌功能的改变。累及颞骨的肿瘤可出现面神经功能改变,表现为面部肌无力或瘫痪。而位于岩尖的肿瘤可表现为听力下降或失去平衡,这是第Ⅷ脑神经受累的最初症状。低位脑神经受累引起的症状表现为吞咽障碍、声音嘶哑、言语清晰度改变、咀嚼困难或肩膀下垂。典型的颈静脉孔肿瘤常累及第Ⅸ、Ⅹ、Ⅺ和Ⅻ脑神经,并表现出颈静脉孔综合征的临床体征和症状。而在肿瘤生长缓慢的患者身上,脑神经功能障碍有时并不明显。

除了对脑神经的评估外,患者还应进行听力检查,特别是第Ⅶ或Ⅷ脑神经肿瘤、内听道肿瘤或怀疑肿瘤侵犯颞骨时。肿瘤在小脑脑桥角和岩尖部时必须评估脑干功能。应仔细询问患者是否有脑脊液鼻漏或耳漏的病史,并做适当的检查以确认脑脊液漏。

对于侵及或已侵入颅底的肿瘤患者,术前主要行 CT 和 MRI 的影像学检查,对于血管源性病变和神经血管肿瘤,可以考虑直接进行术前血管造影检查和栓塞,最后,对于因肿瘤或手术可能导致侧脑循环受影响的高危患者,还需要进行球囊阻塞试验。

除了副神经节瘤、血管球瘤、听神经瘤和血管纤维瘤等血管源性肿瘤外,组织学诊断对所有患者都至关重要。对于皮肤的病变或可经鼻腔和耳道侵入的病变,应进行穿刺活检。对于不易暴露的肿瘤,应考虑使用 CT 引导下的针刺活检来完成组织学诊断。

影像学检查

一些颅底肿瘤,如副神经节瘤或神经鞘瘤,具有典型的影像特征,可帮助诊断(见第 14 章)。而大多数颅底肿瘤患者进行影像学检查主要是为了获取肿瘤范围的解剖学信息。在某些情况下,图像可帮助确定侧脑循环的充分性以及评估手术干预造成脑血管损伤的风险。最后,有些需要栓塞肿瘤或进行球囊阻塞试验的患者还需要进行血管造影。

肿瘤的范围及其与颅底解剖结构的关系是决定治疗方式和制订手术方案的关键。这其中包括颅骨受侵犯的部位和程度、与眼眶的关系、颅内受侵的程度以及神经周围扩散情况。CT 和 MRI 都可以用来描述这些特征,并且它们各自都有其特定的属性,可提供不同的信息。因此,对于大多数颅底肿瘤患者而言,CT 和 MRI 对肿瘤信息采集十分有帮助。

CT 较 MRI 可以更早发现前颅底或眼眶的骨侵蚀。鼻窦冠状面 CT 扫描能够最好地显示出潜在的或实际已侵犯颅底或眼眶的肿瘤。CT 扫描的骨显像可以很容易地识别出筛板、筛窦和眶纸板等薄骨的早期侵袭(图 6.4)。由于此处骨质较薄,且脂肪性骨髓间质极少,MRI 很可能会忽略早期的骨侵袭,给诊断造成难度。其中一个例外是肿瘤累及斜坡(特别是鼻咽癌),在这种情况下,MRI 比 CT 更容易看到骨侵犯(图6.5)。CT 或 MRI 均可发现肿瘤侵犯蝶骨和颞骨,但 MRI 可

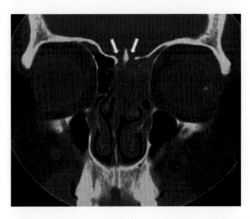

图 6.4 冠状 CT(骨窗)显示鼻腔嗅母细胞瘤对筛板的早期侵犯(白色箭头)。

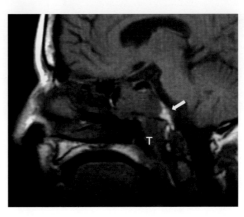

图 6.5 矢状位 T_1 加权磁共振成像显示斜坡的黄骨髓(白色箭头)被鼻窦癌(T)取代。

以帮助描绘其受侵程度。CT 可以轻松显示皮质骨破坏，但 MRI 中可以显示出正常成人脂肪性白骨髓与暗色肿瘤的自然对比，这更有助于评估骨受侵的程度。评估颞骨肿瘤时，至少要在两个平面上对颞骨进行超薄层 CT 扫描，这样可以很容易显示出连 MRI 都会遗漏的骨破坏。

MRI 可以理想地评估软组织、眼眶、鼻窦和神经周围扩散的受累情况。在评估眼眶软组织受侵时，轴位和冠状位平扫是显示正常"白色"脂肪被"暗色"肿瘤浸润的最佳相位。如果使用造影剂，便需要应用脂肪抑制技术，以防止增强的"白色"肿瘤与正常的眶内脂肪混在一起。脂肪抑制技术使正常脂肪变暗，并使强化的肿瘤更明显（图 6.6）。强化前轴位 T₁ 加权像可较好地评估颅外神经的周围扩散，如翼腭窝（PPF）和眶下神经。通常在 PPF 中正常的"白色"脂肪可以用作天然造影剂，来显示受肿瘤影响的暗色异常神经（图 6.7）。由于 PPF 中的脂肪很容易在 CT 扫描中成像，因此，如果 PPF 中的正常脂肪被肿瘤取代，则可诊断为肿瘤向神经周围扩散。PPF 骨性范围的扩大为神经周围扩散的诊断提供了额外的证据（图 6.8）。若要明确肿瘤沿神经扩散，必须要有神经的异

常增大和强化。如果神经位于骨管内（如眶下神经），或位于孔内（如圆孔或卵圆孔），则其管或孔通常会增宽，但在 CT 扫描上皮质边缘往往完好无损（图 6.9）。

肿瘤沿 V3 神经向颅外扩散可以通过 MRI 上增强、增粗的神经显影较容易诊断出来（图 6.10）。增强 MRI 的 T₁ 加权扫描可清晰显示肿瘤沿颅内神经扩散到 Meckel 腔和海绵窦。T₂ 加权像显示正常明亮的脑脊液被暗色的肿瘤取代，可帮助诊断 Meckel 腔的受侵（图 6.11）。

MRI 能清晰显示肿瘤在颅内的扩展范围以及硬脑膜或脑组织的受侵程度。尽管轻微的硬脑膜受侵可能不易被发现，但对比增强后的矢状位或冠状位 T₁ 加权像在检测硬脑膜和/或脑实质受侵方面非常准确。硬脑膜受侵的特点是局灶性增厚和强化，扫描时也应仔细检查硬脑膜受侵的程度（图 6.12）。嗅母细胞瘤颅内侵犯的一个特征是在侵袭性肿瘤周围形成周围囊肿（图 6.13）。肿瘤累及软脑膜相对少见，但却是一个不好的预后征兆（图 6.14）。一旦肿瘤侵及脑实质，轴向 T₂ 加权和短 T₁ 倒置恢复像很容易显示出相关的水肿，这是脑实质受侵的标志（图 6.15）。

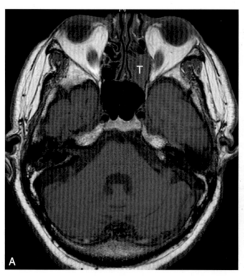
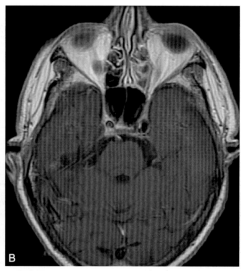
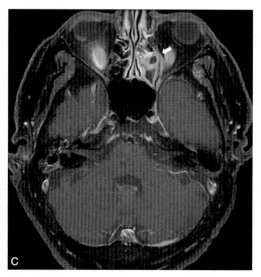

图 6.6   T₁ 加权磁共振成像（MRI）在评估鼻窦癌累及眶内的重要性。A. T₁ 加权 MRI 显示左侧筛窦癌（T）在眶内轻度扩张，与邻近的正常眶内脂肪形成对比；B. 使用造影剂后，在 T₁ 加权像 MRI 扫描中肿瘤和眶内脂肪的区别消失了；C. 由于邻近的正常眶内脂肪受抑制变暗后，眶内肿瘤成分（白色箭头）可见。

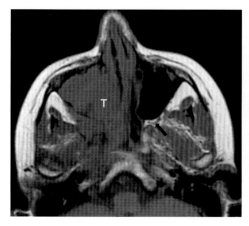
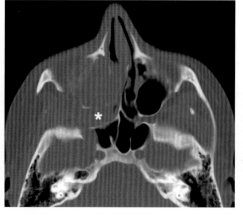
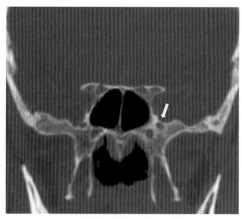

图 6.7   平扫 T₁ 加权像 MRI 显示右上颌窦癌（T）侵犯右翼腭窝。对面是正常充满脂肪的翼腭窝的外观（黑色箭头）。

图 6.8   轴位 CT（骨窗）显示右侧翼腭窝较左侧扩大（＊）。

图 6.9   CT 骨窗的冠状重建，显示上颌窦癌的神经周围扩散导致左圆孔（箭头）增宽。保留了圆孔骨壁的完整性。

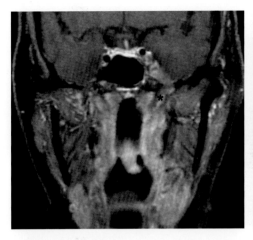

图 6.10　在增强 T_1 加权像 MRI 上, 周围受侵的左侧 V3 出经显示为增厚、强化 (*)。

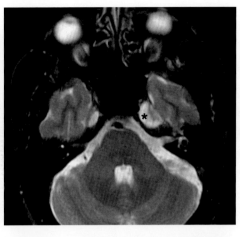

图 6.11　T_2 加权像 MRI 上正常明亮的脑脊液 (*) 有助于通过较暗的神经周围肿瘤扩散来确认 Meckel 的腔内浸润。

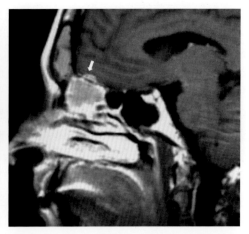

图 6.12　矢状位增强 T_1 加权像 MRI 显示嗅母细胞瘤侵犯后强化的硬脑膜 (白色箭头)。

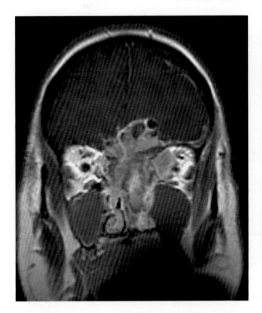

图 6.13　嗅母细胞瘤浸润脑实质区域形成周围性囊肿。

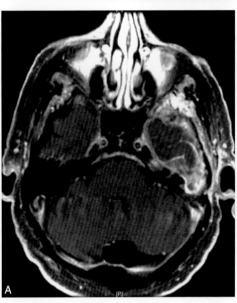

图 6.14　增强后轴位 (A) 和 T_1 加权像 (B) 磁共振扫描显示左侧颞骨鳞状细胞癌患者软脑膜沿颞叶沟扩散。

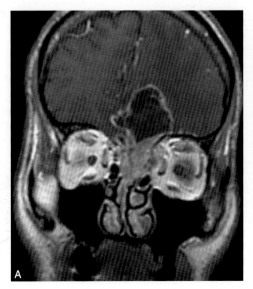

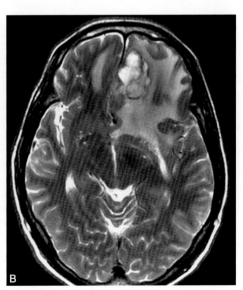

图 6.15　A. 冠状位 T_1 加权像磁共振成像 (MRI) 显示左鼻腔低分化癌向颅内扩展; B. 轴位 T_2 加权像 MRI 显示侵袭性肿瘤周围脑实质弥漫性水肿, 证实有脑浸润。

氟脱氧葡萄糖正电子发射断层扫描(FDG-PET)在诊断颅底肿瘤中的作用有限,但在鉴别治疗后并发症和疾病复发方面十分有用。

当手术涉及切除或损伤大动脉(如颈内动脉或大的鼻窦动脉)时,需要评估循环通畅性。磁共振血管造影(MRA)和CT血管造影(CTA)等非侵入性影像检查均可显示肿瘤与主要血管的解剖关系,但仍需要有创血管造影术来评估主要血管(如颈动脉)闭塞可能引起的潜在神经后遗症。对于青少年鼻咽血管纤维瘤或脑膜瘤等这种术前需要肿瘤栓塞治疗的疾病而言,血管造影检查很有必要。

但是,如果需要牺牲颈内动脉,则无法证明脑循环及其侧支的解剖通畅性。有几种方法可以用来更精确地评估通过Willis环到大脑交叉循环的充分性。这些方法包括经颅多普勒检查、颈动脉球囊闭塞的单光子发射计算机断层扫描(SPECT)、血管造影联合球囊闭塞以及^{99m}Tc-六甲基丙胺肟的脑 SPECT。同侧颈动脉和^{99m}Tc-六甲基丙胺肟脑 SPECT 的球囊闭塞具有最佳的敏感性和特异性,但由于没有考虑低血压和缺氧等术中潜在事件的不利影响,这项检查也不能完全可靠地预测脑缺血的风险。此外,如果外科手术影响到其他未经球囊闭塞试验评估的侧支血管,或者如果在结扎颈动脉后出现血栓栓塞,则存在一定程度的卒中风险。因此,为了安全实施这些有创血管造影术,多学科基础设施是必不可少的,而且测试本身也存在神经系统并发症的风险。

治疗

对于大多数侵犯颅底的肿瘤患者,首要的治疗手段是手术切除。一般来说,大多数恶性肿瘤患者需要术后辅助放疗,因为手术切缘靠近重要结构,对外科医生是个挑战。非手术的放疗和/或化疗只适用于技术上不能切除肿瘤和不适合手术的患者。一些良性肿瘤,如神经鞘瘤和副神经节瘤,可通过持续监测得到预期治疗效果。累及颅底的淋巴瘤可采用化疗加或不加放疗。

外科治疗

颅底解剖结构复杂,使得这一区域肿瘤切除术也极为困难。鼻腔、鼻窦、眼眶、头皮、颅骨的肿瘤可经颅底扩展到颅前窝,这些肿瘤的进一步生长可向颅内扩散侵及硬脑膜和/或脑组织。为此,全面了解颅底的解剖结构对掌握该区域的复杂手术至关重要。

对颅底解剖的完整回顾超出了本书的范围。但为了概述颅底部的解剖结构,这里给出了几幅人类颅骨图。

经左侧鼻腔颅骨矢状切面(图 6.16),显示颅前窝底与蝶窦、鼻腔和额窦的关系。

颅前窝的颅内面观(图 6.17)显示了其底部的解剖结构,如鸡冠、筛孔和蝶骨平台,均为前颅底手术时重要的解剖标志。

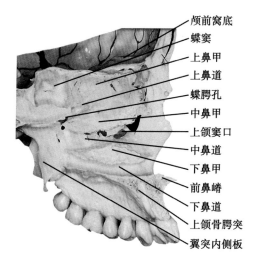

图 6.16   经左鼻腔的颅底矢状切面。

颅前窝底
蝶窦
上鼻甲
上鼻道
蝶腭孔
中鼻甲
上颌窦口
中鼻道
下鼻甲
前鼻嵴
下鼻道
上颌骨腭突
翼突内侧板

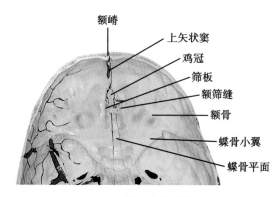

图 6.17   颅前窝的颅内观。

额嵴
上矢状窦
鸡冠
筛板
额筛缝
额骨
蝶骨小翼
蝶骨平面

颅中窝内面观可见脑膜中动脉在硬脑膜的相应位置以及乙状窦与颞骨岩部的毗邻关系(图 6.18)。这些解剖标志在颅中窝和颞骨手术中极为重要。在这些区域进行手术时,手术室应备有一个颅骨标本,用来回顾解剖。例如在颞骨岩部肿瘤手术前,复习此部位的解剖就显得十分重要。影像学检查包括 MRI 和 CT 扫描(图 6.19~图 6.21)及血管造影,并应与颅骨标本进行对照。

中颅底颅外侧面斜视图(图 6.22)可显示翼上颌区和颞下窝区,该区域肿瘤的暴露和切除需特别注意,因此,术前需对该区域的复杂解剖进行复习。

颅底肿瘤手术的主要问题是这一区域手术进路比较困难。如单纯面部入路进行肿瘤切除,不能充分暴露和处理肿

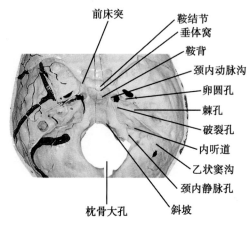

前床突
鞍结节
垂体窝
鞍背
颈内动脉沟
卵圆孔
棘孔
破裂孔
内听道
乙状窦沟
颈内静脉孔
枕骨大孔
斜坡

图 6.18   颅中窝的颅内观。

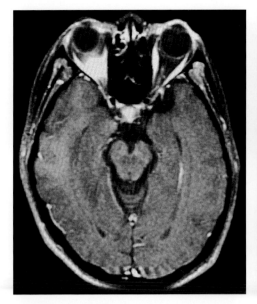

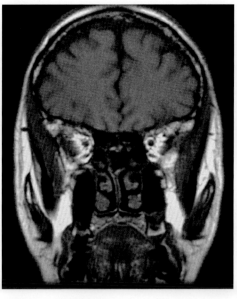

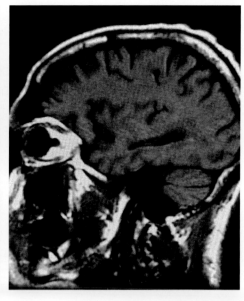

图 6.19　在视神经管水平的 CT 轴位扫描。　　图 6.20　在视神经管水平的 CT 冠状位扫描。　　图 6.21　在视神经管水平的 CT 矢状位扫描。

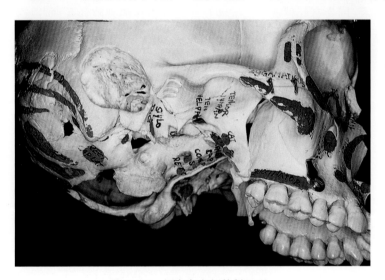

图 6.22　颅中窝底颅外斜面观。

为对颅底不同区域的手术进行分类,通常将颅底从前向后分为 3 个区域,即颅前窝、颅中窝、颅后窝,以及再细分的几个亚区。位于前颅底的中线结构如鸡冠、筛板、蝶骨平台统称为颅前窝筛板区;在侧面,眶顶的颅前窝部分称为颅前窝眶区(图 6.23),侵及颞骨鳞部、蝶骨大翼和顶骨下部的肿瘤归类为颅中窝区(图 6.24)。起源于内听道、乳突和颞骨岩部的肿瘤归类为颞骨区(图 6.25)。最后,侵及颞骨岩部,位于颞骨岩部后方或侵及斜坡的肿瘤归类为颅后窝区/斜坡区(图 6.26)。侵及小脑脑桥角的肿瘤也可在该处侵犯斜坡。

瘤颅内部分,术中可能会造成肿瘤切除不彻底、脑脊液漏、大出血、感染和其他严重后果。因此,进行颅面手术时必须坚持如下原则:

1. 对影像学检查和组织诊断的全面回顾是决定手术入路的关键。如果肿瘤组织学良好,肿瘤范围有限,且未侵犯眼眶、额窦或颅内,则可考虑经鼻内镜切除。

2. 如果计划进行开放式颅面切除,则必须充分暴露手术切除区域。

3. 尽可能避免脑牵拉组织。

脑组织可用持续引流脑脊液或甘露醇利尿来收缩。如硬脑膜有损伤或被切除,必须对其进行严密的、不透水的修补,修补部位还需用帽状骨膜或显微血管吻合的游离组织瓣覆盖。

有时需用游离皮瓣作颅底切除后的加强层,但一般很少用骨瓣移植进行颅底缺损的修复。开放式颅面手术的明显优点是:①可明确评估肿瘤的可切除性;②保护重要结构;③可实现整块切除。此外,如肿瘤侵及硬脑膜,可将其一并切除并进行修补,颅底缺损也可适当修复以支撑脑组织。

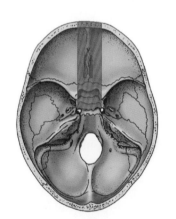

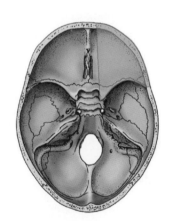

图 6.23　颅前窝筛板区(左)和眶区(右)。

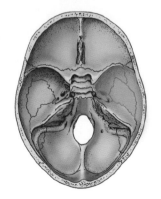

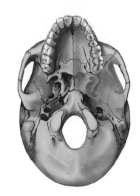

图 6.24　颅中窝:颅底区。

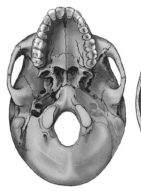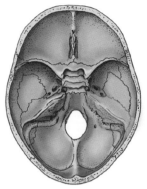

图 6.25　颞骨区。

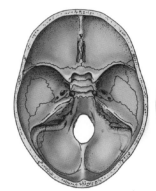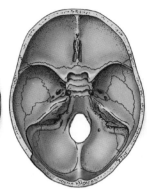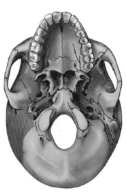

图 6.26　颅后窝-斜坡区。

开放性颅面切除术的适应证和禁忌证

对患有侵及前颅底的良性或恶性肿瘤患者,经临床和影像学评估,肿瘤有可能切除治愈者,即可行颅面联合手术。但应认识到颅面联合手术是由受过多学科训练的专家组进行的,他们包括:头颈外科医生、神经外科医生、显微血管重建外科医生、口腔颌面修复外科医生、神经放射诊断医生、肿瘤放射治疗医生。社会、心理康复组包括:心理学家、专业治疗师、理疗师、社会工作者。另外,一个专业的手术室队伍和围术期护理队伍的支持,对颅面联合手术的成功也十分关键。如果没有具有多学科专业训练的队伍,颅底手术是不可能成功的。

随着多家治疗中心经验积累的不断增加,颅底恶性肿瘤手术的局限性也逐渐明确,这样,对恶性肿瘤颅面联合手术的禁忌证定义也越来越清楚,包括:

- 大脑受侵。
- 双侧眼眶受侵。
- 颈内动脉包裹(相对禁忌证)。
- 海绵窦侵犯(相对禁忌证)。
- 老年患者,身体、心理及生理状态不适合如此大手术者。
- 巨大高度恶性肿瘤(如黑色素瘤、低分化癌和高度恶性肉瘤)侵犯硬脑膜(相对禁忌证)。
- 既往经放射治疗的肿瘤复发侵及前颅底者(相对禁忌证)。

术前准备

对所有将接受颅面手术的患者,术前均应向其说明手术的特点和范围、死亡率、后遗症及可能的并发症。准备行前颅底手术者,因手术会造成鼻腔和颅内直接向沟通,所以应进行鼻腔分泌物的细菌培养。在术前的麻醉诱导期间,应于切开开始前静脉注射抗生素,以提供广谱的覆盖。抗生素使用方案应做到对革兰氏阳性和革兰氏阴性细菌以及类杆菌的预防,我们目前首选的是头孢他啶、万古霉素和甲硝唑的组合,只要鼻腔填塞到位,在整个术后的时间(6~8 天)应持续静脉注射抗生素。

手术入路

为了更好地描述各种手术入路,将颅底分为四个解剖区域:

1. 覆盖眶顶、筛板和蝶骨平面的颅前窝底部称为前颅底。

该区域还包括额窦后壁、额嵴、鸡冠和前床突,直至蝶骨小翼脊。因此,颅前窝的底部由额骨、筛骨和蝶骨的两部分(身体和小翼)在后面组成。

2. 颅中窝底由部分蝶骨和颞骨组成。从外科的角度来看,因为有几种病理情况涉及穿过颅中窝的裂隙和孔,所以这些结构是很重要的,眶上裂、圆孔、卵圆孔和破裂孔穿过颅中窝底。颅中窝底的后缘是岩颞骨的上缘。

3. 颞骨,特别是它的岩部,需要单独的解剖学名称,因为手术入路和颞骨出现的病理类型是不同的。

4. 最后,颅后窝底起始于颞骨后方,主要由枕骨、颈静脉窝、颈静脉孔、舌下神经管和枕骨大孔组成,从外科角度看,这些都是重要的结构。对于被称为颞下窝的颅中窝的下面也需要特别考虑,在那里出现的重要的病理类型需要特殊的手术治疗。

最常见的需要头颈外科医生手术干预的病理表现是涉及颅前、中窝的颅底以及颞骨的情况。发生于颅前窝或累及颅前窝的病变,一般通要过双额开颅手术获得颅前窝底部的广泛暴露,并通过改良的 Weber-Ferguson 切口经面部进入。此入路也适用于侵犯眼眶或起源于眼眶的肿瘤,需要眼眶摘除和切除眶顶,然而,此入路不适用于累及或起源于颅中窝底部的病变。颅前窝底中央部位靠近筛板的部分病变可经额下开颅手术进行探查,颅前窝底中心病变通过鼻内入路容易进入,而不需要做面部切口。

颅眶颧骨(COZ)入路最适合于进入颅中窝和颞下窝,这可能需要拆卸颧弓才能进入颞骨深部。其他位于颅中窝底部的病变,如源于第 V 脑神经的神经源性肿瘤或累及颅中窝底部的软组织肿瘤,需要翼点开颅手术以获得颅内显露。可以通过改良的 Weber-Ferguson 切口进行上颌骨外旋,或通过下唇裂开切口进行下颌骨切开术,从而从面部入路切除这些肿瘤。发生在颞下窝外侧的肿瘤最好行下颌骨切开,而发生在颌后区、颞下窝内侧和鼻咽部的肿瘤最好行上颌骨外旋手术。

耳道和颞骨肿瘤需要行颞骨外侧次全切除或全颞骨切除术。最后,还需要颞骨或枕颞骨开颅,以充分暴露和切除颅后窝的肿瘤(Fisch 描述的远外侧入路)。对于神经血管肿瘤、发生在斜坡或颅颈交界处的脊索瘤,以及发生在桥小脑角的脑膜瘤,这种路径是必需的。

手术方式

侵及前颅底肿瘤的切除术

侵及前颅底的肿瘤切除方式有多种,因术者个人手术技术和经验而异。因此,在进行侵及前颅底中部的筛区恶性肿瘤标准术式描述时,也附加了不同手术的操作变化。

嗅母细胞瘤颅面进路切除术。 下面为一源自筛板且充满整个左侧鼻腔的嗅母细胞瘤患者。患者症状主要为鼻塞和鼻出血。CT 冠状位扫描示筛区骨质破坏,向下扩展侵及鼻腔下部,并向外压迫左侧眶纸板。另一靠后的 CT 冠状位片显示肿瘤经蝶窦底壁侵及左蝶窦。肿瘤阻塞上颌窦的骨性窦口但未侵入上颌窦腔,内侧接近筛骨垂直板和鼻中隔,但未穿透至对侧鼻腔。虽然肿瘤无颅内侵犯,但接近前颅底筛板(图 6.27)。图 6.28 示肿瘤的鼻内镜表现。

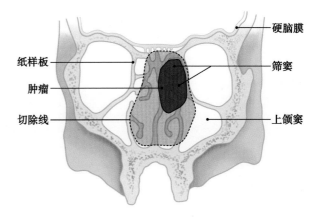

图 6.29　CT 冠状位上描画出的肿瘤范围(棕色)及切除范围(浅灰色)示意图。

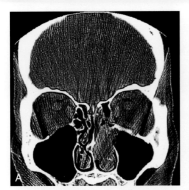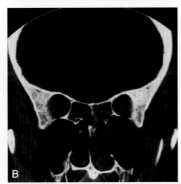

图 6.27　CT 冠状位扫描。**A.** 通过筛板;**B.** 经蝶窦。

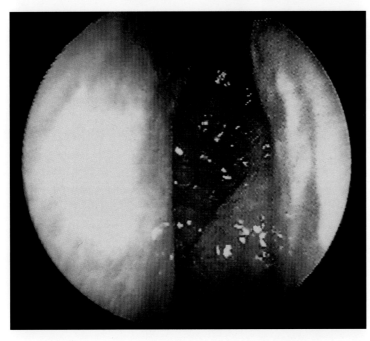

图 6.28　内镜检查所见肿瘤位于鼻腔,表面呈颗粒状。

图 6.29 为 CT 冠状位肿瘤范围示意图。阴影部分代表肿瘤的扩展范围,虚线表示肿瘤的切除范围,可见肿瘤切除的范围应包括筛板和颅前窝中央部分。

图 6.30 描画出了 CT 矢状位上肿瘤扩展范围和准备切除范围。可见左侧蝶窦的前壁、底壁将与肿瘤及左侧鼻腔内容

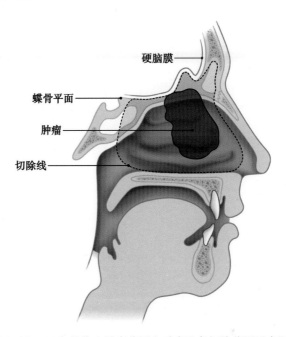

图 6.30　CT 矢状位上肿瘤范围和手术准备切除范围示意图。

物一并切除。

如用裂层皮片修复,应于切除肿瘤前取皮。大腿前外侧通常是最好的供皮区,但是,因为这个患者的手术缺损很小,所以不需要植皮。另外,如需行游离皮瓣修复,应选择好合适的供区,皮瓣的切取可与肿瘤手术同时进行。

患者先侧卧位行腰穿(图 6.31),留置脑脊液引流管,作为脑脊液引流和术中、术后近期脑脊液压力监控。脑脊液引流管要适当固定并连接一个带有 50ml 密闭注射器的引流系统。患者头部用头架适当固定于手术台,并保持寰枕关节略弯曲的功能位(图 6.32)。

经口气管插管全麻,插管固定于右侧口角并用无菌巾隔离。上下眼睑用 6-0 的尼龙线缝合,以术中保护角膜,手术区头皮剃去头发,将手术巾用丝线严密缝合于皮肤,以保证手术区绝对无菌。面部皮肤和头皮用聚维酮碘(Betadine)溶液消毒。手术切口如图 6.33 所示。行自一侧至对侧耳屏的发际内双冠切口,可充分暴露颅前窝(图 6.34)。面部行改良的 Weber-Ferguson 切口(图 6.35),如需要暴露鼻腔下部、硬腭或上颌骨,需正中切开上唇。切口沿鼻唇沟上行至眉毛内侧末端,根据暴露需要可作适当延长。如面部需暴露鼻骨,切口可

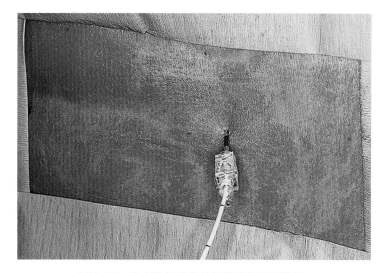

图 6.31　患者取侧卧位并留置脑脊液引流管。

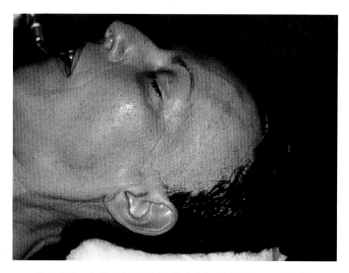

图 6.32　患者头部用脑外科手术架适当固定于手术台。

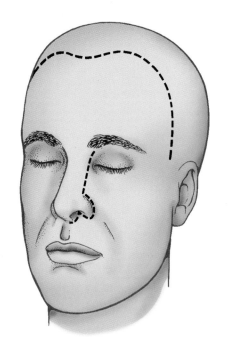

图 6.33　手术切口画线。

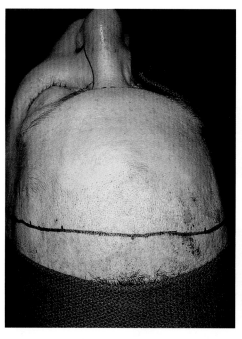

图 6.34　双侧冠状切口于发际内自一侧耳屏至对侧耳屏,行颅骨切开。

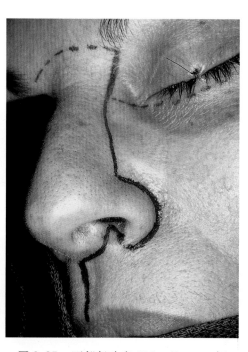

图 6.35　面部行改良 Weber-Ferguson 切口行鼻部肿瘤切除术。

在眉间延长至对侧眉毛内侧。如需上颌骨全切除或眶内容摘除术,可行睑下切口如图 6.35 所示。切开头皮、皮下组织达帽状腱膜和颅骨膜以浅(图 6.36)。在切口后部皮瓣的皮下组织和帽状腱膜间分离时,时间可能较长。将切口后部皮瓣向后掀起数厘米暴露出颅骨膜。可用头皮夹进行头皮切缘的止血。图 6.37 示切口两侧边缘已用头皮夹止血。

图 6.38 显示制作用以修补颅底缺损的帽状腱膜-颅骨膜瓣的切口。颅骨膜切口已在前面描述过,注意,后部头皮瓣应向后牵拉以获得长度充足的带蒂帽状腱膜骨膜瓣。用骨膜起子将骨膜瓣自头顶小心向前掀起,直至眶上缘。需特别小心,不要将骨膜瓣弄破、出现穿孔。同样方式掀起头皮前部皮瓣,不同的是,在帽状腱膜以浅进行,细心分离至眶上缘。用手术刀在皮下和帽状腱膜间细心锐性分离出帽状腱膜、颅骨膜瓣,如图 6.39。帽状腱膜、颅骨膜瓣的血液供应来源于眶上血管

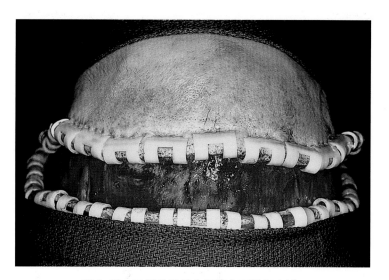

图 6.36　于帽状腱膜和骨膜表面掀起皮瓣。

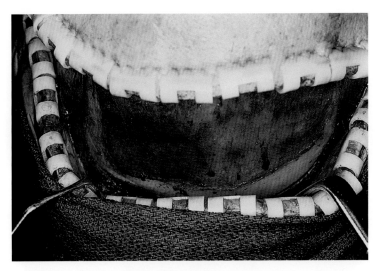

图 6.37　将切口后部头皮瓣向后牵开,以获得足够长的带蒂帽状腱膜骨膜瓣。

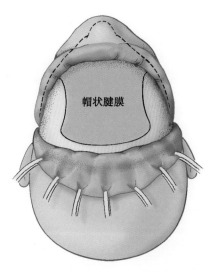

图 6.38　用以修复颅底缺损的帽状腱膜颅骨膜瓣的切开线(U 形)。

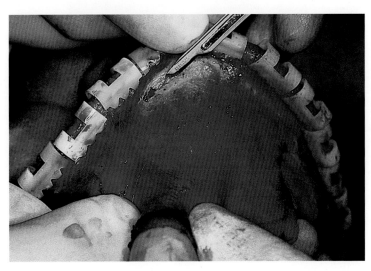

图 6.39　于皮下组织和帽状腱膜间用手术刀仔细锐性分离。

和滑车上血管,当分离帽状腱膜接近眶上缘时,需特别注意避免损伤上述血管。因此,长而坚固的皮瓣可用于颅底缺损的重建(图 6.40)。将皮瓣全部掀起后,可暴露下方的额骨(图6.41),将制作的带蒂帽状腱膜颅骨膜瓣提起,展示其长度,可满足颅底缺损的需要。

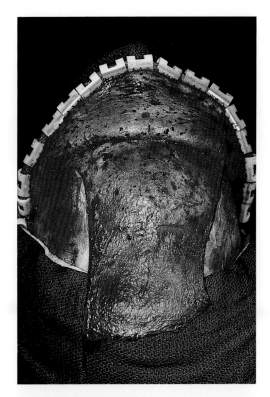

图 6.40　帽状腱膜颅骨膜瓣是一坚实、长度足够的组织瓣,可以用于颅底缺损修复。

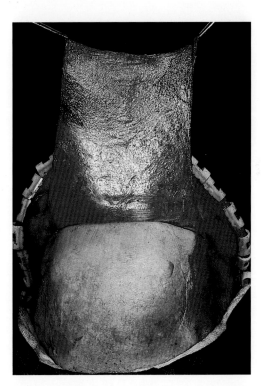

图 6.41　完全掀起颅骨上方帽状腱膜颅骨膜瓣,暴露出下方的额骨。

尽量向下翻起前方头皮瓣,充分暴露出眉间区和鼻骨上半。图 6.42 显示术野中心拉钩暴露出鼻骨上部和双侧眶上缘。标出额窦前壁和额骨切口(图 6.43)。这样大小的颅骨切开,可获得颅下入路到筛板的足够暴露。

用电锯于颅骨中线钻孔,用脑膜剥离子于钻孔内周围两侧轻轻分离硬脑膜,以置入 Midas Rex 电锯(图 6.44)。沿预先标出线环形切开颅骨(图 6.45)。下部仅切开额窦前壁

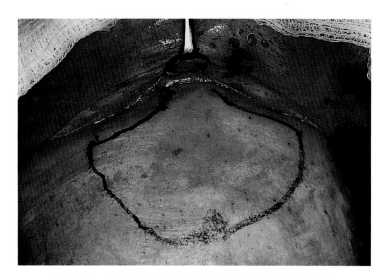

图 6.42   术野中心的拉钩显露出鼻骨上部和双侧眶上缘。

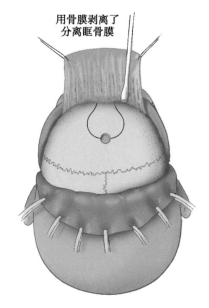

图 6.43   在额骨和额窦前壁标记出骨切口。

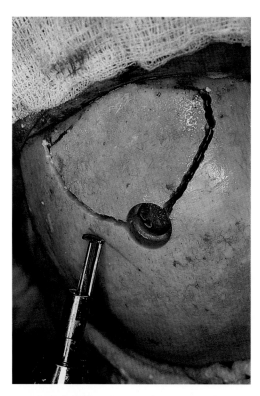

图 6.44   于颅骨中线钻一孔,用骨膜剥离子沿该洞两侧分离硬脑膜,以便置入侧切的 Midas Rex 电锯。

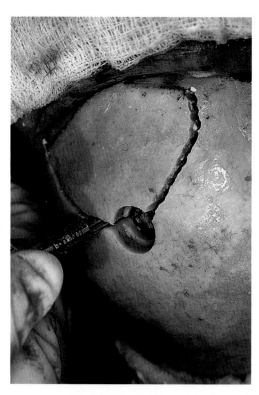

图 6.45   沿标出的颅骨切线做一环形颅骨切开。

(图 6.46),用骨凿撬开骨瓣,将额窦中隔折断后,小心取下骨瓣,须避免损伤其下的硬脑膜。取下骨瓣后,可暴露出大脑额叶脑膜和额窦(图 6.47)。用咬骨钳将额窦中隔咬除,用高速电钻磨除小骨刺。刮除额窦内黏膜并去除额窦后骨壁(图 6.48),用明胶海绵填塞鼻额管开口。

此时,从颅前凹小心掀起硬脑膜(图 6.49)。附着在鸡冠上的硬脑膜需要锐性分离,分别切断、结扎两侧包绕嗅神经的袖状硬脑膜结构。掀起硬脑膜后,将暴露的鸡冠用咬骨钳切除。切除鸡冠时需特别小心,避免撕裂硬脑膜,如出现局部撕裂,应立即用 4-0 的尼龙线缝合修补。下一步是处理穿过筛板有硬脑膜包绕的嗅神经,每一由硬脑膜包绕的嗅神经均需仔细辨认、解剖、切断、结扎,以免在随后手术中污染脑组织。即刻结扎硬脑膜袖可以避免在手术的后续阶段污染大脑。但是,如果此时发现肿瘤于该处穿出筛板,则需行硬脑膜切开,并将其与覆盖在筛板上的硬脑膜连同嗅神经袖状结构、肿瘤一并切除,这将形成颅前窝底硬脑膜缺损,需用游离骨膜瓣严密修补。该患者肿瘤未穿透筛板。

如图 6.50 所示,所有硬脑膜袖状嗅神经结构已被切断、结扎。此时,自腰穿引流管放出 10~15ml 脑脊液,使脑组织回缩。于中线矢状窦上方用拉钩牵拉,暴露筛板后部和蝶骨平面(图 6.51)。为确保硬脑膜袖状结构缝合处和脑膜修补处完全密封,可用纤维蛋白胶加固(图 6.52)。该纤维蛋白胶由两种成分混合后形成(图 6.53)。

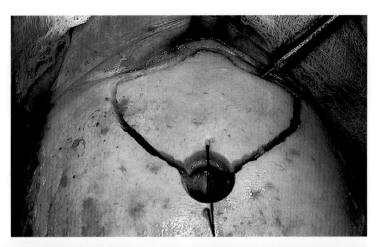

图 6.46　用侧切骨锯在下方切开额窦前壁,完成开颅术。

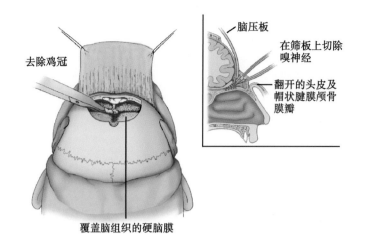

去除鸡冠

脑压板

在筛板上切除嗅神经

翻开的头皮及帽状腱膜颅骨膜瓣

覆盖脑组织的硬脑膜

图 6.49　自颅前窝底小心掀起硬脑膜。

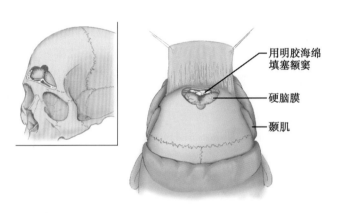

用明胶海绵填塞额窦

硬脑膜

颞肌

图 6.47　取下骨瓣暴露出额叶及额窦硬脑膜。

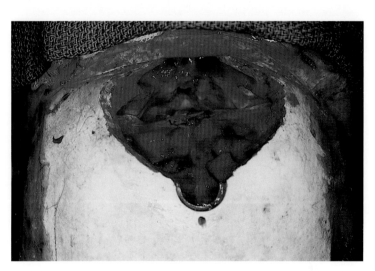

图 6.50　硬脑膜袖状结构已切断结扎。

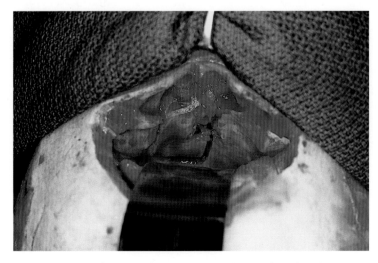

图 6.48　彻底刮除额窦黏膜并去除额窦后壁,使额窦颅内化。

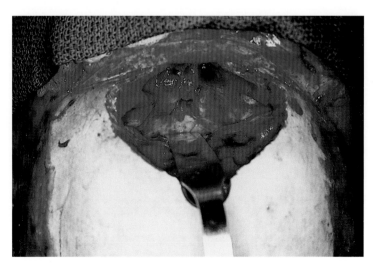

图 6.51　用拉钩于中线矢状窦上方牵拉暴露筛板后部和蝶骨平面。

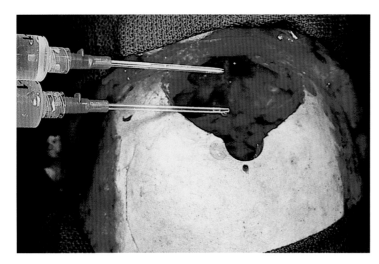

图 6.52　纤维蛋白胶被用来在缝合的硬脑膜袖上形成一层额外的水密闭合保护层。

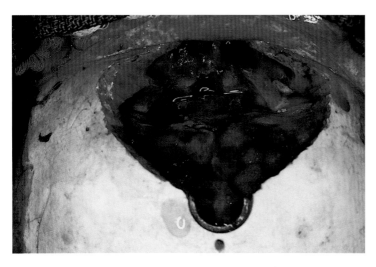

图 6.53　纤维蛋白胶需两种成分混合。

当大脑充分回缩后，用一可弯脑压板保护大脑额叶并充分暴露筛板和蝶骨平面。用一精细高速电钻切开颅底骨板（图 6.54），完成筛板周围骨板的切开。注意骨质切开应自左侧眶顶，沿左侧眶纸板外侧，向后切开蝶窦，沿右侧眶纸板内侧切开筛板，向前经额窦，自上表面包绕整个手术标本。此时，即完成了开颅手术的第一步。

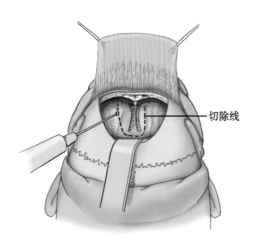

图 6.54　用精细高速电钻切开颅窝底骨。

面部入路从改良的 Weber-Ferguson 切口开始，一直延伸到左侧眉毛的内侧（图 6.55）。皮肤切口穿过鼻唇区软组织和肌肉的全层。

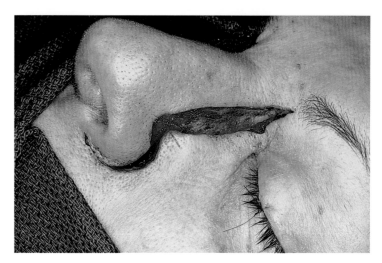

图 6.55　面部改良 Weber-Ferguson 切口向上延伸至左侧眉毛内侧。

掀起眶内侧骨膜，使眶内容完整保留于骨膜囊中。找出内眦韧带附着处（图 6.56），切断并用 4-0 的尼龙缝合线牵拉，待术腔关闭时再将之固定于鼻骨（图 6.57）。用骨膜剥离子将鼻泪管自泪囊窝分离出（图 6.58），并于眶缘平齐处切断。自上颌骨表面掀起颊部皮瓣，并小心保护好出自眶下孔穿出的眶下神经（图 6.59）。眼眶骨膜从骨性眼眶内半部隆起。眼眶内放入一个可伸缩的牵引器，眼球被横向推动。当眼眶内侧一半的骨膜从眶纸板上抬起时，可见筛前、后血管穿过纸样板进入眶骨膜，小心分离这些血管并用双极电凝凝固。然后，于鼻前庭沿上颌骨前内侧切开鼻腔外侧壁黏膜（图 6.60），暴露鼻腔内部。

用高速电钻打开上颌窦前壁（图 6.61），进一步扩大直至能放入示指（图 6.62）。仔细检查上颌窦腔是否有肿瘤侵入，本例患者无肿瘤。将鼻部皮肤、软组织自鼻骨掀起，以进一步暴露鼻腔上半。然后于左侧眼眶切开上颌骨鼻突、泪囊窝及眶纸板前部分（图 6.63）。这样可使眶纸板骨性附着部活动。

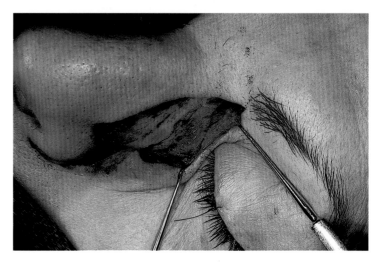

图 6.56　辨认出内眦韧带附着处。

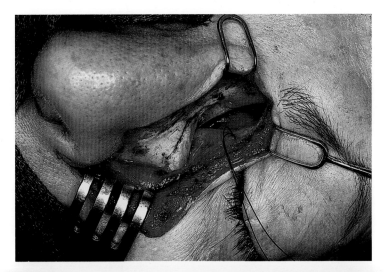

图 6.57　内眦韧带切断后用 4-0 缝线牵开,待术腔关闭时再将之固定于鼻骨。

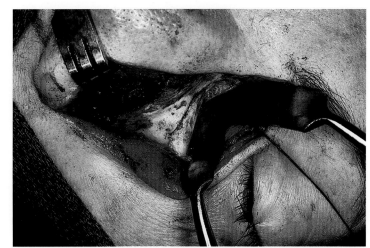

图 6.60　于鼻前庭沿上颌骨前内侧壁切开鼻腔外侧壁黏膜。

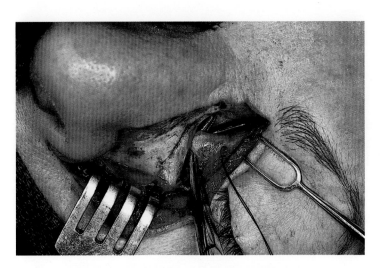

图 6.58　用骨膜剥离子将鼻泪管自泪囊窝分离出。

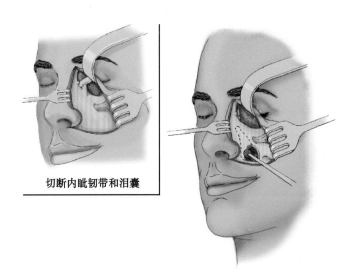

切断内眦韧带和泪囊

图 6.61　用高速电钻打开上颌窦前壁。

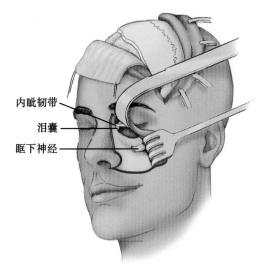

内眦韧带

泪囊

眶下神经

图 6.59　自上颌骨前壁掀起颊部皮瓣,小心保护自眶下孔穿出的眶下神经。

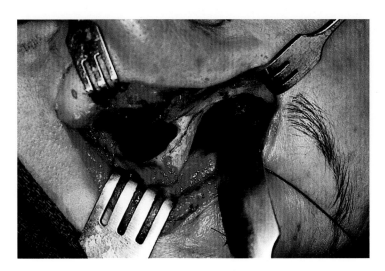

图 6.62　扩大切口至可放入示指。

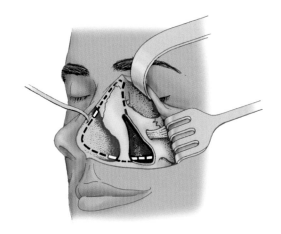

图 6.63 于左侧眼眶切开上颌骨鼻突、泪囊窝及眶纸板前份。

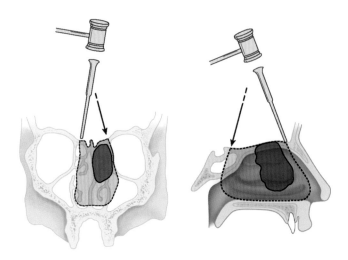

图 6.65 在手感和直视下经颅内和面部切除标本。

用精细的骨凿或电钻切除这些骨质,用骨凿于鼻腔底部尽量向后可断开上颌骨内侧壁。

切开鼻中隔,可活动标本的中线侧,以完全去除鼻腔内容物。用电刀于鼻中隔鼻小柱后方约 8mm 处切开,沿鼻底向后上包括犁骨在内,用骨凿或有齿剪刀完成切口。同样地,鼻中隔上的切口沿鼻梁和鼻骨向上延长,只在中隔边缘保留一条框架结构支持鼻腔。自前鼻孔置入鼻腔一右弯剪刀切开鼻腔侧壁后方(图 6.64)。示指自上颌窦伸出引导剪刀的剪开方向。为保证标本切除的安全,此时需暴露颅底结构。

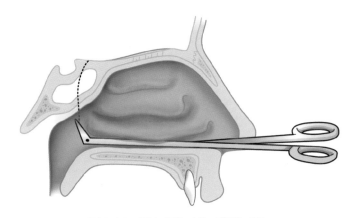

图 6.64 用右弯剪刀剪开鼻腔后壁。

暴露上方颅内术野。由头颈外科医生在面部凭手感并在直视下将标本切除。用直骨凿从颅腔分离标本,即外侧为左眼眶内侧、在右侧经过筛窦气房以及后方经过蝶窦(图 6.65)。轻轻敲击骨凿使残余骨性连接骨折,完整切除标本。

自面部观察手术缺损见:完全切除了鼻腔内容物和左侧鼻腔外侧壁(图 6.66),将标记内眦韧带的丝线置上睑表面,并需重新将之缝合到残留的鼻骨上,恢复内眦的正常位置。用 4-0 丝线将内眦韧带缝合固定于鼻骨左侧,并与对侧对称。颅内观手术缺损可见前颅底筛区骨板已完全切除(图 6.67)。

将之前掀起制作的帽状腱膜、颅骨膜瓣覆盖于前颅底,修补缺损。于前颅底骨质缺损后缘钻数个孔,包括:左侧眶顶、右侧筛窦气房间隔板及后方蝶骨平面钻孔。

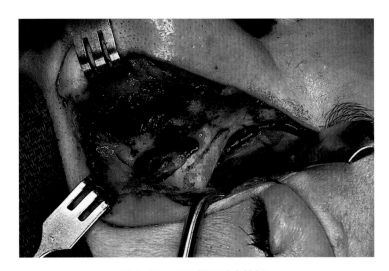

图 6.66 经面部观手术缺损。

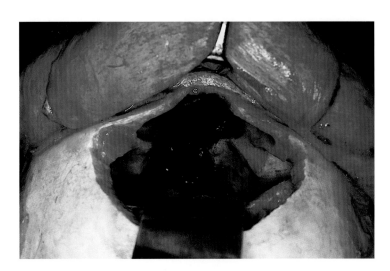

图 6.67 从颅面看的外科缺损。

图 6.68 为将预先制备的帽状腱膜颅骨膜瓣向下旋转覆盖颅底缺损示意图。将该瓣膜缝于颅底骨,完全封闭手术缺损。经颅前窝将帽状腱膜颅骨膜瓣从颅底骨钻孔间断缝合数针(图 6.69),以便使前颅底缺损完全封闭并得到充分支持(图 6.70),然后用小钛板固定关闭颅骨切口。于硬脑膜外颅骨瓣间放置一引流管经颅骨钻孔引出(图 6.71)。常规缝合头皮切口。

面部术野:经泪小点将一硅胶管置入鼻泪管(图 6.72),

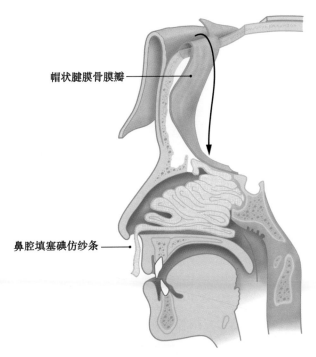

帽状腱膜骨膜瓣

鼻腔填塞碘仿纱条

图 6.68 模式图示帽状腱膜颅骨膜瓣向下翻转修复颅底骨缺损。

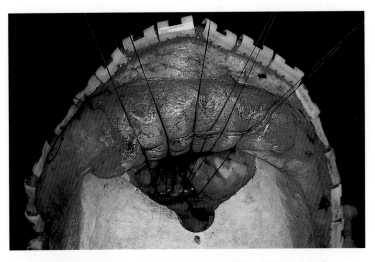

图 6.69 经颅前窝,将帽状腱膜颅骨膜瓣经钻孔缝于颅底。

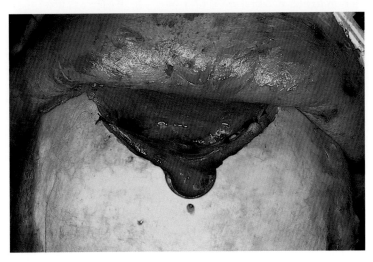

图 6.70 将帽状腱膜颅骨膜瓣与颅底骨缝合,封闭颅底缺损。

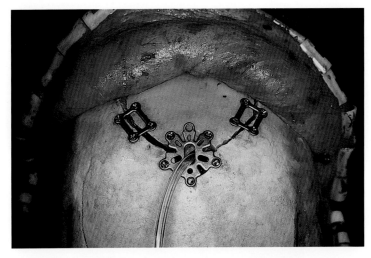

图 6.71 用适当的小钛板关闭颅骨切口,经颅骨孔将引流管置于骨瓣与硬脑膜间。

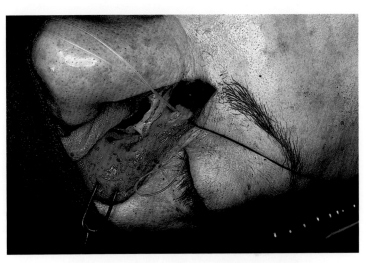

图 6.72 鼻泪管内置一硅胶管,用碘仿纱条填塞鼻腔。

末端固定于鼻腔外侧壁。鼻腔填以碘仿纱条,用以支撑修补颅底的帽状腱膜颅骨膜瓣。填充物要松软地充满鼻腔以支持颅底帽状腱膜骨膜瓣和左侧眶骨膜。末端自前鼻孔引出,面部切口分两层缝合(图 6.73),鼻内填塞物一般需保持 1 周。

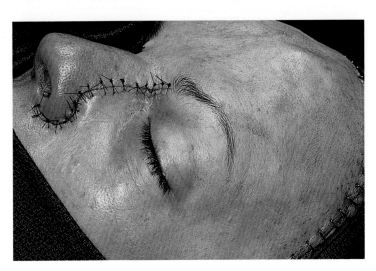

图 6.73 常规关闭头皮切口。

图 6.74 示术后 8 周患者面部愈合良好。面部畸形轻微，患者双眼视力正常，左眼球位置基本正常。

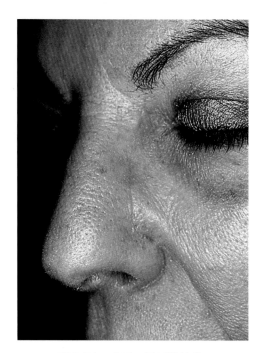

图 6.74　术后 8 周面部外观。

术后 MRI 水平位和冠状位扫描示：整个鼻腔、筛窦复合体上至筛板已完全切除。筛窦肿瘤切除彻底（图 6.75，图 6.76）。

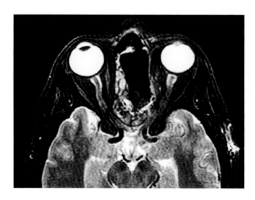

图 6.75　术后 MRI 轴状位扫描。

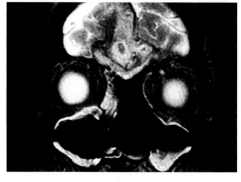

图 6.76　术后 MRI 冠状位扫描像。

侵及前颅底肿瘤的颅面联合切除变通术式。根据具体情况和手术医生的习惯，前颅底手术可有几种变通术式。近 50 年来，颅面外科的进步使得手术入路更方便、切除更容易，并减少了手术死亡率和后遗症。这些改进归功于新设备的使用和多学科外科医生队伍的形成与合作，使手术过程能快捷地完成。除此之外，对在过去 40 年内接受手术患者的长期随访资料，也使我们能够从美观和功能上对颅面外科进行评价。多种技术改良已减少了颅面外科的许多长期后遗症。在此，就不同病例在手术各期应用的各种手术方法的变通加以描述。

切口。颅面联合进路的标准切口是额部大的双侧冠状切口加面部的改良 Weber-Ferguson 切口。但在这个标准切口的基础上，可根据患者的不同情况加以变通。当肿瘤仅侵及一侧眶顶，局部切除时，单侧眶上切口即可。面部标准切口：上唇切开的改良 Weber-Ferguson 切口。但对于局限小的病变，仅鼻侧切开也可达到满意暴露。或者，可以完全避免面部切口，鼻内镜辅助对于完全切除通常是令人满意的。

颅骨切开术。既往常规开颅常在颅骨多处钻孔，并将这些孔洞连接起来进行宽阔的双额开颅手术。目前暴露颅前窝颅底的标准方法是打开一个中线孔洞，然后使用侧切的 Midas Rex 电锯线形切开双侧额部颅骨，并掀起额骨瓣（图 6.46）。或者，可以采用前方颅下入路来获得类似的暴露。

颅面切除加颅骨切除术。任何一部分头顶部颅骨切除后，可能不需修补，特别是位于发际内的小的缺损。另一方面，大的缺损不论在任何位置，均应进行修复，以保护脑组织。额部缺损均需修复，以免影响外观。

图 6.77 为一额窦鳞状细胞癌患者，肿瘤穿过窦前壁进入皮下软组织。额窦的轮廓和肿瘤的影像学范围如图 6.78 所示。增强 MRI 的 T_1 加权轴位图显示额窦肿瘤延伸至皮下软组织，右侧额窦有阻塞性改变（图 6.79），MRI 矢状位显示肿瘤位于额窦内，无脑水肿（图 6.80），轴位 CT（图 6.81）显示额窦后壁完好。通过额窦颅骨切除术最终切除肿瘤，保留其头侧和侧面至肿瘤的影像学范围。双冠状头皮瓣被抬起，额肌和皮下软组织保留（图 6.82）。在额骨切除的轮廓边缘用侧切骨钻进行环状颅骨切开术（图 6.83）。将额叶硬脑膜从额窦后壁的颅面抬起，温和地使用骨刀分离鼻额交界处，将手术标本取出（图 6.84）。肿瘤位于额窦内，窦前壁、后壁和底板完好，行整块切除（图 6.85）。图 6.86 的手术创面显示硬脑膜完整，肿瘤已被完全切除。使用从头盖骨顶枕区采集的颅骨移植物来重建额骨的这块缺损（图 6.87），移植物用微型钢板和螺钉固定在额骨缺损的边缘，颅骨供体部位用柔性 Porex 假体修复。术后轴位 CT 扫描显示，植骨后额部轮廓恢复良好（图 6.88）。患者术后再行 4 个月放疗后的外观见图 6.89。

图 6.90 为一鼻腔骨化纤维瘤经额窦侵及额骨的患者，MRI 矢状位、冠状位示肿瘤的扩展范围（图 6.91 和图 6.92）。颅面手术肿瘤切除时需行部分额骨切除（图 6.93），于双侧额部开颅的后部顶骨处取一裂层颅骨瓣（即顶骨外板）（图 6.94）。骨瓣修整使之与缺损大小相当（图 6.95），然后用小金属板、螺钉固定（图 6.96）。图 6.97、图 6.98 为患者术后 MRI 扫描图像。用切除的裂层骨瓣修复额骨缺损后，患者外观无任何畸形（图 6.99）。

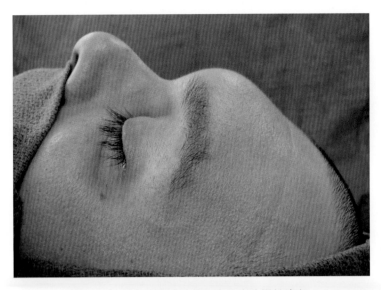

图 6.77 侧面轮廓显示前额中央有弥漫性隆起。

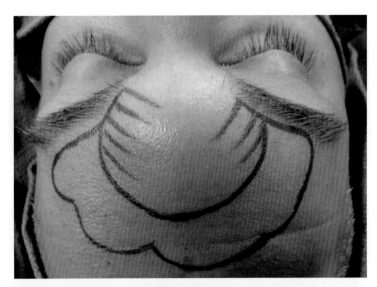

图 6.78 在患者额头画出额窦及肿瘤的大致范围。

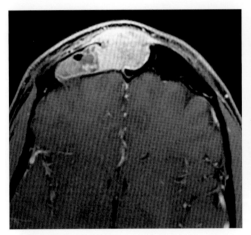

图 6.79 增强 T₁ 加权像轴位 MRI 显示额窦肿瘤延伸至皮下软组织,右侧额窦积液。

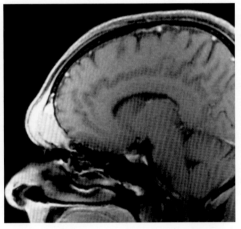

图 6.80 增强 T₁ 加权像矢状位 MRI 的显示肿瘤局限于额窦,没有任何脑水肿。

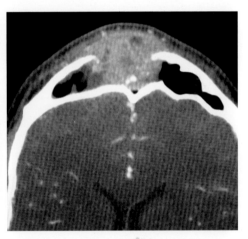

图 6.81 头部 CT 的轴位图显示了额窦后壁完整。

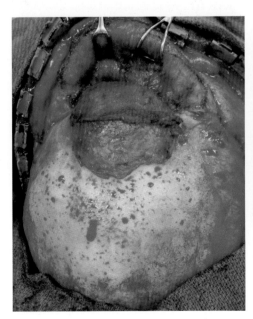

图 6.82 双冠状头皮瓣抬起,留下额肌和皮下软组织作为标本的前缘。

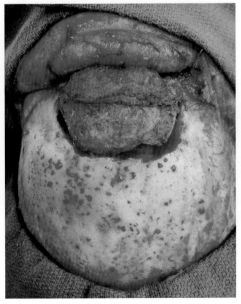

图 6.83 在额骨切除的轮廓边缘用侧切骨钻进行环状颅骨切开术。

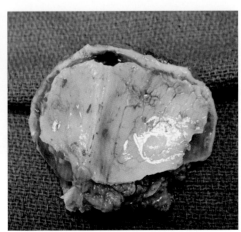

图 6.84 手术标本显示完整的额窦后壁。

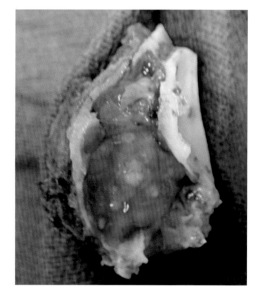

图 6.85 手术标本的侧位图显示额窦内的肿瘤被整块切除。

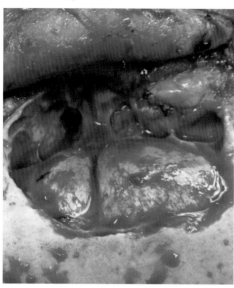

图 6.86 手术野显示额骨有一大块缺损，硬脑膜完整。

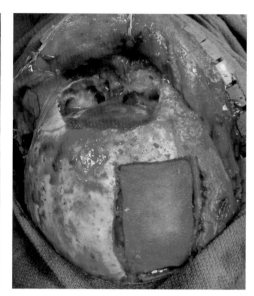

图 6.87 从顶枕区获取用于重建手术缺损的颅骨移植物。

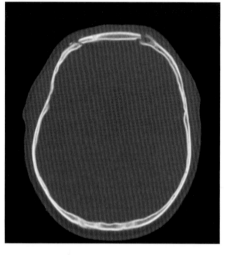

图 6.88 术后的头部轴位 CT，显示用植骨恢复了的前额轮廓。

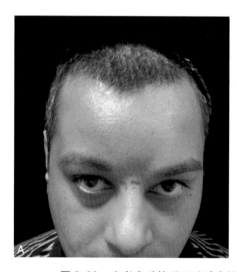

图 6.89 患者术后外观显示手术缺损重建满意。A. 正面观；B. 侧面观。

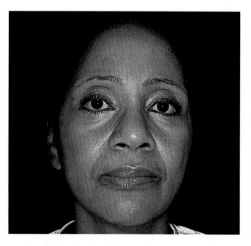

图 6.90 鼻腔骨化纤维瘤患者，病变经额窦侵犯额骨。

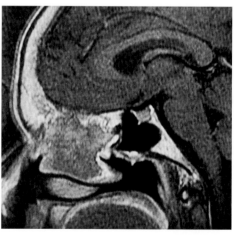

图 6.91 术前 MRI 矢状位扫描图像。

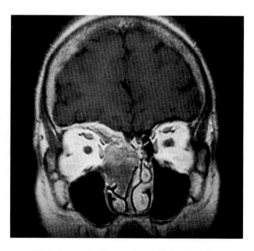

图 6.92 术前 MRI 冠状位扫描图像。

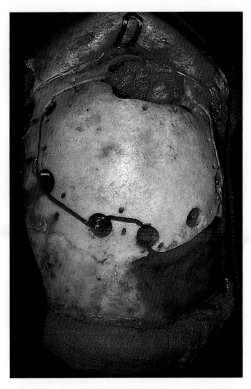

图 6.93　颅面手术行肿瘤及部分额骨切除。

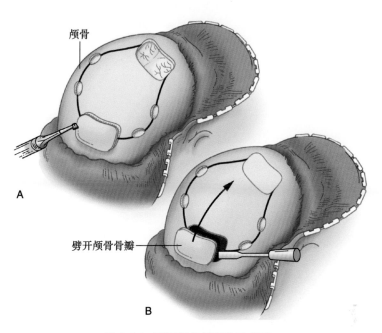

颅骨

劈开颅骨骨瓣

图 6.94　裂层颅骨瓣制作示意图。

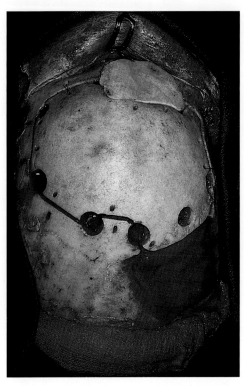

图 6.95　自右侧颅顶骨切取适合缺损的裂层骨瓣。

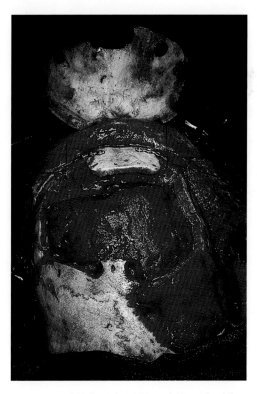

图 6.96　移植物用小金属板和螺钉固定到位。

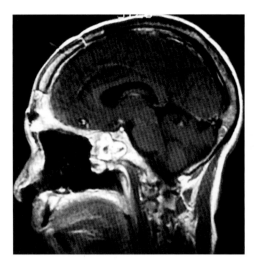

图 6.97　术后 MRI 的矢状面显示手术缺损和重建的颅骨。

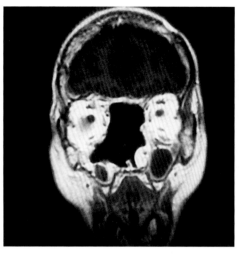

图 6.98　术后 MRI 的冠状面显示肿瘤被完全切除。

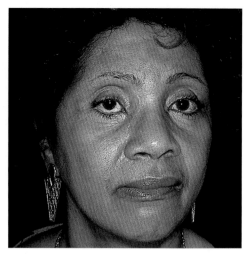

图 6.99　术后 1 年患者的术后表现。

如果不进行重建,则需用人工假体重建外形。图 6.100 为一局部晚期额窦癌患者,侵犯眼眶,需行颅面手术切除了额部颅骨和眶内容物(图 6.101)。术后 CT 示前额部骨质缺损(图 6.102),术后照片显示可见一无法接受的面部严重缺损(图 6.103)。该手术缺损可用面部假体(图 6.104)或游离复

合瓣进行修复。

硬脑膜。手术中硬脑膜任何撕裂或微小缺损均应立即进行严密缝合修复。如缝补处仍有小的渗漏,应用肌肉片或筋膜等软组织垫加固处理。另外,上述修补过程中使用纤维胶可更有效的封闭。但当术中需切除部分硬脑膜时, 硬脑膜缺

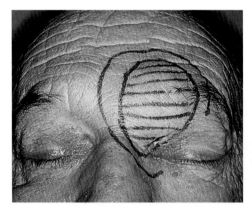

图 6.100　晚期额窦癌需行颅面切除(额部颅骨和眶内容物切除)。

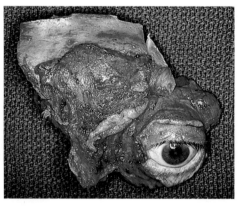

图 6.101　手术标本。

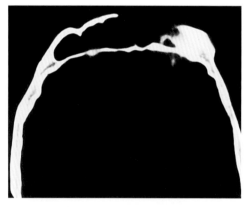

图 6.102　术后 CT 扫描示部分颅骨缺损。

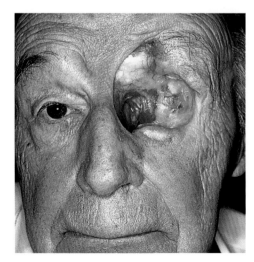

图 6.103　术后照片示手术缺损。

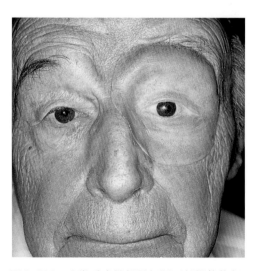

图 6.104　这类手术缺损最好用面部假体修复。

损可用游离颅骨膜或筋膜瓣进行严密水封修复。图 6.105 为一眼眶软骨肉瘤患者,肿瘤经颅底侵入颅前窝。电脑断层扫描显示广泛的肿瘤累及了眼眶、鼻腔和筛窦复合体。手术标本显示,肿瘤整块切除(图 6.106)。肿瘤切除后,自面部术野可见硬脑膜的缺损以及脑组织与眼眶及鼻腔相沟通(图

6.107)。硬脑膜缺损用取自顶骨的游离颅骨膜瓣修补(图 6.108),用尼龙线间断严密缝合,用纤维蛋白胶将缝线处进一步封闭。旋转带蒂的帽状腱膜骨膜瓣,作为第二层加固颅底硬脑膜缺损(图 6.109)。如此规模的手术缺损最好用复合游离皮瓣修复。

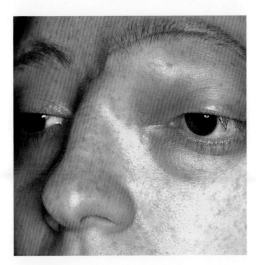

图 6.105　眼眶部软骨肉瘤患者,肿瘤突破骨性颅底侵入颅前窝。

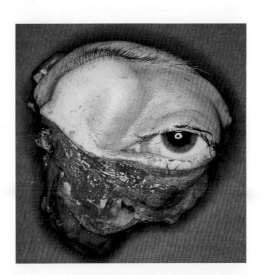

图 6.106　手术标本的面部观,示肿瘤被完整切除。

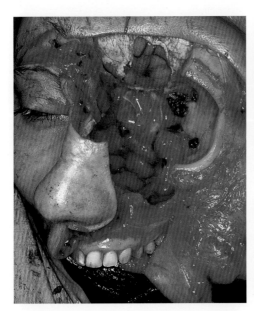

图 6.107　手术视野示硬脑膜有一大块缺损,需要修补。

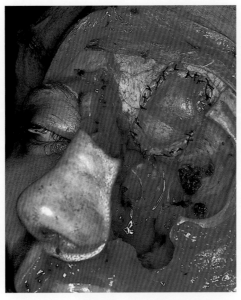

图 6.108　自颅顶部取游离颅骨膜瓣修补硬脑膜缺损。

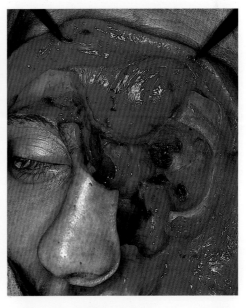

图 6.109　带蒂的帽状腱膜颅骨膜瓣旋转向下,为颅底硬脑膜缺损提供第二层支撑。

　　单纯经颅内或鼻腔入路行全筛窦切除术。局限于筛骨上部的肿瘤可单纯经颅进路暴露、切除。小的嗅母细胞瘤最适合该进路。图 6.110、图 6.111 为一侵及筛骨上部小的嗅母细胞瘤 MRI 冠状位和矢状位图像。整个病变可经开颅进路完全切除,而不用行面部切开。该肿瘤最好经前颅下进路。

　　仅在颅内暴露期间以及如前所述的肿瘤切除时应用鼻内镜进行辅助,在特定情况下是相当有价值的。因为黏膜切口可以通过内镜直接看到,所以病变组织的底部也可以窥及。

鼻内镜下切除前颅底肿瘤

　　范围局限、组织学良好的肿瘤均可通过鼻内镜手术完全

切除。头颈外科医生和神经外科医生需要大量的专业知识和经验,并且需要共同协作来完成手术。图 6.112 显示了一例筛窦嗅母细胞瘤患者的磁共振扫描结果,该肿瘤发生在筛窦复合体,达到筛板,但没有颅内扩散,肿瘤侵及左侧上颌窦和蝶窦前壁,肿瘤接近鼻额管,但未累及额窦。肿瘤穿透鼻中隔出现于鼻腔两侧。内镜检查显示肿瘤位于鼻腔两侧中鼻甲水平较低的位置(图 6.113)。经过彻底的内镜评估后,先在黏膜下注射利多卡因和肾上腺素,以抬高鼻中隔瓣。此患者鼻中隔瓣因受肿瘤累及将不再使用。见肿瘤位于鼻甲内侧,遂开始确定肿瘤在筛板起源的位置(图 6.114)。图 6.115 示肿瘤部分切除后筛骨纸样板未受累。在鼻穹隆水平进行向心性

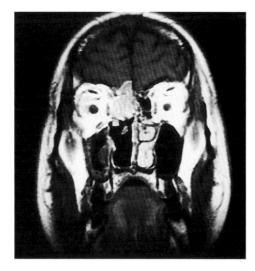

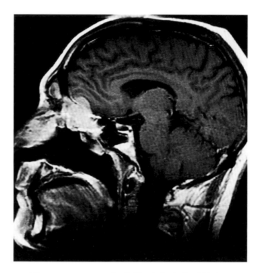

图6.110　MRI冠状位示筛骨上部小的嗅母细胞瘤。

图6.111　MRI矢状位示肿瘤穿透筛板。

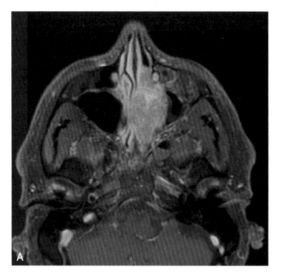

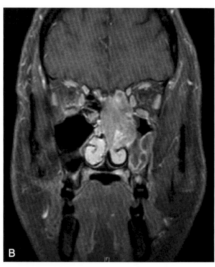

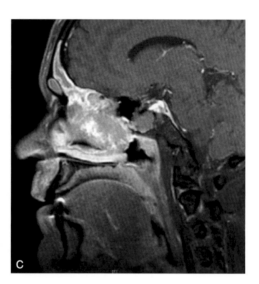

图6.112　嗅母细胞瘤患者轴位MRI(A)、冠状位(B)和矢状位(C)视图。

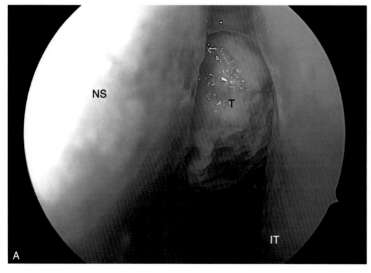

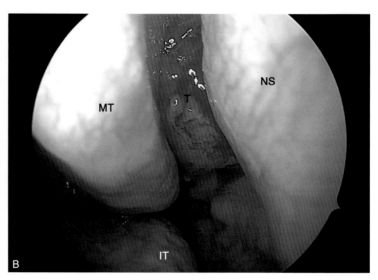

图6.113　A.累及左侧鼻窦的病变。NS,鼻中隔;T,肿瘤;IT,下鼻甲。(Piero Nicolai,MD 提供);B.右鼻窦肿瘤经鼻中隔扩散。NS,鼻中隔;T,肿瘤;MT,中鼻甲;IT,下鼻甲。(Piero Nicolai,MD 提供。)

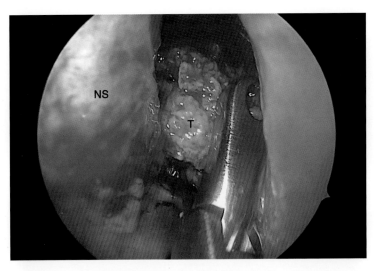

图 6.114 肿瘤的初步剥离。NS，鼻中隔；T，肿瘤。（Piero Nicolai，MD 提供。）

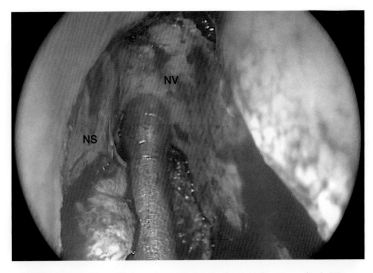

图 6.116 鼻穹隆水平的向心性骨膜下剥离。NS，鼻中隔；NV，鼻穹隆。（Piero Nicolai，MD 提供。）

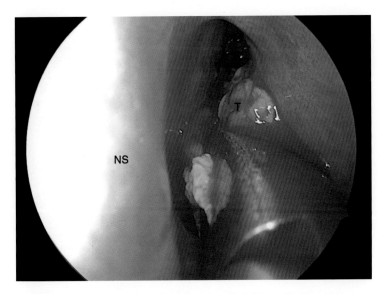

图 6.115 肿瘤的进一步剥离。NS，鼻中隔；T，肿瘤。（Piero Nicolai，MD 提供。）

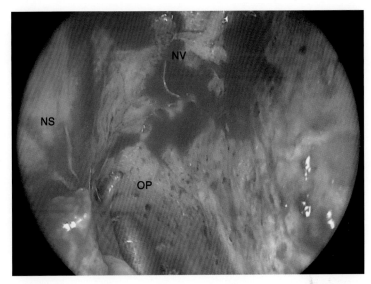

图 6.117 暴露嗅丝。OP，嗅丝；NV，鼻穹隆；NS，鼻腔。（Piero Nicolai，MD 提供。）

骨膜下剥离（图 6.116）。在筛板处进行骨膜下剥离以显露嗅口（图 6.117）。沿鼻腔的骨膜下平面继续进行环形解剖（图 6.118）。采用大功率钻行额窦切开术，并进行鼻中隔切开和 Draf Ⅲ 手术（图 6.119）。筛前动脉电凝后断离（图 6.120），对筛板上的肿瘤进行环周松动，切除鸡冠（图 6.121）。随后打开硬脑膜，去除硬脑膜的一部分作为肿瘤上缘，暴露出嗅球，并为重建硬膜外层形成一个囊袋（图 6.122）。图 6.123A 所示为暴露于大脑的手术创口。在开始修复之前，要确保完全的体内平衡。前颅底缺损，包括硬脑膜缺损，分三层修复。首先进行阔筋膜或髂胫束衬里（图 6.123B）。第二层为牛心包（Dura Guard）。接下来使用纤维蛋白胶，再铺一单层 Surgicel 止血棉。如果有鼻中隔皮瓣可用（此病例除外），则将之前抬高的带血管蒂的皮瓣旋转作为关闭的最后一层（图 6.124）。

在局部肿瘤的控制和疾病特异性的存活率方面，选择适当的患者行鼻内镜切除同样有良好的效果。术后是否需要辅助放疗取决于几个因素，包括切除的完整性、切缘的状况、肿

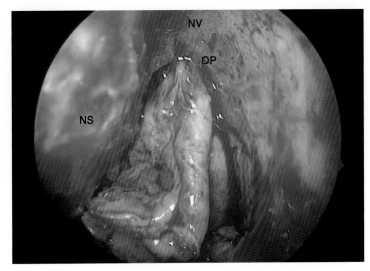

图 6.118 完成鼻穹隆的骨膜下剥离。OP，嗅丝；NV，鼻穹隆；NS，鼻中隔。（Piero Nicolai，MD 提供。）

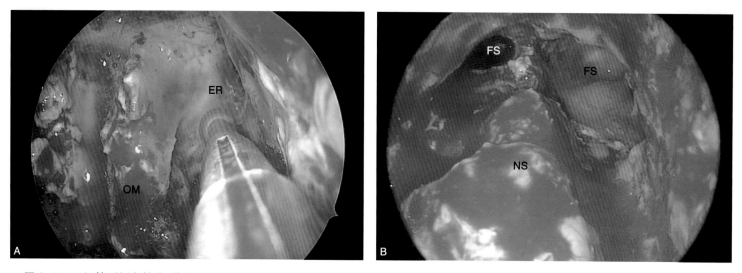

图 6.119　A.筛顶颅底钻孔,暴露硬脑膜。ER,筛顶;OM,嗅黏膜;B.间隔切开术和 Draf Ⅲ术式。FS,额窦;NS,鼻中隔。(Piero Nicolai,MD 提供。)

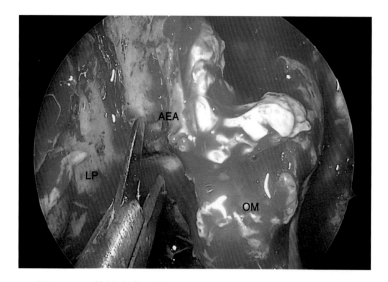

图 6.120　筛前动脉的凝结和分离。LP,纸板;AEA,筛前动脉; OM,嗅黏膜。(Piero Nicolai,MD 提供。)

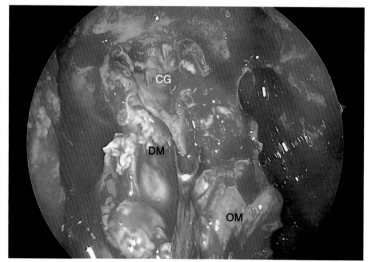

图 6.121　解剖并移除鸡冠。CG,鸡冠;DM,硬脑膜物质; OM,嗅黏膜。(Piero Nicolai,MD 提供。)

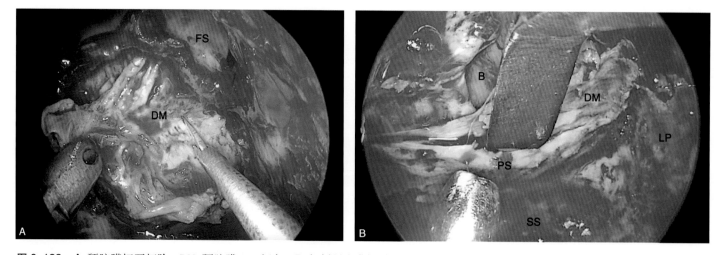

图 6.122　A.硬脑膜切开切除。DM,硬脑膜;FS,额窦。B.解剖硬脑膜物质,在硬脑膜外间隙建立口袋进行重建。LP,纸板;PS,蝶骨平面; B,脑;DM,硬脑膜;SS,蝶窦。(Piero Nicolai,MD 提供。)

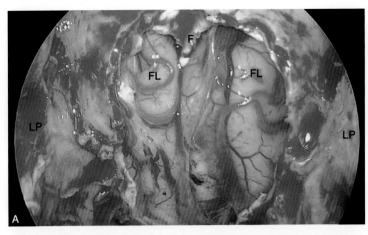

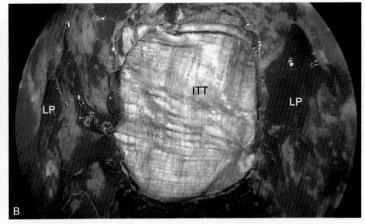

图 6.123　A. 额叶外露的外科缺损。LP，纸板；F，镰刀；FL，额叶。B. 颅底三层重建。第一层如图所示，回胫束为硬膜内层。LP，纸板；ITT，回胫束。(Piero Nicolai,MD 提供。)

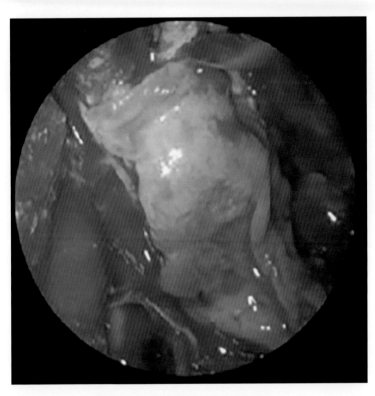

图 6.124　带血管的鼻中隔皮瓣就位。

瘤的组织学、肿瘤的范围。鼻内镜手术治疗恶性肿瘤有几个禁忌证，如下所示：

1. 眼眶外侧的受侵(图 6.125)。
2. 额窦前部的受侵(图 6.126)。
3. 脑组织受侵。
4. 恶性肿瘤向翼状窝或颞下窝的侧面侵犯。
5. 海绵窦的后方或外侧受侵。
6. 伴有上颌骨、鼻骨或硬腭的破坏性骨损害。
7. 广泛高度恶性的肿瘤(如未分化癌或高度恶性肉瘤)。
8. 颅骨或皮肤受侵。
9. 鼻腔肿瘤手术经验不足的外科医生。
10. 得不到神经外科、导航和手术室支持。

面部拆装术

鼻腔、鼻窦、眼眶和颅底肿瘤手术常需广泛暴露，术中常涉及面部相对未受累部分骨架的切除。术后患者功能和外观均受到明显影响。面部拆装术的发展可满意地暴露术野而避免了因丧失正常骨架影响外观畸形的目的。面部拆装术需小心仔细移除未受侵面部骨架结构暴露肿瘤，然后再将这些骨架复位，重新固定以恢复面部轮廓。图 6.127、图 6.128 为一筛窦腺癌患者 MRI 扫描图像，示肿瘤经筛板侵入前颅底。如 MRI 轴位和冠状位扫描所示，肿瘤向前扩展至鼻骨后方，但未侵及鼻骨。该肿瘤的切除需行双侧前额颅骨切开并辅以眉间切口的鼻侧切开术暴露鼻骨(图 6.129)。用超薄电锯切开双侧鼻骨行鼻骨拆装暴露筛区(图 6.130)。手术标本显示：经面部拆装术将完整的鼻中隔与筛区肿瘤一起整块切除(图 6.131 和图 6.132)，鼻骨拆除部分复位并用金属板、螺钉固定(图 6.133)。手术后约 1 个月患者面部轮廓恢复，无任何外观畸形(图 6.134)。

颅底缺损的修复

肿瘤切除后，颅底的骨性缺损极少需要硬性支撑，为此，也极少需进行骨移植。但因鼻腔与颅内相通，继发性感染的风险较高，异源性材料也不合适。多数情况下，用带蒂的颅骨膜瓣或帽状腱膜颅骨膜瓣修补、关闭颅底缺损，效果已很满意。颅骨骨膜瓣较薄，血供也较差(图 6.135)，而帽状腱膜瓣较厚，血运良好(图 6.136)。帽状腱膜颅骨膜瓣的分离是在头皮下的皮下组织层进行的，手术分离时间较长。因头皮下组织与帽状腱膜间无明显间隙，因此需小心地于帽状腱膜表面掀起皮瓣。如发现帽状腱膜颅骨膜瓣不能满意地覆盖较大的颅底缺损，应采用带血管蒂的游离复合瓣移植修复缺损，以防术后发生脑疝。

复合游离皮瓣的修复。大的颅面贯通手术后，复合缺损往往需一期修复。但是否进行一期修复，取决于肿瘤的特性，肿瘤复发的风险以及肿瘤复发后再次手术的可能性。因此，对复发风险高、有可能再次手术的患者，尽量不采用吻合血管的游离瓣移植修复。可用牙托或颌面假体覆盖，就像这里的一个案例所示。

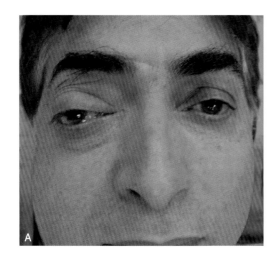
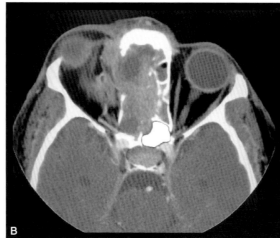
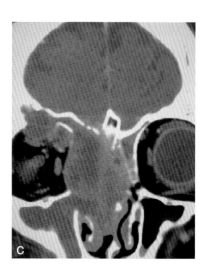

图 6.125 筛窦癌患者的临床表现(A)、轴位观(B)和冠状位观(C)。注意 A 的眼球突出和移位。如 B 所示,肿瘤延伸至右侧眶周,并穿过筛板至颅前窝的底。

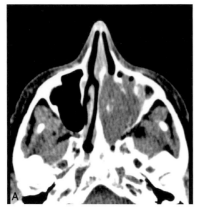
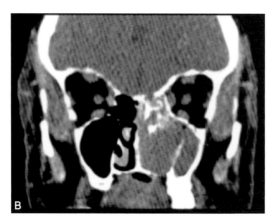
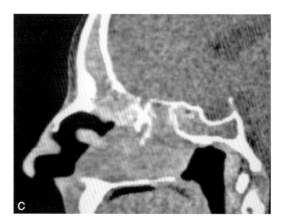

图 6.126 局部晚期筛窦癌。A.电脑断层扫描轴位显示肿瘤充满鼻腔,鼻腔外侧壁破坏,左侧上颌窦延伸;B.冠状切面肿瘤破坏筛窦,突破筛板;C.在矢状面上,肿瘤经额窦底浸润至额骨。

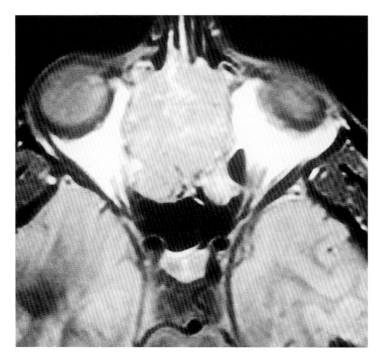
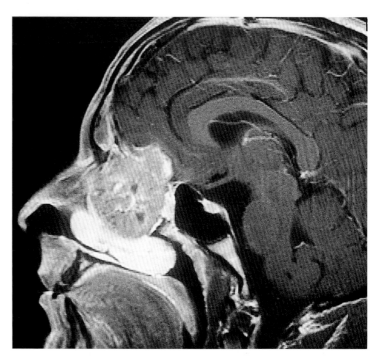

图 6.127 筛窦腺癌 MRI 轴状位扫描图像。

图 6.128 矢状位 MRI 示肿瘤经筛板侵入颅前窝。

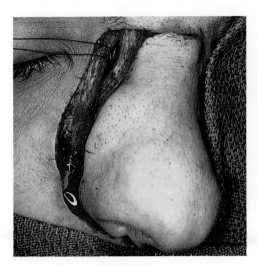

图 6.129 手术行双侧前额颅骨切开以及辅以眉间延长的鼻侧切口暴露鼻骨。

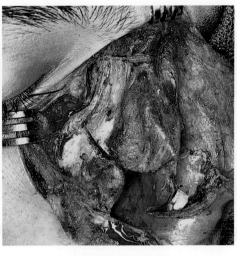

图 6.130 鼻骨拆装需用超薄电锯小心将两侧鼻骨切除暴露筛区。

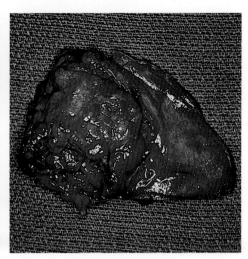

图 6.131 手术标本。

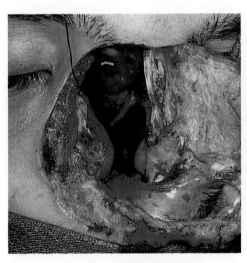

图 6.132 手术缺损前面观。

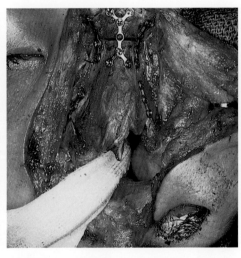

图 6.133 鼻骨拆除部分重新复位并用金属板、螺钉固定。

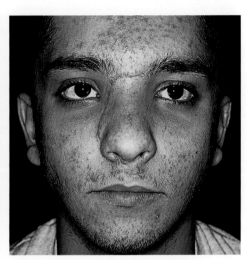

图 6.134 术后约 1 个月患者面部外观。

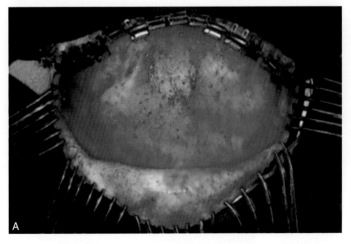
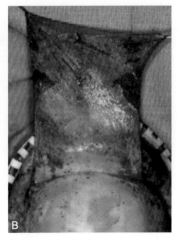

图 6.135 A. 对于颅骨膜瓣，头皮抬高到颅骨膜表面；B. 颅骨骨膜瓣较薄，血运稀少。

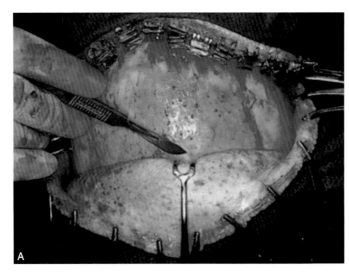
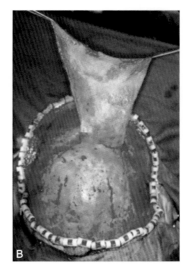

图 6.136　A. 对于帽状腱膜瓣,将头皮在盖骨表面隆起;B. 帽状腱膜瓣比颅骨骨膜瓣更厚,血运更好。

　　图 6.137 为一位 60 岁女性,泪腺窝高度恶性黏液表皮样癌,侵犯眼眶和额骨。行颅面切除和眶外切除以及部分额骨切除术,最终整块切除肿瘤组织(图 6.138)。尽管切缘是阴性并且术后有放疗,此病局部复发的风险仍然很高(图 6.139)。因此医生制作了眼眶假体,便于检查手术部位(图 6.140)。术后 16 个月,患者的确出现了局部复发,经过完善

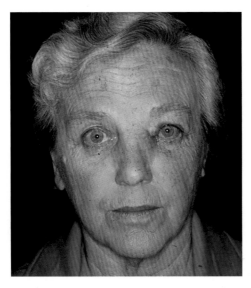

图 6.137　泪囊局部晚期高度恶性黏液表皮样癌患者的术前表现。

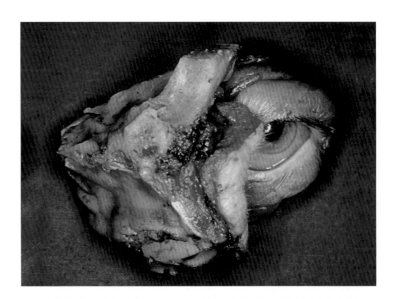

图 6.138　手术标本显示肿瘤整块切除、眼眶摘除、左眶上内侧切除,包括鼻骨、额骨、眶顶、左筛窦和筛骨垂直板。

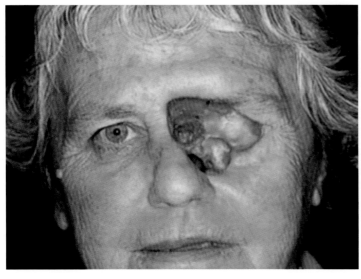

图 6.139　手术后 6 个月的手术缺损,术后放疗完成。

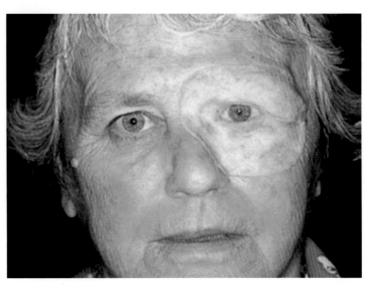

图 6.140　覆盖手术缺损的眼眶假体。

的影像学检查后,再次行手术治疗(图 6.141)。这次手术需要切除眼眶顶部和底层硬脑膜,并用硬脑膜移植物和旋转的头皮瓣重建(图 6.142)。为了美观,患者继续使用眼眶假体。

另一方面,用带血管蒂的游离复合瓣修复颅面部联合手术的缺损,对术后需要进行综合治疗(包括放疗在内)的高度恶性肿瘤也非常关键。图 6.143 为一例恶性纤维组织细胞瘤患者,肿瘤侵及左侧眼眶。MRI 冠状位扫描示肿瘤侵犯左侧眼眶外上方及颅底,并经颅底侵犯颅前窝(图 6.144),手术需行双侧额部颅骨切开,切除部分前额皮肤、额骨、颞骨及眼眶内容物(图 6.145)。肿瘤整块切除需切除部分额骨、眼眶、颞骨鳞部、颧骨以及上颌骨上部(图 6.146)。手术标本显示了整块切除的肿瘤及充分的骨骼与软组织安全切缘(图 6.147)。肿瘤深面的安全边界需切除部分硬脑膜并暴露出下方的脑组织(图 6.148)。硬脑膜缺损立即用颅骨膜瓣修复(图 6.149)。带血管蒂的腹直肌游离肌皮瓣可提供充分的软组织填充和皮肤覆盖(图 6.150),修复区域一期愈合后 3 周开始行术后放疗。

图 6.151 为一巨大右侧上颌窦癌患者,肿瘤侵犯颅底、眼眶、面部皮肤及硬腭。CT 冠状位扫描示肿瘤范围(图 6.152)。手术标本显示经双冠进路颅骨切开加上颌骨全切除加眶内容物、面部皮肤、软组织及部分外鼻切除后的整块标本(图 6.153)。术野可见前颅底的骨质缺损,已摘除的眶内容物、鼻腔内容物、全上颌骨以及右侧硬腭,并暴露出口腔内舌体(图 6.154)。如此大范围手术缺损的修复,需大量有活力的软组织填补于颅底,以防脑组织膨出,并需要为鼻腔和口腔内缺损提供皮肤衬里,以及面部皮肤修复。带有三个皮岛的腹直肌游离肌皮瓣能为手术缺损提供充足的组织,达到一期修复的目的。术后患者面部有足够的皮肤覆盖缺损(图 6.155)。口内观显示皮瓣的另一皮岛替代了硬腭,从而消除了上颌骨全切除术后的缺损(图 6.156)。

带血管蒂的游离复合瓣的应用为颅面外科医生开阔了新的视野。颅面部任何部位的肿瘤切除后,再不用为术后缺损的修补问题、脑脊液漏、感染或严重的功能异常担心。

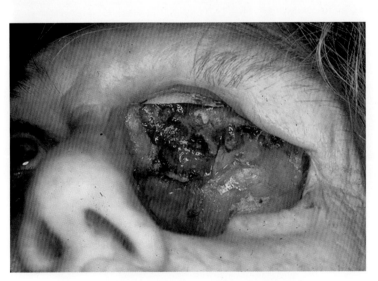

图 6.141 初次手术后 16 个月眼眶顶部局部复发。

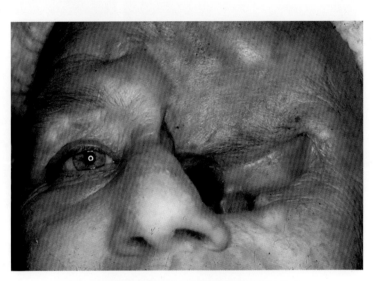

图 6.142 二次手术后,左眼眶缺损的术后表现。

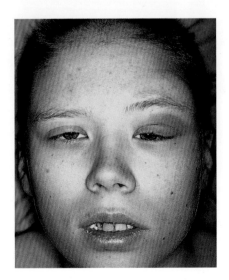

图 6.143 恶性组织细胞瘤侵及左侧眼眶。

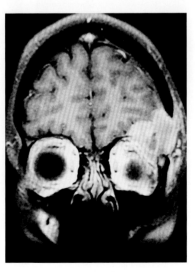

图 6.144 MRI 冠状位扫描所见。

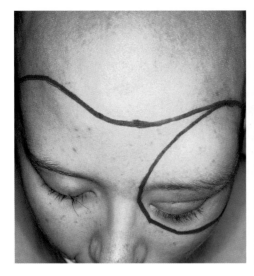

图 6.145   手术需行双侧额部颅骨切开并切除前额部大部分皮肤、额骨和颞骨及眶内容。

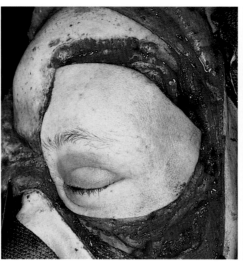

图 6.146   肿瘤整块切除需切除部分额骨、眼眶、颞骨鳞部、颧弓以及上颌骨上部。

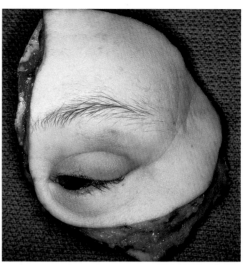

图 6.147   手术标本示肿瘤整块切除且有充分软组织和骨切缘。

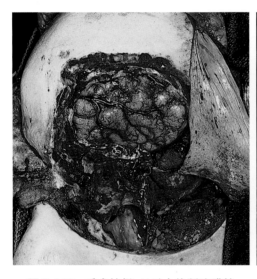

图 6.148   手术缺损，显示大块硬脑膜缺如，并暴露出其下脑组织。

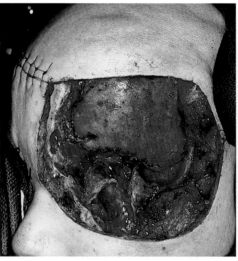

图 6.149   硬脑膜缺损用颅骨膜瓣严密修复。

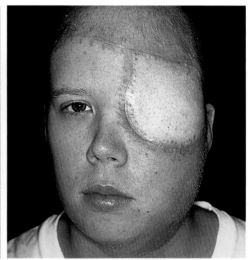

图 6.150   腹直肌游离肌皮瓣可提供充分的软组织填充和皮肤覆盖。

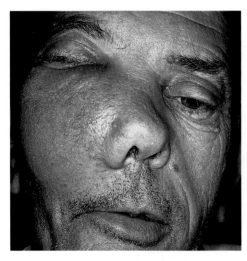

图 6.151   右侧广泛上颌窦癌患者，肿瘤扩展至颅底、眼眶、面部皮肤及硬腭。

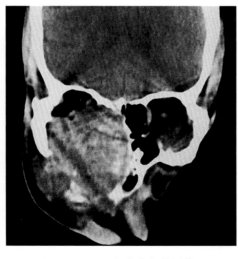

图 6.152   CT 冠状位扫描图像。

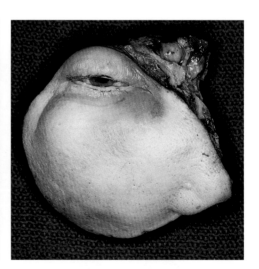

图 6.153   手术标本。

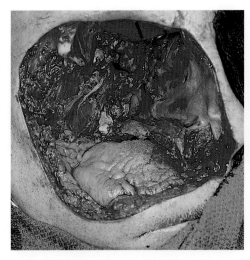

图 6.154　术后缺损。

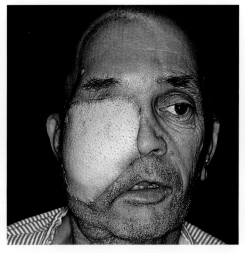

图 6.155　患者术后外观。

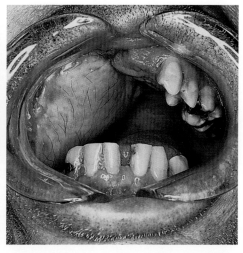

图 6.156　术后口内情况，皮瓣修复上腭缺损。

晚期皮肤癌的颅面切除术

图 6.157 为一位头皮大面积基底细胞癌患者，患者已罹患该病数年，未被引起重视。就诊时肿瘤已侵袭头皮全层及颅骨，并侵及眉间和右眶的上象限。经钆剂强化的 MRI 冠状位扫描显示，肿瘤已侵入颅前窝并造成右侧额叶移位。尽管

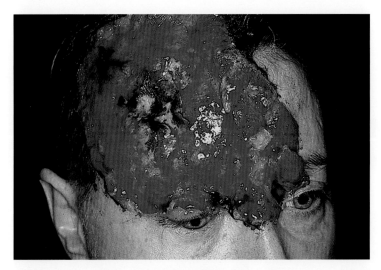

图 6.157　头皮广泛基底细胞癌患者。

肿瘤已侵入硬脑膜，但尚未侵及脑组织（图 6.158）。用颅面手术行广泛额顶骨及额眶切除术，整块切除肿瘤。图 6.159 示手术切除标本颅外面观。为完整切除肿瘤，需行肿瘤周围正常皮缘、颅骨和硬脑膜全层切除。图 6.160 为手术标本颅内面观，可见肿瘤挤压但尚未穿透硬脑膜侵及脑组织。对此广泛的肿瘤，需将硬脑膜及相应颅骨行广泛切除。

图 6.161 示大片硬脑膜、颅骨、头皮、面部皮肤、眶内容及筛骨切除术后缺损，大脑顶叶及侧叶已被暴露。用牛心包瓣修补缺损硬脑膜，严密缝合（图 6.162）。余下大量软组织和皮肤缺损由腹直肌游离肌皮瓣修补。图 6.163 示术后约 6 周患者外观。随后将用面部假体恢复患者外观。如此大的软组织和皮肤缺损可用腹直肌或背阔肌游离肌皮瓣修补。

侵及颅中窝底的肿瘤切除术

颞下窝

上颌骨外旋治疗颞下窝肿瘤。位于翼颌区的颞下窝肿瘤可以通过上颌骨外旋手术切除。此手术入路最适合位于翼颌区颞下窝内侧或鼻咽外侧壁的病变，并且该术式最适用于三叉神经起源的神经源性肿瘤，如第二、三分支的神经鞘瘤和鼻咽部肿瘤。

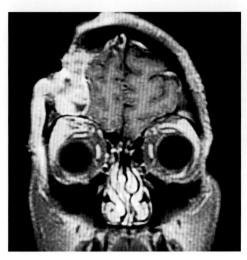

图 6.158　MRI 冠状位扫描。

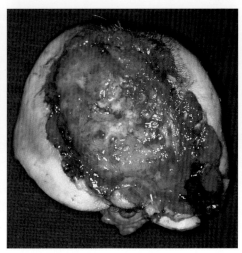

图 6.159　手术标本颅外观。

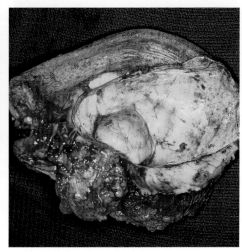

图 6.160　手术标本颅内观。

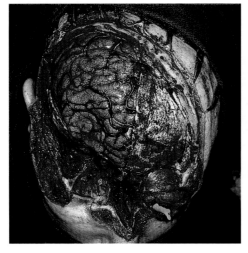

图 6.161 手术缺损颅顶观。

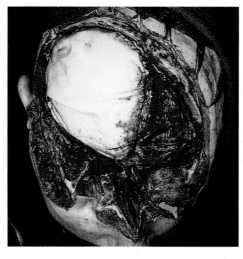

图 6.162 用牛心包瓣修补硬脑膜。

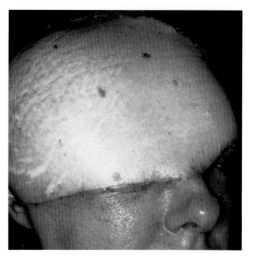

图 6.163 术后约6周患者外观。

上颌骨的血液供应来自颌内动脉、蝶腭动脉和面动脉，血管穿过上颌骨外表面的各种软组织和肌肉。上颌骨外旋术的目的是要保持上颌骨的完整。不过，上颌骨的后表面非常薄，就像蛋壳一样，在上颌骨外旋时很容易破裂，很难保存。有时肿瘤侵及后壁，需要将其切除。而上颌的牙槽突、前壁和前外侧壁可保留下来，这样就保留了面部的轮廓和咀嚼能力。上颌骨的前、外侧软组织附着有蒂，维持其血供。因此，在进行上颌骨外旋术时，仔细保存这些软组织附着物至关重要。

图 6.164 为一位于颞下窝内侧的三叉神经第二支神经鞘瘤患者的 MRI。MRI 在轴位、冠状位和矢状位的 T_2 加权图像清楚地显示了一个边界清楚的肿瘤，它起源于三叉神经的第二分支，通过圆孔延伸到颅中窝，占据翼腭区，使上颌骨的后外侧壁产生了移位。肿瘤边界清楚，T_2 加权图像上有高信号的坏死灶，这是神经鞘瘤的特征性表现。肿瘤穿过圆孔延伸到颅中窝底，因此需要在颅内暴露肿瘤的上端，以便从颅内切开肿瘤上端附近的三叉神经第二分支。剩下的肿瘤将通过上颌骨外旋进行整体切除。

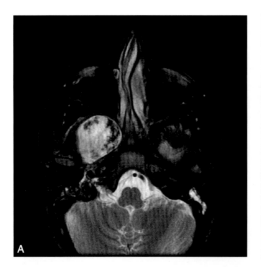

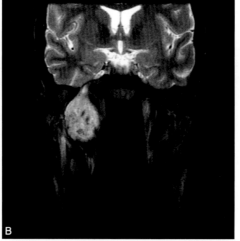

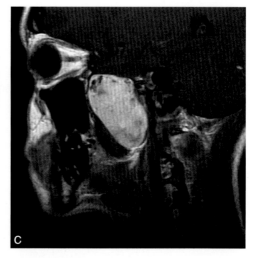

图 6.164 轴位(A)、冠状位(B)和矢状位(C)的 MRI 显示右侧三叉神经的神经鞘瘤。

通过发际线正后方的半冠状切口进行翼点开颅术(图6.165)，切口从头皮中线一直延伸到耳屏。标准的翼点开颅是在硬膜外进行的，颞叶的硬脑膜从颅中窝底向内侧一直向上延伸到三叉神经节。手术的各个阶段都要细致止血。在颅中窝底经扩张的圆孔可见肿瘤的上端。三叉神经第二分支的根从三叉神经节发出，横行于肿瘤上端的正上方(图6.166)。在肿瘤上方的神经残端放置两个大的血夹，以识别肿瘤的上端。肿瘤的颅内部分在硬膜外，小心地将它沿扩张的圆孔边缘向周围移动。在肿瘤的上端放置一个绿色橡胶坝，以隔离

和保护颅中窝底部的硬脑膜，并在上颌骨外旋过程中辨别颅中窝底(图6.167)。肿瘤切除后移除橡胶坝，确保肿瘤被完全切除。按常规方法关颅。

改良的 Weber-Ferguson 切口是从鼻唇沟沿鼻翼外侧缘向眶下皮肤折痕的睑下区延伸。在患者清醒时标记切口，以便在全麻诱导和气管插管前确定皮肤皱纹和上唇中线(图6.168)。皮肤切口深至整个上唇肌肉，在中线暴露上颌骨的牙槽突(图6.169)。切口沿鼻翼和鼻唇沟延伸，露出上颌骨的下鼻突。要尽可能小心且小幅度地抬起面颊的全层软组织

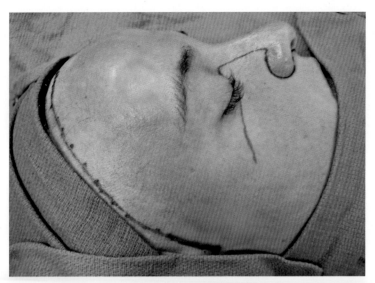

图 6.165 为翼点开颅手术勾勒出半冠状切口。

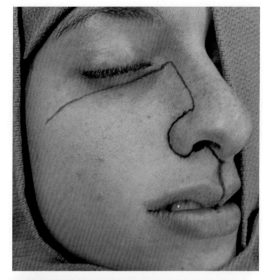

图 6.168 设计改良的 Weber-Ferguson 切口。

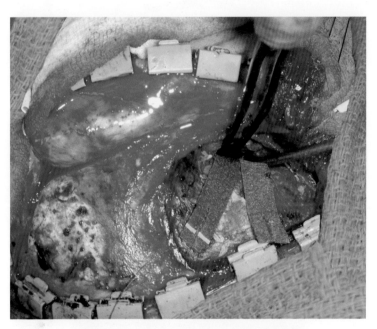

图 6.166 双极电凝促进 V2 的急剧分裂。

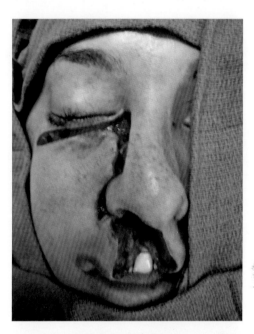

图 6.169 皮肤切口深至骨头,将上颌软组织最低程度地抬高。

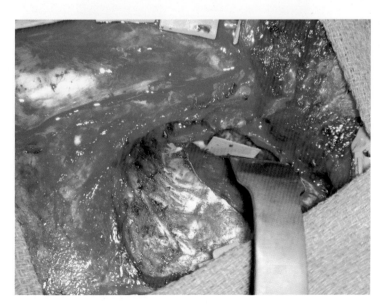

图 6.167 放置一个绿色的橡胶坝,将肿瘤的上缘与颅腔隔开。

和皮肤,直到刚好暴露上颌骨的前壁。避免将面颊前软组织松动得过多,防止影响上颌骨的血液供应。现在沿着之前画的睑下区标记切开皮肤。眶下区皮肤与眼轮匝肌分离,这层皮肤非常薄,因此将皮肤抬高到肌肉上方时应非常小心,避免撕裂或穿孔。将脸颊的这部分皮肤向下返折,露出眼轮匝肌(图 6.170)。然后,将眼轮匝肌从上颌骨前壁抬起,自鼻唇区内侧暴露眶下缘,直到颧骨的外侧。接着,抬高颧骨前表面的软组织,以暴露颧骨的前骨面。此时,上颌骨前壁的四个截骨点充分暴露,并保留了上颌骨的软组织附着体。这些部位是:①位于两颗中央门齿之间前中线的牙槽突;②上颌骨的鼻突;③眶下缘;④颧骨的前表面(图 6.171)。

现在注意力集中在口腔上,在硬腭上做黏膜切口,暴露从中门牙到硬腭后缘的骨性硬腭中线。黏膜切口始于正中线的牙槽突后表面,这个切口沿着牙槽突的腭面一直接续到上颌结节的内侧,正好在最后一颗磨牙的后面。此时,切口内侧延

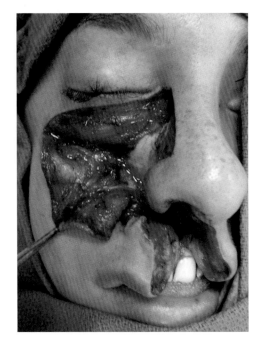

图 6.170　眼轮匝肌暴露。

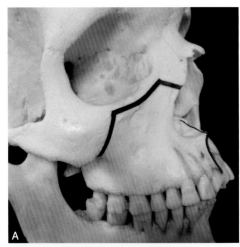

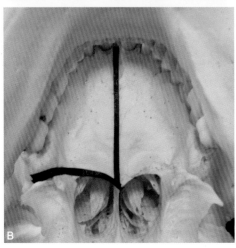

图 6.171　A.在头骨上显示设计的上颌骨外部截骨;B.在头骨上显示设计的口腔内截骨。

伸到软腭中线(图 6.172)。尽管设想的腭部截骨线应该是在正中线上,但黏膜切口沿牙槽突被选择在了偏上颌骨外旋的一侧,这样硬腭黏膜的缝线就不会与硬腭分割线重叠。如果黏膜切口直接选择在硬腭分割处的中线上,则可能发生中线

口鼻瘘。黏膜切口往下穿过黏液膜直到下层的骨面。用一个Freer 提升器在骨面轻柔地从中线内侧向硬腭的左侧抬起骨膜瓣(图 6.173)。在抬高硬腭的黏骨膜瓣时要格外小心,以免撕裂它,因为黏骨膜瓣的完整性对于修复腭部缺损至关重要。硬腭黏骨膜瓣的血供来自对侧蝶腭动脉和上牙槽动脉。此时,所有截骨部位都已暴露,软组织附着物被抬高,便于快速实施截骨术,以减少术中出血。

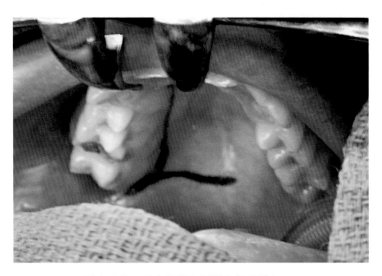

图 6.172　画出软腭和硬腭上的黏膜切口。

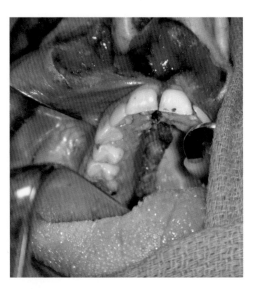

图 6.173　硬腭的黏骨膜瓣高于正中线。

在进行截骨术时应格外谨慎,防止上颌骨不慎骨折。第一次截骨是从中切牙之间开始,经过前中线的牙槽突一直到鼻腔底。第二次截骨是在鼻前庭和上颌骨鼻突之间进行的,直至距眶下缘 5mm 以内。第三个截骨在上颌骨前表面距眶缘约 5mm 处进行,与上颌骨鼻突的截骨在内侧相连。因此,这个截骨术从上颌鼻突截骨的上端延伸到颧骨的外侧。第四个截骨是从眶下截骨的外侧端至颧骨的全层。接下来在口腔内进行截骨,在正中切开硬腭,并经过牙槽突到硬腭的后边缘,直到连接先前的截骨(图 6.173)。至此,计划好的上颌骨前壁和内侧壁的截骨手术均已完成。现在用弯曲的骨凿在上颌骨后壁和翼钩的翼板之间进行最后的截骨手术。骨凿位于翼颌切迹上颌结节的后方,通过使用锤子轻轻敲击,上颌骨的

这部分会折断。一旦这一过程完成,轻轻摇动上颌,并用骨刀撬动上颌骨后部附着物,就可以实现上颌骨的外旋(图6.174)。结扎或凝结所有出血点可确保完全止血。上颌骨的外旋部分显示了上颌窦(即硬腭的右半部分)、牙槽突以及上颌骨前、外、后部的软组织附件(图6.175)。上颌骨外旋后显示了翼颌区的颞下窝。

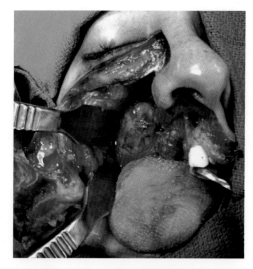

图 6.176 肿瘤的下端暴露出来。

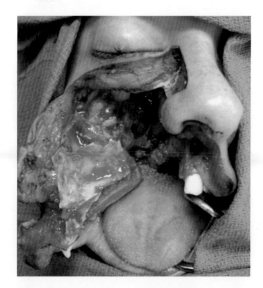

图 6.174 上颌骨外旋,面颊前软组织与之相连。

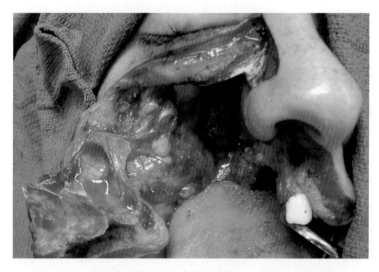

图 6.175 近距离观察显示上颌窦、硬腭和上颌软组织附着物。

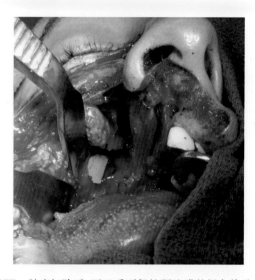

图 6.177 肿瘤切除后,可以看到保护硬脑膜的绿色橡胶坝。

cel 止血片来处理。在确保完全止血后,将侧向外旋的上颌骨恢复至正常的解剖位置,并用微型钢板和螺钉固定在面部骨骼上。需要三点固定,一块微型钢板固定颧骨,一块固定在上颌骨鼻突,另一块固定在中切牙根部正上方前中线的牙槽突上(图6.178)。用 Vicryl 缝线将腭部黏膜切口闭合,该缝线从

从翼状肌开始解剖。首先在翼板附近分离翼内肌,然后是翼外肌。在手术过程中必须保持严格止血,以保持术区的干燥和清洁,避免过量出血。随着解剖进一步深入头颅,肿瘤的下界清晰可见(图6.176)。通过钝性和锐性交替的分离,肿瘤在颞下窝周围移动。仔细围绕肿瘤周围的软组织附着物进行分离,并朝颅底的方向转动头位,用双极电凝细致止血。最后,通过仔细解剖将肿瘤整块切除。应格外小心,以确保移除应用于肿瘤近端三叉神经第二支残端的止血夹,并将止血夹放在手术标本的上端。这一步确保了肿瘤被完全切除。

肿瘤切除后的手术野显示,颅中窝底部放绿色橡胶坝,用于保护下面的硬脑膜(图6.177)。检查手术区域是否有脑脊液渗漏,并确保完全止血。翼状肌残端和颞下窝软组织的微小静脉出血可通过双极烧灼、在颅底和翼窝内放置一块 Surgi-

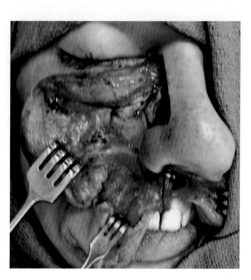

图 6.178 微型钢板和螺钉用于上颌骨的三点固定。

中线向前延伸到软腭和硬腭的交界处,从软腭的中线向内延伸到上颌结节后面的黏膜外侧。在上牙槽嵴两侧的牙齿上安装预先制作的牙科密闭器,以确保上牙槽弓的精确对齐,并保持适当的咬合能力。软组织和皮肤切口分层闭合,鼻外形准确对位(图6.179)。

术后24~48小时内,患者可以摄入液体和食物泥。为使上颌骨截骨部位的软组织达到一期愈合,牙科密闭器需保留

6~8周。在6~8周时移除钢丝腭封闭器,并替换为可拆卸的紧固式硬腭封闭器,该固定器扣紧在上颚两侧的上齿。建议患者术后配戴硬腭密闭器约6个月。

术后1年患者皮肤切口完全愈合,面部外观恢复良好(图6.180)。口腔内硬腭黏膜切口完全愈合,上牙精确对齐,保持正常咬合关系(图6.181)。术后1年的磁共振扫描显示肿瘤完全切除(图6.182)。

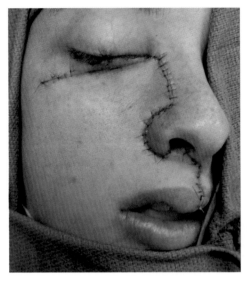

图 6.179   皮肤切口逐层闭合。

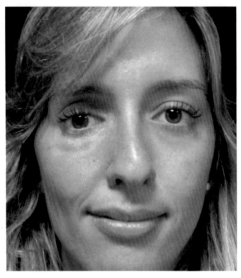

图 6.180   术后1年患者的外观。

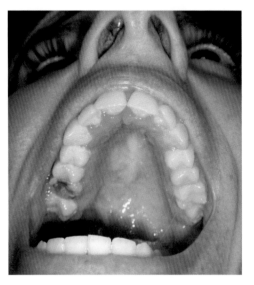

图 6.181   口腔切面显示腭部完全愈合,牙齿排列整齐。

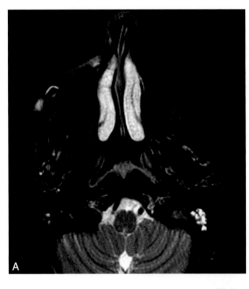

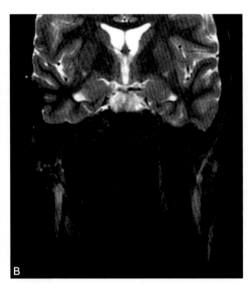

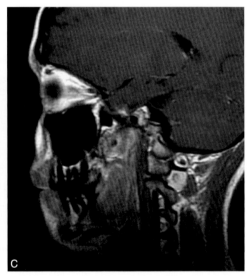

图 6.182   术后1年轴位(A)、冠状位(B)和矢状位(C)的 MRI。

对位于翼上颌裂或咽旁间隙的颞下窝内侧肿瘤,上颌骨外旋是一种良好的手术入路。但是此手术并不适用位于颞下窝内侧至下颌升支内侧的肿瘤,反而下颌骨切开入路会更适合。

上颌骨外旋治疗颞下窝软骨肉瘤。前述上颌骨外旋术也适用于颞下窝翼颌区内侧良、恶性的软组织或骨肿瘤。图6.183显示了上颌后区和颞下窝内侧软骨肉瘤患者的轴位和冠状位CT图像。软骨肉瘤一般是通过侵占邻近组织的方式生长,而不是浸润的方式。可见软组织被上颌骨后内侧壁、鼻咽旁

和上颌后区的多叶实体瘤压迫而移位。手术通过改良的We-ber-Ferguson切口,沿着眶下区的皮肤皱褶进行向外侧延伸的上颌骨外旋手术(图6.184)。该患者在保证面部美观和上牙槽弓完整性的情况下,实现了肿瘤的完全切除。术后1年,患者的皮肤切口愈合良好,恢复了面部的外观和功能(图6.185)。

下颌骨切开进路颅中窝底手术。位于颞下窝外侧翼板与下颌之间或颧弓下方的肿瘤不宜通过上颌骨外旋入路切除,但可以通过下颌骨切开入路或颧弓面部拆装结合开颅手术来切除。

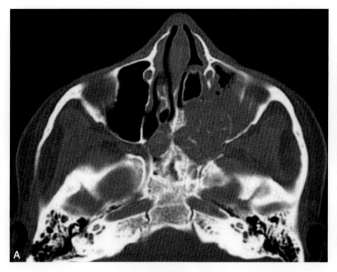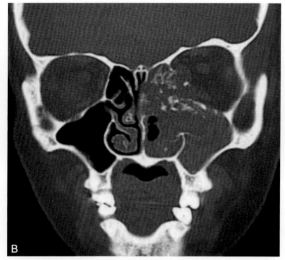

图 6.183 轴位(A)和冠状位(B)CT 显示左侧颞下窝软骨肉瘤。

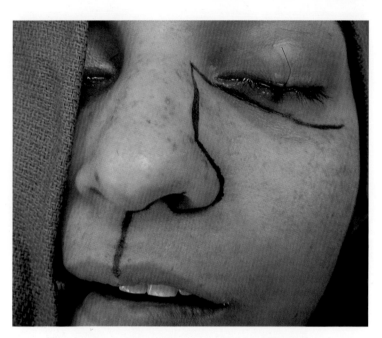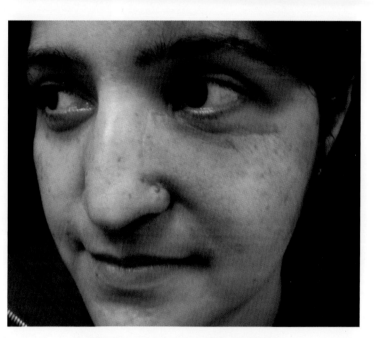

图 6.184 上颌骨外旋手术的皮肤切口被标注出来。

图 6.185 术后 1 年患者的术后外观。

这里列举的是一例巨大的颅内、外脑膜瘤患者,肿瘤侵及颅中窝底并经蝶骨大翼侵入颞下窝。该肿瘤的切除分两期完成:第一期经颅中窝颅骨切开术,行肿瘤的颅内部分切除,用筋膜修补硬脑膜缺损。数周后患者身体恢复,再进行第二期手术。

术前 MRI 轴位、冠状位和矢状位扫描清楚地显示肿瘤呈哑铃形、横跨颅中窝底。MRI 轴位示肿瘤位于右侧颞下窝(图 6.186),位于下颌骨髁突及下颌切迹的内侧。MRI 冠状位示肿瘤呈沙漏状侵及颅中窝硬脑膜,但大部分瘤体位于颞下窝(图 6.187)。MRI 矢状位清楚可见位于颅中窝底部的硬脑膜肿瘤部分(图 6.188)。

患者常规经鼻气管插管全身麻醉,头颈部常规隔离。自下唇唇红缘至舌骨部正中切开下唇(图 6.189)。然后切口沿颈部皮纹向上颈部延伸至胸锁乳突肌前缘。口腔内切口:沿下唇黏膜龈唇沟返折处向外侧延伸至右侧切牙、犬齿间,并在此行下颌骨裂开。然后,沿口底牙龈内侧延长切口至磨牙后

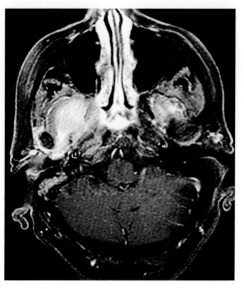

图 6.186 MRI 轴状位扫描示颅内、外脑膜瘤。

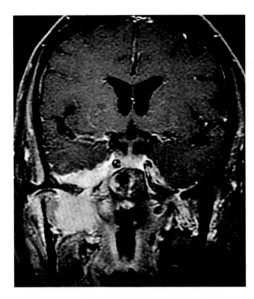

图6.187　MRI 冠状位扫描所见。

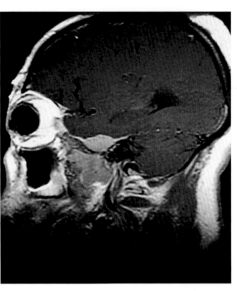

图6.188　MRI 矢状位扫描所见。

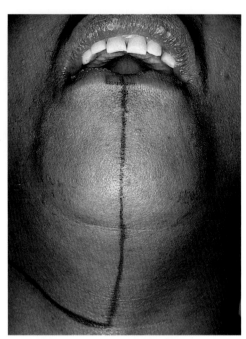

图6.189　标出下唇正中裂开切口。

三角。此时将切口向外侧延伸至上龈颊沟如图6.190 所示。经此入路可完成右侧半下颌骨外旋,广泛暴露颞下窝。

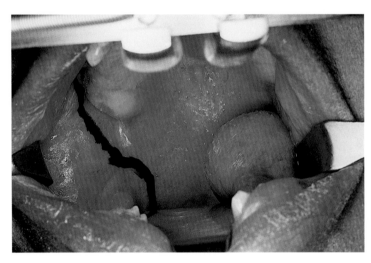

图6.190　黏膜切口外侧延长至上龈颊沟。

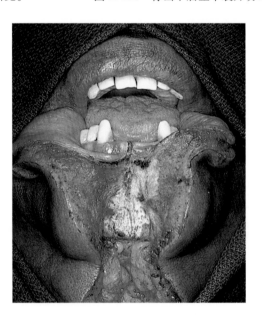

图6.191　沿下颌骨骨面掀起颊瓣。

切开下唇完成手术切口,于双侧颏孔内侧掀起双侧小的下颊瓣,注意不要暴露和损伤颏神经。充分掀翻起右侧颊瓣,直至侧切牙与尖牙间。掀起皮瓣时,于下颌骨外层骨膜下进行操作(图6.191)。成角状锯开下颌骨,如图6.192 所示。用矢状锯进行下颌骨切开,用骨蜡处理下颌骨断端活跃的出血。

牵开两侧半下颌骨暴露口底。此时行口底黏膜切开:自下颌骨切开位置至磨牙后区切开,并于口底舌侧缘保留约1cm 宽的黏膜。然后进一步牵拉开下颌骨暴露出下颌舌骨肌(图6.193)。切断下颌舌骨肌可更好地暴露翼上颌间隙。黏膜切口沿磨牙后牙龈弧形向外侧延伸,向上达上龈颊沟,切透软组织进一步向外牵拉下颌骨(图6.194),暴露翼内肌(图6.195)。术野示翼内肌肌腱纤维(图6.196)。颌内动脉有时会有活跃出血,应仔细进行处理确保止血彻底。同样地,将翼外肌切断,暴露颞下窝肿瘤。术野近景观,可清楚显示出颞下

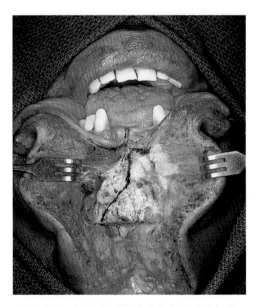

图6.192　标画出下颌骨成角状切开的轮廓。

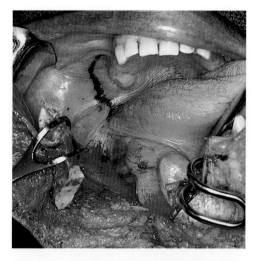

图 6.193 牵开两侧半下颌骨暴露下颌舌骨肌。

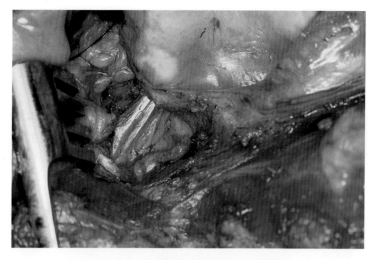

图 6.196 切断翼外肌暴露颞下窝肿瘤。

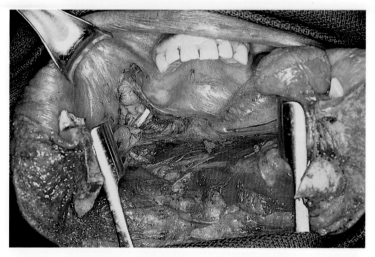

图 6.194 牵开两侧半下颌骨暴露翼内肌。

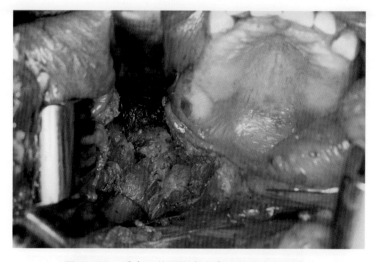

图 6.197 手术区的近距离观察显示肿瘤的下缘。

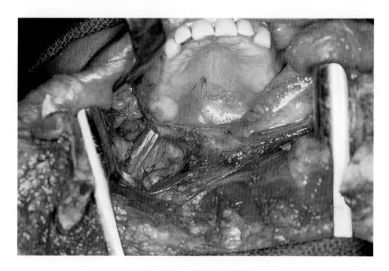

图 6.195 暴露翼外肌。

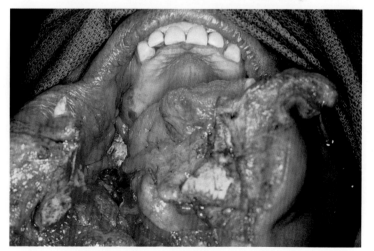

图 6.198 肿瘤全切除后肿瘤床的近距离观察,显示了硬脑膜
修补部位的橡皮坝。

窝肿瘤下缘(图 6.197)。肿瘤周围解剖时应细心、准确。颞
下窝静脉丛和翼静脉出血的处理有时很慢且困难,但在分离
瘤体时需彻底止血。经细心、准确的解剖后,将肿瘤完整切
除,直到暴露出已修复的硬脑膜,以保证肉眼下肿瘤切除彻底
(图 6.198)。术野中小的血管渗血,可用明胶海棉和氧化纤
维素止血。确定肿瘤全部切除、止血满意后,开始关闭术野。

颞下窝术腔置 Penrose 引流管,于下颌骨升支内侧至颈部切口
引出。自上龈颊沟、磨牙后区至口底用 2-0 铬肠线单层间断
缝合,关闭切口。下颌骨切开处用 4 孔小金属板和螺丝修复、
固定。用双金属板常规固定,一个在下颌骨外侧骨皮质,一个
在下颌骨下缘。下颌骨修复详细步骤参阅第 9 章,切口其余
部分常规缝合。

切除侵犯颅内的良性肿瘤需要同时行颅骨和下颌骨切开术，并行一期切除。对良性病变分期手术，如本例患者，也可先一期切除颅内病变，二期切除颅外残余肿瘤。

中颅底手术变通

中颅底手术在技术上与上述的手术相近。但具体到每一个手术步骤要根据肿瘤的范围、位置和肿瘤的组织学类型作相应调整。从肿瘤学的角度看，要有效切除中颅底范围广泛的恶性肿瘤，需要很高的技术，且效果并不满意。但对病理上为良性但有局部侵袭的肿瘤可以满意切除。下面列举一个例子。

侵及颅中窝颞颌关节软骨肉瘤切除术。图 6.199 为一软骨肉瘤患者的 CT 轴位扫描图像，显示病变侵犯下颌骨的髁状突，并侵及邻近颅底。MRI 矢状位最外侧层面显示肿瘤侵犯中颅底，位于外耳道前方、边界清楚（图 6.200）。手术需行颞区 C 形切口的开颅手术，即自耳前皮肤至下颌骨后区至颈前上切口（图 6.201）。肿瘤的位置、范围和切口如图 6.202。头皮翻起后切断颞肌，暴露颅骨（图 6.203）。行颞部开颅，探查颅中窝。用高速电钻行颞下区颅骨切开，随后切除蝶骨大翼和中颅底骨质（图 6.204）。因硬脑膜未受侵，无须处理。将蝶骨大翼用钻磨至颈动脉管外壁，内侧至卵圆孔。

此时，完成皮肤切口，保护好面神经干及其分支，行腮腺次全切除术（图 6.205）。上颈部：暴露好颈静脉孔区并仔细保护好舌下神经和迷走神经。随后，在面神经主干下方沿下颌骨升支骨表面切断咬肌。用高速电锯在下颌骨切迹下方切断下颌骨升支，将源自下颌骨髁状突的肿瘤、关节窝及蝶骨大

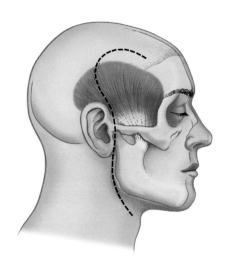

图 6.201 皮肤切口可进行颞部开颅、腮腺切除并可暴露上颈部。

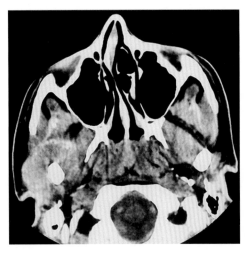

图 6.199 软骨肉瘤患者 CT 轴位扫描，显示肿瘤侵及下颌骨髁状突及附近的颅底。

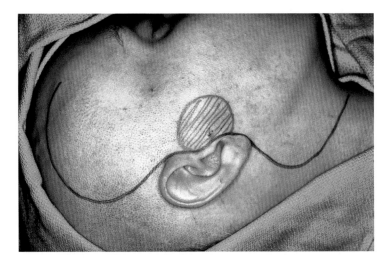

图 6.202 标记出肿瘤的部位、范围及皮肤切口。

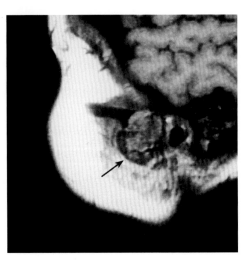

图 6.200 MRI 矢状位最外侧扫描显示出肿瘤位于外耳道前（箭头）。

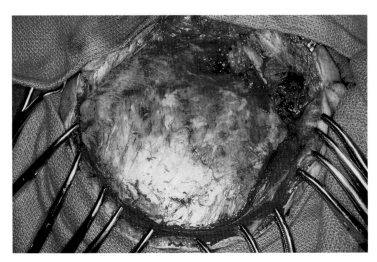

图 6.203 头皮瓣翻起后切断颞肌暴露颅骨。

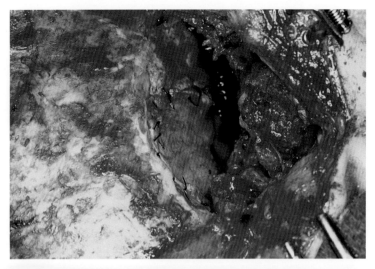

图 6.204　用高速电钻行颞下区颅骨切开,随后切除蝶骨大翼和中颅底骨质。

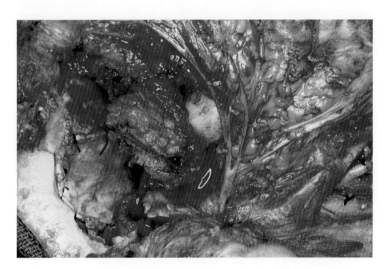

图 6.205　完成皮肤切口后行腮腺次全切除,保留好面神经干及其分支。

翼受侵部分整块切除。为此,需将翼肌从肿瘤内侧分离。肿瘤切除后术野如图 6.206 所示。患者术后约 3 个月后照片示面神经功能完全保留。但由于右侧颞肌缺失面部有轻微外观改变(图 6.207)。

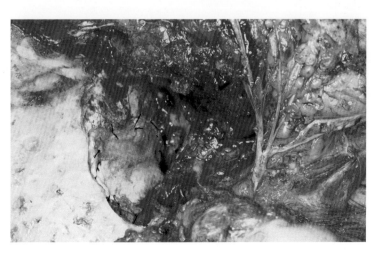

图 6.206　肿瘤切除后术野。

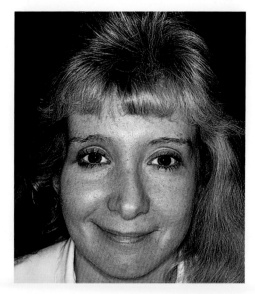

图 6.207　患者术后约 3 个月照片。

颞骨次全切除术

无论是源自外耳道软骨部还是骨部的外耳道原发肿瘤,均需行颞骨切除术。虽然外耳道鳞癌可采用放射治疗,但颞骨切除术的疗效明显比放疗好。位于外耳道软骨部或骨部外侧的肿瘤适合手术整块切除,可以提高疾病控制率和患者生存率。

图 6.208 为一外耳道癌患者,肿瘤穿透外耳道达耳后皱襞。虽然颈部未触及肿大的淋巴结,但下颌角后的下颌后区饱满。外耳道病变活检证实为鳞状细胞癌。

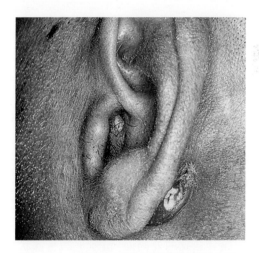

图 6.208　外耳道癌穿透后壁侵犯邻近皮肤。

该肿瘤影像学检查应包括 CT 的软组织和骨窗、轴位和冠状位扫描。颞骨有代表性的 CT 轴位层面如图 6.209,示乳突尖部骨质破坏,但内侧岩部未受累。乳突层面 CT 冠状位示乳突尖部有骨质破坏(图 6.210),颞骨岩部正常。患者适合行颞骨次全切除、腮腺切除和左颈清扫术。

手术切口如图 6.211。切开耳郭下部 2/3 和邻近的乳突部皮肤。乳突将与颞骨一并切除,并行腮腺全切除和左侧颈改良性清扫术,保留外耳上 1/3 部分,用于术后眼镜的配戴。沿斜方肌前缘行垂直切口,弧形向前至胸锁关节,准备行颈

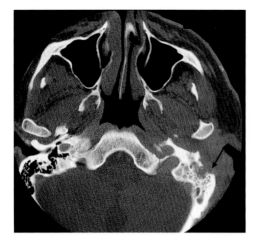

图 6.209   CT 轴状位骨窗扫描示颞骨外侧破坏(箭头)。

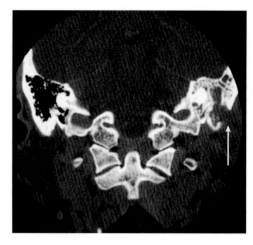

图 6.210   CT 冠状位骨窗扫描示乳突尖被肿瘤破坏(箭头)。

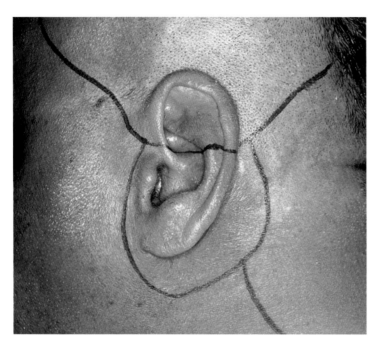

图 6.211   切口画线,准备行外耳下 2/3 和邻近皮肤切除。

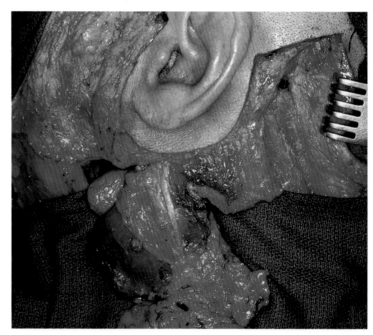

图 6.212   完成颈改良清扫术,手术标本尚与原发肿瘤在腮腺尾部、乳突尖相连。

清扫术。手术缺损将用后方垂直斜方肌肌皮瓣修复,但也可选用腹直肌肌皮瓣或大腿前外侧(ALT)皮瓣。患者取右侧卧位,行气管插管全麻,椎管内置引流管监测脑脊液压力。

先行保留副神经的颈改良清扫术,手术标本与腮腺尾部及乳突相连(图 6.212)。将前方皮瓣翻起并向内侧牵拉。行腮腺全切除后,沿下颌骨分离其下方的咬肌,并在颧弓处切断,暴露出下颌骨升支的外侧面,切断下颌骨髁状突,以便于整块颞骨的切除,这样就完成了标本边缘的皮肤全周切口。然后,于颞肌深面将颞部头皮直接于颞骨鳞部上翻起。沿颧弓横行切断颞肌下部,用骨膜剥离子分离颞骨鳞部周围颅骨骨膜,充分暴露颞骨(图 6.213)。

用开颅钻在颅骨表面钻三个孔洞(图 6.214),切开颞骨,但需保护好颞骨下的硬脑膜,将三个孔洞相连侧面切开骨板,用骨膜剥离子将硬脑膜与颞骨内侧面分离开,用咬骨钳和高速电钻切除颞骨鳞部,暴露颅中窝硬脑膜。此时,自椎管导管放出约 20ml 脑脊液,自颅中窝底、乳突、颅后窝至相邻的乙状窦,轻柔地分离出颅中窝硬脑膜。

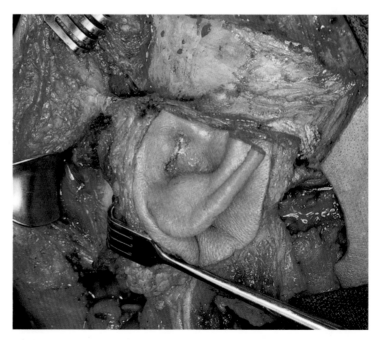

图 6.213   沿外耳道周围切开皮肤,将颞部皮瓣包括颞肌掀起,暴露颞骨。

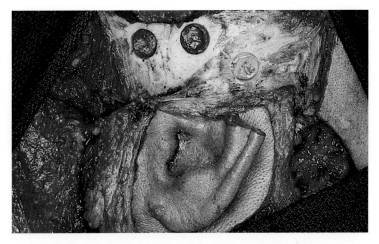

图 6.214　用开颅钻于颅骨做三个孔洞做颞骨切颅术。

用带灌洗和吸引功能的变速电钻行乳突切除，目的是暴露乙状窦的上面，削薄颞骨后部。在乙状窦表面细心保留一薄层骨板，以防出血。这是一缓慢的解剖过程，使用变速电钻和精细钻头可缩短手术时间。当接近乙状窦时，透过保留的骨板可见蓝色的乙状窦。继续向内侧剥离颞骨岩部硬脑膜（图 6.215），用精细的硬脑膜剥离子细心分离解剖出乙状窦，暴露出后部的颞骨岩部。此时常遇到岩上窦的出血，可用明胶海绵或骨蜡止血。

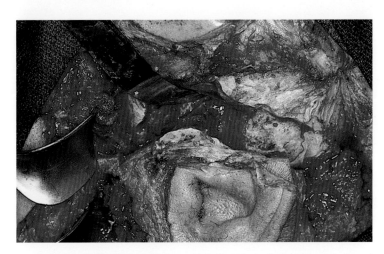

图 6.215　完成乳突切除，于乙状窦表面留一薄层骨板，进一步向内掀起颞骨岩部上方的硬脑膜。

用电锯切断颧突。用带精细钻头的高速电钻沿颞骨岩部、内听道外侧画出切开线。同样地，经颞骨鳞部用电钻于颅中窝底、外耳道和颞骨岩部前做一个截口至颞骨开颅处。截口用带精细钻头的高速电钻制作，并尽可能做得深些。此时，颞骨上的所有相连血管包括后面的乙状窦已小心分离开。在颞骨内侧面，用精细钻头进行更深地切开。此时，除了内侧岩尖外，标本几乎已完全自其连接部分开（图 6.216）。用一弯骨凿，沿以前所做截口处凿断岩骨；同样用骨凿将颞骨前部沿切口画线凿断，完成切开过程。标本可向外侧和前方活动，切断与下颌骨髁状突相连的翼外肌，切断残余的粘连组织，取下标本。

标本切除后，可见位于颈静脉孔处的颈内静脉残端和邻近的脑神经（图 6.217）。分离切断软组织时必须准确、小心，以保护好自颅底发出的迷走神经和舌下神经。位于内侧的颈内动

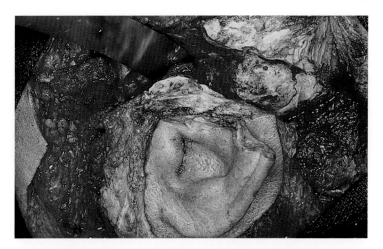

图 6.216　将一弧形骨凿置于颞骨裂内听道口外侧。

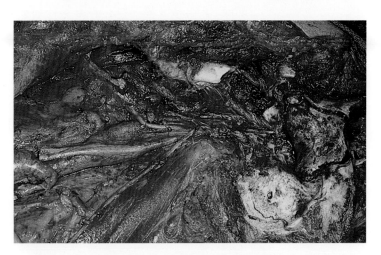

图 6.217　切除标本后的手术缺损，可见颈静脉孔邻近的解剖结构。

脉在此处进入颈动脉管，也需小心保护。根据肿瘤侵及范围，颈静脉孔外侧壁可能需与标本一同切除。此时，自内听道外侧缘，包括颈静脉孔外侧壁，一直到外耳的整个颞骨可整块切除。

手术标本显示外耳的下部、外耳道、耳周皮肤、颞骨、腮腺、咬肌和颈廓清内容（图 6.218）。整块切除外耳、耳周围皮

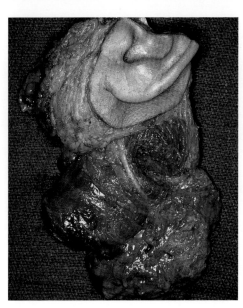

图 6.218　整块切除的手术标本包括颞骨、外耳、腮腺和颈廓清内容。

肤和颞骨将造成一部分皮肤、皮下软组织和骨质的缺失,脑膜暴露并遗留一大的空腔。术中如有脑脊液漏出,应仔细进行修补,以防止持续漏出和并发脑膜炎。可用局部肌皮瓣或显微血管游离肌皮瓣覆盖手术缺损。该患者应用后部垂直斜方肌皮瓣修复手术缺损(图 6.219)。细心保护斜方肌的血管蒂,翻起肌瓣并向头部旋转,适当修剪后使其与手术缺损适合,覆盖包括软组织和皮肤的缺损(图 6.220)。也可使用腹直肌游离肌皮瓣或 ALT 皮瓣修复。由于颞骨的切除,要考虑到术后患者完全面瘫的问题,手术后可于上睑植入金坠以协助恢复眼睑的闭合。

尽管术后一侧听力完全丧失、一侧面部麻痹,但大多数患者均能耐受手术。有时可出现平衡失调,但多为暂时性的,一般持续 2~3 周,术后第 3 天,大多数患者能自行走动。

颈静脉球瘤切除术

颞下窝进路对切除颞骨岩部附近的肿瘤来讲,是一个非常好的手术进路。对广泛的、侵及斜坡和鞍旁区的颈静脉孔肿瘤的切除也是一个非常好的进路。手术需将面神经前移、

经乳突切除术去除颞骨气房,并永久堵塞耳咽管,封闭外耳道,这样,可以防止术后感染,利于伤口早期愈合,而且内耳功能得以保留。

下面这位患者表现为耳鸣、眩晕,检查发现左侧颈静脉球体瘤。CT 扫描显示斜坡后方颞骨岩尖部大片骨质破坏(图 6.221)。下一层 CT 扫描示肿瘤延伸至枕大孔的外侧,边缘完整(图 6.222)。与对侧相比,CT 冠状位扫描示颈静脉孔明显增大(图 6.223)。血管造影动脉期未发现肿瘤充血(图 6.224)。但在静脉期,可见大块病变侵及颈静脉球和乙状窦内侧面(图 6.225)。

患者卧于手术台,椎管置入导管放出脑脊液。头偏向右侧,设计耳后切口向下延至上颈部,前至颞顶骨部头皮(图 6.226)。行耳后皮肤切口暴露乳突(图 6.227),向前牵开外耳道软骨部和外耳(图 6.228),后方头皮瓣翻起达乳突导静脉。

切口内置入自动牵开器,用带可灌洗吸引器的细钻头高速电钻完成乳突切除术。先磨除此处颞骨密质,向后达乙状窦后方约 1cm 处,下达乳突尖,前达颧骨(图 6.229),向内至鼓窦及水平半规管。

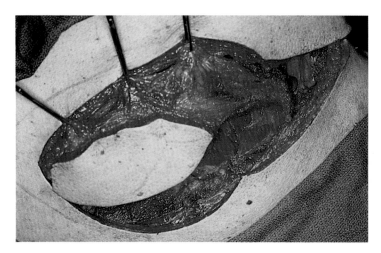

图 6.219　掀起后方垂直方肌肌皮瓣,用以修复手术缺损。

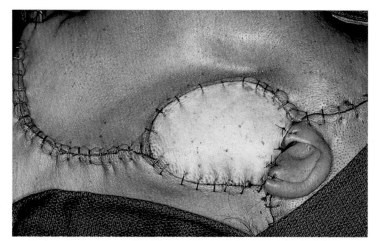

图 6.220　用斜方肌肌皮瓣修复手术缺损,切口已完全缝合。

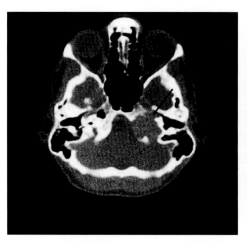

图 6.221　CT 轴位显示颞骨岩尖区巨大肿瘤,邻近斜坡(箭头)。

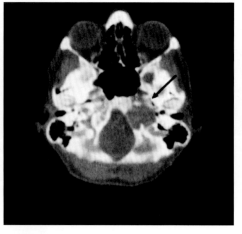

图 6.222　下一层面 CT 扫描示肿瘤侵犯至枕骨大孔外侧部(箭头)。

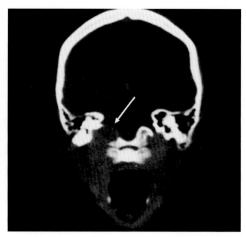

图 6.223　冠状面的 CT 显示肿瘤伴有颈静脉孔扩张(箭头)。

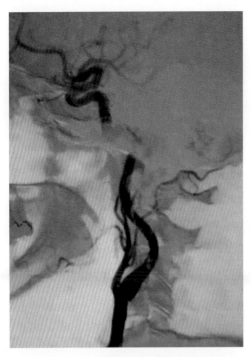

图 6.224 血管造影检查:动脉期侧位像。

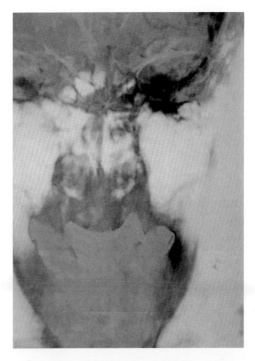

图 6.225 血管造影检查:静脉期正位像。

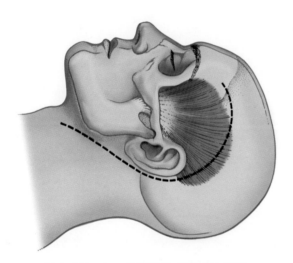

图 6.226 切口暴露颞骨、岩骨和上颈部。

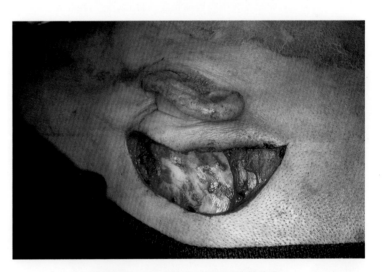

图 6.227 切开皮肤、软组织暴露乳突。

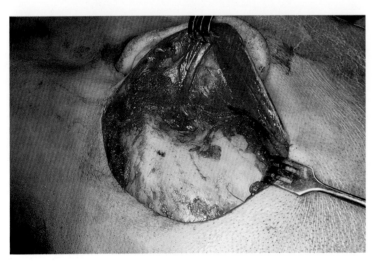

图 6.228 向前牵开外耳道软骨部及外耳。

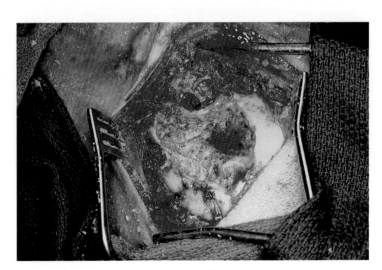

图 6.229 用电钻磨除颞骨:达乙状窦后方 1cm,下至乳突尖,前至颧骨根部。

此时,将乳突腔边缘用高速电钻磨成碟形,沿乙状窦全程进一步磨除乳突,暴露出乙状窦达颈静脉球水平(图6.230)。面神经仍位于面神经管内尚看不到。这时,术野的解剖标志为砧骨短突及下方的二腹肌嵴。沿乙状窦暴露出颅后窝至后半规管水平。于半规管及乙状窦表面保留一薄层骨板。此时,可辨认出颈静脉球区,但尚未见到肿瘤(图6.231)。

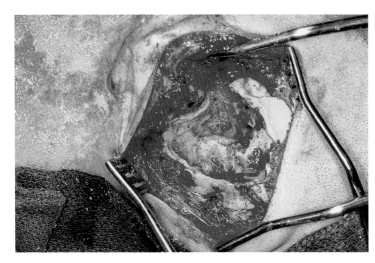

图6.230　乳突腔边缘用高速电钻磨成碟形,全程暴露出乙状窦,直至颈静脉球水平。

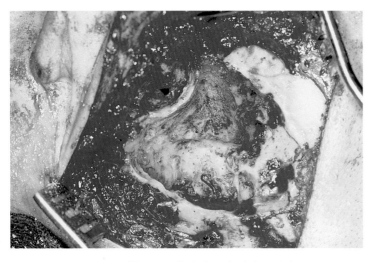

图6.231　辨认出颈静脉球区,但尚未见肿瘤。

此时,暂停颅内部分手术,将C形切口延至上颈部,前、后翻起皮瓣,找到胸锁乳突肌前缘并向后牵开,暴露出颈动脉球、颈内静脉、舌下神经、喉上神经、舌咽神经(图6.232)。用橡皮条环绕每一结构后,小心处理左侧颈内静脉。用白色橡皮条环绕舌下、迷走和副神经;蓝色橡胶条环绕颈内静脉;红色环绕颈内动脉。于颈静脉孔处触摸颈内静脉,即可触及位于管腔内的实性肿瘤。因该患者既往有乳腺癌病史,在进一步手术切除"球体瘤"前一定要进行组织学诊断。因此,用血管夹于颈静脉孔处夹住颈内静脉上端,另一个血管环则置于颈内静脉下部。

切开静脉,暴露出颈内静脉管腔内肿瘤(图6.233)。楔形切除小块肿瘤送冰冻病检,证实为副神经节瘤。于肿瘤下部结扎、切断静脉,去除血管夹。切除腮腺浅叶,识别并解剖出面神经主干和分支,全程暴露出面神经主干至茎乳孔(图6.234)。

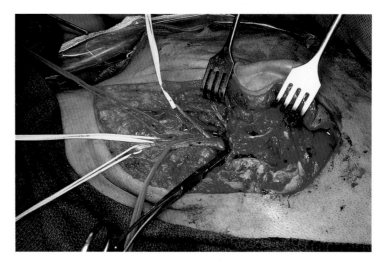

图6.232　向后牵拉胸锁乳突肌前缘,暴露出颈动脉球、颈内静脉和舌下神经、迷走神经、喉上神经及舌咽神经。

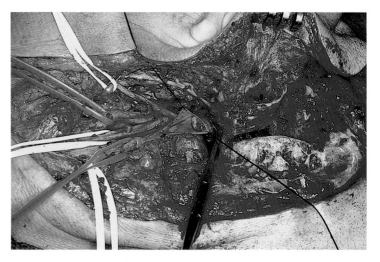

图6.233　清楚暴露出位于颈内静脉腔内的肿瘤。

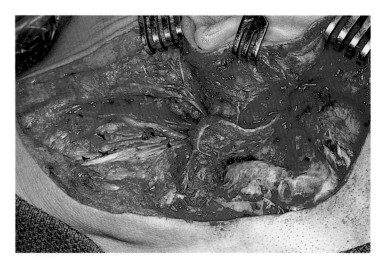

图6.234　切除腮腺浅叶,解剖出面神经干及其分支,于茎乳孔处暴露面神经主干。

回到颅内术野:将外耳道软骨部横断后向前牵拉,切除外耳道后壁。切开鼓膜,使之与锤骨分离。砧镫关节脱位后,从关节处游离砧骨并切除,去除锤骨。所有这些都是为了防止振动经听小骨传向内耳。沿面神经全程磨除面神经管周围骨质,上方达膝状神经节,下方达茎乳孔。辨认出面神经,围绕面神经管270°用金刚钻磨除其周围骨质,仅保留一薄层骨板,用刮匙或小钩去除这一薄层骨质,解剖出全程面神经。切断面神经鼓索支和镫骨支。小心分离出茎乳孔处面神经,锐性分离周围组织,并尽量轻地牵拉神经,将之自神经管解剖出来。面神经全程解剖过程需在手术显微镜下使用高速电钻和金刚钻头和可灌洗的吸引器操作。将面神经解剖、分离至膝状神经节。

然后,将面神经向前上方移位。使乳突、下鼓室和颈静脉孔间无神经结构(图6.235)。辨认出后半规管后,用电钻磨开此处至颈静脉孔区的骨质,用咬骨钳咬除乳突尖部骨质,用Kerrison镊去除颈动脉管外侧壁。此时,颈内静脉远端,不是近端已安全控制。磨除乙状窦表面薄层骨质,剥离开乙状窦。切开乙状窦两侧的硬膜,将一钝头针沿乙状窦内侧面穿过,用大的血管钳经硬膜洞夹住乙状窦。硬膜切开处用4-0尼龙丝线缝合。将乙状窦侧壁切开至颈静脉球。此时可能会有出血,可用明胶海绵行乙状窦远端填塞。

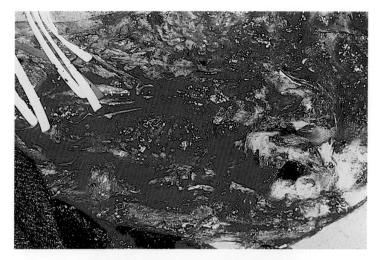

图6.237 将肿瘤与颈动脉和所有自颈静脉孔出颅底的脑神经分离。

肿瘤全部切除后,术野可见乙状窦及颈静脉孔外唇已缺失。自颈静脉孔发出的脑神经已仔细保留下来(图6.238)。术野还可见已夹闭的乙状窦近端。再次检查创面有无出血,冲洗术腔。

将改道的面神经置于颧骨上,关闭切口。外耳道的后侧面用软组织缝合关闭,形成外耳道盲端。去除所有环绕已分离出的脑神经和血管的橡皮条。引流管经颈部切口引出,切口分层缝合(图6.239)。

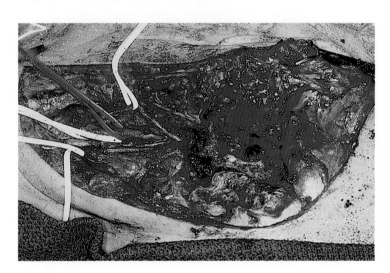

图6.235 将面神经向前、上移位,使乳突、下鼓室和颈静脉孔之间无神经结构。

然后进行颈静脉残端、乙状窦及血管内肿瘤解剖(图6.236)。乙状窦切开后,岩下窦可能会出血,可用肌肉组织填塞。该患者肿瘤的范围已超出颈内静脉达颈静脉球的前内方,解剖出颈内动脉以及自颈静脉孔出颅的神经,切除肿瘤(图6.237)。

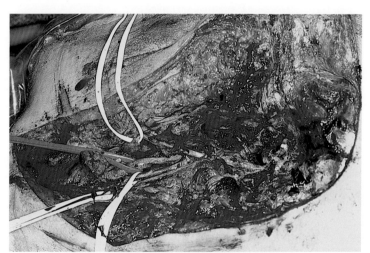

图6.238 仔细保护自颈静脉孔出颅的脑神经。

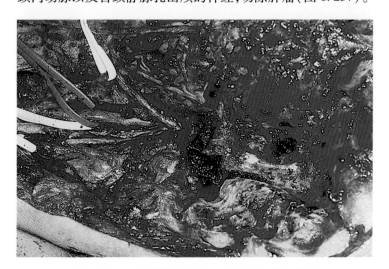

图6.236 解剖颈静脉残端、乙状窦和血管内肿瘤。

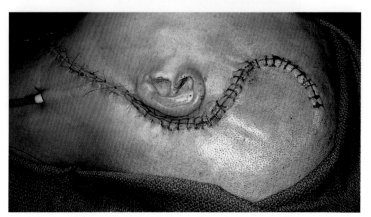

图6.239 放置引流管,从另一个皮肤切口引出。皮肤切口分层缝合。

术后患者有短暂的面神经麻痹,约 5 个月后完全恢复。患者术后 5 个月外观完全恢复(图 6.240)。

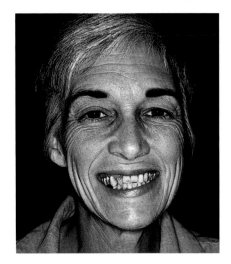

图 6.240　术后约 5 个月患者外观。

颈静脉球体瘤的切除是一个复杂的手术,要求术者有高超的技术和对该区域非常熟悉的解剖知识。在术前应将 CT 检查所见与颅骨标本相对应,在手术室内应备有颅骨供随时参照。颅内部分手术应由神经外科医生或耳神经外科医生完成。

侵及颅后窝的神经源性肿瘤切除术

侵犯颅后窝底的颅外肿瘤非常少见。下面为一源于枕下区侵犯颅后窝底的恶性神经鞘瘤患者(图 6.241)。上牙槽水平 CT 轴位扫描显示,枕后三角区有一大的软组织肿瘤,与脊柱毗邻(图 6.242);CT 冠状位扫描显示,乳突后的颅底区被肿瘤侵犯(图 6.243)。这样大范围软组织肿瘤的完整切除,需先对颈后部肌肉组织解剖后,再进行颅后窝的开颅切除。因患者既往曾行活检,颈部有手术瘢痕,故需去除大块的颈部皮肤如图 6.244 所示。自乳突尖至枕骨中线上方行倒 U 形切口,暴露颅后窝。

先翻起头皮瓣,颅骨上做多个钻孔,用侧切高速电钻切开颅骨瓣。因肿瘤侵及骨质,颅骨切除时需细心分离开硬脑膜。

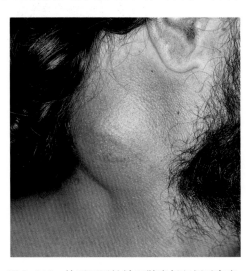

图 6.241　枕下区恶性神经鞘瘤侵犯颅后窝底。

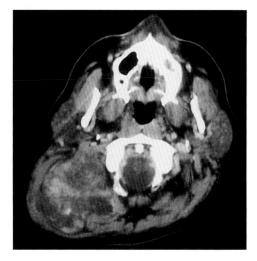

图 6.242　上牙槽平面 CT 轴状位扫描图像。

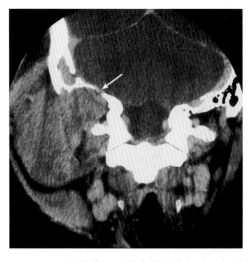

图 6.243　CT 冠状位显示肿瘤侵犯乳突后下方颅底。

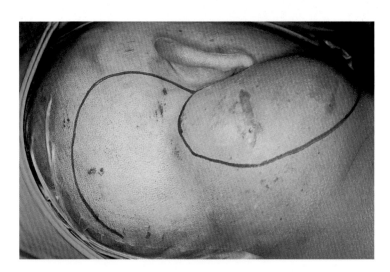

图 6.244　因患者既往颈部曾行活检,有手术切口,需行大块皮肤切除。

此时,发现一部分肿瘤侵犯达枕骨颅内侧面,所以需将肿瘤表面对应的硬脑膜切除(图 6.245)。切除部位近观可见,硬脑膜缺损用游离颅骨膜瓣移植修补(图 6.246)。颅骨瓣周围切开后,用电刀切断肿瘤周围粘连的软组织至脊柱侧面和后面。颈后三角区无重要的神经血管,可快速进行解剖。手术标本

显示整块切除的肿瘤标本,包括表面皮肤、邻近的肌肉和其深面的颅骨(图 6.247)。肿瘤标本颅内面观显示,肿瘤已穿破

颅骨侵及硬脑膜(图 6.248)。手术缺损用后部垂直斜方肌肌皮瓣修复,患者术后 6 周外观如图 6.249。

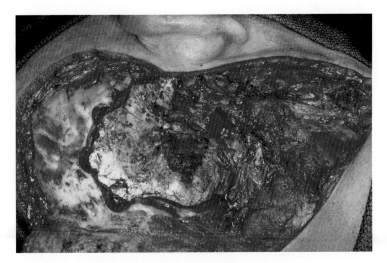

图 6.245　切除一部分肿瘤表面的硬脑膜。

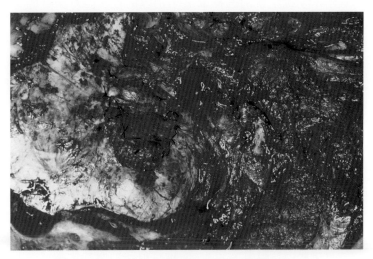

图 6.246　用颅骨膜移植修复切除的硬脑膜部位近观。

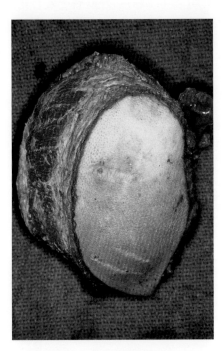

图 6.247　整块切除的手术标本。

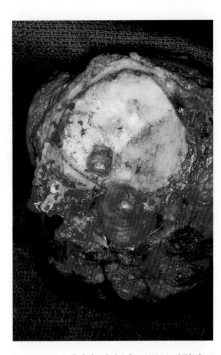

图 6.248　手术标本颅内面观显示肿瘤已侵及硬脑膜。

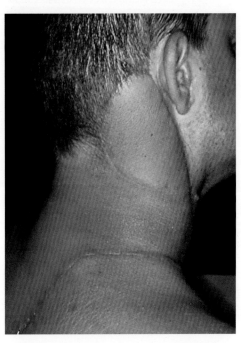

图 6.249　患者术后外观,手术缺损用斜方肌肌皮瓣修复。

　　侵犯颅后窝肿瘤整块切除可由神经外科和头颈外科两组医生共同完成。根据手术缺损范围和部位的不同,术中可能需要用显微血管游离皮瓣修复,而这一部分可由整形外科医生完成。

术后护理

神经监测

　　对颅底肿瘤切除患者的术后护理,需要结合开颅手术和大型头颈手术患者的标准。术后继续延用术中的液体管理方案,保持患者身体干燥以避免液体过多。一旦患者麻醉苏醒,便立即进行神经监测。最初的几天,患者要在神经外科重症监护病房(如果有的话)严密监测。如果没有此类病房,则应对患者进行警惕式的护理,并严格监测神经学参数,如意识水平,对时间、空间和事件的定向能力,瞳孔大小,肢体反射和运动。如果使用留置腰穿引流,则将引流连接至重力引流系统,并控制脑脊液的引流量,以维持适当的颅内压,避免头痛。因此,患者在最初的 48 小时内应保持 180°的仰卧位。此后将头位逐渐抬高 15°、30°和 45°几个小时,然后再允许患者坐起来。许多患者术后即可拔除腰穿引流管,而留置引流管的患者中,通常在 48 小时内将其拔除。如果由于颅内压升高而引起头痛,则要求引流管留置时间延长,并对其进行适当的监测,以决定拔除引流管的最佳时间。术中使用皮质类固醇来减轻脑水肿,术后几天内逐渐减量。

抗生素

围术期抗生素的选择取决于手术的性质。对于可能有上呼吸道分泌物污染颅腔的患者,必须应用广谱抗生素。根据既往伤口分泌物培养的回顾性研究,发现万古霉素,头孢他啶和甲硝唑的组合,可明显减少伤口败血症的发生。自1996年以来,在纽约 Memorial Sloan Kettering Cancer Center,这种联合疗法一直被用作颅面手术患者的预防方案。手术开始时就使用抗生素,只要存在鼻气道污染颅腔的危险,抗生素就会持续应用。对于有鼻腔填塞的患者,一直使用此抗生素方案直到取出填塞物。一般来说,抗生素使用至少持续7天。

鼻泪管引流

对于鼻泪管阻塞的患者,需进行适当的眼部护理。溢液会导致角膜干燥和结膜刺激,有可能造成角膜损伤。白天滴入甲基纤维素溶液滴眼液,晚上滴入类似的软膏,可保持结膜囊中的水分,从而降低了角膜干燥和受伤的风险。当切除鼻泪管时,在手术中放置留置的鼻泪管支架,以保留泪液的自然引流通道,并重建新的鼻泪管上皮。

伤口护理

因鼻腔或鼻窦肿瘤而接受手术的患者通常会通过口腔呼吸,因此会经历严重的鼻腔干燥和结痂。无论是否在鼻腔中使用填充物,术后结痂都是可预计的并发症。因此,需要对空气进行湿化,以减少鼻腔干燥、结皮和出血。通过与加湿喷雾器连接面罩或帐篷吸入加湿的空气。同样,鼻腔内用生理盐水冲洗或喷鼻,口腔缝线处进行机械清创,这些都对伤口的愈合至关重要。加强对口腔内或鼻腔手术侧缝合线的护理,可将缝合线败血症的风险降至最低,并促进一期愈合。

气道

大多数接受颅面手术的患者都需要进行气管切开术,以防止术后患者紧张、打喷嚏或剧烈咳嗽时发生气颅(颅腔内的游离空气)。

其他术后护理

在患者仍卧床、早期活动不可行的情况下,需进行肺部护理预防肺炎以及常规预防深静脉血栓形成。一旦患者能够坐起来,就鼓励逐步、渐进的行走,目标是在术后第5~7天让患者完全自主行动。

当手术涉及咀嚼肌间隙或颞颌关节时,则有发展为牙关紧闭症的风险。最初,咀嚼肌痉挛是由于术后疼痛和不适导致的,后来颞颌关节和咀嚼肌群周围的纤维化会导致此情况的发生。因此,应在术后早期就开始进行颌骨锻炼,并在恢复期指导患者自行进行颌骨锻炼。并在必要时使用有预防和/或改善牙齿紧闭症的机械装置。

结果

随着用于治疗邻近颅底或侵及颅底的鼻腔及鼻窦恶性肿瘤颅面外科技术的发展,患者的预后得到了极大改善。由于这一区域各种恶性肿瘤的起源和病变特性迥异,很难有统一的生存率或病变控制率报告。某一人或某一研究机构很难拥有某一部位或某一病理类型病变的足够病例,因而尚无有意义的统计结果。因此,一项来自多中心的国际合作研究提供了1 500多名患者的大型数据库。结果表明,对于累及前颅底的恶性肿瘤的所有组织学类型和所有阶段,接受开放颅面切除术的患者的5年总生存率约为60%(图6.250)。生存率与肿瘤的范围、组织学类型和分期直接相关。低度恶性的肿瘤能得到很好的控制、预后良好,高度恶性肿瘤的预后较差。嗅母细胞瘤和局限的腺样囊性癌治愈率很高,相反,未分化癌和黏膜黑色素瘤则很差。鳞癌、小涎腺癌和高分级肉瘤的预后居中,5年生存率接近50%(图6.251)。硬脑膜受侵者比未受侵者预后差(图6.252)。肿瘤完整切除,切缘阴性是良好预后指标(图6.253)。表6.1列出了影响颅面切除术患者预后的独立因素。

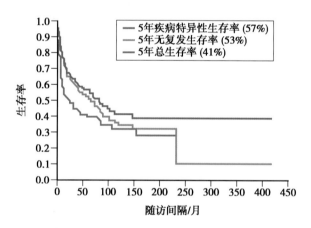

图6.250   侵及前颅底恶性肿瘤患者经颅面切除术后的总生存率。

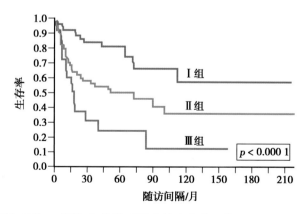

图6.251   不同组织学类型肿瘤的生存率。第一组:嗅母细胞瘤、局限性腺样囊性癌和低度恶性肉瘤。第二组:鳞状细胞癌、腺癌、高度恶性肉瘤和小涎腺癌。第三组:未分化癌、黏膜黑色素瘤。

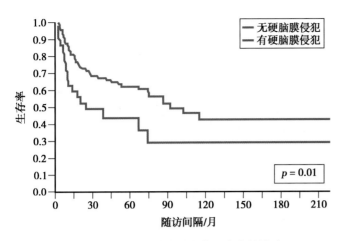

图 6.252 硬脑膜受累对患者生存率的影响。

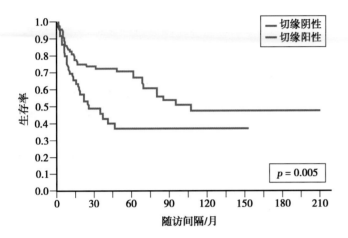

图 6.253 手术切缘对生存率的影响。

表 6.1　颅面切除术患者预后的独立因素	
影响因素	*p* 值
手术切缘	0.04
硬脑膜受侵	0.04
原发肿瘤组织类型	0.001
眶内扩散	0.05

　　在过去的 20 年里,鼻内镜切除前颅底肿瘤发展迅速,一些优秀的医疗中心也提供了丰富的经验和专业知识。这些中心报道了大量经鼻内镜手术治疗良性肿瘤和鼻腔肿瘤的经验。然而,治疗恶性肿瘤的经验尚有限。对于特定的患者,可通过此技术完整切除肿瘤,且最新数据显示,肿瘤控制率与开放性手术相当。鼻内镜下手术成功的关键因素有:严格的病例选择、良好的组织学类型、有限的病变范围、易于到达的病变位置、获得切缘阴性的能力和内镜的熟练操作。

(刘凯　于振坤　译)

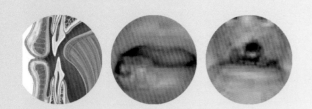

第7章
唇

关键词

唇部肿瘤/手术

癌

鳞状细胞/手术

唇部肿瘤/放射治疗

唇/病理

唇是消化道的入口,对于完成各种复杂功能(发音,面部表情和吞咽的口腔阶段)必不可少。唇的解剖结构复杂,包括皮肤、黏膜、小唾液腺、肌肉和神经血管,这些结构会出现多种肿瘤。唇上皮性肿瘤最常见。日晒是唇肿瘤最主要的危险因素,白皙肤色和生活在阳光地带的人患唇癌的风险最高,风险高达13.5/10万人。男性比女性更易患唇癌,但现在世界多地的女性更愿接受日晒,患唇癌的女性比例增加。

下唇是最常见的发病部位,因为下唇突出的唇红缘比上唇受到更多的阳光照射。仅7%的唇癌发生在上唇,4%发生在口角(图7.1)。唇癌的其他危险因素包括饮酒和吸烟。

鳞状细胞癌是唇部最常见的恶性肿瘤(95%)。最近已

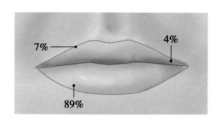

图7.1 唇鳞状细胞癌:部位和性别分布。

重新修订唇癌的定位和分期标准。以前,唇作为口腔的一个原发区域,但大多数唇癌的临床表现更类似于皮肤癌,而不同于口腔黏膜癌。因此,在最新修订的美国癌症联合委员会(American Joint Committee on Cancer,AJCC)和国际抗癌联盟(International Union Against Cancer,UICC)分期系统(第8版)中,唇分为两个独立的区域(图7.2),唇红缘(dry vermilion),由角化的鳞状上皮覆盖,依据皮肤癌的标准分期。上、下唇相互接触的唇黏膜(wet vermilion)向口内延续为唇内黏膜(labial mucosa),含有小唾液腺,作为口腔的一个区域进行分期(图7.3)。唇其他常见的原发肿瘤有基底细胞癌,黑色素瘤和小唾液腺癌。唇软组织肉瘤极为罕见。

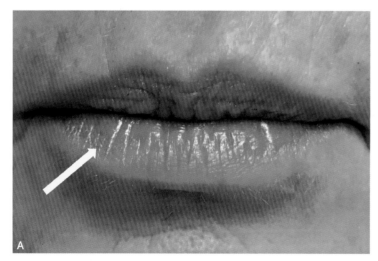
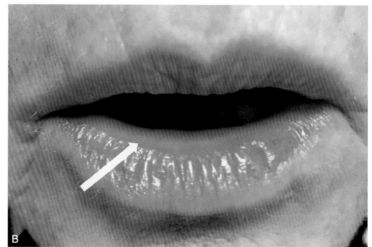

图7.2 (A)唇红缘(dry vermilion,箭头)和(B)唇黏膜(wet vermilion,箭头)的分界。

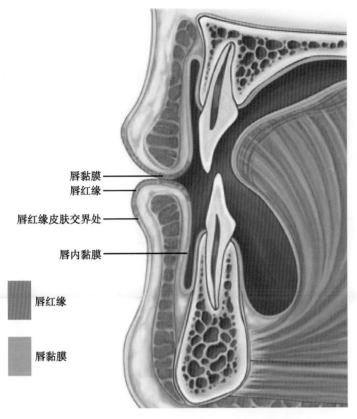

图 7.3　唇的矢状切面显示唇红缘（dry vermilion）和唇黏膜（wet vermilion）。

图中标注：
唇黏膜
唇红缘
唇红缘皮肤交界处
唇内黏膜

唇红缘
唇黏膜

评估

唇红缘的上皮癌具有特征性的外生菜花样或溃烂内生结节的外观，具有不同程度的深层肌肉浸润和表层皮肤、唇内黏膜的侵袭（图 7.4）。唇部小涎腺肿瘤表现为增长缓慢的皮下或黏膜下结节性肿块（图 7.5）。软组织肿瘤也表现为不同质地的皮下或黏膜下肿块（图 7.5）。血管瘤和淋巴管瘤的特点是质软似海绵，幼时即可发病（图 7.6）。唇红缘或唇黏膜的黑色素瘤通常是有色的，但也可能无色素沉着（图 7.7）。

病变可侵及部分或整个下唇、口角或同时侵及上、下唇

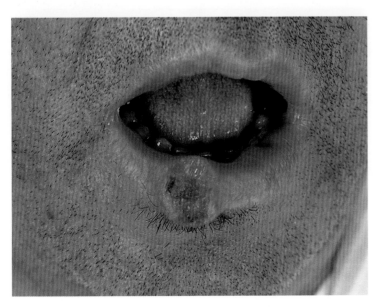

图 7.4　早期（T_1）下唇鳞状细胞癌。

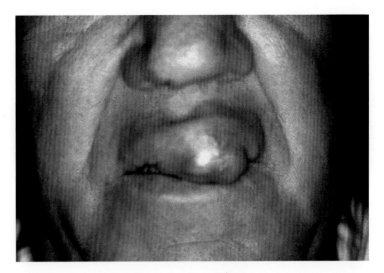

图 7.5　上唇小涎腺癌。

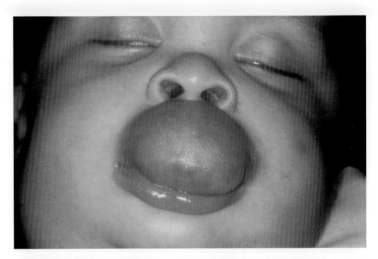

图 7.6　上唇淋巴管瘤。

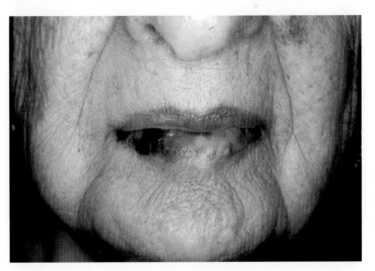

图 7.7　下唇恶性黑色素瘤。

（图 7.8～图 7.11）。许多分化良好的鳞癌与唇红缘不同程度的角化和白斑相关，这些病理改变应视为病变的一部分，术中应一并切除。

最新修订的唇红缘原发癌分期标准与皮肤癌相似，唇黏膜癌的分期标准与口腔黏膜癌相似（AJCC/UICC 第 8 版分期手册）。大多数患者为早期病变。只有 10% 的患者出现可触及的颈淋巴结转移。唇癌患者就诊时临床分期分布如图 7.12。

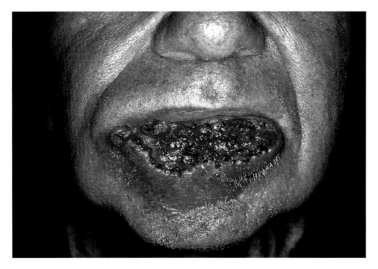

图 7.8　晚期下唇癌深度浸润软组织和皮肤。

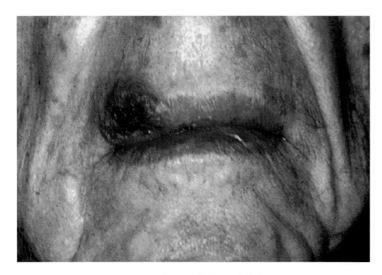

图 7.9　邻近口角的上唇鳞癌。

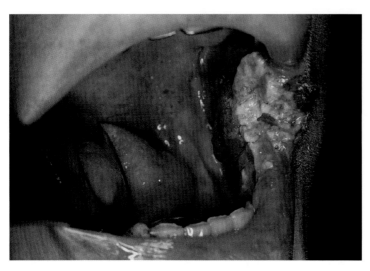

图 7.10　口角的外生菜花状癌。

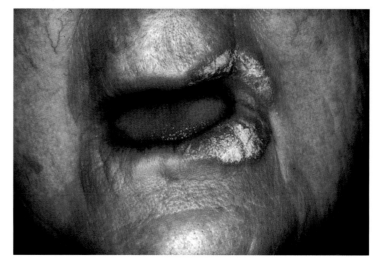

图 7.11　口角的角化鳞状细胞癌,侵及上、下唇。

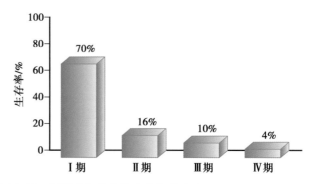

图 7.12　唇鳞状细胞癌临床分期分布(Memorial Sloan Kettering Cancer Center 数据)。

影像学

　　早期的唇肿瘤常不需影像检查,但是晚期的、特别是与邻近骨粘连的唇肿瘤需要影像检查评估骨的受侵程度。对于颏部及下唇皮肤麻木的患者,应高度怀疑下牙槽神经受侵,这最常见于嗜神经的肿瘤,如腺样囊性癌、黑色素瘤和鳞癌(图7.13)。详尽的下颌骨影像评估对治疗计划至关重要。下颌骨全景 X 线片可对骨和下颌管进行良好的初步评估(图

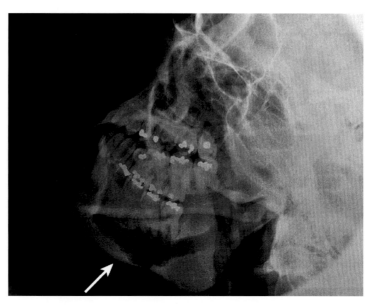

图 7.13　下颌骨斜位平片:下颌管受侵(箭头)。

7.14)。CT 或 MRI 可更精确地显示骨、下颌管及神经的受侵范围(图 7.15)。通过 MRI 中骨髓信号的改变评估骨侵袭,即正常的脂肪信号被肿瘤浸润呈现的浅灰色所取代(图 7.16)。T$_2$ 加权像中下牙槽神经信号增高提示神经受侵,图 7.16 所示肿瘤通过卵圆孔延伸至颅中窝。

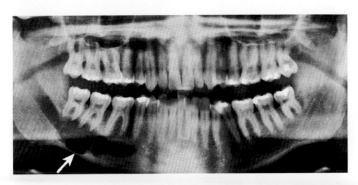

图 7.14　图 7.13 中同一患者的下颌骨全景 X 线片:下颌管中的下牙槽神经受侵(箭头)。

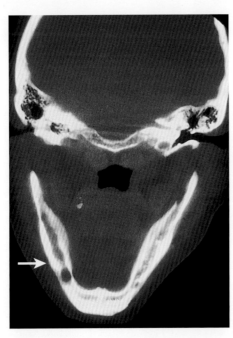

图 7.15　图 7.13 和图 7.16 中同一患者的下颌骨 CT:肿瘤侵犯下颌管(箭头)。

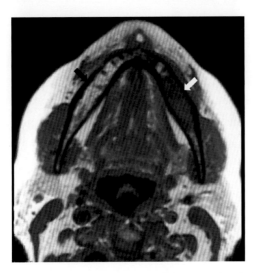

图 7.16　MRI 显示肿瘤侵犯骨髓。黑色箭头:骨髓正常脂肪;白色箭头:骨髓中的肿瘤。

治疗

治疗首要目的是长期控癌,同时保持口腔功能和唇的美观。小的唇原发肿瘤可通过手术切除或放疗得到很好的控制。手术切除小病灶,快速有效,基本不会造成美观或功能的缺陷。唇部放疗的远期后遗症包括皮肤和皮下肌肉组织萎缩,导致肿瘤原发部位凹陷。较大的病变需要有计划的手术切除和重建,注意外观、功能和保留唇剩余肌肉组织的神经和血供,以保持面部表情。唇有丰富的淋巴引流至区域淋巴结,但早期肿瘤的转移播散并不常见,因此,仅针对非常晚期的原发肿瘤才考虑选择性区域淋巴结清扫。

影响治疗选择的因素

影响初始治疗选择的因素与肿瘤和患者有关(框 7.1)。肿瘤因素包括 T 分期(尤其是 T$_4$ 肿瘤的骨侵犯)、组织学、唇红缘表面不典型增生的范围、唇部肌肉的浸润深度以及口角是否受累。

框 7.1　影响治疗选择的因素
肿瘤因素
原发肿瘤的大小(T 分期)
肿瘤的组织学
需切除的唇范围
用于重建的局部组织的可用性
重建手术的预期外观和功能结果
患者因素
年龄
一般身体状况
依从性
治疗的费用和方便性

在设计手术时,口腔功能的保留、张口的大小和美观是至关重要的因素。这些因素影响进食、讲话清晰度和面部表情。小的表浅病变可通过简单的楔形切除和一期修复进行治疗,可很好地保留唇功能和外观。较大的唇部病变有时修复较为困难。邻近皮肤、软组织和对侧唇的局部皮瓣通常可提供足够的组织,获得良好的功能和外观效果。侵及大部分唇或骨的更广泛的病变通常需要复合切除和游离皮瓣重建。

与患者相关的因素包括患者麻醉和手术安全的一般状况,特别是需要进行大面积复合切除和游离皮瓣重建时,患者的年龄是手术时考虑的重要因素。与年轻患者不同,老年患者的嘴唇松弛,较易一期闭合或局部皮瓣重建。

放疗

控制局部的早期唇上皮恶性肿瘤(如基底细胞癌和鳞状细胞癌),根治性放疗和手术同样有效。但是,放疗对黑色素瘤、小涎腺癌和软组织肉瘤无效。放疗作为最终治疗时,牙齿状态和患者的年龄是重要的考虑因素。

　　电子束外照射一般用于局限于皮肤和唇部软组织的病变,治疗剂量为6 600cGy,常规分割,每日200cGy,共33个疗程。不建议对早期肿瘤(T_1和T_2)进行选择性区域淋巴结放疗。仅植

入铱-192进行组织内照射,对范围局限的肿瘤也有同样的局部控制效果(图7.17~图7.19)。尽管放疗有很好的局部控制效果,但由于放疗的长期后遗症,不建议将放疗作为首选的治疗方法。皮肤干燥、软组织萎缩和原发部位的唇凹陷常导致长期效果欠佳。因此,仅在特殊情况下才建议放疗。

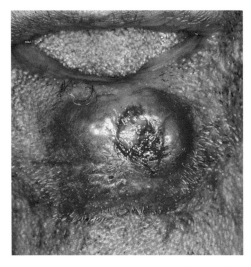

图7.17　下唇结节状鳞状细胞癌侵犯皮肤。

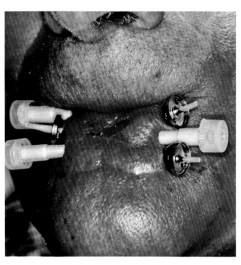

图7.18　植入铱-192进行组织内照射治疗。

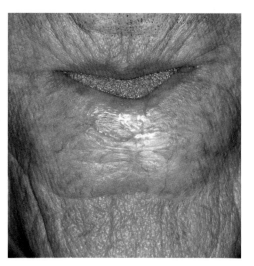

图7.19　治疗1年后的结果。

外科治疗

手术解剖学

　　上唇由双侧的上颌突和中央的额鼻突融合而成,形成了上唇的两侧和中央的上唇结节。由于上唇的两侧在胚胎发育时是分隔开的,上唇癌转移至对侧颈部是极其罕见的。下唇由双侧的下颌突在中线融合而成,下唇癌较易转移至对侧颈部。唇的血供来自上、下唇动脉和双侧面动脉的分支。唇动脉在口周形成动脉弓,唇一侧的病变接受来自内、外侧的血供。上、下唇的感觉神经分别来自三叉神经的分支:上颌神经和下颌神经。口腔的功能主要源于口轮匝肌,口轮匝肌与口角的提降肌群协同产生面部表情。在手术计划中,恢复口轮匝肌的闭唇功能是维持口腔功能的关键。口轮匝肌和口角提降肌群的运动神经来自面神经。唇的淋巴引流遵循可预测的转移模式。上唇外侧的淋巴首先引流至颊部、腮腺周围和下颌体浅面的面血管前淋巴结。下唇的淋巴首先引流至颏下区(Ⅰa)和颌下区(Ⅰb)淋巴结和下颌体浅面的面血管前淋巴结。下唇的淋巴管常越过中线,引流至对侧淋巴结,因此,双侧病变转移至Ⅰ区淋巴结并不少见,继而转移至Ⅱ区和Ⅲ区的颈深淋巴结。转移至Ⅳ区和Ⅴ区的病变非常罕见。

外科手术方法

　　唇肿瘤的手术根据修复缺损的方法分为:①切除,一期缝合;②切除,局部皮瓣重建;③切除,游离组织移植重建。上、下唇的局限性病变(T_1和T_2)很容易进行楔形切除和一期缝合修复,尤其是老年患者。口角的早期病变在修复时需特别

注意,避免形成圆形口角。由于病变大小或位置原因不适合一期缝合的缺损需用邻近皮肤和软组织或对侧唇的局部皮瓣进行重建。上、下唇或口角的较大缺损以及包括下颌骨或上颌骨在内的复合缺损,需用复合游离组织进行重建。

步骤

下唇

　　下唇V形切除。累及唇红缘和其深面肌肉的小且表浅的病变,可在局麻下行V形切除,外观和功能良好。唇红缘的自然皮纹沿口周径向分布(图7.20)。切口应沿皮纹设计,手术瘢痕与自然皮纹融合,获得满意的外观。图7.21所示患者鳞癌累及下唇皮肤和肌肉,深达黏膜下。计划对下唇进行全层贯穿V形立体切除(图7.22)。手术刀切开皮肤,保持皮肤的锐性切缘,便于唇红缘的准确对合。电刀完成其余手术操作以减少出血。术中必须仔细识别下唇动脉并结扎。切除病变后的全层贯穿缺损如图7.23所示。修复缺损时需仔细对位唇红缘。首先在唇红缘的黏膜皮肤交界处缝一根5-0尼龙线,对齐唇红缘。牵引此缝线,3-0铬肠线间断缝合肌层和皮下组织,再用3-0铬肠线从唇龈沟开始缝合黏膜至唇红缘。最后用5-0的尼龙线缝合皮肤和唇红缘。准确对齐唇红缘可获得满意的外观(图7.24)。

　　唇的片状切除。唇的片状切除主要的适应证是角化白斑、原位癌或表浅浸润癌,对于这些病变,可能需将整个唇红缘切除。如果病变仅局限于唇黏膜或唇红缘表面而无深层浸润,手术效果极好。唇红缘和唇黏膜小且表浅的病变可在局麻下行片状切除。大范围的唇片状切除和双蒂黏膜瓣修复唇红缘需在全麻下进行。图7.25所示过度角化伴表浅浸润的鳞癌累及80%的唇红缘,触诊病变无黏膜下肌肉浸润,拟行下

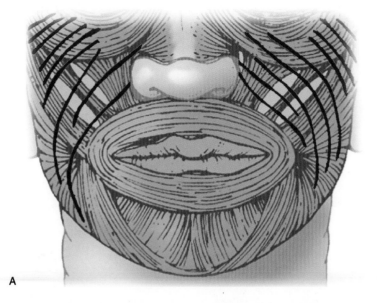

A

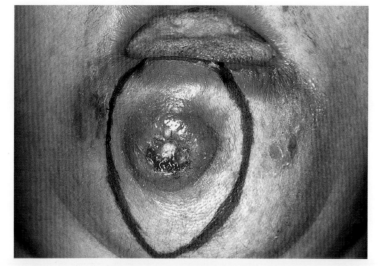

图 7.22　简单的 V 形切除。

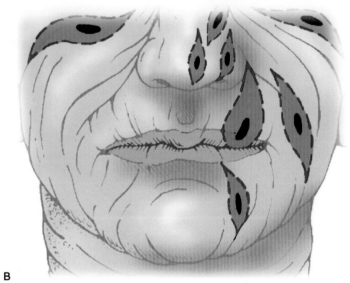

B

图 7.20　口周自然皮纹。A. 面部皮纹与深面表情肌垂直；B. 沿皮纹的梭形切口美容效果最佳。

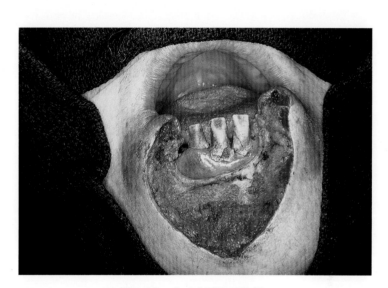

图 7.23　术后全层贯通缺损。

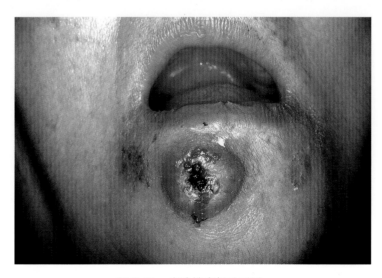

图 7.21　皮肤鳞癌侵及下唇。

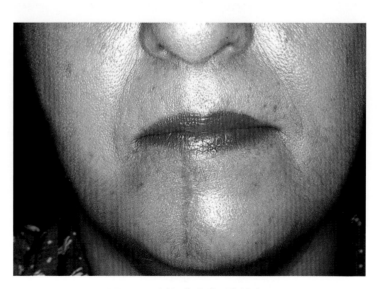

图 7.24　唇红缘准确对位缝合。

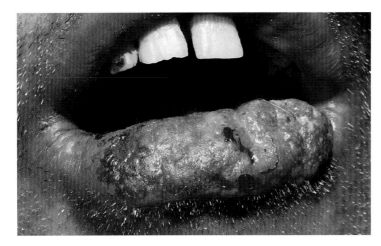

图 7.25   下唇角化表浅浸润的鳞状细胞癌。

唇片状切除,并切除少许肌肉。经鼻插管全麻下进行手术。广泛的唇片状切除可整块切除唇红缘的肿瘤。必须行切缘的冰冻检查,确保充分切除。

图 7.26 示手术缺损。将下唇黏膜自唇龈沟处向外上移,黏膜瓣通过双侧蒂保持血供(图 7.27)。唇黏膜以双蒂瓣的形式可在整个下唇范围内活动。于唇龈沟处做水平切口。双蒂黏膜瓣向前外推进覆盖缺损。用不可吸收线间断缝合唇黏膜和皮肤。准确对齐黏膜与剩余唇红缘对于修复再造下唇的外形至关重要(图 7.28)。旷置唇龈沟处双蒂黏膜瓣上移后的创面,待其二期愈合。患者术后 3 个月的下唇外观满意,保留了下唇和口腔的功能(图 7.29)。

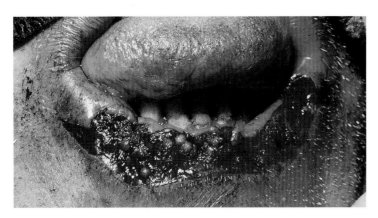

图 7.26   手术缺损。

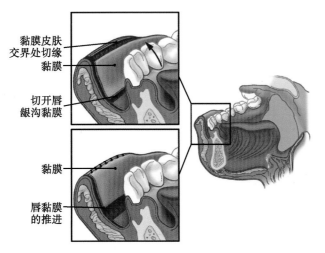

黏膜皮肤
交界处切缘
黏膜

切开唇
龈沟黏膜

黏膜

唇黏膜
的推进

图 7.27   双蒂唇黏膜瓣移位。

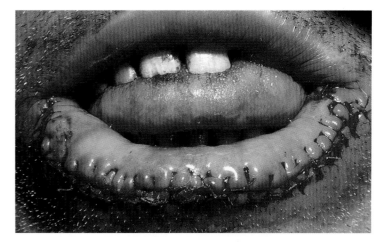

图 7.28   双蒂黏膜瓣与皮肤准确对齐。

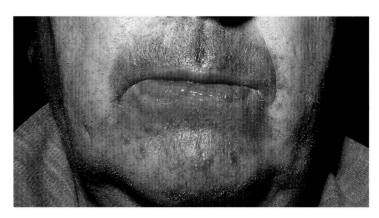

图 7.29   患者术后 3 个月的外观。

下唇癌的片状切除和 V 形切除。图 7.30 所示患者下唇右侧有一结节状浸润性鳞状细胞癌,大小约 1.5cm,同时伴有弥漫性黏膜白斑,累及下唇大部分的唇红缘。除了癌浸润部位的可触及的结节外,其余病变都很表浅。

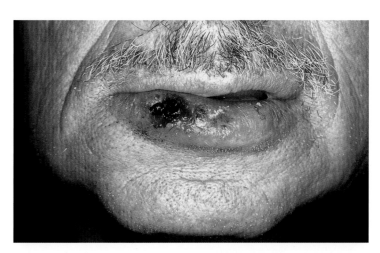

图 7.30   下唇结节状浸润性鳞状细胞癌。

这种病变需在结节的部位行 V 形切除和唇红缘的片状切除。图 7.31 示切口轮廓。手术可在局麻或全麻下进行。如果采用局麻,整个下唇需用含 1 : 100 000 的肾上腺素的 1% 利多卡因溶液浸润麻醉,切口画线应在局麻前标出。通常首选全麻,可以更好地控制手术过程,避免唇部黏膜皮肤交界处的变形。先做唇的片状切除:切口始于下唇左侧黏膜皮肤交界处,延伸至 V 形切口边缘,于下唇黏膜侧做同样的切口。用

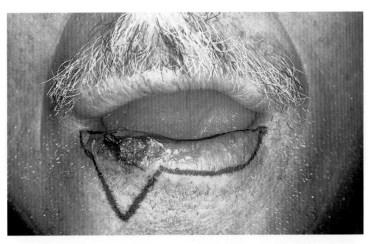

图 7.31 手术切口画线。

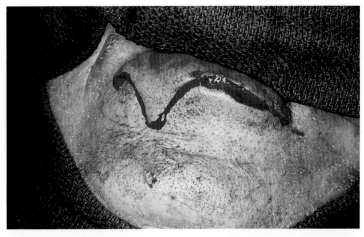

图 7.34 继续进行 V 形切除。

Frazier 吸引器头吸除血液,保持术野清洁。用 Adson 齿状钳自标本左侧提起,其余步骤用针式电刀电凝模式进行(图7.32)。在较浅的平面进行切除,尽可能少地切除深面的肌肉组织,确保标本的黏膜完整,没有"扣眼(buttonholes)"。

的过度牵拉,以免切除过多的唇部肌肉,造成术后局部凹陷畸形。

图 7.35 示手术缺损。于 V 形切除处两端结扎下唇动脉。送检切缘冷冻切片检查,确保手术切除充分。仔细彻底止血,避免术后出血和血肿。

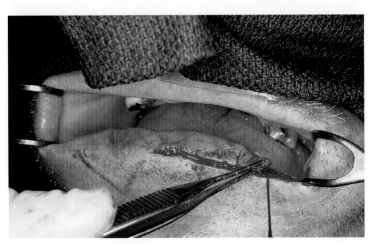

图 7.32 手术从片状切除开始。

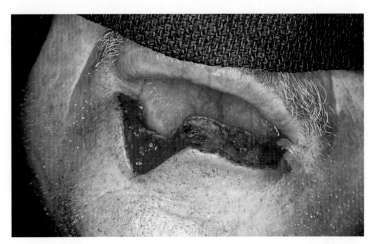

图 7.35 手术缺损。

向右切除标本的过程中,保持切除标本厚度一致,直至 V 形切口(图7.33)。电凝确切止血,出血点通常来自真皮和黏膜缘。

15 号刀片按术前标记的 V 形画线切开皮肤,直至接近右侧口角,完成唇黏膜的切开(图7.34)。电刀完成余下的切除。在 V 形部位,贯穿全层楔形切除下唇,包括深层的肌肉和唇内侧面的黏膜。下唇动脉通常易于辨认,钳夹后结扎,减少出血。避免标本

在下唇 V 形缺损两端的唇红缘处缝一根细尼龙线,开始闭合手术缺损。预置缝线并拉紧,但不打结,这样可使唇红缘对合整齐,避免修复后的凹陷畸形。牵拉皮肤缝线使缺损两侧靠近,准确对位缝合肌肉。关闭肌肉层后,就完成了口腔的重建(图7.36)。

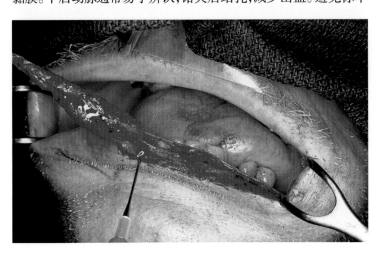

图 7.33 在黏膜下平面继续分离。

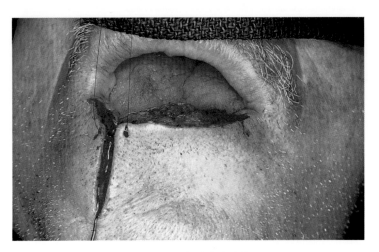

图 7.36 肌肉层准确对位。

开始下唇黏膜的游离,重建唇红缘(图 7.37)。张开口腔,用 Richardson 拉钩拉开双侧口角暴露唇龈沟。如图所示,用电刀在唇龈沟做一切口。切开唇龈沟黏膜时,牵拉下唇,保持唇黏膜张力,便于黏膜自牙龈和下唇分离。

用 Adson 镊夹持唇黏膜上缘,电刀在双蒂黏膜瓣的黏膜下分离(图 7.38)。黏膜下平面解剖需仔细,皮瓣过薄则黏膜出现扣眼,皮瓣过厚则会切除过多的下唇肌肉。准确的解剖平面应是在保持肌层完整的情况下,使小涎腺组织保留在黏膜瓣上(图 7.39)。将沿唇龈沟黏膜切口全长形成的整个黏膜瓣向前移动,即形成了下唇双蒂黏膜瓣。

充分游离下唇黏膜瓣,将其上移并外翻以修复唇红缘(图 7.40)。如果黏膜瓣张力过大,需继续游离两侧口角附近的黏膜蒂,直至黏膜外翻满意。在将黏膜与皮肤(手术缺损处)缝合前,必须确切止血。用不可吸收缝线将黏膜瓣与皮肤单层缝合(图 7.41)。仔细将黏膜和皮肤缝合,修复新的唇红缘黏膜与皮肤交界处。缝合时,在手术缺损的两边,可能需要对黏膜进行修整。

下唇黏膜修复了整个唇红缘。最后,用不可吸收线间断缝合 V 形切口处皮肤。口内唇龈沟黏膜缺损旷置,待二期愈合。

图 7.42 所示手术标本为完整剥离的下唇黏膜与 V 形切

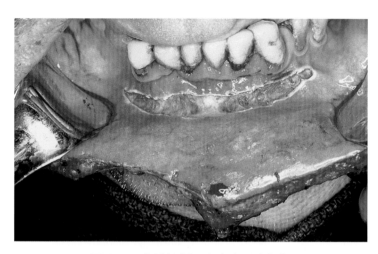

图 7.37　在唇龈沟切开,牵移下唇黏膜。

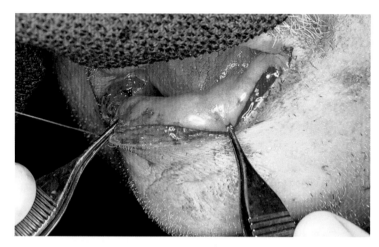

图 7.40　充分游离下唇双蒂黏膜瓣修复唇红缘。

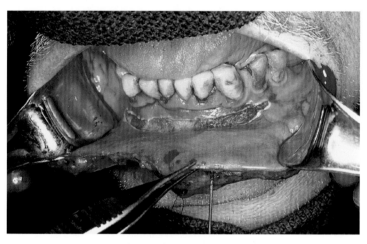

图 7.38　黏膜下分离。

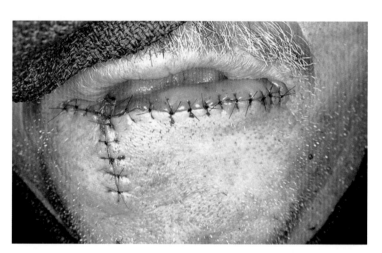

图 7.41　完成皮肤和黏膜的缝合。

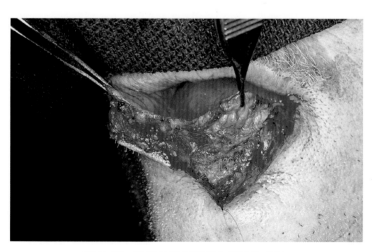

图 7.39　准确的解剖平面在肌层的表面。

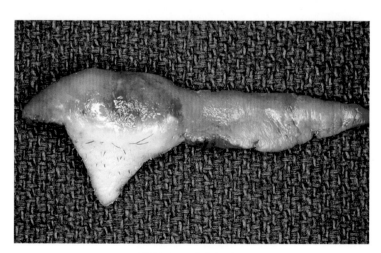

图 7.42　手术标本。

除的浸润癌。术后 8 周患者闭口时下唇和口角外形完全恢复正常(图 7.43)。仅在 V 形切口部位有一垂直线形瘢痕。张口时,黏膜皮肤的缝合线明显(图 7.44)。保留了下唇,满意地修复了唇红缘。下唇肌肉的准确对位避免了 V 形切口处的凹陷畸形,口角功能完好。

下唇切除和 Abbe-Estlander 皮瓣修复。当下唇或上唇切除宽度超过 30% 时,需从对侧唇转移皮瓣进行修复(图 7.45)。切除大约三分之二的下唇后,可从上唇转移相当于手术缺损一半的组织进行修复。Abbe 将该技术用于上唇修复,Estlander 将之用于下唇修复。

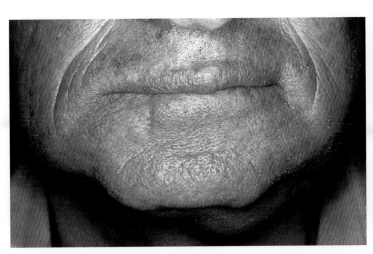

图 7.43 患者术后 8 周外观。

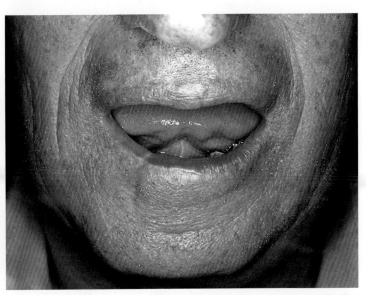

图 7.44 皮肤黏膜缝合线显示新的唇红缘。

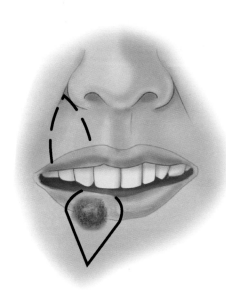
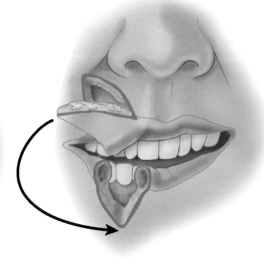
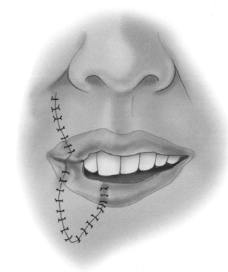

图 7.45 用 Abbe-Estlander 皮瓣修复下唇缺损的示意图。

图 7.46 所示较大的鳞状细胞癌侵及超过 40% 的唇红缘和下唇的邻近皮肤。计划全层切除下唇的唇红缘、邻近皮肤和深面的肌肉及黏膜。用右侧以上唇动脉为蒂的 Abbe-Estlander 皮瓣修复。皮瓣的切口深达唇全层,止于黏膜皮肤交界处,保护蒂部的上唇动脉(图 7.47)。将皮瓣向下旋转修复手术缺损。全层切除下唇病变。切缘送冷冻切片检查,确保切除充分。手术缺损如图 7.48 所示。上唇左侧 Abbe-Estlander 皮瓣以其内侧的上唇动脉为蒂。在皮瓣血管蒂的下内侧、近唇红缘处解剖时应特别小心,以保持上唇动脉的完整(图 7.49)。皮瓣的设计要比手术缺损小一些,尽量减少供区缺

损,同时又可修复下唇较大的缺损。修复缺损时,先缝合楔形缺损的下部尖端,然后嵌入皮瓣,注意准确对齐唇红缘。如图 7.50 所示,对黏膜、肌肉和皮肤进行三层缝合。皮瓣的血管蒂仍在上唇。患者术后约 2 周的外观显示皮瓣血供良好,血供来自上唇的蒂部和缺损愈合边缘的新生血管(图 7.51)。术后 3~4 周将桥蒂分开,适当修整唇红缘,确保缝合美观。患者术后约 1 年的外观良好,功能满意,保留了张口的尺寸,实现了较大缺损的全层修复(图 7.52)。

下唇及口角切除、Abbe-Estlander 皮瓣修复。图 7.53 示一老年男患的下唇鳞癌深度浸润,累及肌肉和邻近唇红缘,需

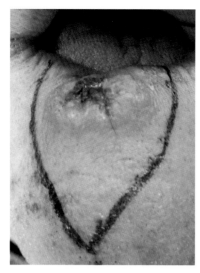

图 7.46　侵及超过 40% 唇红缘及下唇邻近皮肤的较大鳞癌的切口标记。

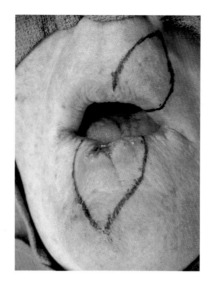

图 7.47　旋转以上唇动脉为蒂的 Abbe-Estlander 皮瓣修复缺损。

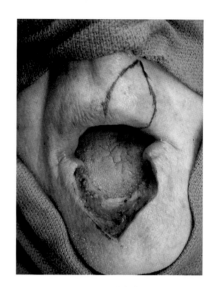

图 7.48　手术缺损。

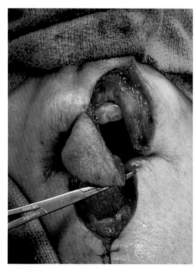

图 7.49　在皮瓣右侧近唇红缘处仔细保留上唇动脉。

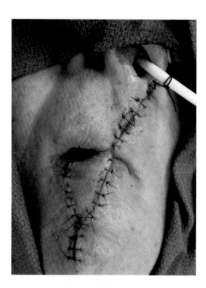

图 7.50　完成黏膜、肌肉和皮肤的三层缝合。

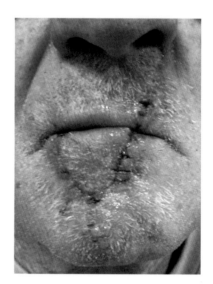

图 7.51　患者术后 2 周外观。

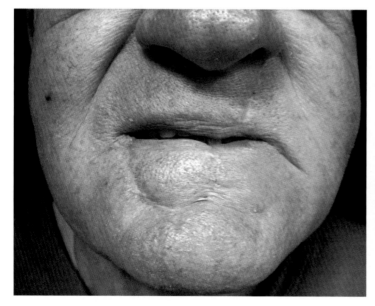

图 7.52　患者术后约 1 年的外观。

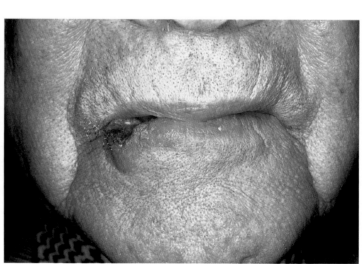

图 7.53　老年男性患者，下唇深层浸润的鳞癌。

切除接近一半的下唇。张口时可见病变未侵及右侧口角,因此口角不需特别处理(图 7.54)。

下唇切口设计已标出(图 7.55)。注意 V 形切口要保证受累部分的充分切除,同时切除部分皮肤和深层肌肉。深层浸润的肿瘤各边缘均需 1cm 的切缘。全层切除标本,使切除的黏膜和皮肤的三角形相似。Abbe-Estland 皮瓣修复的原则是,三角形皮瓣底部的宽度是三角形手术缺损底部宽度的一半。如此,受体唇和供体唇"共享(share)"手术缺损,保持相对相等的宽度,以保持上、下唇之间的平衡。皮瓣标记在同侧上唇,但也可从上唇的另一侧获取皮瓣。切口缝合的长轴与口腔周围放射状的皮纹一致。15 号手术刀切开皮肤和黏膜,其余步骤用电刀完成。楔形切除包括深层肌肉在内的全层组织。切除过程中,避免对标本过度牵拉,否则切除过多的下唇肌肉,将出现凹陷畸形。

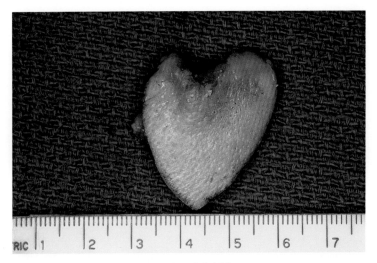

图 7.56　手术标本。

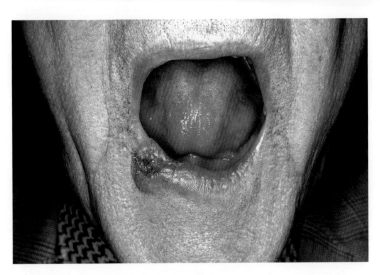

图 7.54　病变邻近右侧口角。

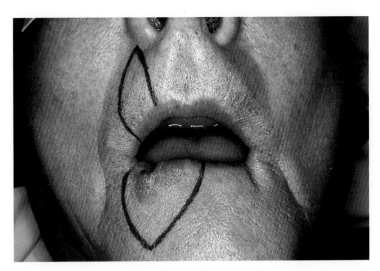

图 7.55　标记切口。

图 7.56 示下唇的贯穿切除。切缘送冷冻切片检查确保切除充分。

沿上唇标记的 Abbe-Estlander 皮瓣切口切开皮肤。外侧切口由唇红缘向上至皮瓣顶端,穿透肌层和黏膜(图 7.57)。切开皮瓣内侧缘时需特别谨慎,由皮瓣顶端开始切开、止于底部(即唇红缘),避免损伤上唇动脉。在皮瓣向唇红缘扭转过

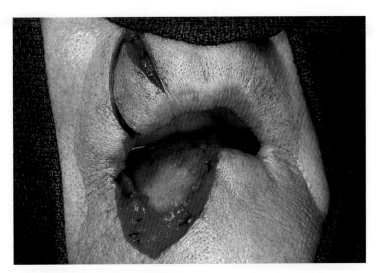

图 7.57　翻起以上唇动脉为蒂的全厚皮瓣(蒂在内侧)。

程中,最好用止血钳分离上唇的肌肉组织,并用剪刀将肌纤维逐一剪断。找到上唇动脉,直视下将动脉周围的肌纤维切断,但需保持唇红缘黏膜的连续性。皮瓣的蒂包括唇动脉及其伴行静脉、动脉与唇红缘之间的肌肉组织和黏膜。皮瓣内侧的唇黏膜也需切开(由皮瓣顶端至唇红缘)。

如此,完成了 Abbe-Estlander 皮瓣的转移,皮瓣血供来自与上唇相连的细蒂(图 7.58)。将皮瓣旋转 180° 填充下唇缺损。将皮瓣对合于缺损时,先准确对合皮瓣和唇红缘。于 Abbe-Estlander 皮瓣和下唇缺损的唇红缘处进针引线(图 7.59),拉紧、牵拉,将皮瓣准确置于缺损中。皮瓣肌层和下唇肌层用 3-0 铬肠线间断缝合。在皮瓣右侧缘和靠近口角处的下唇肌肉缝合时,需特别谨慎,避免损伤皮瓣蒂中的唇动脉。

下唇肌层缝合后,缝合上唇供区缺损(图 7.60)。先用铬肠线间断缝合黏膜,再用 3-0 铬肠线间断缝合肌层。因仍有皮瓣的蒂附着,不可能准确对位缝合唇红缘,尽可能准确地缝合皮肤,避免口角和唇红缘的偏差。

用 5-0 尼龙线间断缝合上、下唇皮肤切口(图 7.61)。用铬肠线将皮瓣黏膜和下唇黏膜缝合。皮瓣通过蒂与上唇相连,上、下唇之间留有桥蒂。必须提醒患者注意此桥蒂,以免患者在术后初期损伤皮瓣蒂。因张口受限,患者仅能进流食。约 1 周后拆除皮肤缝线。术后初期,皮瓣常因静脉淤血而发

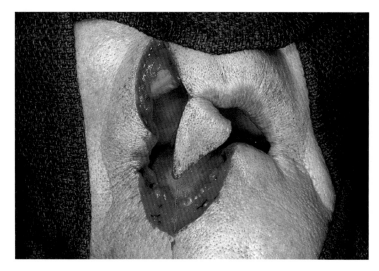

图 7.58 Abbe-Estlander 皮瓣旋转填充缺损。

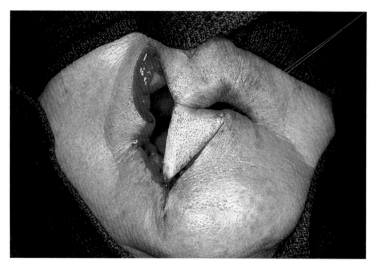

图 7.59 细尼龙线缝合唇红缘。

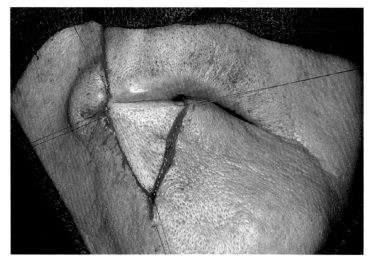

图 7.60 将皮瓣、下唇肌层缝合,并将供区肌层缝合。

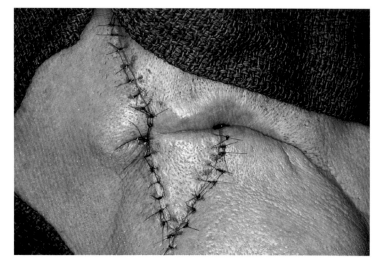

图 7.61 缝合皮肤切口。

蓝发暗。但是只要存在毛细血管充盈,皮瓣就能存活。图 7.62 示患者术后约 3 周的情况。上唇供区皮肤切口愈合良好,几乎无明显瘢痕。皮瓣安置良好,充分填充缺损,修复了下唇和口的外形。患者张口时,Abbe-Estlander 皮瓣的桥蒂明显,显示皮瓣与唇红缘黏膜相连续(图 7.63)。

于口角和桥蒂之间插入一小木棒,可见皮瓣血管蒂源于

上唇(图 7.64)。约 3 周后,皮瓣新生血管循环已建立,可切断桥蒂。断蒂前,必须检查皮瓣血运,用止血钳或橡胶带压迫桥蒂。如果皮瓣变蓝,推迟断蒂。压迫蒂部,皮瓣会轻度褪色。如有毛细血管的褪色,则可安全断蒂。

断蒂相对简单,可在局麻下进行。于桥蒂下经口腔侧开口插入一把血管钳(图 7.65)。手术刀切断桥蒂,将上唇从下

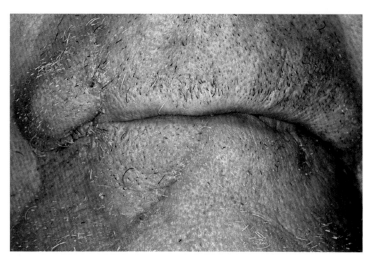

图 7.62 患者术后 3 周外观。

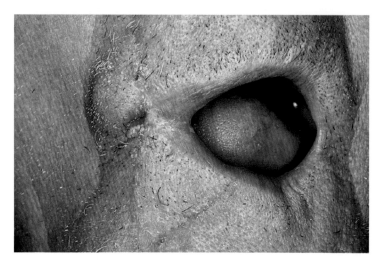

图 7.63 Abbe-Estlander 皮瓣的桥蒂。

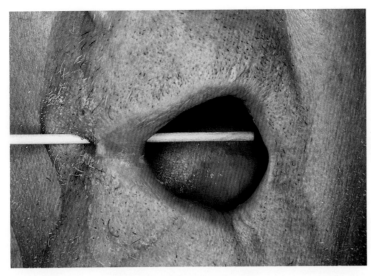

图 7.64　桥蒂血供来自上唇。

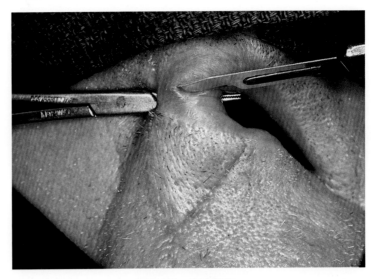

图 7.65　分开桥蒂。

唇附着处分开。术中出血的唯一来源为唇动脉,将其钳夹结扎。分别于上、下唇断蒂处行小的楔状切除并修整,以便一期缝合(图 7.66)。上、下唇红缘的准确缝合对获得最佳外观至关重要(图 7.67)。虽然口腔有所变小,但该皮瓣的应用保留了唇的对称性和功能,修复了唇外形。

当口角连同下唇肿瘤必须一起切除时,可用无桥蒂的 Estlander 皮瓣修复,但口角会变圆,需二期修复。当切除上唇病变时,可反向使用 Abbe-Estlander 皮瓣,皮瓣从下唇旋转。

Karapandzic 皮瓣修复。Karapandzic 皮瓣是切除下唇中部 80% 以上而两侧口角附近完整时理想的修复方法。图 7.68 为 Karapandzic 皮瓣的示意图。Karapandzic 皮瓣修复的原则是将鼻唇区下部的皮肤、肌肉和黏膜游离后,向中线移位,皮瓣旋转时,保留口轮匝肌的神经支配和血供。因此,掀翻皮瓣的切口需将皮肤和口轮匝肌表面的皮下组织和其深面的黏膜、黏膜下组织切开,仅保留肌肉本身的完整性和其神经支配及血供。皮肤切口在唇红缘下约 2cm,包含口轮匝肌的整个宽度。黏膜切口在唇龈沟。

图 7.69 示患者下唇中部 2/3 的浸润性鳞癌,肿瘤沿唇红缘向两侧延伸,距双侧口角数毫米。肿瘤切除后形成从唇红缘到唇龈沟的全层缺损,约占下唇中部的 80%。

图 7.70 示下唇病变切除及 Karapandzic 皮瓣修复的切口设计。皮瓣的外侧切口沿鼻唇沟皮纹,需根据每个患者鼻唇沟皮纹的位置进行调整。

三维立体切除下唇病变。切缘送冷冻切片检查确保切除充分。手术刀切开 Karapandzic 皮瓣的皮肤切口(图 7.71)。用电刀在口轮匝肌表面仔细游离皮肤和皮下软组织(图 7.72)。避免切断肌纤维,保留口轮匝肌的神经支配及血供,以保持口腔功能。将皮瓣两侧皮肤和皮下组织充分游离后,在唇龈沟两侧切开黏膜,仔细保留口轮匝肌的完整(图 7.73)。黏膜切口的长度必须足够长,以保障两侧皮瓣可向中线移动,在中线处缝合。修复缺损时,首先用 5-0 尼龙线准确缝合唇红缘,再将下唇横断的切缘在中线处垂直缝合。牵引缝合皮瓣便于缝合两侧 Karapandzic 皮瓣的肌肉层,再缝合下唇两侧的皮肤和黏膜(图 7.74)。然后准确缝合两侧皮瓣、下颌和鼻唇区的皮肤切缘,恢复鼻唇沟的外观(图 7.75)。患者术后约 3 个月,下唇缺损修复良好,外形改变很小,口腔功能满意(图 7.76)。

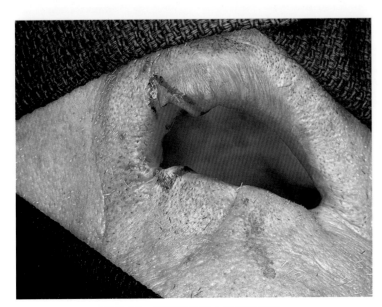

图 7.66　于断蒂处行小的楔形切除。

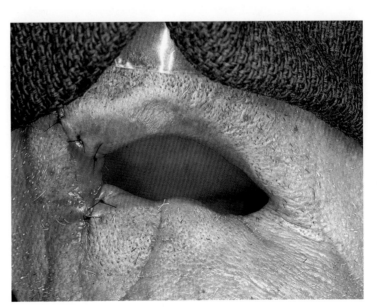

图 7.67　唇红缘的准确缝合对获得满意外观至关重要。

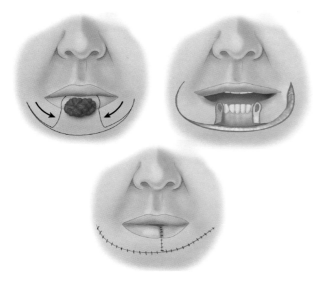

图 7.68　Karapandzic 皮瓣重建示意图。

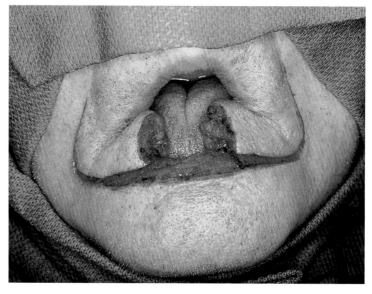

图 7.71　肿瘤切除后，完成 Karapandzic 皮瓣的皮肤切口。

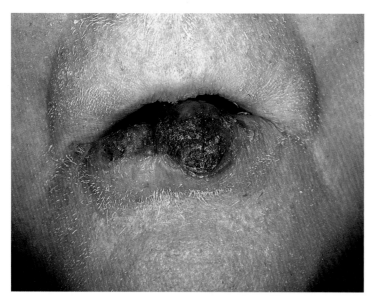

图 7.69　巨大的下唇浸润性鳞癌。

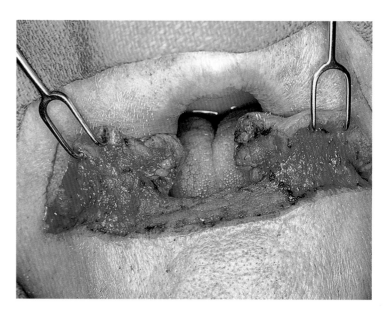

图 7.72　沿皮下口轮匝肌的表面掀翻皮瓣。

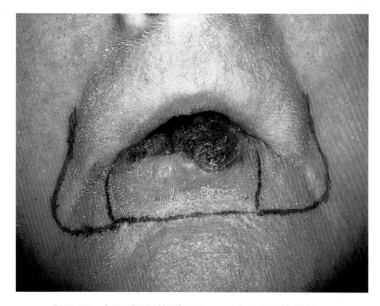

图 7.70　标记出下唇切除和 Karapandzic 皮瓣修复切口。

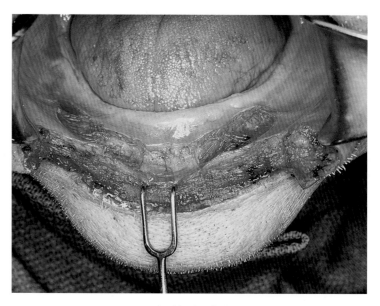

图 7.73　在唇龈沟两侧切开黏膜。

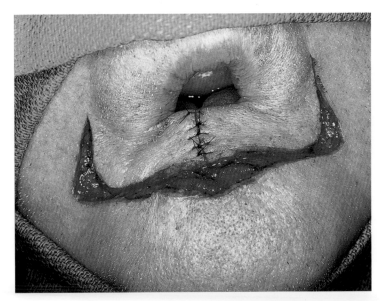

图 7.74 完成下唇黏膜、肌肉和皮肤的缝合。

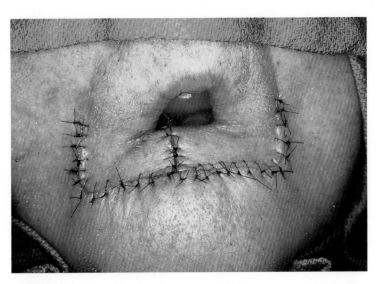

图 7.75 供区缺损分两层缝合。

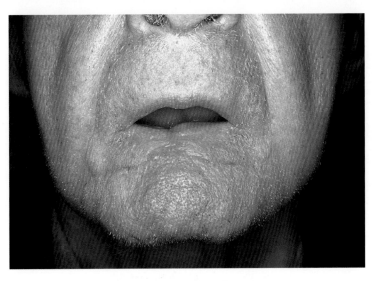

图 7.76 患者术后 3 个月的外观。

下唇 Bernard 皮瓣修复。肿瘤过大而无法用 Abbe-Estlander 或 Karapandzic 皮瓣修复的缺损,可以使用下唇 Bernard 皮瓣。切除整个下唇和下颌皮肤,缺损由侧面的颊部皮瓣闭合,形成新的下唇。为恢复口角形态,避免形成鱼嘴畸形,需

从上唇两侧切除三角形的皮肤,保留黏膜,重建新的唇红缘(图 7.77)。该术式的显著优点是在一次手术中重建整个下唇,恢复了口腔的功能。明显的缺点是口腔开口变小和唇部"永久微笑(permanent smile)"畸形,特别是对无牙的患者。

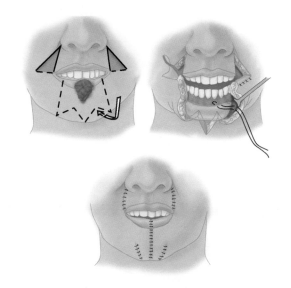

图 7.77 切除、修复设计。

图 7.78 所示为全下唇受侵的原发鳞癌患者,肿瘤侵及下颌上部的皮肤和软组织。手术切除区域如图 7.79,行鼻唇沟附近的上唇楔形皮肤切除,推进 Bernard 皮瓣修复下唇。切除肿瘤,切缘送冷冻切片检查确保切除充分。

图 7.80 示全层切除近 7/8 的下唇。切除下唇一直到唇龈沟。整块切除下颌的大部分皮肤及深面的软组织和原发肿瘤。

切除下颌大部分的皮肤时,切口设计十分重要,以便推进皮瓣,满意地闭合切口。一般首选矩形切口,以利闭合。此外还有其他切口,如双三角切口等,有助于颊部皮瓣的对合和下颌的修复。

于两侧鼻唇沟切开三角形皮瓣的皮肤及皮下组织。三角形底(自口角向上至鼻唇沟)的长度取决于颊部皮瓣向中线游离的宽度。三角形皮肤切开后,切开三角形内侧面的黏膜,将

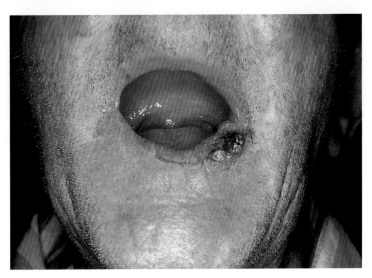

图 7.78 侵及全下唇的原发鳞癌。

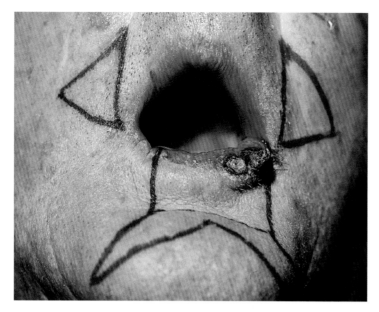

图7.79 切除和重建的标记。

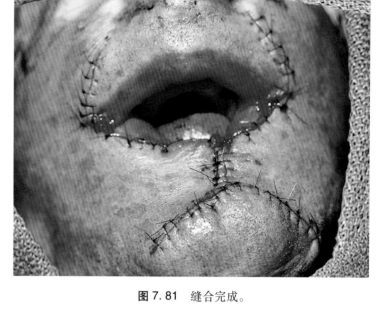

图7.81 缝合完成。

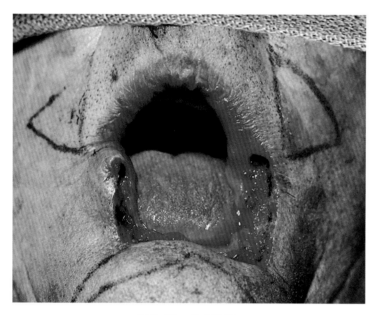

图7.80 手术缺损。

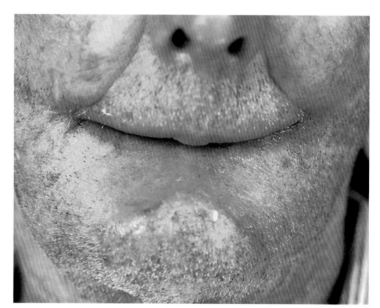

图7.82 患者术后3个月的外观。

上唇三角黏膜瓣向内推移至中线。切开唇龈沟两侧,将两侧颊部皮瓣向中线推移。适当楔形修整后的下颌皮瓣与颏部三角形皮瓣的顶点在缺损中心良好地对位缝合。用铬肠线间断缝合两侧唇部肌肉。上唇的三角形黏膜向下翻转形成新的唇红缘。于唇龈沟下方缝合黏膜切口。两侧口角处的上唇全层三角形皮瓣分三层缝合。图7.81示缝合完成。

患者术后3个月的外观显示重建的下唇恢复了口腔大小和唇红缘(图7.82)。

下唇、颏和下颌体的复合切除及游离皮瓣重建。伴有颏部皮肤和下颌骨受侵的下唇原发癌或复发癌整块切除后,需即时修复下颌骨、颏部皮肤和下唇,恢复面部轮廓和口腔功能。图7.83为一复发的下唇癌患者,肿瘤侵及颏部皮肤和深部的下颌体。为彻底切除复发的肿瘤和区域淋巴结,需行下唇、颏部皮肤和下颌体的整体切除,以及双侧肩胛舌骨肌上淋巴结清扫。该患左颈Ⅰ区面血管前可触及一转移淋巴结,但

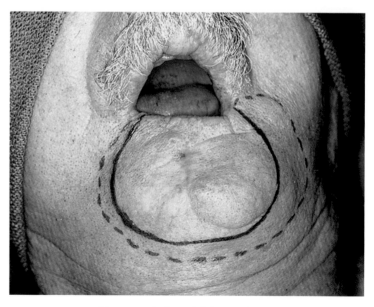

图7.83 复发下唇癌侵及下颌骨。

因复发癌侵及整个下唇,须行双侧颈清扫。肿瘤切除后,形成下颌骨双侧残端、软组织和皮肤的缺损(图 7.84)。手术标本前面观显示广泛切除的颏部皮肤和整个下唇以及一并切除的颏下淋巴结和肩胛舌骨肌上淋巴结(图 7.85)。标本后面观显示整块切除的下颌体、下唇肿瘤和颏下三角的软组织(图 7.86)。

　　前臂微血管复合骨皮瓣是修复下颌骨缺损的理想选择,为颏部和下唇的修复提供了良好的组织。该复合皮瓣的骨部分由桡骨下半组成,为这个无牙的患者提供了足够的骨以修复缺损。下颌骨经历两次截骨,截骨节段不能进行稳定的骨修复,需用 AO 钛板固定,以重建下颌体。复合皮瓣的皮肤部分可覆盖颏部,充足的软组织可恢复颏部轮廓。折叠皮瓣形成下唇,将皮瓣边缘与残余上唇口角缝合。也可选用两个微血管游离皮瓣进行修复,用肩胛骨或腓骨游离瓣修复骨缺损,用前臂游离皮瓣修复皮肤缺损。患者术后约 2 个月的外观显示颏部轮廓及下唇修复满意(图 7.87)。患者侧面观显示颏部前突恢复(图 7.88)。这样复杂的修复重建需详细的术前计划以获得满意效果。

　　下唇切除联合下颌骨节段性切除和游离皮瓣重建。下唇的某些恶性肿瘤具有嗜神经性,肿瘤沿颏神经延伸进入牙槽管,最常见有此行为的上皮恶性肿瘤是鳞状细胞癌和黑色素瘤。小唾液腺肿瘤中的腺样囊性癌具有特殊的嗜神经扩散倾向。对于晚期唇癌患者或颏部皮肤麻木的患者应进行适当的影像检查以评估是否有沿下牙槽管的神经侵犯。没有影像异常不能排除肿瘤的侵犯,但影像存在异常即证实肿瘤的扩散,这有助于制订外科治疗计划。

　　图 7.89 所示患者右侧下唇黏膜鳞癌穿透整个唇并侵及皮肤。患者诉右侧颏部皮肤麻木。口腔和下颌骨的 CT 清晰显示了下颌骨外侧皮质的软组织病变和受累的皮肤(图 7.90)。CT 骨窗显示下颌骨右侧颏孔扩张,肿瘤在下颌骨松质部沿牙槽管延伸(图 7.91)。计划彻底切除下唇、下颌大部分皮肤并节段性切除下颌骨(图 7.92)。下颌骨的切除范围包括整个骨内的下牙槽神经。离断下颌骨,前至颏孔,后至下颌孔上方的下颌升支。在下颌神经发出舌神经后的

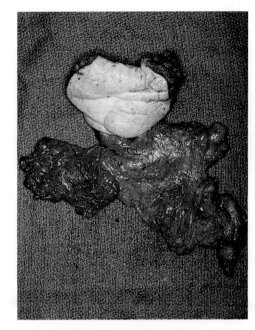

图 7.85　手术标本前面观。

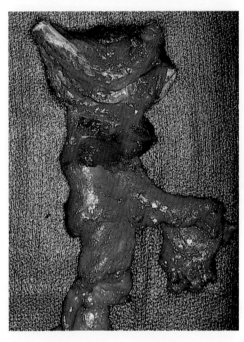

图 7.86　手术标本后面观。

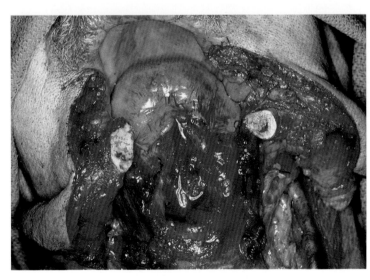

图 7.84　手术缺损。

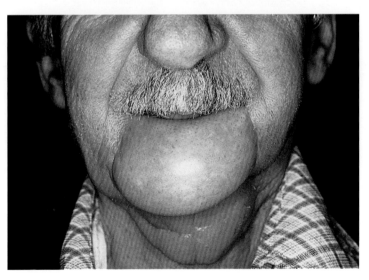

图 7.87　患者术后 2 个月的外观。

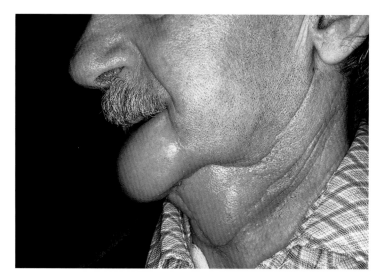

图 7.88 患者面部的侧面观。

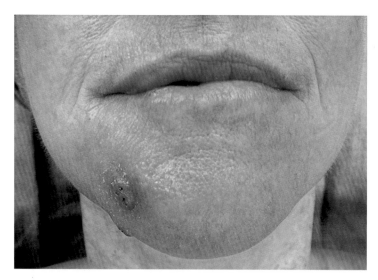

图 7.89 右侧下唇黏膜面的鳞状细胞癌,贯穿唇的全层,累及皮肤。

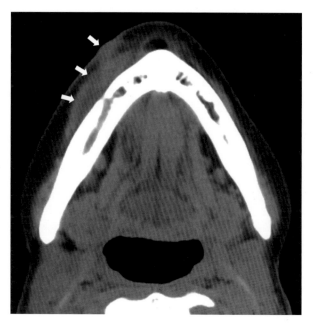

图 7.90 口腔和下颌骨的 CT 示下颌骨外侧皮质表面的软组织病变,累及皮肤(箭头)。

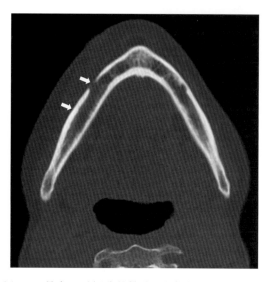

图 7.91 CT 骨窗显示颏孔的扩张,肿瘤在下颌骨右侧松质部沿下牙槽管延伸。

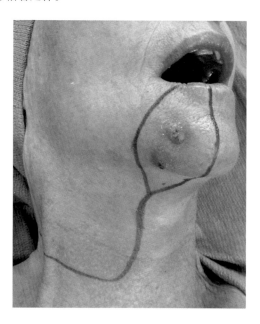

图 7.92 切除下唇、下颌皮肤和改良颈清扫的切口标记。

部位切断下牙槽神经。手术标本侧面观显示右侧下颌骨及颏孔表面的大块软组织和皮肤(图 7.93)。手术标本沿矢状面切开,显示扩张的下颌管和沿牙槽管延伸的嗜神经性肿瘤(图 7.94)。

用复合游离腓骨皮瓣修复这种复杂的缺损。患者术后行放疗。手术后约 2 年,患者的外观和功能良好(图 7.95)。

上唇

鼻唇皮瓣修复上唇。上唇皮肤和软组织的缺损最适用蒂在下的鼻唇皮瓣修复。这种轴型皮瓣非常可靠,为修复上唇缺损提供了足够的皮肤和软组织,但其明显的缺点是不能恢复上唇的肌肉运动,遗留永久的功能障碍,但是外观良好。鼻唇皮瓣修复上唇全层切除后的缺损是不理想的。

图 7.96 为上唇侧面复发的皮肤基底细胞癌患者。曾对病灶行电干燥法和刮除术。病变侵及深部软组织,但未侵及上唇肌肉。病变下界近唇红缘,内上至鼻翼沟。

图 7.97 示切除和修复的切口设计。鼻唇皮瓣游离的长度应长于实际需要的长度,以便无张力修复,供区缺损缝合后,面部几乎不变形。

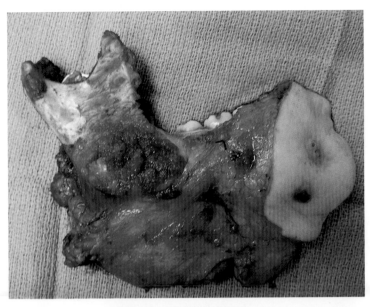

图 7.93　手术标本侧面观。

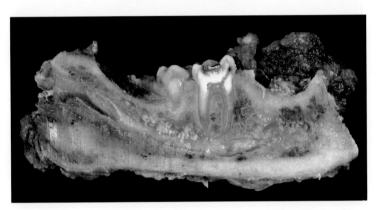

图 7.94　手术标本沿矢状面切开,显示扩张的下颌管和沿牙槽管延伸的嗜神经性肿瘤。

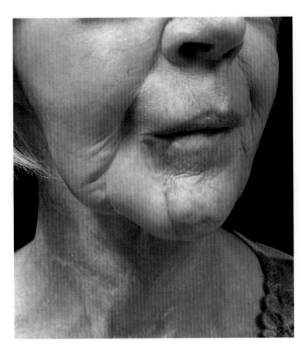

图 7.95　患者术后约 2 年的外观。

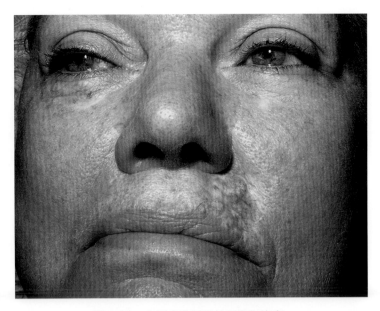

图 7.96　上唇皮肤复发的基底细胞癌。

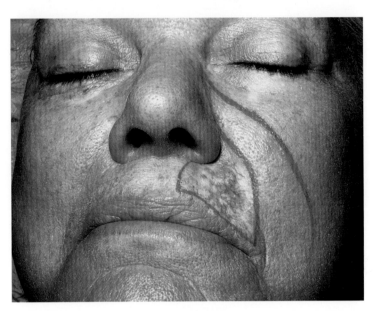

图 7.97　切口标记。

切除病变后,缺损深达上唇肌肉(图 7.98)。将鼻唇皮瓣向下内旋转填充缺损。游离颊部皮肤,一期缝合供区缺损。用 3-0 铬肠线间断缝合皮下组织,5-0 尼龙线缝合皮肤(图 7.99)。患者术后约 1 年的外观显示鼻唇瓣修复上唇皮肤缺损的效果非常满意(图 7.100)。供区缺损愈合良好。为获得满意的效果,可能有必要对侧方瘢痕进行轻微的修整,并移除部分脂肪。修复的唇和唇红缘轮廓基本正常。

上唇切除和单侧 Burrows 三角修复。图 7.101 所示患者汗腺癌侵及上唇左侧及邻近皮肤和皮下软组织。切除范围自中线右侧至左侧口角内侧 1cm 的全层上唇。图 7.102 示肿瘤切除后的缺损。切缘送检冰冻检查确保切除充分。沿左侧鼻唇沟皮纹和鼻翼沟标记 Burrows 三角和颊部皮肤修复上唇的切口。切除 Burrows 三角的皮肤和软组织,于左侧颊部切开皮肤,游离皮下软组织,保留口轮匝肌(图 7.103)。将上唇左侧残余部向中线牵拉,游离左颊部软组织,满意地缝合缺损(图 7.104)。首先准确对位唇红缘,然后缝合上唇黏膜、肌肉和皮

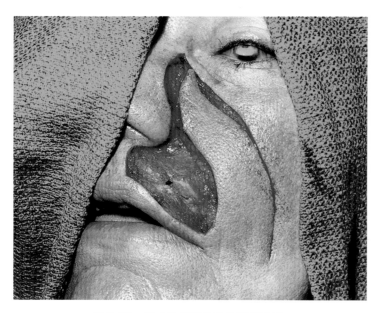

图 7.98　手术缺损和掀起的鼻唇皮瓣。

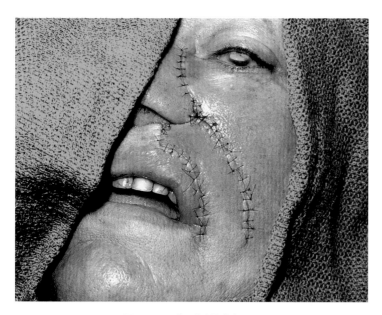

图 7.99　分两层缝合切口。

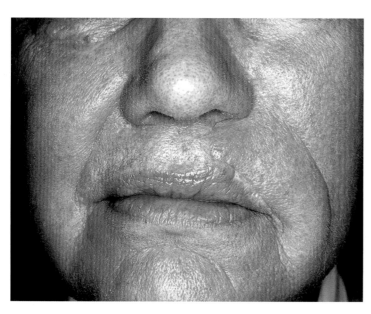

图 7.100　患者术后 1 年外观。

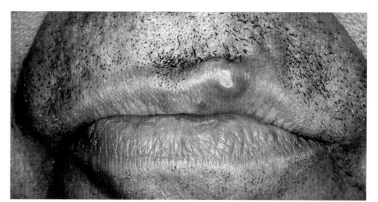

图 7.101　上唇汗腺癌。

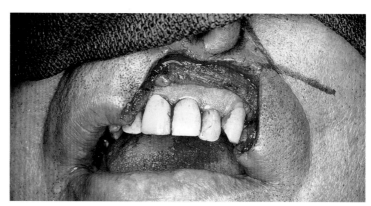

图 7.102　手术缺损。

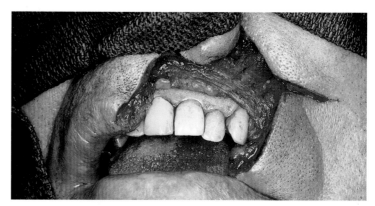

图 7.103　切除 Burrows 三角的皮肤和软组织，切开颊部皮肤。

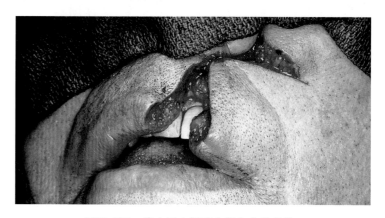

图 7.104　将上唇左侧残余部向中线牵拉。

肤。最后分两层仔细缝合鼻翼沟和左侧颊部的皮肤（图7.105）。患者术后约 3 个月的外观显示单侧 Burrows 三角非常满意地修复了上唇缺损（图 7.106）。

双侧 Burrows 三角修复上唇。上唇三分之一宽度的全层切除，与下唇 V 形切除相似，较易直接一期缝合。但上唇较大部分的切除时，使用 Burrows 技术修复较满意，修复原则与 Bernard 三角修复相似。三角形楔状切除鼻翼沟和鼻唇沟皮纹间的皮肤，推移上唇外侧颊部皮瓣至中线。

图 7.107 示患者上唇中部皮肤和唇红缘的原发浸润鳞癌。肿瘤侵及深部肌肉但未穿透唇黏膜。

图 7.108 示切除范围标记，包括上唇全层和两侧鼻唇沟皮纹到鼻翼的三角形楔状皮肤。箭头示两侧残余上唇向中线推移。肿瘤切除后显示上唇中部的全层缺损。黏膜切除至唇龈沟（图 7.109）。

三角形楔状切除皮肤后，推移外侧颊部皮瓣和残余上唇至中线，分三层缝合，用铬肠线间断缝合黏膜和肌肉，5-0 尼龙线缝合皮肤（图 7.110）。将三角楔形切口准确地设计于鼻翼侧面，缝合后的瘢痕将沿鼻翼沟走行，外观畸形减至最小。张口的口径会减小，上唇会有张力。

术后 3 个月外观显示上唇愈合及修复良好（图 7.111）。由于上唇变短，造成该无牙患者上唇后缩。瘢痕位于上唇中线人中部，愈合良好，外观畸形很小，几乎看不到两侧鼻翼瘢痕。

图 7.112 示患者术后 8 个月安装义齿后上唇前移恢复唇外形。上唇巨大肿瘤切除后，修复效果满意。

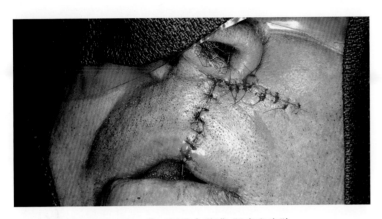

图 7.105　分三层缝合黏膜、肌肉和皮肤。

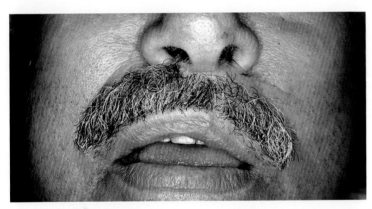

图 7.106　患者术后 3 个月的外观。

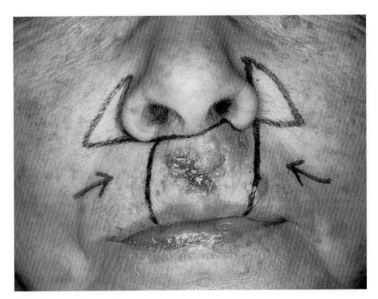

图 7.108　手术切除计划标记。

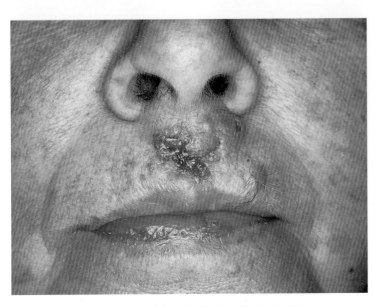

图 7.107　上唇皮肤原发浸润性鳞癌的患者。

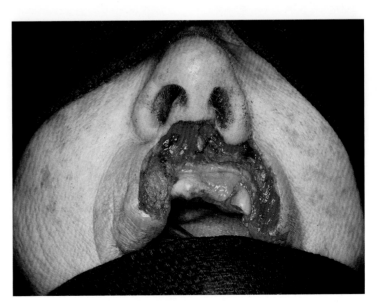

图 7.109　手术缺损。

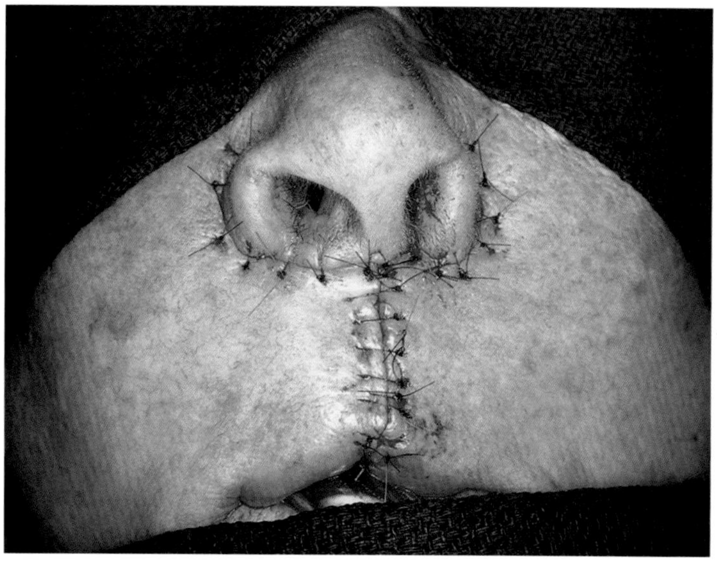

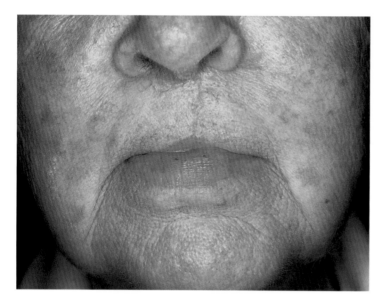

图 7.110　切除 Burrows 三角后两侧颊部皮瓣与残余上唇中线对合。

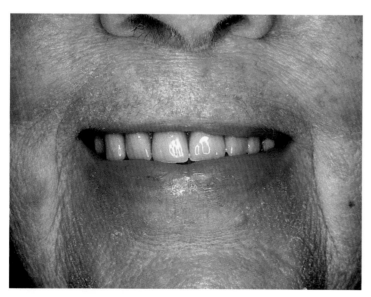

图 7.111　患者术后 3 个月的外观。

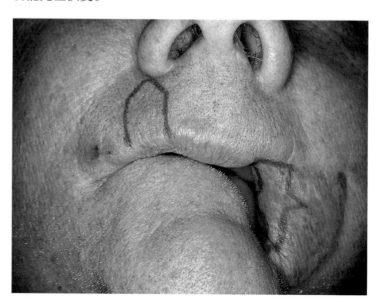

图 7.112　同一患者术后 8 个月的外观。

口角

口角的二期重建。包括口角在内的颊部全层切除严重影响患者的外观和功能。一些修复技术可将颊部全层修复，如前额折叠皮瓣、带移植皮片的胸大肌肌皮瓣和前臂桡侧微血管游离皮瓣，这些修复方法都不能恢复口角的功能而出现流涎。但是被 Converse 称为"突破性技术"的改良 Estlander 皮瓣可修复口角并恢复口腔的功能。

图 7.113 示颊黏膜癌复发、放疗失败的患者。切除包括口角在内的颊部全层，用前额折叠皮瓣（形成内衬和外盖皮肤）修复面颊。术后约 3 个月，患者颊部的缺损修复，但因无口角而缺乏口腔功能。前臂桡侧折叠皮瓣修复颊部全层缺损也可出现类似的情况。

在上唇标记出 Estlander 皮瓣切口，在左颊部标记出用以插入 Estlander 皮瓣的皮肤切口。掀起 Estlander 皮瓣，保持其蒂在左侧（图 7.114），血供来自上唇动脉，该瓣为全层皮瓣，提供皮肤、黏膜和唇红缘。将皮瓣旋转 180° 后，可见细蒂（图 7.115），再旋转 90°，共旋转 270°（图 7.116），将其插入切开的左颊部皮缘形成的空间内。分两层缝合 Estlander 皮瓣，于上唇和左口角间暂时保留桥蒂。图 7.116 显示上唇 Estlander 皮瓣供区缺损。经上唇开口（Estlander 皮瓣桥蒂和重建的口角间）插入木棒显示皮瓣的蒂。

缝合供区缺损，患者术后即刻状态如图 7.117。桥蒂将口腔分成两个独立的开口。

患者术后 3 周外观可见桥状皮瓣经蒂与上唇相连（图 7.118）。皮瓣断蒂，将 Estlander 皮瓣黏膜尖端与颊部内表面缝合，如同 V-Y 成形，牵拉黏膜，在皮瓣上形成水平皮纹，形成口角轮廓。

重建口角后，显示患者张口外观。口腔大小可接受，口角功能良好（图 7.119）。

图 7.120 示患者口角重建后的闭口状态，外观满意，口腔功能完全恢复。

图 7.113　标记 Estlander 皮瓣切口和将其插入左侧重建颊部的切口。

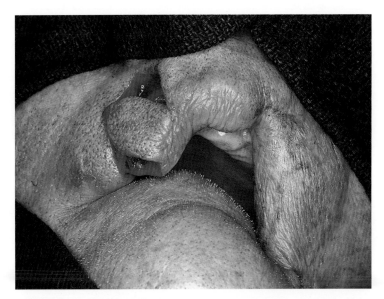

图 7.114　常规制作 Estlander 皮瓣。

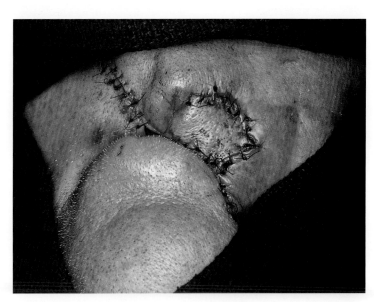

图 7.117　缝合供区缺损。

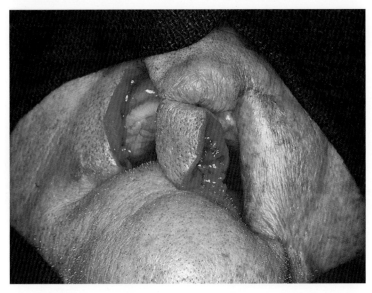

图 7.115　皮瓣旋转 180°。

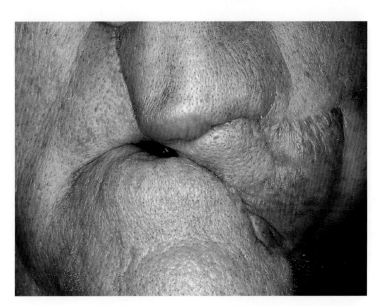

图 7.118　患者术后约 3 周的外观。

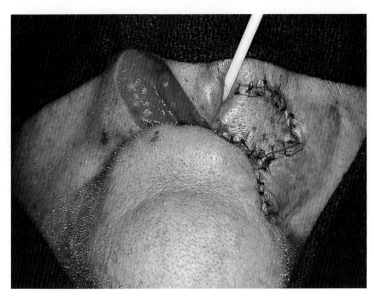

图 7.116　皮瓣进一步旋转 90°，共旋转 270°，然后插入至左侧颊部重建口角。上唇可见供区缺损。

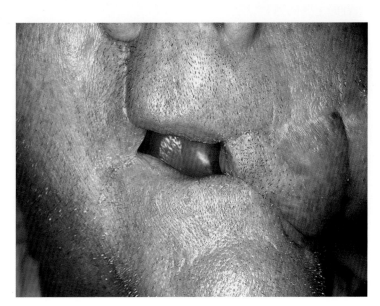

图 7.119　患者张口时外观。

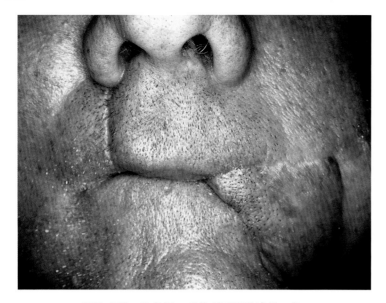

图 7.120 患者闭口时外观可见重建的口角。

唇麻痹

麻痹唇的重建。面瘫是毁灭性的,尤其是当面部所有肌肉都受到影响时。在大多数头颈癌的患者中,唇麻痹通常是术中切除了面神经受肿瘤累及的分支造成的,主要影响唇的外观和功能。面神经的颊支和下颌缘支受累可导致唇的明显不对称和同侧降口角肌、颧小肌的功能缺失,在面部静止或运动时,都会出现唇的不对称,导致严重的外观畸形和功能障碍。如果仅由于下颌缘支的缺失而影响降口角肌,非手术方法改善唇的对称性可能是非常有效的。对侧的下颌缘支可通过手术离断或肉毒素注射麻痹以获得对称。提口角的面部表情肌受颊神经的多条分支支配,只有当支配口角的大部分或全部分支都被切除时,才需要手术矫正。面颊和口角随时间推移而下垂,尤其是老年患者,这种外观缺陷会相当明显。某些患者如果口角下垂明显,可出现流涎等功能障碍。常见的主诉是面部静态下的不对称和不能微笑。外科治疗应该针对患者的主要问题。

静态重建。如果静态不对称是主要问题,可通过静态悬吊口角和脸颊,改善对称性。虽可使用像 Gore-Tex 这样的假体材料,但首选自体组织,可以获得更好的融合,降低排斥率。阔筋膜张肌容易切取,可用来悬吊口角和鼻唇沟。环绕口角轴在鼻唇沟内做切口,将阔筋膜或其他悬带缝在真皮层,这个过程通常联合同侧经耳前切口进行的面部拉皮术。当面部皮肤提升后,将悬带的近端缝合至颧弓表面的浅表肌腱膜系统(submuscular aponeurotic system,SMAS)的深层组织。调整拉力矢量,最大限度恢复鼻唇沟和口角的正确位置。由于这些组织会随时间的推移而下垂,因此需要加强矫正,应达到显露尖牙的程度。脱细胞真皮基质也可用作吊带,但随时间推移,常会很快松弛。因此,这种类型的组织基质硬度不足,不能保持口角的良好位置。对于大多数老年患者,以及不希望接受广泛手术的患者,静态悬吊和拉皮手术相结合足以达到矫正目的。这些操作可保持面部静态时的对称,并改善流涎患者的严重功能障碍。

动态重建。如果患者希望面部静态时对称、动态时可微笑,颞肌移位是有效的方法。颊部皮肤通过拉皮术上提,在鼻唇沟处切开以插入颞肌筋膜。行颞部或冠状切口显露颞肌。重要的是保持颞肌筋膜以及骨膜与肌肉相连,这样可以将其抬高成为悬带。通常没有必要使用整个颞肌。可将筋膜和肌肉分成前后两部分。前部向下翻转形成悬带,后部向前推移填充颞部凹陷。如果使用了整个颞肌,则可通过植入假体修复颞部缺损。插入的悬带肌肉应显露尖牙以加强矫正,避免随时间推移而松弛。为了实现动态功能,应训练患者紧咬牙关以实现颞肌的运动。这一过程通常以静态悬吊结束,而不是动态修复,理论上改善了部分功能并且确实在某些患者中有效。咬肌也可以类似的方式转移以恢复动态功能。

股薄肌或前锯肌的神经皮瓣也可恢复动态功能。这个过程常分两个阶段。首先进行交叉面神经移植,将健侧的颊支吻合到神经移植物上,并将皮下组织中的神经转移到上唇。在 6~9 个月内,神经将通过移植物生长到同侧。当患侧的适当位置出现 Tinel 征时,患者就可以进行肌肉转移。通过面部拉皮术,股薄肌或前锯肌神经皮瓣转移至面部,其血管蒂与面血管吻合。在适当的张力和矢量作用下插入肌肉。肌肉的神经与交叉移植的面神经吻合。所需转移股薄肌的量取决于缺损范围和所需提拉的程度。成功的肌肉转移和神经支配的恢复应使患者获得自然的微笑。通常,接受手术和放疗的腮腺恶性肿瘤患者,其软组织常出现明显的纤维化和僵硬。因此,在肿瘤背景中,这种多阶段重建不会达到预期的效果,因此不做首选。静态悬吊可以非常有效地改善对称性,并发症少,手术范围小。

治疗效果

大多数唇癌患者早期就得到诊断和治疗,可获得良好的效果。图 7.121 显示肿瘤不同分期的生存率。总体上,手术后的唇癌患者,5 年生存率可达 85%。I 期患者 5 年治愈率为 94%。即使是IV期患者,也有 50% 的生存率。

大约 15% 的患者初始治疗失败。治疗失败的原因如图 7.122。局部复发和区域淋巴结转移是治疗失败的最常见原因。对唇部肿瘤应积极进行挽救性治疗,通常会很成功,长期治愈的可能性非常大。

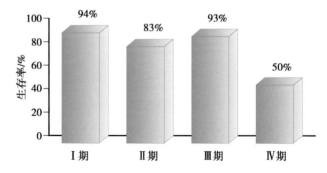

图 7.121 不同分期的唇鳞癌患者生存率。

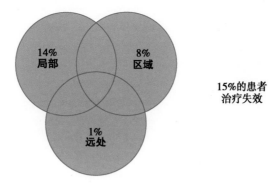

图 7.122　唇鳞癌治疗失败的原因。

（姜寰宇　于振坤　译）

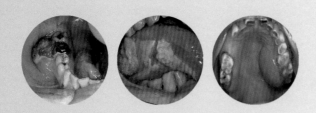

关键词

    口腔肿瘤

    外科治疗

    外科技术

    多学科综合治疗

    口腔是上呼吸道的入口,起始于嘴唇,止于腭弓的前部。它由散布有小唾液腺的扁平上皮排列而成。口腔还包括齿槽结构和上下牙列。口腔不断暴露于吸入和摄入的致癌物中,因此,口腔是头颈部恶性上皮性肿瘤最常见的起源地。已知的口腔癌致癌物包括烟草、酒精和槟榔。人类乳头状瘤病毒与口腔癌之间的联系还没有像口咽癌那样得到完全的证实。

    口腔原发性肿瘤可起源于鳞状上皮、小唾液腺或黏膜下软组织。齿槽源性病变是一组独特的肿瘤和囊肿(见第 16 章)。由美国癌症联合委员会(American Joint Committee on Cancer,AJCC)和国际抗癌联盟(International Union Against Cancer,UICC)分期系统描述的口腔内各种解剖部位如图 8.1 所示。口腔恶性肿瘤 90% 以上为鳞状细胞癌,其余为小涎腺癌及其他罕见肿瘤。世界范围内男性和女性口腔癌的发病率和死亡率如图 8.2 和图 8.3 所示。尽管美国女性舌癌的发病率在过去几十年中逐渐增加,大多数口腔癌患者是男性。在西方国家,舌体和口底是口腔原发性鳞状细胞癌最常见的发

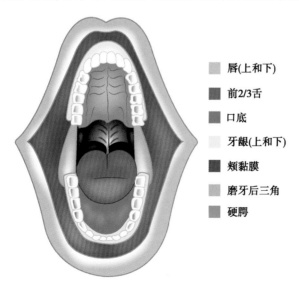

图 8.1　口腔内的解剖学部位。

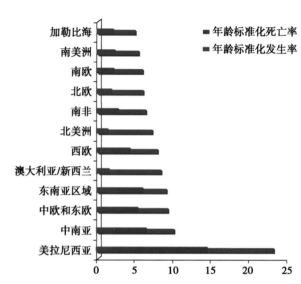

图 8.2　年龄标准化男性唇癌和口腔癌发病率和死亡率最高的地理区域(引自 Ferlay J,Soerjomataram I,Ervik M,Dikshit R,Eser S,Mathers C,Rebelo M,Parkin DM,Forman D,Bray F. GLOBOCAN 2012 v1. 0,Cancer Incidence and Mortality Worldwide:IARC CancerBase No. 11. Lyon,France,International Agency for Research on Cancer,2013. Available from http://gco. iarc. fr/today/home.)。

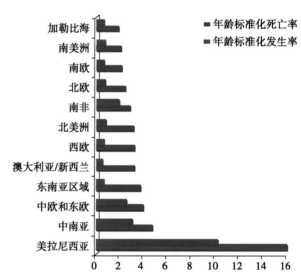

图 8.3　每 10 万女性中唇癌和口腔癌的年龄标准化发病率和死亡率最高的地理区域(引自 Ferlay J,Soerjomataram I,Ervik M,Dikshit R,Eser S,Mathers C,Rebelo M,Parkin DM,Forman D,Bray F. GLOBOCAN 2012 v1. 0,Cancer Incidence and Mortality Worldwide:IARC CancerBase No. 11. Lyon,France,International Agency for Research on Cancer,2013. Available from http://gco. iarc. fr/today/home.)。

生部位。然而,在世界上其他咀嚼烟草和/或槟榔的地区,磨牙后三角区和颊黏膜是最常见的原发部位。图 8.4 显示了美国口腔内各种原发癌的部位分布。

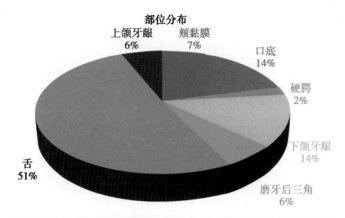

部位分布

上颌牙龈 6%　颊黏膜 7%　口底 14%　硬腭 2%　下颌牙龈 14%　磨牙后三角 6%　舌 51%

图 8.4　口腔原发癌的部位分布(MSK 数据 1985-2015;根据 AJCC 癌症分期,第 8 版)。

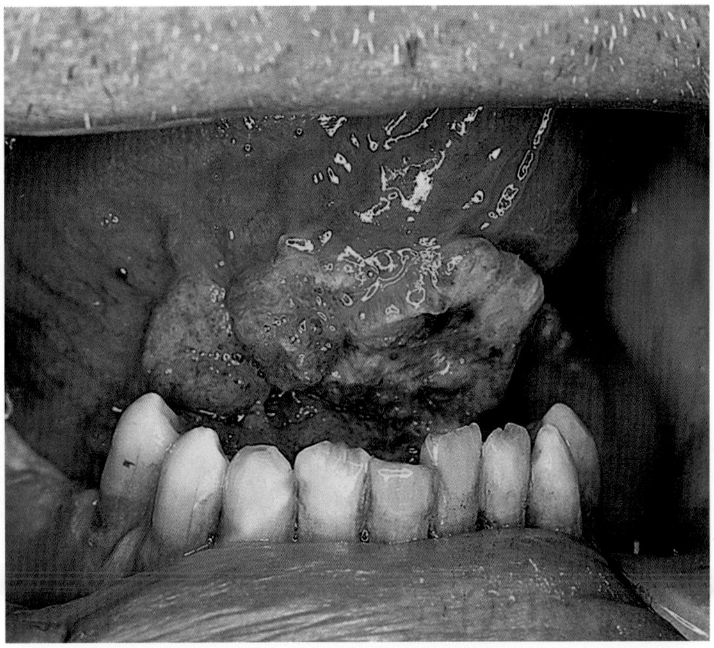

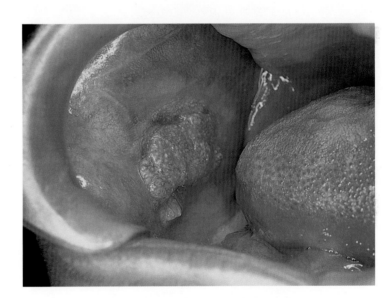

图 8.6　口底深浸润性外生癌。

评估

口腔黏膜表面原发性肿瘤的临床特征是多种多样的。肿瘤可能是溃疡性的、外生的或内生的。病变的大体特征通常足以提示是否需要活检来确定组织诊断。溃疡性病变通常伴有不规则边缘和深方的软组织硬结(图 8.5)。另一方面,外生性病变可能表现为菜花状不规则生长或扁平、粉红色到粉白色的增生性病变(图 8.6 和图 8.7)。有时候,红色或粉红色光滑的平坦性病变是浅表浸润性或原位癌的唯一表现(图 8.8)。角蛋白分泌过多的鳞状细胞癌和疣状癌表现为白色堆积的角质病变,表面有不同程度的角蛋白碎片(图 8.9~图 8.11)。乳头状突起常见于伴有或起源于鳞状乳头状瘤的癌变(图 8.12 和图 8.13)。比较乳头状瘤与乳头状息肉样鳞状细胞癌的外观,如图 8.14 所示。病灶表面出血是恶性肿瘤的特征,应该考虑恶性肿瘤的可能。内生性病变表面病变范围很小,但深部有大量软组织受累(图 8.15)。

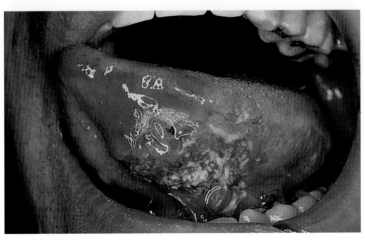

图 8.5　舌下溃疡性鳞状细胞癌。

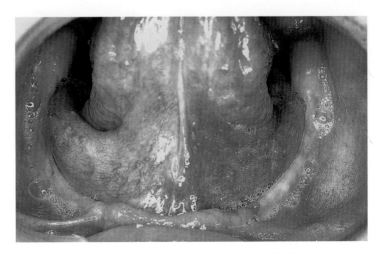

图 8.7　颊黏膜外生乳头状鳞状细胞癌。

图 8.8　红色至粉红色的平坦性口底原位癌。

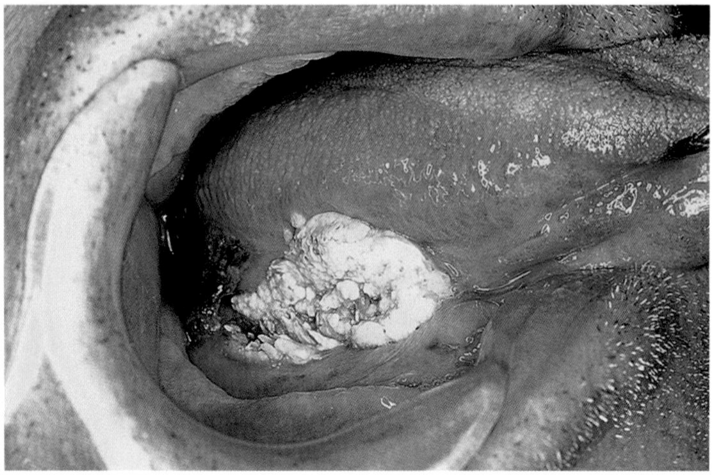

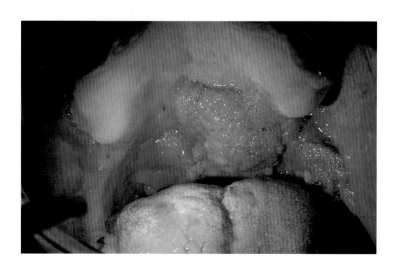

图8.9 舌鳞状细胞癌伴角化过度。

图8.12 腭和颊黏膜鳞状上皮乳头状瘤。

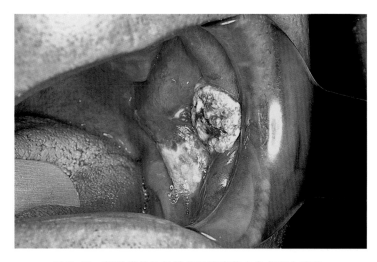

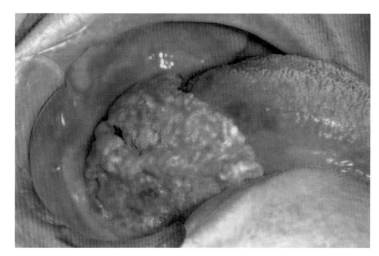

图8.10 颊黏膜外生性鳞状细胞癌伴白色角蛋白碎片。

图8.13 舌侧缘鳞状上皮乳头状瘤。

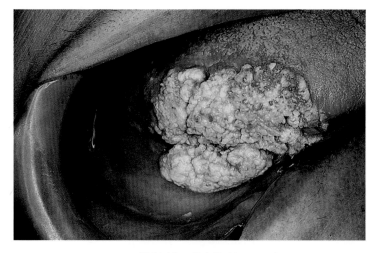

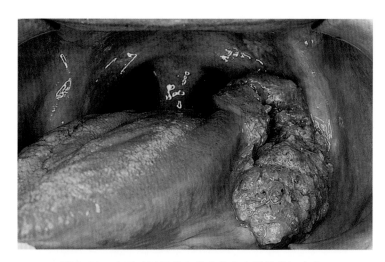

图8.11 舌疣状癌。

图8.14 磨牙后牙龈外生乳头状息肉样鳞状细胞癌。

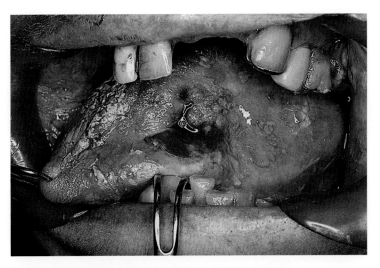

图 8.15 舌深侵袭性内生性鳞状细胞癌。

癌前病变或早期癌症的诊断可能有一定困难。白斑和红斑是口腔黏膜的癌前病变,进展为恶性肿瘤的风险各不相同。在数年的观察中,有高达 5%~7% 的白斑患者转化为癌症。不同程度的角化病表现为白斑(图 8.16~图 8.20)。红斑通常表现为粉红色,平滑的平坦性变色,没有任何乳头状突起(图 8.21)。红斑发生恶性肿瘤的风险接近 30%。斑点状白斑具有特别高的恶性转化率,类似于红斑(图 8.22)。大约 4% 的口腔癌患者同时发生多原发癌灶(图 8.23~图 8.25)。因此,对每一个口腔癌病例都应进行全面上呼吸道黏膜的检查。黏膜黑色素瘤通常表现为典型的色素性病变,尽管它们可能是无色素型的(图 8.26 和图 8.27)。小涎腺肿瘤表现为黏膜下肿块(图 8.28~图 8.31)。转移性肿瘤也可表现为黏膜下肿块(图 8.32)。各种良性疾病的外观与恶性肿瘤相似(图 8.33 和图 8.34)。高度可疑的指标对癌症的早期诊断至关重要,尤其是对高危人群。组织病理学检查是诊断的"金标准",但无创性活体成像技术,如反射共聚焦显微镜(RCM)显示了未来应用的趋势(图 8.35 和图 8.36)。RCM 可以在门诊使用手持式探头进行检查,且无须麻醉。

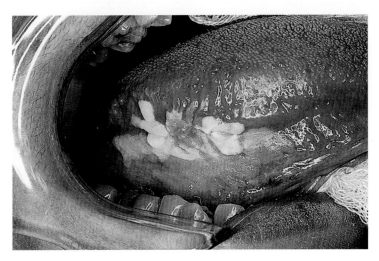

图 8.16 舌白斑(角化过度)。

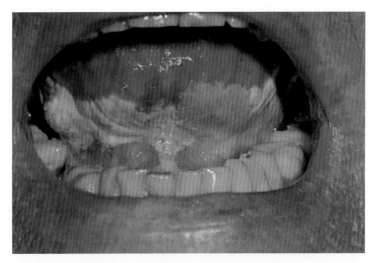

图 8.17 舌下表面盘状白斑伴角化过度。

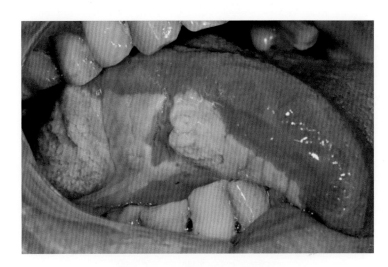

图 8.18 舌侧缘疣状角化过度。

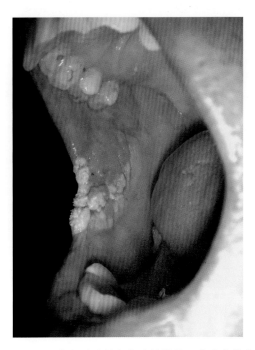

图 8.19 口角的乳头状角化病伴鳞状上皮乳头状瘤。

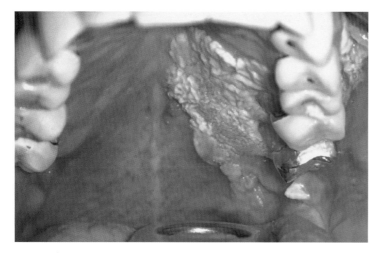

图 8.20 硬腭及上颌牙龈角化过度。

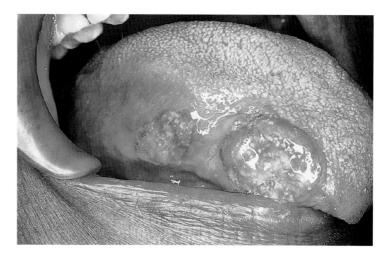

图 8.23 舌鳞状细胞癌的两个独立病灶。

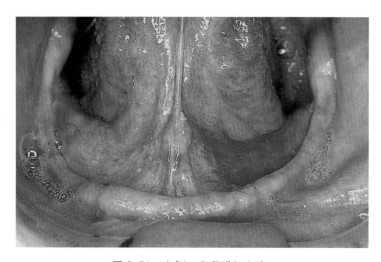

图 8.21 左侧口底黏膜红斑病。

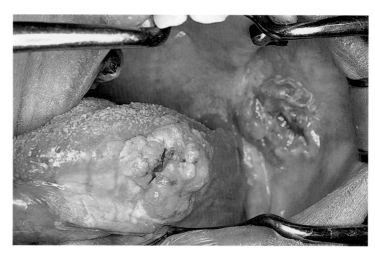

图 8.24 舌颊黏膜同时发生鳞状细胞癌。

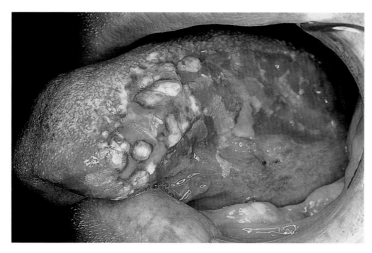

图 8.22 舌部黏膜白斑。

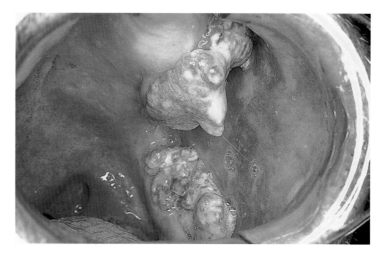

图 8.25 上下牙槽嵴同时发生原发癌。

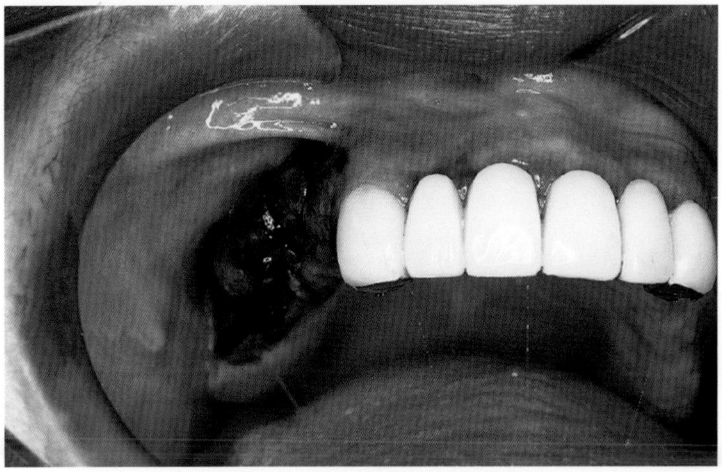

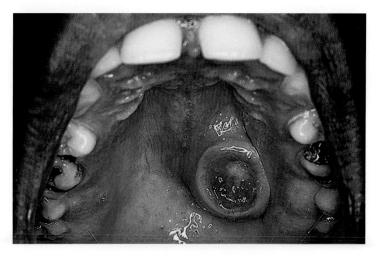

图 8.26　上颌牙龈黏膜黑色素瘤。

图 8.29　硬腭溃疡性腺样囊性癌。

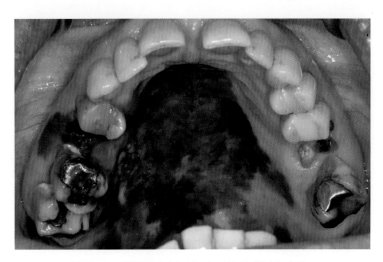

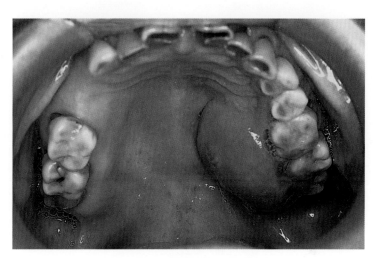

图 8.27　硬腭和上颌牙龈广泛性黏膜黑色素瘤。

图 8.30　硬腭黏液表皮样癌。

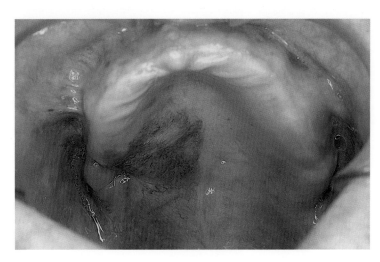

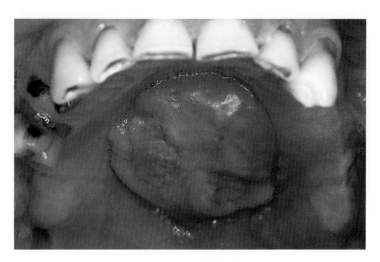

图 8.28　边界不清的硬腭黏膜下黏液表皮样癌。

图 8.31　硬腭腺癌。

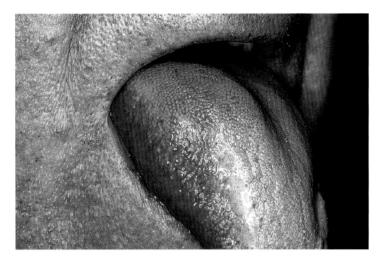

图 8.32　舌部转移性肺癌。

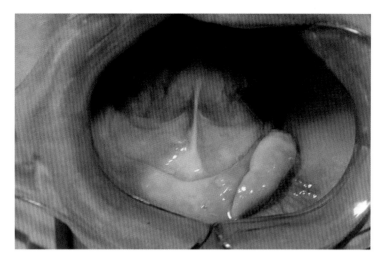

图 8.33　左下颌牙龈缝牙龈瘤。

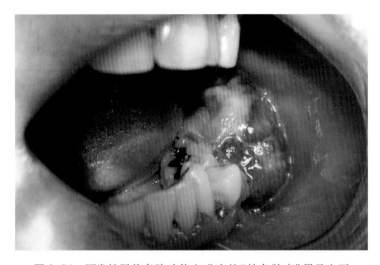

图 8.34　原发性甲状旁腺功能亢进症的"棕色肿瘤"累及左下颌牙龈。

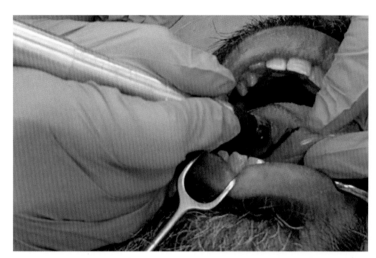

图 8.35　直接将手持式探头置于病变表面进行反射共焦显微镜检查。

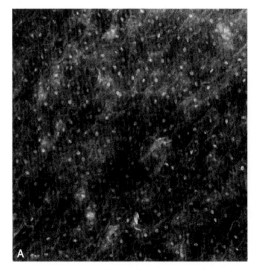

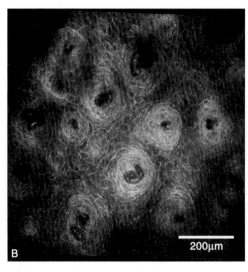

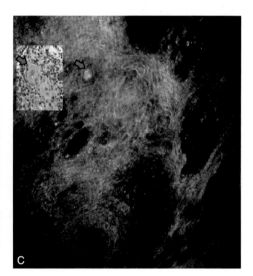

图 8.36　反射共聚焦显微镜（RCM）显示正常颊黏膜。A. 浅表上皮层呈单形细胞模式,染色质高度反射;B. 深层显示垂直切割,规则分布的血管;C. 口腔鳞状细胞癌的 RCM 在 RCM 和 H&E 图像（插图）上显示角化珠（箭头）。

组织病理诊断通常是通过楔形或粗针穿刺活检来确定，从病变处获得足够体积的活体组织。从肿瘤表面的坏死区域取活检标本是不够的，因此必须注意获得血管化的活体肿瘤标本。高度角化性鳞状细胞癌和疣状癌的浅层活检标本往往不能提供令人满意的代表性肿瘤组织，因此可能漏诊浸润性癌。因此，如果外生性病变表面发现角蛋白沉积过多，活检应在邻近的侵袭区或病变的深层进行，而不是从表面进行。临床上高度怀疑为恶性肿瘤的，如果活检组织中没有显示出癌细胞，则应重复活检。

AJCC 和 UICC 中的口腔原发性肿瘤分期已经被广泛接受。在其最新修订版（AJCC 第八版）中，肿瘤的表面尺寸和局部病变范围中添加了浸润深度（DOI），作为口腔肿瘤原发分期所需的参数（图 8.37）。不可能通过临床检查准确评估DOI。然而，分期系统以 5mm 的增量将 DOI 分层，因此，通过触诊将 DOI 的临床评估分为薄（<5mm）、厚（5～10mm）和非常厚（>10mm），以确定其临床 T 分期（图 8.38）。纽约纪念斯隆凯特琳癌症中心（Memorial Sloan Kettering Cancer Center in New York）口腔鳞状细胞癌患者的分期分布如图 8.39 所示。

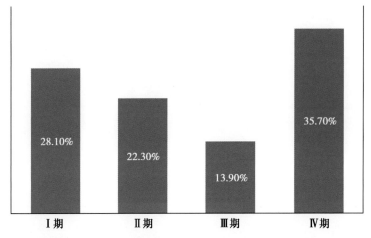

图 8.39　口腔鳞状细胞癌的分期分布（MSK 数据 1985-2015；根据 AJCC 癌症分期，第 8 版）。

影像学

口腔原发性肿瘤接近或直接延伸到下颌骨需要适当的影像学评估来确定骨侵犯的存在和范围。虽然缺乏影像学发现并不排除骨侵犯，但影像学上的骨破坏会证实肿瘤对下颌骨的侵袭。

对于确定或排除骨破坏的常规筛选检查，下颌骨的正位和斜位平片并不令人满意。下颌骨的全景图（正位片）有助于评估下颌骨与齿槽结构和肿瘤侵袭的关系（图 8.40）。然而，由于技术上的原因，下颌骨中线靠近纤维软骨联合的部位不能通过全景 X 线片进行充分评估。此外，下颌骨舌侧皮质的早期侵袭不能在全景图上进行评估。口腔和颈部的计算机断层摄影（CT）是评估肿瘤局部区域范围的标准初始影像学检查。它可以全面评估颈部淋巴结以及原发性肿瘤与邻近骨质的关系，尤其是在下颌骨原发性肿瘤和怀疑肿瘤软组织延伸至下颌骨升支的病变时（图 8.41）。

此外，三维重建的 CT 扫描能够很好地从任何期望的角度提供下颌骨或上颌骨的图像。左侧下颌骨体骨化纤维瘤患者的下颌骨三维重建，导致扩张并累及骨皮质，如图 8.42 和图 8.43 所示。三维 CT 扫描、计算机辅助设计和计算机辅助模型（CAD-CAM）规划对下颌骨微血管游离皮瓣重建术具有重要价值。这一过程是下颌骨缺损重建和牙种植计划的重大进步（见第 17 章和第 18 章）。原发性口腔肿瘤，如来自硬腭或

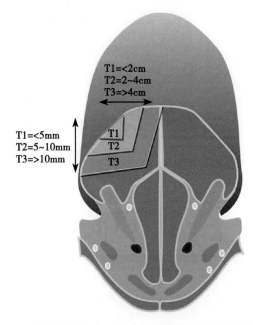

图 8.37　浸润深度和表面尺寸是口腔癌 T 分期所需的参数。

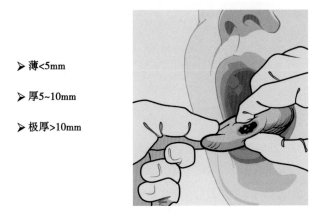

图 8.38　口腔原发性肿瘤按触诊分为薄型、厚型和极厚型。

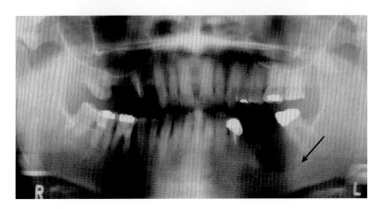

图 8.40　下颌骨全景片显示骨侵犯（箭头指向病变）。

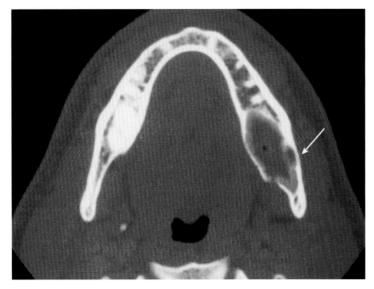

图 8.41　下颌骨 CT 显示骨内囊性病变(箭头指向病灶)。

上牙槽骨的肿瘤侵袭上颌骨,最好通过 CT 扫描来评估。利用软组织和骨窗获得计算机扫描的冠状切面,来充分评估肿瘤累及硬腭和牙槽的程度对治疗方案设计是很重要的。

磁共振成像(MRI)在确定软组织病变细节、评估下颌骨和硬腭的骨髓质侵犯以及评估神经侵袭方面具有优势。内生舌癌患者的矢状位 MRI 扫描准确显示了舌癌在舌体内的病变范围(图 8.44),如剖开的标本所示(图 8.45 和图 8.46)。此外,在怀疑咽旁间隙广泛软组织侵犯的情况下,MRI 扫描是首选的方法。然而,在 MRI 扫描上,骨质的细节并不是很清楚,在这些情况下,CT 扫描是首选。不论是否有肿瘤侵犯下颌骨或上颌骨,如因口腔或口咽原发性肿瘤而进行骨切除或截骨术,手术前必须对所考虑切除的骨骼进行适当的 X 射线照相检查,以避免手术台上出现任何"意外"。下颌骨的早期侵犯即使在 CT 扫描上也很难发现,但在实际的操作中,靠近下颌骨但无明显骨侵犯的肿瘤可以通过下颌骨边缘切除术得到充

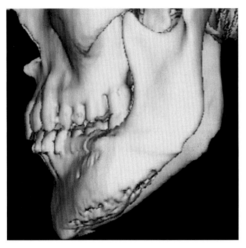

图 8.42　侧位 CT 三维重建显示下颌骨体部扩张性病变。

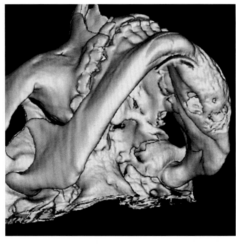

图 8.43　下颌骨体部尾侧斜位三维重建显示累及舌皮质的扩张性病变。

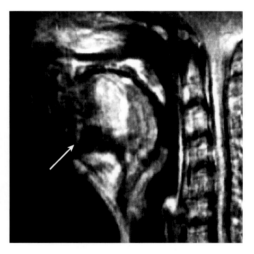

图 8.44　口腔 MRI 扫描的矢状面,显示舌部大型内生肿瘤(箭头指向病变)。

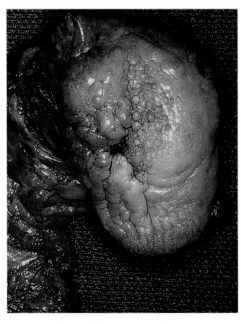

图 8.45　舌体全切除术的手术标本显示极小的表面溃疡。

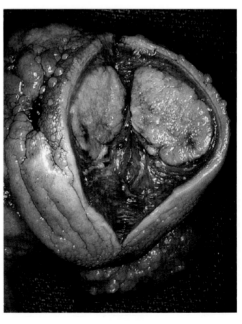

图 8.46　舌的中线切开标本显示一个巨大的内生肿瘤。

分治疗(图 8.47)。当评估 CT 扫描无明显骨侵犯的患者时,检查冠状面影像以了解肿瘤与下颌骨头尾高度的关系是很重要的。如果肿瘤沿着下颌骨的整个高度延伸,即使在没有骨侵犯的情况下,仅仅做下颌骨的边缘切除也可能不安全(图

8.48)。在下颌骨有明显侵犯的情况下,CT 可提供需要切除的骨范围的有用信息(图 8.49)。骨髓受累程度最好在 T₁ 加权 MRI 上评估,T₁ 加权也很好地显示成人骨髓被脂肪所替代(图 8.50)。

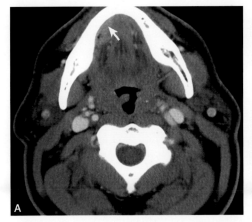

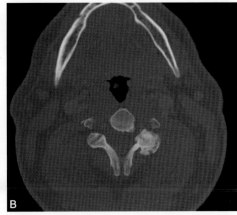

图 8.47　口腔 CT 扫描的轴位图,显示(A)右口腔底部肿瘤增强,靠近下颌骨舌板,(B)并且在骨窗中无明显骨侵犯(箭头指向 A 中的病变)。

图 8.48　口腔 CT 扫描的冠状面图,显示右口底肿瘤与未累及的右下颌骨垂直高度的关系(箭头指向病变)。

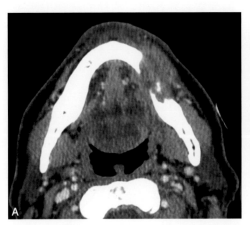

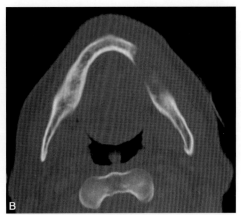

图 8.49　口腔的 CT 扫描。A. 软组织窗;B. 显示下颌骨受累程度的骨窗。

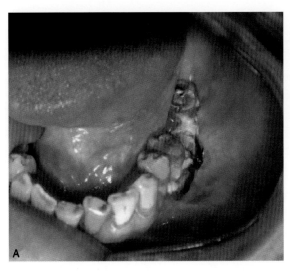

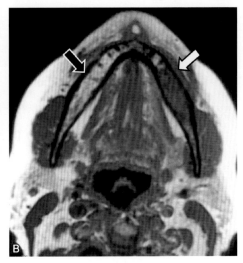

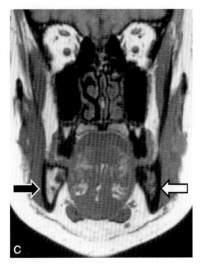

图 8.50　下颌牙龈鳞状细胞癌(A)。轴位(B)和冠状位(C)T₁ 加权磁共振成像显示正常的脂肪骨髓(黑色箭头)和肿瘤累及的骨髓(白色箭头)。

病理学

大多数鳞状细胞来源的肿瘤包括从原位癌到浸润性癌等不同阶段的各种组织学改变。病变的病理组织学分级通常反映肿瘤的侵袭性。鳞状细胞癌的分级范围从高分化到低分化以及未分化和肉瘤样,其定义是肿瘤表现出核多形性、细胞异型性和与良性鳞状黏膜的形态相似性,其中未分化或肉瘤样的肿瘤是最具侵袭性的类型。

原发性肿瘤最重要的组织学特征影响治疗的选择和最终的预后。表浅型和浅表侵袭性病变具有较低的局部淋巴结转移风险,治愈率高,预后良好。另一方面,浸润深层软组织的较厚的病变深度,区域淋巴结转移的发生率显著增加,并对预后产生不利影响。图8.51所示为舌和口底 T_1 和 T_2 鳞癌原发灶的淋巴结转移风险和生存率。虽然在外科手术前知道病变的确切 DOI 是理想的,但是在手术切除和原发性肿瘤的组织病理学检查之前掌握这些信息是不可能的。但总的来说,通过触诊评估病变的厚度来评估 DOI 是一个相当好的指标,可以判断深部浸润性病变与浅表性病变,从而评估原发性病变的软组织和/或骨切除的程度,并决定是否需要选择性切除具有转移风险的局部临床阴性的颈淋巴结。几项回顾性研究已经确认原发性肿瘤的 DOI 是决定预后的重要因素。因此,DOI 现在被纳入口腔原发性肿瘤的 T 分期中。嗜神经侵袭和淋巴血管瘤栓的存在是肿瘤控制和生存另外的预后指标。原发性肿瘤的局部控制率也受肿瘤浸润模式的影响,单纯组织浸润的肿瘤预后差于整体膨胀性的病变。众所周知,阴性切缘是肿瘤区域控制的另一个关键因素。在报告口腔癌切除标本的病理分析时,应报告肿瘤距离最近切缘的情况。传统上,距切缘小于 5mm 的浸润性癌被认为与局部复发的显著风险有关。然而,在一些研究报告中,当肿瘤距切缘在 2mm 以内,舌鳞状细胞癌复发的风险开始增加,而不是 5mm 边缘。对治疗结果有影响的原发肿瘤的组织学特征见框8.1。

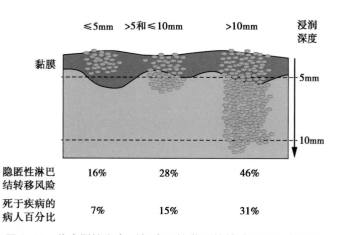

浸润深度	≤5mm	>5和≤10mm	>10mm
隐匿性淋巴结转移风险	16%	28%	46%
死于疾病的病人百分比	7%	15%	31%

图8.51　临床阴性患者颈部隐匿性淋巴结转移的发生率以及 T_1 和 T_2 口腔癌患者的疾病特异性生存率与浸润深度(DOI)的关系(Memorial Sloan Kettering Cancer Center data,1985-2015)。

框8.1　影响口腔癌预后的病理特征	
分化程度	神经周浸润
肿瘤大小	侵袭性
侵入深度	切缘
内生与外生生长	骨侵犯
淋巴血管浸润	

治疗

口腔癌的治疗目标是:①治愈癌症;②保留或恢复言语、咀嚼、吞咽和外观;③尽量减少治疗相关性后遗症,如牙齿缺失、下颌骨坏死和牙齿紧闭;④在考虑到后续原发性肿瘤的风险及其处理的基础上,选择合适的方案。影响治疗方案选择的因素主要有原发性肿瘤的特性(肿瘤因素)、患者(患者的因素)以及诊疗团队的临床能力(医生的因素)。

一般来说,小而浅的口腔肿瘤可以通过手术切除或放疗治愈。因此,在早期口腔肿瘤(T_1 和 T_2)中,首选单一的治疗方式。当治疗的终点,即癌症的治愈,具有可比性时,其他因素必须在初始治疗的选择中起决定作用,这些因素包括并发症、成本、便利性、依从性和长期治疗后遗症(图8.52)。考虑到这些因素,手术是治疗口腔 T_1 和 T_2 肿瘤的首选方法。

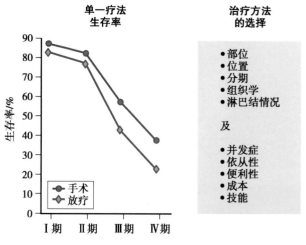

图8.52　初始治疗选择中起作用的因素。

晚期(T_3 和 T_4)口腔癌的单一治疗方式无论是手术还是放疗,局部控制和生存率都很差。术后辅助放疗可改善局部控制,但不能提高生存率。两个独立、可预期的随机研究[放射治疗肿瘤组(#22931)和欧洲癌症研究和治疗组织(#9501)],通过对具有高危特征的晚期(Ⅲ期和Ⅳ期)头颈部鳞状细胞癌患者进行术后同步放化疗结果显示,与单纯术后放疗相比,可以改善局部控制以及生存率。对这些试验数据的进一步分析表明,最重要的高危特征是转移癌的阳性切缘和淋巴结被膜外扩散。相对高危因素包括多个阳性淋巴结、神经或血管侵犯,以及Ⅳ区或Ⅴ区淋巴结转移。与单纯放疗相比,术后放疗加化疗有助于改善局部控制,但术后放化疗的急性高毒副作用和长期严重的发病率仍然是严重的问题。更重要的是,在这两个试验中,只有大约四分之一的患者患有原发性口腔癌,其中只有一小部分患者因为切缘阳性而接受了辅助治疗。有必要对于晚期口腔癌进一步研究确定最佳治疗方法。

虽然研究表明,超分割放射治疗对舌癌有很好的疾病控制率,但它通常需要气管切开术,与一期手术治疗相比,超分割放疗治疗后的口腔功能可能更差。

口腔癌一般对放疗反应不好,因此,手术是首选的治疗方式。在经选择的病例中,T$_1$病变的舌癌、口腔底肿瘤和颊黏膜肿瘤和部分 T$_2$病变的早期病例可以单独进行放射治疗,要么体外放射治疗,要么近距离放射治疗,或者两者兼而有之。如果将体外放射治疗和插植放疗结合起来治疗口腔舌苔病变,使用足够的插植剂量是很重要的,因为根据一些报告,插植放疗剂量与局部控制率相关。

外科治疗

口腔癌的治疗是一个多学科团队协作模式,来自各个学科的技术能力和支持是取得成功的关键。一个综合性的头颈外科团队不仅包括头颈外科医生,还包括其他外科专业人员,包括具有显微外科专业知识的修复和重建外科医生、牙科和颌面修复技师以及康复专家。

影响口腔原发性肿瘤手术治疗选择的因素是肿瘤因素,如原发肿瘤的大小和位置(即前位与后位)、浸润深度以及肿瘤与下颌骨或上颌骨的距离。因此,必须对原发性肿瘤进行全面的临床评估,以确保选择合适的手术方式。麻醉下的检查通常是为了达到这个目的。由于肿瘤与上颌骨或下颌骨的距离较近,需要进行充分的临床和影像学评估,以排除骨侵犯的可能性。此外,影像学评估提供有关软组织受累程度和牙列状况的信息。

原发性肿瘤的组织学特征(即侵袭的类型、级别和深度)和颈淋巴结的状况是影响手术方法的其他重要因素。

口腔不同部位原发性肿瘤的自然病史是各种各样的。唇红缘原发性癌具有与皮肤癌相似的生物学行为,比较容易治愈,因此预后非常好。硬腭和上颌牙龈鳞状细胞癌区域淋巴结转移的风险中等;另外,舌癌、口底癌和下颌牙龈癌的区域淋巴结转移风险较高,对预后有不利影响。

原发性肿瘤的大小显然对初始治疗的选择有重大影响。口腔小而浅表的原发性肿瘤很容易经口手术切除。另一方面,较大的和/或位置在舌后部的肿瘤需要更广泛的手术路径来暴露和切除。随着原发灶侵犯的范围和深度的增加,区域淋巴结转移的风险也增加,需要颈部择区性淋巴结清扫术。一般来说,口腔后部的原发性肿瘤与口腔前部同样分期的肿瘤相比,其扩散至区域淋巴结的风险更高。因此,更多的舌后位病变需要考虑对临床阴性的颈部进行择区性颈淋巴结清扫术。

充分评估下颌骨是否被肿瘤侵袭,对于制订适当的外科治疗计划至关重要。当原发性肿瘤附着于下颌骨或下颌骨邻近时,下颌骨是有累及风险的。除了在表面麻醉下通过双手触诊进行仔细检查外,下颌骨的影像学评估对于手术治疗计划是必不可少的。为了确定下颌骨切除术的必要性和范围,了解口腔癌侵犯下颌骨的途径至关重要。原发性唇黏膜癌、颊黏膜癌、舌癌和口底癌沿黏膜表面和黏膜下软组织向附着的唇、颊或舌侧龈蔓延。从这一点来看,因为骨膜起着重要的保护屏障作用,肿瘤不会直接通过完整的骨膜和骨皮质向下颌骨的骨松质部分延伸。相反,肿瘤会从附着龈向牙槽推进。在有牙颌的患者中,肿瘤通过牙窝延伸到骨的松质骨部分,并通过这个途径侵入下颌骨(图 8.53)。在无牙颌患者中,肿瘤延伸到牙槽突,然后渗透到牙槽嵴中的牙孔,并延伸到下颌骨的骨松质部分(图 8.54)。因此,对于接近下颌骨但没有牙槽浸润的肿瘤患者,下颌骨槽型切除术是可行的。然而,对于无牙颌患者,下颌骨槽型切除术的可行性取决于下颌骨体的垂直高度。随着年龄的增长,牙槽突萎缩,下颌管(骨髓腔)更接近牙槽突的表面。如图 8.55 所示,老年患者牙槽突的吸收最终导致下颌骨形成细管形(图 8.56)。这类患者几乎不可能进行下颌骨槽型切除术,因为下颌骨剩余部分医源性骨折或术后自发性骨折的概率非常高。同样,对于接受过放射治疗的患者,下颌骨槽型切除术应该非常谨慎。这种患者下颌骨边缘切除术部位发生病理性骨折的概率非常高。

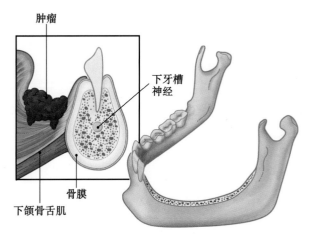

图 8.53 齿状下颌骨肿瘤的侵袭是通过牙槽骨到骨松质,然后到达牙槽管。

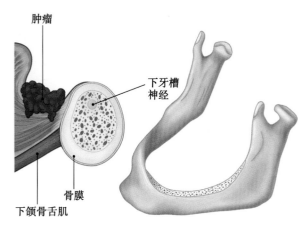

图 8.54 无牙颌肿瘤通过牙槽突上的牙孔向骨松质和牙槽管侵袭。

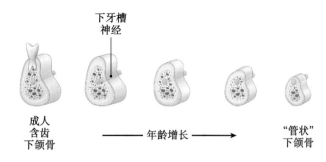

成人
含齿
下颌骨

←—— 年龄增长 ——→

"管状"
下颌骨

下牙槽
神经

图 8.55 齿状和无牙下颌牙槽管的垂直高度和位置。

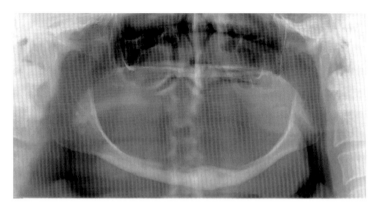

图 8.56 "管状"下颌骨的全景 X 线片。

下颌骨槽型切除术的另一个重要问题是牙齿康复的最终目标。在下颌骨磨牙区,由于下颌骨槽型切除术后,下颌骨骨髓腔上方缺乏足够的骨高度,无法进行基于种植体的牙齿修复。因此,如果以最佳的牙齿康复为目标,那么下颌骨边缘切除术不应在颏孔后部的下颌骨内进行。对于这些患者,下颌骨节段切除术和同期游离腓骨瓣重建后,立即植入牙种植体。

当肿瘤扩展到下颌骨骨髓腔时,必须进行下颌骨节段切除术。对于下颌骨附近有明显软组织病变的原发性肿瘤患者,也可能需要进行下颌骨节段切除术;但应避免牺牲正常下颌骨以接近原发性口腔肿瘤或完成连续性复合切除术。"整块切除"的概念已经被修改,因为没有淋巴管通过下颌骨,因此不需要连续"复合组织切除"未涉及的下颌骨。目前下颌骨节段切除术的适应证包括:①口腔癌的严重侵犯;②肿瘤侵犯下牙槽神经或根管;③邻近下颌骨的大量软组织病变;④下颌骨原发性恶性肿瘤;⑤转移到下颌骨的肿瘤。

患者的年龄、一般健康状况、对手术的耐受程度、职业、对治疗的接受性、对治疗的依从性、生活习惯(如抽烟/饮酒)、社会经济因素状况等对口腔癌初始治疗方案的选择非常重要;此外,在选择口腔癌治疗方法时,需要考虑具体患者的局部因素包括牙列状况、是否存在黏膜下纤维化或牙关紧闭,以及是否继续使用咀嚼烟草制品。一般来说,高龄不是实施适当的口腔癌初始手术治疗的禁忌。然而,随着年龄的增长,并发疾病,以及由相关的心肺疾病引起的虚弱会增加根治性手术后的发病率和死亡率。先前对同一区域的其他病灶的治疗也会影响治疗选择的决定;例如,先前针对不同病灶的同一区域进行的放射治疗可能无法用于治疗同一区域内的第二个肿瘤。

术前准备

许多原发性口腔癌患者口腔卫生差,牙列不好,常伴有严重感染。术前进行牙科评估和适当的牙科处理是非常重要的,以便在外科手术前获得最佳的口腔卫生状态。如果需要,无论是术前还是术中,所有严重的化脓性牙齿都应充分评估以考虑拔牙。然而,牙齿(无论是在肿瘤内或其附近的松动或不动的)不应在明确的手术前拔除。拔除肿瘤附近的牙齿会打开牙槽,这会增加肿瘤侵入下颌骨骨髓腔的风险。在这种情况下,下颌骨槽型切除术的可行性受到严重影响。必须清除牙垢沉积物,并对牙列进行适当的刮除,以避免牙科并发症和防止术后口腔败血症。然而,任何修复性牙科工作都应该推迟到原发性口腔癌的充分外科治疗完成之后。

如果预期的外科手术需要切除下颌骨或上颌骨的任何部分,应在术前请牙科会诊,以考虑在术中用腓骨游离皮瓣,在重建的下颌骨中放置牙科植入物,或制造腭部闭孔器、下颌夹板,或颌间固定。如果需要任何术后夹板、闭孔器或假牙,手术前必须获得牙齿印模。

如果患者已经接受放射治疗或将要接受术后放疗,牙科会诊就变得更加必要。在开始放射治疗之前,重要的是要对患者进行全面的牙齿评估和预防,包括拔除和/或治疗化脓性牙齿,修复可挽救的牙齿,并进行氟化物治疗,以防止剩余活牙龋齿。

麻醉与体位

虽然在局部麻醉下可以完成小的口腔原发性病变的切除,但大多数原发性口腔癌的外科手术都需要气管内插管全身麻醉并充分放松。鼻气管插管是可取的,以便于在手术中进入口腔和器械。然而,在气管插管和固定之前,必须标记皮肤切口,以避免面部皮肤线条扭曲,导致切口位置不当。为了将术后感染的风险降到最低,在进行皮肤切口前应使用广谱抗生素。患者仰卧在手术台上,上半身呈45°角。

外科解剖学

口腔黏膜与皮肤之间是由嘴唇边缘的唇红缘隔开的。颊黏膜附着在其深面的颊肌上,腮腺导管口在靠近上颌第二磨牙的腮腺乳头上向口腔开放。翼突下颌缝位于磨牙后区黏膜下。颊肌和咽上缩肌附着于翼突下颌缝,磨牙后三角区的肿瘤如果浸润较深,很容易进入这两块肌肉。舌神经和下牙槽神经也与磨牙后三角的黏膜有关,位于下颌支前缘的内侧。上颌动脉颊支为颊黏膜供血,神经由三叉神经的上下颌支供血。

马蹄形口腔底的黏膜由下颌舌骨肌支撑,构成将口腔与颈部分开的肌肉隔膜。在前中线,下颌下腺导管(华顿氏管)在舌系带处伸入舌下肉阜。下颌下管和舌下腺位于舌下肉阜的两侧,将口底黏膜与舌骨肌分开。舌骨肌附着在下颌骨的舌骨线上,在正中缝中与来自对侧的纤维交叉。如果中缝有缺陷,舌下腺可能会突出到颈部。

硬腭的黏膜紧密附着在上颌骨的骨膜上。硬腭的神经血管束分布于硬腭侧面的黏膜下层。硬腭后半部黏膜下层含有小唾液腺，主要为黏液分泌型。这些腺体开口于硬腭后缘旁中线位的成对的旁正中凹陷。这些中央凹是区分软腭和硬腭的有用标志。上颚的血液供应来自腭大动脉，它是颌内动脉的一个分支。动脉在腭管下行至邻近上颌第二磨牙的腭大孔。然后沿着上颚的牙槽边缘，形成一个弯曲的凹槽向前延伸到切牙管。在切管内与鼻腭动脉的间隔支吻合。在上颌骨外旋手术中，保存腭大动脉的完整性是至关重要的。腭大、小神经是三叉神经第二分支（V2）的分支，为腭部提供感觉供应。这些神经容易受到硬腭肿瘤的侵袭。肿瘤的神经周围侵袭可沿这些神经向位于翼腭窝的翼腭神经节和上颌（V2）及视神经扩散。

舌的口腔部分（前三分之二）位于分界沟的前面，该沟从盲肠孔开始，沿着轮廓乳头向腭舌弓横向延伸。舌背的黏膜被丝状、菌状和轮廓乳头所覆盖，而舌腹表面的黏膜光滑，一直延伸到口腔底部。在舌头的前腹表面，舌系带将黏膜连接到口腔前底。舌深静脉位于系带外侧。内部肌肉（双侧上下纵向、横向和垂直）交叉指状，没有组织间隙，这使得侵袭性肿瘤很容易扩散。另一方面，舌外部肌肉（颏舌肌、舌骨舌肌、茎突舌肌和腭舌肌）的浸润是局部晚期癌症的一个特征。舌和口底的动脉供应来自舌动脉的舌背支、舌下支和舌深支。舌静脉引流进入舌静脉，舌静脉流入面静脉和下颌后静脉，形成共同的面静脉。舌下神经为舌头的所有肌肉提供运动神经支配，除了由咽神经丛供应的腭舌肌。舌神经是舌前三分之二、口底和下颌牙龈的感觉神经，味觉则沿面神经的鼓膜支传递。

下颌骨和上颌骨牙槽突上的牙槽窝被附着的牙龈黏膜覆盖，颊黏膜从嘴唇、口底和硬腭返折出来。下颌牙龈和牙列的神经供应来自下牙槽神经[三叉神经的下颌支（V3）]。神经从下颌骨升支内侧进入下颌骨管，在下颌骨体外侧面上的颏孔处穿出至下唇。下颌牙龈和牙齿的血供来自上颌内动脉的下牙槽支，是下颌骨唯一的骨内供血。下颌骨骨膜为皮质骨提供血液。

舌体和口底的第一站淋巴结位于舌骨上三角区（Ⅰ～Ⅲ级）。淋巴管伴随着静脉，它们的密度从舌的前部到后部三分之一处增加。同样，在口底后部发生的肿瘤中，则更多的引流至双侧颈淋巴结的淋巴。通常以可预测淋巴结的转移方式，但Ⅳ区淋巴结可直接受累而不累及Ⅱ区淋巴结。舌头中央部分的淋巴可以向中线的两侧引流。

手术径路

口腔原发性肿瘤的切除有多种手术方法。特定入路的选择将取决于原发肿瘤的大小和部位（前、后）、浸润深度和与下颌骨或上颌骨的距离。牙列、口裂大小、牙齿紧闭、舌的大小和活动度等因素也会影响手术入路的选择。各种手术入路如经口入路、下颌骨切开术、下颊瓣入路、舌瓣入路和上颊瓣入路如图 8.57 所示。随着激光[经口激光显微手术（TLM）]和机器人技术[经口机器人手术（TORS）]的技术进步，经口入路有着更广泛的应用指征。

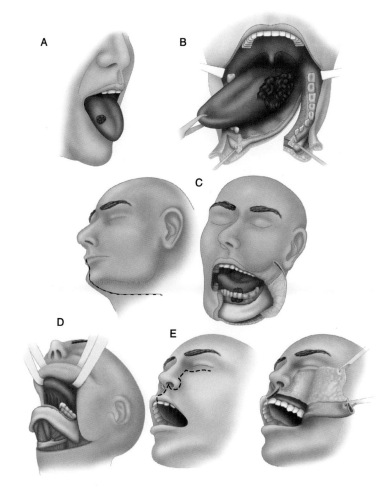

图 8.57　各种手术入路。A. 经口的；B. 下颌骨切开术；C. 下颊瓣；D. 舌瓣；E. 上颊瓣。

经口入路可安全用于小的、位于前部的、容易触及的口腔、舌、口底、牙龈、颊黏膜和硬腭或软腭的肿瘤。小而深浸润的肿瘤可能无法通过张口进行允分切除。肿瘤靠近下颌骨或上颌骨可能影响手术入路，即使是小肿瘤。

当经口入路不能提供足够的暴露时，有必要采用面部切口或颊皮瓣入路（上或下）。对位于口腔前部的病变，面部中线入路提供了足够的暴露，但对位于口腔后部的肿瘤，则不太理想。这种方法的好处是它避免了下嘴唇裂开的切口，但会造成下巴永久性的麻木，因为需要切断颏神经以使皮瓣充分活动。它也可能导致下唇下垂和流口水，因为失去支持和感觉。因此，它的效用是有限的。下颊瓣入路需要一个下唇中线切口，该切口从侧面延伸到颈部，以便暴露和解剖颈部。这种方法对除上颌牙龈和硬腭以外的几乎所有口腔肿瘤都有很好的暴露效果。下颌骨（边缘或节段）切除和重建在大多数情况下需要下颊瓣入路。下颊瓣入路是下颌骨边缘或节段性下颌骨切除术的必要途径。上颊瓣入路（Weber-Ferguson 切口及其改进见第 5 章）是切除硬腭和上牙槽较大肿瘤所必需的，尤其是位于后部的肿瘤。

处理较大的舌肿瘤，特别是那些靠近舌根的，不涉及下颌骨的肿瘤，需要更宽的暴露范围进行切除。下颌骨切开术或下颌骨截骨术是一种很好地保留下颌骨的手术方法，其目的是进入口腔或口咽，以便切除无法通过张口或下颊瓣入路切除的原发性肿瘤（图 8.58）。下颌骨切开术可以在以下三个位置之一进行：①侧位（通过下颌骨体部或角部）；②中线；③旁正中。

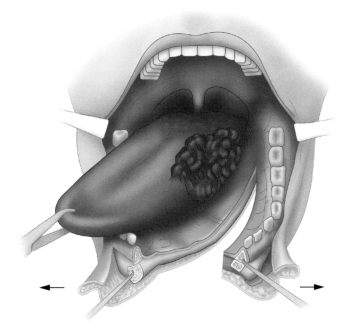

图 8.58　下颌骨切开术是一种很好的保留下颌骨的手术方法，可以切除口腔或口咽的巨大肿瘤。

下颌骨外侧切开术有几个缺点。首先，对下颌骨两部分的肌肉拉力不相等，使下颌骨切开处承受巨大压力，导致愈合延迟。因此，可能需要颌间固定。第二，由于颌间固定，口腔手术后接触缝合线以保持口腔清洁的能力受到阻碍，导致口腔卫生不良，并可能导致缝合线感染。此外，下颌骨外侧切开术还存在一些解剖学上的缺陷，包括下颌骨切开部位远端的牙齿和下颌骨皮肤由于下牙槽神经切断而失去神经支配。下颌骨外侧切开术也会导致下颌骨远端牙齿和远端骨内供血断流。下颌骨外侧切开术的暴露是有限的，如果患者需要术后放射治疗，延迟愈合可能会导致下颌骨切开术的并发症。由于这些原因，不建议采用外侧下颌骨切开术。

通过将下颌骨切开的位置置于前中线，可以避免下颌骨外侧切开术的所有缺点。然而，下颌骨在中线裂开需要拔除一颗中切牙，以避免暴露两颗中切牙的牙根，这两颗中切牙有挤压的危险。拔除一颗中切牙会影响下牙列的美观。此外，下颌骨中线切开术需要分离来自颏结节的肌肉，即颏舌骨肌和颏舌肌，导致咀嚼和吞咽功能的延迟恢复。因此，下颌骨正中切开术也不是首选。

另一方面，下颌骨旁正中切开术可以避免下颌骨外侧切开术的所有缺点和下颌骨中线切开术的后遗症。它提供了显著的优势，如广泛暴露和保存颏舌骨肌和颏舌肌，从而保存了下颌复合体。唯一需要分离的肌肉是颏舌骨肌，这会导致最小的吞咽困难。下颌旁正中切断术不会导致下巴、牙齿和下颌骨的皮肤失神经或血管断供。下颌骨切开处固定容易，如果患者术后需要治疗，下颌骨切开处能够承受放疗。因此，目前下颌骨旁正中切开术仍是治疗口腔后部较大病变和口咽旁间隙肿瘤的最佳手术方法。另外，舌和口咽后部病变可通过机器人器械经口进入，无须下颌骨切开，从而避免其并发症。

经口机器人手术

经口机器人辅助手术切除术目前已取代了很多下颌骨切开术，用于舌根原发性肿瘤的手术切除。TORS 可用于进入后部口腔舌癌的后界，该肿瘤延伸至舌根，结合口部切除术，以避免下颌骨切除术。然而，这在实践中是困难的，因为机械臂的角度和偏移，通常不能提供舌后部背侧表面充分的视野和入路。此外，即使手术切除完成，整形外科医生也可能无法充分接近外科缺损处缝合微血管游离皮瓣。基于这些原因，只有非常有经验的外科团队才能在有选择的情况下使用 TORS，这些团队不仅熟悉切除技术，而且能够使用外科机器人进行缝合。

经口激光白斑切除术

口腔黏膜癌前病变，如角化过度、角化病伴异型增生，甚至原位癌，都可以通过相对保守的经口切除术来治疗。如果这些病灶是局灶性的且表面范围有限，手术切除是可取的。然而，如果病变是弥漫性或多灶性，且涉及大面积表面，则激光手术切除是不切实际的。激光汽化似乎是一种有效治疗此类病变的方法，特别是如果这些病变仅限于黏膜，并且从最可疑的部位进行有代表性的活检证实不是浸润性癌。激光可与显微镜（TLM）或手持探头一起使用。图 8.59 所示为白斑病患者，涉及软腭大面积的点状改变。为了覆盖整个受累区域，软腭和硬腭黏膜的大面积表面需要切除。

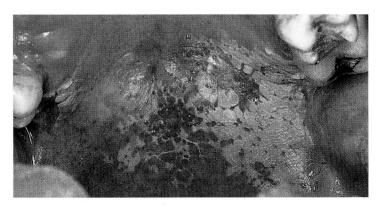

图 8.59　下软腭大面积白斑患者。

患者在经鼻气管插管的全身麻醉下，通过使用肌肉松弛剂获得充分的放松。使用丁曼自持式口腔牵开器暴露病变部位和治疗部位（图 8.60）。在照射野内的面部皮肤用湿毛巾遮住，以防激光束意外伤害。咽后壁同样用湿纱布加以保护，它也覆盖和保护口咽内的鼻气管。

将带有手持式装置的二氧化碳激光器置于视野中，激光束聚焦在需要切除组织的区域（图 8.61）。白斑的理想组织切除深度为 1~2mm。激光设置在约 15W 的连续模式，这种程度对组织的破坏是安全的。组织切除是分段进行的，并用生理盐水间歇冲洗口腔。吸引器头靠近激光束，吸出由组织破坏不断产生的烟雾。

在图 8.62 中，手术过程结束时显示了激光汽化区域。为了控制出血，将手持激光设备的光点打散，通过使激光束散焦

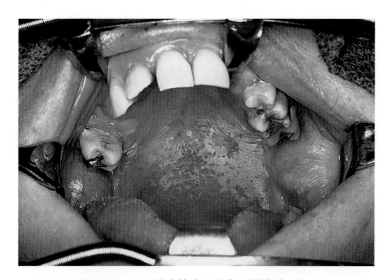

图 8.60　用丁曼自持式口腔牵开器暴露口腔。

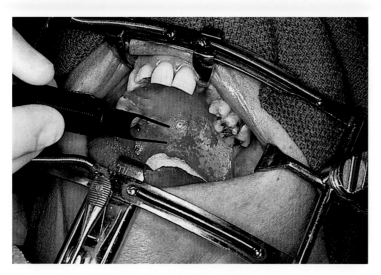

图 8.61　二氧化碳激光束聚焦在所需组织破坏区域。

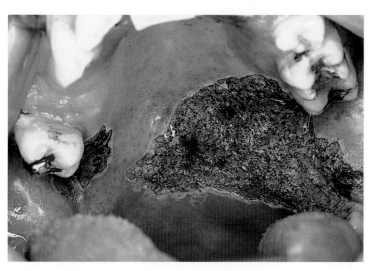

图 8.62　激光汽化治疗面积。

来控制局部出血点,从而达到完全止血的目的。这时的手术野显示出在所需区域有足够范围的组织切除。患者可以在手术当天进食流质食物,并指导患者通过频繁的口腔冲洗和用含有碳酸氢钠和盐的温水溶液冲洗口腔,以保持最佳的口腔卫生。建议用一夸脱温水、一茶匙盐和一茶匙碳酸氢钠进行口腔冲洗。

激光汽化术后 1 周的口腔形态如图 8.63 所示。于局部组织切除处可见浅表肉芽组织。部分区域可见轻微炎症反应和正常黏膜生长。

激光汽化治疗白斑 1 个月后口腔的外观如图 8.64 所示。正常上皮完全恢复。触诊此区域显示完全正常的软组织,下面没有瘢痕形成或纤维化。

口腔浅表原位癌和弥漫性白斑(如角化过度和发育不良)适合激光汽化治疗。然而,对于浸润性口腔黏膜癌,激光汽化作为最终的治疗方法是不够的。

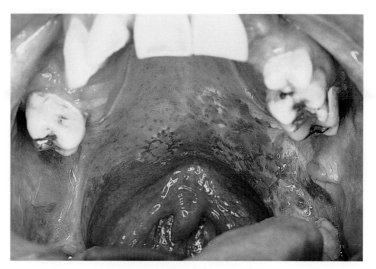

图 8.63　术后 1 周口腔外观。

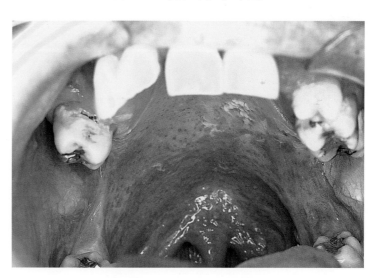

图 8.64　术后 1 个月口腔外观。

舌部分切除术

几乎所有的 T_1 和大部分 T_2 病变,也就是舌体的前三分之二,都适合于经口舌体部分切除术。图 8.65 所示的患者有 2.5cm 的溃疡性内生癌,累及右侧舌体前部和中部三分之一的侧缘。舌头的活动不受限制,肿瘤没有侵袭到邻近的口腔底部。肿瘤也没有从中线侵袭到舌的另一侧。

患者在全身麻醉下经鼻气管插管,并隔离口腔。对于累及口腔舌侧部的巨大肿瘤,最好采用横向而非纵向的楔形切除术。一个大肿瘤的纵向切除会导致舌头狭长,这通常会损害语言和干扰咀嚼。另一方面,横向楔形切除缩短了舌的长

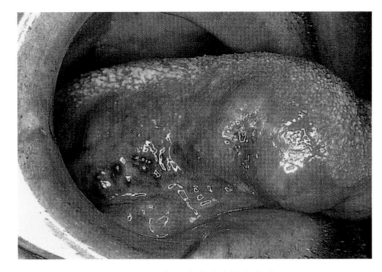

图 8.65　术口腔舌溃疡性内生癌。

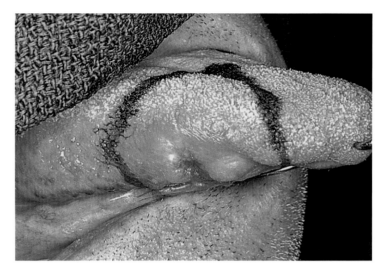

图 8.67　所示为切除区域。

度,使舌功能更好,视觉上看起来正常(图 8.66)。切除的区域如图 8.67 所示,与肿瘤相邻黏膜的大部分和可触及肿瘤周围舌头肌肉组织的全部厚度。

手术切除最好用电刀,用电刀的切割模式切开舌上下两方的黏膜。黏膜切开后,用电凝模式切除舌下肌层。舌头肌肉组织中的小出血点被电凝,而舌动脉的主要分支用可吸收线结扎。手术缺损显示口腔内舌原发肿瘤令人满意的切除效果(图 8.68)。从黏膜边缘和手术缺损的深度取冷冻切片,以确保原发肿瘤的充分切除。

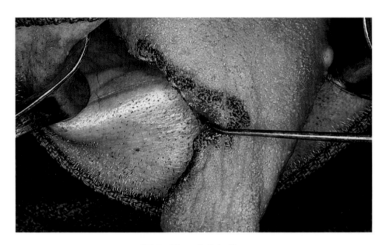

图 8.68　手术切除。

冷冻切片确认阴性切缘并止血后,开始修复手术缺损。采用 3-0 可吸收线或 3-0 Vicryl 缝线间断缝合进行双层修复,以拉合肌肉组织,并使用相同的缝合材料近似舌体上下两侧的黏膜。用皮肤钩将楔形手术缺损的顶点缩回,以实现闭合的横向定位。断续缝合贯穿始终。手术过程中失血量可以忽略不计。

图 8.69 所示的手术标本显示全层、三维切除的口腔舌肿瘤,黏膜和软组织切缘充足。舌体部分切除术后约 3 个月舌的术后外观如图 8.70 所示。注意缝合线处的横向瘢痕,说明口腔舌的形态正常。患者无语言障碍,咀嚼正常,能耐受各种食物。

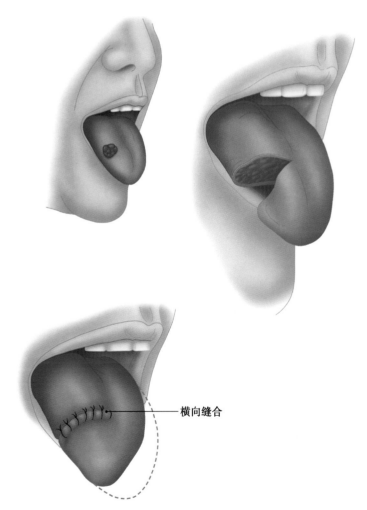

横向缝合

图 8.66　口腔原发性小肿瘤适宜经口切除。

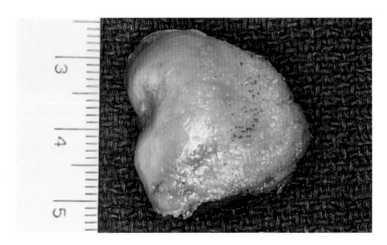

图 8.69　手术标本。

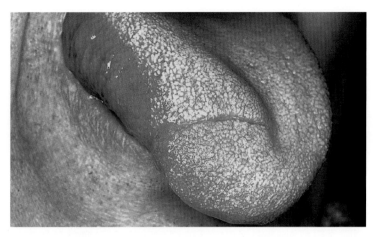

图 8.70　舌部分切除术后 3 个月的舌外观。

近全舌切除术

口腔舌部较大的病变（前三分之二）也可以通过张口切除，只要肿瘤局限在舌体上，肿瘤没有侵袭到口底部、牙龈下部或舌体的后三分之一。图 8.71 所示的患者有一个广泛的癌肿，几乎累及整个前三分之二的舌头。舌头的活动是正常的。前三分之二的舌骨切除术是通过张口进行的。手术标本显示整个肿瘤以整体方式切除（图 8.72）。用前臂桡侧游离皮瓣修复缺损。术后 3 个月后口腔的外观显示出良好的愈合效果，皮瓣的体积佳，可以替代切除的舌体部分，有利于说话和吞咽（图 8.73）。

口底肿瘤切除及全层皮片移植修复

口底、颊黏膜或软腭的浅表病变可以行经口切除术，有利于肉芽生长并二期愈合。然而，当这种切除术是在某些关键部位进行的，这些部位的活动性是必不可少的，或者当切除的深度包括深面的肌肉组织时，二期愈合会导致纤维化和挛缩，从而导致功能受损。立即用植皮覆盖这种外科切除后的创面是可行的。原发性口腔底癌累及两侧系带和颌下腺管开口，并累及邻近黏膜，如图 8.74 所示。病变不累及舌面牙龈，也未深部浸润至口底部的肌横膈膜。

患者在全身麻醉下经鼻气管插管，口腔隔离并用自持式口腔牵开器暴露。使用电烙器，标记出具有满意黏膜边缘的

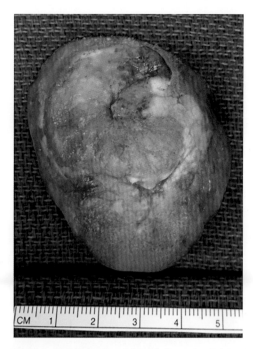

图 8.72　舌全切除术（舌前三分之二）的手术标本。

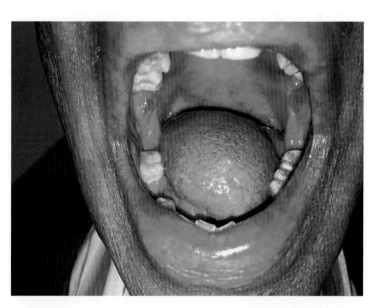

图 8.73　舌体次全切除术和前臂桡侧游离皮瓣重建术后 6 个月的口腔外观。

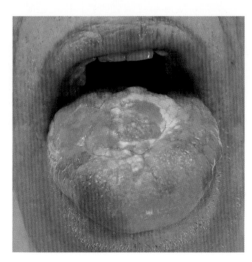

图 8.71　舌前三分之二局部广泛性癌深肌浸润。

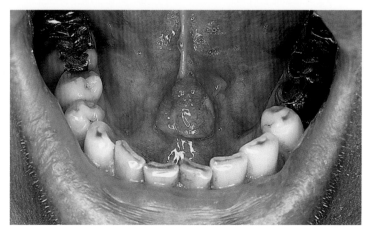

图 8.74　口底癌累及舌系带和下颌腺管开口。

外科切除区域（图 8.75）。请注意，切除线从前穿过舌牙龈，后穿过舌下表面。

用电刀对原发肿瘤进行三维切除。随着下层软组织的松解和切开，下颌腺管变得可见，如图 8.76 所示。部分舌下腺形成了手术标本的深缘。切断颌下腺管，用 4-0 可吸收线缝合其残端。

横切的下颌腺管开口向后移位。导管被斜横切，以便在开口处提供更大的周长。其周长的后半部分近似于口底黏膜，采用断续 4-0 可吸收线缝合，如图 8.77 所示。剩下的手术缺损显示了舌下表面和口底部的肌肉组织。

全层皮片移植是从颈部锁骨上区域切取的。使用 3-0 可吸收线间断缝合适当修剪后的皮片与手术缺损的黏膜边缘（图 8.78）。下颌腺管残端周长的前半部分与植皮片边缘近似，采用间断 4-0 可吸收线缝合。植皮片缝合到位后，在植皮片上做几个刺伤切口，以便排出可能积聚在植皮片下方的血液和/或血清。

为了适应植皮区，制作了一个干制网垫，并在缝线上用 2-0 丝扎固定到位，如图 8.79 所示。术后插入鼻胃管以维持营养摄入。患者在大约 1 周内不允许经口进食任何东西，并鼓励进行充分的口腔冲洗，以保持最佳的口腔卫生。在 1 周后，移除支撑敷料，并要求患者继续进行口腔冲洗，直到移植物愈合理想。患者现在可以经口摄入清澈的液体和浓稠的食物。

术后大约 8 周植皮的外观如图 8.80 所示。移植体愈合良好，舌的活动性保持正常，咀嚼和言语功能也基本正常。在许多情况下，口腔内的皮肤移植并不完全成功，尽管在这些情况下，它们确实起到了在术后即刻为外科缺损提供生物敷料的重要作用。即使皮肤移植不完全成功，部分皮肤脱落，其他区域也会黏附，最终形成良好的上皮化。中厚皮片或全层皮片能很好地覆盖口腔中深度的缺损。另外，尸体源制备的无细胞胶原基质（cadaveric acellular collagen matrix，AlloDerm）可以代替皮肤移植。在黏膜上皮化之前，它是一种很好的生物敷料。

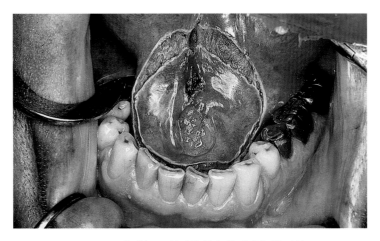

图 8.75　黏膜切口所示的拟定的手术切除区域。

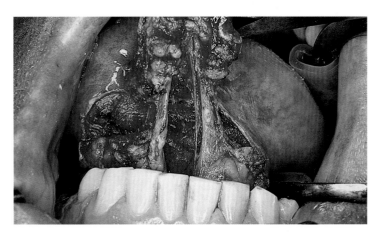

图 8.76　下颌下腺管解剖。

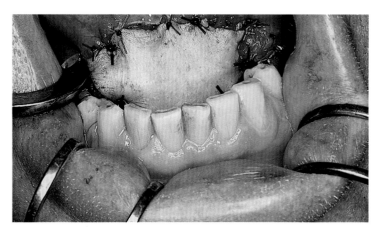

图 8.78　皮肤移植物被修剪并缝合到手术缺损的黏膜边缘。

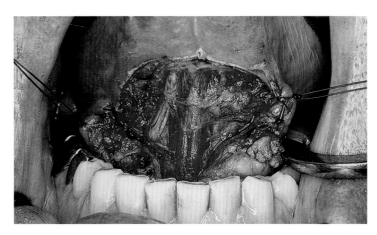

图 8.77　下颌腺管残端移位至黏膜后缘。

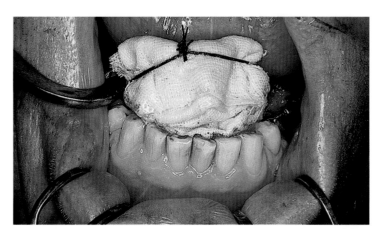

图 8.79　碘仿纱球缝固到位。

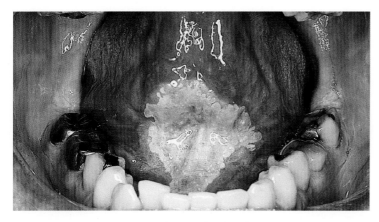

图 8.80 术后 8 周植皮的外观。

下颌骨旁正中切开术治疗舌癌

图 8.81 所示的患者患有舌中三分之一的原发性舌癌。肿瘤分期为 T_2，N_0，Ⅱ 期舌鳞状细胞癌。然而，这一深度浸润性肿瘤累及相当一部分的皮下肌肉组织，因此择区性舌骨上颈淋巴结清扫术可作为区域淋巴结的病理分期依据。

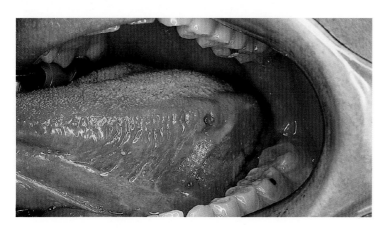

图 8.81 舌中三分之一癌患者。

对于任何需要下颌骨切开术的患者，术前必须对下颌骨进行影像学评估。通常选择下颌骨的全景片。应避免经过化脓性感染的牙齿部位进行下颌骨切开术。当在下颌骨切开术的拟定部位出现其他病理学改变时，影像学评估对选择合适的下颌骨切开位置有很大帮助。下颌骨切开术的位置是根据门牙和尖牙的牙槽位置选择的。侧切牙和尖牙的齿根通常分开，在两者之间形成一个空间。因此，在侧切牙和尖牙之间的下颌旁正中切口是首选。下颌骨切开的切口角度应确保不会切断相邻牙齿的根部。同样，垂直切口应该正好在相邻牙齿的牙根之间，以避免牙根过度暴露（图 8.82）。

患者经鼻插管全身麻醉，获得充分放松。对肿瘤范围进行满意检查的最佳时机是在麻醉下，这种检查应定期进行。切口标记如图所示，切口在中线处裂开下唇，切口延伸至舌骨，此时切口沿着上颈部皮肤皱褶在颈淋巴结侧延伸（图8.83）。将切口延伸到上颈部的外侧，为进行舌骨上颈淋巴结清扫术提供了充分的暴露。最初，只做颈部切口的横切面，完成舌骨上颈部的淋巴结清扫（图 8.84）。

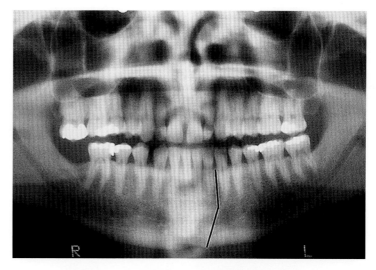

图 8.82 示下颌骨切开术部位和类型的全景片。

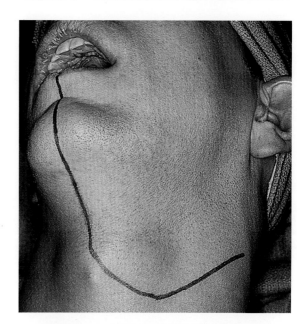

图 8.83 下颌骨切开和舌骨上颈清扫切口。

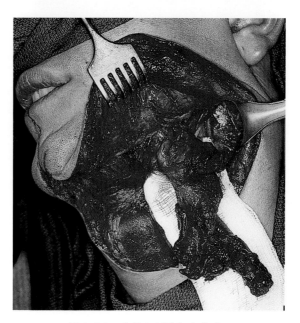

图 8.84 舌骨上颈清扫术完成。

皮肤切口从中线延伸,将颏部和下唇中线切开,直到牙龈沟黏膜的返折处。牙龈沟处约5mm的唇黏膜附着在下颌骨上,以便于缝合。在这一点上,在中线左侧的唇黏膜上切开约2cm的距离,并翻起一个短的颊瓣(图8.85)。下颌骨的所有软组织附着都从下颌骨前部分离到离左手侧距中线2~3cm的距离,暴露出下颌骨切开部位(图8.86)。面颊瓣的解离只应达到颏孔,否则会使颏神经受到损伤,导致颏部皮肤感觉丧失。左侧颊瓣向上分离暴露下颌骨外侧皮质和下颌骨下缘。

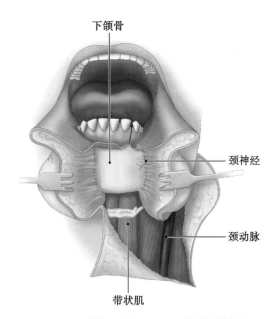

图8.85 下颌旁正中切口切开下唇的示意图。

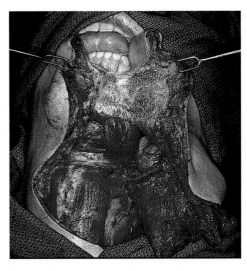

图8.86 暴露下颌骨切开部位。

截骨术可以用各种不同的方法来完成下颌骨切开。传统的Trotter法将下颌骨从中线分割成一条直线垂直切口。这种方法显然是不可取的,因为下颌骨切开处的活动会导致下颌骨的固定非常困难,从而导致延迟愈合或畸形愈合。或者,下颌骨可阶梯式切开,以避免向上和向下位移。然而,前后移位仍然是这种切开方法的一个问题。此外,阶梯式截骨的横切面可以切断该部位的牙根并使其失活。因此,下颌骨旁正中

切开术是首选。下颌骨切开术以成角的方式进行,将侧切牙和尖牙之间的牙槽突在一个垂直平面上分开约10mm的距离,此时,骨中的下颌骨切开切口向内侧倾斜。截骨术中的角度低于邻近牙齿的根部水平。斜切提供了一个更稳定的截骨固定。用一个超薄刀片的高速电锯切割下颌骨。在切开骨以前,在下颌骨的切开处两侧合适位置进行钻孔,以利于切开后的微型钛板固定。这些钻孔确保闭合时下颌骨切开部位的精确对准,以避免咬合错位。两平面固定是可取的。将一个四孔微型钛板放置在下颌骨的外皮质上,位于下颌骨切开相邻牙齿根水平之下。使用弯板机,钛板被适当地制模和成型,以紧贴下颌表面。现在在下颌骨的钛板孔上钻了四个钻孔。另一个类似钛板的形状适合下颌骨的下缘,在一个垂直平面上通过钛板上的孔制造四个钻孔,但避免进入相邻的牙槽(图8.87)。然后取出这些钛板并保存备用,以备之后用于截骨术部位的修复手术。在截骨术前进行钛钉的钻孔可以在闭合过程中准确地重新对合下颌骨的两端,从而保持上下牙列的咬合面完全对齐。两个微型钛板的精确放置对避免邻近牙齿的根损伤至关重要。下颌骨完全按照计划用高速电锯切开。为了防止下颌骨切开处的医源性骨折,应避免在下颌骨成角处进行骨切开。

切开下颌骨,用尖利的拉钩将它的两个部分向两侧拉开(图8.88)。下颌骨切口残端会出现快速出血,可以用电灼或骨蜡轻松控制。用电刀切开下颌骨两侧的软组织和肌肉附着。当向两侧拉开下颌骨时,在口底黏膜做一个切口,在靠近牙龈处留下约1cm的黏膜(图8.89)。这一操作过程对于口底的关闭是必要的。

口底部的黏膜切口从下颌骨切开处一直延伸到舌腭弓。如果切口需要进一步向后延伸,则需要切断穿过手术野的舌神经,因为舌神经从下颌骨出来进入舌侧。当下颌骨部分向外侧牵开时,舌头在口腔内向内侧牵拉,提供必要的暴露。

分开下颌骨内侧的软组织附着物,包括舌下腺,下颌骨的两半部分用环形牵开器牵开(图8.90)。需注意,口底部的黏膜切口保留了沿牙龈的黏膜袖带,以便于结束手术时关闭。现在暴露了附着在下颌骨上的舌骨肌,将它切开,以允许下颌骨"摆动"和进一步暴露。用电刀正中切开颏舌骨肌,使其外侧半部分附着在下颌骨上。舌骨肌的完全切开将使下颌骨有足够的活动,以便在手术中暴露舌体(图8.91)。现在在手术充分暴露病灶是很容易的,允许满意彻底地三维切除原发性肿瘤,并与舌下腺和颌下腺以及邻近的软组织和淋巴结呈整块状(图8.92)。现在标记建议的切除线以指导原发性肿瘤切除(图8.93)。全层、全穿透和全三维肿瘤切除术是用电凝刀进行的。注意楔形切除是横向的,允许通过一期闭合修复手术缺损。舌动脉和/或其分支的快速出血在舌切除术中是可以预见的,但是通过适当的止血很容易控制。

手术切除从舌背延伸到舌下表面,包括完整的深层肌肉

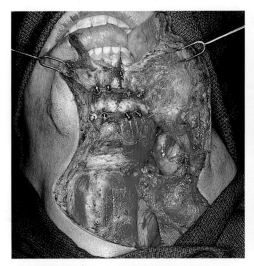

图 8.87 在骨分割前钻四个孔。

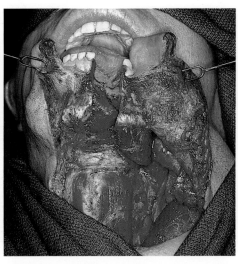

图 8.88 下颌骨被分开,其两个部分侧向收缩。

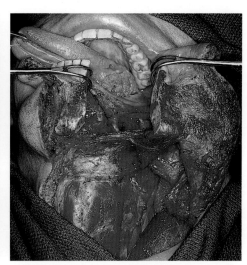

图 8.89 在口腔底部切开。

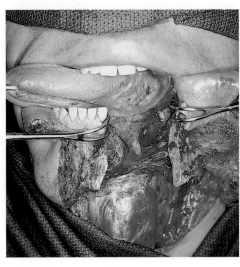

图 8.90 将黏膜和黏膜下软组织分开,下颌骨缩回,露出舌骨肌。

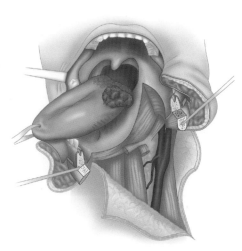

图 8.91 肿瘤暴露示意图。

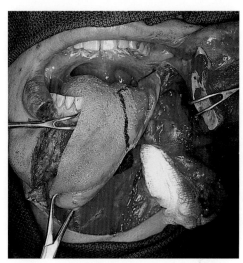

图 8.92 充分暴露可使原发性肿瘤以及区域淋巴结的方式进行三维整块切除。

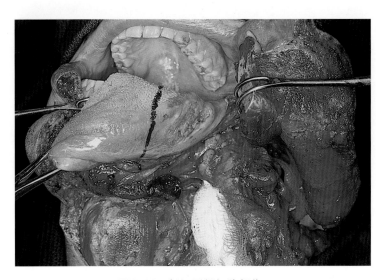

图 8.93 标记了拟切除部位。

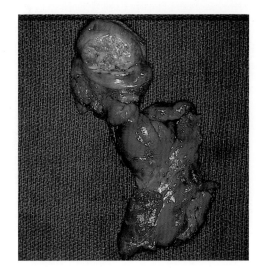

图 8.94 显示三维切除的手术标本。

组织,如标本所示,提供真正的三维切除(图 8.94)。因此,一个整体、整块切除原发肿瘤和舌骨上三角区淋巴软组织,以实现肿瘤学上完全局部切除原发肿瘤及其第一站淋巴结和中间的淋巴管。舌中部三分之一处的手术缺损如图 8.95 所示。在手术缺损的外侧黏膜边缘和深层软组织边缘取组织进行冰冻病检,以确保切除的充分性。一旦确认切除满意,就开始修

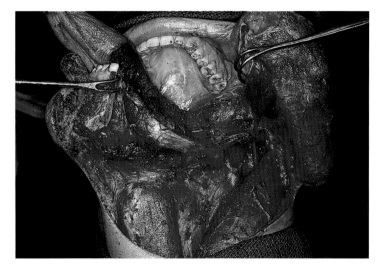

图 8.95 舌中段三分之一处的手术缺损。

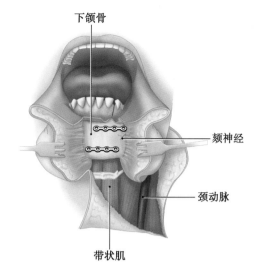

图 8.97 用微型钛板和螺钉修复下颌骨切开术。

复缺损（图 8.96）。在开始修复关闭切口前插入鼻胃管。在这一点上引入鼻饲管很重要，因为如果伤口关闭后很难放置，并且需要在数字影像下进行操作，可能会破坏缝合的切口。在舌背楔形缺损的顶端用皮肤拉钩向右侧牵拉。这个过程使得舌头的后部向前部移动，便于观察后部缺损区域的原始范围。肌肉层采用 2-0 可吸收线间断缝合。

用 2-0 可吸收线间断缝合完成舌缺损的关闭，也用于缝合舌黏膜。舌修复完成后，下颌骨的左半部可以恢复到正常位置。舌侧部黏膜与牙龈口底黏膜的缝合，持续进行可吸收线间断缝合。当闭合向前推进时，侧面下颌骨体越来越靠近下颌骨的切开处，直到口底黏膜完全关闭。在这一点上，下颌骨切开术通过使用先前成形的微型钛板进行固定修复（图8.97）。

深度计用于选择微型板所用螺钉的长度。螺钉应足够长，以穿过下颌骨的两个皮质，用于侧板。但是，它们不能通过下颌骨的舌侧皮质进入口腔的软组织。同样，下颌骨下缘的微型钛板用较短的螺钉固定，以避免损伤邻近牙齿的根部。每一次尝试都是为了确保下颌骨两端完美对齐，以恢复正常的咬合。将螺钉拧紧，但不要太紧；否则，钛螺钉的头部可能会断裂（图 8.98）。

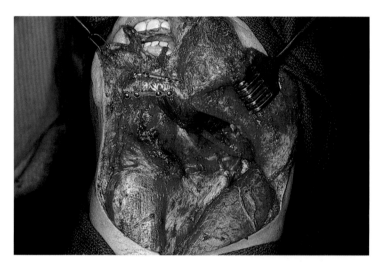

图 8.98 下颌固定采用微型钛板和螺钉完成。

最后，在齿槽突龈沟处，唇黏膜的切缘重新与黏膜切口对合，开始黏膜闭合。使用 3-0 可吸收线间断缝合完成关闭。唇部的肌肉层和黏膜层采用铬羊肠线缝合，皮肤和唇红缘采用尼龙缝合线。为了完美关闭中线唇裂切口，首先放置一个精细的尼龙缝合线，精确对准唇红缘。

此缝合线作为牵开器，从唇红缘到龈唇沟，唇黏膜的关闭以逆行的方式进行。以类似的方式应用间断缝合以接近肌肉层。准确地重新对位下唇和颏部的皮肤是获得一个美学上可接受的瘢痕的关键。切开的颏舌骨肌残端用可吸收线间断缝合。虽然这种重新对合很少特别准确，但它能够减少下颌下区域的无效腔。

在伤口内放置一个负压引流管，并通过一个单独的皮肤穿刺口引出。颈部切口按常规分两层缝合关闭。

在术后，给患者鼻饲大约 1 周。然后，让患者尝试经口进食，查看吞咽是否成功。如果患者能够吞咽泥状的食物，他或她便能够在接下来的几天里逐渐过渡到软性饮食。口内视图显示舌头愈合良好（图 8.99）。术后的全景片显示下颌骨的两个部分完全精确对齐，基本上保持正常咬合（图 8.100）。术后 3 个月患者的外观显示中线瘢痕愈合良好，外形美观（图8.101）。注意颏下区的垂直瘢痕是由正中线切口造成的。为

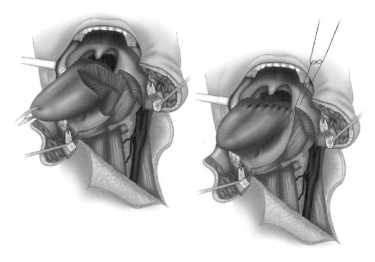

图 8.96 横向楔形缺陷的一次闭合。

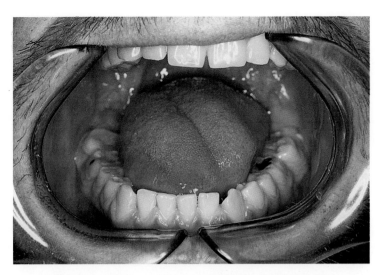

图 8.99　术后 3 个月的口腔内视图显示舌头愈合良好。

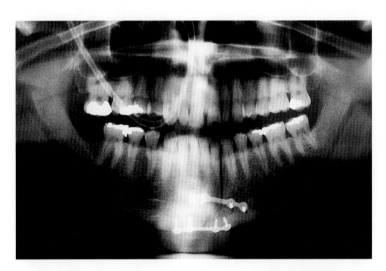

图 8.100　术后全景 X 线片显示下颌节段与微型钛板和螺钉的良好对齐。

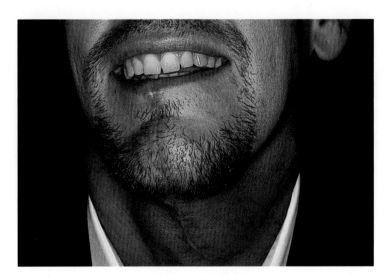

图 8.101　术后 3 个月患者的术后外观。

了避免这种情况,可以改良切口的垂直部分。从颏部表面到舌骨的切口部分设计成锯齿状,就像多个 Z 形(图 8.102)。这避免了垂直的瘢痕。

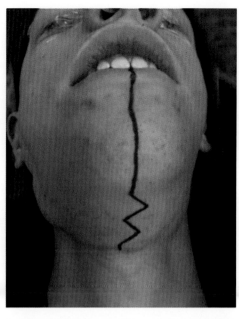

图 8.102　颏下区的 Z 字形切口避免了垂直的瘢痕。

下颌舌正中切开术(Trotter 手术)

位于口咽中线和颅颈交界处的肿瘤,最佳切除方法为下颌骨裂开舌正中切开术。沿舌体相对无血管的中线切开,可保留舌体两侧的神经血管束,患者的舌功能一般不会受损。

这是一位舌根部巨大良性横纹肌肿瘤患者。轴位增强磁共振成像显示舌根左侧起源的一个巨大肿瘤越中线生长(图 8.103)。肿瘤边界清晰,呈多分叶状。冠状位磁共振成像显示一巨大肿瘤累及舌根(图 8.104)。内镜检查显示肿瘤尚未累及喉声门上区,也未侵袭出舌根黏膜形成溃疡。术前活检诊断为良性横纹肌肿瘤。

患者经鼻气管插管全身麻醉,头颈部常规消毒。自下唇唇红缘至舌骨部正中作一切口(图 8.105)。皮肤切口经唇部肌肉组织、黏膜到唇龈沟逐渐加深。切口从侧面延伸到两侧尖牙,小心保护颏神经以保护颏部和下唇部的皮肤感觉。在中切牙间成角状下颌骨切开术,即垂直切开下颌骨至其垂直高度的中点,在这一点后横向倾斜切开下颌骨以在切开部位保持垂直稳定

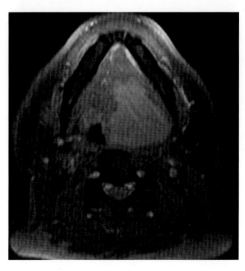

图 8.103　轴位增强磁共振成像示一分叶状肿瘤越中线生长。

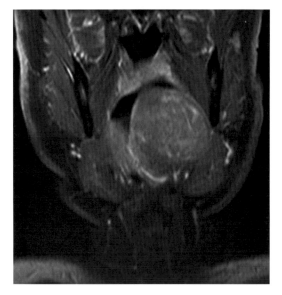

图 8.104   冠状位磁共振成像示舌根处一巨大肿瘤。

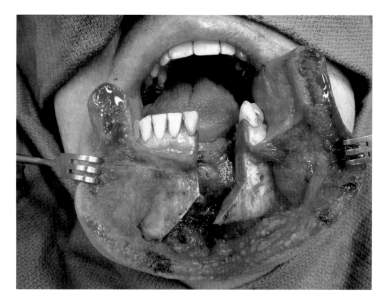

图 8.106   成角状下颌骨正中切开术。

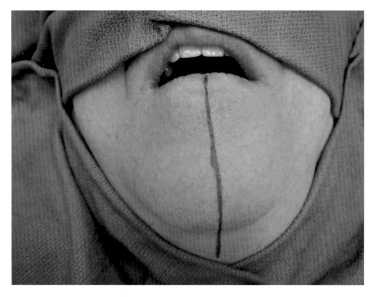

图 8.105   标记下唇正中裂开切口。

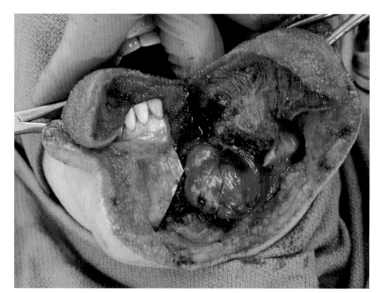

图 8.107   行舌正中切开术暴露肿瘤。

性(图 8.106)。由于颏、唇、下颌和舌部皮肤的所有神经血管结构都发自口腔侧面,需在中线操作以保留这些结构。

将一分为二的下颌骨向两侧牵拉。自中线附着牙龈处至口底做一黏膜切口,到颌下腺导管(Wharton 导管)的开口间,并注意保持其完整性。切口沿舌中线的下表面延伸至舌尖,然后在舌背沿中线进一步向后延伸。用电刀沿中线将舌分开,向两侧牵拉舌的两半。现在可在舌骨上区舌根部看到嵌入舌骨舌肌内的肿瘤。图 8.107 示舌切开术后,手术医生用食指向前推舌根背部,使肿瘤易于突出。

对多分叶良性肿瘤周围舌深层肌肉交错的纤维进行细致解剖。应仔细切除肿瘤的每一个小叶,以免留下残留肿瘤增加局部复发的风险。图 8.108 示几乎所有的肿瘤都已被解剖并被送到切口处。随后肿瘤被完全切除。必要时用电刀和对较大血管进行结扎来精准止血。移除肿瘤后术腔显示舌根两侧肌肉结构正常且有一定的潜在空隙(图 8.109)。以 2-0 可吸收缝线深部对位缝合舌根肌肉并消除潜在死腔。随后双层缝合舌深层固有层肌肉和黏膜。精准缝合舌两侧且使舌尖不重叠歪斜。下颌骨切开处常用两块小型钛板进行固定。一块小型

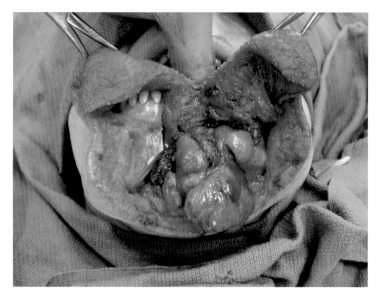

图 8.108   仔细切除肿瘤所有分叶。

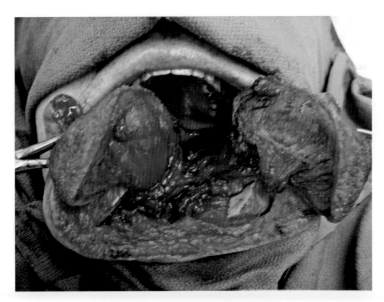

图 8.109 肿瘤切除后的手术缺损。

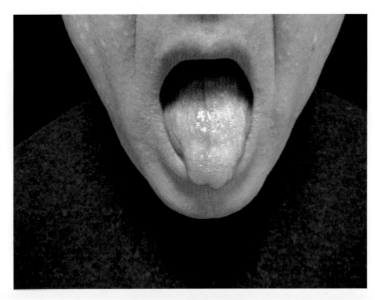

图 8.111 舌运动正常。

钛板贴在下颌骨皮质外侧,另一块贴在下颌骨下缘进行双平面固定。常规缝合唇、颏和颏下区的皮肤切口,放置 Penrose 引流管,并在 48 小时内拔除。

图 8.110 为术后约 1 年时患者外观,唇下颌舌切开术部位对位愈合良好,唇及颏部瘢痕几乎不可见。下颌骨对位及中切牙咬合良好。舌的形态、感觉、运动正常,可以正常发音和咀嚼(图 8.111)。

唇下颌正中舌切开术对舌根、咽后壁和颅颈交界肿瘤可进行良好暴露(有关脊索瘤下颌骨切开术的描述,请参阅第 15 章。)

下颌骨切除术在口腔癌治疗中的应用

当口腔原发恶性肿瘤侵及下颌骨或直接侵及牙槽突上的牙龈时,需手术切除下颌骨。如果肿瘤从牙槽突直接侵袭到下颌骨的骨松质部分,或邻近肿瘤浸润到下颌骨舌侧或外侧骨皮质,则需进行下颌骨节段性切除术(图 8.112)。

口腔肿瘤行下颌骨边缘性切除术时,可切除下颌骨牙槽突、下颌骨舌面,或同时切除牙槽突和下颌骨舌面(图 8.113)。

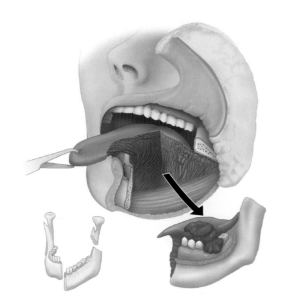

图 8.112 节段性下颌骨切除术。

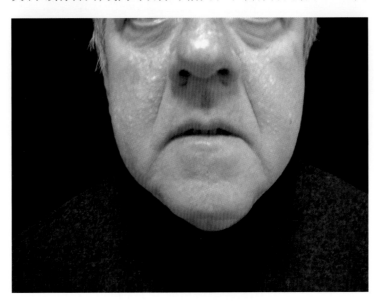

图 8.110 术后 1 年患者外观。

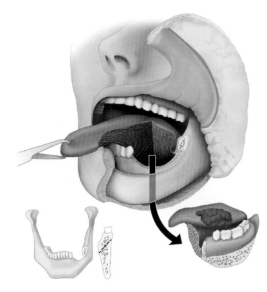

图 8.113 下颊皮瓣入路口底癌下颌骨槽型切除术示意图(译者注:"槽型"切除,英文直译为"边缘"切除,但国内较多用"槽型"切除)。

下颌骨边缘性切除术也可用于下颌骨升支前面磨牙后三角区附近的病变切除,包括冠状突和邻近下颌体牙槽突的切除(图8.114 至图 8.116)。反向下颌骨槽型切除术适合于软组织病变患者,如血管前面部淋巴结固定于下颌骨下缘骨皮质者。

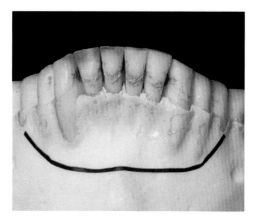

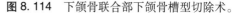

图 8.114　下颌骨联合部下颌骨槽型切除术。

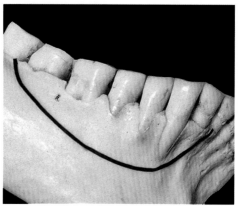

图 8.115　下颌骨体部下颌骨槽型切除术。

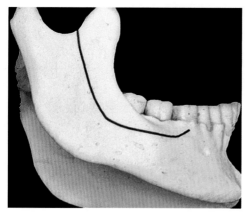

图 8.116　磨牙后三角区及下颌骨冠状突部下颌骨槽型切除术。

行下颌骨槽型切除术时,切除部位应尽量避免形成直角切口,否则该点的张力会很大,术后易发生自发性骨折。为均匀分散切除部位的压力,下颌骨槽型切除应取平滑曲线切口(图 8.117)。可由舌黏膜或口底黏膜与颊黏膜之间一期缝合、裂层皮片或前臂桡侧游离皮瓣覆盖修复下颌骨边缘性切除术暴露的骨质。但记住,一期修复消除了舌龈沟或龈颊沟,使得术后安装活动性义齿相当困难。另一方法是,用移植皮瓣覆盖槽型切除的下颌骨,这样可保留沟槽,术后可于保留的牙齿上佩戴义齿。无牙患者在下颌骨边缘性切除术后,义齿佩带十分困难。但即使对于有残留牙齿的患者,下颌骨边缘性切除术后在残留牙齿上佩戴义齿的修复效果并不理想,因为它不稳定,在咀嚼过程中经常移动。因此在理想情况下,可采用更稳定和方便咀嚼的永久种植牙或可拆卸种植牙。但由于牙槽嵴和下颌管之间的骨高度不足,下颌骨槽型切除术后种植体植入受限。即使用短种植体也需要至少 8mm 的骨高。下颌骨槽型切除后达不到这个骨高。因此在下颌骨外侧段(前磨牙和磨牙)不能进行种植牙修复。但在下颌骨前段(颏孔间)种植牙则较为容易,此处骨高足够,也可以种植 10mm 的标准高度种植体。因此下颌骨槽型切除术患者要想获得最理想的牙齿康复效果,应行下颌骨分段切除术和腓骨游离皮瓣重建,并一期将种植牙植入腓骨。如果口腔癌切除术后有明显的软组织和黏膜缺损,前臂桡侧游离皮瓣是重建软组织和内壁的理想材料。

另外,如果口腔原发肿瘤靠近牙槽突或下颌骨舌面,可切除牙槽突或下颌骨舌面骨皮质以保留下颌弓(图 8.118)。根据下颌骨周围口内肿瘤的扩散途径,无牙颌患者只要下颌管上方有足够的骨高度,也可以行下颌骨槽型切除术。下颌骨槽型切除术保留了下颌弓,对外观影响很小,因而术后无须下颌骨重建。但术后如何恢复满意的牙齿功能仍是一个问题。

另外,如果患者无游离皮瓣手术禁忌证,应在下颌骨分段切除术后一期进行下颌骨重建。

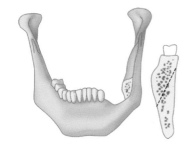

图 8.118　下颌骨槽型切除术切除下颌骨舌面骨皮质和牙槽突。

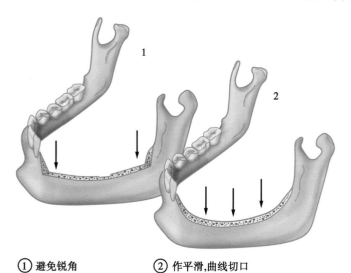

① 避免锐角　　② 作平滑、曲线切口

图 8.117　下颌骨槽型切除术取平滑曲线切口,均匀分散切除部位的压力。

经口下颌骨槽型切除一期缝合术

对下颌牙龈前部或牙槽突的小原发肿瘤,无论有无牙齿附着,均可经口行下颌骨边缘性切除术。该术式同样适用于口底或与下牙槽相连的颊黏膜病变。

下颌骨边缘性切除术可将较小病变,尤其是口腔前部的病变,经口安全切除。图 8.119 为一累及无牙颌牙槽突 1cm 大小的溃疡、浅表型癌肿,与残留的中切牙相邻。放射成像未见病变破坏骨质,故该肿瘤适合行下颌骨槽型切除术。

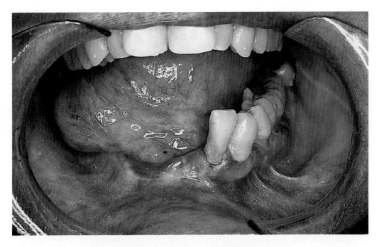

图 8.119 下颌牙龈—溃疡性浅表癌。

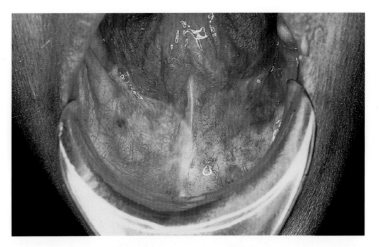

图 8.122 术后 1 年口腔外观。

图 8.120 为经口下颌骨槽型切除术标本,显示黏膜和软组织有足够的安全切缘。图 8.121 为标本侧面观,可以看到标本的高度,浅表溃疡性癌肿的骨切缘充足。一期缝合口底与下唇黏膜修复手术缺损。下颌骨切除部位口底沟和龈唇沟消失,但对术后功能影响不大。

图 8.122 示术后约 1 年口腔外观,缝合部位愈合良好。龈唇沟消失,口底黏膜被拉平。这位患者可植入固定种植牙,以支撑唇部并显著提升口腔外观。如需扩大暴露范围接近原发肿瘤并将肿瘤满意切除,可行下颊瓣进路手术。一般而言,下颊瓣进路肿瘤暴露良好,同时便于将原发肿瘤和同侧颈淋巴结以连续整块形式切除(图 8.123)。

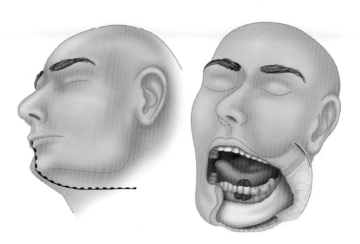

图 8.123 下颊皮瓣入路。

下颊瓣进路需进行包括下唇中线和颏部至下颌联合处的全层切开。切口沿中线向下达甲状舌骨膜,然后沿上颈部皮纹转向患侧颈部。水平切口部分距离下颌体至少两横指宽,以免下颊皮瓣分离掀起时损伤面神经下颌缘支。

下颌骨槽型切除皮瓣移植重建术

图 8.124 为一位牙槽癌患者的口内照片,示肿瘤邻近残留牙齿。原发性病变为外生型,较为表浅,累及牙槽突和邻近牙齿的牙龈。下颌骨全景 X 线片未见骨质破坏(图 8.125)。下颌骨槽型切除术通过裂开唇部的下颊瓣入路进行。术中用高速电锯于下颌骨上做一平滑弧形切口以均衡分散切除部位的压力。图 8.126 示原发肿瘤已被完整立体切除的手术标本。图 8.127 示手术缺损区可见下颌骨平滑弧形切除边缘,但保留了足够的骨皮质以维持下颌骨的稳定性和下颌弓的连续性。这位患者的手术缺损用裂层皮片修复,覆盖暴露的骨质,愈合满意(图 8.128)。患者下牙列尚有残存牙齿,所以可制作一个带挂钩的可拆卸义齿以修复下牙列(图 8.129)。

如果下颌骨边缘性切除术后保留下颌骨有足够的垂直高度,可于术中或者二期安装骨结合植入体。如需一期安装,需将下颌骨很好地覆盖,以避免骨质暴露和植入体脱落。这种情况下,前臂桡侧游离皮瓣移植非常理想。

图 8.130 所示另一位患者于下颌骨槽型切除部位植入了骨结合植入体,并安装了永久性固定义齿。图 8.131 为其下

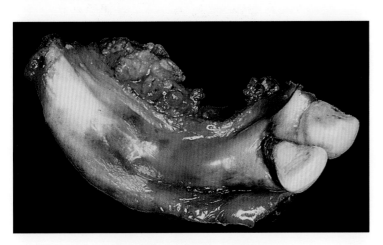

图 8.120 手术标本(表面观)。

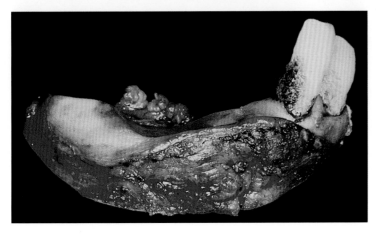

图 8.121 手术标本(侧面观)。

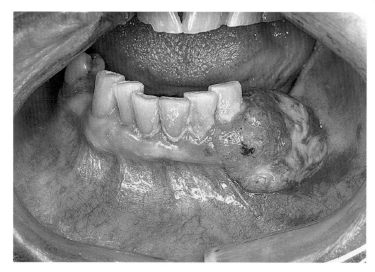

图 8.124　下牙槽癌。

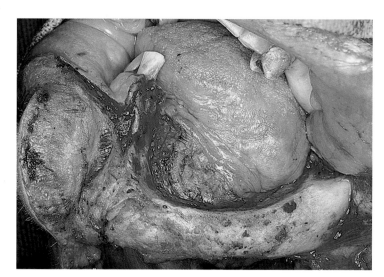

图 8.127　手术缺损。

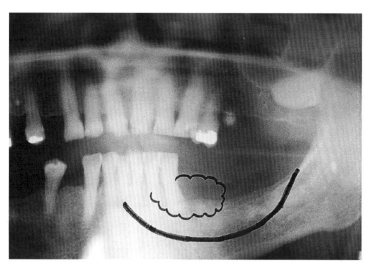

图 8.125　下颌骨全景 X 线片。

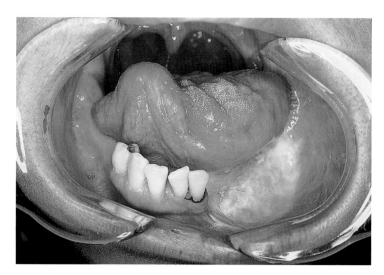

图 8.128　移植皮片已愈合。

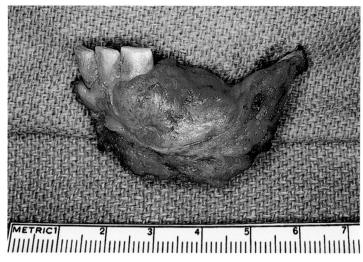

图 8.126　手术标本。

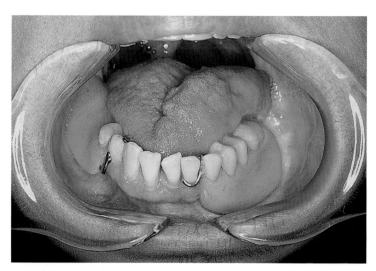

图 8.129　可摘除义齿。

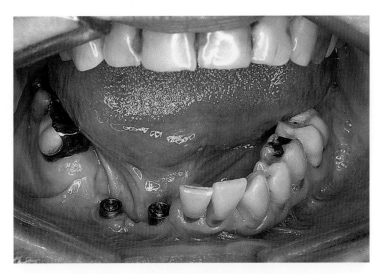

图 8.130 下颌骨槽型切除处种植骨结合义齿。

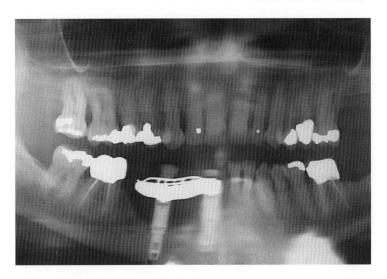

图 8.131 下颌骨全景 X 线片示固定义齿的植入体。

颌骨全景 X 线片,可见下颌骨槽型切除区的植入体位置满意。图 8.132 是永久性固定义齿的口内观。因此,下颌骨边缘性切除术后,特别是下颌骨前段手术,应尽可能考虑植入骨结合植入体,以利于牙齿完全康复。

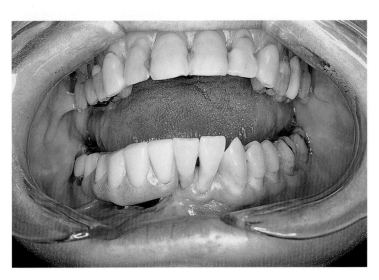

图 8.132 永久固定义齿口内观。

下颌骨槽型切除术和一期皮瓣移植口腔前庭成形术

下颌骨边缘性切除术后下牙列仍有残留牙齿者,可考虑行一期口腔前庭成形术以恢复下牙槽沟。口腔前庭移植皮瓣愈合后,患者即可佩戴临时牙托。

图 8.133 示一右侧口底癌患者的口内照片,肿瘤位于舌侧牙龈附近。临床检查时发现颈部Ⅰ区有可触及的肿大淋巴结,需行右侧颈清扫术。下颌骨全景 X 线片未见骨质破坏(图 8.134)。图 8.135 为下颌骨边缘性切除术口底及右侧颈根治性清扫标本。下颌骨牙槽突、舌侧面大部及右侧颈清扫的标本已完整切除。术野可见口底贯通缺损及保留的下颌弓(图 8.136)。向上牵拉舌体,清楚可见舌体下表面暴露的肌肉。

于大腿外侧取裂层皮片。因用其直接覆盖于下颌骨槽型切除部位支撑下颌义齿,故皮片厚些为宜。如皮瓣较薄,可能会因软组织缺乏,导致下颌骨上面溃烂,义齿佩戴时疼痛。图 8.137 示,矩形移植皮瓣已覆盖于槽型切除的下颌骨上,自下颌骨磨牙后区一直覆盖至骨质缺损前缘。皮片修剪后置于口底,重建龈唇沟和舌侧口底沟(图 8.138)。自下颌骨颊侧下缘至舌侧下缘用可吸收缝线将皮片周围固定(图 8.139)。

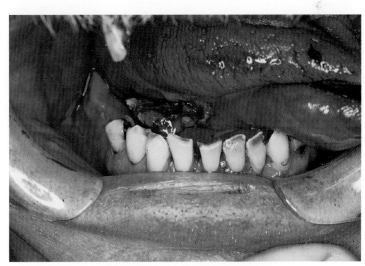

图 8.133 右侧口底癌口内照片。

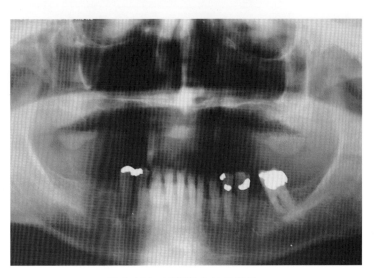

图 8.134 下颌骨全景 X 线片。

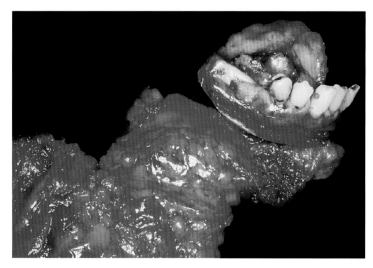

图 8.135　手术标本。

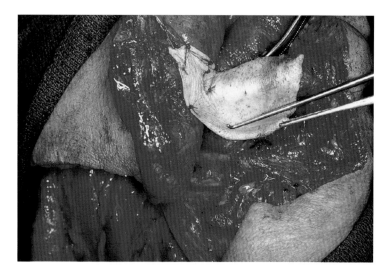

图 8.138　颊龈沟和口底舌侧沟已形成。

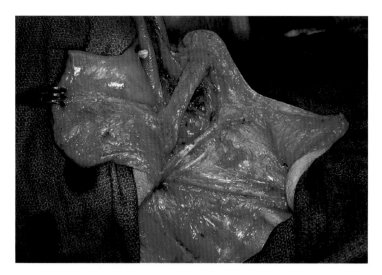

图 8.136　术野。

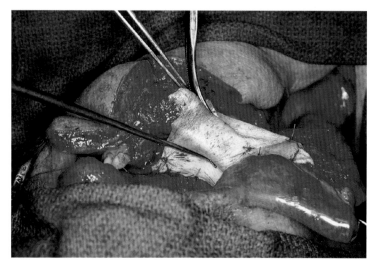

图 8.139　用可吸收缝线绕下颌骨固定皮片。

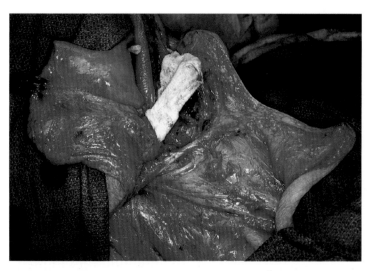

图 8.137　皮瓣覆盖于槽型切除的下颌骨上。

　　皮片固定后,即可缝合手术缺损,用可吸收缝线将移植皮片外侧缘与颊部和下唇黏膜分别间断缝合。皮片内侧缘与舌体下表面黏膜也间断缝合。黏膜缺损缝合后,下颌骨两侧新建沟槽用碘仿纱布或用 24 号或 26 号短软橡胶管填充。使用软橡胶管前,先将其切制成适合于龈颊沟和下颌骨舌侧沟的长度。

　　将制好的软橡胶管置于新建的沟槽内,用 2 号丝线绕下颌骨缝合固定(图 8.140)。先将龈颊沟橡胶管缝合,缝线穿过胶管和颊部软组织,然后自下颌骨外侧穿出。将缝线再穿入下颌骨内侧颏下皮肤,然后再横穿口底胶管,并由此穿出。用三根缝线行同样缝合,于下颌骨移植皮片上方系紧,切口其余部分常规缝合。也可以用碘仿纱布垫以类似方式固定在此处(见图 8.140)。

　　为保证下颌骨边缘性切除上方移植皮片的成活和良好愈合,术后需保持好口腔卫生。将用以龈颊沟和舌侧沟塑形的碘仿纱布或橡胶管在术腔留置 1 周。多数病例皮片愈合良

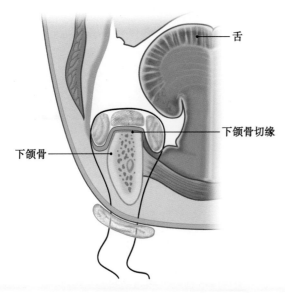

图 8.140　丝线绕下颌骨固定上方、内侧和外侧皮瓣上固定物的示意。

好,且龈颊沟和口底舌侧沟塑形良好。碘仿纱布垫或橡胶管除去后,患者应在牙齿修复医师指导下,佩戴临时义齿,该义齿可覆盖下颌骨,帮助形成新的龈沟。这一点非常重要,否则皮片会逐渐长平,龈颊沟和舌侧沟消失。术后 6~8 周后可佩戴永久义齿。

下颌骨槽型切除术一期口腔前庭重建术后约 8 个月的口腔照片,可见龈颊沟和口底舌侧沟形成良好(图 8.141)。皮瓣已去角化形成"黏膜化"。故皮片移植一期口腔前庭成形术适宜于口内癌下颌骨槽型切除术后仍有残存下齿的患者。该重建方式简单,可有效地恢复龈颊沟和口底舌侧沟,并可充分利用残存的下颌牙齿。这类患者下颌管上方的下颌骨没有足够垂直高度,不适合种植牙齿。

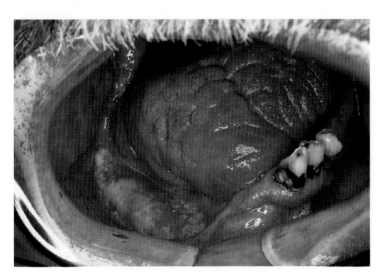

图 8.141　术后 8 个月口腔照片。

无牙颌患者下颌骨槽型性切除术

无牙颌患者行下颌骨槽型切除术时,需特别注意保持残存下颌骨结构的稳定性,否则会发生骨折。为防止自发性骨折的发生,有时需植入金属板作支撑。

图 8.142 为一左侧磨牙后区及下颌牙龈附近肿瘤的患者,肿瘤侵及下层骨皮质。无牙颌全景 X 线片示,(图 8.143)磨牙后三角区下颌骨皮质受侵,需行下颌骨槽型切除术。该患者接受了下颌骨槽型切除术和肩胛舌骨肌上颈清扫术。术野中已常规掀起下颊瓣,但仍与下颌联合至下颌切迹的骨皮质外侧相连(图 8.144)。下颌角处已标出肿瘤周围骨质需切除的范围,即下颌骨体后部和下颌升支前部。

用高速电锯行三维立体切除。图 8.145 为手术标本的侧面。注意三维切除需在切缘充分的前提下将下颌牙槽突整块切除。磨平下颌骨切缘,见下颌骨残存部分已很窄,有自发性骨折的危险,因此需用一长条小钛板支撑下颌骨以防骨折(图8.146)。将钛板塑形使其上端与下颌骨升支、前部与下颌骨体皮质相吻合。用数枚螺钉将钛板固定于下颌骨适当位置。钛板可缓解下颌角的最大压力,减少自发性骨折发生的危险。这位完全无牙颌的患者在咀嚼过程中不会在该部位施加压力,所以小钛板可获得满意的支撑效果。这位患者也易于进行口底黏膜和颊黏膜的一期缝合。

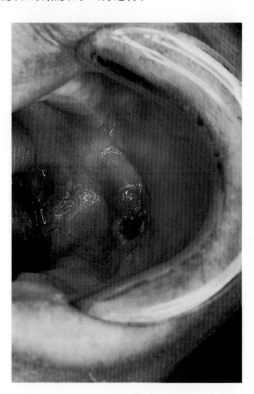

图 8.142　左磨牙后三角区癌。

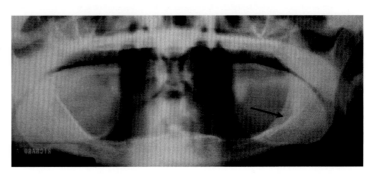

图 8.143　无牙颌全景 X 线片,示左侧磨牙后三角区骨皮质破坏(箭头处)。

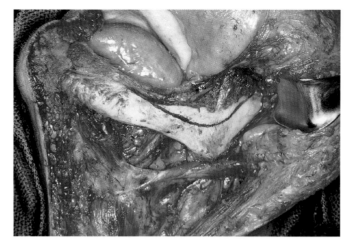

图 8.144　在下颌骨上标出骨质切除范围。

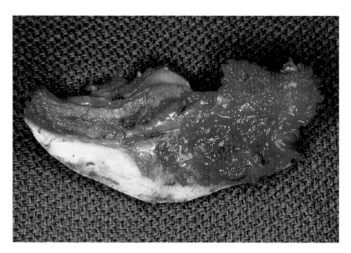

图 8.145　手术标本(侧面观)。

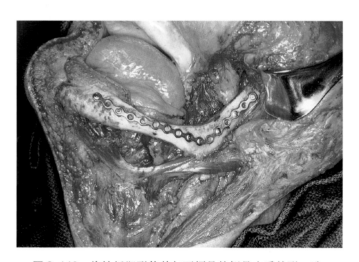

图 8.146　将钛板塑形使其与下颌骨外侧骨皮质外形一致。

有牙颌患者磨牙后三角区下颌骨槽型切除术

　　图 8.147 示一位牙列完整的右侧磨牙后三角区肿瘤患者。她接受了下颌骨槽型切除术。图 8.148 为手术标本,肿瘤切除效果良好。当她用剩余牙齿咀嚼时,残留的部分下颌弓会受压,有很高的自发性骨折风险。为防止骨折发生,术区需要更强有力的支撑。用 AO 重建钛板提供足够的支撑力修复下颌骨缺损(图 8.149)。由于 AO 钛板较大,软组织和黏膜缺损较多,需要用前臂桡侧皮瓣来覆盖缺损。

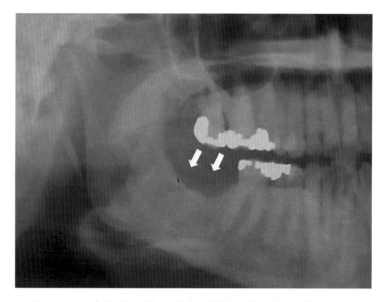

图 8.147　磨牙后区牙龈癌患者下颌骨全景 X 线片(箭头示肿瘤部位)。

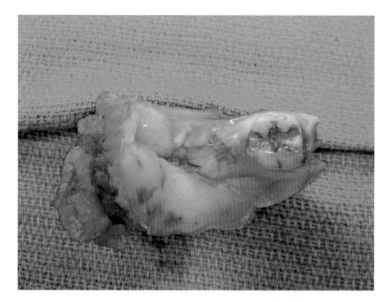

图 8.148　磨牙后区牙龈癌患者下颌骨槽型切除术标本。

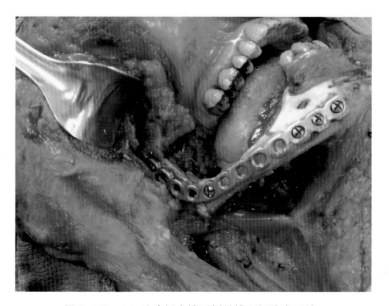

图 8.149　AO 重建板支撑下颌骨槽型切除术区域。

对上、下颌牙龈沟附近颊黏膜癌的患者,需进行下颌骨边缘性切除术和上牙槽切除(马蹄形切除)。图 8.150 示右颊黏膜癌患者的手术标本。获得了充分的切缘和满意的三维切除效果。这位患者将以前臂桡侧筋膜皮瓣修复手术缺损。

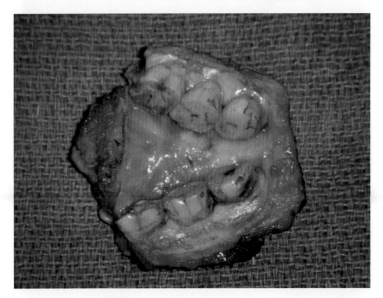

图 8.150 颊黏膜癌下颌骨槽型切除术和上牙槽切除术(马蹄形切除)的手术标本。

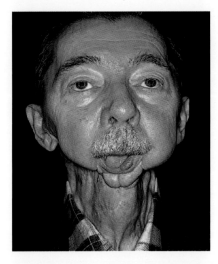

图 8.151 该患者下颌骨前弓切除后未进行一期重建。

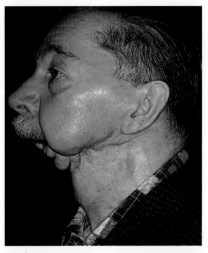

图 8.152 下颌骨前弓切除术后侧面观。

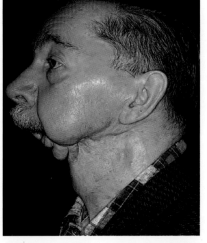

图 8.153 下颌骨节段性切除术。

下颌骨节段性切除术

对于适合行节段性下颌骨切除的口腔癌患者,应考虑行下颌骨一期重建。下颌骨切除是口腔癌手术中影响外观和功能障碍最严重的手术之一。如不进行修复,患者外观令人无法接受,发音和咀嚼功能也严重受到影响。下颌骨前弓的切除对患者的影响更严重。图 8.151 和图 8.152 示患者已行下颌骨前弓切除术,但未行一期重建。下颌骨前弓切除术后,多数患者口部流涎,并有明显的吞咽困难。目前腓骨游离皮瓣移植是下颌骨切除重建的最佳方法。

下颌骨节段性切除加颈清扫术(Commando 手术)

复合切除术,也称 commando 手术,适用于口腔癌侵及下颌骨的患者,需要连续进行下颌骨节段性切除术和颈清扫术(图 8.153)。有时复合切除术也适用于原发肿瘤未侵及骨质,但下颌骨周围有广泛软组织受累的患者,为完成原发肿瘤的间断切除和颈清扫术,需要牺牲下颌骨的中间段。因此,commando 手术或称复合切除术将对口腔内原发肿瘤、一段下颌骨以及同侧颈清扫组织进行整块切除。

图 8.154 为一舌鳞癌侵及邻近口底和舌侧牙龈患者。原发肿瘤向深部浸润性生长,几乎完全占据了舌体右半侧,侵及肌层,造成舌体活动受限。放射学检查未见下颌骨骨质破坏,但右侧下颌骨舌侧面有广泛的软组织病变。此外如图 8.155 所示,患者颈部Ⅱ区有可触及的转移淋巴结。

颈清手术切口为三叉形,即自乳突尖开始转向前,于下颌骨体下至少两横指处沿上颈部皮纹至舌骨水平颈中线(图 8.156)。然后切口转向上,沿中线切开颏部和下唇皮肤及软组织。自胸锁乳突肌后缘与横切口交点处始做一垂直弯曲切口,向下至锁骨中点。因临床可触及的肿大颈淋巴结未向淋巴结外侵犯累及副神经,故可行保留副神经的Ⅰ型改良颈清扫术。有关Ⅰ型改良颈清扫术的手术步骤将在第 11 章详细介绍。首先掀起颈部后方皮瓣清扫颈后三角(图 8.157)。在仔细保留副神经,膈神经和臂丛神经的前提下,完成颈后三角清扫。解离颈丛皮支,自颈后三角向上清扫,直至颈动脉鞘外侧。

接下来翻起颈部前方皮瓣。自锁骨和胸骨柄上切断胸锁乳突肌下端,暴露颈动脉鞘。切断颈内静脉(图 8.158)。沿颈动脉鞘向上进一步清扫至二腹肌水平。图 8.159 为术野近观,可见Ⅱ、Ⅲ、Ⅳ及Ⅴ区清扫已完成,标本向头侧翻起,显露出二腹肌和舌下神经。向头侧清扫进行至Ⅰ区时,无需对通过口底及下颌骨内侧软组织与原发肿瘤相连的颌下三角内容物进行解剖。将附着于深部淋巴管和血管的所有软组织解离后,暴露出整个二腹肌下表面。在清扫下颌后淋巴结时,可能需要切断部分腮腺下极。结扎穿行于二腹肌肌腱和二腹肌前腹的滋养咽部的血管。于此处将颈内静脉上端切断并将上部残端双重结扎。

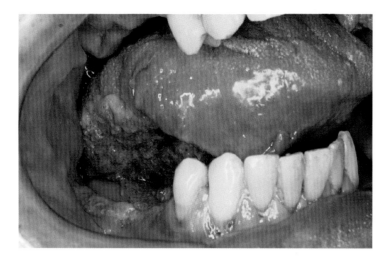

图 8.154 舌右侧深浸润的局部晚期肿瘤。

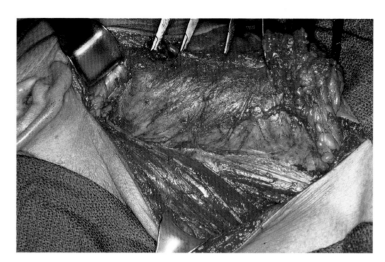

图 8.157 掀起颈后部皮瓣清扫颈后三角。

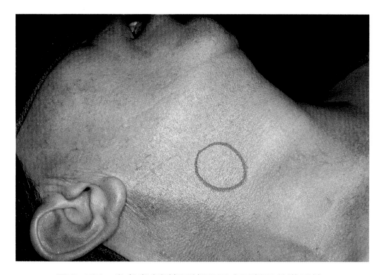

图 8.155 患者病变同侧颈部 Ⅱ 区有可触及的淋巴结。

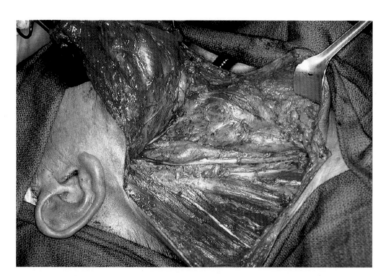

图 8.158 切断颈内静脉,清扫 Ⅱ、Ⅲ、Ⅳ 区淋巴结。

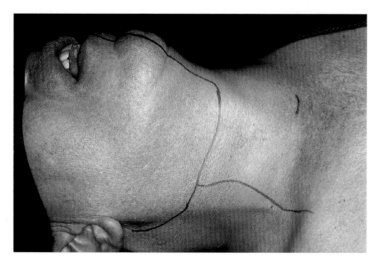

图 8.156 皮肤切口设计。

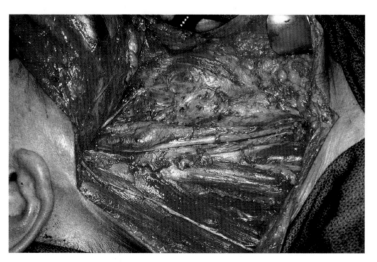

图 8.159 颈清扫结束后,近观二腹肌和舌下神经。

颈部切口沿中线向头侧延长,切开颏部和下唇全层皮肤(图 8.160)。于颈阔肌深面掀起颈部皮瓣,将颈阔肌保留于皮瓣上。此处应进行细致解剖,仔细辨认并保护好面神经下颌缘支,以维持正常下唇功能和口腔外形。自颏中线至下颌角掀起上方皮瓣达下颌骨下缘。于中线切开下唇全层,直至下颌联合处的外侧骨皮质。

靠近牙龈处于龈颊沟切开黏膜。自中线至下颌角沿下颌骨外侧皮质上表面掀起下颊瓣,将所有肌肉组织和软组织保留于皮瓣(图 8.161)。用电刀自下颌骨升支侧面骨皮质至下颌切迹切断咬肌。这样可自中线联合处至下颌切迹暴露出整个下颌骨外侧(图 8.162)。术野近观显示需整块切除的组织,包括原发肿瘤、口底软组织、与颈部 I 区相连的下颌骨段以及右侧颈清扫标本(图 8.163)。因骨质未被侵及,可以只切

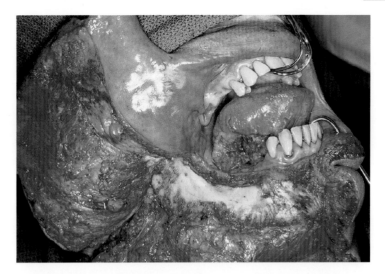

图 8.162 自下颌切迹至中线颏联合处,暴露出整个下颌骨外侧皮质。

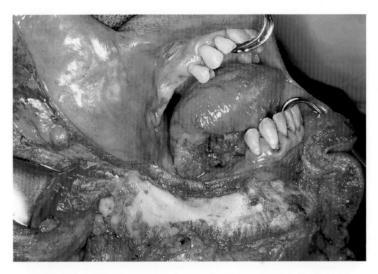

图 8.163 原发肿瘤及暴露的下颌骨,位于口底软组织和右颈清扫内容之间。

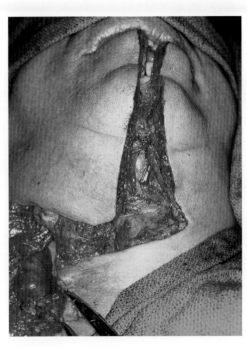

图 8.160 沿正中线切开颏部和下唇皮肤。

除在口腔癌邻近的一段下颌骨。在这种情况下,不必行半下颌骨切除术。下颌骨升支可得到保留,并以腓骨游离皮瓣修复缺损。该患者要切除下颌角至侧切牙间的下颌骨段。

用矢状电锯在指定位置断开下颌骨(图 8.164)。下颌骨

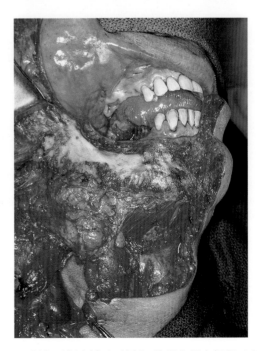

图 8.161 掀起下颊皮瓣至下颌角,将所有肌肉保留于皮瓣上。

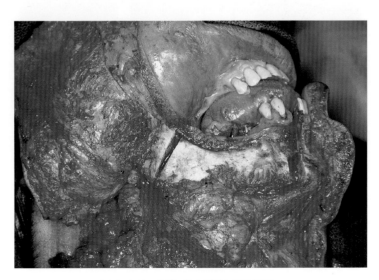

图 8.164 用矢状电锯断开下颌骨。

断开后,断端会有大量出血。骨蜡可用来控制出血。需特别注意,下颌骨断开时,切勿切开下颌骨内侧软组织,否则会撕裂后方的翼肌和前方的口底肌肉,造成大出血。图 8.165 为术野近观,显示原发肿瘤及与肿瘤一起切除的下颌骨断端。下颌骨的两个断端均为垂直断面,便于用带血管蒂的腓骨游离皮瓣进行移植,以达到满意的重建效果。

下颌骨一旦断开,原发肿瘤的暴露就很容易了。用 Adair 钳夹持舌尖向外牵拉。以电刀环绕原发肿瘤作黏膜切口,周围保留足够正常黏膜和软组织确保安全切缘。随后用电刀在原发肿瘤周围、其下软组织、舌体肌肉组织和口底间行立体三维切除,但仍使其与下颌骨和颈清扫内容相连。这位患者需自舌尖至轮廓乳头沿中线切开舌体,在舌根处切口转向外侧直至软腭。对这位患者,需要将舌从舌尖向上分离到中线的轮廓乳突,在这里切口横向上转到软腭。切断舌骨舌肌和颏舌肌。舌动脉易出血,需妥善止血。最后将下颌舌骨肌自舌骨上切断,切断标本上的软组织,切除标本。黏膜和软组织的切除范围完全由原发肿瘤的大小、肿瘤侵袭范围以及黏膜下肌肉组织、软组织和神经血管束受累的程度来决定。

标本切除后,对术野进行彻底止血。此时,原发肿瘤、颈清扫以及周围软组织、淋巴组织和下颌骨段切除已完成(图 8.166)。右侧半舌切除后,舌切面中线上可见颏舌肌和舌骨舌肌。

向前下牵拉舌体,术野可见残留半舌表面的黏膜(图 8.167)。根据原发肿瘤范围及术者对肿瘤切缘情况的判断,于适当部位进行切缘的冰冻病检。

手术标本显示,原发肿瘤、下颌骨段及右侧颈清扫内容整块切除(图 8.168)。手术标本显示了原发肿瘤范围及原发肿瘤与口底、下颌骨段、口底淋巴组织及软组织以及颈部Ⅰ区淋巴组织间仍相连(图 8.169)。

用带肌肉、被覆皮肤的腓骨游离复合瓣一期行下颌骨和舌体重建,以恢复下颌骨的连续性、修复右侧半舌。

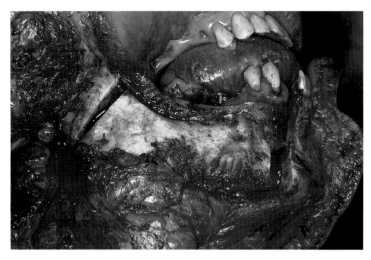

图 8.165　术野近观显示下颌骨已切断、可见原发肿瘤及需要切除的下颌骨段。

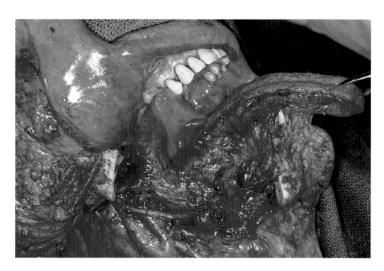

图 8.166　手术完整切除后的术野。

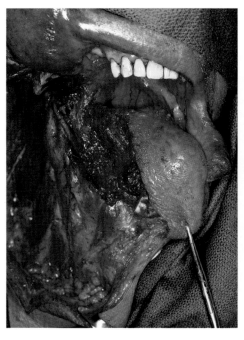

图 8.167　舌体软组织切除范围。

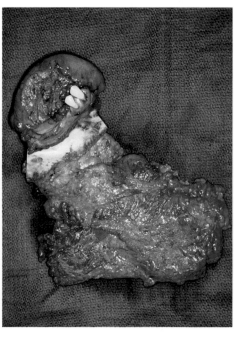

图 8.168　整块切除的手术标本。

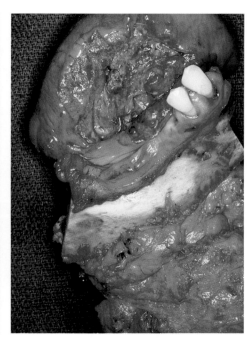

图 8.169　标本近观。

一般来讲,游离复合皮瓣的制备和病灶切除同时进行。术前在计算机辅助设计和制作(CAD-CAM)规划指导下,制作腓骨游离皮瓣以重建下颌骨。该技术使腓骨的切割和设计既准确又快捷。在腿部供区于 CAD-CAM 引导平面进行适当的截骨术,以获得匹配下颌骨缺损部分形状、轮廓和曲度的移植物。如果计划种植牙一期修复,此时应将种植体植入腓骨游离皮瓣。植入物的确切位置也由 CAD-CAM 设计指导。对皮瓣受区的软组织和皮肤进行适当修剪,以重建切除的部分舌体。微血管吻合完成后,一期重建手术即告结束。

插入鼻饲管。左侧下颌骨残余的牙齿可用钛板和金属丝固定,以保持正常的咬合关系,并对移植腓骨起固定作用。常规缝合切口,置颈部引流。下唇的缝合应特别注意,以保证唇红缘对位准确。先用尼龙线于唇红缘黏膜皮肤交界处准确对缝一针,然后再将唇部黏膜自唇红到龈唇沟切口反向缝合。唇部肌肉对位缝合后,再准确对缝颈部和下唇皮肤。

手术结束前行气管切开,以便术后清除呼吸道分泌物,保证气道通畅,利于术后恢复。术中失血较少,一般不需输血。如口内黏膜缝合无张力,约 1~2 周即可愈合。患者可开始进食半流质并逐渐进食软食。下颌骨重建术后的全景 X 线片可见腓骨游离瓣位置合适,下颌骨重建满意(图 8.170)。图 8.171 为患者术后约 6 月外观,面部轮廓和下颌弓外形已恢复。图 8.172 为口内观,可见修复右半侧舌体复合腓骨游离皮瓣的表面皮肤。在术后 6 周内,如果患者愈合良好,可以开始进行术后放疗。一期修复手术缺损可达到解剖学、外观和功能重建。

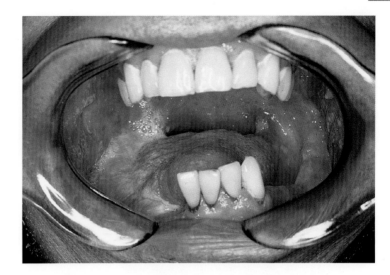

图 8.172 术后口内观,见腓骨游离皮瓣皮肤愈合良好。

下颌骨节段性切除和腓骨游离皮瓣重建

当代下颌骨重建术的目标是使患者下颌骨的形态和功能与术前完全相同。应用 CAD-CAM 技术可快速精准实现该目标。图 8.173 所示下颌牙龈癌患者术前面部轮廓正常,病变累及磨牙后三角区和下颌骨体(图 8.174)。由于口底邻近肌肉组织受侵,病变处有明显的硬结,需切除口底和下颌骨体。图 8.175 为肿瘤标本,周围有充足的黏膜、软组织和骨切缘。用口底部骨、软组织以及口腔黏膜来修补手术缺损(图 8.176)。

图 8.177 示在 CAD-CAM 模型指导下,在供区建立复合腓骨段微血管游离移植物,以其附着的肌肉和皮肤修复手术缺损。在引导平面引导下对腓骨游离皮瓣进行多次截骨,拟合成与切除下颌骨弧度、角度及形状匹配的新下颌骨。第 17 章介绍了利用 CAD-CAM 技术和腓骨游离皮瓣进行重建的相关细节。图 8.178 为术后下颌骨全景 X 片,显示腓骨游离皮瓣与下颌骨残端对位良好。术后 8 月患者面部轮廓恢复良好(图 8.179)。

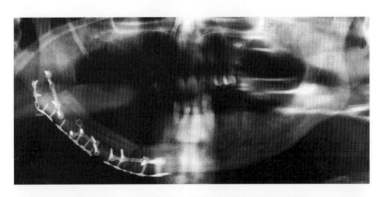

图 8.170 术后全景 X 线片显示腓骨游离皮瓣。

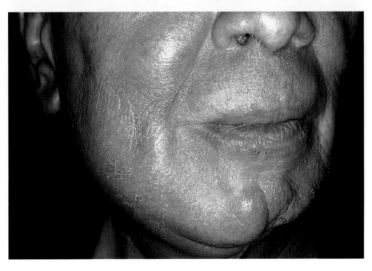

图 8.171 术后 6 月患者外观。

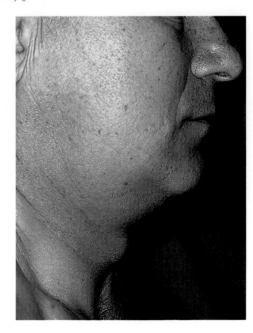

图 8.173 右侧下颌牙龈癌患者术前侧面观。

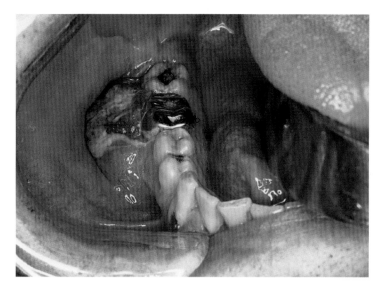

图 8.174 原发肿瘤口内观。

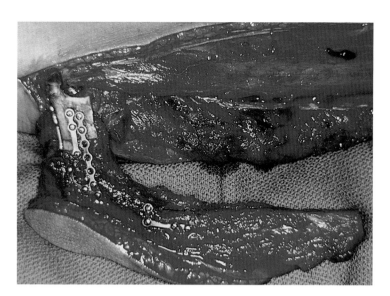

图 8.177 腓骨复合游离皮瓣。

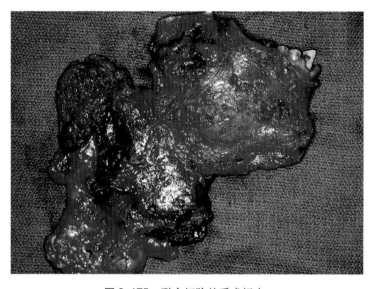

图 8.175 联合切除的手术标本。

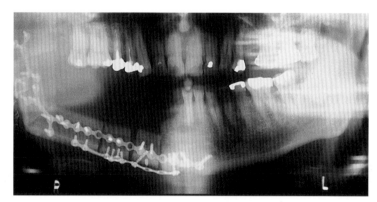

图 8.178 术后下颌骨全景 X 线片。

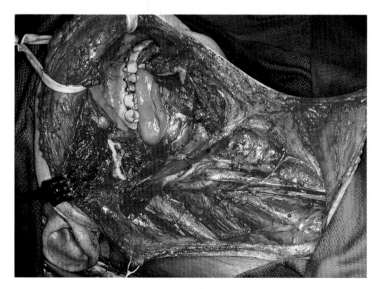

图 8.176 手术缺损。

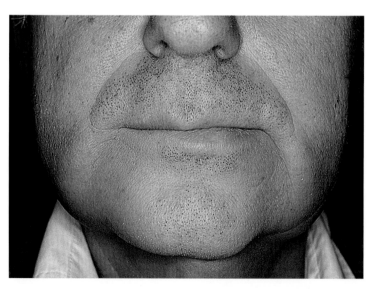

图 8.179 术后 8 月照片显示患者恢复了正常的面部外观。

微血管复合游离组织移植修复是晚期口腔癌术后修复的最新技术。但应谨慎选择患者进行此类较大修复手术。遴选患者时应考虑患者的年龄、医疗状况、手术缺损大小、手术切除可能造成的残疾、供区部位的残疾以及总体预后情况。

种植牙在下颌骨重建中的应用

口腔癌切除术和下颌骨重建术后，要达到解剖和生理上的完全康复，需要安装活动性牙托或植入永久固定假牙的骨结合义齿。如采用骨结合义齿植入，可以在下颌骨重建时一期进行，或待骨质愈合后二期修复。影响植入和植入时机的因素将在第 18 章中详细讨论。

图 8.180 为一下颌牙龈中心性涎腺癌患者的口内照片。患者术前 CT 扫描示肿瘤累及下颌骨（图 8.181）。下颌骨节段性切除术标本如图 8.182 所示。标本影像学检查显示出下颌骨受侵的范围（图 8.183）。用带微血管的腓骨游离瓣重建下颌骨。术后口内照片示，黏膜愈合良好（图 8.184）。

术后至少 12 个月后待腓骨游离瓣愈合良好，方可考虑二期骨结合义齿植入。下颌骨重建后放射学检查可见，下颌骨与腓骨对位良好，腓骨瓣截骨处骨愈合良好。如果下颌骨重建时安装的钛板、钛钉正好位于要植入的位置，需首先将其移除，然后再行义齿植入。

植入物的位置和数量最好由负责植入、暴露植入部位和进行永久义齿塑性的口腔外科医生或口腔修复医生评估。融合良好的植入体需在植入后暴露 4~6 个月。图 8.185 为永久固定义齿已安装完成。图 8.186 为系列下颌骨全景 X 线照片，分别摄于下颌骨重建术后即刻、去除钛板、钛钉后和骨结合植入后。此时，患者已于肿瘤切除、形态重建和功能重建后完全康复。图 8.187 为该患者术后外观。

近 15 年来，对口腔癌的外科处理，尤其是涉及下颌骨处理时，有一些明确的倾向性。随着对口腔癌生物学行为理解的深入，接受 commando 手术（即通过切除正常下颌骨处理较大原发口腔肿瘤）的患者已越来越少。相反，越来越多的患者通过接受下颌骨边缘性切除术或下颌骨裂开术处理肿瘤。此

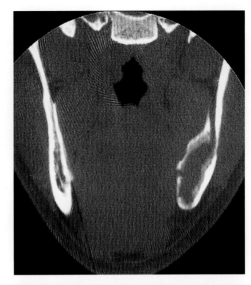

图 8.181　冠状位 CT 骨窗示下颌骨左侧膨胀性病变。

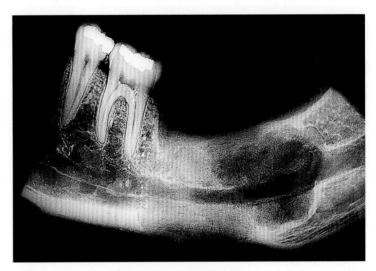

图 8.182　手术标本 X 线片。

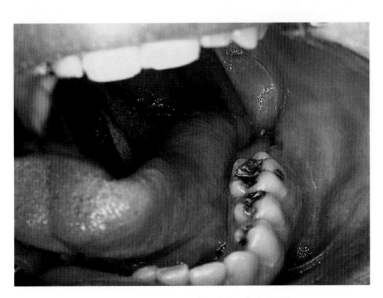

图 8.180　下颌牙龈中心性涎腺癌患者。

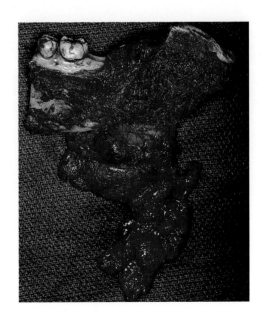

图 8.183　手术标本。

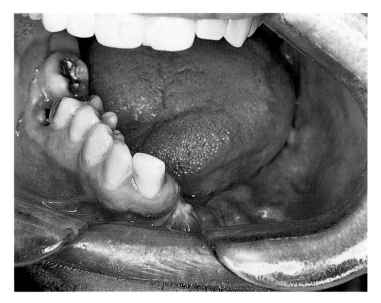

图 8.184 术后口内恢复情况照片。

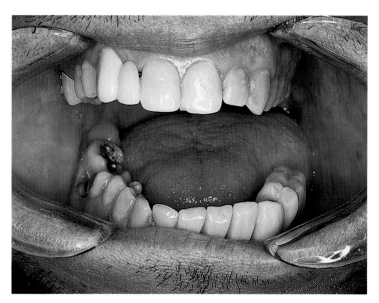

图 8.185 已完成永久义齿的安装。

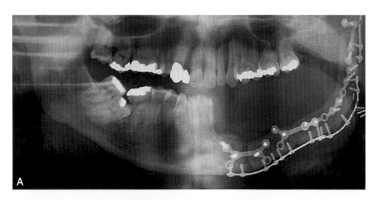

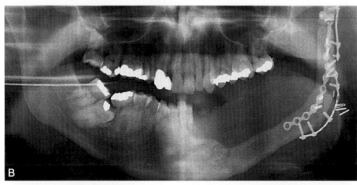

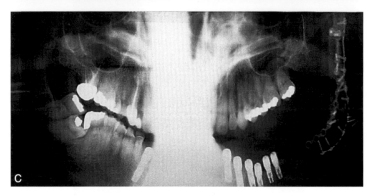

图 8.186 下颌骨系列全景片,下颌骨重建术后即刻(A),骨愈合后和去除金属板螺钉后(B),以及牙种植后(C)。

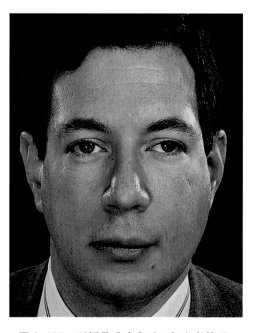

图 8.187 下颌骨重建术后 2 年患者外观。

外患者如果最终想获得牙齿的完全康复,应对下颌骨后段行边缘性下颌骨切除术,一期行腓骨游离皮瓣修复及腓骨内种植体植入。目前倾向于对下颌骨节段性切除和腓骨游离皮瓣重建的患者行一期口腔种植。

经口上颌骨部分切除术

对硬腭、上颌牙龈、上龈颊沟和软腭前部的口腔上皮原发肿瘤进行手术治疗时,可行上颌骨切除术。如果原发肿瘤已累及硬腭下部或上龈,则必须行上颌骨切除术(图 8.188)。即使肿瘤位于上颌骨附近或与其相邻,也应考虑上颌骨切除。根据上颌骨受累程度不同,选择进行牙槽骨切除术(见图 8.188A)、腭部开窗术(见图 8.188B)或上颌骨部分切除术(见图 8.188C)。术前必须对上颌骨进行影像学检查,但早期骨质受侵在影像学不容易被观察到。

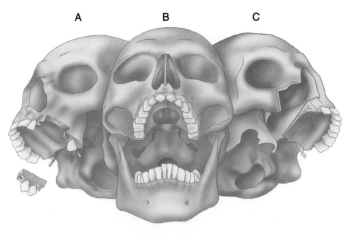

图 8.188　各种类型的上颌骨切除术。A,牙槽骨切除术。B,腭部开窗术。C,上颌骨部分切除术。

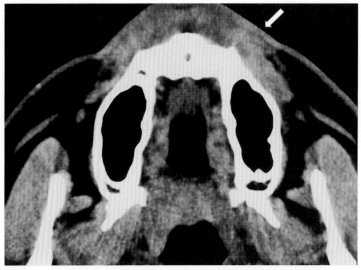

图 8.190　CT 轴位显示软组织病变及骨质轻微受侵(箭头示病变)。

术前牙齿评估对原发肿瘤邻近齿列状况的判断十分重要。如牙齿需进行任何处理,均应于术前或术中由牙科医生协助完成。如预计上颌牙龈或硬腭任何部分切除会造成口腔与鼻腔或上颌窦贯通,术前应备好上牙槽、硬腭印模。用这些印模来制作牙模,以便制作术中修复硬腭缺损的封闭器,随后用于制作可摘除的腭部或上颌部假体。

张口易触及的小范围病变可经口行局限性上颌骨部分切除术。图 8.189 为一上颌牙龈唇侧鳞状细胞癌患者,肿瘤位于尖牙和前磨牙附近。CT 扫描显示,肿瘤累及上颌牙龈软组织,软组织下方的骨皮质仅有轻微受侵(图 8.190)。经口上颌骨部分切除术可在保证软组织黏膜和骨质切缘阴性的前提下,安全地将肿瘤切除(图 8.191)。该患者手术缺损最好保持开放,用制备的牙科填塞物充填。术腔用电凝彻底止血。用精细钻头将锐利的骨缘打磨光滑。术腔填入碘仿纱布,同时放置牙科修复物,并用钢丝将其固定于残余牙齿上。术后约 1 周,取出术腔填塞物,待术腔肉芽生长。约 3~4 周后,术腔可充分上皮化(图 8.192)。此时制作一个带牙齿的永久性修复物,以修复牙齿/牙槽/腭部缺损。修复物可使患者恢复正常的讲话和进食功能,同时使面部外形得到恢复(图 8.193)。

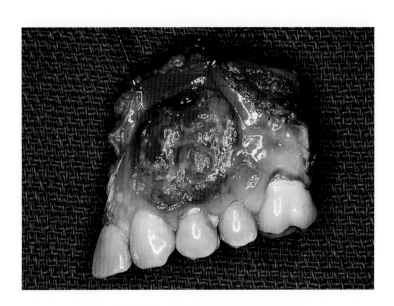

图 8.191　经口上颌骨部分切除术手术标本。

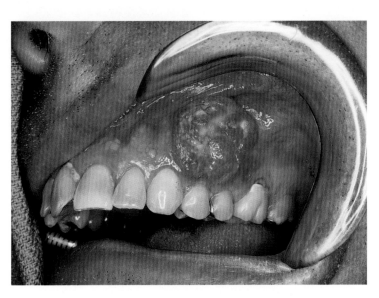

图 8.189　上颌牙龈 T1 鳞状细胞癌。

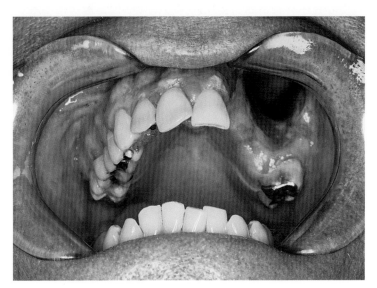

图 8.192　术后 3 月口内照片示术腔已上皮化。

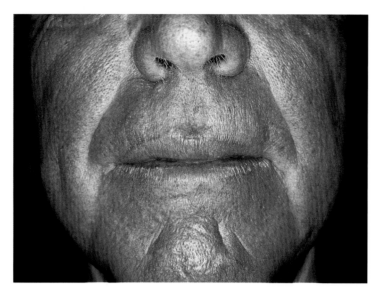

图 8.193　佩戴永久性牙科修复物后患者外观。

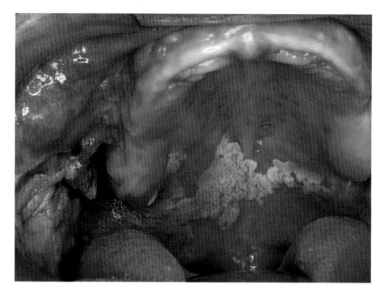

图 8.195　右侧上龈颊沟癌。

上颊皮瓣入路上颌骨部分切除术

对于上龈及硬腭部或位于后方的较大肿瘤，经口手术无法充分暴露并切除肿瘤。这些患者适合行上颊皮瓣入路手术（图 8.194）。该入路采用改良 Weber-Ferguson 切口，根据原发肿瘤的部位和暴露需求决定是否再加行 Lynch 切口或睑下切口。多数情况下，如果仅切除硬腭或上颌牙龈（基部），这两种延伸切口都不需要。

改良 Weber-Ferguson 切口对患者面部美观十分重要。从上唇唇红缘到鼻小柱沿中线精准切开，分开上唇人中，然后切口沿鼻小柱横向转到鼻前庭底部。切口沿鼻前庭、鼻翼转向鼻外侧，注意鼻部结构的保护（详情请参阅第 5 章）。

这是一位口腔长期患有多发过度角化症和原位癌的患者。口内照片示，几年前她接受了右颊黏膜表浅鳞癌切除术和皮瓣修复术（图 8.195）。这次她的新发肿瘤侵及右侧龈颊沟，并扩散到上次植皮片边缘。肿瘤累及右侧牙槽上颌结节，表面直径 2.5cm，且有深层软组织浸润。此外，患者在软、硬腭交界处还有看来尚为良性的弥漫角化病变。影像学检查显示牙槽突外侧仅有轻度受侵。

拟行上颌骨部分切除术，切除牙槽突、右侧硬腭、颊部软组织和邻近黏膜以及右侧上颌骨的下半部分。经口气管插管后行全麻。患者充分肌松后，头颈部常规消毒铺巾。将气管插管置于左侧口角并用胶布固定。在右侧结膜囊中放置陶瓷角膜防护罩来保护角膜。于麻醉前标记 Weber-Ferguson 切口位置（图 8.196）。

先用手术刀切开皮肤，再用电刀切开右侧上颊瓣全层。用电刀切开口轮匝肌和右侧鼻翼周围肌肉组织至上颌骨前表面（图 8.197）。一般出血可用电凝止血，但仍需结扎面动脉主要分支。

沿上颌牙龈唇沟和龈颊沟切开，硬腭上留出适当的肿瘤周围黏膜切缘（图 8.198）。在牙龈上保留 5mm 黏膜，以便于术后颊部和牙龈的缝合。掀起上颌窦前壁颊部软组织。当颊部皮瓣向外、向上掀起时，可见由眶下孔发出的眶下神经。尽可能将该神经保护好，否则面颊部皮肤会永久丧失感觉。

图 8.199 为肿瘤前、外侧游离后的术野。用电刀绕肿瘤周围切开上牙槽和硬腭黏膜。切口深达黏骨膜下的牙槽突和硬腭。用电锯经黏膜切口将牙槽突、硬腭以及上颌窦前壁切开。然后，用小弯骨凿断开残留的骨连接将标本切除。最后

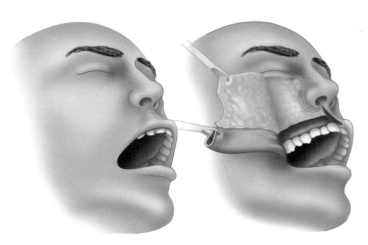

图 8.194　上颊瓣进路。

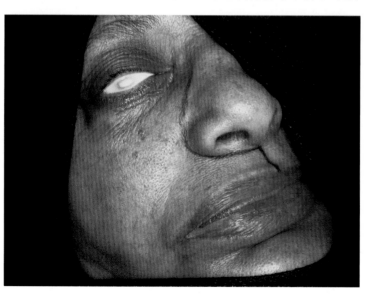

图 8.196　Weber-Ferguson 切口标记。

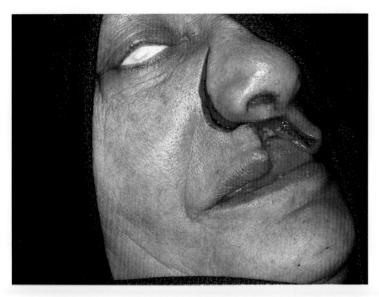

图 8.197 口轮匝肌和右侧鼻翼周围肌肉组织已切开。

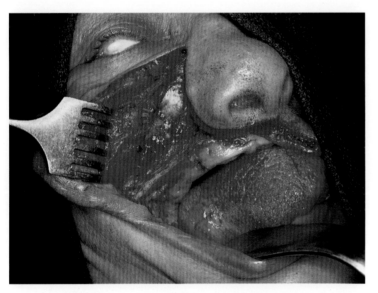

图 8.198 于上颌牙龈唇沟和龈颊沟行黏膜切口。

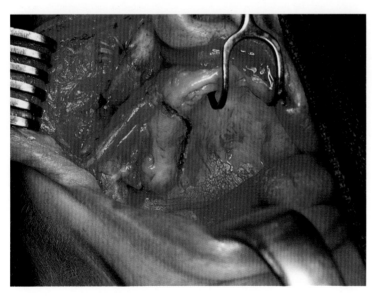

图 8.199 手术显露近观。

用 Mayo 解剖剪剪断软组织间的连接。

图 8.200 为手术标本,示肿瘤完全切除,所有边缘均有充足的黏膜切缘,内侧缘为牙槽突。标本移除后术腔可见上颌骨下半部、牙槽突后部缺失,上颌窦与口腔直接贯通(图 8.201)。术腔用杆菌肽抗生素液冲洗。如上颌窦黏膜有水肿,可将其刮除以防止假息肉形成。如果黏膜正常,可保留不作任何处理,也无须植皮。

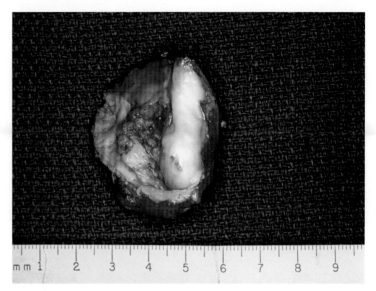

图 8.200 手术标本。

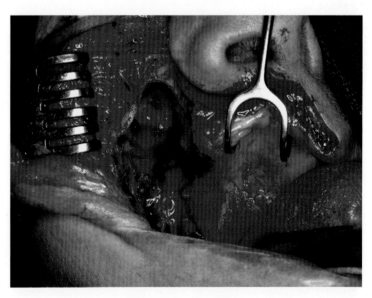

图 8.201 手术缺损。

用电钻对锐利骨棘进行抛光。用裂层皮片覆盖患者上颌窦的裸露骨质。皮片可加快术腔愈合,保持窦腔内壁光滑。

将移植皮片覆盖于上颌窦腔,边缘与黏膜缘缝合,用碘仿纱布填塞固定。纱布需塞紧,使移植皮片完全伸展覆盖于术腔表面。

将提前制作好的牙科修复物用金属丝固定于牙槽突(图 8.202)。因该患者无牙齿,需在残留牙槽突上钻孔,用金属丝固定。如患者有牙,则可用金属丝将修复物固定于残留牙齿上。修复物可以很好地覆盖术腔,固定填塞纱布,以便患者术后经口进食。

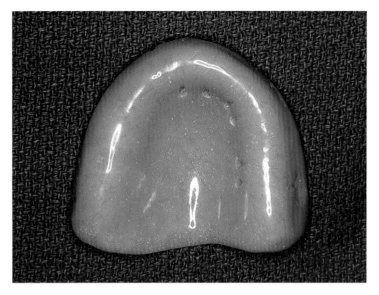

图 8.202　准备固定于牙槽突的牙科修复物。

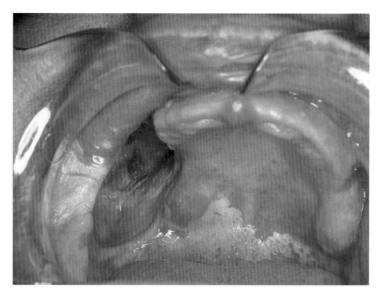

图 8.204　术后 3 个月患者口腔照片示移植皮片愈合良好。

切口分两层缝合关闭。用可吸收缝线分别间断缝合软组织、肌肉,间断缝合颊部黏膜与牙槽突黏膜。上唇、人中和鼻翼周围皮肤缝合时需特别细致,力求精确对位。

皮肤切口用 5-0 尼龙间线断缝合(图 8.203)。切口无须敷料覆盖,缝线处涂以杆菌肽抗生素软膏。患者术后进行雾化治疗和戴口罩保持湿度,以防口腔干燥。患者术后第 1 天可进清水,再过 24 小时可尝试进半流食。嘱患者进行口腔冲洗,以保持术腔清洁。口腔和手术部位冲洗很重要,尤其是饭后。移植皮片愈合过程中,新生肉芽组织可有小的出血。但愈合后术腔会很洁净。患者术后 3 个月口腔照片显示移植皮片愈合良好(图 8.204)。

术后约 3 个月,制作带牙齿的永久口腔假体(图 8.205)。该假体可有效填塞术腔且能与其余牙齿融为一体。植入后能很好地固定于患者口腔内(图 8.206)。佩戴假体后患者言语和咀嚼功能恢复良好。患者术后佩戴口内假体正面观示,皮肤切口愈合良好,外观令人满意(图 8.207)。需强调的是,任何需要行牙槽突或硬腭切除的原发口腔肿瘤手术,外科医生和口腔修复医生需保持交流和合作,以达到术后功能满意和外观康复效果。

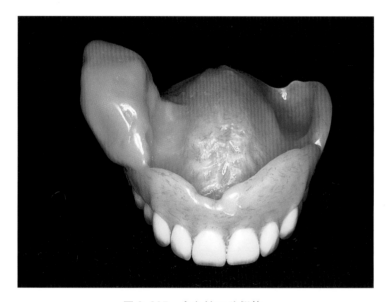

图 8.205　永久性口腔假体。

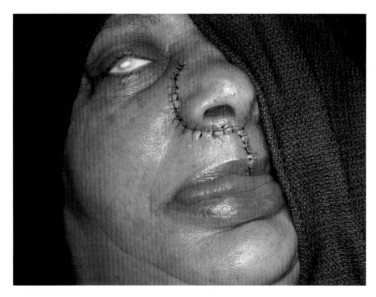

图 8.203　缝合皮肤切口。

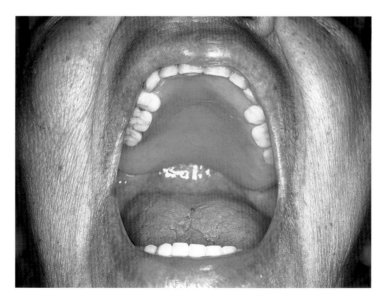

图 8.206　永久性假体置于口腔内。

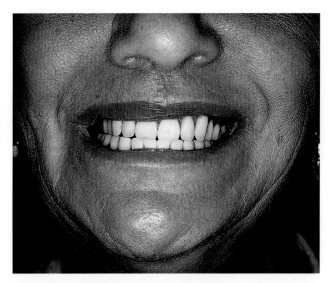

图 8.207　术后 1 年患者外观。

上颌骨切除缺损一期修复

远期预后良好的上颌骨切除缺损患者,可用游离皮瓣进行复合修复来避免口腔与上颌窦和鼻腔之间贯通。牙槽突萎缩的无牙颌患者和无法护理上颌骨缺损的老年患者最好用游离腹直肌瓣或股前外侧皮瓣等复合软组织瓣重建。对于剩余牙齿完好的患者,也可以用仅含软组织和皮肤的游离皮瓣进行重建(图 8.208)。在剩余牙齿上佩带可摘除义齿来修复牙列(图 8.209)。图 8.210 示患者术后 6 月照片,应用改良 Weber-Fergusson 切口外观较为美观。

拟行全上颌骨切除的患者需要制订一个骨、软组织和皮肤的综合修复策略。利用 CAD-CAM 技术可显著提升大型缺损修复的精确性(参见第 17 章)。

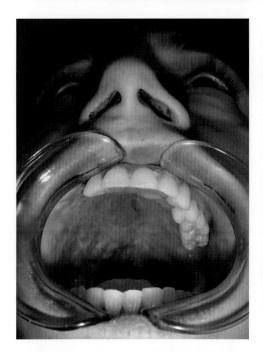

图 8.208　小涎腺癌上颌骨部分切除股前外侧皮瓣修复术后 1 年口内观。

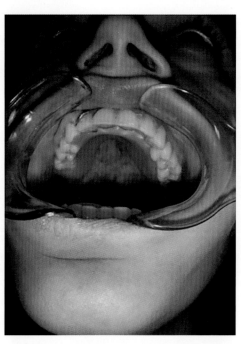

图 8.209　在剩余牙齿上佩戴可摘义齿来修复牙列。

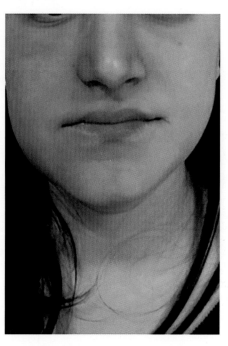

图 8.210　术后 1 年患者外观。

术后护理

口腔肿瘤患者术后要严格保持口腔卫生。术后第 2 天就应开始用稀释过氧化氢和盐水喷雾进行口腔冲洗和机械清洁。随后指导患者进行口腔冲洗的自我护理,冲洗持续到口腔缝线完全愈合。每天还要清理皮肤切口上的干痂和血块。可以使用面罩进行雾化以减轻口腔干燥。

围手术期 24 小时使用头孢菌素和甲硝唑抗生素。延长使用抗生素预防术后败血症的有效性仍存在争议。但在有支撑物或填塞物等特定情况下,可延长抗生素使用时间。

对于切除范围广泛,特别是切除部位在口腔后方或预计术后会出现明显水肿患者,需行气管切开术。常规进行气管切开护理。当患者吞咽唾液和流食无明显呛咳时,可拔除气管套管。

经口手术范围较小患者,可在 24 小时内开始经口进无渣流食。接下来 10 天,饮食由半流食逐渐过渡到软食和普食。对于大多数术后无法正常吞咽,或吞咽会影响口内缝线或皮瓣的患者,需进行鼻饲饮食。

手术涉及磨牙后区或咬肌间隙的患者,可能会出现牙关紧闭。口腔缝线愈合后,应即刻开始预防性的颌部练习。患者如出现牙关紧闭,可使用"开瓶器"或其他市售的器械治疗。

治疗效果

影响口腔癌患者远期疗效的最重要单一因素是就诊时患者的肿瘤分期。早期肿瘤治愈率高。然而一旦出现区域性淋巴结转移,总生存率和疾病特异生存率会明显下降(图 8.211)。从 1985 年到 2015 年,在纪念 Sloan-Kettering 癌症中心接受治疗的晚期口腔癌患者的比例基本无变化。所以患者

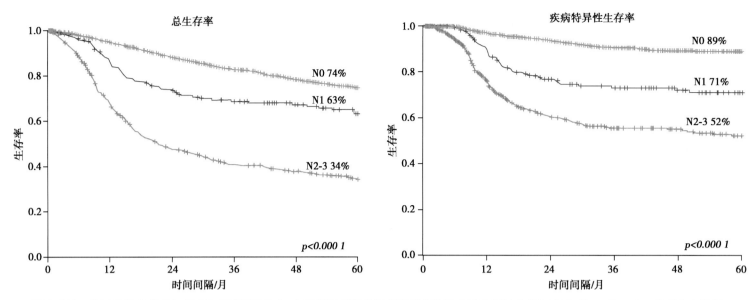

图 8.211　淋巴结转移使总生存率和疾病特异性生存率显著下降(美国癌症联合委员会第八版 N 分期)(纪念 Sloan-Kettering 癌症中心数据，1985—2015)。

总生存率和疾病特异生存率无显著改善。5 年疾病特异性生存率介于 77% 至 81% 之间(图 8.212)。不同原发部位的口腔癌,疾病特异性生存率差异较大(图 8.213)。图 8.214～图 8.217 为 1985 年至 2015 年间接受治疗的口腔癌患者的总生存率、疾病特异性生存率以及 T 分期和手术切缘情况对生存率的影响情况。由于合并症和其他死因造成总生存率较疾病特异性生存率显著下降。

与单一治疗模式相比,应用术后辅助放疗和化疗(在切缘阳性和淋巴结外侵犯的患者中)的晚期口腔癌患者的局部控制情况有显著改善,生存期略有改善。约三分之一患者有上呼吸道、肺部或其他部位的多原发肿瘤。这些患者的远期预后取决于多原发灶的分期和范围。

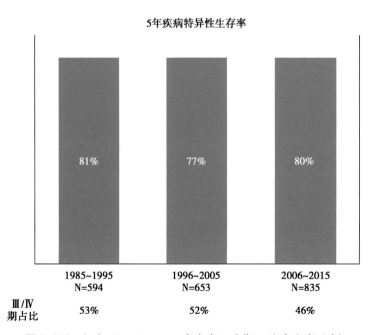

图 8.212　纪念 Sloan-Kettering 癌症中心晚期口腔癌患者比例和所有分期患者的 5 年疾病特异性生存率(1985—2015)。

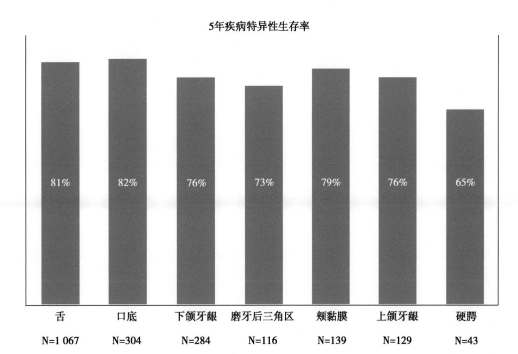

图 8.213　按肿瘤原发部位分类的生存结果（所有分期）（纪念 Sloan-Kettering 癌症中心数据，1985—2015）。

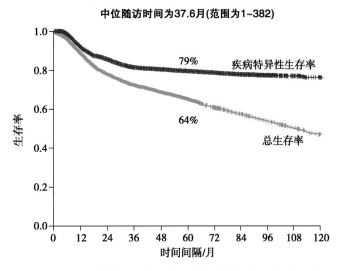

图 8.214　所有分期口腔癌患者 5 年疾病特异性生存率和总生存率（纪念 Sloan-Kettering 癌症中心数据，1985—2015）。

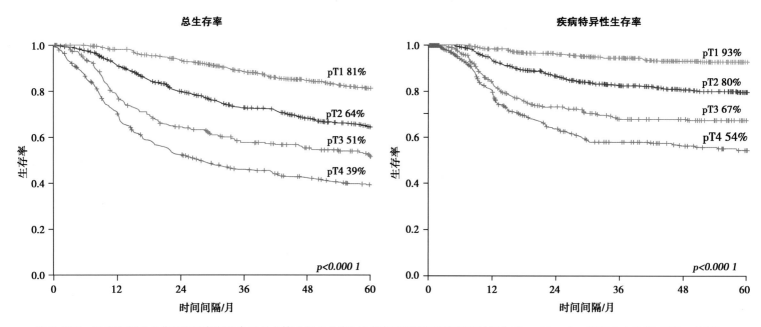

图 8.215　肿瘤病理 T 分期（美国癌症联合委员会第八版 T 分期）是有意义的预后预测因子（纪念 Sloan-Kettering 癌症中心数据，1985—2015）。

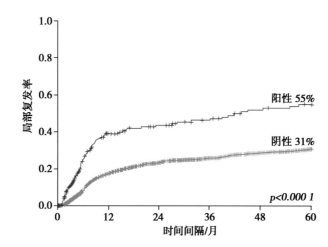

图 8.216　肿瘤切缘情况是局部复发的重要预测因子（纪念 Sloan-Kettering 癌症中心数据，1985—2015）。

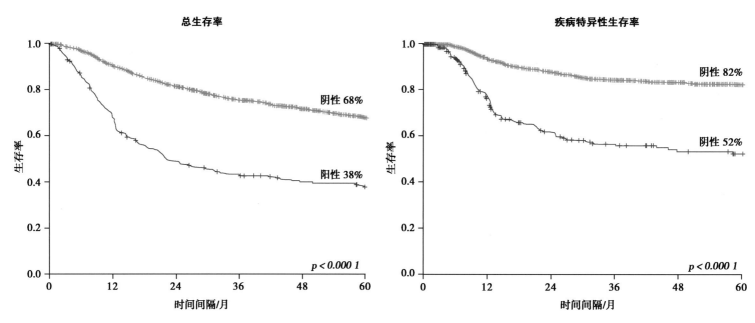

图 8.217　切缘阳性患者生存率显著降低（纪念 Sloan-Kettering 癌症中心数据，1985—2015）。

（沈茜茜　杨一帆　房居高　译）

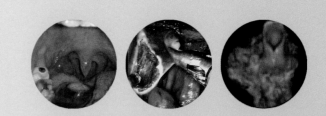

第9章
咽部和食管

关键词

鼻咽

下咽

口咽

经口腔的机器人手术

咽部是头颈部上呼吸消化道的中间过渡部分,通过喉部连接鼻腔至下呼吸道、连接口腔至食管。咽部可分为三个连续的解剖区域:鼻咽、口咽和下咽(图 9.1)。这三个区域各有不同的解剖特点和生理功能。鳞状细胞癌作为咽部最常见的恶性肿瘤类型,吸烟和饮酒仍是最重要的致病因素,但病毒暴露[如鼻咽的 EB 病毒(EBV)和口咽的人乳头状瘤病毒(HPV)]也往往与其相关,可能是导致咽部恶性肿瘤发病率呈现地域性差异的原因。全球范围内鼻咽癌和其他咽部恶性肿瘤的发病率如图 9.2 所示。据美国癌症协会估计,2017 年在美国,大约有 17 000 例新发的咽部恶性肿瘤,死亡率因肿瘤的分期而异,但总体而言,2017 年估计有 3 050 人因咽部肿瘤相关原因死亡(图 9.3)。

鼻咽经鼻腔后鼻孔一直延伸至软腭的游离边缘。鼻咽内部包括穹窿、侧壁和后壁,侧壁包括 Rosenmüller 窝(咽隐窝)和咽鼓管开口上方的黏膜,软腭后表面形成了鼻咽的基底部。咽部黏膜由鳞状细胞组成,并呈现不同程度的角化,小唾液腺分布于其黏膜下层。鼻咽的原发性肿瘤为鳞状细胞癌,鼻咽部很少有小涎腺肿瘤、脊索瘤、软组织肿瘤和骨肿瘤发生。Waldeyer 环(咽淋巴环,由舌、咽扁桃体、腺样体和覆盖鼻咽和口咽的黏膜组成)有丰富的淋巴网络,Waldeyer 环也是淋巴瘤(尤其是 B 细胞淋巴瘤)的常见部位;其中扁桃体和舌根是最常受累部位。接触 EBV(一种 γ-疱疹病毒)常与鼻咽癌(NPC)相关,EBV 相关鼻咽癌具有独特的组织病理学构成,是一种具有显著淋巴细胞增殖的未分化癌,历史上被称为"淋巴上皮瘤",癌细胞和淋巴细胞之间的相互作用被认为有助于恶性肿瘤的增殖。鼻咽癌的发病率呈现出地域性差异,其中东南亚和非洲的发病率最高。导致这种地域性差异的确切原因仍有待阐明,但环境因素、遗传易感性和 EBV 暴露可能是其中的原因。EBV 特异性抗体效价的血清学筛查被用于早期诊断和监测特定高危人群对治疗的反应。中国男性(尤其是广东男性)呈现出鼻咽癌的高发病率,且与居住地区不相关,这也提示该类肿瘤的遗传易感性。环境因素,如腌制鱼类,也可能导致发病率的地域性差异。

口咽自咽弓的前部向后延伸,包括软腭、两侧扁桃体窝、咽后壁和舌后三分之一(舌根部)。在过去,舌根是口咽原发性肿瘤最常见的部位,其次为扁桃体和软腭。然而,在近 20 年中的美国,扁桃体被认为是口咽原发性恶性肿瘤最主要的发生部位。这种位置分布的改变归因于口咽部 HPV 相关鳞状细胞癌发病率的急剧上升。作为口咽癌的主要病因的烟草和酒精的消费量逐渐呈下降趋势,而在不吸烟的年轻人群中与 HPV 相关鳞状细胞癌的人数则在持续增加。

HPV 在癌症发病机制中的致癌作用已通过对女性宫颈癌的研究得到充分证实。虽然 HPV 感染在头颈肿瘤发病机制中的作用与宫颈癌相似,但不尽相同,因为感染似乎对这类肿瘤的进展既不必要也不充分。然而,流行病学和分子生物学研究已经确认 HPV 是口咽癌的致病因子。此外,HPV 阳性口咽癌的病程与 HPV 阴性的烟草或酒精相关肿瘤的临床病程

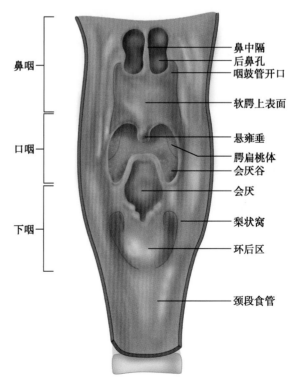

图 9.1 咽部解剖。

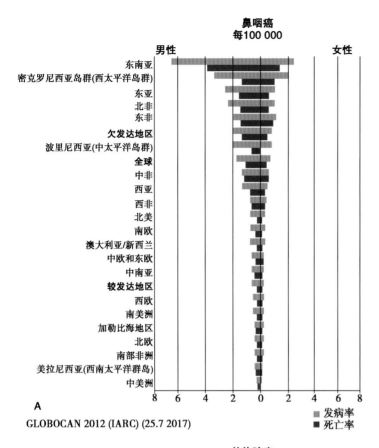

鼻咽癌
每100 000

男性　　　　　　　　　　　　　　　女性

东南亚
密克罗尼西亚岛群(西太平洋岛群)
东亚
北非
东非
欠发达地区
波里尼西亚(中太平洋岛群)
全球
中非
西亚
西非
北美
南欧
澳大利亚/新西兰
中欧和东欧
中南亚
较发达地区
西欧
南美洲
加勒比海地区
北欧
南部非洲
美拉尼西亚(西南太平洋群岛)
中美洲

8　6　4　2　0　2　4　6　8

A
GLOBOCAN 2012 (IARC) (25.7 2017)

■ 发病率
■ 死亡率

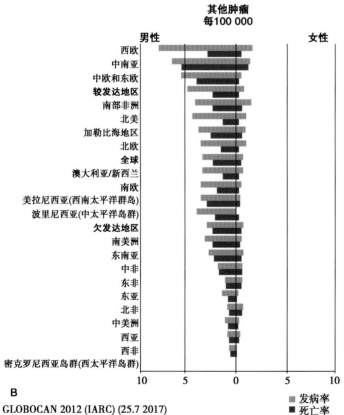

其他肿瘤
每100 000

男性　　　　　　　　　　　　　　　女性

西欧
中南亚
中欧和东欧
较发达地区
南部非洲
北美
加勒比海地区
北欧
全球
澳大利亚/新西兰
南欧
美拉尼西亚(西南太平洋群岛)
波里尼西亚(中太平洋岛群)
欠发达地区
南美洲
东南亚
中非
东非
东亚
北非
中美洲
西亚
西非
密克罗尼西亚岛群(西太平洋岛群)

10　5　0　5　10

B
GLOBOCAN 2012 (IARC) (25.7 2017)

■ 发病率
■ 死亡率

图9.2　世界范围内鼻咽癌(A)和其他咽部恶性肿瘤(B)的男性和女性的发病率和死亡率。(Ferlay J, Soerjomataram I, Ervik M, Dikshit R, Eser S, Mathers C, Rebelo M, Parkin DM, Forman D, Bray F. GLOBOCAN 2012 v1.0, Cancer Incidence and Mortality Worldwide: IARC CancerBase No. 11. Lyon, France, International Agency for Research on Cancer, 2013. http://gco. iarc. fr/today/home.)。

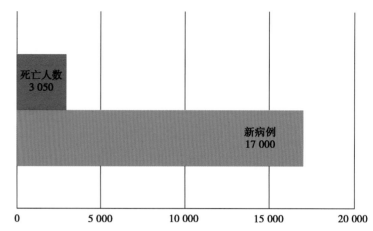

死亡人数
3 050

新病例
17 000

0　　5 000　　10 000　　15 000　　20 000

图9.3　美国癌症协会(American Cancer Society)对2017年美国咽部恶性肿瘤新病例和死亡人数的统计。

明显不同。人口统计学上, HPV 相关的口咽癌多发生于很少或不接触烟草的年轻男性中, 临床上, 原发性肿瘤通常较小, 临床表现为淋巴结肿大。与 HPV 阴性的口咽癌相比, HPV 相关的口咽癌对治疗反应迅速, 预后良好。这些结果的影响引起了关于口咽癌治疗选择的争论, 争论的重点在于降阶梯治疗方案, 以减少与治疗相关的并发症, 目前一些对降阶梯治疗方案的临床试验正在进行当中。在纪念 Sloan Kettering 癌症中心观察到的原发性口咽肿瘤的部位分布如图 9.4 所示。虽然鳞状细胞癌是口咽中最常见的上皮源性原发性肿瘤, 但由于口咽内淋巴组织丰富, 而这些淋巴组织是 Waldeyer 环的重要组成部分, 因此淋巴瘤也可常常见于口咽部。原发于扁桃体、咽壁或舌根的淋巴瘤, 由于增殖迅速, 可表现为形成溃疡的表面病变。生理学上, 口咽是吞咽阶段进入咽食管区的重要入口, 将食物团从口腔输送到下咽的过程需要腭咽括约肌的闭合, 以防止食物团反流到鼻咽和鼻腔。同样, 在吞咽阶段, 喉的上抬过程要求舌及舌骨复合体的肌肉保持完整, 任何这些协调良好的肌肉出现功能紊乱都会导致吞咽功能障碍, 包括鼻反流及误吸。

下咽为咽部的最低部分, 上起于会厌尖水平, 下止于环状软骨下缘水平, 并向下与颈段食管相连续。双侧梨状窝、咽后壁及环后区形成了下咽的三个解剖区域。然而各区之间有部分相互重叠, 因为边界的划分有一定的人为因素。下咽原发性鳞状细胞癌的部位分布如图 9.5 所示。生理学上, 下咽作为上呼吸消化道的一个组成部分, 与声门上喉体相连续, 是一个非常重要的解剖部位。吞咽阶段需要一个良好的协调过程控制舌咽、迷走神经和舌下神经, 而口咽、声门上喉和下咽的正常黏膜感觉是引起吞咽反应的关键。同样, 舌、咽和喉内肌的协调作用是食物团顺利进入颈段食管而不吸入气道的必要条件。因此, 任何下咽部肿瘤的手术治疗将必然引起吞咽功能障碍, 从而引起呼吸道误吸的风险。在西方国家, 原发于下咽的恶性肿瘤最常见于梨状窝, 其次为咽后壁, 而最少见的部位位于环后区。全球其他国家原发下咽癌的部位分布则有所不同。

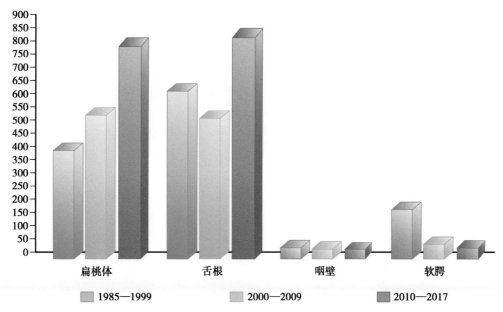

图 9.4　原发性口咽癌的部位分布,纪念 Sloan Kettering 癌症中心(MSKCC),1985—1999 年,2000—2009 年及 2010—2017 年。

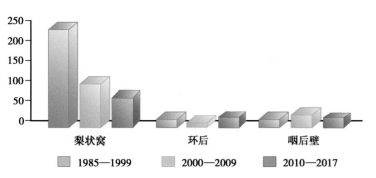

图 9.5　原发性下咽癌的部位分布,纪念 Sloan Kettering 癌症中心(MSKCC),1985—1999 年,2000—2009 年及 2010—2017 年。

颈段食管始于下咽部末端,即环状软骨下缘水平。颈段食管的下界并无准确定位,一般认为大体上位于胸廓入口水平。食管原发肿瘤最常见的发病部位为食管下 1/3 段,其次为中 1/3 段,最后才是颈段食管。虽然颈段食管的原发肿瘤并不常见,但原发于环后区或下咽后壁的肿瘤向下扩展侵及颈段食管则相当常见。由于颈段食管上与环后区相连续,前与喉、气管相邻,故颈段食管的手术治疗不仅需要考虑原发肿瘤的切除,还须考虑喉和近端气管的处理。鳞状细胞癌是下咽和颈段食管最常见的恶性肿瘤类型,小涎腺来源腺癌则并不多见,有时还可见黑色素瘤和软组织肿瘤,偶可见转移瘤。

肿瘤分期

原发性鼻咽癌(NPC)的分期取决于对邻近软组织(咽旁间隙)和骨组织(颅底)的局部浸润。鼻咽肿瘤通常侵犯邻近的肌肉,包括翼内肌、翼外肌和椎前肌。与口腔癌相反,在 AJCC/UICC 分期系统中,这些肿瘤的 T 分期仍被认为是早期。此外,由于鼻咽部淋巴网络丰富,区域淋巴结转移出现时机较

早且常常发生,颈部肿物可能是许多患者的主诉。淋巴结转移以可预测的方式发生,依次累及咽后和咽旁淋巴结、颈深链和后三角淋巴结。双侧转移也是常见的。

由于 HPV 阳性口咽癌患者的预后得到明显改善,最新修订的美国癌症联合委员会(AJCC)/国际抗癌联盟(UICC)分期系统(第八版)则对"高危 HPV(p16 阳性)"相关口咽癌(OPC)和"非 HPV(p16 阴性)"、烟草及酒精相关口咽癌(OPC)分别引入了各自的分期标准。HPV 阳性和 HPV 阴性口咽癌的 T 分期标准保持不变,即根据原发肿瘤的表面尺寸进行分期。另一方面,HPV 阳性肿瘤中,区域淋巴结转移的影响则不同,区域淋巴结转移相当常见,可能是该疾病的首发表现。淋巴结转移以可预测的顺序发生,其中颈部前三角区的淋巴结(Ⅰ~Ⅳ区)风险最高。HPV 阴性口咽癌的淋巴结分期则与其他部位恶性肿瘤相同,淋巴结外侵犯是对预后的一个不利因素,它会提高所有黏膜鳞状细胞癌(包括 HPV 阴性口咽肿瘤)的 N 分期。但这一发现在判断 HPV 阳性口咽癌患者的预后中并不适用,因此不包括在 N 分期标准中。淋巴结转移侧数性及转移淋巴结大小是 HPV 阳性 OPC 中决定 N 分期的唯一因素(见第 11 章)。这些变化将更准确地对 HPV 阳性口咽癌进行分类、改善预后,并提高临床试验及结果报告的分层水平。

原发性下咽肿瘤的分期并不取决于肿瘤的表面大小,而是与下咽内不同部位或邻近区域(如口咽和喉)的局部范围和侵袭程度有关。声带的固定意味着病变深入到喉的肌肉组织,则将其归入晚期。由于其解剖位置,一个小的原发性下咽肿瘤很少有症状,也很少能被诊断出来,因此,大多数有症状的肿瘤具有较高的 T 分期。此外,下咽淋巴网络相当丰富,所以在发病早期常常出现原发性病变向区域淋巴结扩散。下咽肿瘤诊断时的 T 分期分布如图 9.6 所示。近三分之二的患者有明显的颈淋巴结转移(图 9.7)。

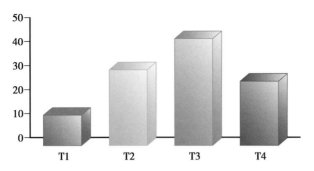

图 9.6 下咽鳞状细胞癌的临床 T 分期分布（MSKCC 数据）。

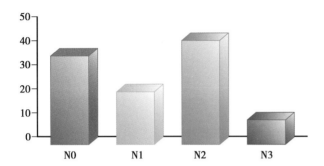

图 9.7 下咽鳞状细胞癌淋巴结转移的发生率（MSKCC 数据）。

肿瘤评估

鼻咽部病变的患者由于原发肿瘤的位置和范围，常常表现为鼻塞、鼻出血、耳痛、单侧或双侧中耳积液或脑神经病变。此外，颈淋巴结转移可能是鼻咽癌患者的首发表现，有时也是唯一的临床表现。临床诊断需要通过软质或硬质鼻内镜对原发性肿瘤进行充分评估和/或在鼻咽阻塞时用 30° 和 70° 硬质内镜经口检查鼻咽。病变表面的表现通常能为诊断提供线索。平滑的黏膜下病变，如潴留囊肿（Thornwaldt 囊肿）、脑膜膨出、颅咽管瘤或小涎腺肿瘤，其上覆黏膜正常。几个鼻咽病变的示例如图 9.8~图 9.10 所示。另一方面，具有不规则的、茎状生长的特征性外观黏膜病变应与增大的腺样体区分开来，腺样体在人类免疫缺陷病毒感染患者中可见（图 9.11~图 9.14）。在表面麻醉下，经鼻或经口活检，可以很容易地确定外生性黏膜病变的组织诊断。然而，黏膜下和血管丰富病变

的活检不应在进行适当的影像学检查之前进行，并且只能在手术室的控制下进行。利用计算机断层扫描（CT）和磁共振成像（MRI）对鼻咽和颈部进行放射学成像是准确评估病变范围和恶性肿瘤分期的关键。

口咽肿瘤很容易通过经口的临床查体以及局麻下的纤维鼻咽镜检查进行评估。经口观察的口咽肿瘤部分示例如图 9.15~图 9.18 所示。原发性口咽肿瘤的患者常常发生颈部淋巴结转移，小原发灶肿瘤伴大淋巴结转移并不少见（图 9.19），在 HPV 阳性的口咽癌患者中尤其如此。淋巴结转移的体积和范围将决定其治疗方案。例如，与小原发灶伴小体积颈部转移瘤患者（图 9.20）不同，小原发灶伴巨大淋巴结转移的患者很有可能需要接受放化疗。原发性扁桃体癌的转移淋巴结常有囊性变，临床和影像学上可能会误诊为鳃裂囊肿。CT 和 MRI 的影像学成像对于评估这些特征和区域淋巴结是必要的。软性纤维喉镜能很好地观察肿瘤的表面范围，但通过触诊评估咽壁和舌根深层肌肉的浸润深度也必不可少。图 9.21 显示了一些舌根病变的内镜图像。舌扁桃体肥大、外生型鳞状细胞癌和淋巴瘤的临床鉴别有时很困难。对于原发性扁桃体肿瘤，有无鼻咽、软腭和舌根部侵犯是明确分期和治疗计划的关键决定因素。此外，对于舌根的原发性肿瘤，评估声门上喉侵犯和舌外部深层肌肉组织的浸润情况对于明确分期是必要的。对舌根肿瘤进行准确评估通常需要内镜检查、触诊和全身麻醉下的活检。

原发性下咽肿瘤患者的主诉通常为咽喉不适、吞咽困难、吞咽疼痛、咽部异物感、耳痛（同侧耳放射性疼痛）、咯血、声音嘶哑或气短等表现。许多患者在临床上可触及肿大的颈部淋巴结。多数情况下，详细的临床检查即可完成诊断，临床检查包括：对下咽和喉部进行间接镜检查，通过硬性或纤维鼻咽喉镜对原发性肿瘤进行充分的临床评估。原发性下咽肿瘤的一些表现特征如图 9.22~图 9.27 所示。临床检查可以确定原发性下咽肿瘤的诊断，而全身麻醉下通过直接喉镜和食管镜检查准确地评估肿瘤范围并获取活检标本进行组织学诊断以便确定下一步治疗方案也至关重要。麻醉下进行内镜检查时，需要评估的重要特征包括：原发肿瘤的起始位置、对下咽范围内或其他邻近组织如喉、口咽和颈段食管的侵犯情况。对于梨状窝原发肿瘤，须明确肿瘤两侧范围及上下边界，特别是梨状窝尖部的情况（图 9.28）。

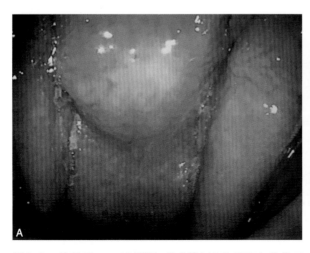
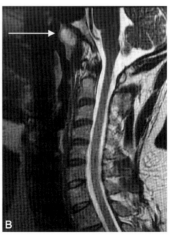

图 9.8 鼻咽 Thornwaldt 囊肿，鼻内镜（A）和 MRI 矢状位 T₂ 像显示位于鼻咽后壁的囊肿（B）。

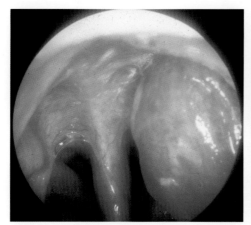

图 9.9 鼻咽血管瘤。

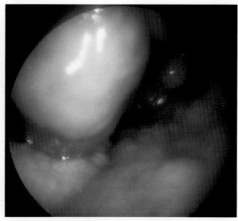

图 9.10 鼻咽浆细胞瘤。

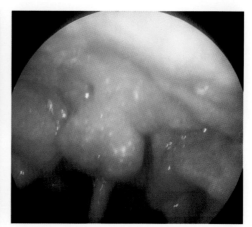

图 9.11 鼻咽腺样体肥大。

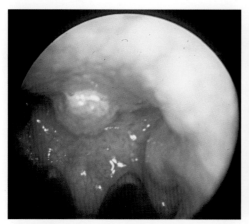

图 9.12 鼻咽顶壁鳞状细胞癌。

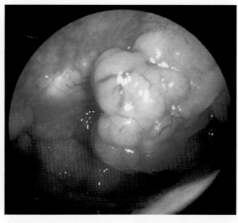

图 9.13 鼻咽侧壁鳞状细胞癌。

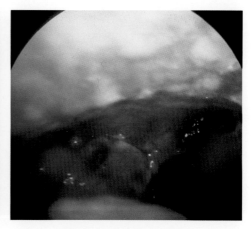

图 9.14 鼻咽黑色素瘤。

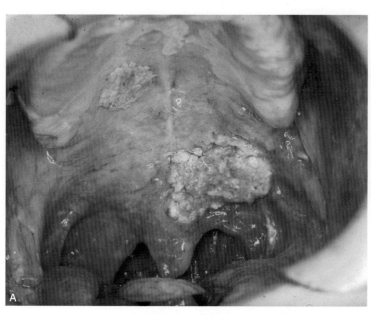

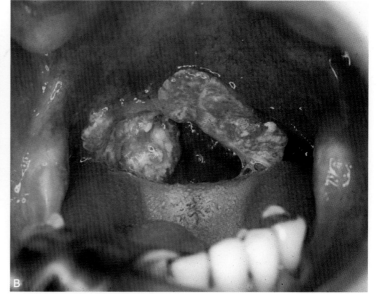

图 9.15 软腭鳞状细胞癌。A. 早期病变,分别位于硬腭和软腭的两个独立病变;B. 晚期病变。

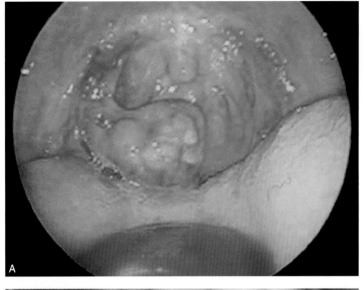

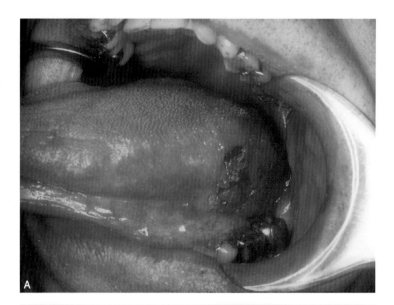

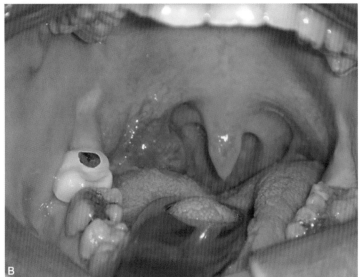

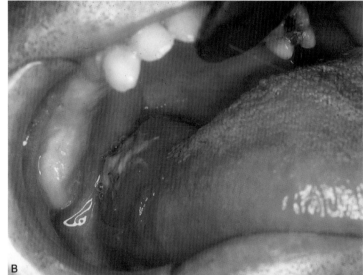

图 9.16   扁桃体鳞状细胞癌。A. 左侧扁桃体的外生性病变；B. 右扁桃体黏膜下病变。

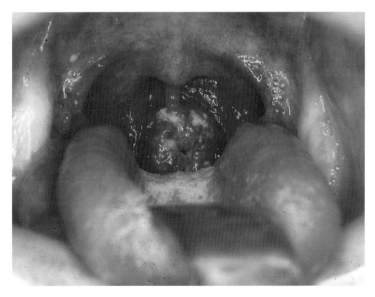

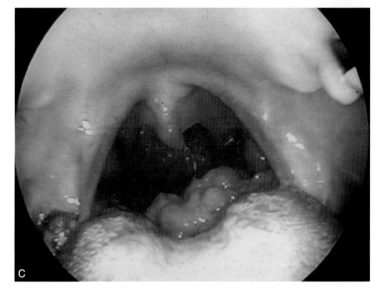

图 9.18   舌根溃疡性内生癌（A）。舌根外生性癌；外侧（B）和中线（C）。

图 9.17   咽后壁癌。

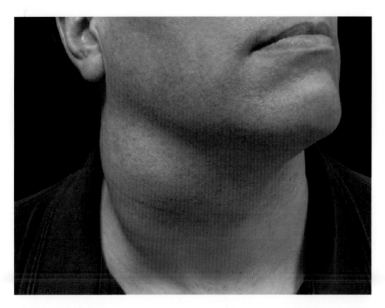
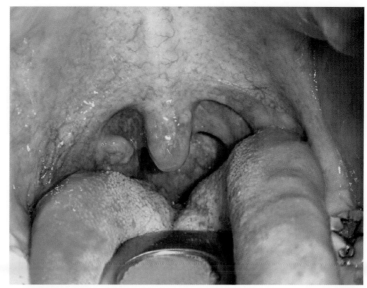

图 9.19 巨大颈部淋巴结转移,继发于右侧扁桃体癌的小原发灶。

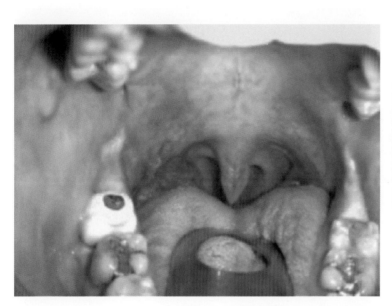
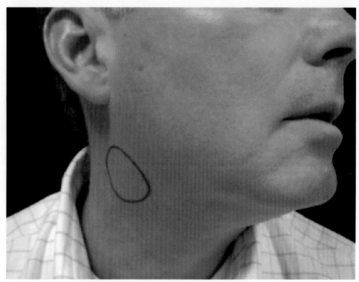

图 9.20 右侧扁桃体癌(T_1)伴少量(N_1)颈淋巴结转移。

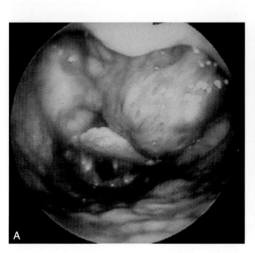
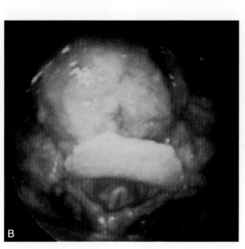
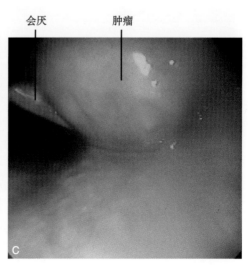

会厌　　　　肿瘤

图 9.21 舌根部病变的内镜下表现。A.舌扁桃体肥大;B.鳞状细胞癌;C.腺癌。

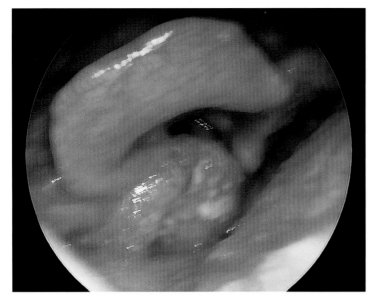

图 9.22　梨状窝内侧壁癌侵及杓状软骨。

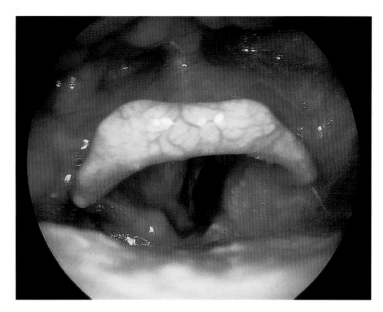

图 9.23　晚期右侧梨状窝癌伴声门侵犯。

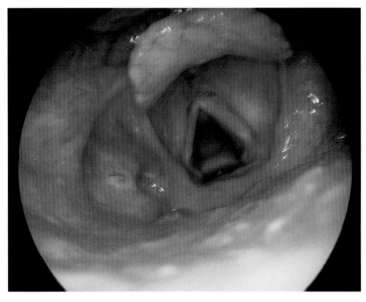

图 9.24　左侧梨状窝癌侵及梨状窝尖部。

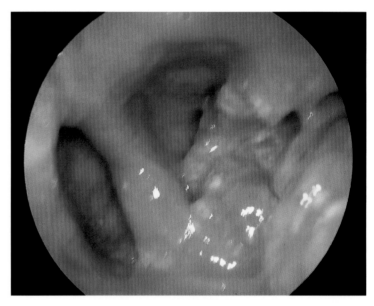

图 9.25　晚期右侧梨状窝癌侵及喉。

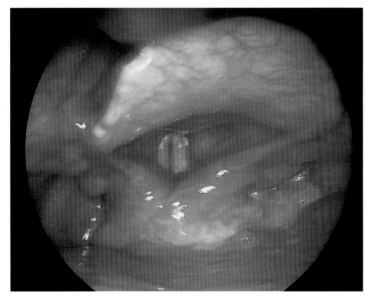

图 9.26　环后区癌。

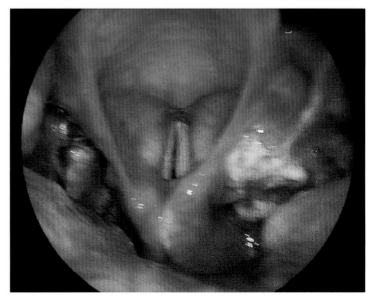

图 9.27　右侧梨状窝内壁局限性病变。

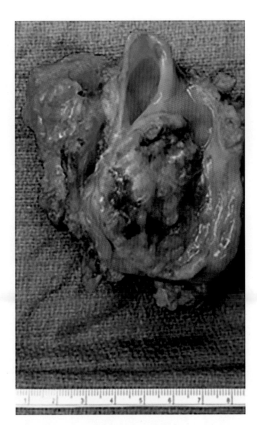

图 9.28　局部晚期梨状窝癌侵及颈段食管的手术切除标本。

影像学评估

上呼吸道的内层结构,包括鼻咽、口咽和下咽,在影像学上称为咽黏膜间隙。影像学检查对于描述原发性肿瘤的三维结构和局部浸润范围起着至关重要的作用,而临床检查在评估肿瘤的表面范围时更具可靠性。虽然 MRI 在评估肿瘤的软组织范围方面更为优越,但如果患者在检查过程中由于舌根或下咽部的巨大肿瘤而无法控制吞咽,那么 MRI 的应用就会受到运动伪影的限制。相比之下,新一代的 CT 扫描仪可以快速获取冠状位和矢状位的重建,这种方法适用于一些无法忍受 MRI 检查的患者。

评估鼻咽时,MRI 是首选的检查方式。虽然 CT 对颅底皮质骨和骨孔的评估非常好,但鼻咽肿瘤有侵犯斜坡髓腔的倾向,因此 MRI 比 CT 能更早发现骨受累。鼻咽良性病变如 Thornwaldt 囊肿和潴留囊肿具有其特有的影像学特征,这些特征可有助于诊断。Thornwaldt 囊肿起源于脊索残端,位于中线黏膜下,MRI 检查中 T_2 像呈高信号(图 9.29)。潴留囊肿,通常位于旁正中或侧面,T_2 像亦呈高信号,动脉期不强化(图 9.30)。

鼻咽部不对称肿块是鼻咽肿瘤最明显的特征,尤其同侧乳突气室不透明时,应高度怀疑鼻咽肿瘤。但腺样体组织容易造成干扰,尤其对于儿童来说,更是如此。其他特征,如颅底侵犯,可提示诊断恶性肿瘤。鼻咽癌侵犯颅底比较常见,因为咽颅底筋膜起到屏障作用,阻碍肿瘤向颅底外侧扩散,使肿瘤向中颅底转移。MRI 强化前 T_1 像可很好地显示早期的斜坡侵犯,显示灰色的肿瘤组织与正常脊髓信号形成对比。肿瘤在 MRI 扫描 T_2 像通常呈高信号,强化后信号增强(图 9.31)。NPC 的另一个特点是岩斜裂浸润,CT 扫描骨窗上显示最为明显(图 9.32)。肿瘤浸润咽旁间隙可伴有咽底筋膜破裂(图 9.33)。肿瘤可直接累及后组脑神经,也可沿三叉神经的分支侵犯神经。肿瘤也可侵犯翼腭窝,并累及视神经和 V2(图 9.34),并且可以累及咀嚼肌间隙侵犯咀嚼肌(图 9.35),尽管这种情况很少发生。

舌根小而特殊的肿瘤很难与舌扁桃体组织区分。如果可见舌根肌层浸润,则恶性肿瘤的诊断是明确的,但是小涎腺起源的肿瘤可表现为边界清楚的病变,很难与良性病变区分(图 9.36)。舌根病变的影像学检查有助于描述肿瘤与神经血管束的关系,并有助于评估至扁桃体窝、软腭和扁桃体壁的黏膜下扩散(图 9.37)。MRI 矢状位 T_1 像有助于评估舌根肿瘤侵犯舌根前间隙。扁桃体肿瘤也可以通过舌骨扁桃体皱襞扩散至舌根部或软腭(图 9.38)。晚期肿瘤可延伸至咀嚼肌间隙,累及下颌骨,或包裹颈内动脉。

早期的下咽癌是罕见的,但在 CT 扫描上表现为黏膜增厚、增强(图 9.39)。梨状窝内侧壁肿瘤可延伸至声门旁间隙,引起声带麻痹(图 9.40)。从侧面看,甲状腺软骨位于梨状黏膜的正下方,有被肿瘤侵袭的危险。梨状窝尖部受累使环状软骨有侵袭的危险,邻近的喉返神经可被气管食管沟的肿瘤直接侵犯(图 9.41)。早期咽后壁恶性肿瘤在增强 CT 上表现为轻微增厚的区域,但由于其不对称性,晚期肿瘤则很容易被发现(图 9.42)。如果有明显的浸润,影像学可用于描述这些肿瘤与椎体前肌肉组织的关系,但早期侵袭通常很难确定。环后区肿瘤可扩散至黏膜下,累及下咽周围,并常向下延伸至颈段食管(图 9.43)。颈段食管受累表现为食管壁不对称增厚,MRI T_2 像显示更明显,食管腔外侵犯表现为气管食管沟的脂肪消失。

由于咽后淋巴结不易接受临床或超声检查,CT 或 MRI 对咽部癌患者局部淋巴结的评价尤为重要。咽后外侧淋巴结(成年人正常小于 8mm)位于椎前肌(颈长肌和头长肌)与颈内动脉之间,这些淋巴结具有被鼻咽肿瘤和扁桃体肿瘤侵犯的风险(图 9.44)。颈淋巴结囊性转移是原发性 Waldeyer 环癌的一个特征,不应与"鳃裂囊肿"混淆。成年人颈部囊性肿块应被视为转移性疾病,除非有明确证据证实为其他诊断。鳃裂囊肿内容均匀、壁薄而光滑,不伴感染的情况下不会出现增强。而囊性转移瘤通常壁厚、边缘强化、可为多发,通常与原发肿瘤相关(图 9.45)。

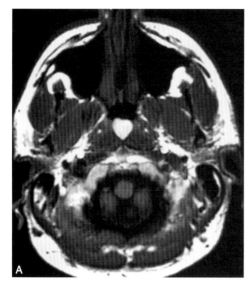
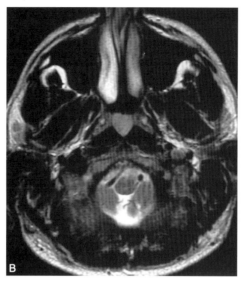
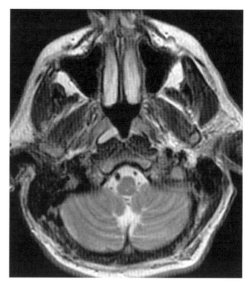

图 9.29 A. MRI 扫描 T₁ 像显示鼻咽中线黏膜下病变,位于颈长肌之间。T₁ 像呈高信号,因为其蛋白质含量高;B.这个病灶在 MRI 扫描 T₂ 像上呈等信号,但该信号可根据病变的蛋白质含量而变化。

图 9.30 MRI 扫描 T₂ 像显示右侧 Rosenmüller 窝内的潴留囊肿,界清,呈高信号。

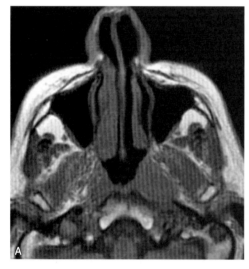
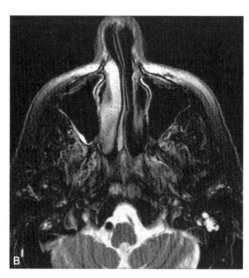
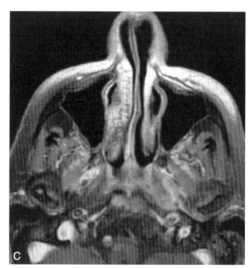

图 9.31 磁共振成像(MRI)扫描显示鼻咽癌侵犯斜坡。A.MRI 强化前 T₁ 轴位像显示,正常信号脊髓中可见灰色肿瘤;B.肿瘤在 MRI 扫描 T₂ 像呈高信号;C.强化后 T₁ 像可见肿瘤信号增强。

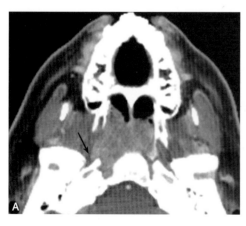
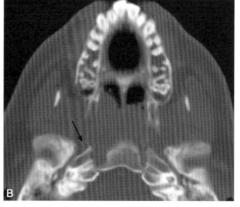
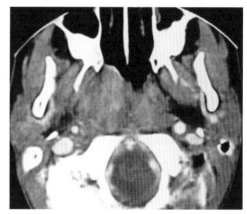

图 9.32 计算机断层扫描(CT)。A.软组织;B.骨窗显示鼻咽癌导致岩斜裂扩大(箭头)。

图 9.33 增强 CT 显示鼻咽癌侵犯右侧咽旁间隙。

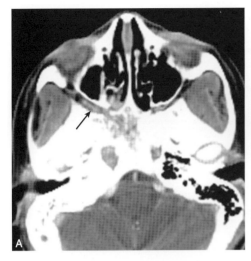 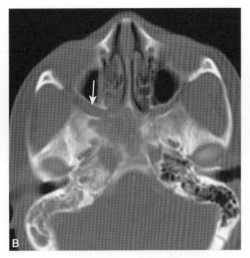

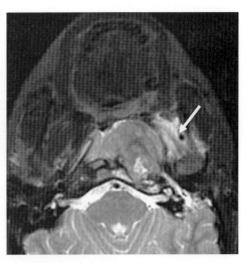

图 9.34　增强 CT。A. 箭头显示右翼腭窝软组织异常；B. 箭头显示右侧翼腭窝增宽（骨窗）。

图 9.35　MRI 扫描 T₂ 像显示鼻咽癌累及左侧咀嚼肌间隙。箭头表示肿瘤侵犯。

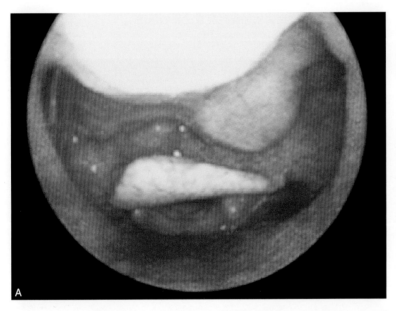 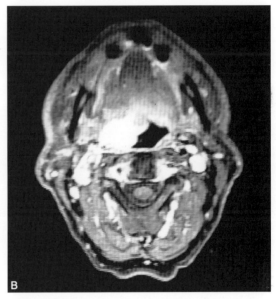

图 9.36　右侧舌根的小的唾液腺肿瘤。A. 内镜检查；B. 增强 MRI T₁ 像显示右舌根肿瘤信号增强。

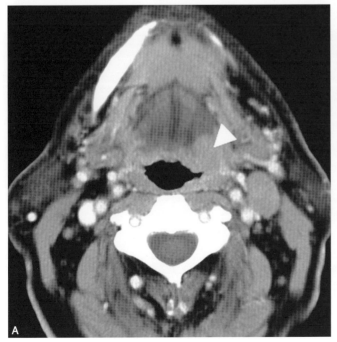 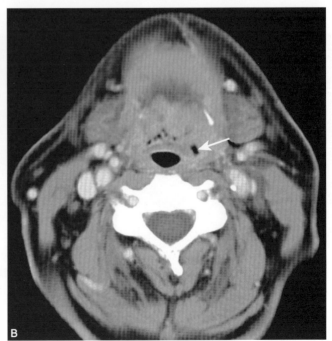

图 9.37　增强 CT 显示肿瘤（A）在舌根左侧（箭头），（B）横向浸润至咽侧壁（箭头）。

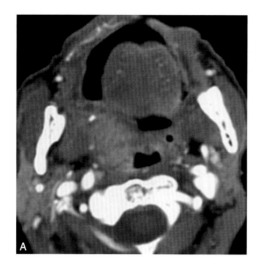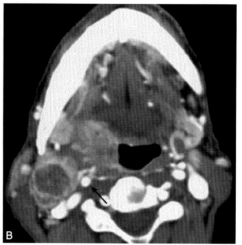

图 9.38 扁桃体癌在 CT 上的浸润模式。**A.** 侵犯右软腭；**B.** 累及舌根。注意位于原发性肿瘤和坏死的右Ⅱ区坏死淋巴结之间的右颈内动脉。动脉有被晚期扁桃体癌包裹或受累的危险。

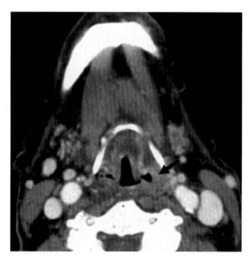

图 9.39 增强 CT 轴位像显示左侧梨状窝增厚、增强的反 C 形病变（箭头）。与对侧梨状窝笔尖型正常黏膜作比较。

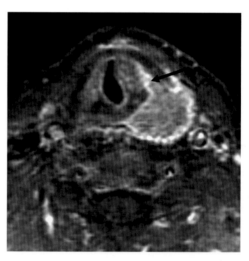

图 9.40 增强 MRI T$_1$ 像显示左侧梨状窝肿瘤侵犯左侧声门旁间隙（箭头）。

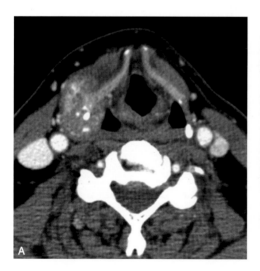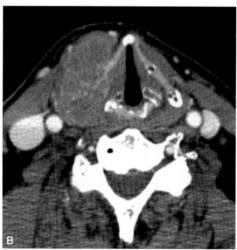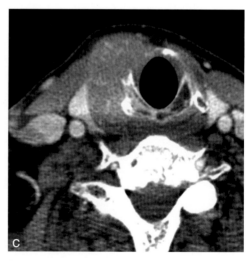

图 9.41 增强 CT 显示。**A.** 右侧梨状窝局部晚期肿瘤；**B.** 破坏右侧甲状软骨板后部；**C.** 环状软骨右半部分，向喉外软组织明显浸润。

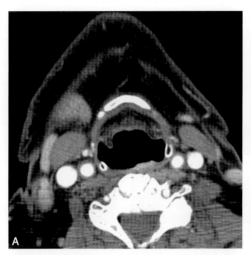
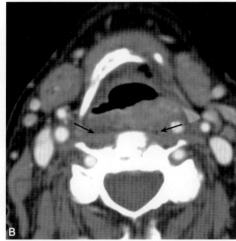

图 9.42 增强 CT 显示咽后壁癌。A. 左后咽壁早期肿瘤；B. 晚期肿瘤中咽后壁明显异常增厚和强化。注意椎前肌层上的脂肪平面（箭头）。

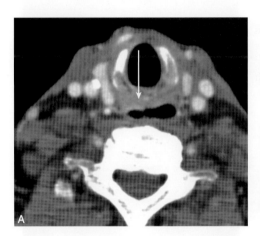
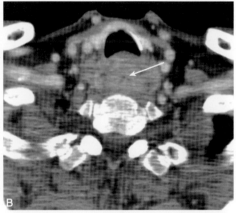

图 9.43 增强 CT 显示：(A) 环后区下咽软组织异常增厚（箭头）和 (B) 环周向下延伸至颈段食管（箭头所示为食管腔）。

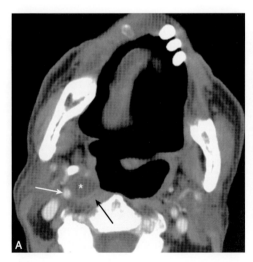
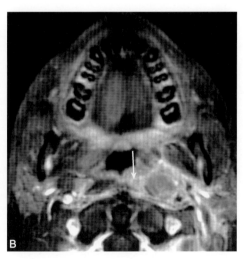

图 9.44 咽后外侧淋巴结病变。A. 增强 CT 显示原发性扁桃体鳞癌的右侧咽后淋巴结。注意椎前肌层（黑色箭头）和颈内动脉（白色箭头）之间淋巴结的位置（*）；B. 增强 MRI T_1 像显示鼻咽原发性肿瘤左侧咽后淋巴结转移。咽后淋巴结向囊外浸润椎前肌层（白色箭头）。

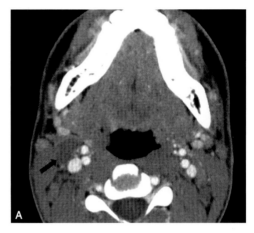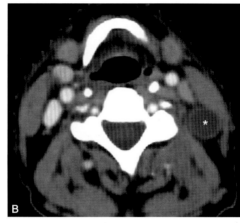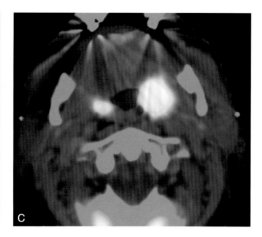

图 9.45 A.增强 CT 显示年轻男性伴囊性均质肿块,边缘薄而不增强(箭头所示),提示右颈部鳃裂囊肿;B.CT 模拟成像显示颈部左侧囊性肿块,边缘增强(*),与囊性淋巴结转移表现一致;C.PET 扫描明确显示该患者有来自左扁桃体原发癌的双侧囊性淋巴结转移。

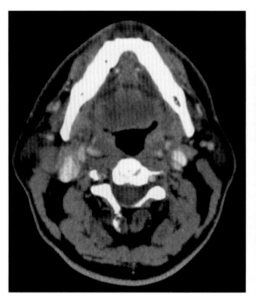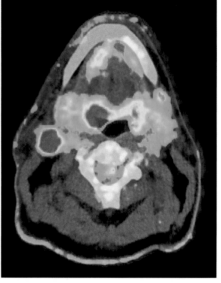

图 9.46 扁桃体癌的增强 CT 扫描和 PET 扫描的预处理成像。

PET-CT 已成为评估原发性肿瘤和区域性淋巴结转移范围的重要手段(图 9.46),经常用于放疗计划,评估经放化疗治疗的口咽癌和其他部位肿瘤的治疗效果。一般来说,PET-CT 扫描评估应在治疗完成后至少 3 个月后进行。

病理学评估

鼻咽

世界卫生组织将鼻咽鳞状细胞癌分为角化型、非角化型和未分化型(表 9.1)。非角化型鳞癌进一步分为分化亚型和未分化亚型。非角化型鳞癌的未分化亚型在东南亚尤其常见,占所有癌症的 15%~20%,被认为与 EB 病毒感染有关,几乎所有非角化型鳞癌的肿瘤细胞中都能检测到 EB 病毒,但在角化型 NPC 中很少能够检测到(图 9.47)。

表 9.1 世界卫生组织(WHO)鼻咽癌分类(2005)

WHO 1978	WHO 1991	WHO 2005
Ⅰ.鳞状细胞癌	Ⅰ.鳞状细胞癌	角化型鳞状细胞癌
Ⅱ.非角化癌	Ⅱ.非角化癌	非角化癌
Ⅲ.未分化癌	a.分化型非角化癌	分化型
	b.未分化癌	未分化型
		基底鳞状细胞癌

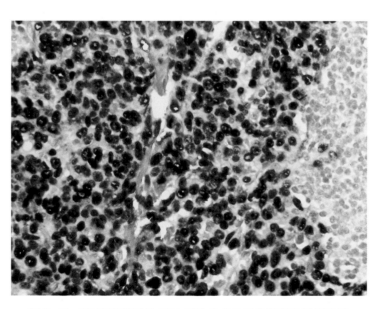

图 9.47 EB 病毒编码的 RNA 原位杂交显示鼻咽癌肿瘤细胞核中 EB 病毒核酸强阳性。

分化型非角化鼻咽癌表现为层状外观,细胞边界清楚。与此相反,未分化癌表现为边界模糊或合胞细胞簇,细胞核大并呈囊泡状,胞浆不明显。未分化型通常具有明显的淋巴浸润,曾被称为"淋巴上皮瘤",由于具有误导性,现已弃用(图9.48)。两种亚型均与细胞角蛋白发生免疫反应。肿瘤细胞表达细胞角蛋白,但不表达血清或淋巴标记物,这突出了肿瘤的上皮来源特性。

口咽

在世界范围内,高达 25% 的头颈部鳞状细胞癌与高危型 HPV 相关,其中绝大多数是 HPV 16 型,此外 HPV 18 型、HPV 31 型、HPV 33 型和 HPV 35 型也与口咽鳞状细胞癌相关。HPV 癌蛋白(E6 和 E7)参与转化口腔鳞状上皮细胞,这些蛋白分别与 p53 和 Rb 结合,干扰其抑癌功能,导致细胞周期失调和遗传不稳定。p16 免疫组化常用作 HPV 感染的替代标记物。肿瘤标记物需要表现为弥漫性(>70%)强阳性核质免疫反应,方可认为该标记物为阳性。目前可用的方式为 HPV-DNA(图9.49)和 RNA 的原位杂交,后者灵敏度高、特异性强,并定位于细胞核和细胞质。

在美国,大约 80% 的口咽鳞状细胞癌与高危型 HPV 有关,扁桃体是最常见的部位,具有基底细胞样形态,通常是中分化至低分化,并且几乎没有相关的角蛋白产生。HPV 相关肿瘤通常比非 HPV 相关肿瘤预后更好。这些肿瘤与经典基底细胞样鳞状细胞癌的组织学区别尚不清楚。

HPV 阳性口咽鳞癌见于较年轻的患者群体,发病年龄比通常的头颈部鳞癌早 20~30 年。这些患者通常没有吸烟或酗酒史,对治疗反应更好,预后也更好。另一方面,有大量吸烟和饮酒史的患者,如果 HPV 也呈阳性,则不会有同样良好的结果。

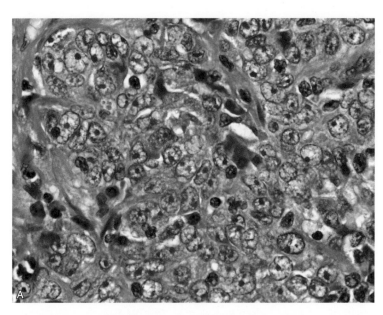
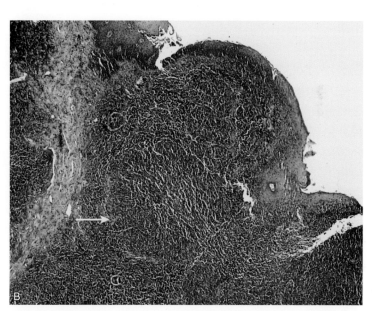

图 9.48　未分化型鼻咽癌。A. 肿瘤细胞呈巢状、合胞型生长,细胞边界模糊,染色质散开,核仁明显(苏木精-伊红染色;×400);B. 大量的淋巴浸润,使肿瘤细胞巢模糊不清(箭头)(苏木精-伊红染色;×100)。

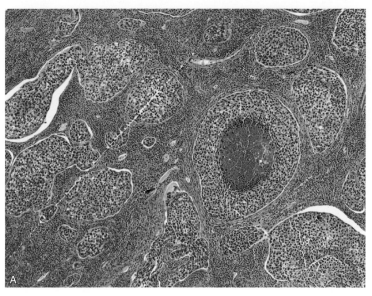
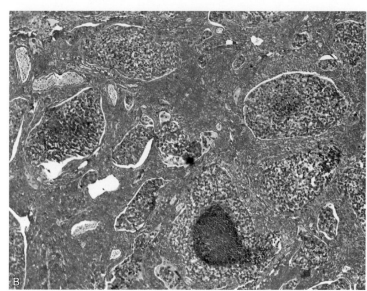

图 9.49　口咽鳞状细胞癌。A. 扁桃体可见岛状鳞癌病灶(苏木精-伊红染色);B. 低倍镜观察人乳头瘤病毒原位杂交,探针覆盖多种血清高危型,包括人乳头瘤病毒 16 型和 18 型。

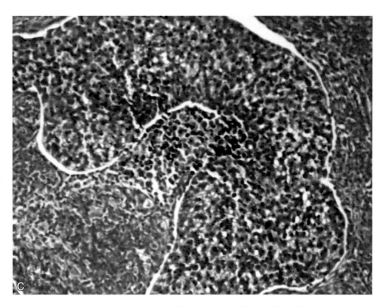

图 9.49(续) C.高倍镜下可见点状细胞核阳性。

下咽

下咽鳞状细胞癌患者大多有烟酒史,在南欧地区的观察提示,大量酗酒患者的患病风险增加得尤其明显。历史上据斯堪的纳维亚半岛(Plummer-Vinson 综合征)的报道,营养缺乏和贫血与环后癌相关。在组织学上,这些肿瘤呈中分化至低分化癌,具有显著的黏膜下扩散倾向,尤其是远端(图9.50)。颈部食管常可见肿瘤的跳跃性扩散。下咽是上呼吸消化道同期原发肿瘤最常见的部位,下咽淋巴管向区域淋巴结的大量淋巴引流,使得淋巴结转移为其常见表现。因此,颈部淋巴结的处理是治疗计划中不可或缺的一部分。

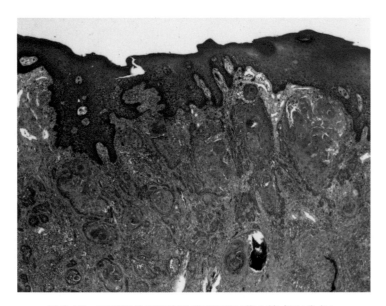

图 9.50 下咽鳞状细胞癌黏膜下浸润(苏木精-伊红染色)。

治疗

鼻咽鳞状细胞癌由于其解剖位置和相对不易手术切除的特点,通常采用非手术治疗。此外,鼻咽鳞癌通常对放化疗反应敏感。因此,化疗和放疗的结合仍然为首选治疗方案(详见第 19 章)。对于放化疗失败的局限性残留或复发的肿瘤(仅

限于黏膜和黏膜下软组织)的患者,可考虑手术干预。同样地,对于局部转移的颈淋巴结清扫术仅在对放化疗无效的残留或复发性淋巴结转移时考虑。然而,小涎腺肿瘤、血管纤维瘤和其他鼻咽的良性病变和恶性病变,无论是否进行术后放疗,都需要手术治疗。

口咽癌的治疗随着人们对肿瘤生物学理解的提高、器械技术的进步以及来自回顾性研究和临床试验的新数据而不断发展。一般来说,口咽鳞状细胞癌对初始放疗反应敏感,而对晚期肿瘤则进行同步放化疗。随着经口机器人手术(TORS)和经口激光显微外科(TOLM)技术的进步,外科手术作为一种有或无术后放疗的根治性治疗手段也重新引起了人们的兴趣。传统的开放式下颌骨切开术用于复发性疾病、晚期肿瘤(不适合放化疗)、小涎腺肿瘤和其他对原发放疗不敏感的肿瘤。

下咽肿瘤治疗的最终目标是控制肿瘤。然而,在可行的情况下,保留语言功能和正常吞咽功能以及避免气管造口是另一个理想的目标。下咽小而浅的病变可以通过外照射治疗或内镜下切除作为最终治疗。在选择需要喉切除术的晚期咽癌病例时,应考虑以保留喉部为目的的非手术治疗手段,采用包括化疗和放疗在内的多模式治疗方案。在过去的 20 年里,除了那些因癌症而导致甲状腺软骨严重破坏的患者外,越来越多的需要全喉切除术的下咽癌患者,正在接受新辅助或同时放化疗的保喉治疗方案(详见第 20 章)。

对于那些必须行咽喉切除术的晚期肿瘤患者,其治疗目标是重建消化道的解剖连续性,以尽快恢复患者的吞咽功能。然而,对于不涉及喉但咽部切除范围需要立即重建的患者,需要进行重要的临床判断以确保手术的成功,因为术后误吸成为一个主要问题。对于需要进行咽喉全环周切除术的患者,恢复消化道的连续性成为初始手术治疗计划的一个组成部分。大多数晚期原发性肿瘤患者需要综合治疗,以提高控制肿瘤的机会。由于这类肿瘤的高侵袭性和早期区域淋巴结转移倾向,目前认为手术切除原发灶或合并颈淋巴结清扫,术后行原发灶和局部颈部放疗或合并化疗的联合治疗是下咽肿瘤的标准治疗方案。

影响治疗选择的因素

化疗的预期反应是选择初始治疗的关键因素。一般来说，早期咽部鳞状细胞癌对放疗敏感，只有一小部分患者可能因复发而需要行挽救性手术。因此，大多数这类肿瘤，特别是那些侵犯喉的肿瘤，目前都在接受放疗或同步放化疗。这种方法得到了几项前瞻性试验的证实（见第 20 章），并已成为标准治疗方案。

考虑到 HPV 状态对预后的有利影响，目前口咽鳞状细胞癌的治疗指南正处于一个发展阶段，并以降低治疗相关的发病率为目标。量化这类患者群体的风险影响了对治疗的选择。具体而言，风险分层研究试图确定"低风险"患者，他们可能是降阶梯治疗的候选对象。在"放疗和肿瘤组试验"（RTOG-0129）中，不吸烟或吸烟史少于 10 包/年，和/或 $N_0 \sim N_{2a}$ 的 HPV 阳性患者被视为"低风险"，3 年总生存率为 93%。$T_{1\sim3}N_{0\sim2b}$ 型 HPV 阳性患者被确定为具有极低的远处转移风险，因此可以单独进行放疗。手术作为一种降阶梯治疗策略目前也在评估当中。2009 年，美国食品和药物管理局批准了经口机器人手术（TORS）治疗 $T_1 \sim T_2$ 期的口咽癌。支持手术的人认为，通过减少放疗剂量或取消化疗，TORS 可能比初始放疗获得更好的功能结果，目前正在对此进行随机对照试验。对于高度选择的患者来说，手术作为一种单一的治疗方式可能是控制疾病所需的全部手段，TORS 是一个极具吸引力的选择。相反，根据切除的原发灶和颈部淋巴结的病理结果，如果术后需要辅助放疗或同步放化疗，则初治手术仅是一种减瘤手术可能会适得其反，这种情况在切缘阳性或转移淋巴结发现有淋巴结外扩散的情况中可能会出现。目前正在进行的临床试验中正在评估几种降阶梯治疗方案，它们需要显示出长期更好的功能结果和至少同样良好的肿瘤控制率。虽然对晚期肿瘤建议行同步放化疗，但对于一些对同步放化疗可能并不完全敏感的深部浸润的内生性肿瘤，手术切除作为初治方案可能会达到更好的治疗效果。侵袭下颌骨的极晚期口咽肿瘤也最好以手术治疗作为初治方案。影响下咽鳞状细胞癌治疗方案选择的因素主要与肿瘤、患者本人以及治疗团队三个方面相关。原发部位、T 分期、局部浸润、下咽全周受侵的范围、上下边界、是否多灶、喉受侵的范围、组织学类型以及区域淋巴结受累情况均是影响初始治疗方案选择的重要因素。下咽侵及喉引起声带固定的患者，行喉功能保留的风险则非常大。早期下咽肿瘤可以采用单独的外照射放疗，也可用内镜激光切除或合并颈淋巴结清扫及术后放疗。不适合内镜下切除而不涉及喉的病变可作为咽喉部分切除术的候选者。对于需要喉切除术的下咽癌患者，可以选择连续或同时给予化疗的器官保留治疗。对于侵犯甲状腺或环状软骨的极晚期下咽肿瘤，需要咽喉切除合并适当的重建以及术后辅助治疗。环后区或咽壁病变伴环周受累的肿瘤，在放化疗后有很高的发生狭窄的风险，应考虑以手术作为初治方案。

至于患者因素，一般情况、呼吸道梗阻以及肺功能是至关重要的。合并慢性阻塞性肺疾病的患者，由于应对误吸的能力较差，故不适合进行内镜或开放性咽喉部分切除术。因此，对于肺功能储备差的患者，采用咽部扩大切除合并喉部分切除术的可能性非常小。同样，为恢复消化道的解剖、连续性术中往往需要进行重建，而重建方式的选择也取决于不同的患者因素，包括局部皮瓣和肌肉瓣的可用性、与游离皮瓣进行吻合的外周血管的状态，以及肿瘤侵犯颈段食管需行咽喉食管切除术患者的胃部状态。此外，患者的生活习惯、生活方式、依从性和个人爱好也是需要考虑的其他因素。

头颈肿瘤多学科外科及综合治疗团队是影响综合治疗方案最重要的医生相关因素。这些因素包括：手术技巧，尤其是内镜应用能力；激光切除和机器人手术技巧；开放性功能保留性手术的经验；现代重建技术包括微血管手术的经验；以及术后吞咽和言语康复的团队等。另一方面，对于非手术器官保留治疗所涉及的、具有多学科综合处理能力的肿瘤内科、放疗科以及其他方面所需的医生队伍，对治疗的成功也十分关键。

外科治疗

在过去的 20 年里，初始的单纯手术治疗在口咽癌和下咽癌治疗中的作用已经大大降低。如前所述，初始手术治疗是为高度选择的患者保留的。然而，外科手术仍然是挽救初始非手术治疗无效患者的唯一有效选择。无论是从癌症的角度还是从患者的角度，对这些患者的管理都是具有挑战性的，因为对化疗和放疗治疗反应不敏感的肿瘤在生物学上比反应良好的肿瘤更具侵袭性，导致即使通过手术完全切除后复发率也更高。此外，放化疗后的组织愈合不良，导致手术并发症的风险增加。因此，这些患者的外科治疗计划应包括：准确使用包含未经放疗辐射血管的局部或游离皮瓣进行重建，以及如何促进辐射区域黏膜切口的愈合。

在准备手术切除时，术前评估肿瘤的解剖学侵及范围和上呼吸道功能的完整性是至关重要的。仔细的临床检查和鼻咽镜检查是对咽闭合能力和声带活动性最好的评估方式。然而，为了更好地评估肿瘤的解剖学侵及范围，需要详细的影像学检查、麻醉下的检查以及鼻咽镜、喉镜和食管镜检查。对舌根和咽壁的触诊可提供有关肿瘤三维结构的有价值的信息。同样，梨状窝顶端和咽-食管交界处的评估对于下咽肿瘤的手术切除是至关重要的。

外科解剖学

鼻咽从鼻腔后鼻孔起始，一直延伸至软腭的游离边缘。口咽从软腭上表面延伸至舌骨上表面。下咽从舌骨上表面延伸至环状软骨（C_6 椎体）下缘，向下继续延伸至颈段食管。咽的肌肉组织由咽缩肌和咽提肌组成。三块咽缩肌以"杯中杯"的方式排列，其纤维向后伸入咽缝，咽缝位于枕骨咽结节的上方。紧靠咽上缩肌水平上方的咽黏膜直接与加厚的咽颅底筋膜接触并由其支撑。此筋膜附着在颅底，与枕骨基底部、沿咽鼓管内侧缘的岩颞骨、翼板内侧缘和翼腭中缝的后缘相连。咽提肌附着在颅底，在吞咽和呼吸时帮助提升咽部。

颈外动脉的分支通过咽升动脉、面动脉的腭升支和扁桃体支、上颌动脉的腭大支和咽支以及舌动脉的舌背支，为咽部供血。咽静脉流入颈内静脉，淋巴管流入咽后和咽旁淋巴结及颈部 Ⅱ 区、Ⅲ 区、Ⅳ 区淋巴结。咽丛的分支（来自第 Ⅸ 脑神经和第 Ⅹ 脑神经）为咽部提供感觉和运动神经支配。咽部的主要神经和血管解剖如图 9.51 所示。

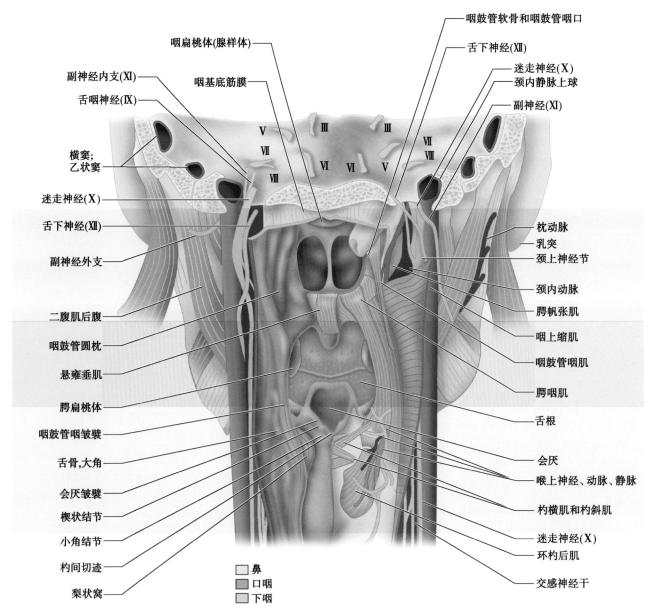

图 9.51　主要神经和血管与咽部的解剖关系。

图中标注（自上方起）：咽鼓管软骨和咽鼓管咽口、舌下神经(XII)、迷走神经(X)、颈内静脉上球、副神经(XI)

咽扁桃体(腺样体)、咽基底筋膜

副神经内支(XI)、舌咽神经(IX)

横窦；乙状窦

迷走神经(X)、舌下神经(XII)、副神经外支、二腹肌后腹、咽鼓管圆枕、悬雍垂肌、腭扁桃体、咽鼓管咽皱襞、舌骨，大角、会厌皱襞、楔状结节、小角结节、杓间切迹、梨状窝

枕动脉、乳突、颈上神经节、颈内动脉、腭帆张肌、咽上缩肌、咽鼓管咽肌、腭咽肌、舌根、会厌、喉上神经、动脉、静脉、杓横肌和杓斜肌、迷走神经(X)、环杓后肌、交感神经干

□ 鼻
■ 口咽
■ 下咽

鼻咽

鼻咽部黏膜表面可分为顶、后壁和两侧壁。穹顶由覆盖在蝶骨体和枕骨基底部至咽结节(斜坡)的黏膜组成。下壁黏膜覆盖咽基底筋膜和寰椎前弓。鼻咽扁桃体或腺样体位于鼻咽顶部,弯曲进入后壁。腺样体在出生时较大,通常在青春期前萎缩。然而,腺样体可能会持续至 70 岁,且可能与鼻咽肿瘤难鉴别。咽鼓管连接着耳朵的鼓室和鼻咽,起着平衡中耳压力的重要作用。喇叭形骨性部分来自鼓室前壁,狭窄至颞骨鳞状和岩骨部分的交界处,位于颈动脉管内侧。软骨部分位于峡部,通过位于淋巴组织小丘(tubarius)和咽隐窝(Rosenmüller 窝)正前方的三角形开口,向外延伸至鼻咽侧壁。颞骨岩部和腭帆提肌位于后内侧,而咽鼓管咽肌附着于咽鼓管开口的黏膜皱襞下的管下唇。腭帆张肌将咽鼓管前外侧与耳神经节、V3 及其分支、脑膜中动脉和鼓膜索分开。软腭的上表面构成鼻咽的基底部,并向后继续进入口咽部。鼻咽侧壁在解剖学上与后组脑神经(IX ~ XII)非常接近,这使得它们不仅有被肿瘤侵袭的危险,且暴露于放疗后远期后遗症的风险中。

口咽

软腭是从硬腭的后缘垂下的肌肉腱膜,在言语和吞咽过程中保持咽腭的完全闭合。悬雍垂中线位于游离下缘,两侧与附于咽侧壁的口弓融合。软腭黏膜为层状鳞状上皮,黏膜下层含有主要分泌黏液的小唾液腺。软腭的肌肉包括腭咽肌、腭舌肌、腭帆张肌、腭帆提肌和悬雍垂肌。软腭肌层切除常会导致咽鼓管功能障碍和中耳积液,需要放置通气管。帕萨万特脊(Passavant's ridge)是由上缩肌纤维收缩形成的,它通常可以补偿软腭的缺失,并提供腭咽发育能力。翼腭中缝连接上缩肌和颊肌。它从位于上牙槽突后部和内侧的翼钩延伸到下颌骨舌侧舌骨线的后端。

下牙槽神经位于中缝形成的黏膜皱襞下方,有被肿瘤侵袭的风险。扁桃体位于扁桃体窝,由扁桃体前柱和后扁桃体柱包围,分别包含腭舌肌和腭咽肌。咽扁桃体在舌根向下与舌扁桃体融合,这些扁桃体和鼻咽腺样组织一起形成了 Waldeyer 环。扁桃体窝的深或外侧边界由咽上缩肌和茎突咽肌组成,扁桃体由疏松的蜂窝组织与咽壁分离。扁桃体的动脉供应主要由扁桃体上下动脉提供,扁桃体上动脉和扁桃体

下动脉是面动脉和腭动脉的分支。咽扁桃体由鳞状黏膜排列，在淋巴组织的集合中形成隐窝。这些隐窝可能有"临床隐匿"的原发性鳞状细胞癌，可能无症状。较大的肿瘤延伸到扁桃体以外，可能累及咽壁、舌根、喉或咽旁间隙。

舌根由前部的舌轮廓乳头和后部的会厌皱襞为分界，外侧由扁桃体窝包围。舌根的肌肉由外附肌和内附肌组成，其中外附肌包括舌骨舌肌、茎突舌肌和颏舌肌。小唾液腺和淋巴组织（舌扁桃体）分布于整个黏膜下层。进行吞咽活动时，舌根和其他舌骨上肌群在喉抬高过程中起着重要作用。因此，切除舌根的任何部分都有可能出现误吸的风险。舌根的感觉由舌咽神经支配。舌根的缺损最好通过一期缝合来完成，因为用于修复的皮瓣缺乏感觉，会增加误吸的风险。

下咽

下咽由成对的梨状窦、环后区和咽后壁组成。下咽由喉部向前缩进，使成对的梨状窦位于喉两侧。梨状窝外侧壁以甲状软骨板和甲状舌骨膜为界，其顶端与环状软骨上缘关系密切。喉上神经内支经甲状舌骨膜进入喉，位于梨状窝上侧面黏膜下，喉返神经在解剖学上靠近梨状窝顶端。梨状窝的侧壁一直延伸到咽后壁，因此，肿瘤的环周扩散并不少见。下咽环后区位于喉后壁，紧靠杓状软骨的下方，一直延伸至环状软骨的下缘。梨状窝黏膜的感觉供应由喉上神经和舌咽神经提供，梨状窦有丰富的淋巴网络，主要流向同侧的 Ⅱ 区、Ⅲ 区淋巴结。侵犯梨状窝内侧壁的对侧转移并不少见。

手术入路

鼻咽

由于鼻咽的解剖学位置，鼻咽病变的手术入路困难且不充分，使得鼻咽肿瘤的手术入路非常复杂。病变小、表浅和界限清楚的病变可通过内镜切除。病变较大、恶性肿瘤和复发性鳞状细胞癌需通过开放入路进行切除，以获得更充分暴露和满意的切除效果。鼻咽手术入路见框 9.1。

框 9.1　鼻咽手术入路
• 鼻内镜
• 经颅入路内镜辅助经颅
• 经口-腭入路
• 唇下经鼻入中速
• Lefort 截骨术
• 内侧上颌骨切除术
• 上颌掀翻
• 下颌骨切开术
• 上颌骨切除术

手术入路的选择取决于肿瘤的范围和位置：经鼻内镜入路适用于病变小、局限性恶性肿瘤、无骨质侵犯和较大的良性病变，如血管瘤。经口经腭入路可用于小血管瘤和其他良性病变，通过唇下入路、LeFort 截骨术和上颌内侧切除术所提供的暴露区域是有限的，且常常不能令人满意。对于延伸至侧壁和翼腭窝的鼻咽部病变，上颌骨掀翻入路提供了良好的暴露效果，以获得满意和安全的切除效果（见第 6 章）。鼻咽下段肿瘤外侧延伸至颞下窝，需行下颌骨切开术。如软骨肉瘤等延伸至鼻窦的巨大鼻咽肿瘤，可能需行上颌骨切除术，并考虑立即使用游离皮瓣对缺损部位进行重建。

口咽

与鼻咽部相比，病变较小、边界清楚的扁桃体、软腭和咽壁肿瘤，可通过张口顺利地接近。手术切除可使用头灯和电刀、机器人（TORS）或带有机头或显微镜（TOLM）的 CO_2 激光器进行。如果设备和技术允许，TORM 或 TOLM 可以考虑适用于扁桃体、咽壁和舌苔的较大病变。另外，舌根肿瘤病变较大但不累及下颌骨，可以通过下颌骨裂开入路切除。目前很少使用经舌骨或侧咽切开术，因为该入路的暴露范围有限，且术后经常出现严重的功能不全。侵犯下颌骨的晚期肿瘤需要进行下颌骨节段切除的复合切除术，类似的晚期舌根肿瘤侵犯喉，需要行喉切除术和适当的功能重建。

下咽

下咽后壁病变小且范围局限的表浅癌，可选择经口或经舌骨咽切开术切除。术后可不进行修复，而待肉芽组织生长，自行愈合，也可用裂层皮片覆盖伤口。但如咽后壁有较大全层缺损，则需用局部肌皮瓣或游离皮瓣一期修补。尽管胸大肌肌皮瓣可用于这一缺损的修复，但由于组织臃肿，不利于患者吞咽功能的恢复。吻合小血管股前外侧皮瓣（ALT）或前臂桡侧游离筋膜皮瓣对大的咽后壁全层缺损修复是非常理想的方法。

梨状窝癌对邻近器官或喉体的侵及有限时，患者肺功能良好即可行 TOLM 或开放性咽喉部分切除术。为获得手术成功，病变应局限于梨状窝解剖区域内，梨状窝尖未受累；有时肿瘤侵及声门上区，甚至可出现声带固定，但只要病变未过中线，也可成功地进行喉及咽部分切除。然而，由于这类病变广泛的肿瘤患者存在潜在的严重吞咽功能障碍和误吸风险，通常采用放化疗等非手术治疗，而将手术作为挽救性治疗手段，以便通过全喉咽切除术进行挽救。甲状软骨受侵通常被认为是部分咽喉切除术的禁忌证，环后区受侵及深部舌根肌肉受侵是其禁忌证。年轻体壮、肺功能良好的患者，适合行喉及咽部分切除术。

晚期梨状窝、咽后壁或环后区肿瘤在咽切除时均需将喉全切除。是否需行咽全周切除，主要根据原发肿瘤范围而定。对原发于颈段食管或原发于下咽广泛侵及颈段食管者，需行咽喉、食管全切除术和一期功能重建术（图 9.52）。对有多原发灶病变的患者也需行咽、喉、食管全切除术。

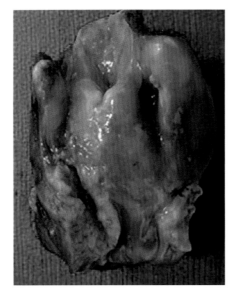

图 9.52　右侧梨状窝癌手术标本,周围侵犯并侵犯颈段食管。

是否需手术重建,以及选择何种重建方法,主要根据手术缺损的大小和范围来定。表浅、局限的缺损可不进行修补,靠肉芽生长可自行上皮化。局限的全层黏膜缺损可用皮肤移植修复。对大的部分咽部缺损的修复,可在股前外侧皮瓣或前臂桡侧游离皮瓣间选择。咽部环形缺损的修复,可用吻合血管的管状前臂桡侧游离皮瓣、股前外侧皮瓣、游离空肠段或胃上提咽胃吻合术。很明显,以往采用多期手术方案完成修复的方法不理想,游离空肠移植、筋膜皮瓣或胃转位在一次手术中就可立即修复环周缺损。胸大肌肌皮瓣、前臂桡侧皮瓣或大腿前外侧游离皮瓣最适合部分咽部修复,部分咽部修复也可以通过取自空肠或胃壁的游离黏膜瓣。

鼻咽开放手术

鼻咽和上颌后区域的手术入路取决于肿瘤的大小和位置。位于中央区病变小的肿瘤可通过腭部入路。较大和侧位病变可能需要上颌骨内侧切除术或上颌骨掀翻入路。本书所述的纤维血管瘤切除术也可用于切除大小和位置相似的恶性肿瘤。上颌骨掀翻手术在第 6 章中有详细的描述。

经硬腭鼻咽纤维血管瘤切除术

鼻咽纤维血管瘤是富含血管的肿瘤,通常发生于 20 岁左右的男性。最常见的症状为鼻塞和鼻出血。早期肿瘤较小时即可出现症状,但也可在肿瘤明显增大后才出现症状。较大范围的纤维血管瘤可自鼻腔、鼻咽扩展到翼窝、颞下窝、蝶窦或颅内。影像学诊断包括 CT、MRI 扫描。有时也可应用血管造影确定病变的血供来源或进行术前栓塞。

图 9.53 的 CT 扫描示鼻咽部小的纤维血管瘤位于软腭左侧上外侧。MRI 冠状位扫描显示,肿瘤位于后鼻孔、左侧鼻咽侧壁(图 9.54)。MRI 矢状位扫描示,肿瘤位于后鼻孔上缘至软腭上表面(图 9.55)。这种局限性的肿瘤可经鼻内镜或硬腭入路切除。患者经口气管插管全麻。用 Dingman 自动张开器暴露硬腭及口腔顶部。图 9.56 示切口自一侧上颌骨结节至另一侧,呈反向 U 形,切口深达粘骨膜。用骨膜分离器将基蒂在后部的双叶硬腭粘骨膜瓣分离(图 9.57)。双叶瓣血供来自双侧腭动脉,分离皮瓣至软腭时,应仔细保护。用骨凿或电钻切除硬腭后缘,进入左侧后鼻孔(图 9.58)。用压舌板向咽部牵拉粘骨膜瓣,暴露后鼻孔及鼻咽部(图 9.59)。图 9.60 示暴露范围,自左侧鼻咽部可见肿瘤下缘。图 9.61 将粗丝线置于肿瘤内,牵拉肿瘤,便于肿瘤的分离。用电凝或弯剪刀交替进行细致的钝性和锐性分离,切断肿瘤周围软组织附着,自鼻咽床处取出标本(图 9.62)。电凝或缝扎主供的血管(蝶腭动脉),可以很好地控制出血。肿瘤切除后左鼻腔后部空腔与鼻咽部相通(图 9.63)。冲洗术腔,鼻咽部的缺损待二期上皮化。将粘骨膜双叶硬腭瓣复位,用 Vicryl 线与硬腭前部粘骨膜缘间断缝合(图 9.64)。图 9.65 示整块切除的分叶状肿瘤标本。手术切面示黄白色致密纤维瘤(图 9.66)。

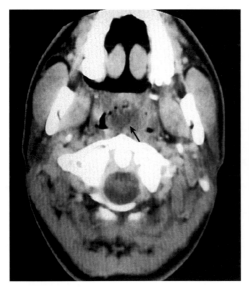

图 9.53　鼻咽部小的纤维血管瘤 CT 扫描像,箭头所示为肿瘤。

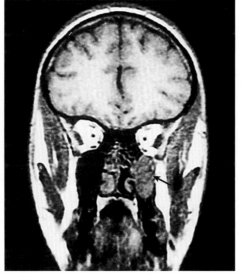

图 9.54　MRI 冠状位扫描像,显示位于后鼻孔的局灶性肿瘤,箭头所示为肿瘤。

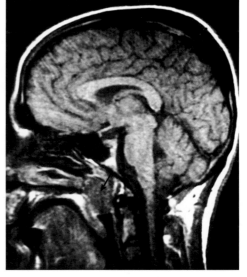

图 9.55　MRI 矢状位扫描像,显示位于鼻咽的小的肿瘤,箭头所示为肿瘤。

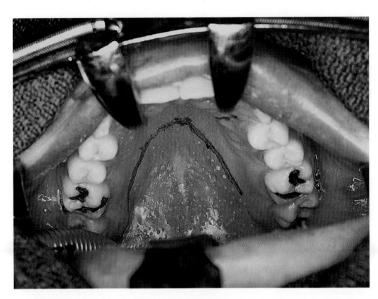

图 9.56 用 Dingman 自动开张器暴露硬腭及口腔顶,切口自一侧上颌骨结节至另一侧,呈反向 U 形。

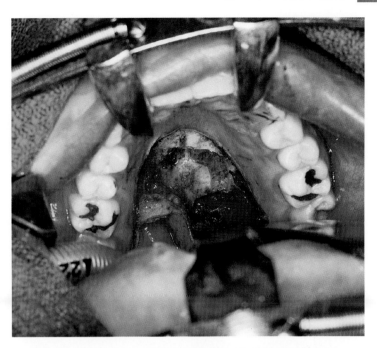

图 9.59 用压舌板向咽部牵拉粘骨膜瓣,暴露后鼻孔及鼻咽部。

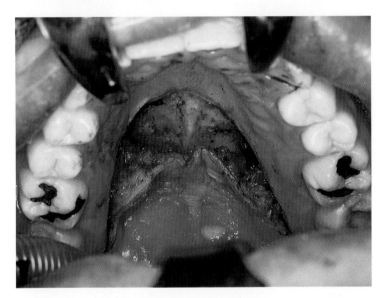

图 9.57 用骨膜剥离器掀起基蒂在后部的腭部双叶粘骨膜瓣。

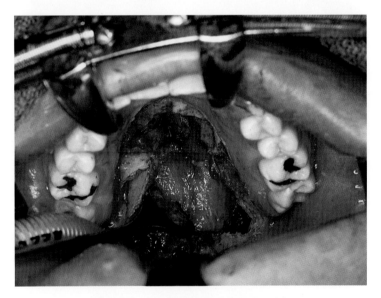

图 9.60 自左侧鼻咽部可见肿瘤下缘。

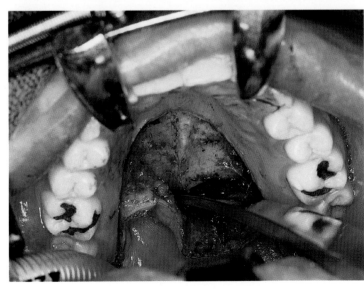

图 9.58 切除硬腭后缘进入左侧后鼻孔。

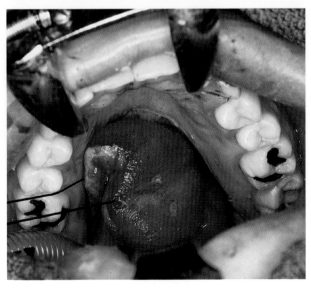

图 9.61 用粗丝线牵拉肿瘤,便于分离。

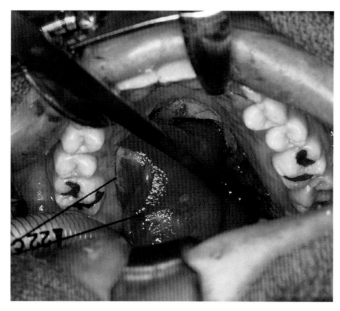

图9.62   切断肿瘤周围的软组织附着，自鼻咽取出标本。

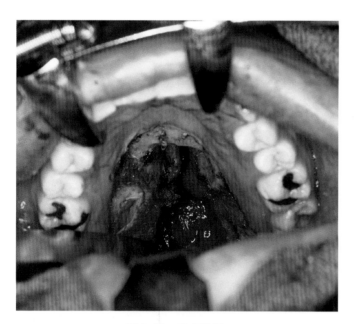

图9.63   手术缺损。

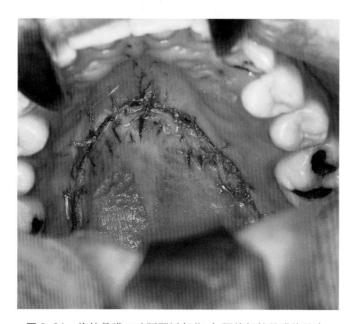

图9.64   将粘骨膜双叶硬腭瓣复位，与腭前部粘骨膜缘缝合。

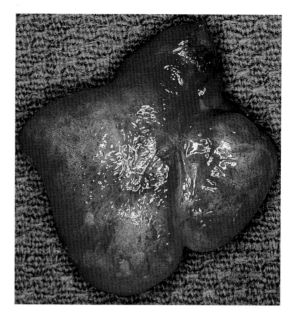

图9.65   手术标本。

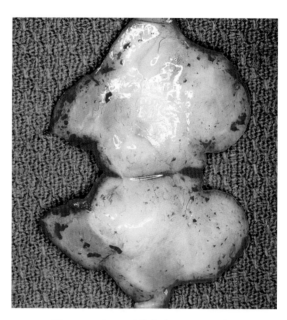

图9.66   切面示黄白色致密纤维瘤。

术后处理

术后，鼻腔内需加强湿化，避免形成结痂和鼻腔内的干燥。术后第一天起开始口腔冲洗，术后48小时可经口进流食。为保护缝合线，可以制作紧扣在上齿的腭部闭孔器，这样可以保护缝合线并促进一期愈合。鼻腔冲洗应于术后第一天开始，直至鼻咽部创面完全上皮化为止。术后外观和功能非常满意，无吞咽、言语或呼吸功能障碍。

经腭鼻咽肿瘤切除术

鼻咽部的肿瘤和囊性病变可通过经腭入路切除，以达到病变广泛暴露的目的，以进行整体完整的切除。内镜照片如图9.67所示，患者右侧鼻咽侧壁有黏膜下肿块。经内镜检查触诊证实，病变无蒂。鼻咽MRI冠状位视野下显示鼻咽侧壁有一个边界清楚的肿块（图9.68）。病变似乎与翼内板相邻。MRI的矢状面上，病变完全远离鼻咽穹窿，似乎从软腭的上表面延伸至鼻咽后壁（图9.69）。这种病变也可通过鼻内镜手术切除，或如前所述经腭入路切除。

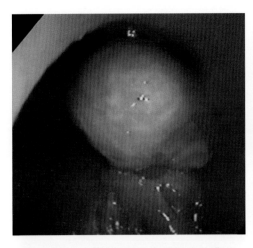

图 9.67 经鼻内镜显示鼻咽侧壁黏膜下病变。

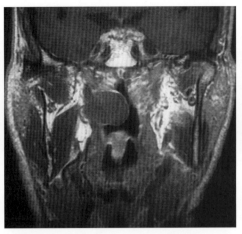

图 9.68 MRI 冠状位显示鼻咽侧壁一个边界清楚的病变。

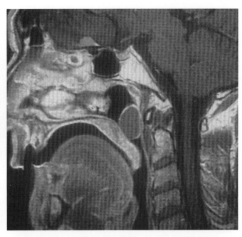

图 9.69 MRI 矢状位显示鼻咽软腭上方的病变。

上颌骨内侧切除进路切除较大鼻咽纤维血管瘤

鼻腔及鼻咽大的纤维血管瘤可侵及上颌窦、筛窦、蝶窦，因此，切除时需扩大术野，用改良的 Weber-Ferguson 切口或经唇下行面部掀翻进路手术。图 9.70 为一伴有鼻塞及鼻出血 6 个月的鼻咽纤维血管瘤患者。图 9.71 示用 90° 硬质内镜经口腔检查鼻咽部图像，肿瘤自左侧后鼻孔突至鼻咽部。右侧后鼻孔无异常。CT 冠状位扫描示肿瘤充满整个鼻腔至鼻咽，突破上颌骨内侧壁至左上颌窦内（图 9.72）。颈动脉血管造影示病变为血管源肿瘤，血供主要来自颈外动脉的颌内动脉及蝶腭动脉支（图 9.73）。血管造影静脉期证实病变血供丰富（图 9.74）。建议在血管造影时选择性栓塞供血血管。

此类鼻咽纤维血管瘤的切除，可选择上颌骨内侧切除进路。眼部用角膜罩保护后，行 Weber-Ferguson 加 Lynch 切口，切开面颊部软组织，暴露上颌骨前壁（图 9.75）。用高速电钻行广泛上颌窦前壁切除（图 9.76）。尽量扩大上颌骨前壁，使手指可伸入上颌窦内。术中注意保护眶下神经，避免损伤。打开上颌窦前壁直至上颌骨鼻突。

术野近观示，结节状肿瘤自鼻腔突入上颌窦（图 9.77）。

将鼻翼向右牵拉进入鼻腔，因肿瘤为良性，有弹性，很容易用手指沿上颌窦、鼻腔进行分离。示指经软腭后方伸入鼻咽进一步分离肿瘤。切除上颌骨鼻突、扩大鼻腔及上颌骨之间的间隙，以便于肿瘤切除。经上述手指操作，取出肿瘤。因肿瘤易破碎，容易残留，操作时需细心，将肿瘤的所有分叶完全切除。在分离、取出标本过程中，会有明显出血，因此一旦取出肿瘤标本，应立即填塞或电凝止血。

术后于鼻腔、鼻咽及上颌窦处有一大的缺损空间（图 9.78）。磨平所有手术缺损边缘骨片、骨棘，伤口用杆菌肽抗生素冲洗，术腔填塞碘仿纱条，纱条一端经左侧鼻孔伸出。皮肤切口分两层缝合，用 3-0 铬肠线间断内翻缝合皮下组织，用 5-0 尼龙线缝合皮肤（图 9.79）。

手术标本显示从蝶窦、鼻咽、鼻腔和左上颌窦切除的分叶状鼻咽血管瘤（图 9.80）。

术后 5~7 天取出填塞物，鼻腔及鼻内伤口需经常冲洗，直至鼻黏膜完全上皮化、干痂消除。术后为防止鼻腔出血及干痂形成，需进行雾化吸入。

患者术后约 3 个月的照片示愈合较好，瘢痕尚可（图 9.81）。鼻咽内镜下示，肿瘤全部切除，后鼻孔黏膜光滑，黏膜表面上皮化良好（图 9.82）。

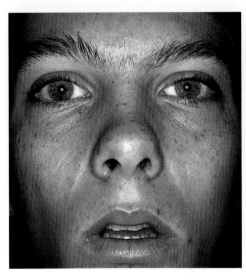

图 9.70 患者有鼻塞及鼻出血病史。

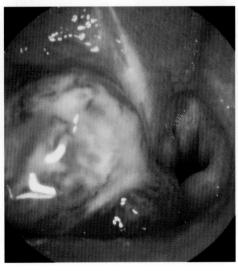

图 9.71 用 90° 硬质内镜经口腔检查鼻咽部，肿瘤自左侧后鼻孔突至鼻咽部。

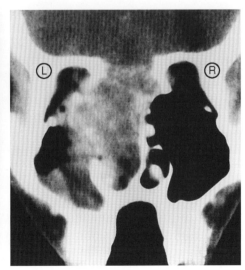

图 9.72 CT 冠状位扫描显示肿瘤明显强化，延伸至筛板。

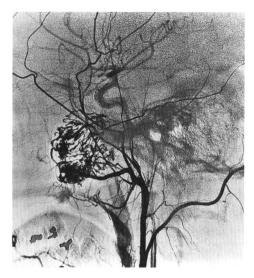

图 9.73　颈动脉血管造影动脉期的侧面图显示来自颈外动脉的滋养血管。

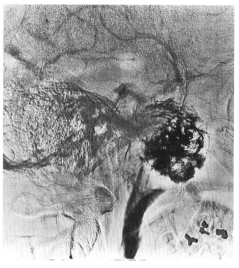

图 9.74　血管造影静脉期证实病变血供丰富。

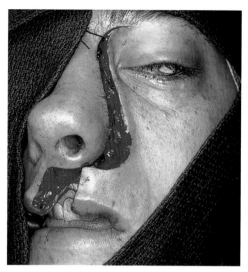

图 9.75　Weber-Ferguson 加 Lynch 切口行上颌骨内侧切除。

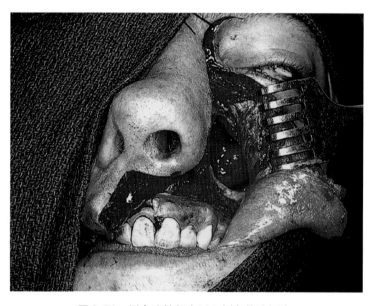

图 9.76　用高速钻行广泛上颌窦前壁切除。

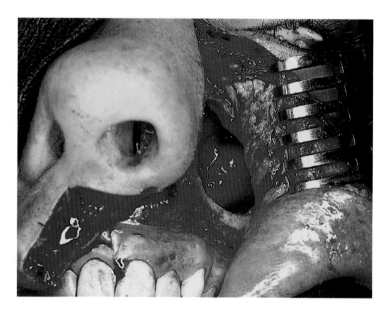

图 9.77　术野近观,示结节状肿瘤自鼻腔突入上颌窦。

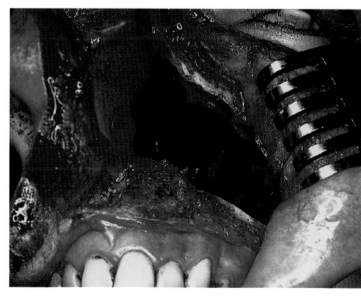

图 9.78　磨平所有手术缺损边缘骨片、骨棘。

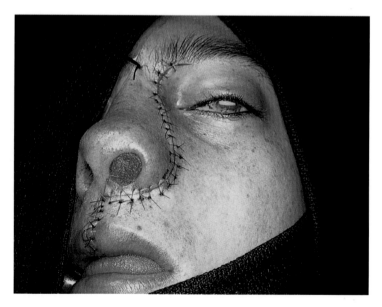

图 9.79　切口分两层关闭。

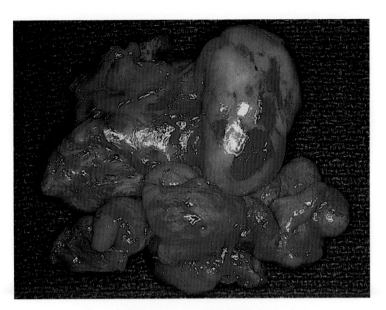

图 9.80　手术切除标本。

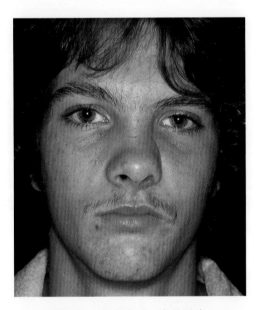

图 9.81　患者术后 3 个月照片。

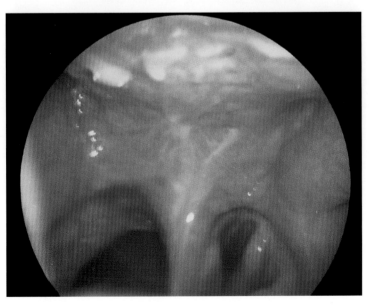

图 9.82　术后鼻咽部内镜下图像显示鼻咽黏膜愈合良好

上颌骨掀翻入路切除鼻咽癌

对于放疗或放化疗后复发的鼻咽癌患者,提倡手术切除。手术选择需根据肿瘤的范围,肿瘤必须局限于黏膜和软组织,不能有明显的咽旁浸润或颅底或脑神经侵犯。第 6 章描述了通过上颌骨掀翻手术入路的步骤。基本步骤与上颌骨侧向移位(掀翻)相似,以提供广泛的暴露。复发性鼻咽癌患者的 MRI 扫描如图 9.83 所示。在这种情况下,上颌骨掀翻是在整个上颌骨基于其前部和外侧软组织附着物的基础上进行横向旋转的(图 9.84)。复发性肿瘤广泛暴露,以便切除充分。切除线在 MRI 扫描图 9.85 所示。手术缺损可以开放使其形成肉芽自行愈合,或者,也可以使用中厚皮片或前臂桡侧游离皮瓣进行重建。肿瘤切除后,在上颌骨原位置使用微型钢板或金属丝缝合进行固定(图 9.86)。有关上颌骨掀翻手术步骤的详细信息,请参阅第 6 章。

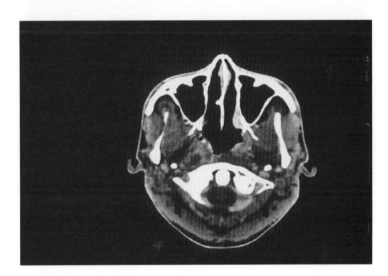

图 9.83　CT 扫描显示鼻咽癌复发(由医学博士 William Wei 提供)。

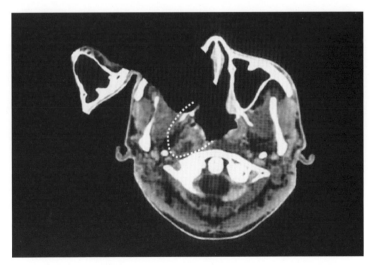

图 9.84　基于上颌前部和外侧软组织附着物的上颌骨侧向旋转的 CT 扫描图像。对肿瘤的切除作了概述(由医学博士 William Wei 提供)。

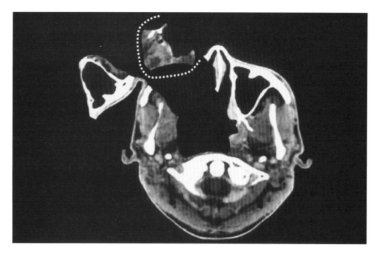

图 9.85 根据 CT 扫描示意图取出手术标本（由医学博士 William Wei 提供）。

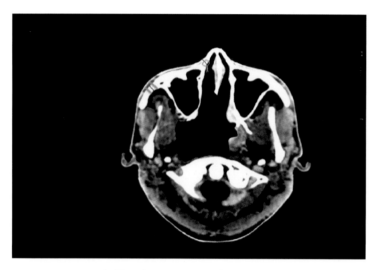

图 9.86 CT 扫描示意图，显示肿瘤切除后，通过微型钢板或金属丝缝合固定于上颌骨原位置（由医学博士 William Wei 提供）。

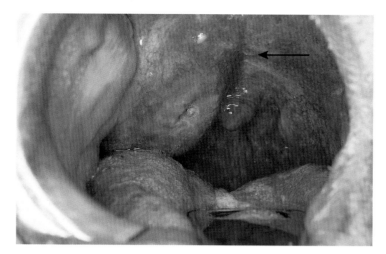

图 9.87 软腭良性混合瘤。

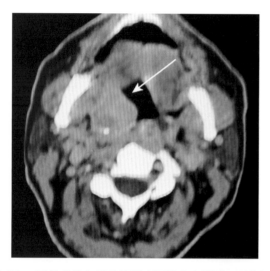

图 9.88 CT 轴状位扫描示软腭小涎腺瘤未扩展至咽旁间隙。

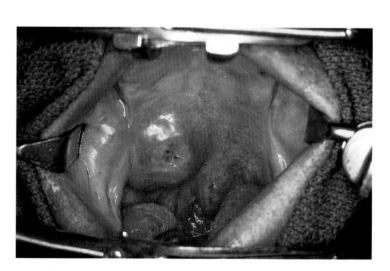

图 9.89 经鼻腔气管插管全麻，用 Dingman 牵开器暴露口腔。

口咽部外科治疗

软腭良性小涎腺混合瘤切除术

来源于小涎腺的肿瘤可发生于上呼吸消化道的任何部位，如鼻腔、鼻咽、口腔、口咽、下咽、喉、食管或气管。实际上，源于小涎腺的大部分肿瘤为恶性，但也可偶见良性肿瘤。小涎腺良性肿瘤多发于软腭、硬腭。图 9.87 为一名无症状患者，直至牙科医生发现其右侧软腭突起，患者才意识到自己患了口腔肿瘤。

图 9.88 所示为肿瘤的 CT 扫描图像，显示肿瘤包膜完整，软腭受累但未扩展至翼肌或咽旁间隙。患者曾在其他医院行肿瘤切开活检，确诊为良性混合瘤。

图 9.89 示患者经鼻腔插管予全麻，并用肌松剂使患者充分松弛。用 Dingman 自动牵开器暴露口腔。肿瘤表面完全暴露，触诊可及肿瘤瘤体与深部软组织无粘连，可活动。用电刀于软腭前黏膜上做切口，将黏膜下软组织分开直至肿瘤的假

包膜（图 9.90）。

沿肿瘤假包膜继续解剖分离的同时，轻轻向上牵拉肿瘤，牵拉切口边缘将肿瘤牵出（图 9.91）。交替使用钝性分离和锐性切割法，沿肿瘤四周解剖分离。图 9.92 示肿瘤四周已完全松动，钳夹、切断瘤体深面供血血管，将肿瘤完整取出。

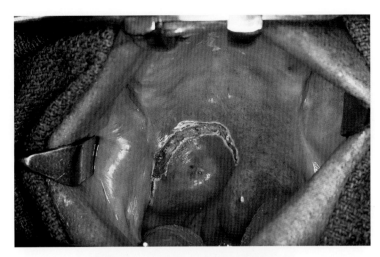

图 9.90 行环形切口并深达肿瘤假包膜。

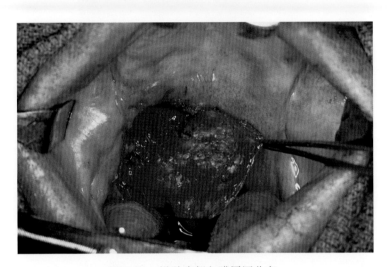

图 9.91 沿肿瘤假包膜周围分离。

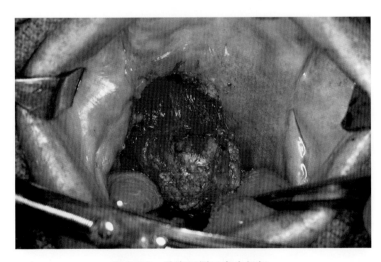

图 9.92 肿瘤四周已完全松解。

图 9.93 示肿瘤切除后手术缺损,可见手术缺损浅面为小涎腺组织,深面为软腭肌肉组织。彻底止血,无须缝合手术创面,可待其自行二期愈合。如强行关闭术野可致咽弓扭曲,影响腭咽功能,引起发音改变和吞咽时食物鼻腔反流。患者术后约 1 周内经鼻饲管进食,不可经口进食。此间,需多次冲洗口腔、漱口保持口腔卫生,并向伤口喷洒半浓度的过氧化氢溶液清洁术野。

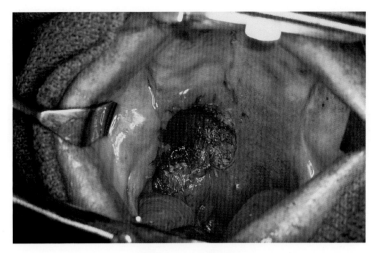

图 9.93 手术创面。

手术标本(图 9.94)直径约 4cm。注意,为保证完整切除,需切除一部分肿瘤假包膜上附着的软组织。如图 9.95 所示,标本剖面可见,质韧紧密排列的结节充满整个混合瘤。

肿瘤切除后约 1 个月,手术缺损已瘢痕愈合、上皮化(图 9.96)。咽弓仅有小的扭曲变形。患者言语、吞咽功能未受影响,张口不受限。

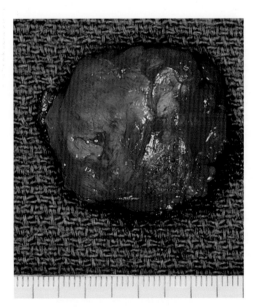

图 9.94 手术切除标本。

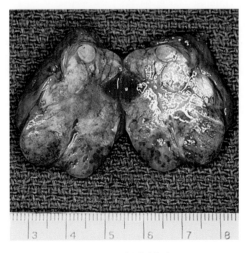

图 9.95 标本剖面。

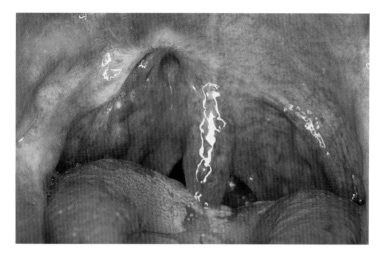

图 9.96   肿瘤切除 1 个月后手术部位情况。

因此,软腭小涎腺良性肿瘤可通过经口入路成功完成切除。但是,腮腺深叶良性多形性腺瘤也可造成软腭凸起,但无法经口切除,也不应尝试这种入路。该入路不仅危险,而且由于暴露不充分,可导致瘤体的分块切除或切除不完整,有时也可导致难以控制的大出血和严重的面神经损伤风险。

扁桃体癌切除术

扁桃体局限于表浅的小病灶(T_1)可简单通过经口扁桃体切除术来处理,在三个维度都需保证充足的边界。较大病变(T_2 或更大)可能需要通过 TORS 或 TOLM,范围包括下咽壁和/或邻近的舌根,以确保切缘阴性。更大的病变(一些 T_3 和几乎所有的 T_4 肿瘤)可通过下颊瓣入路进行切除,包括下颌骨槽形或区段切除,这种情况下的手术缺损通常需要游离皮瓣或局部肌皮瓣进行重建。

经口机器人(TORS)扁桃体切除术

在选择早期扁桃体或舌根癌的手术入路时,应仔细考虑肿瘤和患者因素,以避免需要进行三联治疗(手术、放疗和化疗)。对肿瘤的特征需进行仔细研究,如:肿瘤是外生型还是内生型、T 分期状态、保证切缘阴性的能力、病理学上淋巴结状态、通过临床和影像学评估的淋巴结外扩散的可能性、扁桃体窝切除与颈动脉间的距离、确保足够的张口度以充分暴露肿瘤等,以避免由于原发部位切缘阳性或转移淋巴结外侵而行补充化疗。选择合适的患者后,将 TORS 作为 HPV 阳性 T_1 口咽扁桃体癌的主要治疗方法。经口机器人手术是在全身麻醉下,使用金属丝加固气管插管对患者进行经鼻气管插管。机器人对接前应行全麻下查体,应从各方向充分触诊病灶。使用喉镜观察整个咽侧壁至梨状窝有助于明确肿瘤的下界。通过检查和触诊确定肿瘤后,使用缝线牵拉舌体,用 Crowe-Davis 开口器暴露口咽,并连接悬吊装置。整个手术过程中,需定期松开舌的回缩缝合线和开口器,以防止舌部缺血。一旦患者定位明确,外科医生坐在控制台,而助手则被安排在手术台的头侧(图 9.97)。手术台上的助手利用 Yankauer 吸引器进行排烟和反牵引。助手还负责使用带吸引器的电刀或血管钳对主要血管进行止血。一旦口咽暴露出来,机器人就可以对接了。0° 镜放置在中心,电凝和分离钳分别位于两侧。

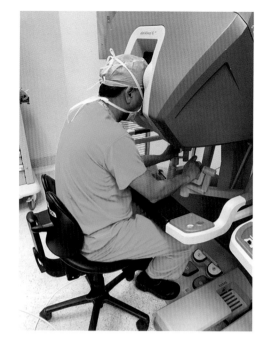

图 9.97   经口机器人手术(TORS)外科医生的位置。

对于右侧病变,分离钳置于左侧以便向内侧牵拉,而电凝位于右侧(图 9.98)。

手术开始时在平行于翼突下颌缝的方向沿前弓切开黏膜(图 9.99)。切口向上延伸至上颌结节,向下延伸至口腔后壁(图 9.100)。上缩肌位于切除的最上外侧部分。如果扁桃体肿瘤可在咽缩肌上自由移动,则可穿过松弛的结缔组织在肌肉表面进行解剖(图 9.101)。在这个平面上,继续从扁桃体的下极到上极进行解剖,然后切除扁桃体(图 9.102)。现在,咽缩肌作为深切缘单独切除,抓住肌肉并拉向内侧进行切除(图 9.103),如果肿瘤的深部粘连在咽缩肌上,可断开粘连,这也是切除范围的最深处。用分离钳抓住上缩肌并将其向内侧收回,咽部脂肪用钝性分离推向侧面,在解剖的上外侧缘识别翼内肌,分离茎突舌肌与茎突咽肌,茎突舌肌首先出现,位置更为特殊,并以从外侧到内侧的方式穿过咽旁分离。在肌肉被识别和环周游离后,用邻近咽缩肌的分离钳抓住肌肉,并

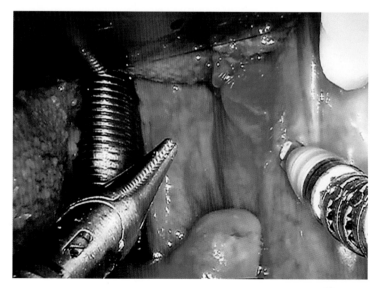

图 9.98   使用自动牵开器的暴露扁桃体及机械臂的位置。

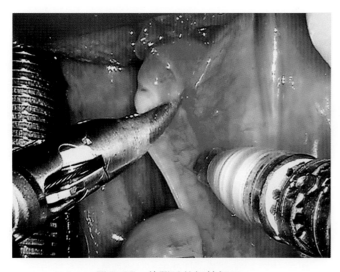

图 9.99　前腭弓的初始切口。

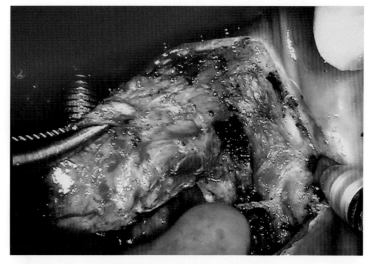

图 9.102　完整切除扁桃体肿瘤。

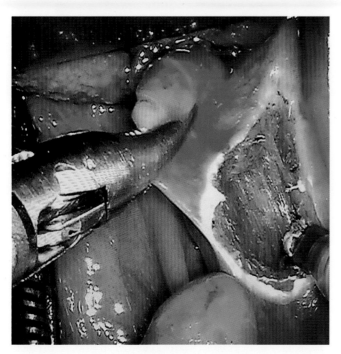

图 9.100　切口延伸至上颌结节。

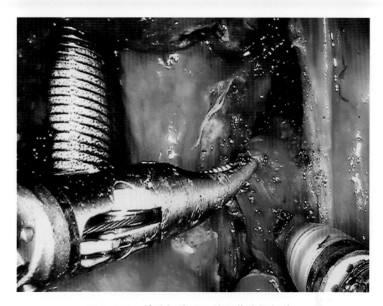

图 9.103　单独切除咽上缩肌作为深切缘。

在直视下进行分离。在茎突舌肌后部和内侧,可以确定茎突咽肌在一个更垂直的平面上穿过咽旁分离。在环周游离后,切开与上咽缩肌平行的肌肉,将标本从咽旁间隙的侧面附着物中取出。在侧壁分离时可见咽丛静脉和面动脉扁桃体支的静脉,应使用止血钳控制出血。此时注意力应转向舌根切除,舌根切除的范围取决于原发肿瘤的位置,恶性扁桃体肿瘤需要更广泛的舌根切除。在口腔的后表面切开外侧舌根黏膜,识别舌动脉并用血管夹进行控制,一直分离至会厌,并继续深入至咽后壁。咽后外侧壁上的垂直切口向上延伸至软腭水平,这代表切除的后界。最重要的是,垂直切口穿过腭舌肌(前弓)和腭咽肌(后弓)。通过这个切口进行分离,至椎前筋膜水平,并与咽后壁切口保持连续。此时标本环周已被游离开,在最内侧深部横切咽缩肌,从外侧至内侧切除肿瘤。助手将标本从口腔中取出,同时注意保持方位。外科医生检查标本、确定方位、并与病理科医生一同对标本切缘进行标记。咽旁脂肪和软组织暴露于手术缺损处(图 9.104)。彻底止血,开放缺损部位使其二期愈合。置入并保留鼻饲管 24~48 小时。如果未在咽旁间隙进行广泛的解剖,则无需鼻饲管,手术当天即可进流食。

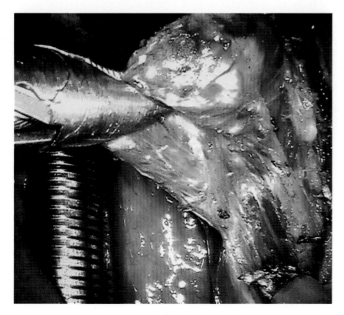

图 9.101　在咽上缩肌上解剖扁桃体。

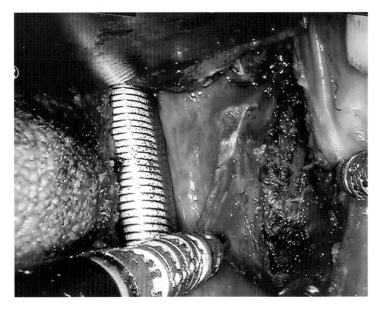

图 9.104   咽旁脂肪及软组织暴露于手术缺损处。

复发性扁桃体癌复合切除术

复发性扁桃体癌的切除术患者的颌骨全景片如图 9.105 所示,对扁桃体鳞状细胞癌放疗无效的扁桃体窝、邻近软腭、舌根和口腔黏膜进行切除。扁桃体肿瘤的整块立体切除术需要对下颌骨冠突、下颌骨升支前半部分和下颌骨体后部牙槽突一并进行下颌骨槽形切除。但下颌骨的后皮质、下皮质可与完整的颞下颌关节一起保留。先前接受过放疗的剩余下颌骨极易发生自发性骨折。因此,为避免自发性骨折,使用 A-O 钢板支撑下颌角附近的下颌骨的提供必要的强度。

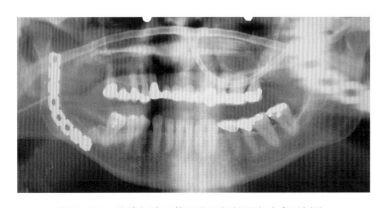

图 9.105   边缘切除后使用微型钢板固定残余下颌骨。

该患者的手术缺损是用前臂桡侧游离皮瓣进行修复的,以替代软组织缺损和黏膜覆盖。术后 4 个月的术中照片显示,前臂桡侧游离皮瓣愈合良好,替代了软腭、扁桃体窝、咽后壁、磨牙后区和邻近的舌根(图 9.106)。黏膜缺损得到完全闭合是避免败血症和 A-O 板暴露的关键,对于先前接受辐射及目前存在感染的下颌骨,感染和钢板暴露均会增加骨放射性坏死和自发性骨折的风险,需要移除钢板。这种情况下,最好先进行下颌骨节段切除术,并考虑用游离腓骨瓣进行重建。患者术后的外观保留了良好的面部轮廓,同时保持下牙弓的连续性,在功能和美观上都具有理想的效果(图 9.107)。

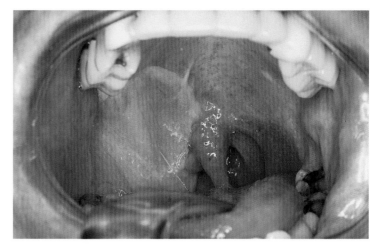

图 9.106   术后口内视图显示前臂桡侧皮瓣愈合良好。

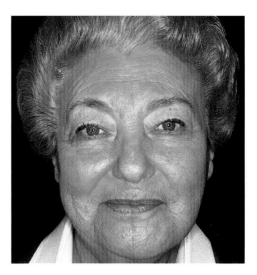

图 9.107   患者术后外观。

经下颌骨切开入路舌根切除术

舌根的原发性肿瘤很难通过经口入路切除,当肿瘤浸润至舌根肌肉组织中时尤为困难。如果有合适的设备和专业技术,可用激光、TOLM 或机器人(TORS)经口切除病变小、位置表浅且边界清楚的病变。在缺乏这种技术支持的情况下,可通过下颌骨切开入路行舌根肿瘤的切除。下颌骨切开术的位置选择在第 8 章进行讨论。下颌骨旁正中切开术对正常解剖结构的破坏最小,术后咀嚼、吞咽和言语功能障碍的发病率也很低。对于下牙列完整的患者,下颌骨切开的位置首选侧切牙和尖牙之间,因为这两个相邻牙齿的牙根彼此分开,为下颌骨截骨提供了满意的空间。

图 9.108 示该患者内镜下可见一外生型菜花样肿物,为起源于舌根小唾液腺的腺样囊性癌。肿瘤未侵及声门上喉、扁桃体窝或咽侧壁,MRI 轴状位显示肿瘤大部分为外生型,但有部分肿瘤浸润舌的深层肌肉组织(图 9.109),冠状位显示巨大肿瘤占据舌根部和口咽气道,在喉前庭水平造成气道狭窄(图 9.110)。

术前下颌骨全景片显示,该患者下牙列无牙齿,但植入了数枚种植体以修复牙齿(图 9.111)。因此,下颌骨切开的位置选择在两个种植体之间,以避免暴露种植体。截骨术采用

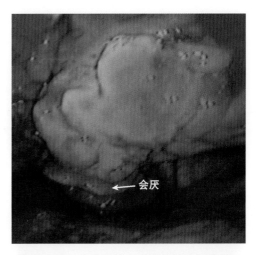

图 9.108　右舌根外生型肿瘤的内镜图像。

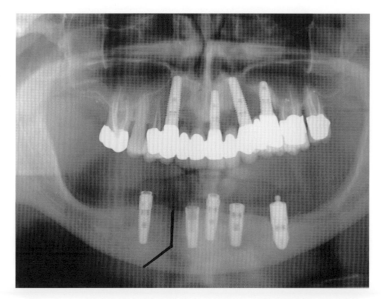

图 9.111　术前全景片显示相对于种植牙的下颌骨截骨计划位置。

成角方式进行,以防止下颌骨切开处两段下颌骨上下错位。在下颌骨外侧皮质和下颌骨下缘固定微型钢板,以实现充分的双平面固定。

　　下唇正中垂直切口经下巴延伸至颏下区,直至舌骨水平,如有需要,该切口可同时沿上颈部皮纹向侧颈部延伸,以进行颈部淋巴结清扫。本例腺样囊性癌患者的颈部临床和影像学结果均为阴性,故未行颈淋巴结清扫术。解剖学上,唇部切口最合理的位置为正中切口,准确修复后瘢痕也将最为美观(图9.112)。皮肤切口用手术刀切开,通过电刀切开下唇和下巴的软组织和肌肉,直至下颌骨外侧皮质。于双侧颏孔前侧掀起双侧小的下颊瓣,以保护颏神经。左侧面颊部皮瓣向中线外延伸 1cm。牙槽突上保留足够的牙龈黏膜,以便于术后唇侧颊黏膜和下颌牙龈黏膜的缝合。下颌骨切开线在两颗种植体之间,用记号笔标注,并仔细保存每颗种植体周围足够的皮质骨(图 9.113)。

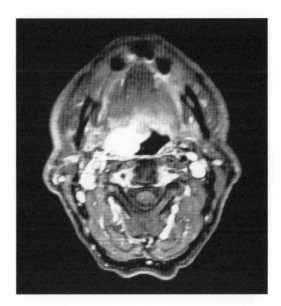

图 9.109　MRI 轴状位像,显示右舌根部的浸润范围。

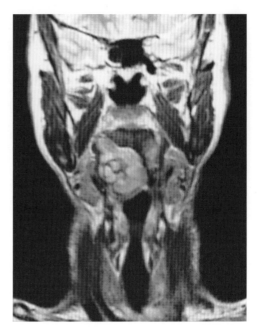

图 9.110　MRI 冠状位像,显示肿瘤的外生成分。

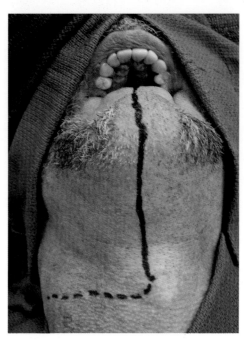

图 9.112　唇正中裂开切口。

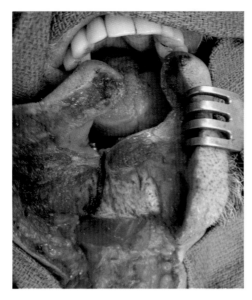

图 9.113 标注下颌骨裂开线。

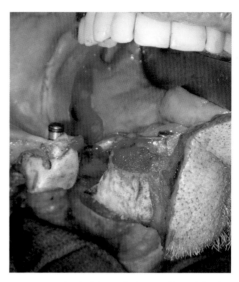

图 9.115 口底黏膜切开线向后延伸到扁桃窝前柱（舌腭弓）。

　　在下颌骨切开处用两个微型钢板和四个螺孔组合来保持下颌骨的形状，并预先钻孔，避开邻近的种植体或牙根。这种操作方法保护上下牙列的最佳咬合。使用带超细刀片的电锯以成角度的方式完成下颌骨截骨。使用骨蜡来控制骨断端的出血（图 9.114）。下颌骨两端分开后向两侧牵拉，暴露出下颌舌骨肌和口底黏膜。黏膜切开线位于右侧口底距离舌侧牙龈黏膜缘约 1cm 处，从下颌骨切开处向后延伸至软腭前柱（舌腭弓）（图 9.115）。黏膜切开向深面达舌下腺，并将舌下腺向内侧牵拉暴露下颌舌骨肌（图 9.116）。下颌骨断端进一步牵拉，向外侧拉伸下颌舌骨肌。下颌舌骨肌在其下颌骨和舌骨附着处之间分开，图 9.117 中神经拉钩指示处。这一步很重要，这样可以在两端留下足够的下颌舌骨肌残端，在关闭过程中，这些残端可再次缝合，用以加固黏膜缝合。下颌舌骨肌被断开后，右侧下颌骨段可进一步向外侧牵拉（下颌骨外旋），充分暴露口咽部和舌根肿瘤（图 9.118）。下颌骨牵开后止血钳得以进入伤口显示右侧舌根肿瘤外生部分（图 9.119）。计划

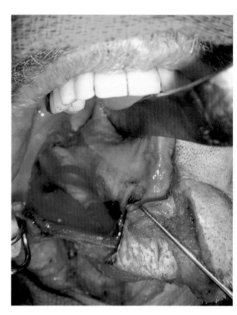

图 9.116 牵开切断的下颌骨暴露下颌舌骨肌。

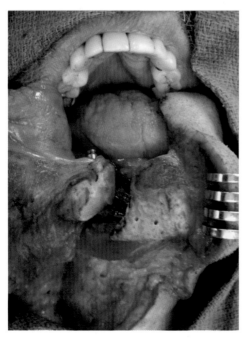

图 9.114 预置微型钛板（预钻孔）后下颌骨裂开。

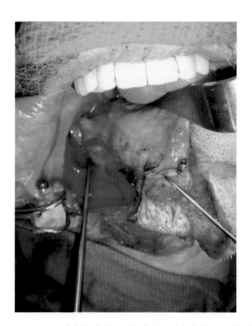

图 9.117 下颌骨舌骨肌在中间处被分离，图中神经沟所指处。

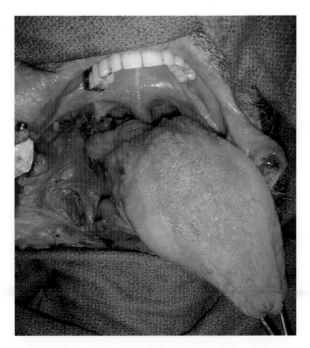

图 9.118　分离下颌舌骨肌后向外侧牵拉下颌骨。

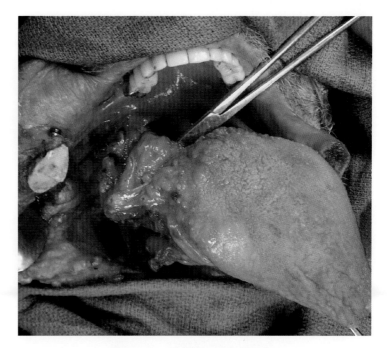

图 9.119　肿瘤被显露在术野中。

行舌根横向楔形切除，并在肿瘤周围保留足够的安全切缘。舌根黏膜切开线如图中标记，横楔形切开线的尖到达对侧舌根（图 9.120）。使用电刀开始进行肿瘤切除。肿瘤切除要有序和细致，确保每一步都确切止血。首先完成肿瘤前方的切除，然后进行后方切除，从横楔形切开线的尖部开始切开至会厌谷的外侧。这样使得肿瘤分离暴露至术野内，仅仅保留深部切缘与舌肌附着（图 9.121）。广泛的三维切除，保证足够的黏膜切缘和深面切肉切缘。肿瘤切除后的缺损可以显示后方的会厌舌面，以及舌中三分之一与声门上喉之间的大缺损（图 9.122）。

手术缺损的关闭首先要求以 2-0 薇乔线间断缝合至少两层。深面将舌深肌与舌骨上会厌舌面前的软组织对位缝合。将舌中三分之一黏膜与会厌舌面间断缝合，并向右侧梨状窝前壁延续（图 9.123）。采用从右扁桃体窝至对侧舌根横行拉拢缝合的方式能轻松完成术野缺损的关闭。软腭前柱切口的垂直关闭从扁桃体的上极开始，并沿着口底黏膜向前推进。黏膜关闭采用薇乔线间断缝合。随着口底黏膜缝合的进行，外旋的右侧下颌骨向中线处复位，使得舌腹侧口底黏膜和舌侧牙龈

黏膜得以轻松间断对位缝合。此时应避免下颌骨再次牵拉，否则黏膜缝线可能会裂开。以这种方式实现黏膜的完全关闭，使外旋的下颌骨回到中线，并与对侧下颌骨复位对齐（图 9.124）。

下颌骨裂开采用 2 个四孔微型钛板进行修复，在预钻孔中放置 7mm 螺钉以固定下颌骨断端部位。在下颌骨的前外侧骨皮质放置一个四孔微型钛板，使下颌骨切开线位置正好位于微型钛板的中间，而另一个四孔微型钢板则放置于下颌骨的下缘，同样地，下颌骨切开线位置正好位于微型钛板的中间。这样，下颌骨双钛板固定是安全可靠的（图 9.125）。放置和拧紧螺钉后需要检查下颌骨断端是否活动，如果存在活动，需要另外加固。很少情况下，牙列完整的患者可能需要颌间固定。用可吸收缝线对舌骨肌残端进行间断缝合修复，为口底黏膜缝合线提供第二层支撑。伤口的闭合现在以细致的方式双层进行，沿着皮肤的自然纹理精确缝合下唇唇红边缘和软组织以及颏部皮肤，以精确对位恢复伤口。这个患者需要气管切开以管理气道和肺的分泌物，需要鼻饲管以维持术后恢复期的营养。

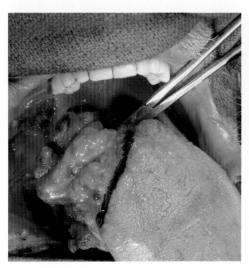

图 9.120　标注横楔形切开线。

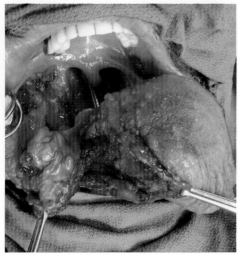

图 9.121　完成肿瘤前部切除。

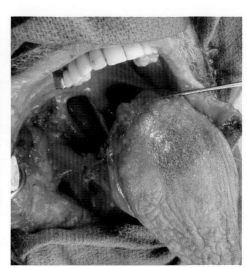

图 9.122　术后缺损。

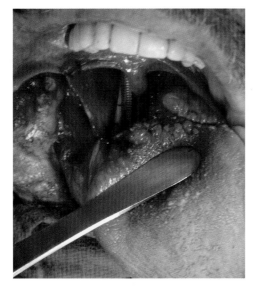

图 9.123　舌根部横行拉拢缝合。

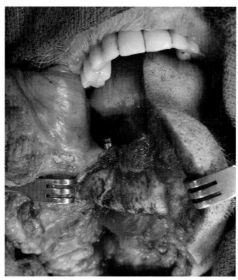

图 9.124　关闭口底黏膜后使下颌骨对齐。

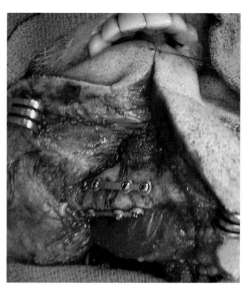

图 9.125　使用微型钛板固定下颌骨断端。

图 9.126 显示舌根小涎腺来源腺样囊性癌三维切除后的标本。术后下颌骨的全景曲面断层片显示微型钢板在下颌骨切开处获得了良好的固定效果,用于固定微型钢板的螺钉不会干扰下颌骨中已有的种植体(图 9.127)。

术后采取常规措施保持最佳口腔卫生。鼓励患者在术后第 3 天或第 3 天练习吞咽自己的唾液,通常在术后第 1 周结束时,患者能够吞咽黏稠食物并且不出现误吸。如果术后第 5~7 天黏膜愈合良好,开始经口进食。一旦患者能够经口进食液体和固体食物而不发生误吸,气管套管就可以拔除。术后 3 周几乎所有患者都能正常进食。患者术后 6 个月的外观显示切口瘢痕愈合良好,美容影响很小(图 9.128),患者舌活动和牙齿咬合都非常好,见图 9.129。

下颌骨裂开入路舌根及声门上喉部分切除

对于舌根肿瘤侵犯声门上喉或者会厌癌明显侵犯舌根的患者需要采用下颌骨裂开入路进行舌根的满意切除。如果舌根受侵较小或轻微,则可以采用标准声门上喉部分切除术中传统的经舌骨入路切除。相反,如果舌根广泛侵犯,舌骨入路并不能获得满意的显露,下颌骨裂开入路是首选。图 9.130 显示的是舌根切除联合声门上喉部分切除所需术野的示意图。

图 9.131 中的患者原发舌根癌侵犯声门上喉,需要同时切除舌根和声门上部分喉。临床评价双颈部淋巴结阴性,因此在切除原发肿瘤的同时没有进行预防性颈清扫。但是,双侧全颈部在术后会进行预防性放疗,因为双侧颈部处于淋巴结转移高风险区。

先在局部麻醉下行气管切开术,然后进行全身麻醉。此时,在全麻下直接喉镜检查以充分评价肿瘤的范围,以便获得满意切除。切口采用倒 T 形切口(图 9.131)。

下颌骨裂开后经右侧舌旁分离,右侧下颌骨外旋后术野暴露见图 9.132。在舌根肿瘤前方切开。舌根左侧部向左侧牵拉,右侧舌根前缘用牙镊夹住牵拉,这部分组织将于声门上喉一并切除。注意,起源于会厌舌面并侵犯舌根的菜花样肿瘤位于术野中心。通过这个入路使得术野暴露清晰,可获得满意的肿瘤切除并获得充分的安全切缘。

将肿瘤标本向前牵拉,从前方可以观察到右侧杓会皱襞已被分离,即将被切除的手术标本下切缘也可以看到(图 9.133)。

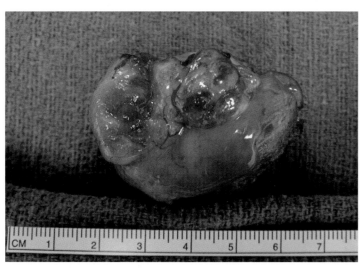

图 9.126　手术标本。

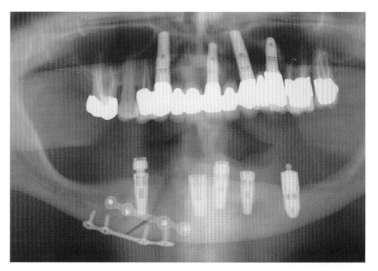

图 9.127　术后全景曲面断层片显示下颌骨连续性的精确恢复。

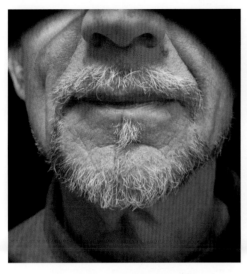

图 9.128　切口愈合后外观。

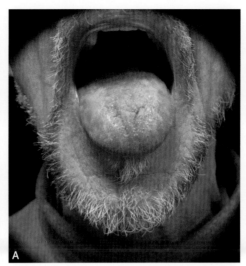

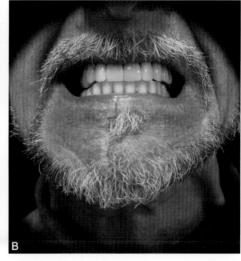

图 9.129　患者伸舌正常(A)牙齿咬合良好(B)。

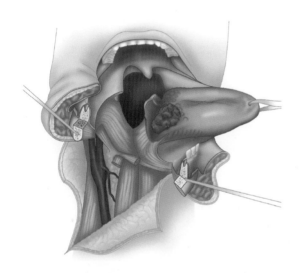

图 9.130　下颌骨裂开入路获得术野显露的示意图。

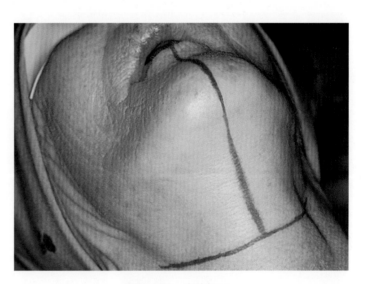

图 9.131　皮肤切口。

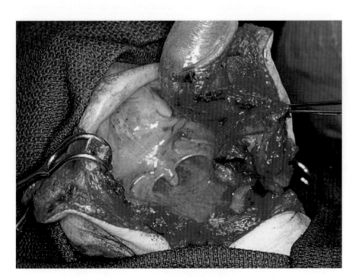

图 9.132　通过下颌骨裂开入路显露肿瘤。

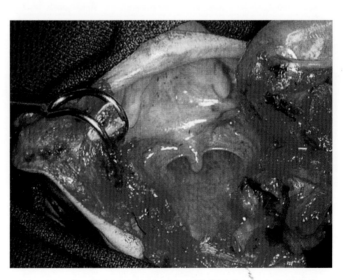

图 9.133　分开右侧舌根和右侧杓会皱襞后手术标本获得游离。

双侧甲状软骨上部 3~4cm 以及舌骨中三分之一与舌根肿瘤一起切除,这样使得会厌前间隙得以一并整块切除。甲状腺软骨的分离切除是用配备超细锯片的电锯进行的,而舌骨切除则是在两侧的舌骨小角外侧用咬骨钳进行。甲状软骨切断后,剩余的标本切除采用电刀进行。此时可见到双侧喉上动脉分支出现,可用 3-0 缝合线进行结扎。

切除标本后的手术缺损显示,舌根和声门上喉都被彻底切除,保留了左手侧的舌下神经(图 9.134)。可以看到保留的左侧血管神经束。由于保留了左侧舌动脉,舌的血供良好。由于保留了左侧舌下神经,左半舌的运动功能得以保留。术野下部可见保留的甲状软骨板边缘和双侧杓状软骨。

术中冰冻病理检查手术切缘,包括双侧假声带黏膜切缘、双侧咽黏膜切缘和舌根黏膜肌肉切缘(前切缘)。通过这种入路可满意地进行舌根及声门上喉的大范围切除。

伤口关闭之前置入鼻胃管。外科缺损的修复需要仔细注意细节,因为上消化道的解剖连续性和吞咽生理功能的恢复都很重要。因此,喉必须悬吊与舌根缝合,以模拟吞咽期正常的解剖结构和生理功能。用高速钻在每侧残留甲状软骨板的上缘钻几个孔,每侧 4~5 个孔。用 0 号可吸收线或 0-0 薇乔缝合线将喉部与舌根肌肉组织拉拢缝合(图 9.135),这与声门上喉部分切除术后缝合类似。没有必要将舌根黏膜切缘和声门上喉黏膜切缘之间进行严格对位缝合。另一方面,舌根肌肉残端与甲状软骨残端之间需要采用粗线进行可靠地缝合。所有缝线先在适当位置缝合留置,然后依次打结固定。需要注意的是,缝线穿过舌根肌肉残端,而游离的黏膜缘自行上皮化。

下颌骨的复为固定之前已述。口底黏膜与舌侧牙龈之间采用 2-0 可吸收线间断缝合。下颌骨复位固定采用微型钛板和螺钉。下颌舌骨肌缝合复位,颈部切口逐层缝合关闭。

标本的后面观显示会厌被肿瘤破坏(图 9.136)。注意切除标本的下切缘未见肿瘤。喉在双侧假声带水平进行横行切除。在标本的上缘,可见横行切除的舌根前切缘,未见肿瘤。

图 9.137 显示标本的下面观。注意,切除的甲状软骨上半部分在标本的下部。会厌根部的黏膜和软组织形成标本下软组织切缘。因此,通过下颌骨裂开入路可以做到完整的肿瘤外科切除。

患者处理分泌物(咳痰)和吞咽功能等方面的康复需要大量的训练和时间。一旦患者能够处理分泌物(咳痰),就可以试验性地给予糊状食物。接受这类手术的患者在术后初期无法经口进食流质食物。如果患者能够进食糊状食物,就可进入软质饮食阶段,最后可以进纯液体。这类重大手术后吞咽功能恢复需要 3 个月的时间。当然,最终的功能恢复和外观是非常令人满意的。大约术后 1 年的内镜观察显示残余舌根和残喉愈合良好(图 9.138)。图 9.139 显示外部切口愈合良好。

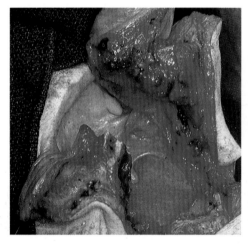

图 9.134   手术缺损显示保留的喉及舌,以及完整的左侧神经血管束。

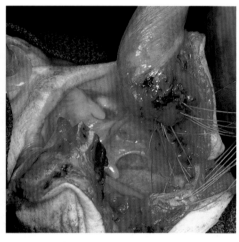

图 9.135   喉与舌根后部肌肉拉拢缝合。

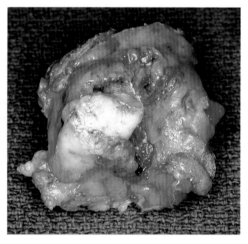

图 9.136   手术标本后面观。

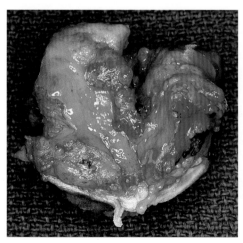

图 9.137   手术标本下面观。

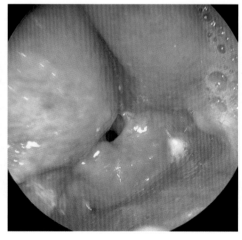

图 9.138   术后 1 年内镜像。

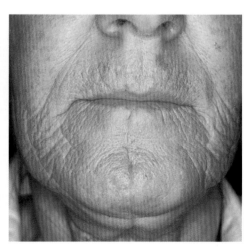

图 9.139   术后照片显示切口愈合良好。

下咽部肿瘤手术切除过程

经舌骨入路咽部分切除术

局限的原发性咽后壁癌可通过多种途径切除,这取决于肿瘤的位置、范围、大小以及对咽后壁肌肉的侵犯深度。咽后壁上部的浅表小肿瘤,特别是累及口咽后壁的肿瘤,可以通过张口切除。本书之前描述的技术如 TOLM 和 TORS 都可以使用。术后缺损可以旷置自行形成肉芽和上皮化。但是,谨记一点,手术缺损的黏膜缘需采用可吸收线间断缝合固定于椎前筋膜。这一步是必要的,以防止咽壁挛缩,也防止脓肿扩散至椎前间隙。

但是,如果因病变侵犯需要切除咽后壁全层,则可以使用中厚皮片覆盖手术缺损。为了使植的皮片与椎前筋膜严密贴合,除了将皮片间断缝合固定在手术缺损边缘的黏膜上外,还需使用几根可吸收线将皮片固定到椎前筋膜。

下咽后壁局限性病变也可以采用类似的方法,但是为了获得充分暴露,有必要采用经舌骨入路切除(图 9.140 和图9.141)。经舌骨入路咽部肿瘤切除首先切开在舌骨水平沿皮纹的横行切口,暴露舌骨上肌群。皮肤切开至颈阔肌深面,向上、下分别翻开皮瓣(图 9.142)。采用电刀将舌骨上肌群从舌骨上表面离断(图 9.143)。所有舌骨上肌群都需要离断以获得从咽前部对肿瘤的充分暴露。切开一侧会厌谷黏膜进入下咽,通过舌会厌皱襞达到对侧会厌谷。这样咽后壁可以得到充分显露(图 9.144)。咽后壁肿瘤可以直接满意切除,并且保证充分的安全切缘(图 9.145)。如前所述,术后缺损可以旷置自行愈合,也可以用中厚皮片间断缝合固定覆盖(图9.146)。无论哪种情况,手术缺损的黏膜缘需采用可吸收线间断缝合固定于椎前筋膜。

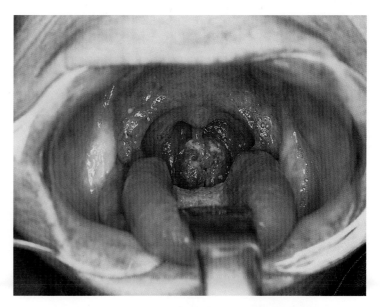
图 9.141 咽后壁癌,可通过经舌骨入路咽部分切除。

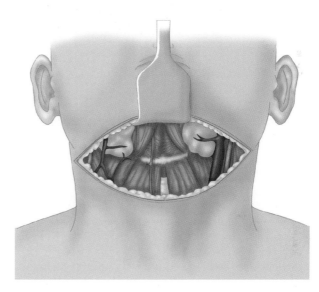
图 9.142 切口上方和下方皮瓣被翻起。

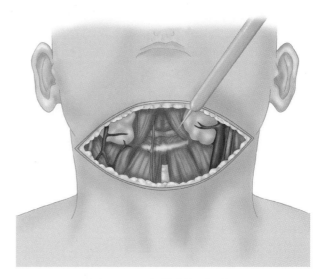
图 9.143 离断舌骨上肌群。

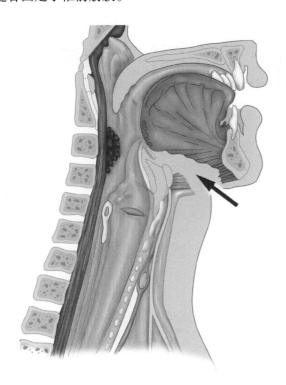
图 9.140 经舌骨入路咽部分切除,箭头指示的是显露的方向。

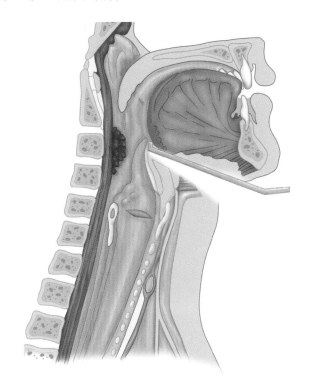

图 9.144   显露咽后壁。

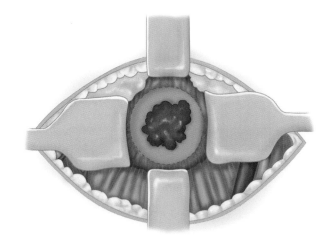

图 9.145   切除咽后壁肿瘤。

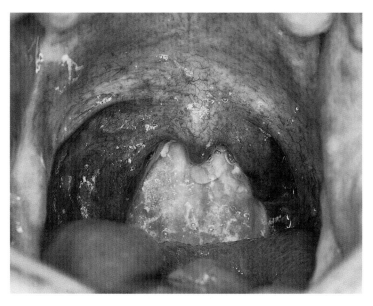

图 9.146   术后照片显示愈合的游离皮片。

咽腔采用可吸收缝线如 0 号铬肠线间断缝合关闭。深部缝合舌根和舌骨周围的肌肉组织,通过甲状腺舌骨膜,将肌肉组织重新连接固定到舌骨上。在咽腔两侧部分缝合时应格外小心,因为舌动脉和舌下神经走行于舌骨头大角的外侧边缘附近。另外,应该注意保护喉上神经内支,它从舌骨大角外下方进入甲状舌骨膜。间断缝合数针将喉上提悬吊于舌根。剩下的伤口按常规方法缝合关闭。舌根黏膜与舌会厌皱襞和梨状窝前壁的黏膜之间没有必要对位缝合。只需要将舌骨与舌根肌肉组织悬吊缝合固定就可获得满意的黏膜愈合。鼻饲管和气管造瘘术是必要的,直到患者能够经口进食不发生误吸。

部分咽切除并游离前臂皮瓣修复

较大的咽后壁缺损需要进行相对复杂的修复。我们可以很容易地切除整个咽后壁,从口咽向下一直延伸到颈段食管,从一侧梨状窝侧壁到另一侧梨状窝侧壁,仍然可以保留喉。但是,这样的大缺损需要血管化的带蒂游离皮瓣修复来获得一期愈合。胸大肌皮瓣在体形消瘦的患者可以采用,并且可以获得满意效果,但是在胸肌发达的男性患者或者女性患者,臃肿的皮瓣使得修复困难,功能也不满意。在这种情况下,游离前臂桡侧筋膜皮瓣或股前外侧皮瓣是实现黏膜严密缝合和恢复良好吞咽功能的理想选择。

绝大多数这种体积的肿瘤伴有明显的颈部淋巴结转移,需要进行颈部淋巴结清扫。即便是临床颈部淋巴结阴性(cN_0),由于隐匿性淋巴结转移率高,需要进行选择性单侧或双侧颈淋巴结清扫($II \sim IV$ 区)。因此咽后壁切除加双侧颈淋巴结清扫($II \sim IV$ 区)是 cN_0 咽后壁癌患者最佳手术方案。

手术切口选择甲状舌骨膜水平横行切口,从一侧斜方肌前缘到对侧斜方肌前缘。为了避免经口气管插管引起咽后壁肿瘤损伤,需要先在局麻下行气管切开,然后再进行全身麻醉。手术在充分的内镜下评估后进行。以下描述的是临床颈部淋巴结阴性(cN_0)的咽后壁癌。声门上喉水平 CT 扫描显示咽后壁肿瘤伴中心性坏死,双侧颈部淋巴结阴性(cN_0)(图 9.147)。手术开始于切开颈部皮肤横行切口至颈阔肌深面。常规翻开切口上方和下方皮瓣。显露上至舌骨上肌群上段,下至环状软骨下缘。常规进行双侧颈静脉链淋巴结清扫(见第 11 章)。颈静脉链淋巴结清扫需要满意地清除 II 区、III 区、IV 区淋巴结,切除颈内静脉前、中、外侧颈深淋巴结,暴露颈后三角颈丛皮神经根。

颈静脉链淋巴结切除后,需要暴露未被咽后壁肿瘤累及一侧的咽下缩肌(图 9.148)。图中该患者左侧颈静脉链淋巴结被完全切除。在颈内静脉上端,可见其前方的颌下腺。胸锁乳突肌被向后牵拉显露颈鞘和颈丛神经根。在颈鞘前方可见咽下缩肌附着于甲状软骨板后缘。使用电刀纵向(头足向)全程切开咽下缩肌,暴露梨状窝尖部黏膜。切开梨状窝黏膜后进入下咽腔(图 9.149),由此充分显露咽后壁肿瘤。

使用 Richardson 牵开器,将喉部和舌根向前牵拉,以获得更充分的暴露空间,更利于切除咽后壁肿瘤。从椎前筋膜前将整个咽后壁全层切除。将标本向一侧牵拉,使其进入颈部

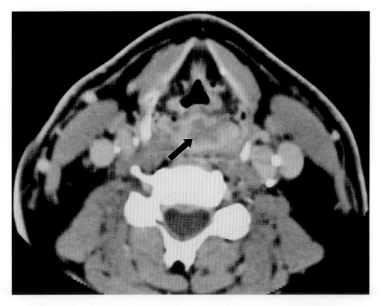

图 9.147 声门上喉水平颈部 CT 扫描显示咽后壁肿瘤(箭头)。

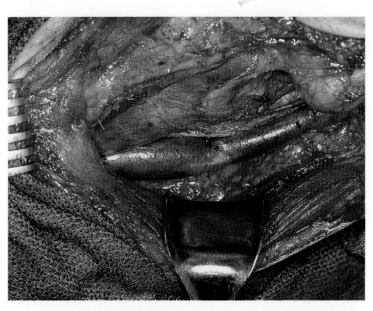

图 9.148 左侧颈静脉链淋巴结清扫完成后显露咽下缩肌。

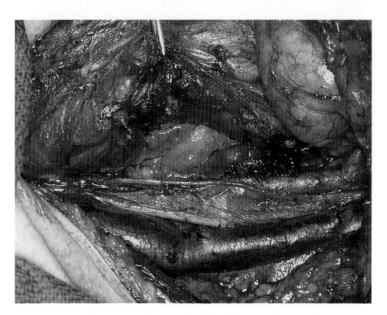

图 9.149 切开左侧梨状窝尖部黏膜后进入咽腔,显露肿瘤。

伤口(图 9.150)。在直视下保证充分的黏膜安全切缘的情况下整块切除咽后壁肿瘤(图 9.151)。黏膜缘出血可采用电凝止血,对较大咽壁血管予以结扎。术后缺损边缘黏膜切缘进行冷冻切片检查,以保证切缘充分安全。这个患者的术后缺损从一侧梨状窝内侧壁到对侧梨状窝外侧壁,上至口咽,下至环状软骨下缘(图 9.152)。此时,合理评价缺损的大小,以设计合适大小的桡侧前臂皮瓣(图 9.153)。

制取桡侧前臂筋膜皮瓣的技术不在本章讨论范围。读者可以详细参考有关制取桡侧前臂皮瓣和微血管吻合的显微外科的书籍。

皮瓣制取后将其转移至缺损处,完成血管吻合。另一种方法是,在血管吻合完成之前,将皮瓣放置合适位置后先完成

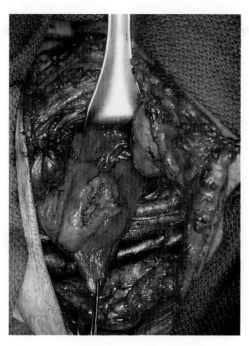

图 9.150 牵拉咽壁一侧缘有助于肿瘤切除。

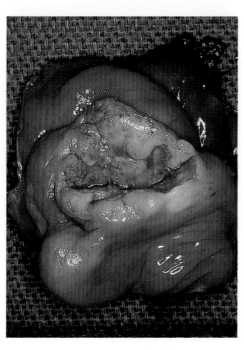

图 9.151 咽后壁全层切除。

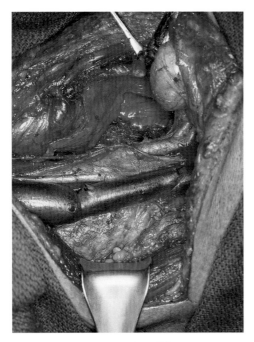

图 9.152 术后缺损。

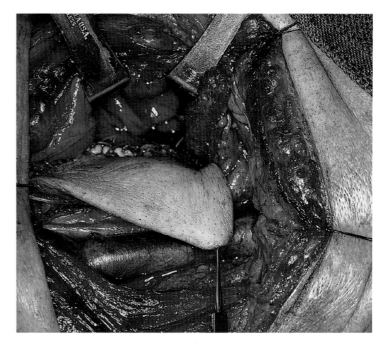

图 9.154 桡侧前臂皮瓣修复缺损,间断缝合。

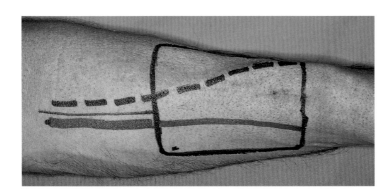

图 9.153 左前臂桡侧游离筋膜皮瓣。

四分之三的环周缝合(图 9.154)。缝合时必须注意保证严密,以防止咽瘘和咽皮肤瘘发生的风险。这里的缝合可通过可吸收缝线间断缝合完成。在颈段食管后壁和游离皮瓣下缘之间的缝合时应格外小心,以避免瘢痕形成而导致狭窄。可以在颈段食管后壁中线纵向裂开将皮瓣下缘插入以防止瘢痕挛缩形成。

前臂皮肤毛发旺盛的患者桡侧前臂皮瓣也会带有毛发。但是如果患者接受术后放疗,毛囊会脱落,前臂皮肤不会造成任何问题。如果患者术前接受了放疗,或者术后不进行放疗,此类皮瓣很有可能会在造成咽部刺激和发痒。这种情况下,桡侧前臂皮瓣需要进行去上皮化以去除毛囊。

鼻胃管和气管切开是必需的。一般来说都能获得一期愈合,因为皮瓣血管化良好,很少发生缺血性坏死。术后需要鼻饲饮食 2~3 周时间。大多数患者需要在言语和吞咽治疗师的指导和监督下过渡到经口进食。重建后的咽后壁的术后内镜观察显示,咽壁黏膜和皮肤一期愈合,光滑平坦,喉入口无梗阻(图 9.155)。桡侧前臂游离皮瓣是咽后壁全层切除术后缺损的理想的修复重建方法。体形消瘦患者的股前外侧皮瓣也达到同样的效果,同时避免了供区皮片移植和外观畸形。

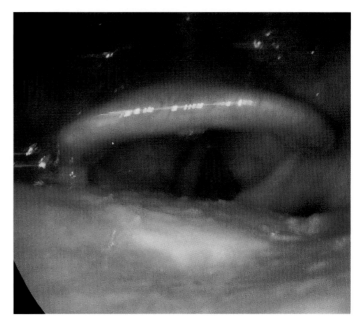

图 9.155 咽后壁缺损修复术后外观。

部分喉咽切除术

梨状窝或咽壁癌部分咽喉切除术需满足以下条件:
1. 肿瘤局限于下咽,也就是梨状窝或咽壁。
2. 肿瘤未累及梨状窝尖。
3. 肿瘤局限于下咽,也就是梨状窝或咽壁。
4. 肿瘤局限于梨状窝未侵犯舌根。一侧半喉活动良好。
5. 肿瘤侵犯声门上喉但未跨声门。

部分喉咽切除术过程与声门上部分喉切除类似。声门上喉癌经舌骨入路的手术步骤在第 10 章已述。

本章节描述的患者肿瘤位于右侧梨状窝内侧壁,小范围累及邻近的会厌谷(图 9.156)。肿瘤未累及梨状窝尖,右半喉活动良好。患者为 46 岁男性,3 年前因原发不明转移性鳞状细胞癌行根治性颈清扫,无其他伴发病。术后常规随访检查发现有此梨状窝癌,考虑是既往原发不明转移癌的原发灶。

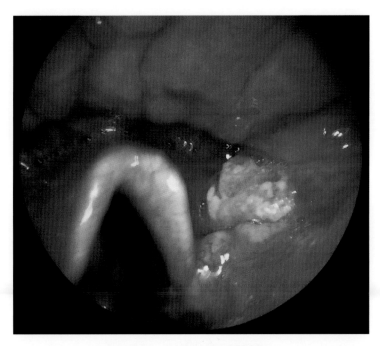

图 9.156　右侧梨状窝内侧壁癌。

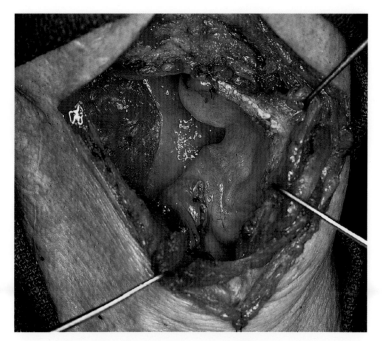

图 9.157　术后缺损显示保留的左侧半声门上喉。

患者全麻后气管内插管。充分的内镜下评估后首先行气管切开,更换气管插管经气管切开口置入气管内。术野常规消毒铺巾。切开甲状舌骨膜水平横行切口,从一侧胸锁乳突肌前缘至对侧胸锁乳突肌前缘。切开至颈阔肌深面,向上、下翻皮瓣,暴露舌骨及甲状软骨上半部分。

将带状肌从舌骨下缘分离,并向外侧牵拉,留作缝合加固用。用电刀将患侧舌根肌肉从舌骨表面分离,显露出患侧舌骨的上表面。用舌骨咬钳将舌骨在中线处断开。

使用摆锯从甲状软骨切迹处向其后缘切开,切除患者甲状软骨上部 3~5mm 的宽度。此时,在中线处切开舌会厌皱襞黏膜,进入口咽腔,可看见会厌尖。齿状镊子夹住会厌,用针式电刀将会厌从其尖部沿中线到舌骨下部分全层切开,至甲状软骨切迹处与右侧甲状软骨板切开线汇合。

此时标本可以向右侧牵拉旋转,以观察右侧梨状窝的肿瘤情况。可以在直视下采用电刀或弯剪刀切除右半声门上喉和梨状窝,并且保证充分的黏膜和软组织安全切缘。可能出现较明显的喉上动脉分支出血,但止血较容易。

标本切除后可见保留的左半喉包括左半会厌、左侧杓会厌皱襞和声门区结构(图 9.157)。原发灶切除后右侧咽侧壁仍保留完好。手术缺损周围组织行冷冻切片检查,保证满意的安全界。不需要努力使黏膜对位缝合,可使其自行肉芽化。

置入鼻胃管后关闭咽腔,将舌根肌肉和舌骨拉拢缝合。将右侧(同侧)舌根肌肉组织与带状肌用可吸收线间断缝合。缝合后的咽侧壁区不需要黏膜或皮瓣覆盖。术后数周即可自行上皮化。肌肉牢固缝合后,置入 Penrose 引流管,用 3-0 可吸收线缝合颈阔肌,用 5-0 丝线缝合皮肤。

从后方观察手术标本,可见右半声门上喉包括右半会厌、右侧杓会厌皱襞和室带(图 9.158)。右侧梨状窝内侧壁癌周围黏膜和软组织切缘充分。该患者术后需要大约 2 周时间经胃管鼻饲饮食,然后尝试半流食。术后数周内可能出现痰液和

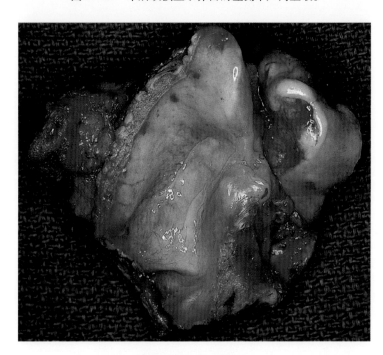

图 9.158　手术标本。

流质误吸,但随着时间推移可逐渐改善。最终几乎所有患者鼻饲管和气管套管都可以拔除。如果预期吞咽困难时间较长,可以进行经皮胃造瘘以营养支持。经皮胃造瘘可避免对鼻饲管的依赖,也避免了患者为了快速锻炼吞咽而产生压力。练习克服误吸需要较长的时间,患者常常有挫折感。这些患者是最需要经皮胃造瘘的。

患者部分咽喉切除术后约 1 年时间的喉和下咽内镜表现见图 9.159。可以看到,声门区完整,活动良好。在右杓会厌皱襞和梨状窝切除处可见一条瘢痕组织。但是,杓状软骨完整,且活动良好。喉咽部分切除术对高度选择的局限性下咽癌患者来说是一个非常理想的术式。这种手术比较复杂,想要取得成功,适当的影像学和内镜评估以及对患者的良好选择是必不可少的。

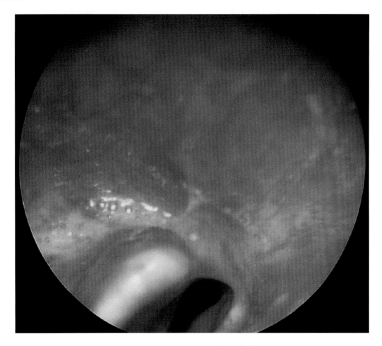

图 9.159 喉和下咽术后内镜观。

咽喉切除,胸大肌皮瓣重建

侵犯喉或者舌根的局部晚期下咽癌,需要大范围全喉切除术和部分咽切除术。此外,侵犯梨状窝、环后区或者咽侧壁的喉癌也需要行咽喉切除同期行适当的消化道重建。

除了临床检查和影像学检查,术前对原发肿瘤进行内镜评价是必需的。如果气道无狭窄,气管内插管是安全的,但是应该非常小心地进行,以避免损伤肿瘤。肿瘤出血会影响内镜下对肿瘤的准确评估。如果肿瘤侵犯气道造成气道狭窄,须在全麻诱导前在局麻下行气管切开术,以保证气道安全。

内镜下评估必须包括评价肿瘤是否侵犯舌根、梨状窝尖、喉内结构、环后区和颈段食管。必须用手指触诊舌根和咽侧壁来评估肿瘤对深部软组织的浸润。这样,外科医生已经掌握了原发肿瘤的范围以及是否存在邻近结构的侵犯或侵犯风险的信息,有助于帮助外科医生计划预期手术的切除范围和需要同期重建的类型。

下面介绍的一位患者,病变局部晚期右侧梨状窝癌,之前在外院行颈部淋巴结活检。目前确诊右梨状窝鳞状细胞癌伴颈部淋巴结转移。内镜下肿瘤侵犯右半喉以及至少三分之一的下咽环周。

手术范围包括右颈清扫、全喉切除以及下咽次全切除。预计术后仅剩余左侧咽后壁的一小部分。肿瘤切除后同期行胸大肌皮瓣重建术。图 9.160 标注了颈清扫和胸大肌皮瓣制取术的切口。在手术开始前,胸骨上切迹的永久性气管造瘘口的位置也在皮肤上标注出来。淋巴结活检的瘢痕将被包括在颈清扫的横行切口中一并切除。

颈清扫的过程在第 11 章详细描述。首先清扫颈后三角组织并向内侧牵拉。胸锁乳突肌上、下附着处离断,完成颌下三角清扫,颈清扫标本与内侧的喉和下咽相连。在气管造瘘口处切除一块圆形皮肤。分离甲状腺前方的带状肌,离断甲状腺峡部,将对侧(左侧)甲状腺和甲状旁腺从气管及气管食管沟分离,向外侧牵拉,保证其血供不受影响,保证至少两枚

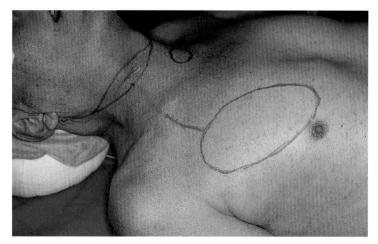

图 9.160 咽喉切除、根治性颈清扫、胸大肌皮瓣重建术切口示意图。

甲状旁腺完整保留。

在合适的位置斜行切断气管,气管残端与皮肤使用尼龙线间断缝合。接着切开舌骨上区域。采用电刀将舌骨上肌群从舌骨上表面离断。切开左侧会厌谷黏膜后进入咽腔。将一根手指插入左侧(对侧)梨状窝,使用电刀切开咽侧壁及咽下缩肌。同时切开左侧梨状窝内侧壁黏膜,将喉及下咽向右旋转,见图 9.161。可以看到,右侧梨状窝癌直接侵犯右半喉,向上侵犯右侧咽侧壁,向下侵犯梨状窝尖。

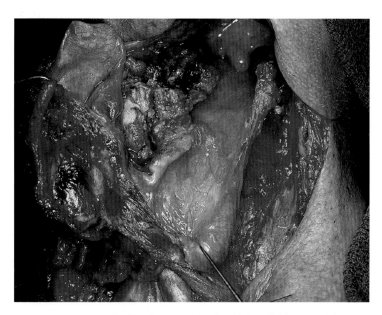

图 9.161 经左侧梨状窝进入咽腔,将喉体向后旋转,显露肿瘤。

后方,肿瘤达到咽后壁中线。此时,在直视下,用电刀在邻近气管横断处的颈段食管黏膜切开,保证肿瘤外周足够的安全切缘。在肿瘤周围充分的安全界外全层切开食管和咽壁组织。

同样的,直视下切开咽后壁黏膜,保留肿瘤外周正常的黏膜和黏膜下软组织。然后将咽后壁贯穿切开。提供咽壁和扁桃体窝血供的右侧喉上血管和其他颈外动脉的终末分支被分离结扎。此时可以下标本,包括喉、邻近的咽和整块切除的右侧颈清扫组织(图 9.162)。手术标本必须仔细检查,评价肿瘤周围切缘是否足够。

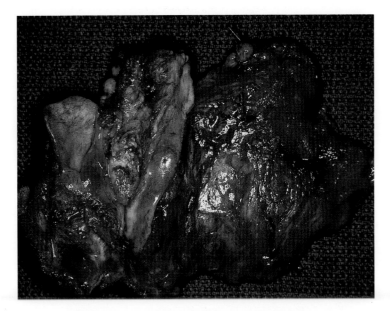

图 9.162　手术标本包括喉、咽和右颈清扫组织。

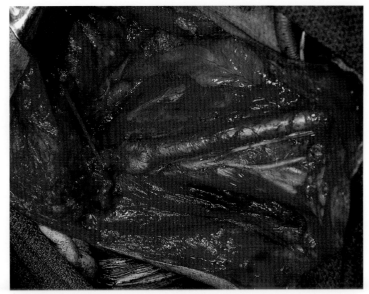

图 9.163　根治性颈清扫、全喉切除、部分咽切除术后缺损。

术野彻底止血,杆菌肽溶液冲洗伤口。对缺损周边组织进行冷冻切片检查以保证肿瘤完全切除,切缘阴性(图 9.163)。保留的左侧咽侧壁组织连接口咽和颈段食管。剩余的咽侧壁组织宽度显然不够自身关闭,但是也不能全部切除。因此,这个患者需要重建部分咽壁来重新形成新咽腔。再次确认缺损大小,与术前标注的胸大肌皮瓣的大小比较,如果需要对皮瓣大小和血管蒂长度进行调整。

按照常规方法制备胸大肌皮瓣(图 9.164),制备皮瓣的详细技术方法见第 17 章。皮瓣制备完成,血管蒂游离后将其向上旋转 180°,将皮瓣放入缺损位置,并使保证血管蒂血流通畅。

首先将保留的咽壁黏膜侧缘和皮瓣左侧缘采用 2-0 可吸收线间断缝合(图 9.165)。缝合从缺损最下端靠近颈段食管的部位开始,应避免环形缝合。尽一切可能将缝合后的咽壁-食管形成网球拍的形状,然后将皮瓣的顶端插入网球拍形状咽部缺损的夹角,以避免形成环形狭窄。皮瓣与咽后壁缺损右侧垂直方向间断缝合至其上端。咽后壁缺损上缘与皮瓣上端之间的缝合线一直延续到皮瓣远端与右侧舌根处。此时,将皮瓣翻转过来,采用可吸收线将皮瓣最远端与舌根之间间断缝合。

随着缝合的进行,皮瓣覆盖缺损,最后缝合线与剩余咽壁的左侧缘汇合,间断缝合皮瓣右侧缘与剩余咽壁的左侧缘,而后整个咽腔封闭。在咽腔完全封闭之前置入鼻胃管。

咽腔重建完成后,术野内可见胸大肌皮瓣的肌肉组织以及来自锁骨下血管的血管蒂(图 9.166)。应该避免血管蒂张力过大。再次用杆菌肽溶液冲洗伤口。胸壁和颈部伤口分别置入引流管后缝合关闭伤口。胸大肌皮瓣血管蒂位于锁骨上皮肤下方,术后可在此触摸其搏动以观察血流情况。

术后 24 小时即可开始鼻饲饮食,持续至伤口愈合。颈部及胸部引流较少时即可拔除引流管。如果颈部伤口愈合良好,无唾液漏的迹象,术后 7~10 天即可开始进食流质饮食。如进食流质饮食耐受良好,胃管可以拔除,并且逐渐过渡到半流质饮食。

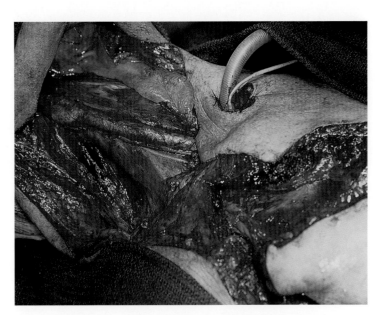

图 9.164　胸大肌皮瓣制取成功,血管蒂骨骼化。

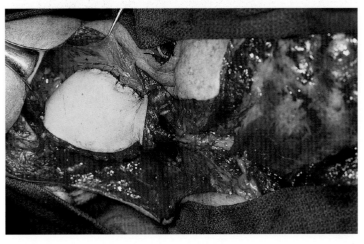

图 9.165　皮瓣和咽壁之间采用间断缝合以关闭咽部缺损。

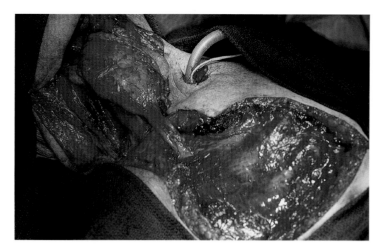

图 9.166　咽部缺损修复后显示胸大肌皮瓣及其血管蒂。

愈合后的颈部切口见图 9.167。锁骨上可见胸大肌皮瓣血管蒂的位置。制取胸大肌皮瓣后造成的胸壁畸形影响较小。在制备胸大肌皮瓣时，去除了血管蒂周围附着的肌肉组织，使其骨骼化，因此在锁骨表面没有过度臃肿的组织。

图 9.168 为术后 3 个月内镜下观察的重建喉的咽腔。值得注意的是，胸大肌皮瓣有效地重建了咽腔，为日常饮食提供了充足的腔道。胸大肌皮瓣是部分咽缺损恢复咽腔延续性的良好手段。

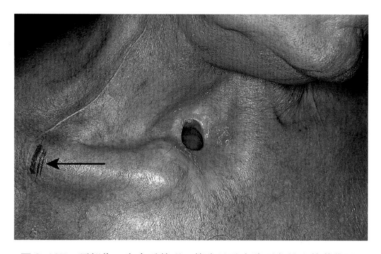

图 9.167　颈部伤口愈合后外观。箭头显示皮肤下方的血管蒂位置。

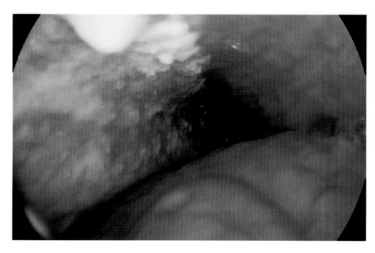

图 9.168　术后 3 个月内镜下观察重建的咽腔。

全喉咽切除，游离空肠修复重建

咽和颈段食管的环周缺损可以用带血管蒂的肠段进行一期重建。手术过程简单，但需要高水平的技术和血管外科的专业知识。因此，为了成功完成手术过程，需要外科医生具有微血管外科技术。或者，血管外科医生可以和头颈外科医生合作共同完成修复重建。理想的是，头颈部手术组和微血管重建组两个团队同时进行，使手术快速和成功地完成。

在手术之前，仔细而详细的头颈部检查以及对原发肿瘤的内镜评估是必不可少的。对原发肿瘤充分的影像学评估也是必需的。吞咽钡剂通常能很好地显示颈段食管病变的范围，尤其是其下界，但也必须辅以全身麻醉下令人满意的内镜检查。增强 CT 扫描必须完成以评估颈部淋巴结情况。患有严重外周血管疾病，尤其是小血管疾病的患者，不适合做微血管吻合复合游离组织移植。

图 9.169 显示环后区癌患者吞咽钡剂后的下咽部充盈缺损。充盈缺损的下界到颈段食管的上部。尽管原发肿瘤较大，颈部未触及肿大淋巴结。因为肿瘤位于中线区域，双颈部淋巴结转移风险都较高。因此，这个患者在进行咽喉环周切除的同时接受双颈（Ⅱ区、Ⅲ区、Ⅳ区）淋巴结清扫。咽喉切除的详细过程之前已经介绍，颈清扫技术在第 11 章介绍。

因为需要进行微血管吻合重建，分离保护颈外动脉分支及其附近静脉作为受区血管非常重要。这些血管将与游离空肠血管蒂血管吻合。面动脉、甲状腺上动脉、舌动脉或者颈横动脉都是比较适合吻合的血管。面总静脉、颈外静脉或颈内静脉都可以用来作为受体静脉。

手术标本显示与喉整块切除的环后癌（图 9.170）。注意肿瘤在环后区深部浸润的特点。

切除标本后的手术区域示意图显示了口咽残端以及前方的舌根，咽侧、后壁的横行切缘（图 9.171）。在图的下部，可见食管残端位于气管残端的后方，术野中心可见右侧甲状腺上动、静脉，解剖分离后用于与移植物的血管蒂吻合。

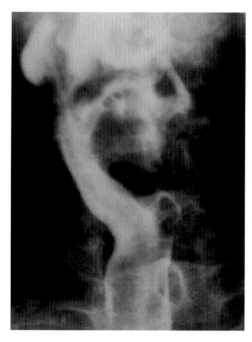

图 9.169　吞咽钡剂后显示环后区病变。

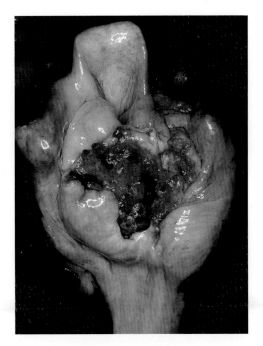

图 9.170 手术标本。

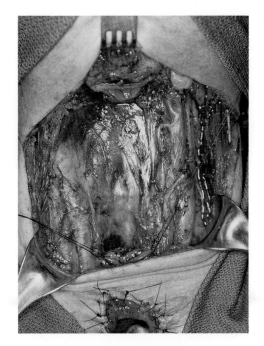

图 9.172 手术后缺损。

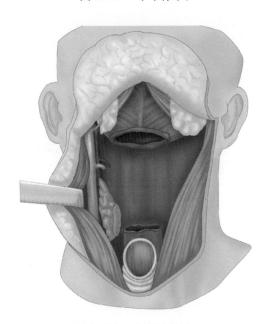

图 9.171 术野示意图。

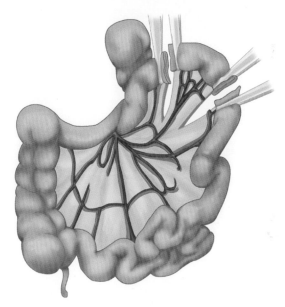

图 9.173 用于移植重建的空肠肠段。

图 9.172 显示患者术后缺损,可以看到术野上方咽后壁残端。气管造瘘已经完成(气管残端黏膜与胸骨上切迹处皮肤间断缝合)。甲状腺上动脉和颈内静脉的属支已经游离以供血管蒂吻合。气管造瘘后的食管残端用黑色丝线缝合标记。在重建手术开始前,必须确保手术区域彻底止血。

注意腹部情况,行上腹部中线开腹手术。当然,也可以在腹腔镜下切取空肠肠段。如果腹部手术取空肠由同组外科团队进行,需要重新消毒。当然,如果有两组团队同时进行是最理想的,在颈部根治性手术的同时进行开腹取肠。开腹探查后,选择一个满意的肠段作为移植供体。理想情况下,近端空肠由于其血管弓丰富,最为合适(图 9.173)。空肠下端与食管端端吻合较为理想,但在上端应斜行缝合以形成更大的管腔吻合至口咽。选择一段合适的空肠段,应该有一个令人满意的血管弓包括一根动脉和一根静脉通向肠系膜根部(图 9.174)。不应过早离断肠系膜血管蒂,直到移植至受区前才离断。

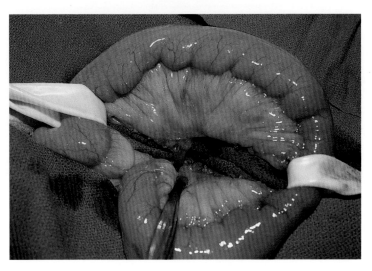

图 9.174 空肠已被游离。

空肠近端和远端之间按常规方法吻合,以重建肠道的连续性。空肠近远端吻合完成后游离空肠瓣血管蒂的动、静脉。应用微血管夹夹住游离空肠血管蒂,在肠系膜根部血管端采用止血钳钳夹止血。此时断开血管蒂,缝合结扎肠系膜根部血管断端。肠系膜缺损采用 3-0 可吸收线间断缝合。腹腔彻底止血,常规逐层缝合关闭腹腔。

游离空肠制取后如图 9.175 所示。注意在肠段右侧以黑色丝线标记其近端,有助于其以顺向蠕动的方式缝合至缺损处。手术缺损重建修复后的示意图显示消化道延续性已恢复(图 9.176)。采用可吸收线单层间断内翻缝合完成游离空肠肠段与咽部和颈段食管的吻合。甲状腺上动脉和肠系膜动脉之间以及肠系膜静脉与受体静脉之间的血管吻合也以类似的方式完成。一般来说,首先将游离空肠放入缺损处,进行咽-空肠和空肠-食管吻合,确保其在合适的位置。而后在手术显微镜下进行血管吻合。血管吻合利用微血管吻合技术采用 9-0 或 10-0 血管线间断缝合。

微血管吻合技术的细节不在本章讨论范畴。然而,有必要提醒一下:头颈部外科医生偶尔进行微血管手术是危险的,应该被劝阻。微血管吻合的成功和游离空肠的存活取决于微血管外科医生的技术和经验,他们应该长期从事这一领域的工作。

在进行血管吻合之前确定游离空肠的位置是至关重要的。游离空肠的位置摆放应该顺着其蠕动方向,以便于吞咽。游离空肠肠段长度过长会导致肠段扭曲而影响吞咽。完成肠管和咽部吻合前放置鼻胃管。鼻胃管的远端应该放置在胃内,以利于胃肠减压排空胃内容物,直到胃肠蠕动恢复。此后,到患者恢复经口进食前,通过鼻胃管进行营养支持。

图 9.177 显示的是完成血管、咽-空肠、空肠-食管吻合后的情况。关于咽-空肠、空肠-食管吻合的几点需要再次强调一下。肠段近端可以劈开以增加管径与口咽周径匹配。重要的是,食管断端的位置必须可以在颈部行空肠-食管吻合。如果食管断端在上纵隔,那么空肠肠段与食管的吻合很难满意实现,需要考虑其他消化道重建的方法。

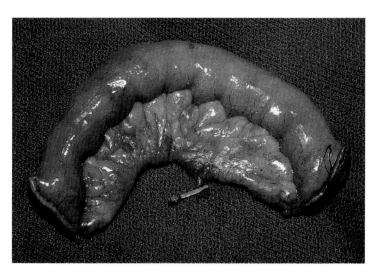

图 9.175　游离空肠及其肠系膜血管蒂。

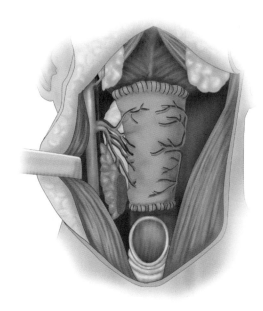

图 9.176　示意图显示完成重建后的血管、咽-空肠、空肠-食管吻合。

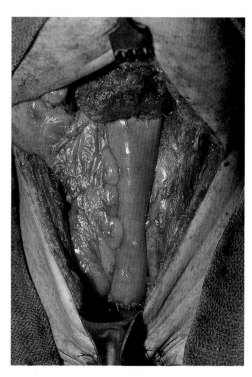

图 9.177　游离空肠代吻合完成后,消化道延续性恢复。

血管吻合口的通畅性可以通过经皮多普勒超声来监测,也可以通过纤维鼻咽喉镜观察肠管黏膜颜色来监测。另外也可以游离一小段带血管蒂的肠管旷置于切口外来观察,1 周后将其剪除。鼻胃管接负压吸引器,直到恢复胃肠蠕动,然后开始鼻饲。如果颈部切口愈合过程顺利,术后 7~10 天开始可经口进食流质饮食。

图 9.178 显示的是咽空肠吻合数周后的内镜下表现,可以看到健康粉色肠壁和愈合良好的吻合口。空肠黏膜水肿导致固体食物的不完全梗阻并不少见。数周后水肿才能消退,患者逐渐恢复进食固体食物。术后 2 周吞钡 X 线检查显示游离空肠重建颈段食管后愈合良好,钡剂从口咽顺利经过空肠到胸段食管(图 9.179)。带蒂游离空肠是颈部咽-食管的环周性缺损修复重建的理想选择。如果需要,术后放疗可以在术后 4~6 周伤口完全愈合后开始进行。游离空肠重建后语言康

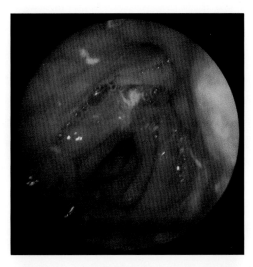

图 9.178　术后数周游离空肠内镜下表现。

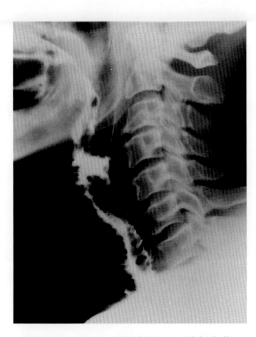

图 9.179　术后 2 周钡剂吞咽 X 线侧位像。

复也是可能的。如果可能,可以在空肠食管吻合线下方进行气管-食管穿刺造瘘。如果空肠-食管吻合线在气管造瘘口水平下方,可以通过空肠进行穿刺造瘘。图 9.180 显示的是向空肠内突起的人工发音管的内部一端。

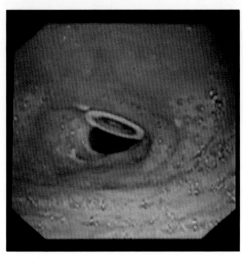

图 9.180　空肠内发音管的内端。

咽-喉-食管切除,胃转位重建

当下咽原发癌尤其是环后区癌,环周侵犯咽部并且累及颈段食管,显然有必要进行全喉全下咽切除,这种情况下全食管切除的必要性存在争议。全食管切除术的支持者认为,此类患者在食管黏膜下平面内有跳跃性癌灶,因此需要行全食管切除。有一些患者临床表现多原发癌,需要进行全食管切除。然而,当肿瘤原发于颈段食管,且其切除后远侧断端位于胸骨柄后方,必须进行全食管切除。另一方面,如果没有微血管重建技术使用游离空肠重建颈段食管,也可考虑采用胃上提来重建咽和颈段食管的环周性缺损。

图 9.181 显示的是原发颈段食管癌侵犯环后区的喉咽部内镜表现。环后区有唾液积聚,可以看到肿瘤上界在右侧梨状窝尖部。尽管双侧声带活动正常,该患者显然需要全喉切除,因为颈段食管和环后区的广泛侵犯。

吞钡检查显示颈段食管充盈缺损伴向心性梗阻(图9.182)。必须对整个上消化道进行充分的影像学检查,评估

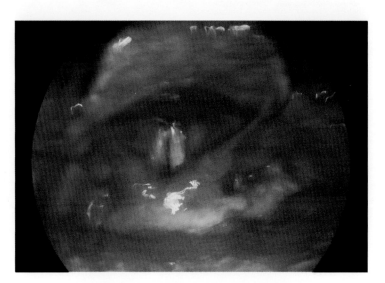

图 9.181　喉咽部内镜显示环后区癌。

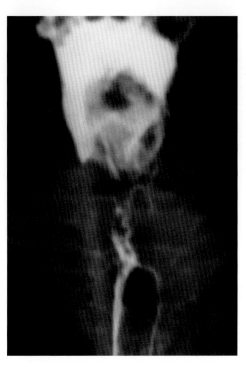

图 9.182　吞钡检查显示颈段食管充盈缺损。

食管其他部位和胃的情况以除外任何病理改变。吞钡检查显示的食管其他部位是正常的。

胃肠气钡双重造影显示正常胃壁,无腔内病变(图9.183)。如果发现任何胃影像学异常,在胃上提手术前需要明确其性质。如果胃不适合或不能用来转位重建,则要考虑其他替代方案比如结肠转位重建。

由两组外科医生团队同时进行手术是比较理想的。头颈外科团队和胸外科团队的协作有助于手术快速进行,并能轻松处理手术过程中可能出现的任何技术难题。

手术过程中患者仰卧位在手术台上,颈部后仰。头颈外科医生在患者左侧进行操作,腹部外科医生在患者右侧进行操作,避免手术期间不必要的互相干扰。然而,如果需要在切除原发性肿瘤的同时进行右侧颈部清扫,这个计划可能会改变。

颈部手术选择 U 形切口,在胸骨切迹上方行永久性气管造瘘(图9.184)。另一种方法是,在下颈部沿皮纹做横行切口,通过一个单独的圆形切口行气管造瘘。如果选择横行切口,气管造瘘口的上端距横行切口至少 2cm。腹部选择腹部中线切口。为了同时、顺利地完成上下两部分手术,需要两组独立的器械和上台护士。如果肿瘤的可切除性不确定,那么在开腹之前,首先要对原发肿瘤的可切除性进行评估。

手术过程中患者仰卧位在手术台上,颈部后仰。颈部手术区域用无菌敷料覆盖隔离。U 形切口沿着双侧胸锁乳突肌前缘向下至胸骨切迹上方行永久性气管造瘘(图9.185)。虚线表示在自切口在中线处向下延长至胸骨柄表面。偶尔情况下这种延长是必要的,尤其是需要切除胸骨柄时。当原发性肿瘤位于胸廓入口并侵犯气管时,可能需要在上纵隔行低位气管切除。另一方面,在一些肥胖患者中,通过胸腔入口没有足够的空间进行胃移位。在这种情况下,可能需要考虑切除胸骨柄,以获得足够的空间来进行胃移位。颈部切口进行改良,如图9.186 显示,在胸骨柄前方留取长尾状皮肤,以备因为食管肿瘤侵犯或粘连而切除的气管膜部的修复。留取的长尾状皮肤在术中用于气管膜部的修复重建。

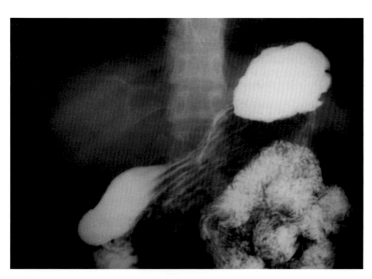

图9.183 胃肠气钡双重造影显示正常胃壁,无腔内病变。

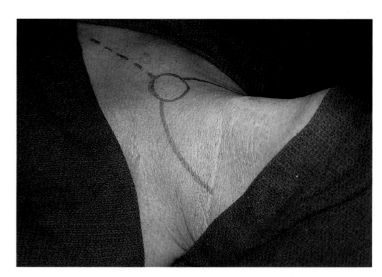

图9.185 患者颈部手术切口以及永久性气管造瘘口。

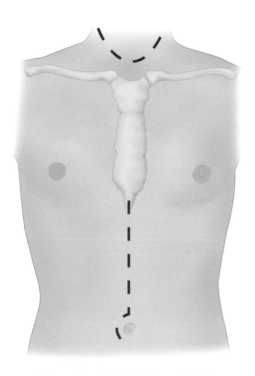

图9.184 颈部和腹部切口示意图。

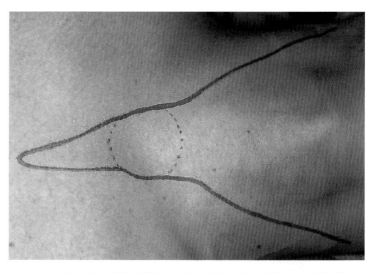

图9.186 改良颈部皮肤切口形成尾状延长,以便于重建气管膜部。

切开颈部切口至颈阔肌深面,向上、下翻开皮瓣。上方皮瓣翻至舌骨上方暴露舌骨。左侧胸锁乳突肌前缘筋膜打开,显露带状肌,将其分开暴露甲状腺(图 9.187)。分离结扎左侧甲状腺中静脉后显露气管食管沟并到达椎前平面。此时可通过探查颈段食管和环后区后方椎前筋膜来评价肿瘤是否可切除。同样,也可以探查上纵隔椎前筋膜来评价肿瘤可切除性。如果肿瘤可切除,腹部外科团队可以同时开始手术操作。

显露甲状腺峡部(图 9.188)。通过交替钝性和锐性分离,峡部从气管表面分开,用直 Kocher 钳钳夹后离断。右侧甲状腺峡部断端(对侧)用 3-0 可吸收线锁边缝合止血。保留甲状腺右叶以保留甲状腺及甲状旁腺功能。甲状腺左叶与原发肿瘤(左侧)一并予以切除,以更好地暴露和清除左侧气管食管沟淋巴结。

采用电刀将甲状腺右叶从气管和气管食管沟分开。应注意避免损伤甲状腺右叶后被膜和甲状旁腺损伤。环甲肌附近 Berry 韧带处小血管予以钳夹、分离和结扎。甲状腺右叶从气管食管沟分开后用 Richardson 拉钩将其向外侧牵拉至右侧胸锁乳突肌后方。注意,此时甲状腺左叶仍附着于左侧气管食管沟和环甲肌。切断带状肌,将其向上方牵拉(图 9.189)。

此时注意保证气管下切缘干净并行永久性气管造瘘。在合适的水平切断气管,保证其在肿瘤下缘的下方。如果肿瘤下缘在环状软骨下缘,可以在第三气管环切断。然而,如果肿瘤原发于颈段食管,应该在足够低的平面切断气管,以保证气管食管平面充分的软组织安全缘。

气管应该斜面切断以利于永久性气管造瘘。此时更换经口气管插管,将可弯曲加强型气管插管将麻醉管从气管造瘘口插入远端气管(图 9.190)。在上纵隔的气管食管平面继续分离解剖,将气管膜部从胸上段食管前面分离(图 9.191)。必须避免粗暴操作,以防止气管膜部黏膜撕裂。如有可能,应使用最大口径的气管插管,不打气囊以避免气管膜部拉伸,在操作过程中损伤。

此时开始处理舌骨区域,用电刀将舌骨上肌群从舌骨上表面切断分离,切开舌会厌襞和一侧会厌谷,经此进入咽腔。直视下,在肿瘤上缘以上切断咽壁。这一过程可以在手指分离下进行,将下咽从椎前筋膜表面分离,保持左手手指在咽后壁后方,而后将咽壁环周切断。使用电刀可减少出血。

喉上血管和咽壁的血管会出血,应予以钳夹和结扎。一旦咽壁环周切断,包括喉、咽及颈段食管在内的标本可适当牵拉以利于上纵隔胸上段食管的分离解剖(图 9.192)。

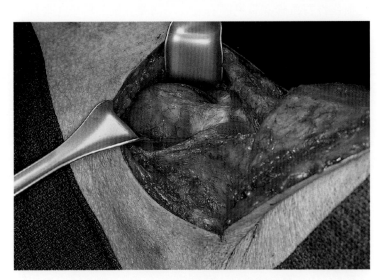

图 9.187　翻开皮瓣后胸锁乳突肌向两侧牵拉。

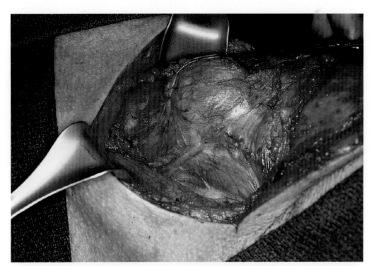

图 9.188　分开带状肌,显露甲状腺峡部。

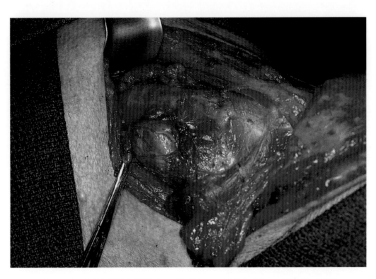

图 9.189　甲状腺峡部被分开切断,右叶从气管表面分离、保留。

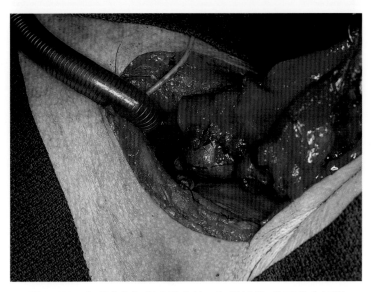

图 9.190　气管分离切断后拔出经口气管插管,将可弯曲气管内插管直接插入气管以维持麻醉。

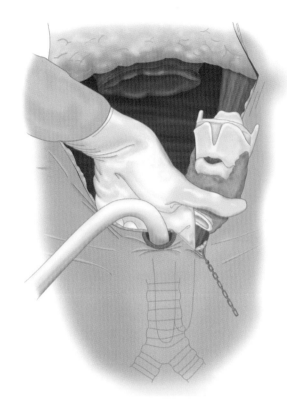

图 9.191　采用手指钝性分离上纵隔胸上段食管。

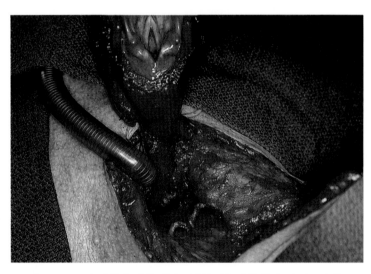

图 9.192　在舌骨水平将咽壁环周切断，喉体游离后可以牵拉颈段食管。

胸上段食管的分离是在直视下交替采用长器械和手指钝性分离进行的。血管夹（血夹）的使用有助于这种解剖，并加快止血过程。手指钝性分离气管食管沟平面的过程中，在气管膜部时应注意避免暴力，否则，气管膜部可能会出现撕裂，导致严重的术后并发症。

喉及颈段食管标本向左右及前后牵拉以使胸上段食管周围完全游离。胸上段食管的主要血液供应来自肋间血管和椎前血管的分支，在向下游离的过程中，这些血管分支用血管夹钳夹并切断。用窄 Deaver 拉钩将远端气管向前牵拉，能够在直视下看到胸段上食管，直至隆突。

食管的两侧及后方椎前也进行类似的松解游离。如果松解游离贴近食管，一般来说很少损伤胸膜。但是意外损伤胸膜进入胸膜腔也会发生，应该在术中立即识别。发生时，麻醉

师应该保持警惕，并使患者处于正压呼吸支持状态。

此时，胸上段食管从颈部到隆突已经完全松解游离。必须再次强调的是，这种松解并不是通过盲目的手指钝性分离来实现的，而是在直视下用长 DeBakey 镊子和 Metzenbaum 剪刀完成的。必要时也使用血管夹。同时，胸下段食管也已经在腹部完成松解游离。如果两组外科团队同时开始手术，胸上段和下段食管能同时完成松解。

腹部皮肤完成备皮后消毒，消毒范围从剑突下到耻骨联合水平。剑突和肋骨缘用记号笔标记定位（图 9.193）。如果有必要，应在消毒区暴露足够的术野以将切口绕过脐部进行延长。上腹部中线切口皮肤皮下组织，暴露腹直肌鞘（图 9.194）。剑突软骨通常向下突起，为了进入膈肌食管裂孔，可能需要切除。腹膜打开后，对腹部进行探查，以排除腹腔内转移性疾病或任何其他变。采用自动牵开器来暴露腹腔（图 9.195）。可以开到肝左叶和横结肠在术野中影响胃的显露。将肝三角韧带切断后，肝左叶向右牵拉，显露胃前壁（图 9.196）。

首先切断胃结肠韧带和胃脾韧带。此操作必须小心，以免损伤胃右血管和胃网膜右血管。需要分别分离结扎来自胃

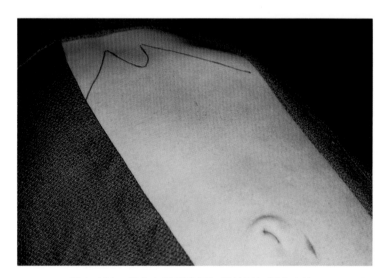

图 9.193　剑突和肋骨缘用记号笔标记用来定位。

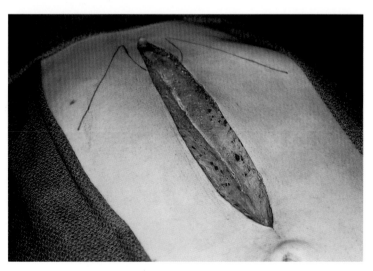

图 9.194　腹壁中线切开后暴露腹直肌鞘。

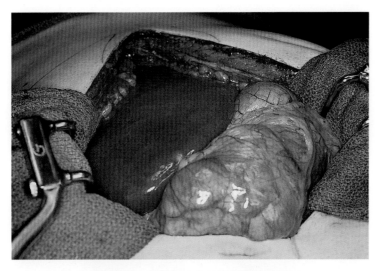

图 9. 195　采用自动牵开器来暴露腹腔。

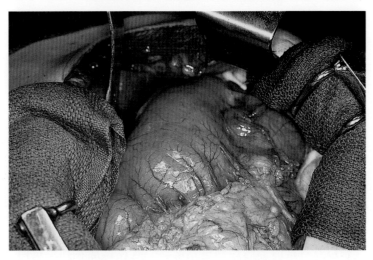

图 9. 196　肝左叶牵拉后显露胃前壁。

网膜血管支配胃结肠韧带的分支（图 9. 197）。分离和结扎胃左、胃短和胃网膜左血管。图 9. 198 显示的是胃完全游离后将其摆放于腹壁切口外。此时，胃在食管裂孔处与食管相连，远端与十二指肠相连。胃的血供来自胃右血管和胃网膜右血管，予以保留。

因为需要全食管切除，也切除了双侧迷走神经，为了使胃排空顺利，需要进行幽门成形、幽门括约肌切开术。幽门括约

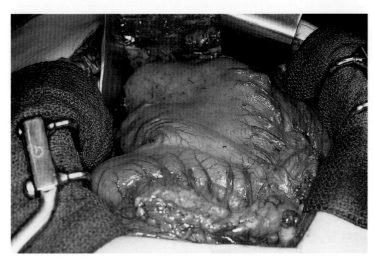

图 9. 197　分离结扎从胃网膜血管到胃结肠韧带的血管分支。

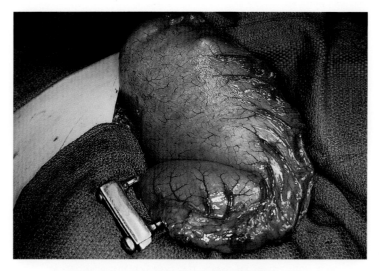

图 9. 198　胃完全游离后将其拖至腹壁伤口外。

肌切开术是最佳的选择，既保证了充分的胃排空，又能保证胃十二指肠连接处的管径（图 9. 199）。在幽门括约肌切开过程中应避免对胃黏膜造成意外损伤而进入胃腔内。在幽门括约肌切开的切口中可以看到脱出的幽门黏膜（图 9. 200）。在进一步游离松解胃和远端食管之前要仔细止血。

胃贲门食管交界处用彭氏引流条牵拉，暴露膈肌食管裂孔。采用电刀在食管裂孔前部切开半弧形切口，形成向后纵隔的通道。食管裂孔可以用手进行扩张，为远端食管的松解游离提供满意术野。偶尔情况下，为了更好地暴露，需要切开左侧或右侧膈脚。在直视下，远端食管环周充分松解游离（图 9. 201）。这个过程需要长手术器械和充分的光线。可弯曲的纤维光源和手持式单臂血管夹有很大帮助。膈肌裂孔扩大后，将 Harrington 牵开器置入后纵隔，心脏向前牵拉（图 9. 202）。此时麻醉师应密切注意，在心脏向前牵拉过程中，患者血压可能明显下降。此过程中，操作应该轻柔，而且需要间歇进行，以避免术中出现长时间低血压。

在后纵隔内对胸段食管进行持续的钝性和锐性分离，一直到气管隆嵴（图 9. 203）。为了使整个胸段食管充分松解游离，可以在颈部和腹部之间来回牵拉食管，有助于在直视下切

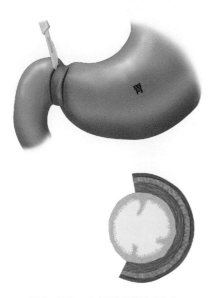

图 9. 199　幽门括约肌切开术。

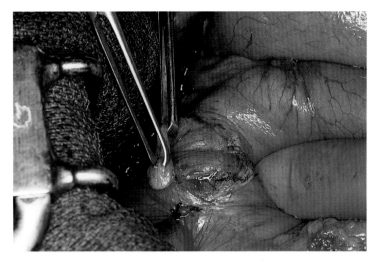

图 9.200 在幽门括约肌切开的位置看到脱出的幽门黏膜。

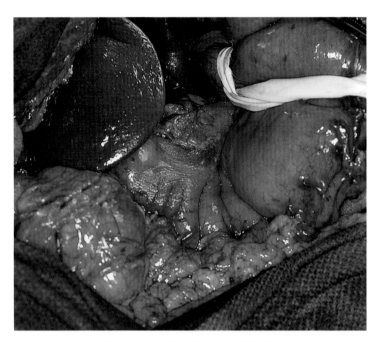

图 9.201 远端食管完全松解游离。

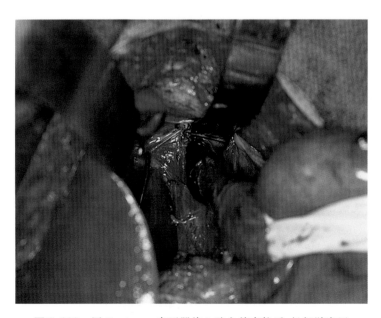

图 9.202 用 Harrington 牵开器将心脏向前牵拉后,松解游离远端食管。

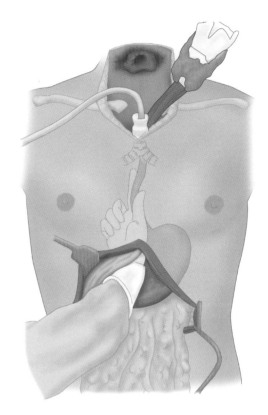

图 9.203 在后纵隔达到气管隆崤。

断食管周围组织的所有附着组织。此时,上、下两组外科医生在后纵隔内进行徒手确认食管完全松解游离,胃上提的准备工作已经完成。

轻轻向上牵拉喉及上段食管标本,同时将远端食管和胃通过后纵隔轻轻送至上纵隔。随着对食管的持续牵拉,胸段食管以及胃贲门部已经到达颈部。一旦在颈部看到胃贲门,可使用 Babcock 钳将胃底部从上纵隔牵拉至颈部。胃底部足够的长度使得咽腔残端和胃底上缘之间进行无张力吻合。

胃贲门食管交界处可以采用胃肠吻合器切断。当然,也可以用手术刀切断,贲门部断端用可吸收线间断内翻缝合,用 3-0 丝线对浆膜层进行加固缝合。贲门部缝合关闭后,在胃底部上端最突出处切开胃壁组织,切开的宽度至少三横指宽。

采用结扎或电凝止血对胃壁切开的黏膜缘进行仔细止血。偶尔,由于静脉回流障碍,此处胃壁可能发暗变蓝。但是,只要胃右和胃网膜右动脉保留完好,动脉供血灌注可维持。

胃壁和口咽吻合可采用 2-0 可吸收线单层内翻缝合(图 9.204)。胃后壁与椎前筋膜缝合固定数针,将胃固定在颈部。在吻合完成之前,置入胃管,远端到十二指肠的近端。在腹部切口关闭之前,初诊确认胃管远端在十二指肠近端。

吻合完成后,颈部伤口用杆菌肽溶液冲洗。置入两根负压引流管,切口分两层缝合,颈阔肌采用 3-0 可吸收线间断缝合,皮肤采用 5-0 丝线缝合。在胸骨上切迹处切除直径至少 2.5cm 圆形皮肤,以进行永久性气管造瘘。采用丝线将气管断端与周围皮肤边缘间断缝合。如果气管断端的气管膜部被切除,需要将皮肤进行适当修剪。

腹部伤口冲洗后按常规方法逐层关闭。术后立即进行胸片检查,排除两侧气胸。胸腔置入胸管,如果胸片提示气胸,气管膜部被胃壁向前顶起,此时需要置入气管套管以维持气道通畅。

如果颈部伤口愈合良好,术后 7~10 天开始可经口进食。鼓励患者每天少量多次进食,进食后保持直立 30 分钟,以避免因缺乏环咽肌收缩导致的食物反流。一部分患者在术后短期可出现倾倒综合征,但数周后即可消失。偶尔一些患者会有短暂的腹泻症状。

咽胃吻合术后内镜观察显示,吻合线愈合良好,胃皱襞位于视野中心(图 9.206)。术后钡剂吞咽显示钡剂从咽部顺利通过后经胃进入十二指肠球部(图 9.207)。

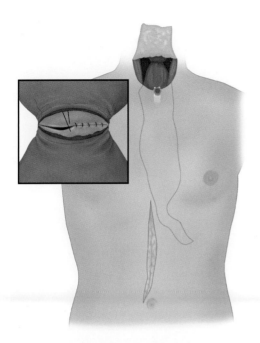

图 9.204 胃和咽部吻合。

需要使用胸腔闭式引流系统。如果进入了双侧胸腔,需要双侧胸腔引流。

手术标本显示,局部晚期颈段食管癌,侵犯下咽环后区(图 9.205)。肿瘤几乎环周浸润整个环后区,并向深部浸润咽部和食管肌层。

全喉全下咽及全食管切除及胃上提咽胃吻合术后患者的护理相对简单。胃管接负压吸引行胃肠减压,直到胃肠道蠕动恢复。胸管接闭式引流。定期进行胸片检查以确认肺扩张情况。当胸腔引流量很少,并且肺部扩张良好,引流管即可拔除。

胃肠蠕动恢复后可开始鼻饲营养。颈部引流很少时可拔除引流管。气管套管在绝大多数患者并不需要。但是,有时

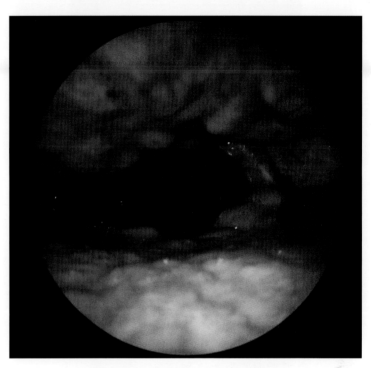

图 9.206 咽胃吻合术后的内镜观察。

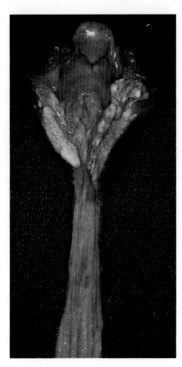

图 9.205 局部晚期颈段食管癌,侵犯下咽环后区。

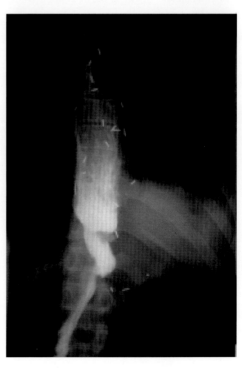

图 9.207 术后吞钡实验。

术后患者照片显示颈部切口愈合良好,永久性气管造瘘口满意(图 9.208)。患者不能产生食管发音,只能依赖电子喉。但部分患者可以进行胃发音,虽然效果不是最佳但也能被理解。

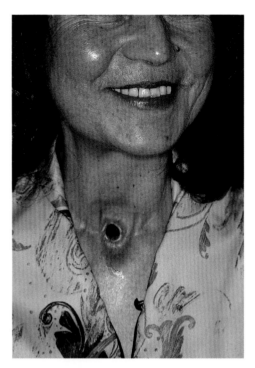

图 9.208　气管造瘘术后外观。

咽喉食管切除及胃转位咽胃吻合术是切除原发肿瘤及食管同期恢复消化道延续性的安全的手术方案。两个团队同时进行手术的平均手术时间为 3~6 小时。手术出血量一般来说很少,绝大多数患者不需要输血。吞咽功能开始恢复平均需要 7~10 天,住院时间为 2~3 周。

如果食管肿瘤侵犯气管并穿透气管膜部至气管腔,有必要切除该部分气管。磁共振显像轴位片显示颈段食管癌放化疗后复发癌见图 9.209。内镜下看肿瘤侵犯气管膜部(图 9.210),为了完全切除该部分肿瘤,需要整块切除气管膜部和食管(图 9.211)。接受全喉全下咽全食管切除的同时一并切

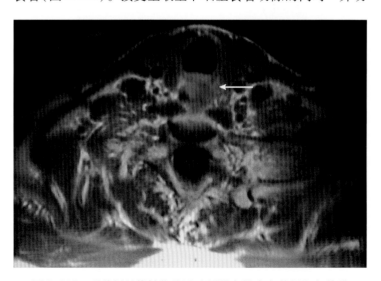

图 9.209　磁共振显像轴位片显示颈段食管癌向前侵犯气管膜部(箭头处)。

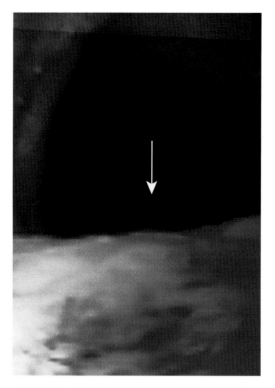

图 9.210　内镜下显示气管膜部受侵(箭头处)。

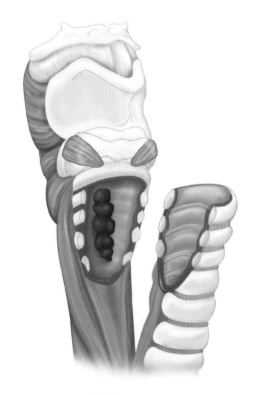

图 9.211　包括气管膜部在内的肿瘤整块切除。

除受侵犯的上段气管膜部(图 9.212)。图 9.213 中清晰可见气管膜部被侵犯。咽食管缺损采用胃上提吻合修复重建,同时延长的尾状皮肤重建气管膜部缺损(图 9.214)。图 9.215显示的是重建术后 3 个月的气管造瘘口外观。

Zenker 憩室切除

Zenker 憩室是食管黏膜在下咽缩肌薄弱处向外囊袋状膨出形成的。憩室多数没有症状,而因其他症状行影像学检查时被发现。另一方面,随着憩室的增大,可能产生症状,而需

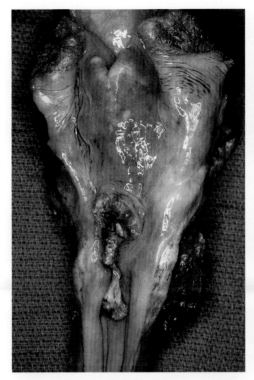

图 9.212 术后标本显示食管肿瘤的侵犯范围。

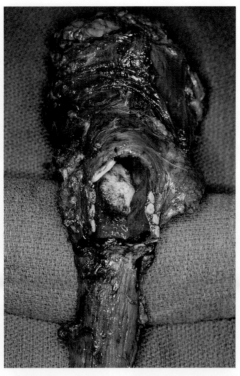

图 9.213 标本显示肿瘤侵犯气管膜部进入气管腔内。

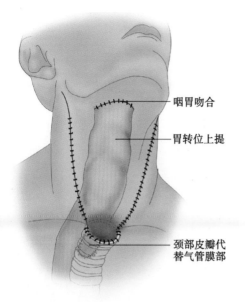

咽胃吻合

胃转位上提

颈部皮瓣代替气管膜部

图 9.214 颈部皮瓣的尾状延长用来修复气管膜部缺损。

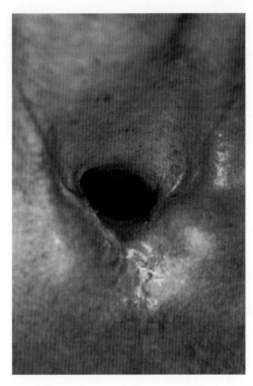

图 9.215 重建术后 3 个月时的气管造瘘口外观。

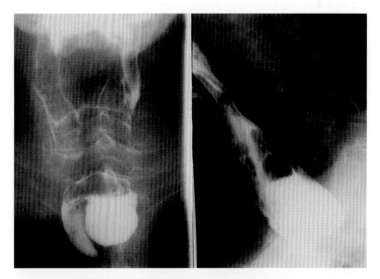

图 9.216 后颈部中线位置可见较大的憩室。

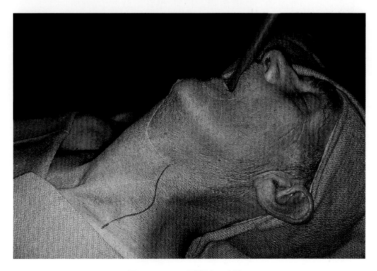

图 9.217 颈部切开线。

要手术治疗。吞钡 X 线检查可能是该病确诊唯一必要的影像学检查。图 9.216 显示颈部中线后外侧的一个巨大的憩室。在憩室区域操作内镜检查要格外小心,否则,可能会产生危险。在具有丰富的外科技术经验和必要的手术器械如内镜缝合设备和/或激光的情况下,部分憩室可在内镜下进行治疗。

　　Zenker 憩室手术切除时选择颈前入路可获得颈段食管和环后区域充分的手术暴露。患者全麻气管插管后仰卧位,颈部后仰,头向对侧偏。选择中颈部沿皮纹切口。图 9.217 中展示的患者既往曾行改良根治性颈清扫,选择原切口的纵行切口来进行手术。切口皮肤皮下组织至颈阔肌深面。切开胸锁乳突肌前缘的筋膜组织,适当分离肌肉后置入拉钩将其向外牵拉(图 9.218)。切断肩胛舌骨肌,结扎甲状腺中静脉,将中线结构包括带状肌、气管、甲状腺和喉等向内侧牵拉(图9.219)。

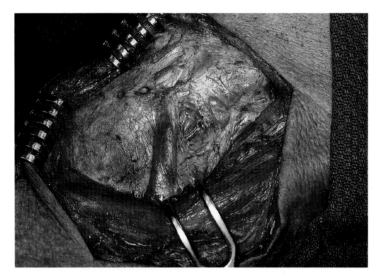

图 9.218   沿胸锁乳突肌前缘切口,利于将肌肉向侧方牵拉。

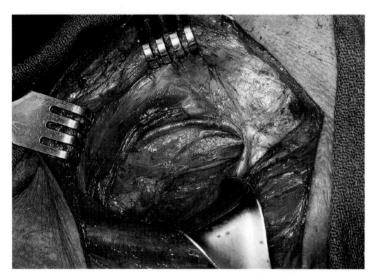

图 9.219   切断肩胛舌骨肌,结扎甲状腺中静脉。

而后注意椎前平面,即憩室所在位置。通过交替使用钝性和锐性分离,憩室被分离。同侧甲状腺,尤其是其上极常常覆盖憩室所在区域,因此需要将其游离后向前内侧牵拉。有时候需要考虑结扎甲状腺上动脉以便于向前内侧牵拉甲状腺,更好地暴露憩室位置。这时,必须注意小心分离结扎甲状腺上动静脉,并保护喉上神经外支。随着在椎前区域的分离解剖,憩室囊袋的大部可被显露。使用 Babcock 钳夹住憩室底部,将其牵拉至术野。也可以缝线牵拉(图 9.220)。注意避免过度牵拉憩室,否则可能导致食管黏膜被过多切除而形成食管腔狭窄。在切除憩室之前,有必要确认和显露近端食管。

在憩室底和憩室颈之间采用锐利手术刀切开其肌层(图9.221)。此时应注意避免意外进入憩室黏膜层。憩室环周黏膜被分离至其颈部。此时,将一根 28 号导尿管通过患者的口

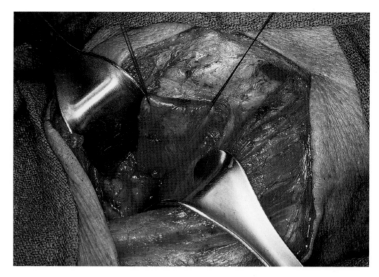

图 9.220   憩室底部缝线牵拉。

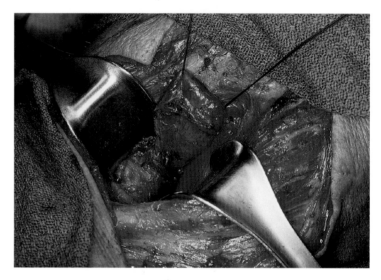

图 9.221   切开憩室肌层。

腔插入颈段食管,将其球囊送到憩室颈部的远端。将 5ml 盐水注入导尿管的球囊中,回拉导尿管,直到球囊出现在憩室颈部区域。这一步的目的是保证在憩室位置保留足够的食管黏膜,以防止狭窄形成。此时,在憩室颈部用刀片切断,保留导尿管球囊周围充分的黏膜组织,以备缝合关闭(图 9.222)。

标本切除后,食管黏膜采用可吸收线间断缝合。然后撤出导尿管。黏膜严密缝合关闭。最后,修剪多余的食管壁肌层组织,用 3-0 可吸收线单层间断缝合(图 9.223)。伤口冲洗。放置细引流管,经皮肤单独切开口引出。皮肤双层缝合关闭,颈阔肌采用 3-0 可吸收线间断缝合,皮肤采用丝线间断缝合。无菌敷料覆盖伤口。置入软硅胶鼻胃管,以维持术后营养。图 9.224 显示手术标本包括憩室的远端三分之二及其黏膜和肌层。

术后护理比较简单。术后第 1 天开始鼻饲饮食。当血清样引流较少时拔除引流管。术后第 7 天开始可以经口进食流质食物,之后数周逐渐过渡到正常饮食。复发罕见,除非是保留了过多黏膜形成假囊袋。如果切除过多黏膜,憩室所在部位形成狭窄并不少见。当然,手术过程中予以必要的重视和仔细操作可避免这些并发症。

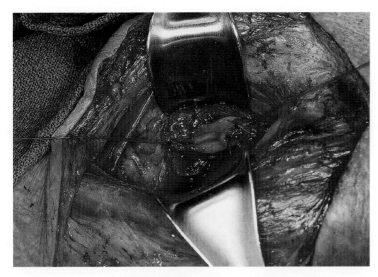

图 9.222 憩室颈部切开。

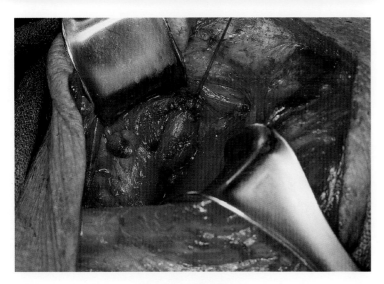

图 9.223 缝合肌层。

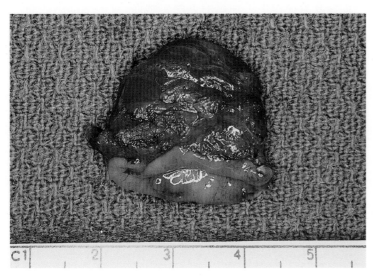

图 9.224 切除的 Zenker 憩室标本。

咽部癌症治疗效果

　　过去的 20 年中,HPV 相关口咽癌的急剧上升已经彻底改变了口咽癌的流行病学、发病率、检查和治疗策略。P16 蛋白

表达可作为 HPV 状态的替代标志物。在接受不同治疗的各组口咽癌患者中,p16 阳性患者预后显著优于 p16 阴性患者。除了 HPV 状态外,吸烟作为预后不良的预测因子已在多项研究中报道。图 9.225 显示了 p16 阳性和阴性口咽癌患者的无进展生存率。HPV 阳性对预后的影响如此巨大,以至于 HPV 阴性和烟草相关性口咽癌的分期标准不再适用。因此,AJCC/UICC 发布了 HPV 相关口咽癌的单独分期系统(第八版)。根据这一新的分期系统,Ⅳ期仅指发生了远处转移的口咽癌。图 9.226 显示了 Ⅰ～Ⅲ期口咽癌患者的生存曲线。由于 HPV 感染对预后的积极影响,目前临床研究的重点集中于减少这部分患者的治疗相关并发症。目前正在进行的几项临床研究,是确定 HPV 阳性口咽癌的最佳治疗方法,并尽量减少治疗的远期后遗症。

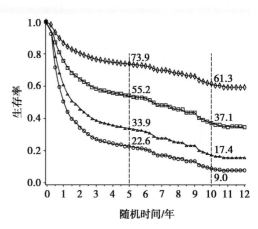

	86	76	70	60	34	10	8
p16阳性、从不吸烟							
p16阳性、以前或当前吸烟	252	170	145	126	78	38	34
p16阴性、从不吸烟	21	10	9	9	3	3	1
p16阴性、以前或目前吸烟	290	99	68	55	30	14	12

图 9.225 p16 和吸烟状态相关的无进展生存曲线(Lassen P et al. Prognostic impact of HPV-associated p16-expression and smoking status on outcomes following radiotherapy for oropharyngeal cancer: The MARCH-HPV project. Radiotherapy and Oncology, 2017. doi: 10.1016/j.radonc.2017.10.018.)。

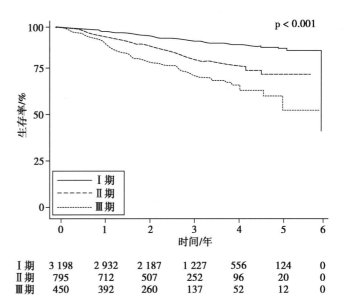

Ⅰ期	3 198	2 932	2 187	1 227	556	124	0
Ⅱ期	795	712	507	252	96	20	0
Ⅲ期	450	392	260	137	52	12	0

图 9.226 根据第 8 版 AJCC 分期 HPV 相关口咽癌生存曲线(NCDB 数据)。

下咽颈段食管癌目前为止是上消化道肿瘤中预后最差的,主要是因为其区域淋巴结转移率高,诊治时多为晚期。超过75%的下咽癌患者在病程中会出现区域淋巴结转移。在纪念Sloan Kettering癌症中心治疗的下咽癌中,66%的患者有区域淋巴结转移。在接受了预防性颈清扫的 cN_0 患者中,41%的患者存在淋巴结微转移。颈部未做预防性治疗的 cN_0 患者中,25%出现淋巴结复发转移。因此,正如预期的那样,这些患者的生存率与分期相关。但是,有几个患者死于伴发病而非直接死于肿瘤复发。

下咽各部位癌的预后相差不是很大。下咽各部位癌的5年总体生存率为28%~40%,5年疾病特异性生存率为42%~50%(图9.227)。少数早期患者5年总体生存率达45%~50%,而5年疾病特异性生存率Ⅰ期为68%,Ⅱ期为52%。即便是Ⅲ期患者,预期5年无病生存率大约为50%。晚期患者尤其是伴多个区域淋巴结转移的患者,预后很差,报道的5年生存率不超过20%(图9.228)。治疗失败的模式显示,原发部位、区域淋巴结和远处器官的失败率几乎一致(图9.229)。1975—1985年间在纪念Sloan Kettering癌症中心治疗的患者中,58%的患者对治疗无反应,这些患者的中位生存时间为24个月。随着手术和术后放疗的联合应用,局部和区域控制率有望得到改善。然而,预防远处转移则需要有效的辅助性全身化疗。在过去的数十年间,尽管治疗方案不断改进,放化疗喉功能保留方案的使用,进展期下咽癌的总体生存率始终稳定。

因此,在制订最初的治疗计划时,考虑这些患者的生活质

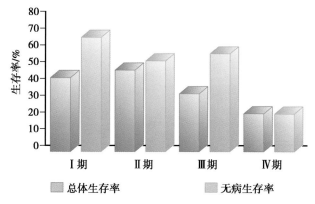

图9.228　各个分期下咽癌5年总体和无病生存率(MSKCC数据)。

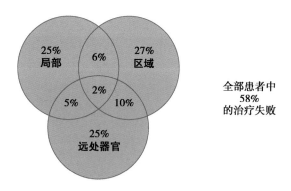

图9.229　下咽癌治疗失败模式(MSKCC数据)。

量是至关重要的。旨在保留喉功能的化疗、放疗联合的多学科非手术治疗方案在部分患者中是成功的。诱导化疗后肿瘤消退完全(CR)的患者对放疗反应敏感,在保留喉功能的同时不降低生存率。但是诱导化疗无效者预后极差。对于需要进行咽喉切除术的患者,手术的重点是同期重建消化道,尽快恢复吞咽功能。目前,部分咽壁缺损的重建方法包括胸大肌肌皮瓣,游离桡侧前臂皮瓣或游离股前外侧皮瓣。这些皮瓣为一期修复缺损提供了理想的方法。然而,对于咽部的环周性缺损,局部皮瓣或肌皮瓣并不十分令人满意。对于颈部咽食管的环周性缺损,理想的方法是管状游离桡侧前臂皮瓣、管状游离股前外侧皮瓣或游离空肠瓣移植。大多数患者的吞咽功能在2周内就可恢复。另一方面,对于需要全咽、全食管切除术的患者,胃转位仍是重建的首选方法。对于大多数患者来说,2周内即可恢复经口进食。

（黄辉　金正雄　朱一鸣　刘绍严　译）

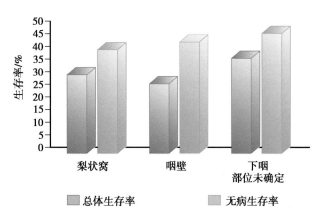

图9.227　不同部位下咽癌5年总体和无病生存率(MSKCC数据)。

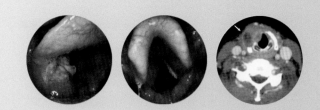

第 10 章
喉和气管

关键词

喉肿瘤/诊断
喉肿瘤/手术
喉肿瘤/治疗
气管肿瘤/手术

喉在协调上呼吸消化道的功能(包括呼吸、言语和吞咽)中起着核心作用。喉是头颈部鳞状细胞癌的第二常见好发部位,其与烟草和酒精的暴露有因果关系。喉分为声门上、声门和声门下区(图 10.1)。这些解剖划分基于胚胎学发育,并具有重要的临床意义。与声带平面的黏膜下淋巴回流网络相比,声门上区的淋巴引流非常丰富。喉癌的区域扩散模式取决于原发肿瘤的起源部位和局部范围。喉的三个区域中每一个亚区又都被划分为多个部位(图 10.2)。声门上区包括:会厌的喉面、杓会厌皱襞、杓状软骨区、室带或假声带以及喉室(假声带和真声带之间的潜在间隙)。声门区包括:左右声带和前联合。

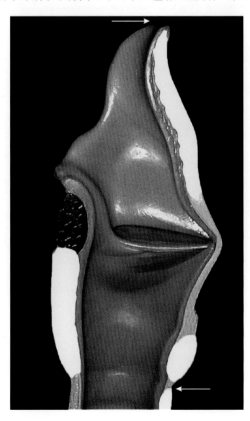

图 10.1　喉部的解剖范围。上箭头,会厌尖;下箭头,环状软骨的下界。

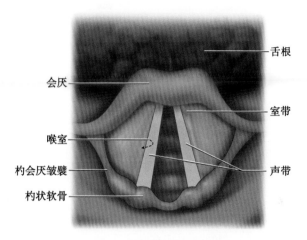

图 10.2　喉部的解剖区域和部位。

声门下区域通常被认为是一个部位,分为左右侧壁。

鳞状细胞癌占喉原发性恶性肿瘤的 95%以上。其他类型的肿瘤包括:小唾液腺来源的肿瘤,神经上皮肿瘤,软组织肿瘤以及很罕见的喉软骨框架来源的肿瘤。2018 年,美国癌症协会估计在美国每年约有 13 150 例喉癌新发病例,占所有癌症的 0.8%。死亡率根据原发肿瘤的部位和分期会有所不同。总体而言,美国 2018 年估计有 3 710 名因喉癌而死亡的患者。在世界范围内,不同国家的喉癌发病率有所不同(图 10.3)。迄今为止,南欧是世界上男性中喉癌发病率最高的地区。不同地区发病率和解剖部位分布的变异性可能反映了世界不同地区人群的生活方式和习惯以及其他环境因素。

喉癌的发病部位占比如图 10.4 所示。迄今为止,声门区是喉部原发恶性肿瘤最常见的部位。据纽约纪念斯隆·凯特琳癌症中心统计的数据显示(声门上型喉癌和声门型喉癌患者的分期分布如图 10.5 和图 10.6 所示),约 75%的声门型喉癌患者在疾病诊断时病变主要局限于喉部,而约 70%的声门上型喉癌患者就诊时已是晚期病变。

根据数据来自 SEER(监测、流行病学和最终结果)数据库中喉癌病例的年龄分布。

2010—2014 年的喉癌发病年龄高发于 50~70 岁(图 10.7),发病率、死亡率和 5 年相对存活率的趋势如图 10.8 所示。自 1975 年以来,喉癌的发病率逐年下降,继而喉癌死亡率的逐步下降。但是,此期间的喉癌 5 年相对生存率并未提高。1975—1977 年喉癌的 5 年相对存活率为 66%,1987—1989 年为 66%,但是 2006—2012 年喉癌的相对存活率下降到 62%。这可能归咎于一些其他影响因素,包括由于越来越多地采用非手术的保喉治疗方案。

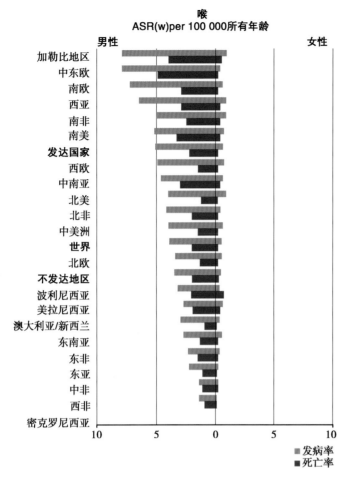

图 10.3　男性和女性的喉癌世界发病率(每 100 000 人口的发病率)。ASR,年龄标准化率。

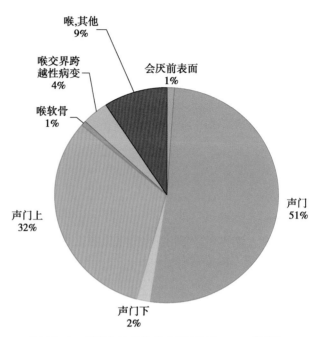

图 10.4　喉鳞癌的部位分布图(美国 NCDB 数据)。

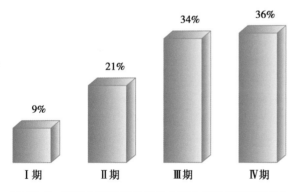

图 10.5　声门上型喉癌患者的分期分布(MSKCC 数据)

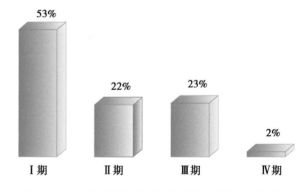

图 10.6　声门型喉癌患者的分期分布(MSKCC 数据)

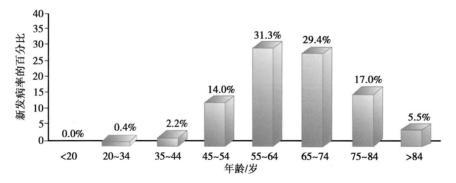

图 10.7　按年龄段划分的喉癌病例百分比(SEER 18,2010—2014 年,所有年龄段,所有性别)。

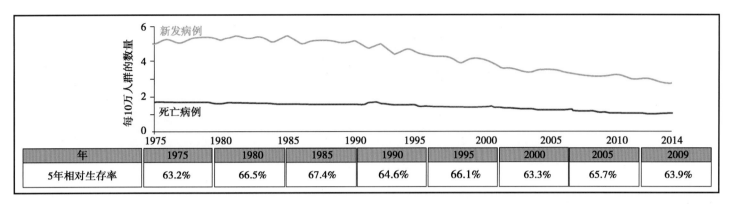

图 10.8 喉癌的发病率,死亡率和 5 年相对存活率(SEER 9,发病率和死亡率,1975—2014 年)。

评估

喉部原发性肿瘤的患者通常表现出声音嘶哑、咽喉不适、吞咽困难、吞咽异物感,偶尔出现呼吸阻塞感,咯血或同侧耳部疼痛等症状。在大多数情况下,通过使用硬性或柔性光纤维喉镜进行彻底的临床检查可作出初步诊断,在喉镜下可以对原发性肿瘤的表面范围和声带的活动情况进行充分评估。描述喉部病灶时,建议用照片记录下来或在图纸上进行描绘,以精确划定病变部位和累及范围。重要的是,要特别标出原发灶的起源部位,其局部累及范围是局限于喉部同一区域内的或是从一个区域延及另一相邻区域。巨大的病变可能会超出喉部范围,延伸到舌根,梨状窝或环后区附近。此初始记录文档不仅对于手术治疗计划很重要,而且对于要通过非手术保喉治疗(放化疗)的患者更重要,其用以评估对治疗的反应,并在随访期间进行后续比较。

正常喉的内镜外观如图 10.9 所示。良性息肉通常表面光滑透亮并具有不同程度的黏膜血管,可带蒂或不带蒂的,通常出现在真声带上(图 10.10 和图 10.11)。任克氏水肿通常表现为双侧假性息肉(图 10.12)。插管后引起的肉芽

肿和良性炎症也可表现为息肉样病变(图 10.13 ~ 图 10.15)。声带肉芽肿也可能是注射特氟隆治疗声带麻痹而产生的异物反应(图 10.16)。鳞状上皮乳头状瘤的外观可类似于癌的外观(图 10.17)。上皮源性肿瘤常表现为发白或红斑,扁平或外生型病变。这些病变可能代表良性角化病、癌前病变或浸润性癌症(图 10.18 ~ 图 10.28)。其他黏膜下病变具有特征性外观:被覆完整的黏膜,例如血管瘤(图 10.29)。在门诊患者中,有时用纤维喉镜可以看到声门下病变(图 10.30)。但是,要准确评估病变的真实范围,需要在麻醉下进行喉镜检查。使用硬性镜(0°、30°、70° 和 120°)进行直接喉镜检查,或使用手术显微镜可提供病变的极佳且详细的视图(图 10.31)。对于声门上病变,我们要注意评估肿瘤可能超出喉部而延伸到舌根,梨状窝或环后等区域。对于累及会厌喉面的病变,其向下与前联合的关系非常重要。声门型或跨声门型喉癌累及声门下的范围对于准确分期肿瘤和最终确定治疗方案至关重要。在开始治疗之前,对原发肿瘤进行准确评估至关重要,尤其是考虑保留喉功能的外科手术术前评估。最后,病变的确诊需要取活检进行组织病理学诊断。

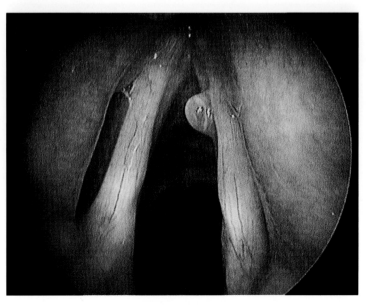

图 10.9 正常喉部的内镜视图。

图 10.10 右声带前三分之一的黏膜息肉。

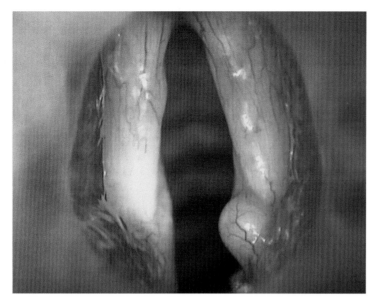

图 10.11　右声带的良性黏膜息肉。

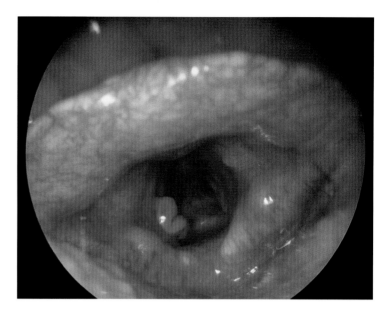

图 10.14　插管后引起的左声带后三分之一的肉芽肿。

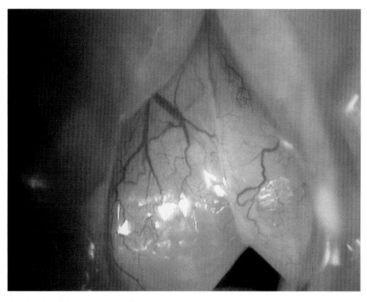

图 10.12　声带的任克氏水肿。

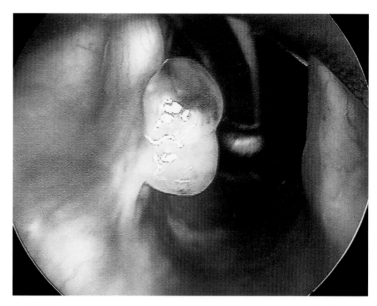

图 10.15　通过手术显微镜观察到的左声带肉芽肿。

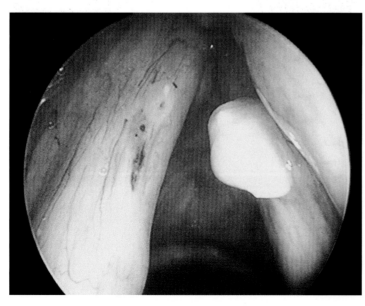

图 10.13　右声带的纤维息肉。

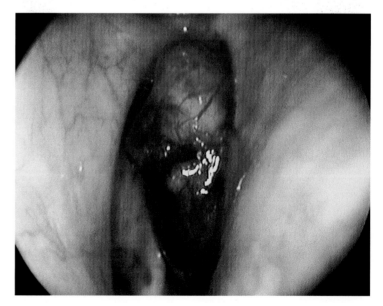

图 10.16　特氟隆注射治疗右声带麻痹引起的声带特氟隆肉芽肿。

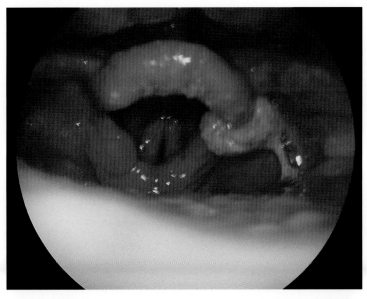

图 10.17　右杓会厌皱襞的鳞状上皮乳头状瘤。

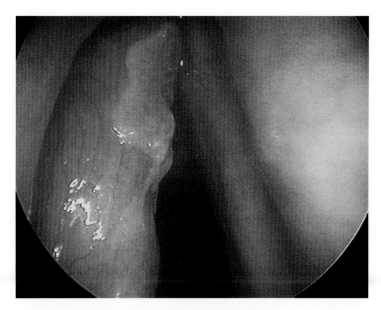

图 10.20　左侧声带的浅表癌肉瘤。

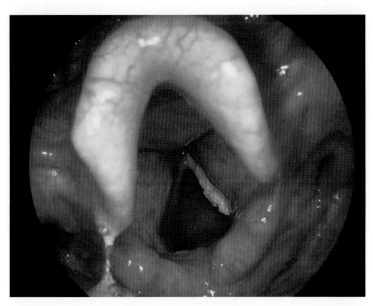

图 10.18　右声带角化。

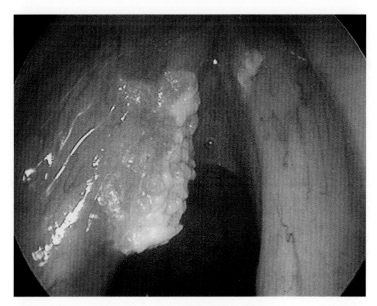

图 10.21　左侧声带的乳头状鳞癌。

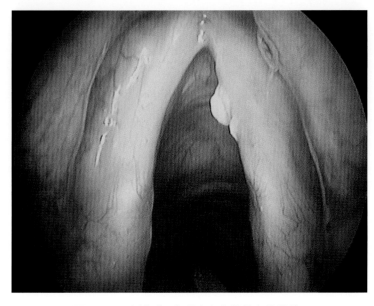

图 10.19　原位癌，表现为右声带的角化结节。

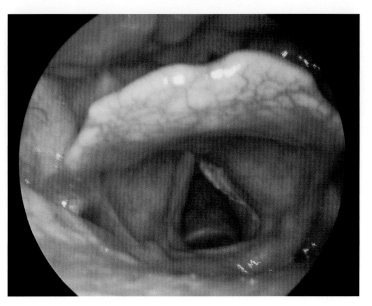

图 10.22　平静呼吸时观察到的右声带溃疡型鳞状细胞癌。

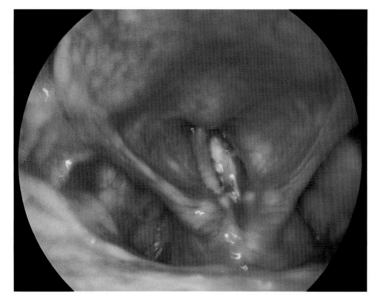

图 10.23　在发声时观察到右声带溃疡型癌。

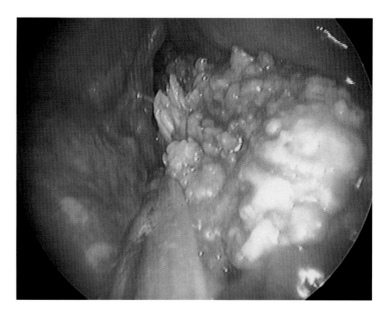

图 10.26　右杓乳头疣状癌。

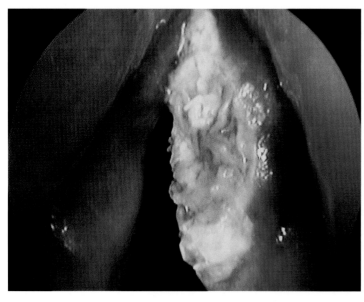

图 10.24　右声带外生的溃疡角化型鳞癌。

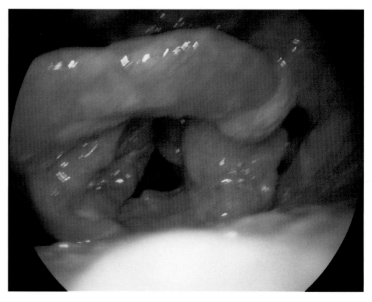

图 10.27　右杓会厌皱襞鳞癌。

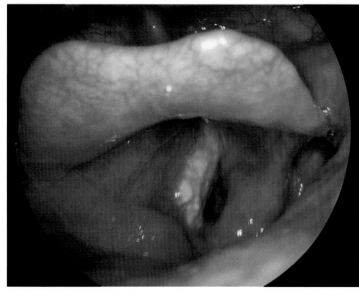

图 10.25　左声带鳞状细胞癌伴固定。

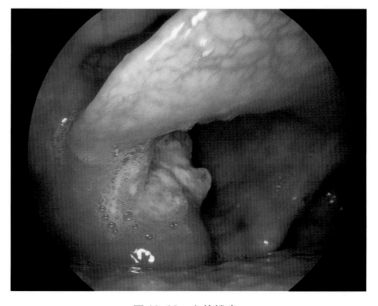

图 10.28　左杓鳞癌。

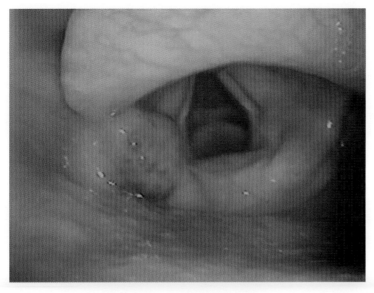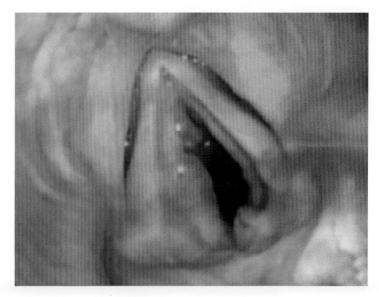

图 10.29　左梨状窝的血管瘤。　　　　　　　　　　图 10.30　声门下型喉癌。

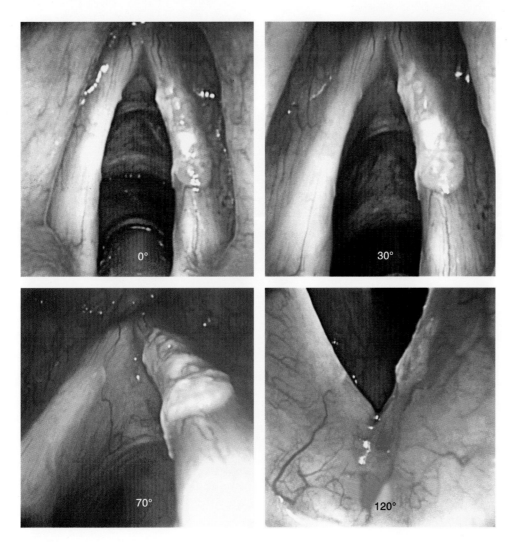

图 10.31　用硬性镜麻醉下检查显示早期声带癌的范围。

影像学

喉部影像学评估对于确定肿瘤的范围,尤其是三维立体结构至关重要。影像学的评估会直接影响分期和治疗选择。增强 CT 扫描通常是评估喉部肿瘤的首选方法。薄层 CT 扫描在评估喉部病变方面非常准确,尤其是在评估是否累及声门旁间隙或软骨和邻近软组织浸润等方面。此外,CT 扫描还可以对颈淋巴结进行评估。喉部的磁共振成像(MRI)具有在轴向,冠状和矢状平面中提供三维图像的附加功能,以进一步查明喉部病变的局部扩展范围。MRI 在评估肿瘤的声门下病变具有特殊价值。

图 10.32 ~ 图 10.34 是声带癌放射治疗后复发患者的 MRI 扫描图像。轴向视图显示了右声带肿瘤,在声门下区延伸到了气管。在 MRI 的冠状视图中,可以清楚地看到外生型

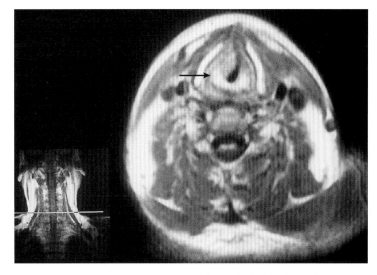

图 10.32 MRI 扫描的轴向视图显示右声带肿瘤（箭头）。

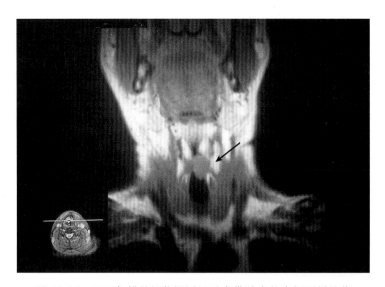

图 10.33 MRI 扫描的冠状视图显示声带肿瘤的声门下累及范围（箭头）。

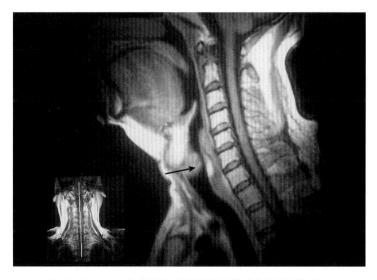

图 10.34 MRI 扫描的矢状视图显示跨声门肿瘤（箭头）。

肿瘤阻塞了声门下气道，在 MRI 矢状视图中进一步提示声门下复发性的肿瘤明显阻塞了气道。该患者接受了半喉切除术，手术标本显示了右声带复发癌的声门下病变范围（图 10.35）。

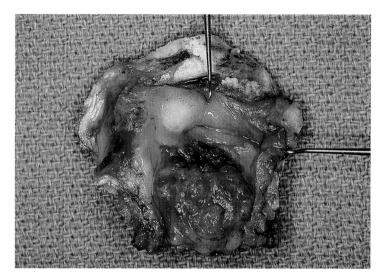

图 10.35 跨声门肿瘤的半喉切除手术标本。

一例喉软骨肉瘤的声门下区病变轴向 CT 见图 10.36，肿瘤起源于环状软骨的右侧，并延伸到声门下气道（图 10.36）。全喉切除术后的手术标本显示巨大的黏膜下肿瘤，起源于右侧声门下区域，并穿过中线向左侧延伸（图 10.37）。由于中线两侧的病变范围较大，诊疗过程中注意观察气道受压的程度。

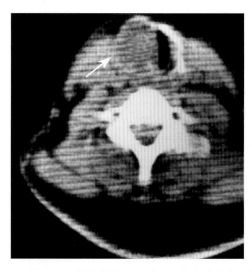

图 10.36 喉部 CT 的轴向视图显示了环状软骨肿瘤（箭头）。

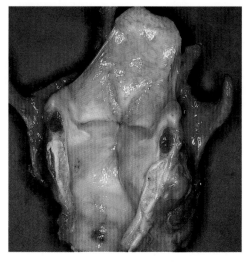

图 10.37 环状软骨肉瘤的全喉手术切除标本。

因此,喉软骨肉瘤可出现严重的呼吸道阻塞。一名环状软骨肉瘤患者轴位 CT 显示,软骨肉瘤起源于环状软骨背板,导致气道狭窄(图 10.38)。该患者在全身麻醉下的内镜检查结果显示,巨大的黏膜下多叶肿瘤起源于环状软骨和环杓关节的左侧面,伴有气道狭窄(图 10.39)。

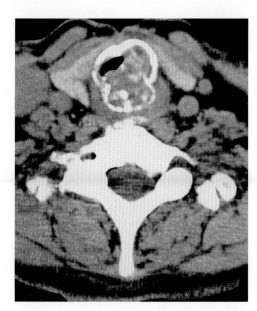

图 10.38　CT 扫描轴向视图显示环状软骨肉瘤侵犯了气道。

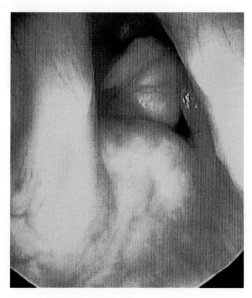

图 10.39　内镜下肿瘤视图。

此外,CT 扫描会意外发现第二原发肿瘤,可以发现临床上无法触及的颈部肿大淋巴结。如图 10.40 所示,一位典型患者的喉镜视图可见原发性肿瘤起源于左杓会厌皱襞,而且两边梨状窝都界限清晰且扩张良好。但是,该患者在甲状软骨水平的 CT 扫描显示除杓会厌皱襞有一个病变外,在梨状窝的侧壁上似乎有第二个病变(图 10.41)。声门上部分喉切除术后标本显示出两个单独的原发灶:一个位于杓会厌皱襞上,另一个则是位于之前临床上被忽视的梨状窝侧壁上(图 10.42)。因此,不管肿瘤的治疗计划如何,均建议对喉部进行 CT 扫描以初步评估喉癌。图 10.43 显示一位患者

舌骨下会厌喉面的黏膜下病变。需要注意的是,肿瘤侵犯会厌前间隙,可能向后会压迫气道。该患者 MRI 扫描的轴向视图如图 10.44 所示,表明肿瘤在甲状软骨上边界的水平累及到会厌前间隙。该患者在全身麻醉下的内镜检查提示会厌喉面的黏膜下多叶肿瘤(图 10.45)。病理活检证实为腺样囊性癌。

图 10.46 显示了另外一位患者舌骨上会厌喉面的黏膜下病变。MRI 矢状面视图显示该黏膜下病变仅累及会厌的舌骨上部分,而未扩展至会厌前间隙。患者的内镜检查显示该病变为累及会厌喉面的光滑黏膜下病变(图 10.47)。该病变在内镜下已切除,术后病理证明是会厌神经鞘瘤。

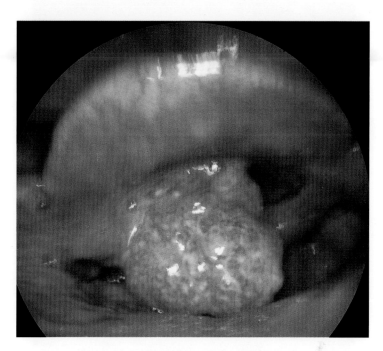

图 10.40　内镜视图显示杓会厌皱襞的肿瘤。

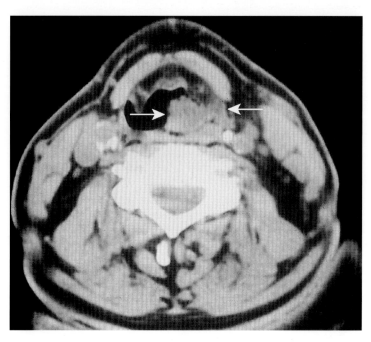

图 10.41　CT 扫描显示杓会厌皱襞处有一个病变(左箭头),在梨状窝侧壁上有第二个病变(右箭头)。

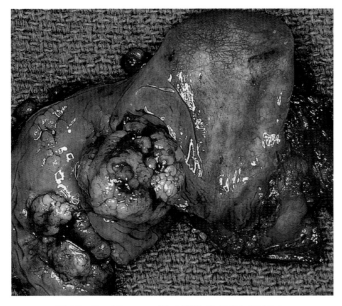

图 10.42   图 10.41 所示的肿瘤手术切除标本。

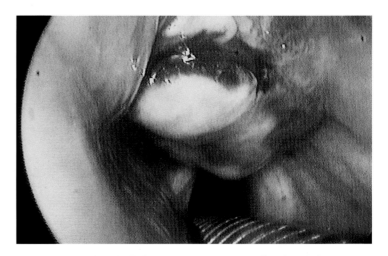

图 10.45   内镜检查显示会厌喉面的黏膜下多叶肿瘤。

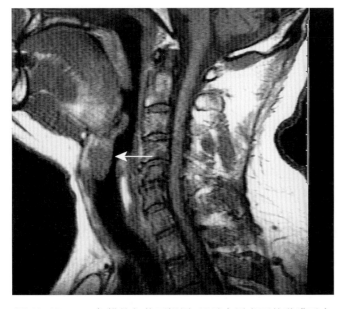

图 10.43   MRI 扫描的矢状面视图,显示会厌喉面的黏膜下病变(箭头)。

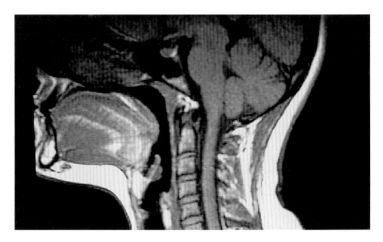

图 10.46   MRI 扫描的矢状面视图,显示了会厌舌骨上的黏膜下病变。

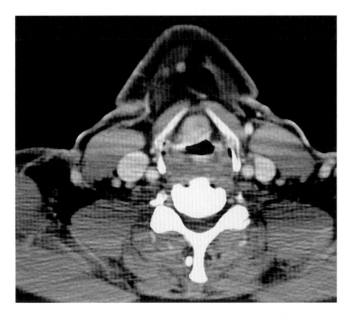

图 10.44   MRI 的轴向视图,显示病变延伸到会厌前间隙。

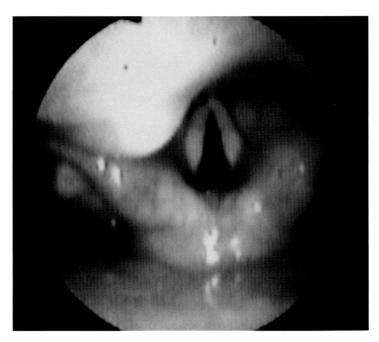

图 10.47   内镜检查显示累及会厌喉面的黏膜下病变。

图 10.48 显示了声门型喉癌患者内镜切除+术后放射治疗后复发的轴向 CT 扫描。图 10.49 显示了左声门下区域复发性肿瘤的影像学范围与全喉切除标本中实际肿瘤范围一致。

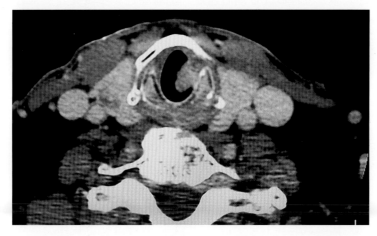

图 10.48 患者 CT 扫描的轴向视图,显示了声门下区域的肿瘤。

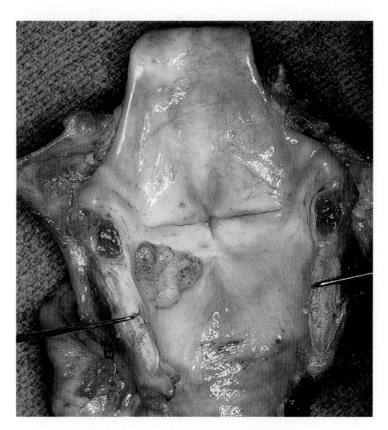

图 10.49 10.48 所示患者的全喉切除标本。

CT 和 MRI 扫描都可评估颈部区域淋巴结情况,特别是对于临床上无法触及的区域淋巴结。

治疗

喉癌治疗的主要目标是控制疾病。在考虑治疗方法时,保留言语和吞咽功能以及避免气管切开是理想的次要目标。传统上,喉癌的治疗是放射疗法,或外科手术,或两者结合。过去,早期喉癌多选择外放射疗法进行治疗,手术治疗作为挽救性手段。晚期声门上喉癌和声门喉癌先行全喉切除术治疗,然后进行放射治疗。然而,在过去的 25 年中,技术和仪器的进步为早期肿瘤的治疗提供了另一种选择。此外,由于已经积累了大量通过放化疗保留喉功能治疗的经验积累,并有数据证实同期放化疗或序贯放化疗的适应证和疗效,放化疗现已成为大多数晚期喉癌的标准治疗。随着生物药物,经口激光显微外科手术(TOLM)和经口机器人手术(TORS)等新型治疗手段的发展,喉癌的治疗方式也不断在改变和发展(图 10.50)。

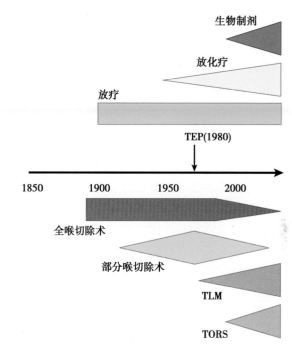

图 10.50 喉癌治疗演变的时间表。TEP,气管食管修复术;TLM,经口激光喉显微外科;TORS,经口机器人手术。

影响治疗选择的因素

手术和非手术方法在治疗喉癌的生存结果中显示出相同的疗效。但是,在为每个患者选择最合适的治疗方案时,必须考虑每种治疗方案的功能疗效。喉癌患者的治疗选择也受肿瘤、患者和医生因素的影响。

医生团队的专业化程度以及他们对喉癌的生物学行为和治疗的期望值会影响治疗的选择。技术专长和使用最新设备的熟练程度同样是影响治疗选择的重要因素。对于早期肿瘤,如果具备手术设备、专业知识和手术经验,首选内镜激光切除。同样,为了有效控制肿瘤和减少治疗后遗症,也需要同期放疗的专门知识,例如调强放射疗法,在某些情况下还需要单侧喉部放疗。协调一致的多学科团队对于晚期喉癌器官功能保留的治疗至关重要。言语和吞咽康复治疗师,营养师,心理医生和社会工作者的支持,以及专业的护理团队的支持也同样重要。因此,此类治疗流程最好在三级医疗中心进行。

在为具体的单个患者选择治疗方案时,病变范围、机体生理状况、家庭环境和职业因素都要考虑。具有明显合并症和/或肺功能不全的患者不适合保守性喉功能性手术,即使是经内镜手术。同样,对于内镜暴露不良的患者(例如,短脖子、颈椎病、牙关紧闭症或明显的上切牙外突）可能不适合经口激光手术。放射疗法可能不适用于行动不便的患者。与外放射疗法治疗过程大概需要 6~7 周完成相比，内镜激光切除术可提供同样良好的疾病控制率和可接受的发音质量，因此，该方法尤其适用于极早期的声带癌患者。如果语音质量对于患者而言至关重要，则可以优先选择放射治疗作为初始治疗。另一方面，即使声音质量稍差，对于无法接受或不接受放射疗法的患者也可进行内镜激光切除术。

影响治疗选择的最重要因素是原发肿瘤的位置和病变范围以及区域淋巴结的情况。通常，与声门型喉癌相比，声门上喉癌具有更高的区域淋巴结转移风险，并且双侧转移常见。因此，颈部淋巴结评估已成为声门上喉癌整体治疗计划的重要组成部分。对于一侧的声门上喉癌，应同时处理同侧颈部淋巴结，即使术前临床检查为阴性，对于肿瘤接近或累及中线时，需要处理双侧颈部淋巴结。早期声门上喉癌可以通过放疗或内镜切除术治疗。外生型肿瘤对放疗反应特别敏感。放疗的优势在于，局部淋巴结可以选择性的与原发肿瘤一起治疗。另一方面，如果通过手术治疗原发性肿瘤，则大多数患者建议同期行单侧或双侧颈淋巴结清扫。很少有择期行颈淋巴清扫术。但是，如果确诊有转移性病灶，则可能需要进行术后放射治疗。

早期声门型喉癌可以通过内镜切除或放疗治疗。内镜切除术非常适合于大多数 T_1 病变，这些病变仅限于一侧声带的黏膜而无前联合受累。通常认为双侧受累的病变（T_{1b}）不适合内镜切除。尽管内镜切除术是快速且具有高的成本效益比，但是语音质量可能不如放射疗法好。另一方面，放射治疗非常适合双声带受累，前联合受累以及浸润到声带肌的病变。T_2 期的声带癌表现多种多样。声带活动受限的 T_{2b} 期肿瘤可以通过放射疗法更好地治疗，而内镜激光切除术可能更适合不损害声带功能的外生型肿瘤（T_{2a}）。保留喉功能的喉部分切除手术曾经是早期喉癌的主要治疗手段，现在仅在特定情况下才考虑使用。适用于内镜切除术的患者避免进行开放性手术，而传统上在开放性喉部分切除术后需要进行气管切开术。目前，对于不适合内镜切除的患者以及先前放疗后肿瘤进展或复发的肿瘤患者，考虑对声门上或声门型喉癌进行开放式喉部分切除术。在早期声门型喉癌中，局部淋巴结转移极为罕见。因此，一般不需进行局部淋巴结的处理。

晚期喉癌（T_3 和 T_{4a}）需要多学科综合治疗。由于肿瘤病变范围大，手术通常需要进行全喉切除。另一方面，放射疗法局部控制率低，大部分患者需要进行全喉切除术。尽管全喉切除术后再加放射治疗被认为是标准的治疗方法，但是患者喉功能的缺失显著降低了患者的生活质量。在过去的 25 年中，喉器官功能保留理念深刻影响晚期喉癌的治疗。美国水牛城退伍军人医院喉癌研究组（VA 试验）于 19 世纪 80 年代进行的一项前瞻性随机试验结果首次证明，新辅助化疗联合放疗的生存效果与全喉切除术后联合放疗相似，但有三分之二的患者保留了喉功能。随后放疗组及肿瘤学组的交叉学科研究表明（RTOG91-11），在局部区域控制和喉部功能保留方面，同步放化疗治疗优于序贯治疗。因此，同步放化疗治疗已成为

大多数晚期喉癌患者的标准治疗。最近，有人建议进一步加强多种药物的联合治疗，并在同步放化疗前增加新辅助化疗，以提高疗效。然而，多种药物联合会伴随着药物毒性增加而给大部分患者造成长期后遗症。仍需要进一步研究开发毒性更小、对喉功能保留更有效的最佳联合疗法。目前，患有严重合并症而无法完成喉功能保留治疗方案的患者首选全喉切除术。同样，患有非常晚期的喉癌，病变累及甲状软骨或有环状软骨破坏，也首选全喉切除术，后续进行术后放疗或放化疗。这些患者若行同步放化疗保留器官功能治疗，失败率很高，很多患者放疗后需要进行全喉切除术。有关非手术喉功能保留的详细信息请参见第 19 章和第 20 章。

外科治疗

在过去的几十年中，外科手术在喉癌治疗中作用不断改变。与开放式喉切除术相比，经口内镜激光手术已成为早期喉癌的首选治疗方法。

在大多数患者中，经口激光手术避免了颈部切开和气管切开术。此外，术后的吞咽功能恢复比开放手术要快。内镜入路的治疗结果与喉开放性功能手术后的治疗结果相当。尽管如此，开放性喉功能手术仍作为一些经过仔细选择的患者的主要治疗手段以及作为一些患者放疗失败后的抢救性手术。在极少数晚期癌症患者中全喉切除术可作为首选治疗。另外，全喉切除也可作为器官保留治疗失败后的挽救性手术，但是术后的伤口会愈合不良。

外科解剖学

解剖学上，喉上起会厌尖，下至环状软骨的下缘（图 10.51）。其下缘与颈段气管相连（图 10.52）。前上与舌根毗邻，后外侧与下咽、颈段食管毗邻（图 10.53）。喉软骨包括甲状软骨、环状软骨、会厌软骨、杓状软骨、楔状软骨和小角软骨。通常，女性声带的前联合位置位于甲状软骨前中线的中点以上，在男性则位于中点以下。虽然舌骨不是喉支架的成分，但是舌骨通过甲状舌骨膜连接在甲状软骨上，在上消化道的吞咽功能中起着重要作用。喉软骨的钙化程度不同，在影像学上很难解释是肿瘤浸润还是不全钙化。

喉的表面黏膜由假复层鳞状上皮和散布的黏液腺组成。声带表面被覆复层鳞状上皮。声门上区的感觉神经由喉上神经内支负责，该分支通过甲舌膜进入喉。真声带的黏膜由喉上神经和喉返神经双重感觉神经支配，而声门下喉区域的感觉由喉返神经分支支配。除环甲肌以外的所有喉内肌的运动都由喉返神经支配，而环甲肌由喉上神经的外支支配。喉部的血液供应来自甲状腺上、下动脉的分支。这些血管进入喉部伴随喉上神经和喉返神经走行。喉的声门上区具有丰富的淋巴网络，其通过甲状舌骨膜经第一站淋巴结向第二站和第三站淋巴结回流。喉的声门区淋巴网络非常稀疏，尤其是声带的边缘没有淋巴管。喉的声门下区淋巴引流通过环甲膜引出，汇入气管旁和颈深下部淋巴结（Ⅳ区）。甲状腺周围淋巴结也接受喉部淋巴引流。

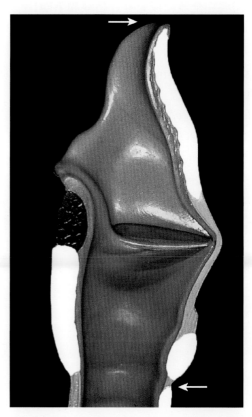

图 10.51　喉部的解剖学界限。上部箭头,会厌尖;下部箭头,环状软骨下缘。

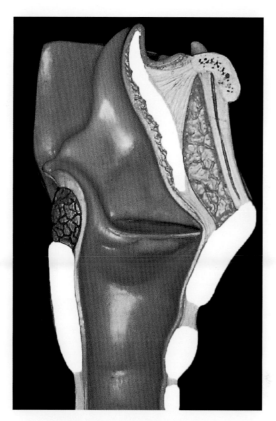

图 10.52　喉部的解剖关系。

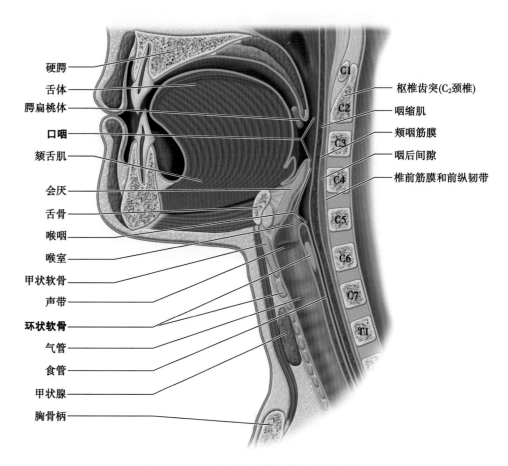

图 10.53　口腔,咽和喉的矢状切面的解剖图。

术前准备

所有接受喉癌手术的患者均应接受术前肺功能评估。对于有慢性阻塞性肺病病史并正在考虑进行喉的功能保留手术的患者,这一评估尤其重要。关于戒烟的术前指导至关重要,对依赖吸烟的患者实施尼古丁戒断计划。同样,有关术后肺部护理和呼吸运动的术前指导也同样重要。对于计划进行全喉切除的患者术前要有言语心理学家对患者进行言语康复替代方法的宣教,可减少患者对失语的焦虑和忧虑,并可加深对语言康复的理解。

直接喉镜和显微喉镜

喉原发肿瘤的范围直接决定诊断和选择治疗的准确性,但也不能过分相信治疗之前能够精确评估。喉镜检查最好在全身麻醉下进行,无论是使用较小的气管插管还是使用喷射通气,并且需要完全放松以充分评估喉和下咽,手术室中应有各种型号的喉镜可供选择,以满足喉部不同结构和病变部位的要求。为了进行诊断和活检,Dedo 或 Jako 喉镜可以双眼看到喉头。双目喉镜可提供声门上区域和下咽的全面视图,是内镜激光切除术的首选。

喉镜的详细内镜评估需要使用(0°、30°、70°和120°)各个角度的内镜来准确评估前联合、喉室和声门下区域。图 10.54 显示了双声带病变的患者,通过各种角度的喉镜获得的视图细节。无论选择哪种检查方法,详细评估喉部病变是至关重要的。如果患者适合进行内镜手术,则在拍摄病灶的照片后开始手术。另一方面,如果患者要选择其他治疗方案(例如放射疗法或化学疗法/放射疗法),则在进行充分的照相记录和活检后结束支撑喉镜检查。

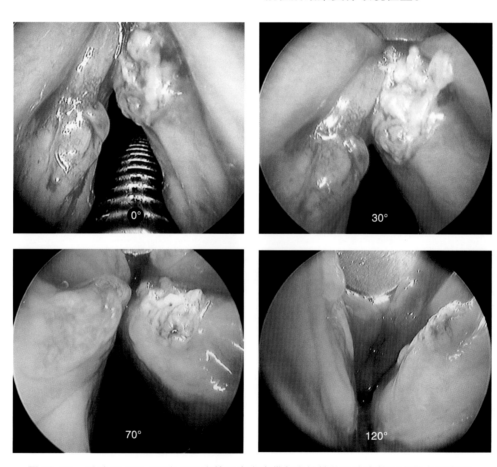

图 10.54　通过 0°、30°、70° 和 120° 喉镜观察右声带复发性鳞状细胞癌伴左声带水肿病变。

喉显微手术-声带息肉切除

对于喉部内镜手术,患者在小号气管插管的全身麻醉下进行,并用适当的支撑喉镜显露喉部。通过手术显微镜以 40 倍的放大倍数观察喉部,显示左声带中部三分之一的黏膜息肉(图 10.55)。检查喉部的其余部位无明显异常。如图 10.56 所示,用成角度的活检钳抓住息肉,并使用剪刀将黏膜息肉完整切除。注意切勿尝试切除深层的肌肉组织,因为这仅是黏膜的病变,否则语音质量可能会受到明显不利影响。息肉切除术见图 10.57。整个标本固定在石蜡块中,病理医生可对其前、后、上、下缘进行定位,并对其进行准确的组织学处理。可通过盐水稀释的肾上腺素棉球稍施压力擦拭止血(图 10.58)。通常以这种方式控制微小血管的出血(图 10.59)。硝酸银烧灼或使用低功率二氧化碳激光可确保轻微出血的止血。

在喉部内镜手术期间,给予地塞米松 4mg,每 6 小时连续 1 次,并在接下来的 48 小时内逐渐减少。服用类固醇的目的是在术后立即减轻喉头水肿和偶尔的呼吸困难。可以常规饮食,但建议患者保持声音休息,直到声带上皮恢复。通常建议在声带手术后约 1 周进行声音休息。

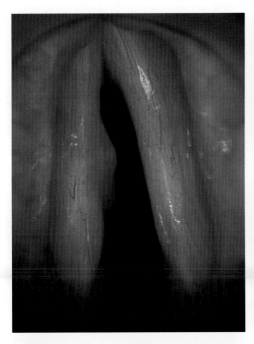

图 10.55　喉的内镜视图,左声带缘的黏膜息肉。

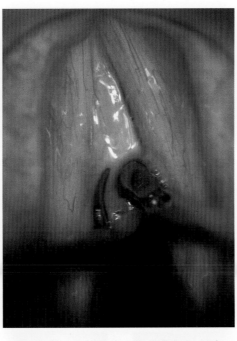

图 10.56　用活检钳夹住黏膜息肉,用弯曲剪刀切除。

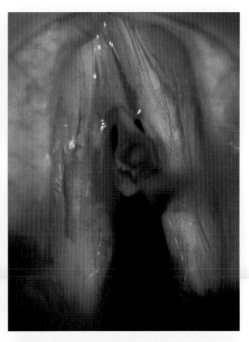

图 10.57　仅黏膜切除,没有任何潜在的肌肉。

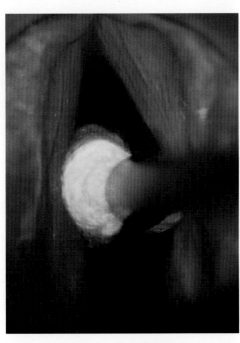

图 10.58　止血用的棉纱球。

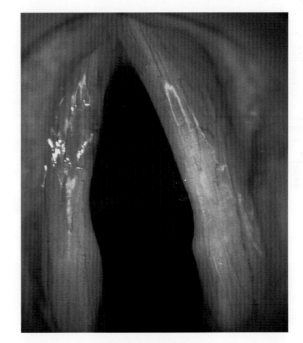

图 10.59　手术缺损。

　　喉的其他各种良性病变和早期恶性病变都适用于内镜喉显微手术。在某些情况下,对于良性病变和某些恶性疾病患者,可以考虑使用二氧化碳激光。

喉显微手术-水解剖技术切除声带角化病

　　声带的黏膜病变相对扁平,在喉显微手术中需要特别注意。由于这些病变没有外生成分,因此很难从黏膜下层剥离。如果以常规方式切除,则易损伤到深层的声带肌。因此,使用水解剖技术在内镜下切除这些病变有一定优势。图 10.60 所示的患者其左声带前三分之一处声带表面角化病。病变是扁平的,外生成分很少。为了将病变与下面的声带肌分开,在黏膜下层注入含肾上腺素的盐水溶液。将 1ml 肾上腺素溶液(1:50 000)与 5ml 生理盐水溶液混合。在支撑喉镜下将溶液注入左声带前半部分的黏膜下层(图 10.61)。注射量应足以使病变隆起。应避免注射过量,否则会导致解剖结构扭曲。请注意,病变现在已从下面的声带肌肉表面掀起来,易于夹住和切除,而不会牺牲正常组织(图 10.62)。

　　如图 10.63 所示用小的活检钳抓住病灶并向中线牵拉,右开口的弯曲剪刀切除整块病变,必须尽量将其整块切除,图 10.64 显示切除后的手术缺损轻微出血可通过肾上腺素盐水的棉纱球压迫止血。如果遇到进一步的出血,可通过硝酸银烧灼,电灼或二氧化碳激光进行止血。

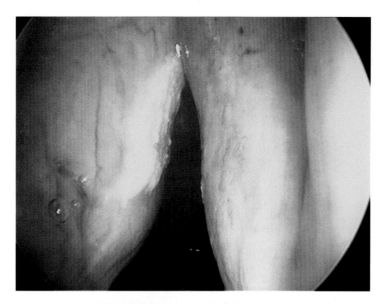

图 10.60　喉镜的内镜视图显示左声带前三分之一的浅表角化。

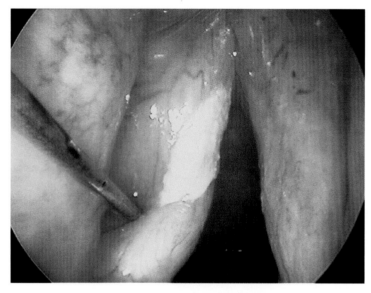

图 10.61　使用长针注射肾上腺素盐水。

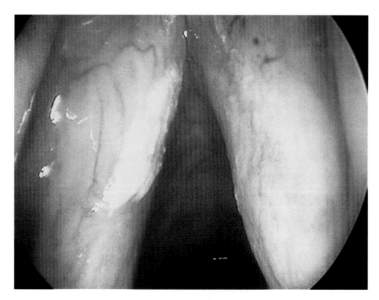

图 10.62　将足够的肾上腺素盐水注入黏膜下平面可将病灶与下面的声带肌分离。

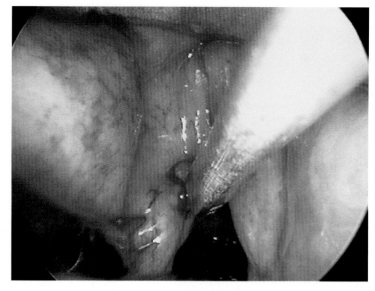

图 10.63　以整块方式切除病变。

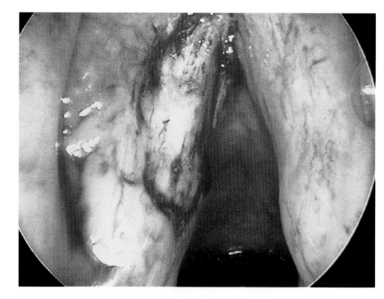

图 10.64　手术造成的缺损。

此处显示了另一位右声带原位癌且病变局限于声带黏膜的患者,适合通过水解剖技术进行内镜切除。在 0°、30°、70°和 120°的内镜下显示,病变局限于声带自由边缘的黏膜(图 10.65)。喉部的内镜视图显示切除后仅有声带黏膜的缺损,该创面会自发上皮化并恢复正常声音(图 10.66)。

经口内镜下激光手术治疗喉癌

对于早期喉癌,治疗的选择包括放疗、经口内镜下激光显微外科手术(TLM)或开放性部分喉切除术。在声门型喉癌治疗中仅需处理原发性肿瘤。然而,在声门上型喉癌中,由于隐匿性转移的发生率很高(20%~30%),常需联合颈淋巴结清扫术或放射治疗。

最常使用的两种激光是 KTP 激光和 CO_2 激光。CO_2 激光的波长为 10.6μm,处于光谱的红外(不可见)区域。因此,需要内置 He-Ne 同轴激光器。CO_2 激光具有多个优点,包括散射小、反射小以及对水的吸收强。周围坏死的面积小于 0.5μm,吸收深度为 0.2mm。

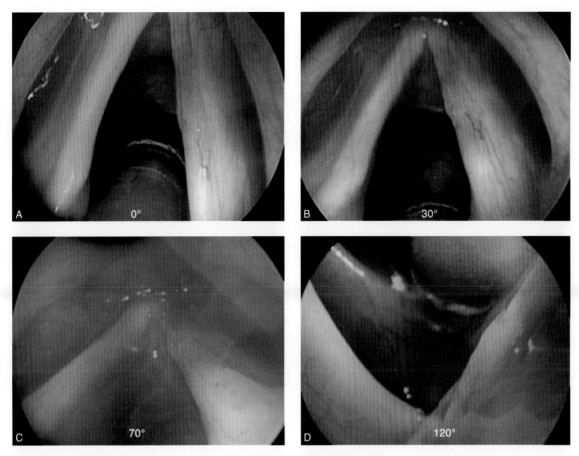

图 10.65　通过 0°(A),30°(B),70°(C),和 120°(D) 的喉镜观察右声带原位癌。

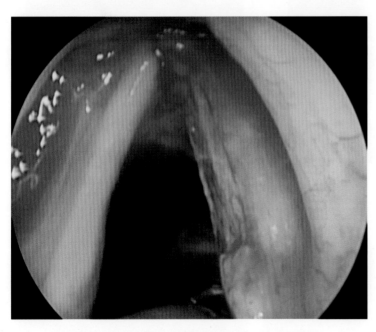

图 10.66　声带黏膜原位癌喉显微切除后声带的外观。

通常使用激光安全的双气囊气管导管进行插管,气囊内可用盐水充填。使用具有排烟通道的可操作喉镜对喉部结构进行暴露,必要时还可用可调式双人双目喉镜。通常使用与手术显微镜耦合的 CO_2 激光进行手术,并使用微操纵杆操纵激光束。另外,使用 0°、30° 和 70° 喉镜和光纤激光传导系统也可能会有帮助。具有电灼和吸引功能的喉显微器械对于该技术的成功至关重要。

激光手术的原则仍然是完整切除肿瘤,但与开放手术不同,暴露肿瘤不需要破坏喉的框架结构或牺牲正常的喉神经血管。由于每个肿瘤的浸润程度不同,因此切除范围要针对每个患者进行个性化设计。由于手术范围小,通常需要横切开肿瘤以评估浸润深度,并为顺利切除肿瘤创造必要的视野,如图 10.67 所示。

如图 10.68 所示,整块切除是声带局部表皮病变的理想选择。该患者右侧声带表面有一个微小的黏膜病变。活检显示为表浅浸润性鳞状细胞癌。病灶暴露后,使用二氧化碳激光切割病灶周围的黏膜(图 10.69)。二氧化碳激光可以精确切开固有层,然后在该平面上继续进行切开,使用吸引器牵拉标本(图 10.70)。通常在低功率设置(3~5W)下以连续模式使用 CO_2 激光切除声带病变。病变切除后的声带视图如图 10.71 所示。吸引器用于止血,但是散焦的 CO_2 激光也是一种有效的选择。如果切除相对浅,则手术造成的缺损可愈合,并且可以保留声带功能(图 10.72)。

欧洲喉科学会已将内镜下声带切除术分为声门型喉癌切除术的 I ~ VI 型和声门上喉癌切除术的 I ~ IV 型。声带被分为不同的层(图 10.73),声门型喉癌切除的分类由切除哪一层来决定。I 型为上皮下切除,II 型为韧带下切除,III 型为肌肉部分切除和 IV 型全肌肉切除。完整切除声带及扩展到周围结构分类为 V 型,前联合切除术分类为 VI 型(图 10.74)。对于声门上喉癌(图 10.75),I 型手术范围是对浅表病变的切除,II 型为会厌上半切除术或全会厌切除术,而未切除会厌前间隙。III 型切除范围包括会厌、会厌前间隙切除的声门上喉切除术,IV 型切除范围是声门上水平喉部分切除术。

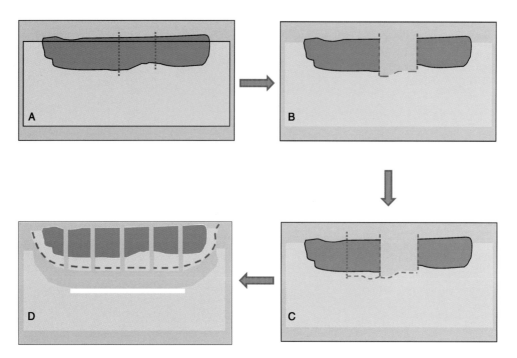

图 10.67　经口内镜连续切除喉癌技术。A. 初始平行垂直切开肿瘤以评估浸润深度；B. 切除一小块，并确定肿瘤的深缘；C. 跟随肿瘤的深处切开并完整地切除；D. 标本的正确定向至关重要。

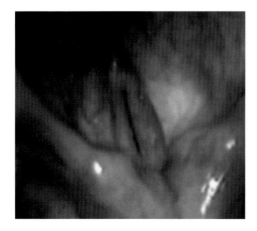

图 10.68　内镜视图显示原发性声带浅表癌。

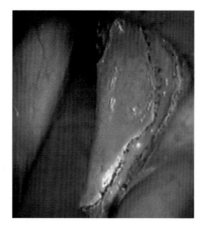

图 10.69　使用二氧化碳激光切割病变周围的黏膜。

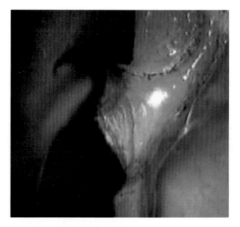

图 10.70　解剖平面保持在固有层中。

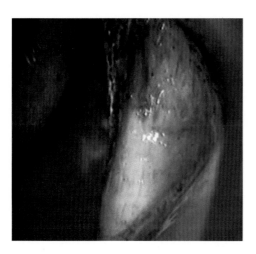

图 10.71　手术后的声带缺损。

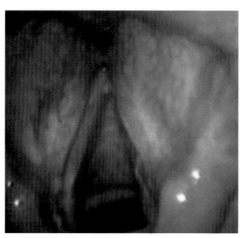

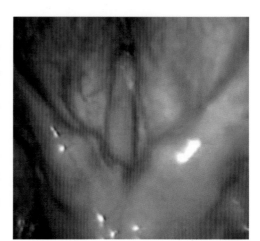

图 10.72　术后 6 个月喉的内镜视图。

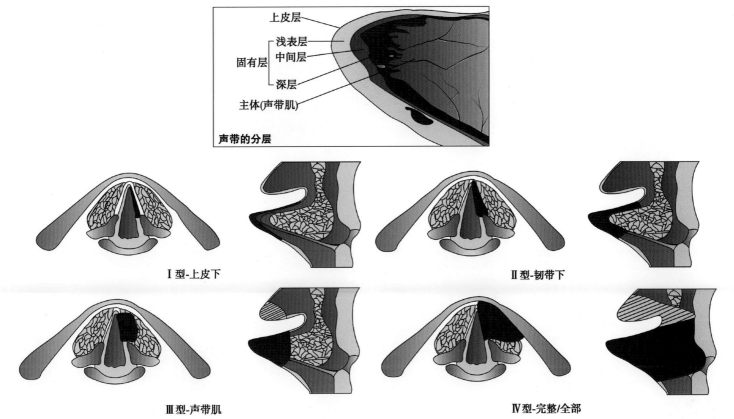

图 10.73 欧洲喉科学会关于声门型喉癌（Ⅰ～Ⅳ型）的内镜下声带切除术分类。

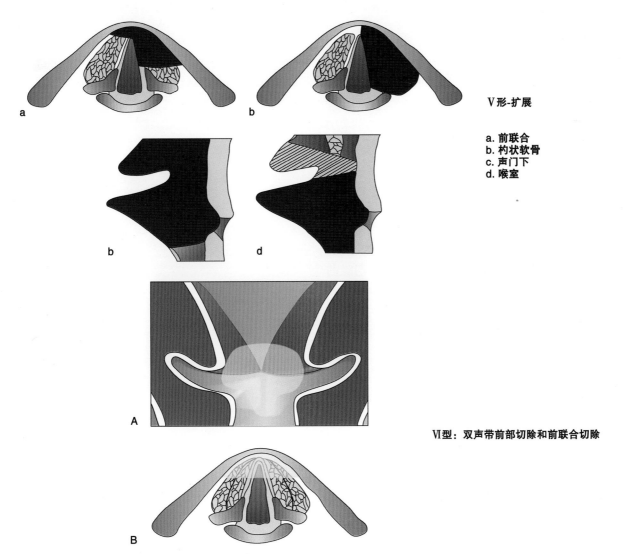

图 10.74 欧洲喉科学会关于声门型喉癌（Ⅴ型和Ⅵ型）的内镜下声带扩大切除术分类。

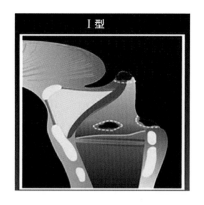
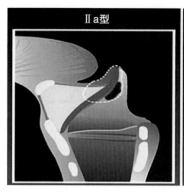
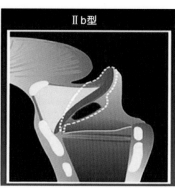
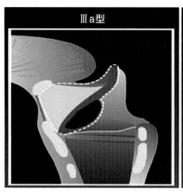
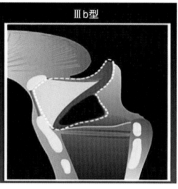
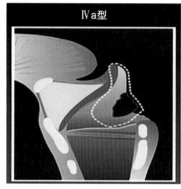
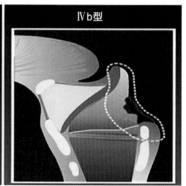

图 10.75 欧洲喉科学会对声门上喉癌的内镜切除术分类（由欧洲喉科学会提供）。

内镜下激光手术患者容易产生选择偏倚，使得与其他治疗方法（如放疗和开放式部分喉切除术）的比较变得困难。影响选择的因素包括患者、医生、肿瘤本身和机构偏好，这些因素决定了患者是否最终选择激光手术（图 10.76）。患者本身的一个重要因素是支撑喉镜下喉部的暴露情况。激光手术的最佳体位与气管插管的最佳体位相同。在图 10.77 中展示出了这种所谓的"嗅探位置"。患有牙关紧闭、龅牙和颈部放射史的患者无法达到该最佳体位。气道分级是评估患者插管难易度和是否可行激光手术的简便方法。Ⅰ 级或 Ⅱ 级患者可能是合适的，而 Ⅲ 级或 Ⅳ 级患者则不合适（图 10.78）。重要的肿瘤因素包括肿瘤的位置以及其是外生型的还是内生型的。应慎重选择前联合的肿瘤，因为在该部位几乎没有可切除的深切缘。这意味着前联合的肿瘤复发率较高，并且由于粘连的形成而导致功能预后不佳。图 10.79 所示患者的右声带肿瘤延伸至前联合，但几乎无对侧声带受累，该患者适合内镜激光切除术并获得了极好的结果。相比之下，前联合受累的双声带病变患者进行内镜下激光切除后出现了粘连（图 10.80）。声带外生型肿瘤非常适合激光手术，因为通常可能进行声带 Ⅱ 型或 Ⅲ 型术式切除。患有左声带外生型肿瘤的患者可以进行 Ⅱ 型声带切除术（图 10.81）。相反，内生型肿瘤需要更深的切除，切除更多的声带肌，从而导致声音质量差。如图 10.82 所示，左声带内生型肿瘤不适合内镜下激光切除。

经口激光手术（TLM）的复发率与放疗（RT）类似。对文献报告病例荟萃分析结果表明，TLM 可以改善总体生存率。但是，TLM 和 RT 之间的肿瘤学结局没有明显差异。另一方面，RT 治疗后的语音质量更好。由于多灶性复发的发生率较

高，RT 失败的患者通常需要进行全喉切除术。但是，很重要的一点是，此研究不是比较 T_1 患者的前瞻性随机试验结果。显然，接受激光手术的患者存在选择偏移。

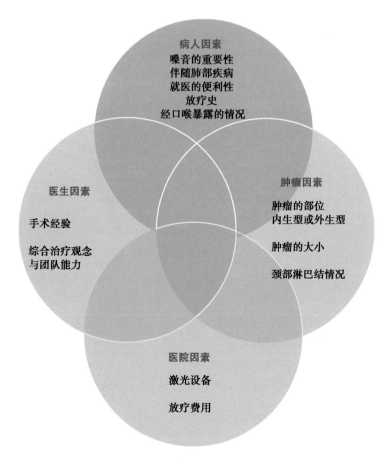

图 10.76 选择经口内镜激光微创手术的影响因素。

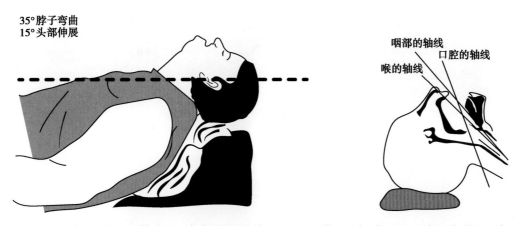

35°脖子弯曲
15°头部伸展

咽部的轴线
口腔的轴线
喉的轴线

图 10.77　激光手术的最佳位置。弯曲脖子(在枕头上),然后伸展头部,使口腔,咽部和气管在一条轴线上。

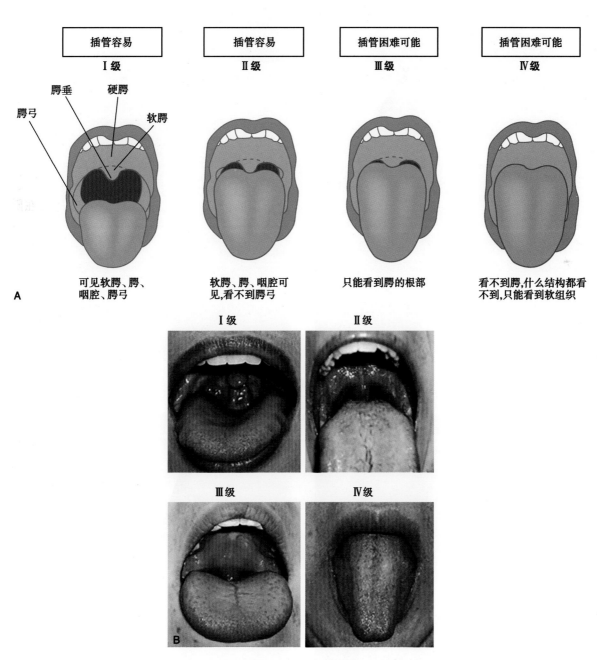

插管容易	插管容易	插管困难可能	插管困难可能
Ⅰ级	Ⅱ级	Ⅲ级	Ⅳ级

腭垂　硬腭

腭弓　　　　　软腭

可见软腭、腭、咽腔、腭弓

软腭、腭、咽腔可见,看不到腭弓

只能看到腭的根部

看不到,什么结构都看不到,只能看到软组织

A

Ⅰ级　　Ⅱ级

Ⅲ级　　Ⅳ级

B

图 10.78　气道分级图示(A)。患者实例显示气道分级(B)。

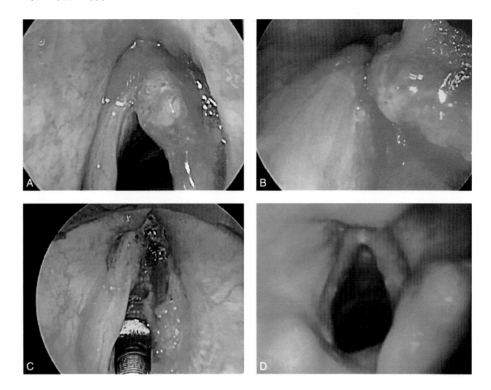

图 10.79　右声带鳞状细胞癌累及前联合的内镜照片。术后 6 周用 0° 镜（A）,30°镜（B）,术后切除图片（C）和术后 6 周内镜视图（D）。

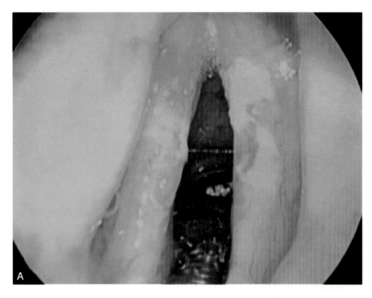

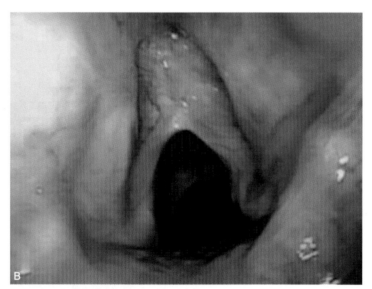

图 10.80　A.声门型喉癌的内镜视图,双侧声带受累的（T_{1b}）鳞癌;B.术后 6 个月的内镜检查显示粘连。

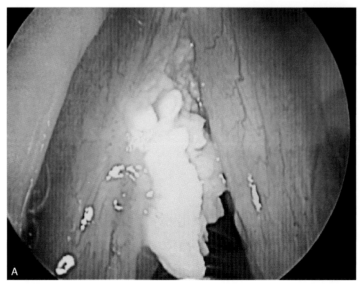

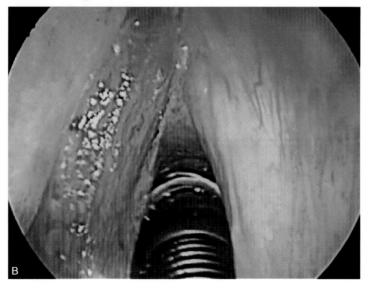

图 10.81　A.适用于内镜激光切除的左声带外生型肿瘤;B.喉肿瘤切除后复查的视图。

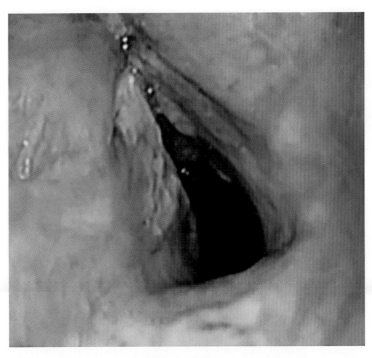

图 10.82　左声带的内生型肿瘤不适合激光切除。

声门型喉癌保留喉功能手术

　　垂直部分喉切除术适用于声带的原发性肿瘤，累及声门上或前联合，或具有明显的声门下累及。伴有声带活动受限，对放疗反应差但病变仍局限于喉部一侧的局部晚期病变，以及一些伴有声带固定的患者也是垂直喉部分切除术的适应证。垂直部分喉切除术的肿瘤标准如图 10.83 所示，此标准是选择垂直部分喉切除术病变的一般指征。但是，这些标准不是绝对的，部分喉切除术的适应证可能会扩大。本章介绍了垂直部分喉切除术的一些技术变化。

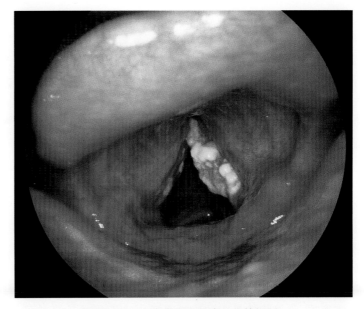

图 10.84　右声带原发肿瘤的喉镜视图。

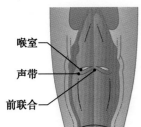

1. 可活动的声带病变累及到前联合

2. 声带膜部病变累及声带突和杓状软骨的前上部

3. 声门下侵犯不能超过5mm

4. 部分声带固定的病变但不超过中线

5. 单侧的跨声门病变但是不能超出上述范围

6. 声带及前联合病变累及对侧声带不超过前1/3

图 10.83　垂直部分喉切除术病变的标准。

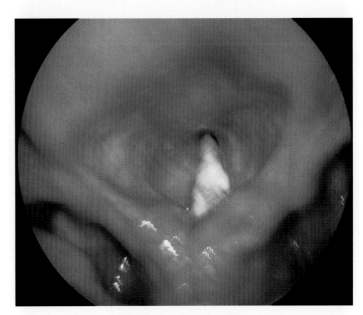

图 10.85　发声时的声带。

复发型声带癌的垂直喉部分切除术

　　放射治疗适用于声带病变累及室带，并且声带活动良好的患者。但是，在某些患者中，放射治疗无法控制肿瘤，因此需要进行手术治疗。这是一例患者放疗前的内镜检查如图 10.84 所示，其原发性肿瘤为右声带，从前联合延伸至声带，并累及右喉室和室带。如图 10.85 所示，声带的活动性不受影响，在发声过程中可完全内收。该患者首先进行了放射治疗，并明确控制了肿瘤。但是，放疗完成后约 11 个月，右声带的前半部出现了局部肿瘤复发（图 10.86）。此时，手术切除是唯一可行的选择。尽管是复发的肿瘤，但仍然适合于喉功能保留手术，必须强调的是，手术切除的范围应与放射治疗之前肿瘤的范围相符。

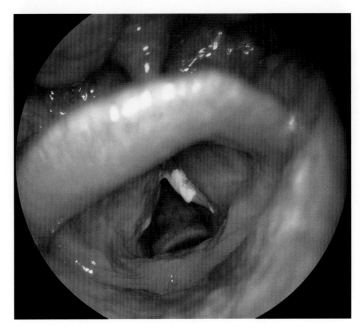

图 10.86　放疗后右声带前半部肿瘤复发。

首先在局部麻醉下进行气管切开术。然后进行全身麻醉,并对病变进行充分的内镜检查以准确了解复发性肿瘤的范围。消毒颈部皮肤,铺无菌巾(图 10.87)。在皮肤表面标识舌骨,甲状软骨的上界和环状软骨。手术切口大约在甲状软骨垂直高度中点的颈纹处。经过颈阔肌深面掀起皮瓣(图 10.88)。掀起上、下皮瓣暴露喉前带状肌,上至甲舌膜,下至环甲膜(图 10.89)。现在,用电刀沿带状肌的中线筋膜切开直至到达甲状软骨平面(图 10.90)。

拉开两侧带状肌,暴露甲状软骨的中线(图 10.91)。甲状软骨的血液供应是由软骨膜的血管提供的。因此,应避免不必要地牵拉软骨膜,以减少手术后残留喉软骨放疗坏死的风险。电刀尖在甲状软骨前中线(从甲状软骨切迹延伸至环甲膜)的软骨膜上切开一个切口(图 10.92)。使用精细的骨膜剥离器,将甲状软骨右前缘软骨膜剥离至甲状软骨的后缘(图 10.93)。要完成此操作,必须将软骨膜从甲状软骨的上缘上方松解,并从环甲膜下方松解。

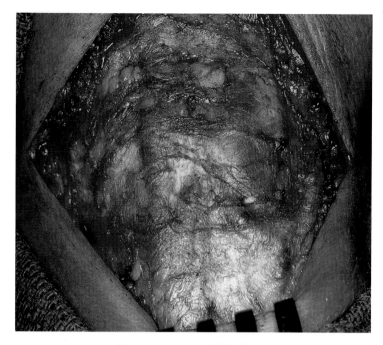

图 10.89 上、下皮瓣的高度。

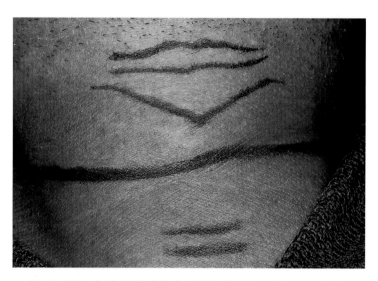

图 10.87 舌骨、甲状软骨和环状软骨的表面标记以及皮肤切口。

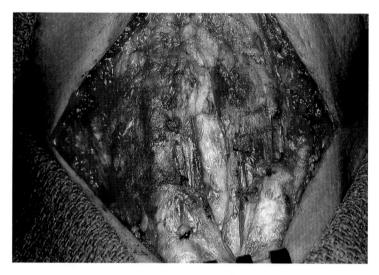

图 10.90 切开中线筋膜。

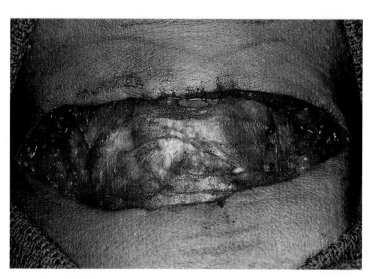

图 10.88 皮肤切口深至颈阔肌。

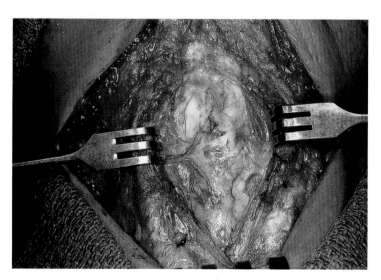

图 10.91 向两侧拉开带状肌。

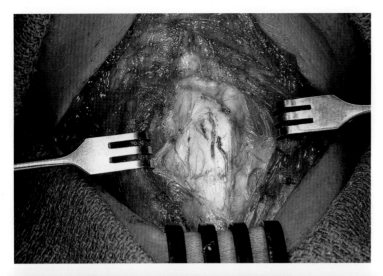

图 10.92 在中线切开甲状软骨的软骨膜。

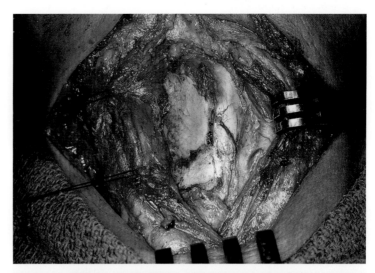

图 10.94 软骨膜用缝合线标记,并向侧面牵拉。

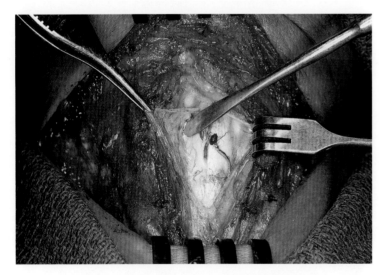

图 10.93 剥离右甲状软骨板的软骨膜到它的后缘。

现在,用铬肠线标记缝合软骨膜的上缘和下缘,并且将这些缝合线留得很长以便牵拉(图 10.94)。如模型所示,使用矢状电动锯从前中线进行喉切开(图 10.95)。用锯将甲状软骨从规划的切口切开至环甲膜,保留下面的软组织和黏膜(图 10.96)。一旦整个甲状软骨被切开,会感觉到一个放松的向外侧的弹力,然后就停止使用锯子(图 10.97)。用直角拉钩拉开两侧已分离的甲状软骨,露出深面的软组织(图 10.98)。向两侧拉开甲状软骨后可以发现声门下区域的黏膜明显变薄。使用电刀切开声门下黏膜(图 10.99)。将止血钳从此开口插入。撑开止血钳可用于引导从前中线切开剩余的软组织和喉黏膜(图 10.100)。再次用拉钩充分暴露喉的术区(图 10.101)。注意复发的右侧声带肿瘤,大部分是黏膜下层浸润。手术区域的特写视图显示,在声带上表面的溃疡型肿瘤位于前联合处黏膜分割线的后方(图 10.102)。

通过喉切开部位放入一个深的直角牵开器,声门上喉结构向上收缩回头侧(图 10.103)。使用电刀沿甲状软骨的下边界将环甲膜切开(图 10.104)。在直视下,沿着环甲膜将声门下黏膜切开到后中线(图 10.105)。接下来,将附着于右侧甲状软骨上缘的软组织切除(图 10.106)。

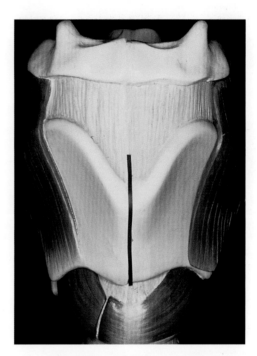

图 10.95 沿中线切开甲状腺。

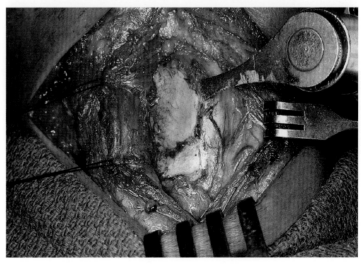

图 10.96 用电锯对甲状软骨进行切割。

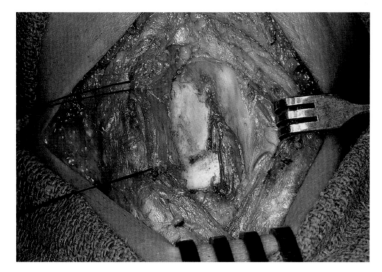

图 10.97 将软骨完全锯开。

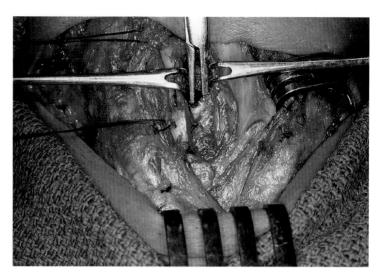

图 10.100 止血钳分离喉黏膜。

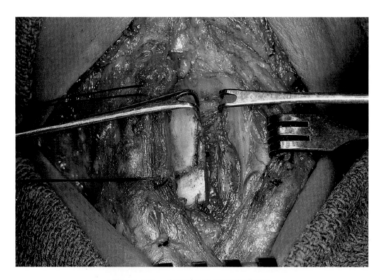

图 10.98 向两侧分开甲状软骨。

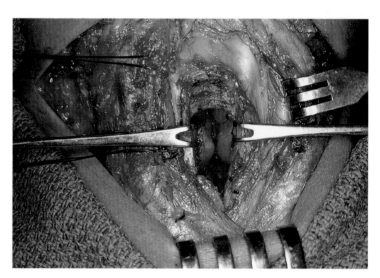

图 10.101 喉腔的内部充分暴露。

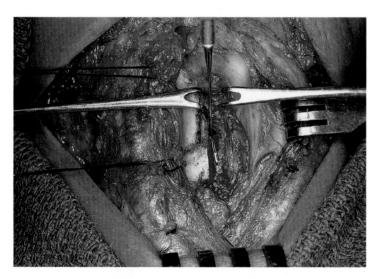

图 10.99 电刀切开声门下黏膜。

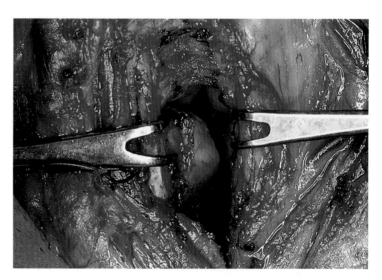

图 10.102 手术区域的特写视图。

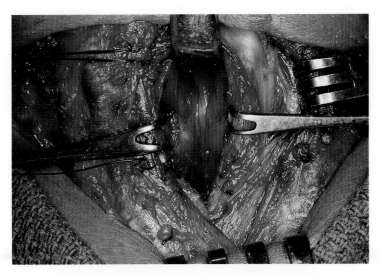

图 10.103　用直角牵开器将声门上喉向头侧牵拉。

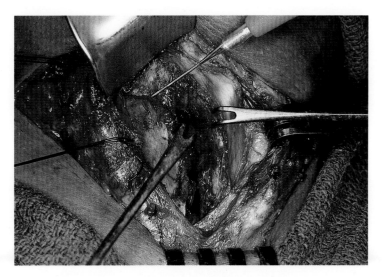

图 10.106　甲状软骨板上边界附着的软组织成分。

在模型中显示了右半喉的黏膜切口,周围有足够的安全界(图 10.107)。用电刀沿中线切开右室带、右杓状软骨和右声带,与声门下的黏膜切口相接(图 10.108)。最后,使用锯齿状剪刀切除右半喉的手术标本,包括甲状软骨的整个右侧板,以及黏膜层和声门旁间隙的所有软组织(图 10.109)。为了切除甲状软骨右侧板,甲状软骨的上角必须切断(图 10.110)。模型中显示了甲状软骨切除的范围(图 10.111)。再次使用锯齿状的剪刀切断环杓关节的连接和附着于甲状软骨后缘的咽下缩肌(图 10.112)。遇到喉上动脉分支的轻度出血,取出标本后就很容易控制。右半喉切除后造成的手术缺损从右杓会厌皱襞延伸到环状软骨的上缘,如图 10.113 所示。

左甲状软骨板的手术区域特写显示正常的左声带,喉室和室带(图 10.114)。另一方面,手术缺损显示附着在环状软骨上的喉肌残端以及右咽下缩肌残端(图 10.115)。没有尝试进行手术缺损的黏膜闭合。几乎所有患者该原始区域都会形成肉芽并自发上皮化,即使放疗过的患者也会形成肉芽,虽然可能会花费更长的时间。在切口闭合之前要记得下鼻饲胃管。

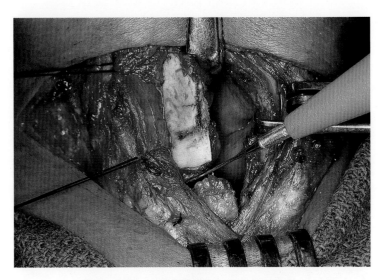

图 10.104　切开环甲膜松解标本的下边界。

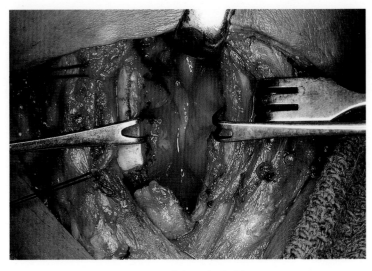

图 10.105　声门下喉黏膜切口。

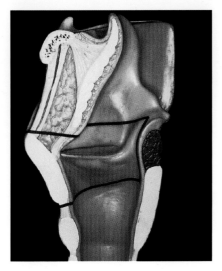

图 10.107　显示黏膜切口的模型。

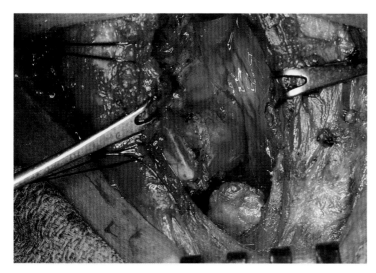

图 10.108　室带的黏膜切口。

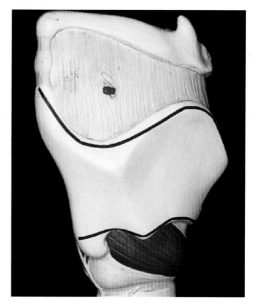

图 10.111　显示甲状软骨切除范围的模型。

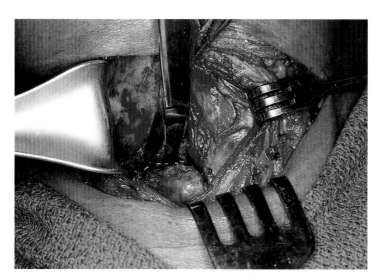

图 10.109　用剪刀将标本的后部分开。

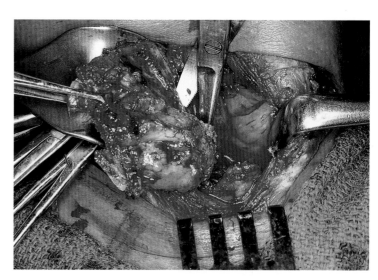

图 10.112　切开环杓关节连接处。

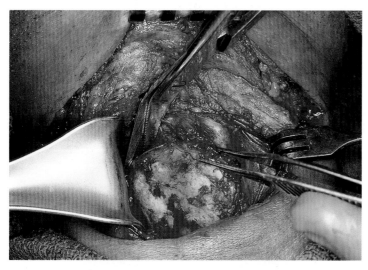

图 10.110　用剪刀将甲状软骨的上角分开。

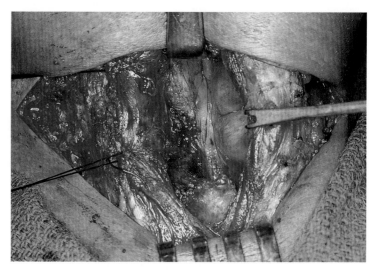

图 10.113　右半喉切除后的手术缺损。

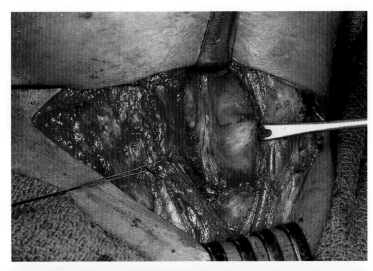

图 10.114 手术区域的特写视图显示了正常的左半喉。

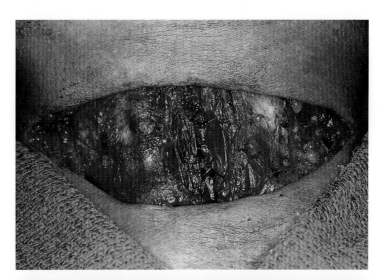

图 10.117 密不透水的软骨膜闭合。

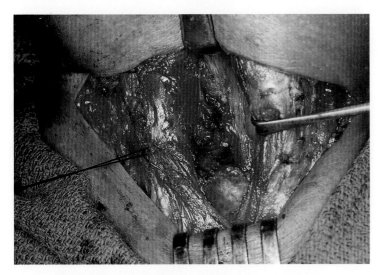

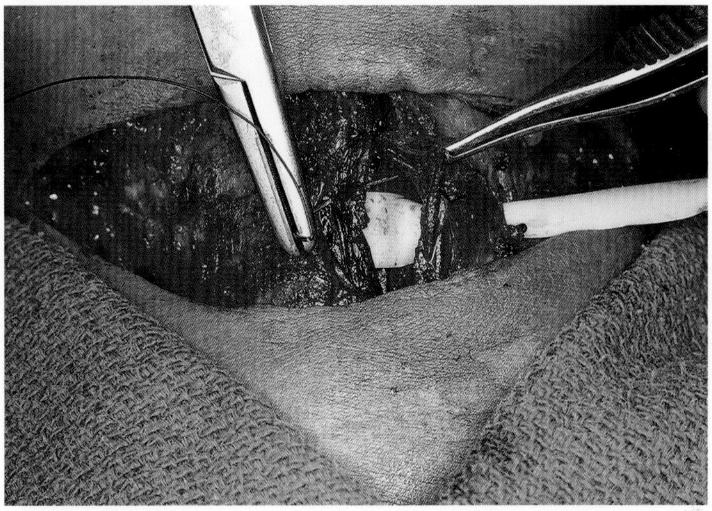

图 10.115 在手术缺损处可以看到下缩肌的肌肉分离。

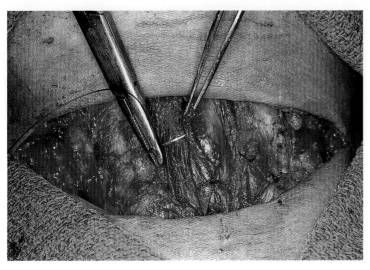

图 10.118 一个潘氏引流管放置在带状肌的深面。

将右侧软骨膜与左侧软骨膜重新对位(图 10.116)。可吸收铬肠线间断缝合,以实现滴水不漏的软骨膜封闭(图 10.117)。将两侧带状肌肉在中线处重新拉拢缝合。如图 10.118 所示,将潘氏引流管放置在带状肌的深面,并从左侧引

出。将第二个潘氏引流管置于带状肌的表面,并在切口的另一端引出。铬肠线间断缝合颈阔肌关闭刀口(图 10.119)。尼龙缝线间断缝合皮肤切口(图 10.120)。

图 10.116 重新接合的软骨膜。

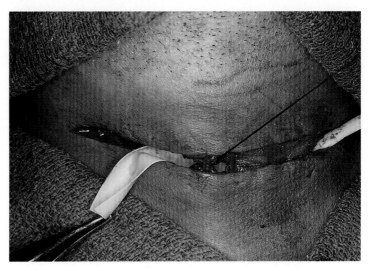

图 10.119 另一个引流管放置在颈阔肌的深面。

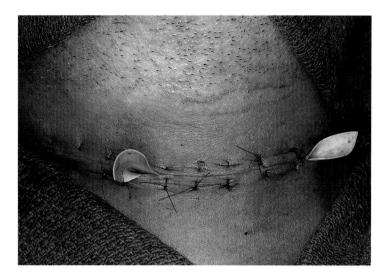

图 10.120　皮肤切口。

　　右半喉切除术的手术标本如图 10.121 所示。请注意右声带肿瘤具有明显的声门下侵犯,已切除声门下区域并保留足够的安全缘。拉开右侧室带可见大部分肿瘤以黏膜下浸润的方式占据喉室。

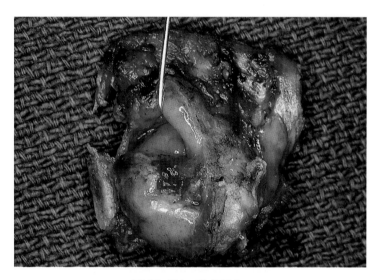

图 10.121　手术标本。

　　术后通过鼻饲胃管维持营养。通过气管切开术清除肺分泌物。预计引流管中会有一定程度的渗出液,由于手术部位的渗出,患者可能会在术后 48 小时内咳出血性分泌物。大多数患者将在 1 周左右可吞咽半固体和流质食物,此时可拔除鼻饲胃管。此后不久,气管套管可能能够拔除。在拔除气管套管之前,应通过纤维镜检查确认喉腔通畅并进行堵管试验。

　　术后 3 个月喉镜视图显示右侧的手术区愈合良好(图 10.122)。请注意,由于切除了右侧杓状软骨,导致右杓黏膜向声门脱垂。脱垂的黏膜可能在某些患者中造成气道受阻,需要切除以通畅气道。

垂直额侧部分喉切除术治疗前联合病变

　　原发于前联合的声门型喉癌或声带癌延伸至前联合,需要同时切除前联合和受累的声带。图 10.123 所示为原发性前联合癌患者喉镜照片。注意,肿瘤扩展累及双侧声带的前

三分之一。要对该肿瘤进行准确的内镜评估,需要使用手术显微镜和成角度的喉镜。首先在局麻下进行气管切开术,然后进行全身麻醉。甲状软骨切迹和环状软骨的表面标记如图 10.124 所示,切口沿上颈部横纹处切开至颈阔肌深面,翻起上下皮瓣(图 10.125)。

　　喉部从甲状舌骨膜向下暴露至环甲膜。切开带状肌之间的颈白线筋膜(图 10.126)。解剖甲状软骨和带状肌之间的间隙,使它们可以拉向两侧(图 10.127)。电刀在中线切开甲状软骨的骨膜(图 10.128)。然后用精细的骨膜剥离器分开,以露出约 6mm 的甲状软骨右板(图 10.129)。用缝线在剥离的软骨膜边缘作标记,以方便随后喉部修复时进行识别(图 10.130)。在左侧,将软骨膜剥离到更靠后的位置,以暴露出甲状软骨的前半部。肿瘤内镜评估的软骨切面如图 10.131 所示。使用电刀在甲状软骨的切开部位标出垂直线(图 10.132)。这些线是根据内镜评估肿瘤的范围及每个声带的横向延伸绘制的。由于左声带的前半部受累,因此必须在左侧切除更多的软骨。由于右侧声带受累的范围较小,因此需要切除的右侧软骨较少。

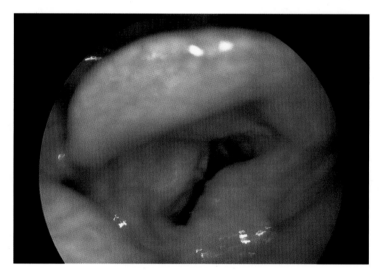

图 10.122　3 个月后喉部的内镜视图。

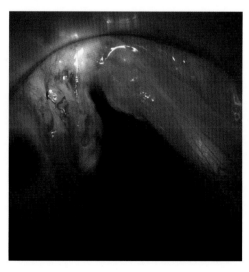

图 10.123　喉的内镜照片显示前联合癌。

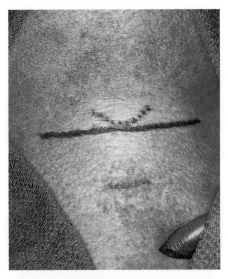

图 10.124 甲状软骨切迹和环状软骨的表面标记以及皮肤切口。

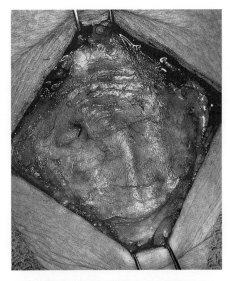

图 10.125 翻起上、下皮瓣。

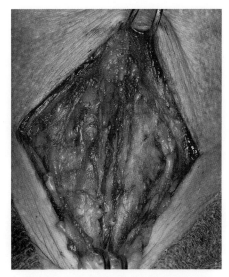

图 10.126 沿中线切开筋膜。

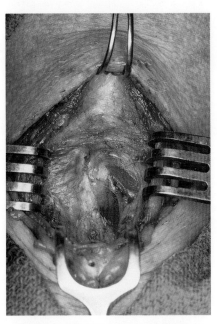

图 10.127 两侧拉开带状肌。

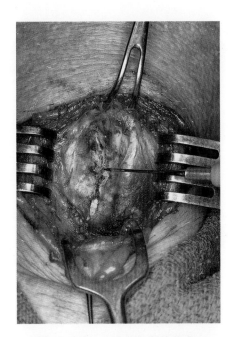

图 10.128 在中线切开软骨膜。

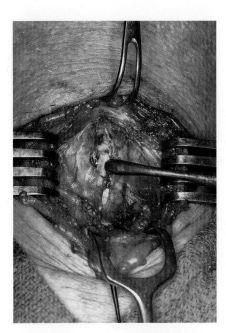

图 10.129 剥离软骨膜。

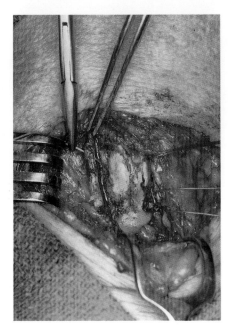

图 10.130 缝合软骨膜边缘。

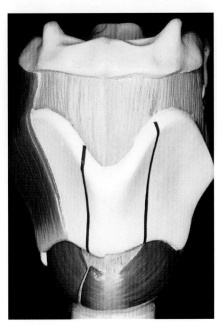

图 10.131 在模型上描绘软骨切口。

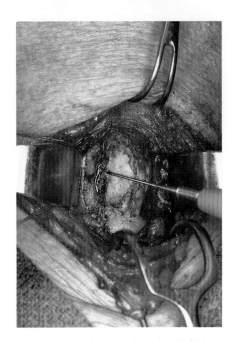

图 10.132 垂直切割线标记在甲状软骨上。

使用动力矢状锯,沿着之前画的标记从甲状软骨上边界切割延伸到环甲膜(图 10.133)。必须尽一切努力避免用电动锯将喉内部的软组织和黏膜撕裂。一旦完成软骨切割,到软组织就会感觉到一个向外的弹力。在左侧进行类似的切割。用双齿拉钩拉住手术标本软骨的下缘,将标本向头侧牵拉,通过环甲膜进入声门下区(图 10.134)。进一步向头位拉伸可以获得喉

内部的进一步视图。在直视下,从声带切开黏膜,保证足够的安全缘(图 10.135)。使用锯齿状剪刀剪开两侧声带的肌肉组织,并取出标本(图 10.136)。图 10.137 所示的手术缺损:两侧声带残端和杓状软骨黏膜。喉的进一步检查显示,大约保留了一半的右声带和三分之一的左声带(图 10.138)。请注意,两侧杓状软骨和喉的声门上区都是完整的。

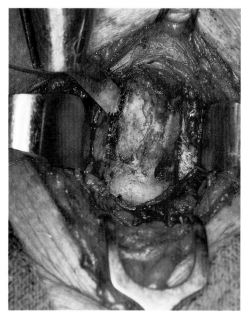

图 10.133 用电动锯对甲状软骨进行切割。

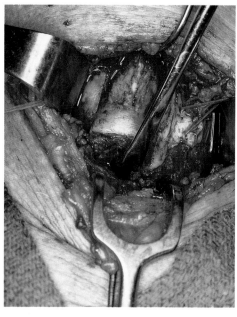

图 10.134 手术标本的下界。

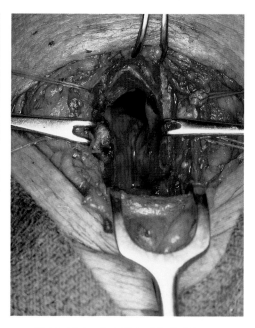

图 10.135 在声带上进行黏膜切口。

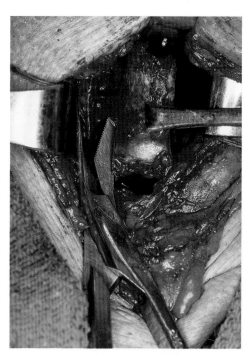

图 10.136 切除标本。

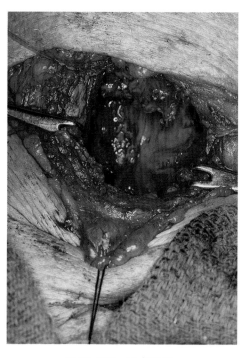

图 10.137 手术缺损。

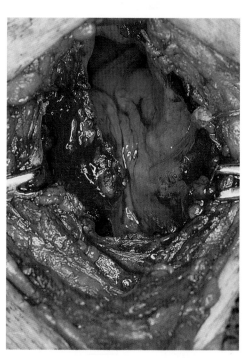

图 10.138 残余喉的特写视图。

为了确保残余声带的正常功能,必须恢复其弓弦结构。在残余甲状软骨板两侧各钻一个孔使其与每侧声带在一个水平面上。4-0 缝线穿过此孔和整个声带残端。系好缝线后,会牵拉声带残端靠近甲状软骨的切缘使声带绷紧(图 10.139)。在另一侧进行类似的声带固定拉紧。

为了重建前连合并防止粘连,使用了喉龙骨。如图 10.140 所示,硅胶龙骨用于修复前连合。龙骨放置在甲状软骨的切缘之间,并通过 2-0 铬肠线将其固定在两侧残余甲状软骨板上而保持在适当的位置。缝线穿过龙骨的水平翼缘,然后穿过一侧的甲状软骨板。然后将它们穿过龙骨的垂直凸

面,从甲状软骨和龙骨的另一侧穿出,如图10.141所示。龙骨的垂直凸缘仍保持在两个重建声带残端之间和甲状软骨两个切割端之间(图10.142)。肠线缝合打结在龙骨的平坦表面上。粗壮的尼龙缝线从龙骨平面的一端穿过经过其垂直凸缘,从平面的另一侧穿出。尼龙缝线的末端留长,并通过皮肤切口引出(图10.143)。以这种方式将尼龙缝合线放置在龙骨上,使在局部麻醉下门诊手术将其取出。或者,可在内镜下取出龙骨,在这种情况下,不需要尼龙缝合线,但是直达喉镜检查和龙骨的取出需要全身麻醉。

插入龙骨后,铬肠线间断缝合将软骨膜缝合在龙骨上。如图10.144所示,在中线处缝合带状肌。注意龙骨的尼龙缝合线的长端从中线闭合处引出。间断缝合颈阔肌。将引流管放置在颈阔肌深面,并通过皮肤切口引出,该切口用细尼龙线缝合(图10.145)。手术标本的前视图显示了中线处甲状软骨的外部,也就是肿瘤的深缘(图10.146)。从该视角看不到肿瘤。标本的后视图显示了前联合处的外生型息肉样肿瘤累及左右侧声带(图10.147)。肿瘤似乎起源于前联合的上表面和真声带。

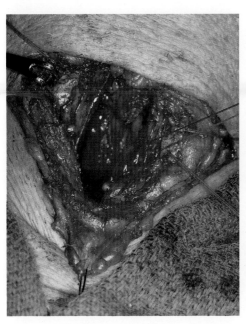

图 10.139 左声带残端固定在甲状软骨上。

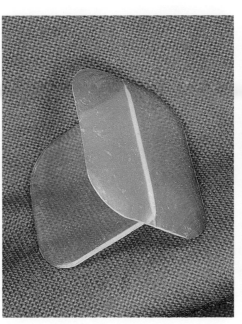

图 10.140 硅胶龙骨。

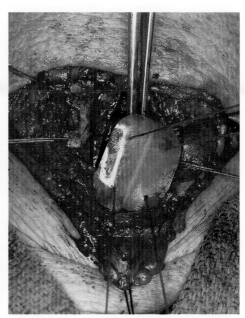

图 10.141 用可吸收的缝线将硅胶龙骨固定在甲状软骨上。

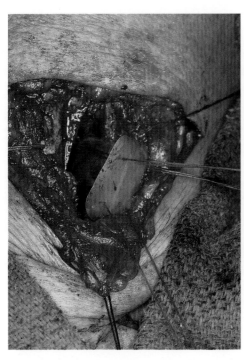

图 10.142 龙骨的垂直凸缘放置在双声带前端之间。

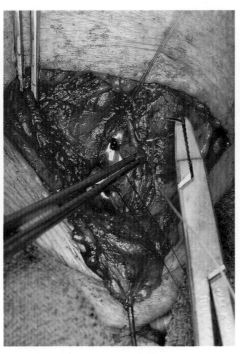

图 10.143 龙骨上的尼龙缝合线末端应保持较长。

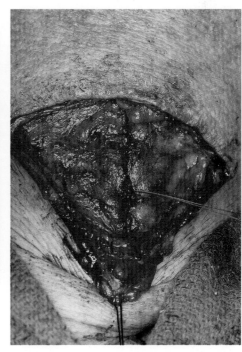

图 10.144 中线处缝合带状肌。

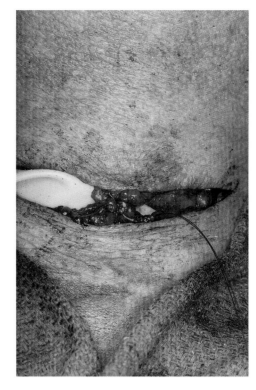

图 10.145   放置引流管,并缝合切口。

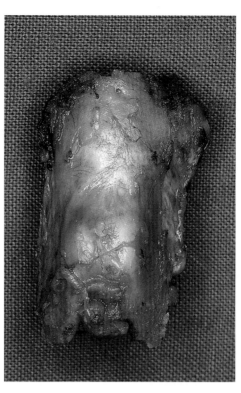

图 10.146   手术标本的前视图。

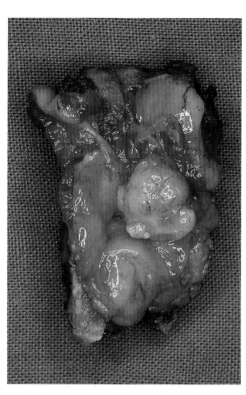

图 10.147   手术标本的后视图。

术后,保留气管套管直到龙骨被移除。手术后约 48 小时允许经口喝清水和清淡饮食。如果通过纤维喉镜观察到满意的愈合,则在 3~4 周时去除龙骨。在局部麻醉下,重新打开切口中心。尼龙缝合线固定在龙骨上,然后用止血钳进行钝性分割直到龙骨。轻柔地拉动尼龙缝合线,将龙骨移出。然后将皮肤切口缝合两层。或者,如果不使用尼龙缝合线,则可在内镜下取出龙骨。图 10.148 中显示了在安静呼吸期时喉重建后的术后视图(前联合切除后 6 个月)。尽管声门的前后径变短了,但气道还是足够宽的。在发声期间,可以看到声带的内收令人满意,前联合结构良好(图 10.149)。该患者的声音质量很好。喉龙骨的使用可防止声带粘连。

环状软骨上喉部分切除术-环会厌舌骨吻合术

有些声带癌越过中线及前联合累及到对侧声带,不适合常规的前外侧垂直部分喉切除术,这种肿瘤最好能以整块方式完整切除整个声门区域。手术范围包括整个甲状软骨以及声带和室带,并且可能包括一侧杓状软骨。患者的喉镜照片

如图 10.150 所示,该患者病变累及两侧声带,接受了根治性放疗。尽管术前评估发现左侧和前中线声门下有微小病变,但两个声带均可活动。用环会厌舌骨吻合术(CHEP)进行的环状软骨上喉部分切除术可以轻松涵盖该患者肿瘤复发的范围。然而,如果肿瘤累及会厌的舌骨下部分或室带,那么会厌就不能保留,需要进行环舌骨吻合(CHP)的环状软骨上喉部分切除术。

手术过程在气管插管全身麻醉下进行。首先进行详细的喉镜确定以评估手术的可行性。在环甲膜水平做一个横向切口,切口深度至颈阔肌(图 10.151)。将上下皮瓣掀起,暴露中线的带状肌。暴露范围上至舌骨,下至甲状腺峡部和近端气管(图 10.152)。切开颈白线筋膜,并向外侧牵拉带状肌,暴露甲状软骨和环状软骨(图 10.153)。在中线切开甲状腺峡部以暴露近端气管,并且在第三或第四气管环进行低位气管造瘘术。拔出气管插管,将麻醉气管插管切换到气管造瘘口处。从舌骨下切断两侧的胸骨舌骨肌,并向两侧拉开(图 10.154)。

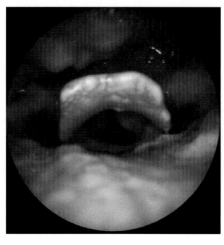

图 10.148   术后 6 个月呼吸时的喉镜视图。

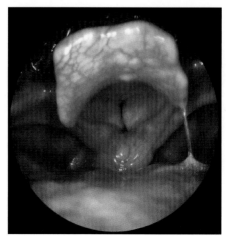

图 10.149   在发声时的喉镜视图。

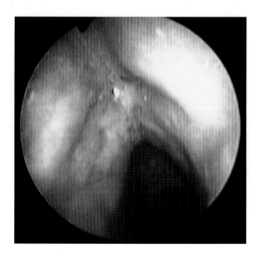

图 10.150   放疗后双声带复发癌的喉镜视图。

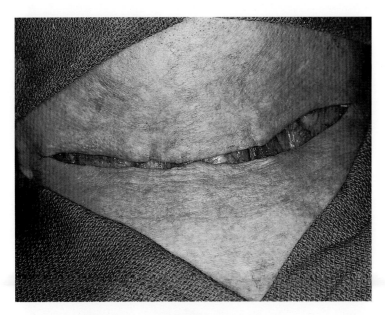

图 10.151　在环甲膜水平做一个横向切口。

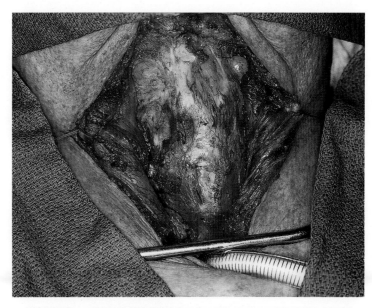

图 10.154　切开甲状腺峡部，并进行低位气管切开术。

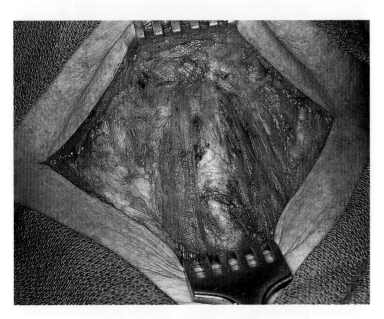

图 10.152　掀起上，下皮瓣。

拉钩将甲状软骨向右侧拉，以暴露出左侧甲状软骨板的后边缘（图 10.155）。沿甲状软骨斜线水平切断咽下缩肌直至甲状软骨的上角，在另一侧重复此过程。辨别喉上神经和血管，将喉上动脉和静脉分开并结扎，仔细保留喉上神经（图10.156）。然后，小心地从前方切断环甲肌，露出环甲膜，将其切开进入喉的声门下区域（图 10.157）。去除整个甲状软骨，包括其上角，但保留下角以保护喉返神经（图 10.158）。从肿瘤的对侧切断甲状软骨下角，以避免在切除甲状软骨时损伤喉返神经。另外，切除肿瘤较大一侧的下角，以保证声门旁间隙被完全切除。切除肿瘤同侧的声门下区域黏膜，以获得更宽的安全切缘。

接下来切开甲状舌骨膜并分开以进入声门上区域。贴着根部横行切断会厌，正好到达声带上端（图 10.159）。直视下在杓状软骨的正前方纵行切开黏膜，保留杓状软骨的声带突。该切口向下延续到环状软骨的上缘。黏膜切口如图 10.160所示。保留肿瘤外侧的环杓侧肌，以保留剩余杓状软骨的前

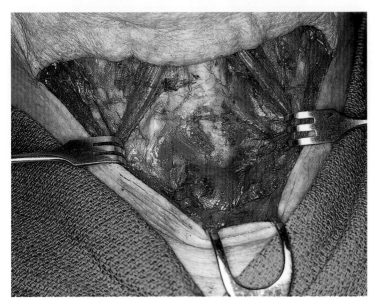

图 10.153　中线处切断带状肌，并向两侧拉开。

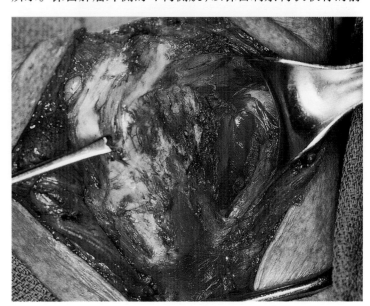

图 10.155　从甲状软骨上分离左侧的下收缩肌。

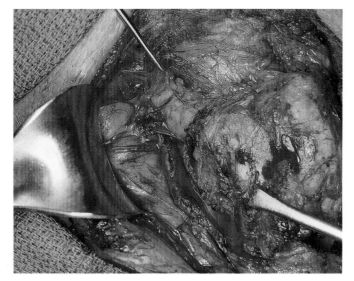

图 10.156 分离喉上动脉和静脉,但保留神经。

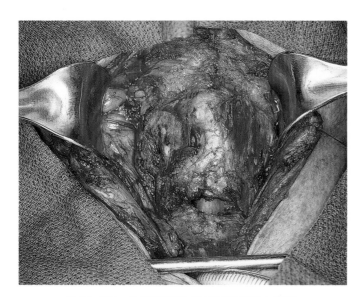

图 10.157 分开环甲肌,通过环甲膜进入喉部。

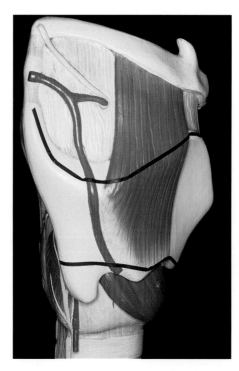

图 10.158 在模型上显示软骨切面,喉上血管神经束被分开,保护喉上神经。

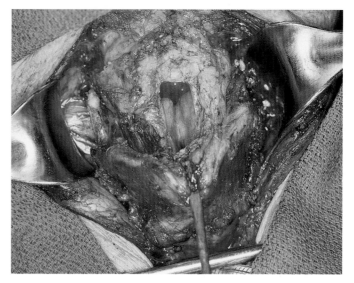

图 10.159 会厌在室带上方横行切开,以进入声门上区域。

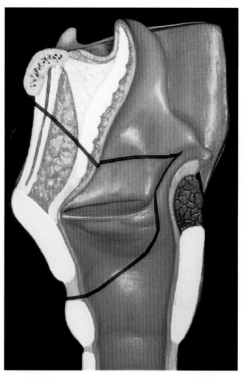

图 10.160 绘制黏膜切口以切除整个甲状软骨,保留其下角和环状软骨。

向运动。在肿瘤同侧,可以直接在杓状软骨上方进行黏膜切口,保留后部黏膜。然后,通过从切口的中间向外侧直角转弯,这两个垂直切口向前与环甲膜的切口汇合。然而,该患者肿瘤仅累及双声带的前三分之二,因此可以保留两侧杓状软骨(图 10.161)。然后将黏膜切口连起来,以整块方式全层切除包含声门区的甲状软骨。标本切除后的手术区域如图 10.162 所示。此时,应检查梨状窝以确保没有意外的切开导致穿孔。覆盖在杓状软骨上的多余黏膜可用于覆盖裸露的环状软骨,特别是在切除一侧杓状软骨的情况下。从手术缺损的边缘取组织进行切缘的快速冰冻病理切片,以确保切除的彻底性。

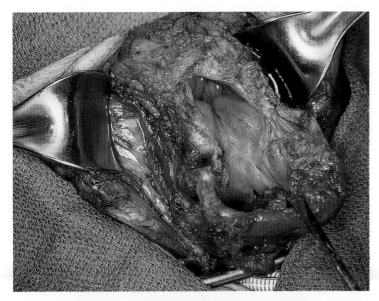

图 10.161 在杓状软骨前端做黏膜切口至环甲膜。

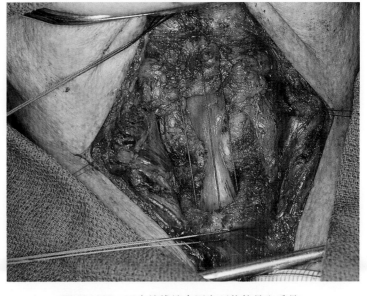

图 10.163 三个缝线缝合固定环状软骨和舌骨。

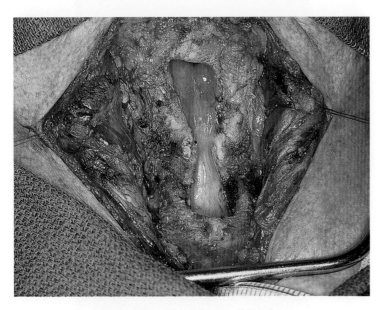

图 10.162 切除肿瘤后的手术缺损。

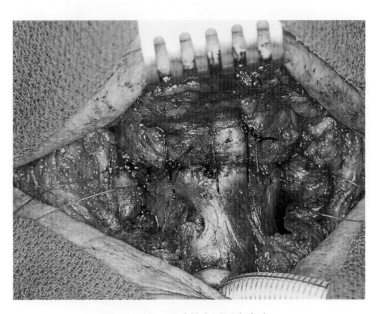

图 10.164 环舌骨会厌固定完成。

手术缺损的修复很简单。用三个 0 的缝线闭合喉。这些针脚环绕环状软骨，并穿过环绕舌骨下的会厌前间隙。在前中线放置缝合线，并在每侧应用一条侧向缝合线（图 10.163）。应注意小心避免环绕喉上神经的侧缝线。一旦这些缝合线结扎好，环状软骨就与舌骨完全接触（图 10.164）。由于这种闭合，气管切开位置自动向头侧移位。带状肌在中线和舌骨处重新缝合（图 10.165）。现在，气管切开口单独造瘘，以将气管切开口与手术切口隔离（图 10.166）。剩余的切口分为两层缝合，皮下颈阔肌深面放置一个小的引流管。

手术标本的外观显示以整块方式完整切除了整个甲状软骨（图 10.167）。手术标本的后视图显示，完全整块切除了肿瘤，肿瘤侵犯了双声带延及声门下。以整体方式切除了整个声门旁间隙，并留有足够的上下黏膜和软组织切缘（图 10.168）。

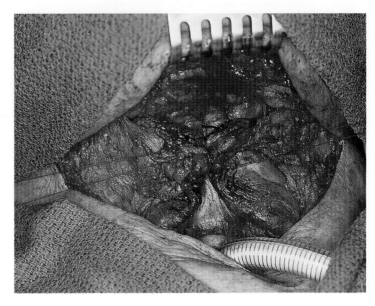

图 10.165 在中线处缝合带状肌。

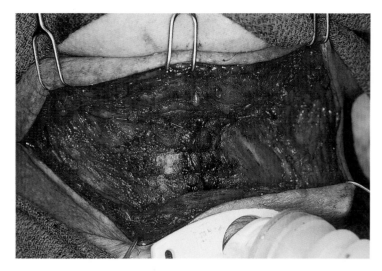

图 10.166 在下颈部做一个单独的气管切开的造口。

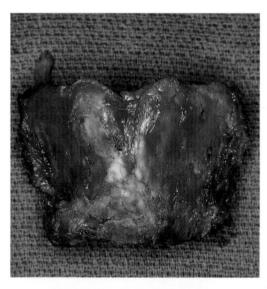

图 10.167 手术标本的前视图。

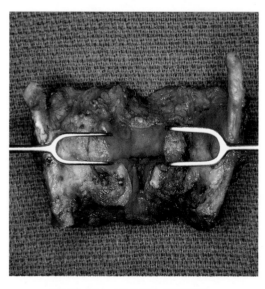

图 10.168 手术标本的后视图。

使用鼻饲管来维持患者的术后营养。保留气管套管以利于清除肺部分泌物，直到患者能够控制自己的唾液和分泌物为止。一旦患者能够通过自然通道呼吸，则可尝试堵管。如果患者可以耐受堵管，则可拔管。一旦患者能够经口吞咽唾

液，便可开始经口进食。通常在 3~4 周内，建议患者软食。之后患者可以进行常规饮食和所有类型的液体食物。

图 10.169 显示了安静呼吸过程中重建的喉部术后喉镜视图。注意，喉腔现在是横向的，在发声期间，杓状软骨内收，允许气道关闭以产生声音并防止误咽（图 10.170）。对声门型喉癌累及双声带和声门旁间隙，环状软骨上喉部分切除术-环舌骨会厌固定术是可达到整块切除的一种可靠的手术方式。

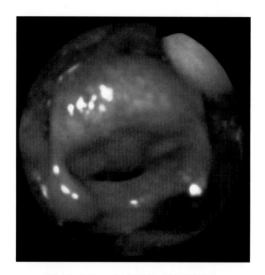

图 10.169 术后呼吸时的喉镜图。

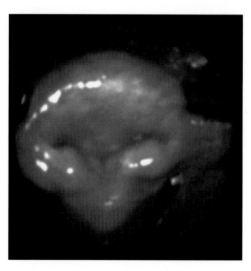

图 10.170 术后发声时喉镜图。

声门上型喉癌功能保全手术

声门上型喉癌早期症状不明显，例如喉咙痛或不适感。声音质量的变化晚期才会发生，一般是由肿瘤累及到声门区所致。巨大的声门上肿瘤可能由于阻塞呼吸道而引起喘鸣，或者偶尔会引起吞咽困难。大多数早期（T_1 和 T_2）病变适合于内镜下激光切除。但是，患有牙关紧闭，牙齿外突，张口受限或颈椎疾病的患者不适合进行内镜激光切除术。对于声门上病变，放疗效果不如早期声带癌病变。放疗副作用不可避免，会导致放疗后干燥，这在某种程度上会导致无法继续后续治疗。另外，由于持续的喉头水肿，很难对某些患者的喉咙进行随访评估。

另一方面，声门上喉肿瘤的外科手术治疗对患者的吞咽功能造成严重伤害。声门上部分喉切除术后几乎每个患者

都有不同程度的误吸。但是，大多数患者可以轻松应对这种生理机能障碍，并且能够耐受大多数类型的食物而无明显的肺部并发症。在大多数肺功能良好的患者，唾液的不同程度误吸是可以耐受的。而肺功能不佳、肺气肿、年龄大的患者不适合进行声门上部分喉切除术。同样，手术意愿不强，且无法理解手术及术后康复复杂性的患者也不适合该手术治疗。声门上部分喉切除术后患者的积极配合和努力对于康复至关重要。

声门上部分喉切除术必须满足与肿瘤因素相关的几个条件。这些条件在图 10.171 中描述。尽管这些条件为选择适合于声门上部分喉切除术的肿瘤患者提供了良好的通用指南，但随着外科医生手术经验的增加，手术适应证也在扩大。对于高度选择的患有舌根部原发性肿瘤，累及声门上喉结构和梨状窝内侧壁，也可以进行声门上部分喉切除术。

1. 前联合处至少留有5mm的安全切缘。

2. 声带必须是可活动的。

3. 只能切除一侧杓状软骨。

4. 肿瘤未侵蚀软骨。

5. 舌头活动度正常。

6. 未累及到杓间区或环后区。

7. 梨状窝的顶端可以游离。

8. 通常，病变 < 3cm范围。

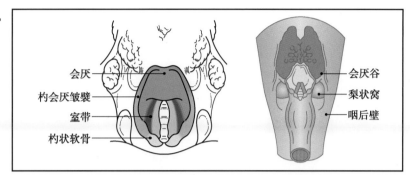

图 10.171　选择适合声门上部分喉切除术的病变标准。

声门上水平部分喉切除术

一例杓会厌皱襞的原发性鳞状细胞癌患者，喉镜显示，肿瘤起源于会厌尖端，并延伸至左杓会厌皱襞，声门在平静的呼吸过程中张开（图 10.172）。但是，在发声时，如图 10.173 所示，声门闭合良好，并且可见两侧声带没有肿瘤并且保持正常的活动性。在发声时，我们可以更好地识别会厌喉面的肿瘤。

喉部 CT 扫描的轴向视图显示，在舌骨上水平，肿瘤累及会厌全层，并伴有软骨浸润（图 10.174）。

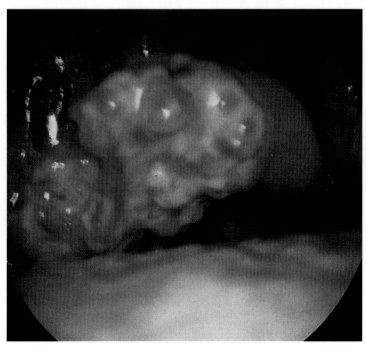

图 10.172　呼吸过程中声门上喉的视图。

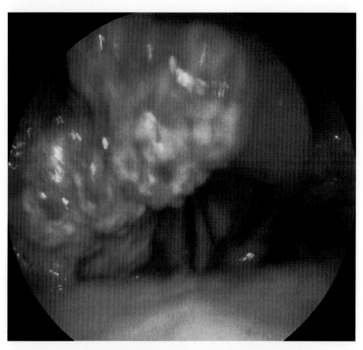

图 10.173　在发声过程中，来自图 10.172 患者喉部视图。

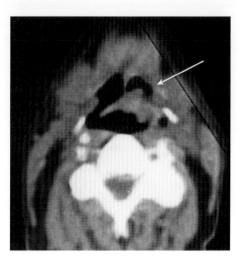

图 10.174　喉部 CT 显示左杓会厌皱襞处的肿瘤（箭头）。

如本章前面所述,为准确评估病变范围,必须在术前立即进行内镜评估病变。在局部麻醉下进行气管切开术,并将气管插管插入远端气管。在全身麻醉下足够松弛后,进行支撑镜检查以明确肿瘤及其在喉的各个亚区和邻近区域的情况。然后消毒准备颈部皮肤,并用无菌盖布隔离。表面标记舌骨和甲状软骨切迹(图 10.175)。在甲状舌骨膜水平的上颈纹处切开皮肤,如虚线所示,从一侧胸锁乳突肌的前边界延伸到另一侧胸锁乳突肌的前边界。皮肤切口切至颈阔肌,暴露颈前带状肌(图 10.176)。掀起上皮瓣,暴露舌骨和舌骨上肌群(图 10.177)。掀起下部皮瓣以暴露甲状软骨和环状软骨,皮瓣翻起后可暴露两侧颈动脉鞘的内侧。

然后注意力集中在甲状舌骨膜的区域。舌骨下肌群从两侧的舌骨上分离,暴露甲状舌骨膜(图 10.178)。舌骨下肌群的残端用彩色肠线标记,并向侧面牵拉,暴露甲状舌骨膜和甲状软骨的上缘。在图 10.179 中,一把止血钳钳夹在甲状软骨切迹处,另一把钳夹在环甲肌处,两个止血钳用于显示甲状软骨的垂直高度。前连合正位于甲状软骨前中线垂直高度的中点。因此,可以安全地切除每一侧甲状软骨的上三分之一,而

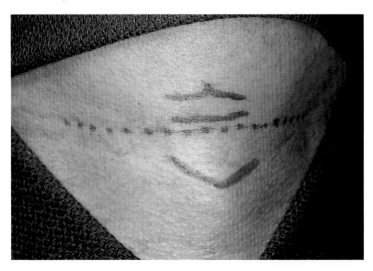

图 10.175　舌骨和甲状软骨切迹的皮肤标记。

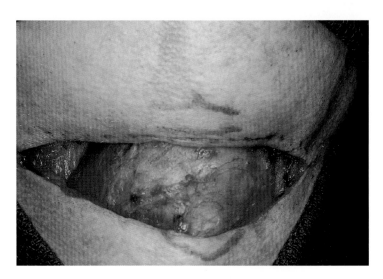

图 10.176　切开皮肤皮下组织暴露颈阔肌。

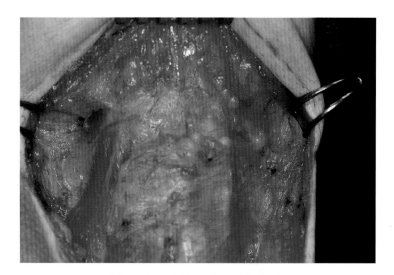

图 10.177　沿切口翻上下方皮瓣。

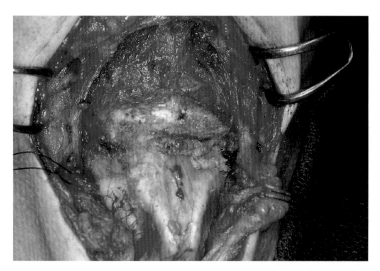

图 10.178　将舌骨下肌群与舌骨分离。

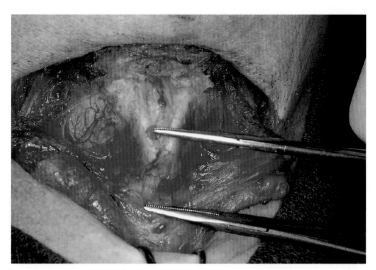

图 10.179　使用止血钳显示甲状软骨的垂直高度。

不会意外损伤前连合。在甲状软骨的软骨膜上用电刀沿着甲状软骨的分割线切开。注意,当切口在后方进行时,它弯曲的头侧可到达甲状软骨的上缘(图 10.180)。

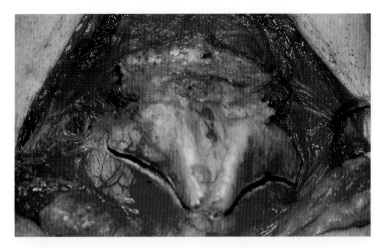

图 10.180　甲状软骨的切口在外侧弧形弯曲,到达甲状软骨的上缘。

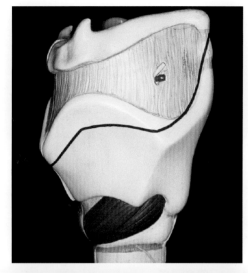

图 10.182　在被侵犯的杓会厌襞一侧,切除舌骨至其外侧端。

舌骨上的肌肉从舌骨中央三分之一的上缘切开,完全游离舌骨。舌骨上肌群的分离从前面延伸到舌骨上方,直至两侧的小角外侧。切除舌骨的中央三分之一,以完成对会厌前间隙的整块切除。因此,如模型所示(图 10.181),可使用电灼法标记舌骨的拟切断位置,切断线保持在每侧舌骨小角的外侧。

如果声门上喉部的原发性肿瘤沿杓会厌襞向后延伸至杓状软骨,则该侧舌骨的切除应进一步向外侧延伸,甚至可以包括整个舌骨大角(图 10.182)。在这种情况下,由于同侧喉上神经被切断,导致术后因误吸所致的并发症的概率有所增加。在这个患者中,病变相对集中,因此,两条喉上神经都可以幸运地保留。需要注意的是,喉上神经的走行从颈动脉鞘的上端向内向下走行,以一定角度进入甲状舌骨膜。

在分离甲状软骨之前,在保留在喉部的甲状软骨上缘附近钻多个钻孔(图 10.183)。带有非常细钻头的直角钻最适合此过程。在中线的两侧,每侧钻 4~5 个钻孔(图 10.184)。剩余的喉部将通过这些钻孔重新悬吊到舌根,以恢复舌根与喉部的解剖学和生理学关系。接下来使用直角锯通过拟定的横断线切断甲状软骨(图 10.185)。应特别小心,只分离软骨,不切割软骨内侧喉腔内的软组织和黏膜。一旦甲状软骨断裂,就会感觉到有落空感,然后应停止切割软骨。

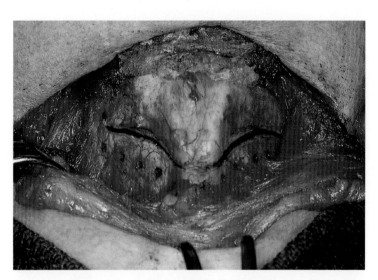

图 10.183　在剩余的甲状软骨中线两侧钻孔。

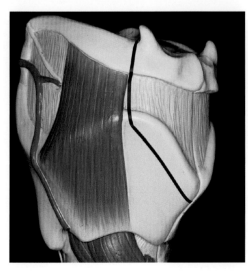

图 10.181　显示甲状软骨和舌骨的切断线的模型。

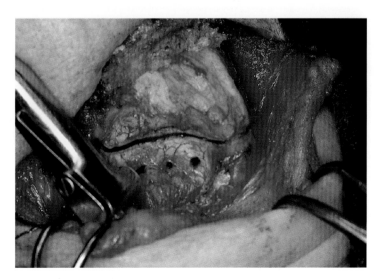

图 10.184　钻多个孔用于喉的再悬吊。

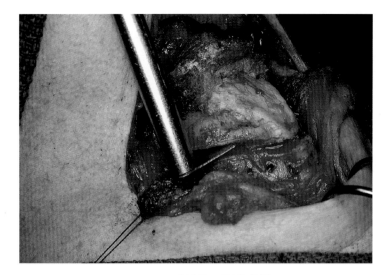

图 10.185 用锯切开甲状软骨。

在切开两侧的甲状软骨后,使用骨切割器通过先前标记的切割位置切断舌骨(图 10.186)。到目前为止,手术标本的喉部框架的切割已经完成。请注意,舌骨和甲状软骨的切开是在没有肿瘤侵犯的情况下进行的。因此,在手术开始前,肿瘤范围的准确评估是非常必要的。

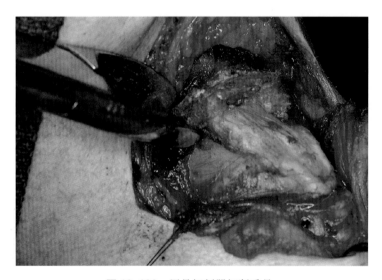

图 10.186 用骨切割器切断舌骨。

使用直角双钩,将分离的甲状软骨上部向头侧牵拉,使喉腔内的软组织处于拉伸状态(图 10.187)。使用针状电刀切开喉内软组织和黏膜,以进入喉内(图 10.188)。现在继续向后面分离室带黏膜(图 10.189)。随着黏膜切口和软组织分离的进行,轻轻地牵引,标本头部可活动。直角牵开器有助于对样本进行轻柔地牵引。Adair 夹钳(阿岱尔夹钳)也可用于抓住舌骨中央三分之一的切除部分以提供牵引力。应在健侧头端对甲状舌骨膜和舌骨水平的软组织进一步分离,如图 10.190 所示。声门上喉切除术的横切平面如图 10.191 所示。

分离右侧喉室黏膜进入咽腔,此时,通过喉室与右室带后端的黏膜切口贯通,切断标本右侧声门上区与声门区的连接,使标本可以向左侧旋转(图 10.192)。通过向左旋转标本可以看到原发性肿瘤。旋转后的标本特写视图展示了喉和咽的

内部,显示了会厌喉面和左杓会厌襞上肿瘤的范围(图 10.193)。现在用 Richardson 牵开器牵拉舌根部,牵拉舌会厌襞,有助于向左侧切开。该操作将能暴露会厌尖端,现在切口中已能看见会厌尖端,这将有助于进一步松解标本(图 10.194)。

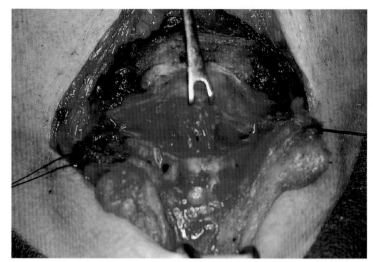

图 10.187 将甲状软骨上部向头侧牵拉,暴露喉内软组织。

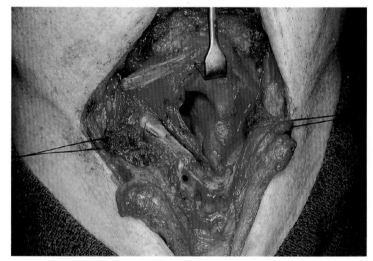

图 10.188 切开喉内软组织和黏膜以进入喉腔。

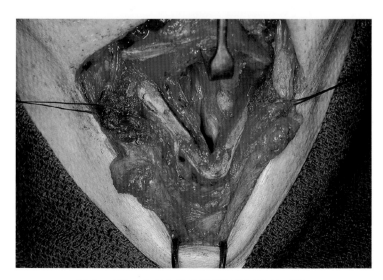

图 10.189 分离室带黏膜以切开标本的下缘。

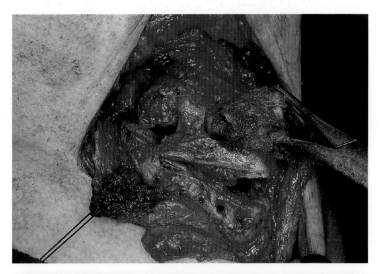

图 10.190　在会厌谷上方切断甲状舌骨膜。

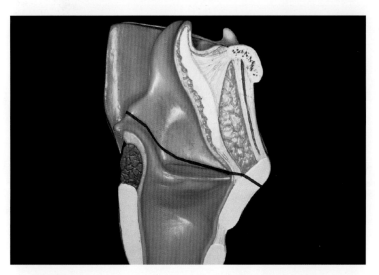

图 10.191　喉模型显示声门上喉部分切除术的横切平面。

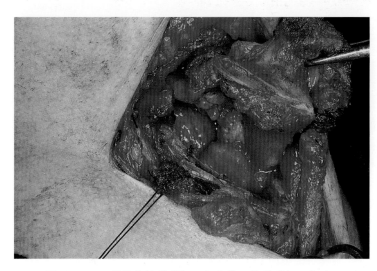

图 10.192　梨状窝的黏膜切口与室带上的黏膜切口相连。

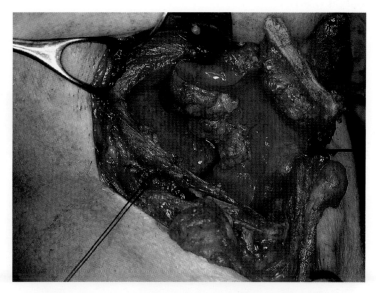

图 10.193　旋转标本的示意图显示肿瘤位于左杓会厌襞。

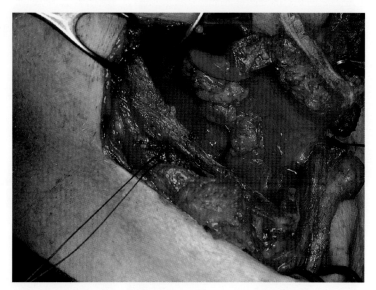

图 10.194　会厌通过切口，便于直视下切除肿瘤。

现在，在喉部左侧可见肿瘤范围有足够安全切缘的标记黏膜切口，在直视下，用针状电刀切断剩下的附着在甲状舌骨膜的软组织和左侧喉室，切除手术标本。在切断甲状舌骨膜的过程中，喉上动脉的分支可能会出血。这些分支动脉应提前予以结扎。切除标本后的缺损如图 10.195 所示。两侧切断的室带上表面黏膜缺失，但两个杓状突上的黏膜仍然完整保留。如果向前牵拉甲状软骨，进一步向下观察喉腔内部，则可以看到声带（图 10.196）。注意，切除标本后，喉室正常黏膜的宽大边缘仍保留在声带上方。

缝合梨状窝内侧壁的黏膜边缘与室带的剩余黏膜关闭缺损（图 10.197）。在接近黏膜边缘用 4-0 铬肠线间断缝合。室带的后半部分及覆盖区域很容易切除，但前半部可使其开放。室带的边缘完整缝合如图 10.198 所示。置入鼻饲管。封闭术后剩余缺损的黏膜不可能也不必要。只有舌骨残端附近的咽腔手术缺损侧缘可以尝试黏膜拉拢缝合。两侧咽侧壁切缘之间可以间断缝合 2~3 针。不要试图将舌根黏膜近似于喉部黏膜进行操作。

剩余的缺损使用 0 号铬肠线,从下端开始,穿过之前在甲状软骨上钻的孔,间断缝合剩余的缺损区域(图 10.199)。在上端,缝线穿过舌根的肌肉组织。将舌根肌肉组织的残端与剩余的甲状软骨相拉近,形成舌根的悬垂肌架,使舌根的黏膜遮盖在声门前部。这种架子效应在吞咽时能够保护声门。图 10.200 显示缝合完成,注意缝合线穿过舌根肌肉的位置。

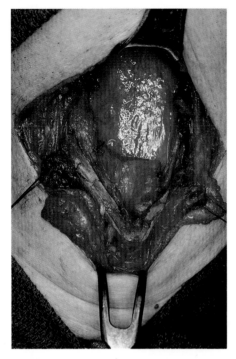

图 10.195　术野显示杓状软骨的缺损。

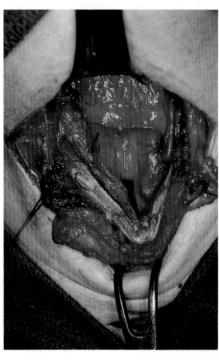

图 10.196　声带和室带的横断面。

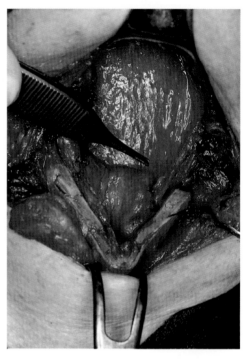

图 10.197　梨状窝黏膜与室带黏膜缝合。

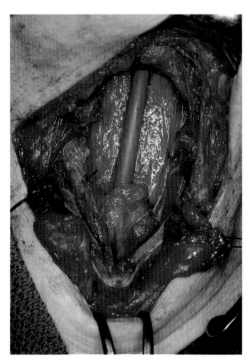

图 10.198　室带的完整缝合边缘。

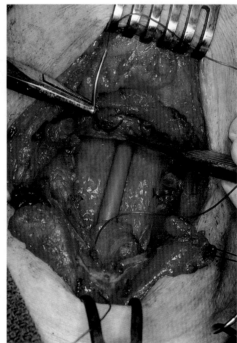

图 10.199　甲状软骨和舌根肌肉之间的缝合。

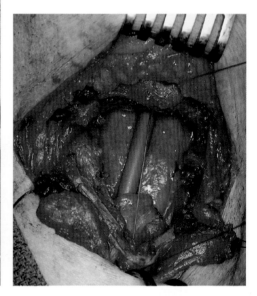

图 10.200　一个完整的缝合。

所有的缝线都是以相似的方式通过甲状软骨的每个钻孔和舌根基底部进行打结。在这一步骤中,并没有在第一时间直接打结,而是在等所有钻孔的缝线都放置好之后,再依次将所有缝线打结(图 10.201)。再次冲洗喉部并确认止血。到现在为止,所有的悬垂肌架缝线都是从一端到另一端打结的。随着这一关闭过程的进行,喉部被重新连接到舌根,恢复其与舌根悬吊的解剖学关系,以便在吞咽过程中获得满意的生理功能。

在图 10.202 中,所有缝合线都固定到位,喉部与舌根的悬吊完成。从舌骨中央三分之一处分离的胸骨舌骨肌和胸骨甲状肌现在用肠线间断缝合到分离的下颌舌骨肌上(图 10.203)。第二层肌肉的缝合还恢复了舌骨下肌群在舌骨切除处与舌根的解剖学连接（图 10.204）。置入 Penrose 引流管至舌骨下肌群和喉部平面之间，通过皮肤切口的一个侧端引出（图 10.205）。第二个 Penrose 引流管位于带状肌的浅部，颈阔肌的深部，并通过皮肤切口的另一端引出（图 10.206）。颈阔肌用彩色肠线间断缝合，皮肤用尼龙线缝合。

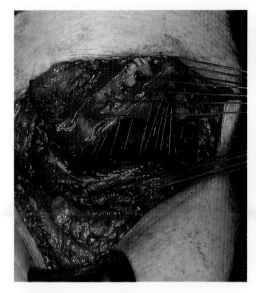

图 10.201　首先预置所有缝合线，然后依次打结。

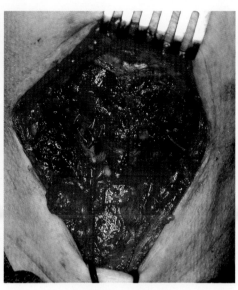

图 10.202　完成缝合。

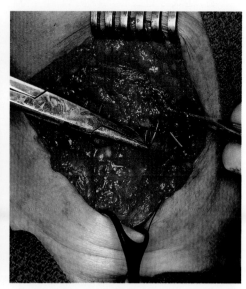

图 10.203　胸骨舌骨肌和胸骨甲状肌与分离的下颌舌骨肌缝合。

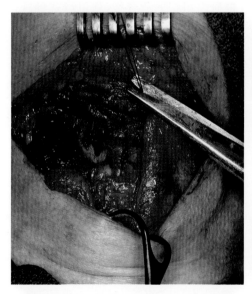

图 10.204　舌骨下肌群的解剖学附着物复原到舌根。

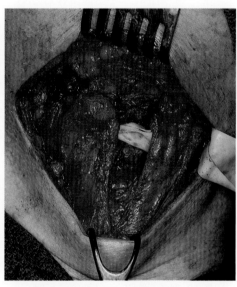

图 10.205　Penrose 引流管被放置在舌骨下肌群的深处。

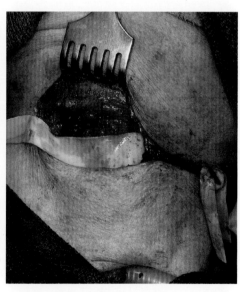

图 10.206　在颈阔肌下放置第二个 Penrose 引流管。

标本显示会厌尖端和左杓会厌襞的原发性肿瘤（图 10.207）。注意：声门上喉和会厌前间隙的整体切除，舌骨作为其前缘，甲状软骨的切除部分位于其下缘，从而达到满意的会厌前间隙的软组织切除。在会厌的后表面，可见原发性肿瘤的大部分位于左杓会厌襞和会厌喉面，会厌喉面可见宽大的黏膜下缘、黏膜侧缘和软组织（图 10.208）。

加强术后肺部护理是非常必要的，因为在术后每一刻患者都会吸入自己的分泌物。通过气管套管频繁抽吸可以排出肺分泌物。然而，经鼻饲管饮食最早在术后 24 小时开始。随着愈合过程的进行，大多数患者在手术后第 1 周后开始能够吞咽少量唾液。此时，可能需要将气管套管塞住，以

协助进一步吞咽。为了保证患者经口进食时，能够及时经气管支气管进行气体交换，最好用软木塞将气管套管口堵塞。

术后早期的患者只允许摄入精炼的半固体食物。因为术后早期的误吸几乎都存在，所以在术后一段时间后才允许进食流质食物。一旦患者能够习惯摄入半固体食物，他就会逐渐通过口腔摄入流食。大多数患者在术后第 3 周能够吞咽大多数类型的食物。这时候就可以拔除鼻饲管了。几乎所有声门上喉部分切除术的患者都会不同程度地误吸唾液。然而，大多数患者能够在其肺储备的生理限度内应对这种程度的误吸而没有任何症状。

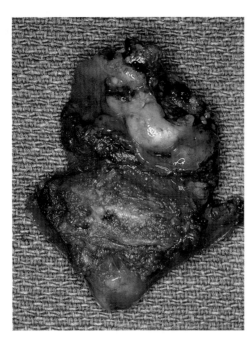

图 10.207　手术标本的前视图显示的会厌舌面。

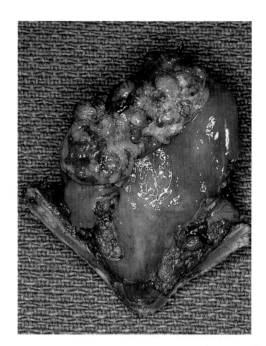

图 10.208　会厌后表面的原发性肿瘤。

安静呼吸时喉部的术后内镜视图如图 10.209 所示。注意舌根和喉部的关系。因为舌根的肌肉组织悬吊在声门前部,舌根和声门前部之间的黏膜连续性是看不到的。发声时,声带正常内收,声门闭合良好(图 10.210)。在吞咽过程中,

随着喉部的抬高,舌根后移,增强了架子效应,以保护声门,从而防止误吸(图 10.211)。在处理这种手术缺损时,需要仔细注意甲状软骨板和舌根肌肉组织的缝合线,就可以达到这个特殊的结果。

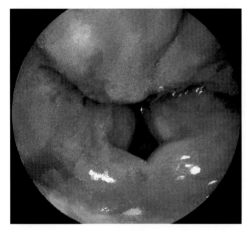

图 10.209　呼吸过程中喉部的术后喉镜视图。

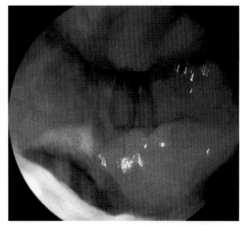

图 10.210　发声时喉部的喉镜视图。

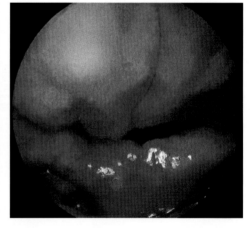

图 10.211　当喉部抬高时,舌根向后移动,增强了吞咽时保护声门的架子效应。

声门上喉(水平)部分切除术是一种技术上简单并且在肿瘤学上可靠的手术方法,适用于切除声门上喉部肿瘤。它可以令人满意地恢复上气道解剖学的连续性,同时恢复生理性吞咽。

声门上部分喉切除术也可作为声门上喉部局限性病变初步明确的治疗方法,同样适用于通过外放射治疗没有取得良好效果的患者。这类患者声门上喉部的内镜视图如图所示,可见会厌喉面的溃疡,这种溃疡大多数为内生病变(图 10.212)。这种病变常在放射治疗完成后 6 个月内复发。在这种情况下,如果选择的患者适当,并且遵循了手术步骤的标准,那么就可以进行一次令人满意的手术,并能够取得预

期的成功结果。同一患者的声门上喉部标本如图 10.213 所示,显示病变切除充分,黏膜和软组织边缘呈阴性。

扩大的喉全切除术

喉全切除术被认为是对以下类型患者合适的治疗方案:①晚期喉癌或下咽癌浸润甲状软骨或环状软骨及喉外软组织(T_{4a});②对放疗或化疗等保喉治疗方案无效的肿瘤;③广泛的小唾液腺来源肿瘤,以及其他不适合喉部分切除术或放射治疗的组织学实体瘤。如图所示,为需要喉全切除术作为初始明确治疗或在对放射治疗失败后抢救的患者的例子(图 10.214~图 10.217)。

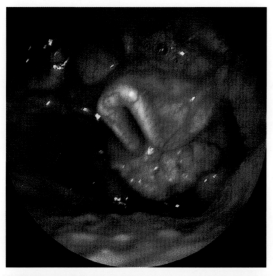

图 10.212 喉镜图显示会厌小唾液腺癌。

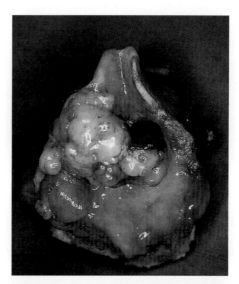

图 10.213 声门上喉部分切除术的手术标本。

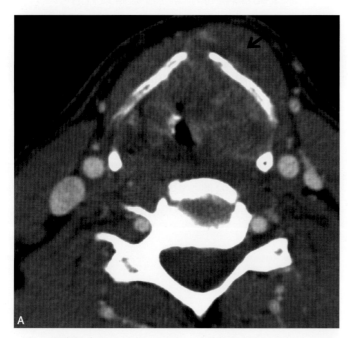

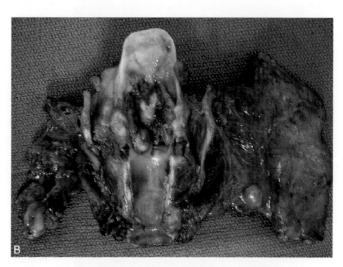

图 10.214 A. CT 扫描显示肿瘤浸透甲状软骨并向喉外扩散(箭头);B. 喉全切除术及改良的双侧颈清扫的手术标本。

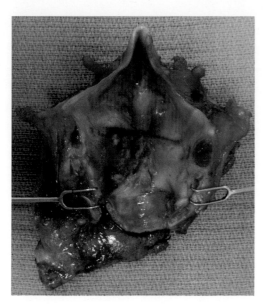

图 10.215 全喉切除术的标本,用于挽救放疗后复发的累及声门下的声门型喉癌。

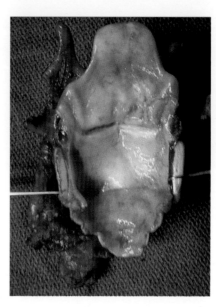

图 10.216 右半喉小涎腺起源的腺样囊性癌经中子束放射治疗后复发的喉全切除术的标本。

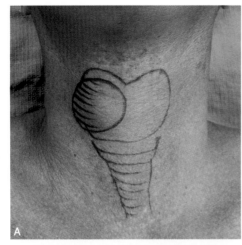

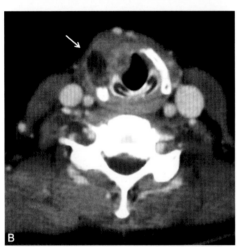

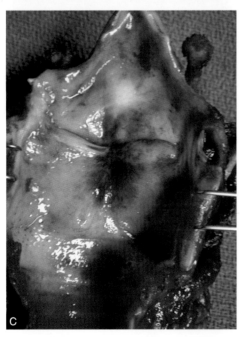

图 10.217　复发性喉癌。A. 临床检查显示右侧甲状软骨有明显肿块；B. 增强 CT 扫描的轴位图，显示甲状软骨破坏，皮下有一个巨大的肿瘤（箭头所示）；C. 跨声门型黏膜下肿瘤复发的手术标本。

任何时候需要喉全切除术治疗原发性喉癌时，扩大的喉全切除术都是最好的选择。该手术包括整个喉部及其连接的喉前带状肌和位于同侧的颈静脉区（Ⅱ区、Ⅲ区和Ⅳ区）中的淋巴结以及位于同侧的气管食管沟中的淋巴结。对于向声门

下延展明显的声门区病变，应行同侧甲状腺腺叶切除术，以利于同侧气管食管沟淋巴结的充分清扫。如果喉部病变需要喉全切除术且手术范围延伸到中线的两侧，则应进行双侧颈清扫（Ⅱ区、Ⅲ区和Ⅳ区）。如果有临床上可触及的转移性淋巴结，那么可能需要考虑一种仅保留副神经的更大范围的改良根治性颈清扫术。

本文所述的手术方法是一位右半喉固定的右声带肿瘤患者。明显的黏膜下侵袭的病变浸润右侧梨状窝内侧壁。喉部的 CT 扫描显示肿瘤侵及甲状软骨。喉镜下发现肿瘤浸润前连合并伴有声门下病变。临床上未发现颈部淋巴结的转移。

患者仰卧于手术台上，经口气管插管进行全身麻醉，头颈部按常规消毒铺巾。在上颈部皮肤皱褶处，大约位于甲状舌骨膜水平处，做横行切口进行暴露最适合（图 10.218）。切口从一侧斜方肌前缘延伸到另一侧斜方肌前缘。胸骨上可行一个直径约 2.5cm 的永久性气管造瘘口。切开皮肤皮下组织，切开颈阔肌，暴露中央的颈前带状肌。向上翻皮瓣，暴露舌骨和附着在舌骨上的肌肉。向下翻皮瓣暴露至胸骨上窝（图 10.219）。在此过程中遇到的颈前静脉，进行分离并结扎。

喉部的手术开始于游离附着在舌骨表面的肌肉（图 10.220）。舌骨用 Adair 钳夹持，用电刀将舌骨上的所有肌肉从中线解离到两侧的舌骨大角尖端。注意右侧的舌动脉，如果在这个步骤的手术过程中没有足够的注意，有可能弄破舌动脉。

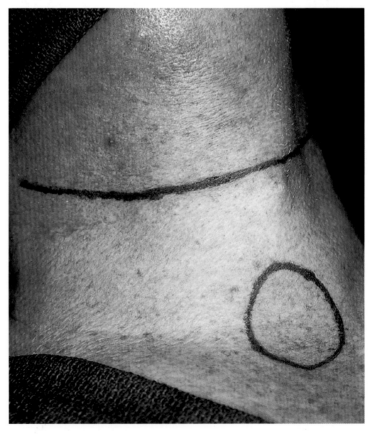

图 10.218　上颈部皮肤皱褶处的横向切口及气管造瘘口的轮廓。

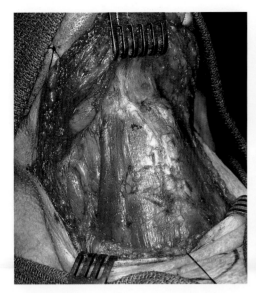

图 10.219 上下解离皮瓣,暴露舌骨至胸骨上切迹的区域。

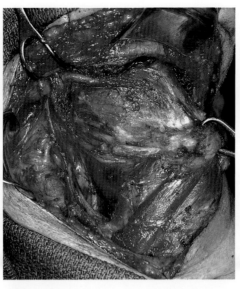

图 10.220 喉体松解术开始于舌骨上肌群的游离。

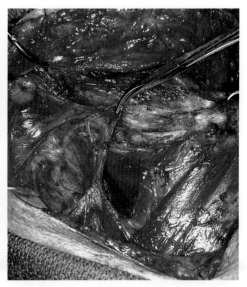

图 10.221 止血钳显示靠近喉上血管的甲状腺上动脉。

于右甲状腺上动脉的甲状腺舌骨膜的水平,分离右甲状腺上动脉及其喉上支并予以结扎。图 10.221 所示钳夹筋膜的止血钳位于甲状腺上动脉喉上支附近。这个血管要注意识别,仔细解剖,止血钳分离,然后结扎。喉的大部分供血来自喉上动脉。因此,提前对这些血管识别、分离和结扎可以减少喉部解剖时的出血。

因为这个患者需要右甲状腺腺叶切除术,在甲状腺上动脉起点附近对其分离并结扎(图 10.222)。仍位于甲状腺上动脉远端残端的止血钳,此时可与标本一起撤回。向外侧牵拉胸锁乳突肌,暴露颈鞘。解剖颈静脉区第 II 区、III 区、IV 区的颈深淋巴结。在显露的手术区域的下半部,将肩胛舌骨肌的上腹游离,以便进一步进入环甲区和右侧的气管食管沟。

此时手术区域的特写图显示在 III 区和 IV 区淋巴结清扫时向内侧牵拉右甲状腺腺叶,暴露右颈总动脉(图 10.223)。

随着逐渐向胸骨上切迹解剖,胸锁乳突肌横向牵拉,胸骨舌骨肌和胸骨甲状肌在颈部尽可能向低的位置游离。现在手术区域显示在颈部的下方游离了两侧的颈前带状肌(图 10.224)。它们的残端在分离后立即向头侧缩回。用一个固定舌骨的 Adair 夹钳轻轻牵引喉部至颌下。现在游离并结扎右侧的甲状腺下动脉。所有右甲状腺腺叶的包膜血管均应游离并结扎。最后,用钝性剥离法将甲状腺峡部与气管分离。峡部应用两个 Kocher 夹钳,并在两个夹钳之间分开。甲状腺左叶残端采用 3-0 铬肠线连续缝合结扎,并在峡部充分止血。

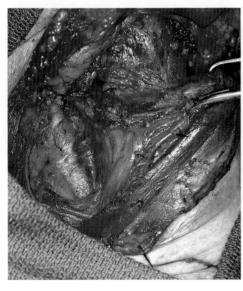

图 10.222 在甲状腺上动脉起点附近游离并结扎。

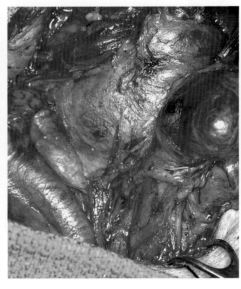

图 10.223 右甲状腺腺叶松解术特写图。

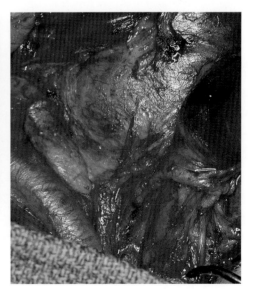

图 10.224 在颈部的下方分离了两侧的颈前带状肌。

切断甲状腺峡部可暴露颈部气管(图 10.225)。从左侧甲状腺腺叶浅面至甲状舌骨膜游离左侧的带状肌群。左侧腺

叶与气管分离,保留左侧甲状腺上血管。左侧腺叶内侧背面的小血管仍需要结扎。分离的左侧腺叶现在横向牵拉。如前

所述,左侧喉上血管和神经被分离并结扎血管。用电刀将咽下缩肌在甲状软骨后缘的两侧切断。

现在切除胸骨上切迹的盘形皮肤。用手术刀切开皮肤,用止血钳钳夹皮肤切口的中心并拉动。使用电刀将皮下组织和下层的颈阔肌分开,并在皮肤的切口处充分止血。根据喉部肿瘤的高低程度,在气管前壁按所需水平做切口。斜行切开气管,留下一个短的前壁和一个长的后壁。这个斜面状的气管残端为永久性气管造瘘口提供了更大的周长。连接到喉部的气管残端用拉钩向头部牵拉(图 10.226)。远端气管用尼龙缝线间断缝合到永久性气管造瘘口的皮肤边缘。经口维持麻醉的气管插管现在替换为经永久性造瘘口直接气管插管。由于气管残端呈斜面,永久性气管造瘘口呈椭圆形。气

管切开后的上半部分向头部回缩,显示了肿瘤在患者右侧声门下的延伸。近端气管和喉部的游离,是通过向头侧牵引气管残端,使用锐性剥离法剥离分开颈段食管。这种解剖最好用电刀,以减少失血。

进一步的环后区的喉体松解术仍在头端进行(图 10.227)。通过对气管残端进行持续适度的牵引,用电刀很容易将喉部和食管黏膜之间的平面分开。注意,还没有进入咽部,因为在进入咽部之前,应将喉体从其所有外部固定装置中松解。最后,根据喉切除术原发肿瘤的位置,通过会厌谷或环后区进入咽部。如果原发性肿瘤完全是喉内肿瘤,则通过会厌谷进入咽部。另一方面,如果原发性肿瘤是声门上的,累及杓会厌襞或会厌尖端,那么进入咽部最好是通过环后区。

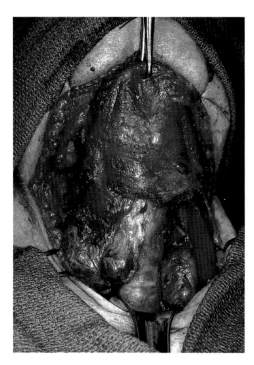 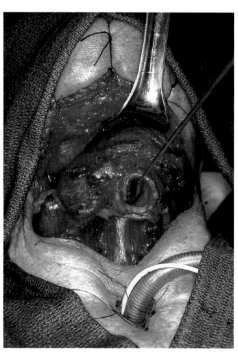 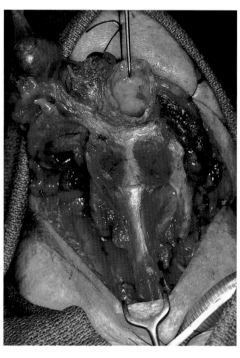

图 10.225 断开甲状腺峡部可暴露颈段气管。

图 10.226 附着在喉体的气管残端用拉钩向头部牵拉。

图 10.227 环后区的喉体松解术仍在头端进行。

在打开黏膜进入咽部后,黏膜切口继续沿着喉部周围进行,直到开口足够大,可以在咽部置入牵开器。在直视下完成喉黏膜附着体的解离。图 10.228 所示为喉部切除手术后形成的咽部前壁的缺损。如果有任何黏膜边缘接近原发性肿瘤,必须进行快速冰冻组织病理学检查,以排除肿瘤的微观扩散。与此同时置入鼻饲管。

如果有计划进行气管食管穿刺(TEP),则应在此时进行。重要的是,要避免在气管食管平面上不必要的解剖,尤其是气管造瘘口的后面,气管膜部和食管之间。一个直角止血钳(一个混合器夹)是通过咽缺损进入颈部食管。其尖端通过食管前壁被推至气管造瘘口后方的气管膜部,约位于 12 点钟方向,距离气管皮肤缝合线约 8mm。用 15 号手术刀切开气管膜部,将夹钳的尖端推入。夹钳打开 3~4mm 以扩大开口。14 号红色橡胶导管通过这个开口进入食管远端。导管的外端用丝线固定在锁骨下区的皮肤上。手术后 7~10 天,用一个发音假体代替红色橡胶导管。这使得 TEP 在植入发音假体前"成

熟"。或者,使用 TEP 专用套件可立即植入人工发声器。

这些尺寸的咽部缺损非常适合一次性闭合。咽部最好横向闭合。采用 2-0 铬肠线缝合舌底中线的黏膜肌肉和颈段食管前壁的肌肉。在这条缝合线上向前牵拉,它仍然可以解开,将咽缺损在两边分成相等的两半。注意,现在图 10.228 中所示的咽部圆形缺损通过应用在舌根中线和食管上端前壁中线内翻缝合(图 10.229)。可转化为两个椭圆形缺损。中线内翻缝合两侧的咽部缺损用 2-0 铬肠线间断内翻缝合。缝合应从缺陷的侧边开始,并应朝向中线进行。在缝合过程中,每根缝合线都要打紧,因此应注意黏膜边缘的内翻。缝合过程中的黏膜脱垂可能导致延迟愈合和咽瘘形成。在打结时,要特别注意确保黏膜的边缘翻转并埋在缝合线下面。

完成咽部缺损的修复(图 10.230)。注意吻合口没有张力。咽部缺损修复后,用杆菌肽溶液冲洗术区。引流管放置在咽部的侧面,通过皮肤上单独的切口引出。颈阔肌用彩色肠线间断缝合,皮肤用尼龙线间断缝合。

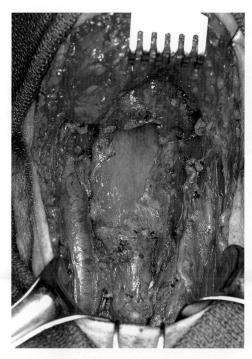

图 10.228　喉切除术后的咽前壁的圆形缺损。

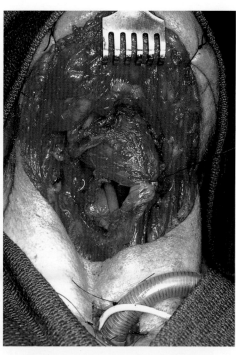

图 10.229　咽部圆形缺损通过应用中线内翻缝合可转化为两个椭圆形缺损。

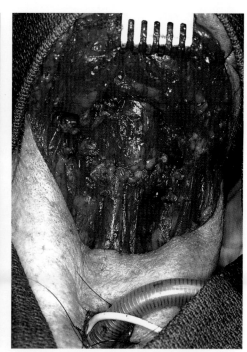

图 10.230　完成咽部缺损的修复。

手术标本显示右半喉跨声门型肿瘤，在声门上、声门旁间隙和右梨状窝内侧壁有明显的黏膜下浸润（图 10.231）。切开标本的后中线，显示喉体内部及甲状软骨的侵犯。注意右半喉的明显肿胀和右侧声门下肿瘤的侵及。

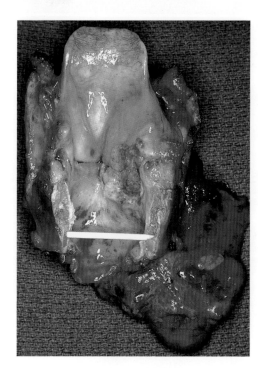

图 10.231　手术标本。

喉全切除术后的护理需要在 24 小时内开始鼻饲。当不再有引流时，可将引流管拔除。如果颈部皮瓣和皮肤切口愈合良好，可以在 7~8 天内开始口服液体和流质食物。气管造瘘口的缝合线在 2 周后拆除。食管言语训练最早可在术后 3

周开始。如果立即进行 TEP 并引入红色橡胶导管，则在第 10 天将其移除并用发音假体替换。TEP 言语训练最早可在术后 3 周开始。

手术后 3 个月左右，患者的外观显示颈部中央区的瘢痕愈合良好。气管造瘘口的大小和形状都非常令人满意，且位于胸骨上切迹的正确位置（图 10.232）。直到缝合线被拆除，最好不要在气管造瘘口中应用任何全喉切除气管套管，除非在术后即刻阶段。如果永久性气管造瘘口足够大，就不需要全喉切除气管套管。

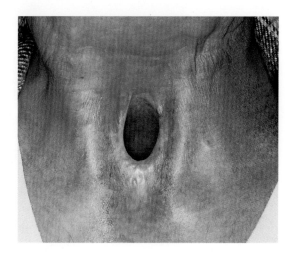

图 10.232　术后 3 个月气管造瘘口的外观。

挽救性全喉切除术

一般情况下，晚期【Ⅲ期/Ⅳ期】喉癌采用器官保留放疗或联合放化疗。RTOG 91-11 随机临床试验将 520 例患者随机分为单纯放疗、诱导化疗后联合放化疗（CTRT）或同步放化疗。2013 年发表了这项研究的 10 年随访结果，报告称同步放化疗的局部区域控制优于诱导化疗后联合放化疗，然后是单纯放疗。保喉率为 82%（同步放化疗）、68%（诱导化疗后联合放化疗）和 63%（单纯 RT）。总的来说，20%~30%的放化疗患者需要挽救性的喉全切除术。挽救性喉全切除术在 40%~50%的患者中有很高的局部并发症发生率。最常见的局部并发症是咽瘘，发生率为 30%~40%。由于这种较高的局部并发症发生率，咽缺损的一期修复术现在很少进行。一项研究分析显示，使用带血管蒂的皮瓣修复可使咽瘘的发生率降低 30%。挽救性喉全切除术后咽部缺损的修复有多种选择。如果保留咽后壁，可以用带蒂肌皮瓣（图 10.233）、游离前臂桡侧皮瓣（图 10.234）或游离股前外侧皮瓣重建咽部。对于需要全喉全下咽切除术的环状缺损，可用游离空肠瓣（图 10.235）、游离前臂桡侧皮瓣或游离股前外侧皮瓣进行修复。即使挽救

性手术成功，挽救性喉全切除术患者的总生存率（40%）与被 CTRT 治疗成功患者的总生存率（60%~70%）相比相当低。

声门下狭窄的手术治疗

任何病因引起的声门下狭窄都是一个棘手的外科问题，有多种不同的外科技术可用于其修复，包括内镜下手术和开放式手术。本章描述的手术是切除和修复狭窄区域的其中一种方法。

这里显示的患者在呼吸困难发作期间，曾接受了多次气管插管以进行支气管镜检查，以及长时间的插管通气支持。在做这个检查的时候，他有明显的呼吸喘鸣，因为在声门下区域可以很容易地看到向心性狭窄的区域。喉镜视图如图 10.236 所示。以前有两次试图通过内镜下激光切除术来处理这个狭窄区域的尝试都失败了。

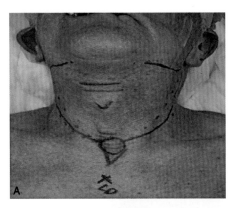
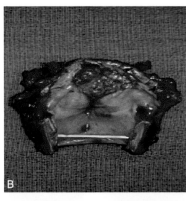
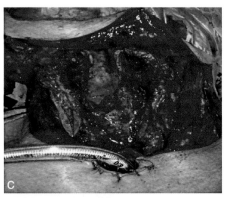
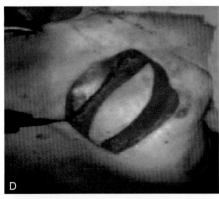
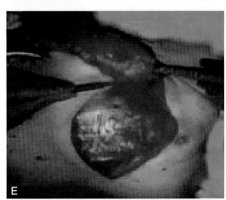
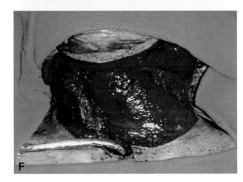
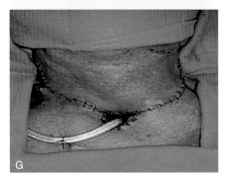

图 10.233　A.喉切除术和永久性气管造瘘口的皮肤切口；B.声门上型喉癌喉全切除术的手术标本；C.显示咽前壁缺损的术野；D.左侧胸大肌皮瓣上移修复咽部；E.带蒂岛状皮瓣旋转修复咽前壁缺损；F.咽缺损修复术；G.皮瓣的最终修复。

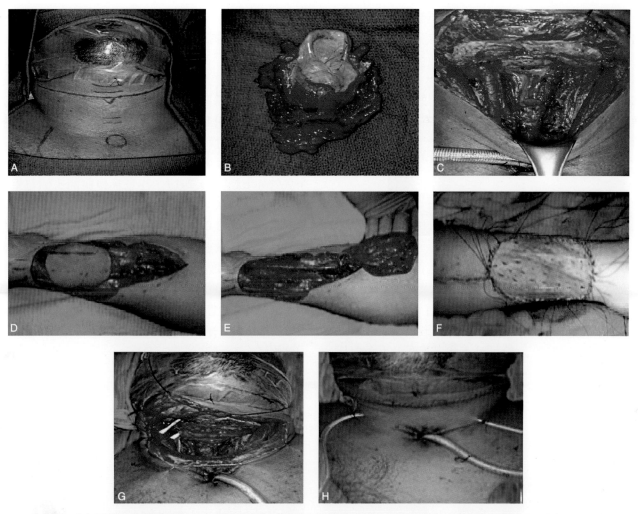

图 10.234 A.喉切除术和气管造瘘的皮肤切口;B.跨声门型喉癌的手术标本;C.显示咽前壁缺损的术野;D.游离前臂桡侧皮瓣;E.前臂桡侧游离皮瓣旋转 180°;F.手臂供区中厚皮片的移植;G.前臂桡侧游离皮瓣修复咽部缺损;H.颈部的最终修复。

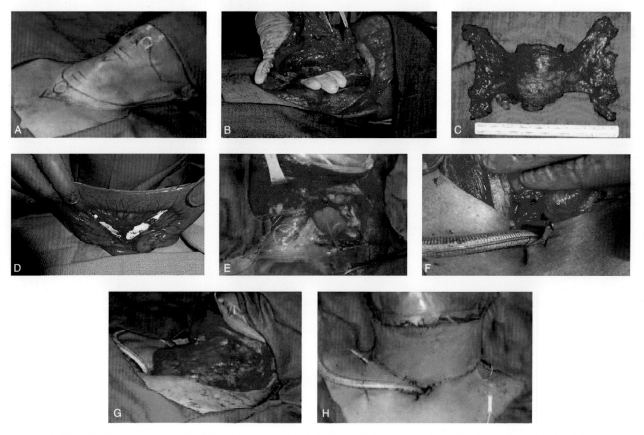

图 10.235 A.用于咽喉切除和双侧颈部解剖的皮肤切口;B.咽和喉周围的松解;C.全喉全下咽切除和双侧颈清扫的手术标本;D.空肠的获取及其血管蒂的游离;E.空肠、舌根和咽壁之间的吻合;F.空肠与食管远端吻合;G.显微血管吻合重建咽部;H.颈部的最终修复。

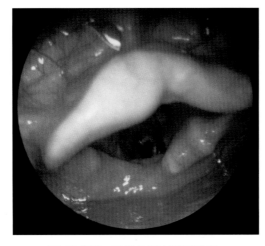

图 10.236   喉镜显示声门下狭窄。

喉冠状位断层扫描显示环状软骨下缘水平处有向心性狭窄(图 10.237)。在全麻下,用 0°内镜通过声门进入声门下区域的检查显示一个向心性狭窄区域,其边缘形成一个致密的瘢痕(图 10.238)。狭窄区远端可见正常气管环。手术包括切除向心性狭窄和邻近的正常黏膜,并用 T 管支架作为黏膜组织的支撑来修复黏膜剥脱的区域。

在患者声门下狭窄区的远端放置一个非常细小的气管插管进行全身麻醉。甲状软骨、环状软骨和胸骨上切迹的表面标记显示为可暴露声门下区的拟议切口线(图 10.239)。切开皮肤皮下组织及颈阔肌,上下皮瓣分离。舌骨下肌群在中线分离,并向侧面牵拉,暴露甲状腺峡部(图 10.240)。

手术的特写图显示了甲状腺峡部覆盖在环状软骨和前两个气管环上(图 10.241)。注意环甲肌的头侧与甲状腺峡部的关系。峡部从气管游离,在两边钳夹住,然后切开。每侧峡部残端均采用 3-0 铬肠线连续缝合止血。左右甲状腺叶的横向牵拉显露环状软骨的下缘和上端四个气管环。

在气管的两侧进一步解剖甲状腺腺叶与气管的间隙,以获得更大的暴露范围(图 10.242)。在解剖过程中,应特别注意不要继续解剖到气管食管沟。甲状腺腺叶过度向外侧移位会牵拉气管食管沟中的喉返神经造成意外伤害。因此,应避免甲状腺腺叶的过度侧移。气管壁周长前三分之一的暴露足够进行手术了。

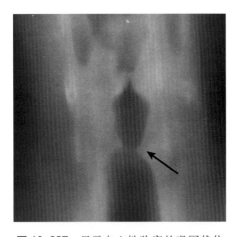

图 10.237   显示向心性狭窄的喉冠状位断层扫描(箭头)。

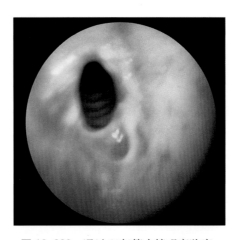

图 10.238   通过 0°气管内镜观察狭窄。

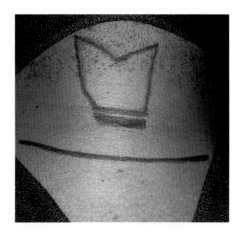

图 10.239   甲状软骨、环状软骨和胸骨上切迹的表面标记显示为可暴露声门下区的拟议切口线。

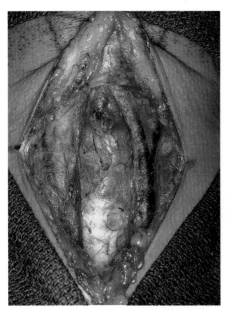

图 10.240   舌骨下肌群在中线处分开并侧向牵拉。

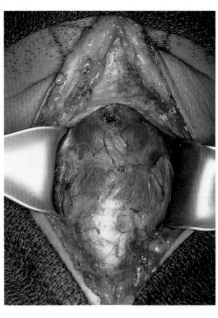

图 10.241   手术区域的特写图显示甲状腺峡部。

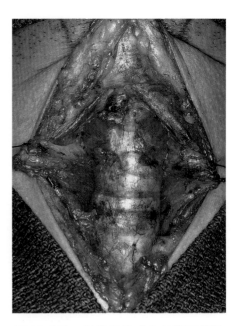

图 10.242   甲状腺腺叶在气管两侧被游离。

现在将甲状腺腺叶侧向牵拉（图 10.243）。在这张特写照片中，环状软骨和第二个气管环之间的区域变窄。在大约第六或第七气管环水平行低位气管切开术，维持麻醉的气管插管置入远端的气管内。拔除经口气管插管。气管在前中线处通过一个纵行垂直切口打开，切口从环甲膜水平开始，切开环状软骨的前壁，同时切开气管的前四环（图 10.244）。环状软骨和两侧气管壁的牵拉清楚地显示了环状软骨和气管上两环连接处的狭窄区域。

使用电刀，在气管黏膜狭窄区域的上方和下方沿圆周方向切除狭窄区域。用黏膜剥离子剥离黏膜下狭窄的区域，确保它可被完全切除。在这个过程中，气管壁会出现几个小出血点，但通过电凝很容易控制。

手术所造成的缺损可以用从颊黏膜获得的游离黏膜移植物修复。或者，可以从鼻中隔获得黏膜移植物修复。在这个患者中，移植物是从颊黏膜上取下来的。颊黏膜瓣用 4-0 铬肠线间断缝合到气管黏膜和声门下喉黏膜的边缘（图 10.245）。黏膜移植术应使黏膜剥脱区域环向闭合。手术的特写镜头清晰地显示了用黏膜移植修复手术缺损的效果（图 10.246）。此时，气管套管从气管切开处取出，取而代之的是蒙哥马利 T 管（图 10.247）。T 形管的垂直臂保留在声门下区和气管远端，水平臂则通过气管切开处向外伸出。

置管后，用 3-0Prolene 缝线间断缝合气管。甲状腺峡部被置回中线，但不要试图缝合甲状腺两侧。颈前带状肌采用彩色肠线于中线处间断缝合，用 3-0 铬肠线缝合颈阔肌，5-0尼龙缝合皮肤，将皮肤切口分两层缝合。

术后护理过程和其他类型的喉手术类似。T 形管的护理不需要特别的预防措施。在气管切开术的吸引过程中，重要的是要记住 T 形管的水平臂必须向头部倾斜，以便置入吸引管。如

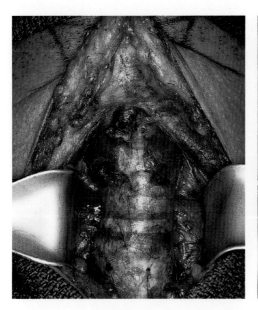

图 10.243 甲状腺腺叶侧向牵拉，暴露气管。

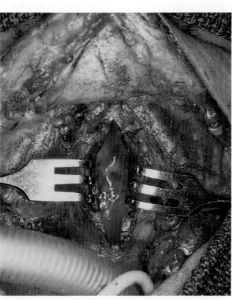

图 10.244 通过垂直切口在前中线切开气管。

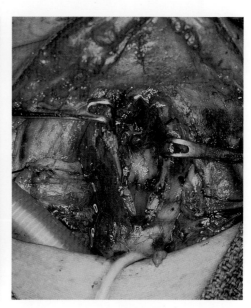

图 10.245 移植的黏膜缝合到气管黏膜和声门下喉黏膜的边缘。

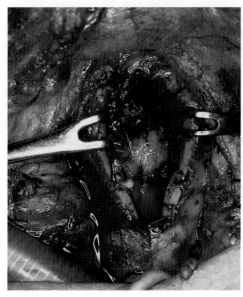

图 10.246 手术区域的特写图显示移植的黏膜对缺损区域有足够的覆盖。

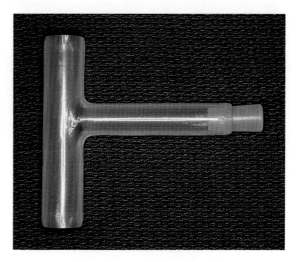

图 10.247 Montgomery T 形管。

果不这样做,导管就不能通过 T 形管的直角。T 形管保留约 3 周,然后取出,换上常规的造瘘口气管套管。在这个过程中,患者通过堵塞气管套管管口逐渐适应。气管套管可以在 4~5 周后取出。

图 10.248 显示了手术 6 个月后喉镜视图。经声门下区的内镜视图显示了一个气道通畅的狭窄修复区。切除黏膜下狭窄并用游离黏膜修复和 T 形管支架修复是声门下区小面积狭窄非常满意的修复方法。黏膜移植通常愈合良好,大多数患者不需要任何进一步的手术干预。

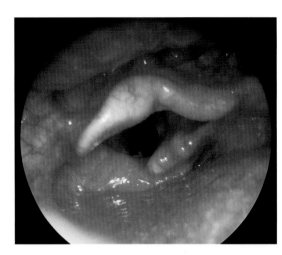

图 10.248 术后 6 个月喉镜。

气管肿瘤

气管原发性肿瘤可能来自黏膜,如鳞癌或小唾液腺肿瘤,也可能来自气管壁的软骨或神经血管结构。另外,甲状腺癌浸润喉和气管的发生率更高,可能需要切除喉或气管。(详见第 12 章甲状腺癌和气道浸润的更多细节)血管病变,如涉及气道的血管瘤,在婴儿和儿童时期相当常见。这些病变的处理需要充分考虑多种因素,包括病变的范围、患者的症状、气道阻塞的潜在风险和出血等。

18 个月大的婴儿的 T_1 加权后 MRI 轴位图显示甲状腺水平的颈部气管阻塞性病变(图 10.249A)。这个孩子出现呼吸困难,但没有急性呼吸窘迫。MRI 的矢状面显示全部病灶的范围有限,但明显影响了气道(图 10.249B)。内镜检查发现病变被血管增生但光滑的黏膜覆盖(图 10.250)。本文报告了一例血管瘤的临床和影像学诊断。婴儿的血管病变很少需要手术,而且经常会自发消退。然而,这种阻塞性病变有严重的呼吸损害风险,需要紧急治疗。

这些血管病变对普萘洛尔(propranolol)的系统性治疗反应良好。儿童开始服用普萘洛尔(propranolol),3 周后临床症状明显改善。随访 3 个月和 6 个月,病变几乎完全消失(图 10.251)。

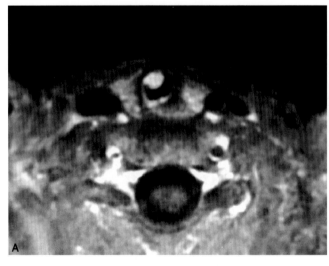

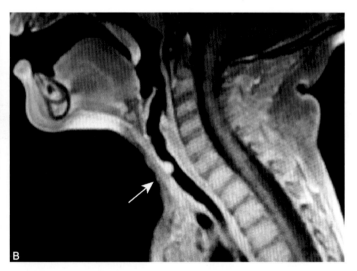

图 10.249 A.轴位 T_1 加权磁共振成像(MRI)显示气管阻塞性病变;B. MRI 矢状位显示肿瘤头尾部的范围(箭头)。

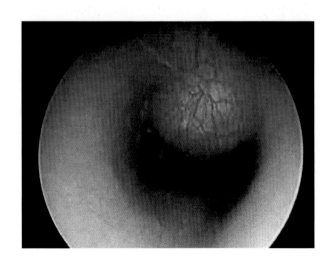

图 10.250 气管病变的内镜视图。

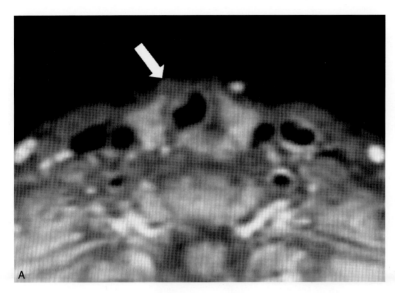 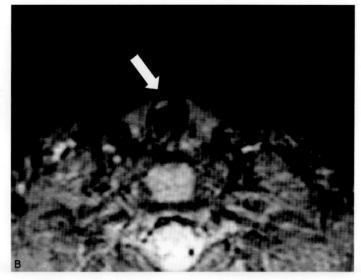

图 10.251　治疗后 3 个月（A）和 6 个月（B）的磁共振成像显示肿瘤几乎完全消失（箭头）。

气管肿瘤切除术

最常见的原发性气管肿瘤是腺样囊性癌和鳞状细胞癌。气管肿瘤患者表现为呼吸困难，喘息，有时咯血。短节段气管肿瘤最好手术切除。CT 扫描如图 10.252 所示的患者有持续性喘息伴轻度呼吸窘迫近 4 年。在没有进行评估上呼吸道的影像学检查的情况下，她曾因"哮喘引起的喘息"接受过内科医生的治疗。最终，患者因呼吸喘鸣被耳鼻喉科医生发现，并进行了 CT 扫描，显示气管阻塞性病变，需要进一步检查和治疗（图 10.252）。

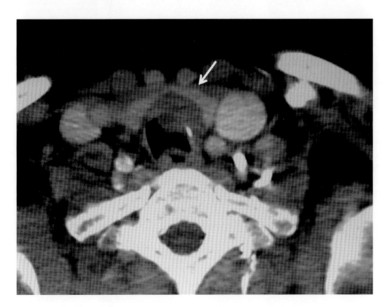

图 10.252　增强 CT 扫描的轴位图显示气管肿瘤浸润甲状腺（箭头）。

内镜评估需要使用喷射通气诱导全身麻醉以及气管镜进行组织学诊断，并测量肿瘤的上下长度，这对于计划性气管切除和重建的范围是非常必要的（图 10.253）。组织学检查显示起源于小唾液腺的腺样囊性癌。一期吻合可安全切除 6~7 个气管环，恢复气道。在充分的喉气管镜检查后，采用使球囊

位于肿瘤下缘远端的方式进行气管插管。通过环状软骨水平的横切口打开颈部，并探查从舌骨至胸骨上切迹的中央区。舌骨下肌群向侧面牵拉，暴露甲状腺。由于甲状腺直接被浸润，如术前 CT 扫描所示（图 10.252），该患者计划进行甲状腺全切除术（图 10.254）。

仔细解剖两侧的气管食管沟，以保护喉返神经和甲状旁腺（图 10.255）。气管和食管之间形成一个平面，通过 Penrose 引流管将气管提升到切口中。在这一步骤中，在肿瘤的下缘切开气管，以获得足够的安全界。此操作允许气管的整体袖状切除，确保上下两端的边缘满意（图 10.256）。于这个患者，行气管的环形袖状切除及甲状腺全切除术。松解舌骨上肌群，使喉体向下移 2~2.5cm。应避免远端气管松动，以防止气管残端堵塞。采用 Vicryl 缝合线单层严密吻合（图 10.257）。手术标本显示肿瘤完全切除，所有三个维度的边缘都令人满意（图 10.258）。吻合口缝合线必须保持无张力，在颌下至上胸部缝合线，以保持颈部屈曲 3 周（图 10.259）。术后 3 个月的内镜检查显示环状软骨下缘和气管之间的缝合愈合（图 10.260）。

原发性气管鳞状细胞癌并不常见。气管鳞状细胞癌患者的 MRI 扫描轴位图如图 10.261 所示。注意，肿瘤已经将气道缩小到正常的 10% 左右。MRI 扫描的矢状面显示肿瘤浸润大约六个气管环（图 10.262）。内镜手术和外科手术的全麻诱导需要喷射通气。喷射通气导管通过肿瘤后部，其尖端置于肿瘤远端。用 0° 内镜观察肿瘤，显示肿瘤呈马蹄形，占据气管周围的前四分之三，如术前 MRI 扫描所示（图 10.263）。对该患者进行了气管袖状切除和一期吻合术。术后磁共振扫描显示气道恢复正常（图 10.264）。

造瘘口复发的切除

喉全切除术后癌的气管造瘘口复发最常见，其原因常见皮肤下的气管食管沟/气管旁淋巴结发生复发性疾病。造瘘口复发可表现为气管造瘘口上方或外侧的小的活动性肿块，也可表现为气管造瘘口下半部的复发，病变可延伸至纵隔淋巴结。

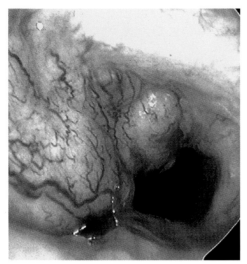

图 10.253 气管内镜显示结节性肿瘤部分阻塞气管腔。

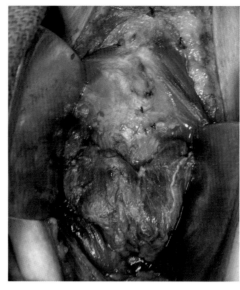

图 10.254 中央区暴露，显示气管肿瘤侵及甲状腺。

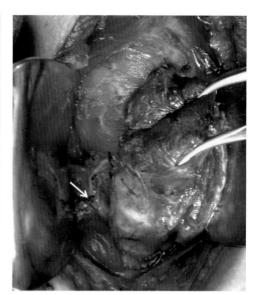

图 10.255 气管旁解剖显示右喉返神经（箭头）和下甲状旁腺。

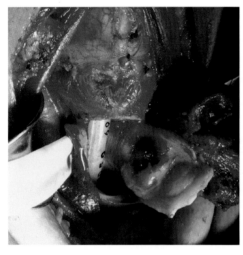

图 10.256 切开气管以便肿瘤切除并留有足够的安全界。

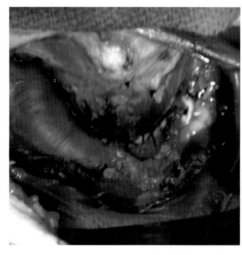

图 10.257 气管吻合术为单层吻合。

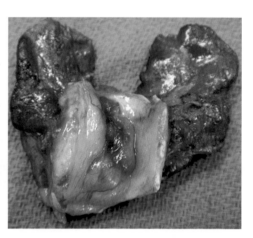

图 10.258 显示气管肿瘤与甲状腺全切的手术标本。

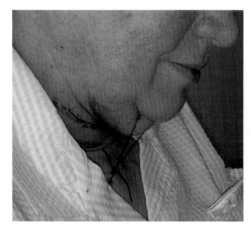

图 10.259 颌下至胸部的缝合。

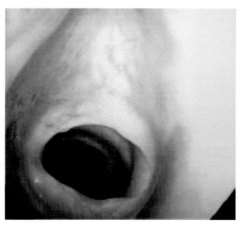

图 10.260 喉部与气管吻合术后的内镜示意图。

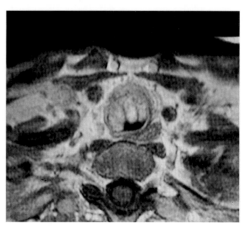

图 10.261 气管鳞状细胞癌的磁共振成像扫描轴位图。

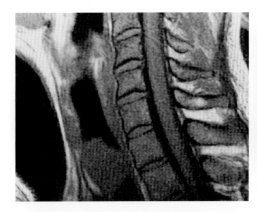

图 10.262　磁共振成像扫描的矢状位显示气管受累的长度。

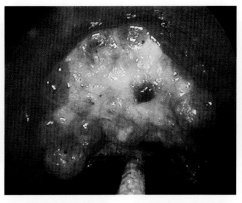

图 10.263　通过 0°内镜观察的视图。

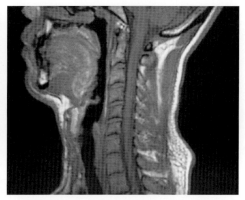

图 10.264　术后矢状位磁共振成像扫描显示气道恢复。

从严格的外科观点来看,邻近气管造瘘口上半部的肿瘤复发相对容易处理,并且有较高的疾病控制率。另一方面,位于气管造瘘口下半部分的复发由于疾病在纵隔的延伸扩展,不太可能进行令人满意的彻底切除手术。

图 10.265 所示的患者有一个累及气管造瘘口左侧上外侧的复发。肿瘤直径 3.5cm,可在较深的软组织上移动。CT 扫描清楚地显示在颈部的下方,气管造瘘口水平,胸锁乳突肌内侧头下方呈明显肿块,病变延伸到转移性淋巴结的包膜外,累及邻近的软组织(图 10.266)。肿块附着于胸锁关节下方。

手术切除肿瘤需要切除气管造瘘口周围的大量皮肤,包括气管造瘘口的皮肤黏膜连接和远端气管的残端,如图 10.267 所示。注意胸骨和胸锁关节的表面标记与皮肤切除的程度有关。

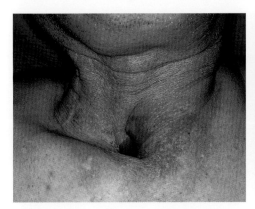

图 10.265　一例累及气管造瘘口左侧上外侧的造瘘口复发患者。

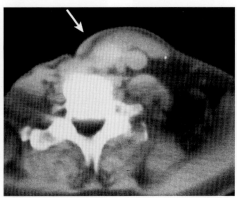

图 10.266　颈部下部的计算机断层扫描,显示造瘘口复发(箭头)。

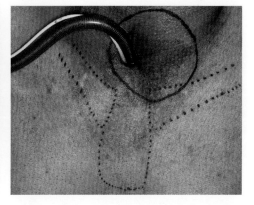

图 10.267　定位了皮肤切除的范围和胸锁关节。

手术需彻底切除包括皮肤、皮下软组织、远端气管以及左锁骨的内侧三分之一和胸骨柄位置的所有大面积病变。在拟切除的肿瘤复发部位做一个环形皮肤切口。第二个中线垂直切口是从胸骨柄上环形皮肤切口的下缘开始的。先分离皮瓣,然后分离锁骨中线内侧部分的附着的肌肉。胸锁乳突肌从其上表面分离,而锁骨下肌群从其下表面分离。

然后用骨膜剥离子剥离锁骨内侧三分之一的骨膜,并用 Doyen 肋骨锉刀环形抬高锁骨骨膜。锁骨用电锯锯开。牵拉胸大肌在胸骨的附着,露出胸骨柄,用胸骨电锯在所需的切除水平上切开胸骨。或者,可以使用电钻和橄榄形的凿刺沿着右胸骨肋和胸骨柄下关节形成沟槽。这条沟槽通过胸骨的外皮层和胸骨柄的松质部分,一直延伸到胸骨的内皮层。然后用 Lebsche 刀沿着这条沟槽切开胸骨。

如前所述,切开胸骨和锁骨后手术标本能够移动并进入上纵隔。通过交替的钝性和锐性的解剖,特别是通过在胸锁关节后面和锁骨及第一肋骨的接合处进行精细的锐性的解剖,标本的骨成分被松动。在解剖过程中,要小心避免意外损伤锁骨下静脉和无名静脉。首先从胸锁关节的后方仔细解剖这些静脉,在手术的这个阶段,应使用一个可延展的牵开器保护这些脆弱的大静脉。

最后将标本旋转至右侧和头侧,清扫所有纵隔淋巴结和软组织。标本现在只与气管附着,在可见和可触及的复发肿瘤的远端与气管分开。取出气管导管,横断气管切除标本,然后将气管导管重新导入远端气管。

切除标本后,手术视野显示上纵隔有足够的间隙(图 10.268)。颈内静脉和锁骨下静脉汇合形成左侧无名静脉。手术区域上部的特写图显示颈动脉鞘的下端,左颈总动脉、颈内静脉和食管(图 10.269)。纵隔上段特写图,无名静脉和气管残端清晰可见(图 10.270)。

标本显示一大量的皮肤、皮肤黏膜组织,气管远端和左锁骨内侧的中半部分整块切除(图 10.271)。标本的后部显示所有切除的上纵隔淋巴结,以及气管残端、胸锁关节后表面和其附着的胸锁乳突肌残端(图 10.272)。

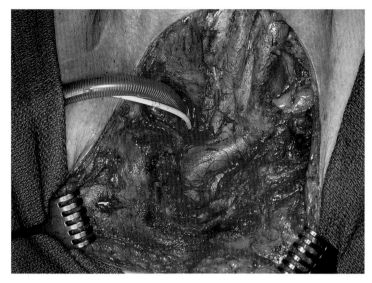

图 10.268 肿瘤切除后的术野图。

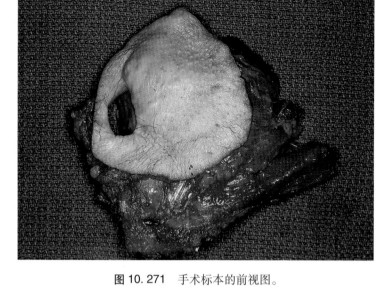

图 10.271 手术标本的前视图。

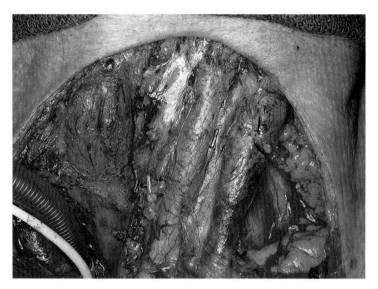

图 10.269 术野上部特写图显示颈动脉和颈内静脉。

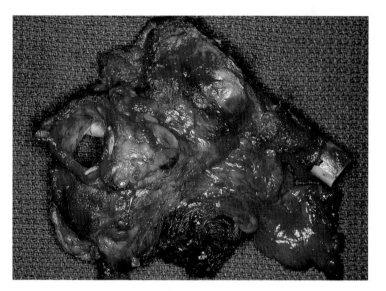

图 10.272 手术标本的背面。

造瘘口复发切除造成的手术缺损需要覆盖大面积的皮肤和软组织,以填补下面的无效腔。有多种皮瓣可用于完成这一目标。从简单到复杂,它们是:①三角肌皮瓣;②胸大肌皮瓣;③腹直肌或股前外侧(ALT)游离皮瓣。在这个患者中,一个以内侧为蒂的三角肌皮瓣从左侧游离出来,然后向头侧和内侧旋转以覆盖手术缺损。将三角肌皮瓣的顶端首先预置到手术缺损处,然后缝合到气管造瘘口的残端。皮瓣很容易旋转进入锁骨和胸骨切除后形成的缺损空间,有助于填补无效腔。

胸前壁三角肌皮瓣的供区缺损主要通过上下皮瓣的活动来修复。手术缺损完全修复如图 10.273 所示。

术后 6 个月患者的外观显示瘢痕愈合良好(图 10.274)。三角肌皮瓣对纵隔皮肤缺损提供了满意的修复,并有助于纵隔气管造瘘口表面的修复。

如前一步骤所述,如果在气管造瘘口周长的上半部分有适度大小的造瘘口复发,适用于相对保守的手术切除。手术缺损通常可用旋转的局部皮瓣修复。在这种条件下,治愈的可能性是相当大的,外科手术是值得考虑的。

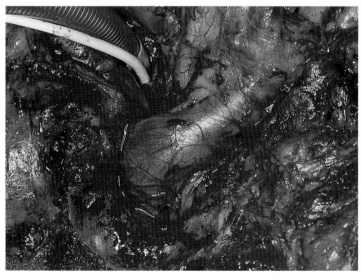

图 10.270 上纵隔区域特写图显示左侧无名静脉和气管残端。

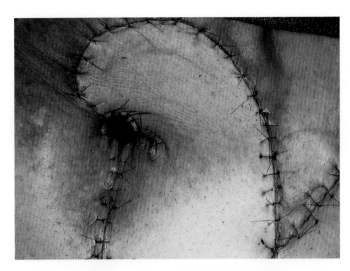

图 10.273 用三角肌皮瓣完全修复手术缺损。

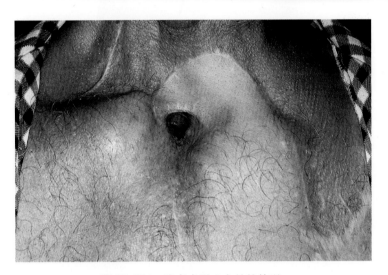

图 10.274 患者术后 6 个月的外观。

全下咽全食管切除术治疗广泛的造瘘口复发癌

造瘘口复发累及气管造瘘口上半部并广泛浸润邻近皮肤、软组织以及下咽或食管的患者，只要疾病不浸润两侧颈动脉鞘，就被认为是可以治疗性切除的合适候选者。图 10.275 所示的患者有广泛的造瘘口复发，肿瘤浸润颈部中央区皮肤生长，并侵入下咽食管交界处。然而，肿瘤尚未侵入颈动脉鞘或延伸至纵隔。手术切除的计划是切除大量颈部皮肤，同时切除颈部中央区的软组织，包括下咽、食管、远端气管以及上纵隔的所有软组织和淋巴结（图 10.276）。颈部的清除包括位于双侧颈动脉鞘中央的所有组织。

通过充分解离肿瘤完成颈部手术标本的松解（图 10.277）。上胸段食管从暴露的部分到隆突都已经松动。开腹手术是为了松解胃和胸段食管的远端。一旦食管完全游离，食管就能够从胸腔中拔出，把胃上提到颈部。分离胃食管交界处并取出标本。

在胃底和咽残端下端之间完成咽胃端端吻合。应用胸大肌皮瓣修复颈部皮肤软组织缺损。患者术后 3 个月的外观（图 10.278）显示软组织和皮肤缺损的良好修复，以及低位的胸骨上切迹的气管造瘘口。

如果不需要食管全切除术，可以用游离空肠或前臂桡侧皮瓣或股前外侧皮瓣重建咽食管交界处，并用三角肌皮瓣或胸大肌皮瓣修复皮肤的缺损。这种程度的切除仍被认为对某些患者是有效的，但在大多数情况下被证明是姑息性的。

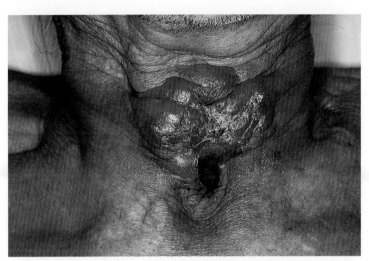

图 10.275 一例广泛的造瘘口复发患者的术前所见。

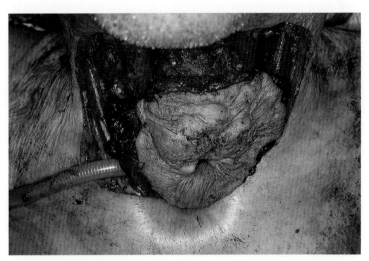

图 10.276 大量的皮肤与肿瘤和中央区的组织一起切除。

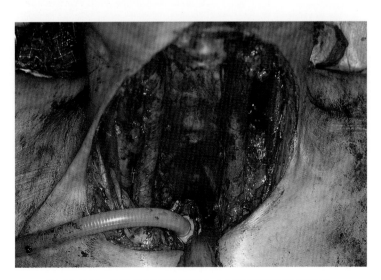

图 10.277 清除双侧颈动脉鞘中央区所有组织后的缺损。

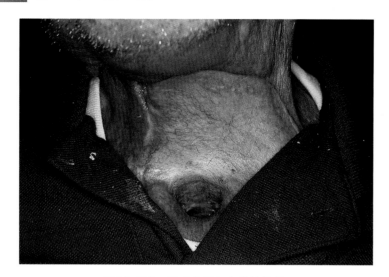

图 10.278　患者术后 3 个月的外观。

声带麻痹的康复

声带麻痹可由喉癌或其他疾病引起，如脑血管卒中、中枢神经损伤、肿瘤或手术累及迷走神经、甲状腺癌及纵隔疾病浸润喉返神经，或医源性迷走神经或喉返神经损伤。除原发性喉癌外，任何原因引起的声带麻痹都应考虑进行康复治疗。声音嘶哑和误吸是由于声带麻痹引起的后遗症。声嘶是由于声带固定在旁正中或外侧（外展）位置导致的声门间隙以及发声肌麻痹导致的萎缩而引起。由此产生的声门功能不全会导致唾液和液体误吸，从而导致肺炎。一些患者由于对侧声带的充分代偿而恢复声门功能，从而实现较理想的声门闭合。当存在持续的声门关闭时的缝隙时，声门功能的恢复可以通过将麻痹的声带向中线移位来实现。

对于单侧声带麻痹的患者，当应用声带内移手术时，可以预期语音质量的改善。麻痹声带的内移可以通过在声门旁间隙植入惰性物质来实现。可用于介质化的材料是可注射的或固态的。可注射材料可在数周到数年不等的不同时间段内起到支撑作用。注入液体明胶海绵可以达到暂时性的声带内移，如果预计瘫痪的声带可恢复功能，通常建议注射液体明胶海绵。另一方面，永久性瘫痪的声带可以通过注射不可吸收材料，如羟基磷灰石糊剂、脱细胞真皮和特氟龙膏剂进行支撑。特氟隆膏剂暴露于注射材料中导致肉芽肿形成的风险很高，因此通常不是声带注射的首选材料。永久性的声带内移需要在声门旁间隙置入一个由软硅橡胶材料或聚四氟乙烯（Gore-Tex）制成的惰性固体垫片。

注射法声带内移术

注入惰性物质以使声带向中线移位的技术很简单，可以在非卧床环境下进行。所需设备包括带视频显示的柔性鼻咽纤维喉镜、带 21 号针头的一次性注射器和选定的注射材料。患者直立坐在椅子上，用 1% 利多卡因喷雾剂局部麻醉鼻腔和咽部。鼻咽纤维喉镜是为了定位喉内部的全景。

注射可通过以下三种途径之一进行：①通过甲状舌骨膜；②通过环甲膜；③通过甲状软骨（图 10.279）。甲状舌骨膜途径是首选，因为甲状软骨往往难以穿透细针。针头穿过甲状舌骨膜，沿着甲状软骨内表面指向声门旁间隙。在鼻咽纤维

喉镜直接观察下，针尖置于真声带游离缘平面下方的声门旁间隙。注射材料沉积在两个位置，以获得足够的声带内移效果，以便使之与对侧声带准确闭合。要求患者在注射过程中发声，以尽量减少过度注射和气道损害。大多数患者达到满意的声带内移所需的材料量小于 1ml。应避免直接在黏膜下注射，以防止注射的材料溢出。当在不影响气道的情况下获得令人满意的语音质量时，结束手术。

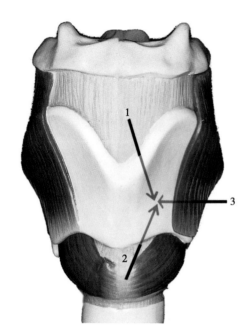

图 10.279　声带内移术注射途径：1. 甲状舌骨膜；2. 环甲膜；3. 甲状软骨。

喉成形声带内移术

喉部成形术推荐用于因任何原因发生单侧声带麻痹且预期寿命相当长的患者。喉部成形术有效地实现了麻痹声带向内侧移位，允许和对侧声带适当闭合，从而提高了声音质量。

手术通常在局部麻醉下进行，并伴有轻度镇静。局部麻醉剂可以通过喷雾或直接滴注至喉声门上部的黏膜、梨状窝和喉前庭。此外，双侧喉上神经阻滞是通过在甲状舌骨膜的

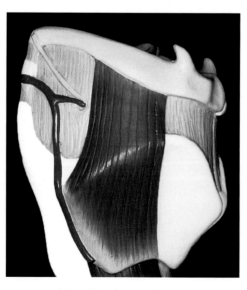

图 10.280　显示喉上神经在舌骨大角外侧端进入甲状舌骨膜的模型。

侧面注射约 5ml 1% 利多卡因和肾上腺素来完成的,在甲状舌骨膜的侧面,喉上神经进入喉的表面标记位置相当恒定。这一过程在图 10.280 中的模型上已经描述,其中喉上神经进入舌骨大角外侧端附近的甲状舌骨膜。在充分的表面麻醉和喉上神经阻滞完成后,1% 利多卡因通过皮肤和皮下组织注射到手术侧的甲状软骨层。从中线到甲状软骨板后缘,麻醉覆盖在甲状软骨膜上的皮肤和软组织区域。

做长约 3cm 的横切口,从甲状软骨中线延伸至甲状软骨下缘上方 5~7mm 的后缘(图 10.281)。切开皮肤皮下组织以及颈阔肌,暴露舌骨下肌群(图 10.282)。沿白线切开舌骨下肌群(图 10.283)。同样,在中线处切开软骨膜,暴露下方的甲状软骨。用精细的骨膜剥离器剥离软骨膜,露出甲状软骨板的前半部分。Richardson 牵开器向两侧牵开带状肌和软骨膜,暴露甲状软骨板(图 10.284)。用带有超细毛刺的变速电钻制成甲状软骨板中的矩形窗口(图 10.285)。这个矩形窗口的位置非常重要。矩形呈水平方向,其前界位于甲状腺软

骨中线向后约 5mm 处(图 10.286)。矩形窗口的下界距甲状软骨的下缘大约 5mm,如模型所示。使用高速钻时要特别小心,避免内软骨膜或喉内软组织撕裂;否则,一定会发生血肿,严重危及手术过程(图 10.287)。一旦用钻头创建了软骨窗,Penfield 硬脑膜剥离子就可以在四个方向上剥离内软骨膜和喉内部的底层软组织(图 10.288)。现在在用一个 Freer 骨膜剥离子来评估声带的内侧移位程度,以达到所需的声音质量。骨膜剥离子通过后方的矩形窗口导入,将喉内软组织向内侧移位,要求患者发声。当达到所需的声音质量时,对声带所需的位移以及将其保持在该位置所需的硅橡胶楔块的大小进行预估。软硅橡胶材料的实心块可用于制造声带内侧移位所需的楔形硅橡胶垫片(图 10.289)。或者,可以使用涤纶(Gore-Tex)带(图 10.290)。涤纶带的优点是它使外科医生能够通过只引入必要的丝带长度来定制所需的语音质量,以达到所需的结果(图 10.291)。音高可以用不同长度的涤纶带进行测试,直到找到达到所需音质的准确长度。

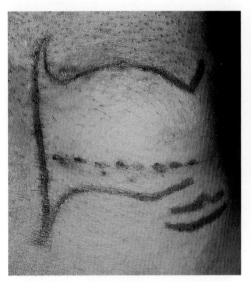

图 10.281　甲状软骨和环状软骨的轮廓与皮肤切口的示意图。

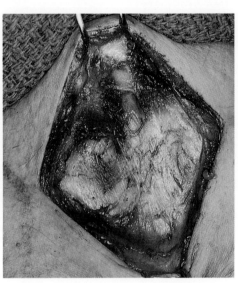

图 10.282　通过皮肤切口切至颈阔肌。

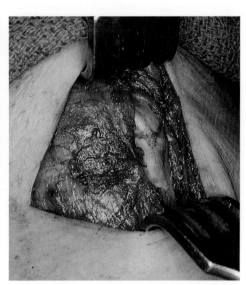

图 10.283　中线筋膜沿长轴纵向切开。

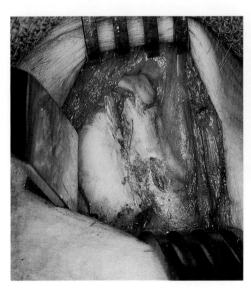

图 10.284　牵拉的带状肌和软骨膜,暴露甲状软骨板。

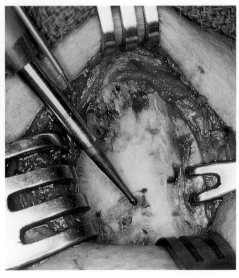

图 10.285　甲状软骨中的矩形窗口用带有超细毛刺的变速电钻制成。

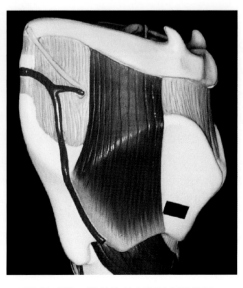

图 10.286　甲状软骨中矩形窗的位置。

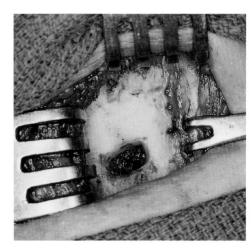

图 10.287　软骨窗向上延伸至内软骨膜。

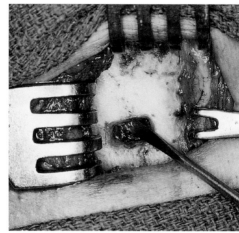

图 10.288　使用 Penfield 硬脑膜剥离子剥离内软骨膜和喉部内部的底层软组织。

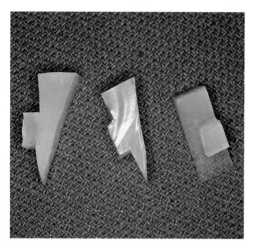

图 10.289　使用软硅橡胶材料的实心块制造楔形硅橡胶垫片。

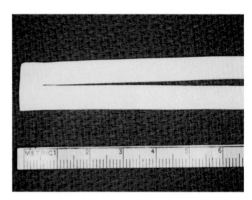

图 10.290　Gore-Tex 涤纶带。

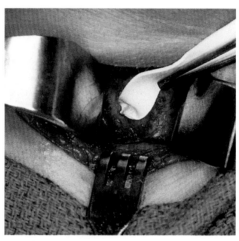

图 10.291　Gore-Tex 甲状软骨成形术。

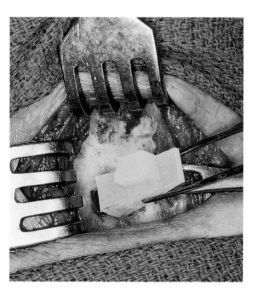

图 10.292　通过压缩垫片并将其放置到声门旁间隙，引入垫片的前部。

　　使用无齿 DeBakey 手术镊，用手柄夹住垫片，垫片的后部（三角楔的底部）首先通过矩形窗口向喉后部导入。然后，通过压缩垫片并将其放置到声门旁间隙，引入垫片的前部（图 10.292）。垫片位置合适后，其手柄用于调整其永久位置。现在要求患者再次发声以评估声音质量。如果声音仍然太低，则垫片太小，需要更大的垫片。另一方面，如果声音太尖或患者呼吸困难，导致喘鸣，那么垫片太大，需要修剪。根据经验，适当尺寸的垫片可在不影响气道的情况下达到所需的语音质量（图 10.293）。一旦垫片正确定位，带状肌就可以恢复到正常位置，可用彩色肠线进行间断缝合。颈阔肌用彩色肠线间断缝合，皮肤用 5-0 尼龙线间断缝合。

　　在这个手术后，基本术后护理是必要的。应仔细观察患者数小时，以防出现呼吸困难。偶尔会出现血肿，导致进行性呼吸困难。手术后，先前接受过放射治疗的患者可能会出现明显的喉部水肿，需要仔细观察是否有呼吸道损害。在接受喉部成形术的大多数患者中，声音质量应该有显著的改善。

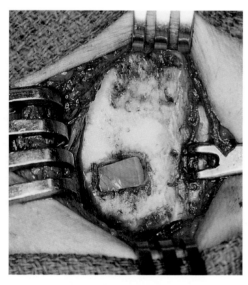

图 10.293　在不影响气道的情况下，制作合适尺寸的垫片，以达到所需的语音质量。

喉全切除术后的言语音康复

喉全切除术后的语音恢复可以通过：①食管发音；②电子喉；③TEP 和语音假体来实现。食管发音需要高强度的训练，有发音期望的患者和长期的实践，可以实现实用的语言。只有少数患者能够训练出良好实用的食管发音，但即使在这些患者中，语音质量也不理想，每充一次呼气所产生的单词长度也有限。使用电子喉不需要吞咽和回流空气；它通过咽腔气体的机械共振产生声音。电子喉还需要长时间的训练才能产生可理解的语音。产生的语音质量比较机械，因此在许多患者中是次优的。另一方面，气管食管穿刺和语音假体通过人工瓣膜将空气从肺部送入咽部，提供肺动力语音，因此，语音具有更强、更持久和更易理解的优点。肺部空气进入咽部由鸭嘴形假体控制，该假体具有单向阀，可防止唾液和食物反流到气管，但允许空气自由进入食管。目前可用的假体装置包括 Blom-Singer 和 Provox 假体，这是对 duckbill 瓣膜的重大改进，因为它可以在不改变的情况下保留 6 个月。TEP 可主要在喉全切除术时进行，如果局部组织质量和咽部修复满意，则首选 TEP（详见扩大喉全切除术的说明）。另一方面，在之前接受过放疗的患者和有较高并发症风险的患者中，TEP 最好推迟到二期，即在咽食管缺损修复完全愈合后。

二期气管食管穿刺术

二期 TEP 手术可在全身麻醉或局部麻醉下进行，并可采用轻度镇静。为了达到气管食管穿刺的满意效果，必须有合适的气管造瘘口（图 10.294）。理想情况下，气管造瘘口应该是椭圆形的，可以直接进入气管膜部以及在气管造瘘口后壁的皮肤黏膜连接处。气管食管穿刺的位置大约在皮肤黏膜交界处以下 5mm 处。程序所需的仪器如图 10.295 所示。这是一个商业上可获得的工具包，用于执行 TEP 和导入语音假体。该套件包括一个弯曲的引导器和一个可移动的套管针，以适应引导器。它有一个半刚性柔性导轨，顶端有一个孔。任何市面上可买到的语音假体（Blom-Singer 或 Provox）都可以与工具包一起使用。这个工具包也有两个微型止血钳。目前可用的语音假体至少 6 个月内不需要更换（图 10.296）。短小的 Jesberg 食管镜，其顶端有光源，是理想的手术器械，因为它有一个宽椭圆形的嘴，顶端有一个保护性的前唇（图 10.297）。Jesberg 食管镜是经口腔引入食管的，并推进到气管造瘘口的水平（图 10.298）。现在旋转 180°，使其"嘴"面向气管造瘘口上端的气管膜部。食管镜远端的光线很容易通过气管膜部显示照明，显示食管镜尖端的位置（图 10.299）。带有引导器的套管针用于在气管膜部的所需位置进行穿刺（图 10.300）。透过食管镜，可以看到套管针的尖端在食管镜的管腔内突出。食管镜的后唇保护食管前壁免受套管针的意外伤害。在食管镜的管腔内套管针的弯曲引导穿刺至套管针头端。套管针现在收回，让引导器就位。导丝现在穿过导丝器进入食管镜管腔，直到其远端从食管镜中取出。食管镜现在退出，将导丝留在原位（图 10.301）。语音假体的长翼缘现在穿过导丝远端的孔（图 10.302）。引导器现在从气管造瘘口中取出，导丝和

螺纹假体一起从穿刺部位拉出，直到语音假体的长翼缘从气管膜部的套管孔中拉出（图 10.303）。现在用一个精细的止血钳通过套管针孔进入气管造瘘口钳住并放松假体的外缘。假体上的长翼缘被切断，假体在其适当位置旋转（图 10.304）。最后，在食管内再次使用食管镜检查假体内翼缘在食管腔内的位置。它应该紧贴食管内壁（图 10.305）。术后，患者接受言语治疗师关于气管食管言语的发声和假体维护的指导。在大多数接受气管食管穿刺和语音假体植入术的患者中，语音质量有望显著提高。

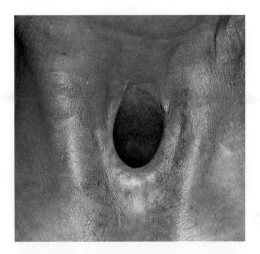

图 10.294　合适的气管造瘘口是必要的。

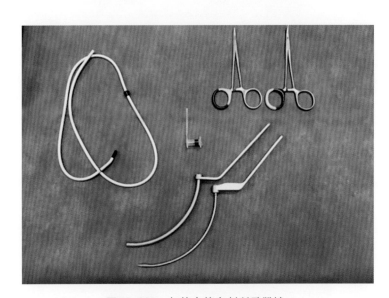

图 10.295　气管食管穿刺所需器械。

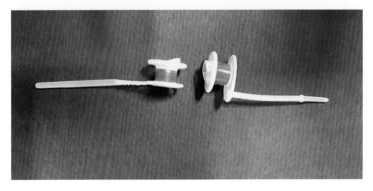

图 10.296　目前使用的语音假体。

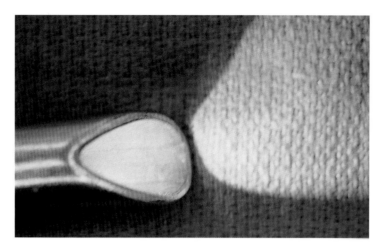

图 10.297　Jesberg 食管镜远端。

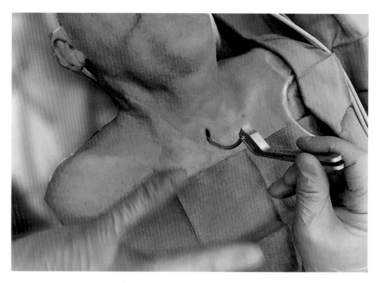

图 10.300　使用套管针和引导器通过气管膜部穿刺进入食管。

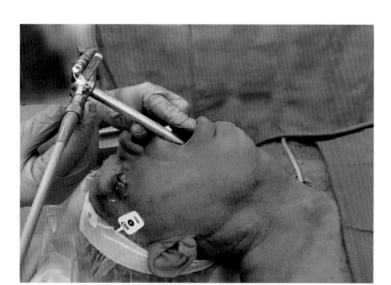

图 10.298　经口置入 Jesberg 食管镜。

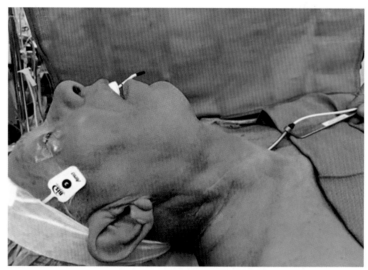

图 10.301　一根导丝穿过导管,从口腔内的食管镜中取出。

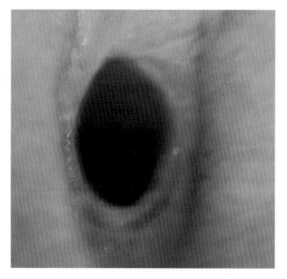

图 10.299　食管镜远端的灯定位其位置。

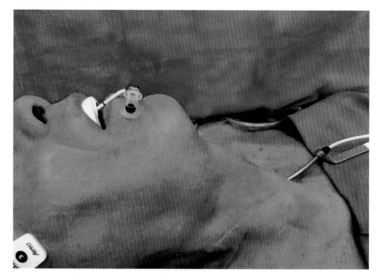

图 10.302　声音假体的长翼缘被拧到导线上。

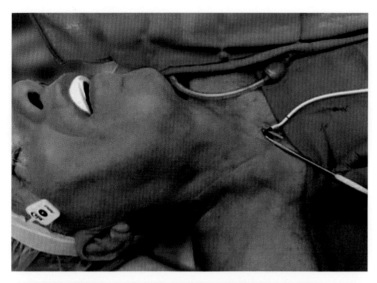

图 10.303 将导丝和语音假体从气管食管穿刺中拔出。

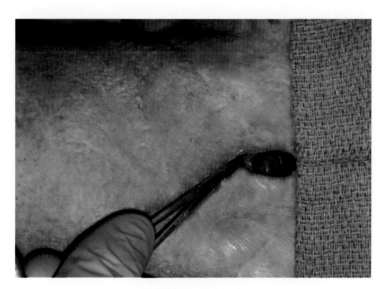

图 10.304 人工语音假体在气管造瘘口中的准确定位。

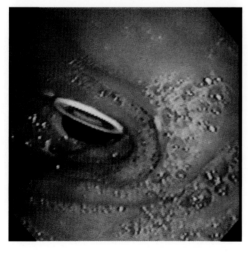

图 10.305 内镜显示颈部食管内语音假体的内翼缘。

要产生言语,患者必须将空气从气管引到食管,这就要求在发声时堵塞气管口。这个过程需要在患者说话时用拇指或手指堵住造瘘口。大多数患者对这项技术都很满意。但是,如果患者发现使用手指很麻烦,可以使用单向气管造瘘口瓣膜,应用于气管造瘘口,以实现自然发声。这些瓣膜粘在气管造瘘口附近的皮肤上,携带一个单向旋转阀,允许通过瓣膜吸入空气进入气管支气管,但在呼气过程中,瓣膜会自行关闭,并通过气管食管假体将空气导入食管(图 10.306)。阀门的校准方式是,在安静呼吸时,通过阀门的空气在两个方向上流动;然而,在发声期间,会产生较高的胸腔内压力,迫使阀门关闭,并将空气导入食管。目前可用的气管造瘘口瓣膜并不是最佳的,需要对其发展进行进一步的技术研究。

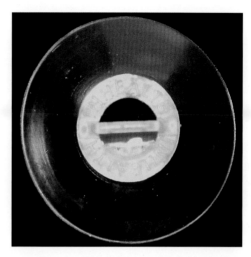

图 10.306 造口阀有助于免用手进行气管食管讲话。

术后护理

喉部手术患者的术后护理是根据外科手术是喉内镜式还是开放式来指导的。大多数接受过喉内镜手术的患者不需要做气管切开。因此,术后即刻护理的中心是仔细观察气道和监测出血情况。一般来说,建议使用类固醇以减少术后水肿和气道损害。抗生素的使用取决于内镜切除的范围和暴露的原始区域。声门肿瘤切除术一般不需要抗生素。另一方面,因声门上喉部、下咽部和口咽部肿瘤而接受较大切除手术的患者应接受广谱抗生素的治疗,特别是如果他们以前接受过放射治疗。抗反流药物也对这些患者有益。吸入空气的增湿对于防止呼吸道分泌物和渗出物的干燥至关重要,它通过减少结痂来改善愈合。一旦患者能够吞咽唾液分泌物,就应开始经口进食。如果由于疼痛或误吸导致自发性吞咽延迟,可能需要鼻饲。

接受开放式喉部分切除手术的患者通常会做气管切开术。因此加强气管切开术护理以清除肺部分泌物对预防肺炎至关重要。气管切开的管理和肺部分泌物的吸除应首先由护理人员提供支持。如果预期要长期保持气管切开状态,住院期间应教会患者自我护理。接受声门上肿瘤和下咽肿瘤手术的患者需要临时用鼻饲。然而,如果预测到吞咽恢复延迟,则应考虑进行胃造瘘术提供营养支持。

接受喉全切除术的患者有一个永久性的气管造瘘口。这些患者必须对吸入的空气进行加湿,以防止分泌物干燥、结痂和气道出血。术后初期通过鼻饲管维持营养。开始经口进食营养取决于以下几个因素：①皮肤伤口必须在没有明显硬结的情况下得到满意的愈合；②患者必须没有发热症状，且白细胞计数没有明显升高；③患者必须能够自发吞咽唾液分泌物。一般来说，大多数患者在术后 7~10 天内可以开始经口进食流质食物。

虽然接受喉全切除术的患者不需要特殊的伤口护理，但这些患者有可能发生咽部缝合裂开导致的咽瘘。咽瘘形成的发生取决于：①咽部缝合线的张力；②咽部修复结构（T 形闭合而不是水平闭合）；③先前的放疗或化疗；④患者的营养状况；⑤贫血和糖尿病等基础疾病。某些预防措施有助于减少这种严重并发症的风险。患者应该处于最佳的营养状态，在医学上适合手术。伤口愈合的不良，大剂量的照射和水肿、纤维化组织的存在增加了咽瘘的风险。对于此类患者，应制订一个计划，用非照射的局部或远处皮瓣重建手术缺损。用胸大肌皮瓣进行咽部修复是减少发生咽瘘危险性和严重性的一项附加措施。如果咽喉切除术后残留的咽部在切缘或血管上是不重要的，最好完成一次咽周切除术，并使用游离组织移植重建。尽管采取了这些措施，在接受喉全切除术的患者中，咽瘘的发生率依然高达 15%~20%，而在放化疗后接受挽救性喉全切除术的患者中，咽瘘的发生率增加至 25%~35%。在同时接受颈清扫和喉切除术的患者中，咽瘘的发生会增加颈动脉暴露和破裂的风险。第 11 章讨论了预防颈动脉破裂的特殊即时和决定性措施。在没有大面积组织坏死或颈动脉暴露的情况下，大多数咽瘘可以通过加强伤口护理进行保守治疗而自然愈合。持续性咽瘘的二期修复应延迟至颈部炎性和肿胀消退。

喉部分切除术后患者潜在的长期后遗症包括言语改变、吞咽功能障碍和气道保护受损。咽正常感觉功能的改变可导致误吸和肺炎。语言病理学家对吞咽技术的指导在克服这种功能缺陷方面至关重要。

大多数全喉切除术后患者都会出现嗅觉障碍，因为患者不再有空气通过鼻腔。然而，一些患者通过代偿来恢复嗅觉。此外，这些患者的味觉功能也受到嗅觉功能障碍的影响。如果患者曾接受过放疗或化疗，喉全切除术后的言语和吞咽功能障碍会因口干、纤维化和神经肌肉功能障碍而加重。最后，

喉全切除术患者的生活质量可能会因为失去自尊、抑郁和社会隔离而受到影响，因此这些患者需要适当的心理社会支持和咨询。

结果

喉癌的治疗效果直接取决于喉部原发肿瘤的发生部位和诊治时疾病的临床分期。在过去 30 年中，美国喉癌的生存率略有下降（图 10.307）。有许多原因可以解释这种下降。这些下降趋势发生在喉保留成为晚期喉癌重要治疗策略的年份（图 10.308）。生存率的下降能否归因于晚期喉癌非手术性保喉放化疗方案应用的日益增多以及初次手术应用的日益减少，是一个需要进一步研究的问题。总的来说，对于 1994—1996 年美国的患者（NCDB 数据），观察到首次治疗为手术治疗或手术治疗后补充放射治疗的患者具有最佳生存率（图 10.309）。另一方面，在一个数据集的报道中，以 T_3N_0 III 期声门型喉癌为例，这些患者的生存率与初次治疗为手术治疗呈正相关（图 10.310）。因此，初次治疗对晚期喉癌的总体影响是一个积极的研究领域，尽管不同分期特异性疾病生存率的总体趋势多年来没有显示出显著变化（图 10.8）。

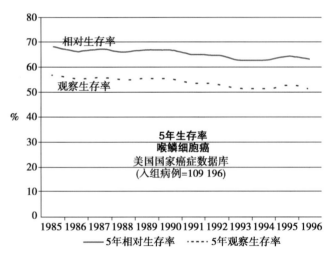

图 10.307　美国喉鳞状细胞癌患者的生存率（NCDB 1985—1996 年，N = 109 106 例）。

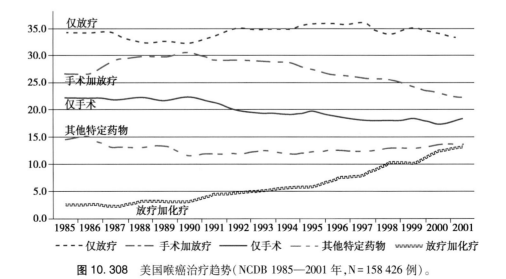

图 10.308　美国喉癌治疗趋势（NCDB 1985—2001 年，N = 158 426 例）。

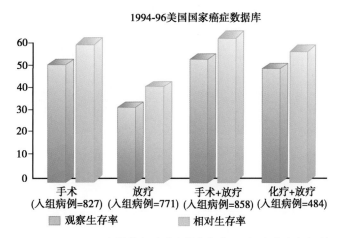

图 10.309 T_3N_0 喉鳞状细胞癌（所有部位）5 年生存率与初始治疗类型的关系（NCDB 1994—1996 年）。

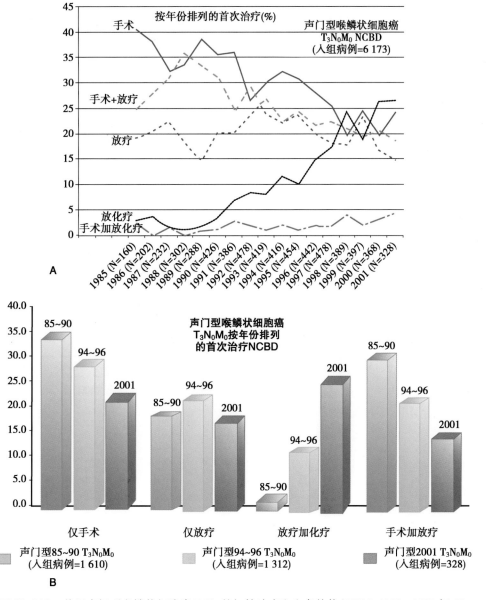

图 10.310 美国声门型喉鳞状细胞癌 T_3N_0 的初始治疗和生存趋势（NCDB 1985—2001 年，N = 6 173）。A. 放化疗在 1999 年成为最常见的初始治疗；B. 按三个时间段比较治疗偏好；

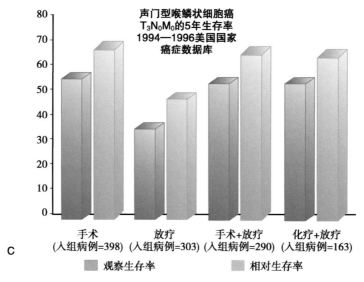

图 10.310(续) C.与初始治疗类型相关的 5 年相对生存率。

统计 1984—1998 年在纪念斯隆·凯特林癌症中心接受治疗的患者,喉部各部位治疗后的 5 年总生存率如图 10.311 所示。81%的声门型喉癌患者、77%的声门下型喉癌患者和 51%的声门上型喉癌患者存活 5 年。声门上型喉癌患者 5 年无病生存率的分期如图 10.312 所示。84%的 Ⅰ 期患者、83%的 Ⅱ 期患者和 73%的 Ⅲ 期患者存活 5 年以上。相比之下,Ⅳ期患者 5 年生存率为 44%。声门型喉癌患者有良好的预后。90%的 Ⅰ 期患者和 85% 的 Ⅱ 期患者存活 5 年以上(图 10.313)。即使是Ⅲ期疾病,75%的患者仍能存活 5 年以上。然而,Ⅳ期疾病的 5 年生存率只有 45%。声门下型喉癌的资料由于声门下型喉癌患者的数量较少,因此没有按阶段总结。

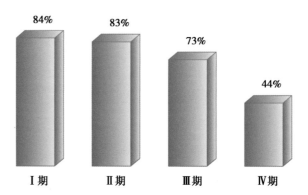

图 10.312 不同分期声门上型喉癌患者的 5 年无病生存率。

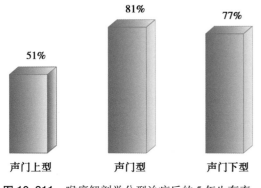

图 10.311 喉癌解剖学分型治疗后的 5 年生存率。

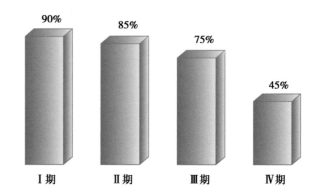

图 10.313 不同分期声门型喉癌患者的 5 年无病生存率。

(廉猛　王茹　房居高　译)

第 11 章
颈部淋巴结

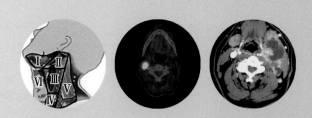

对于上呼吸消化道鳞癌患者而言,起病时颈部淋巴结的状态是最重要的预后影响因素之一。颈部淋巴结转移的出现会降低几乎所有上呼吸消化道鳞癌近 50% 的生存率(图 11.1)。鼻咽癌和 HPV 相关的口咽癌是例外,单侧的淋巴结转移并没有同样显著的预后影响价值。尽管在过去的几十年中,早期检测和影像技术都取得了进步,但仍有相当数量的肿瘤患者在发现时就已经处于进展期了。American Cancer Society 报道显示,美国超过 40% 的口腔、咽部鳞癌患者诊断时就已经有局部转移了(图 11.2)。在其他地区,如南亚及拉丁美洲,上呼吸消化道癌症患者发现时就处于进展期的比例也相当高。因此,颈部淋巴结的处理是头颈肿瘤整体治疗策略中极其重要的部分。头颈区域淋巴管引流头皮、头颈部皮肤、上呼吸消化道黏膜、腮腺以及甲状腺的淋巴到特定区域的淋巴结群;肿瘤经区域淋巴扩散到淋巴结群是可预测的、有顺序的。因此在制订治疗方案时,理解不同原发灶的淋巴结转移风险及模式是十分必要的。

头颈区域淋巴解剖

头颈部淋巴结网被颈深筋膜分为两层。浅表的淋巴结汇入枕下、耳前、耳后、面前血管及颈外静脉淋巴结群,这些淋巴结群最终汇入深部颈内静脉淋巴结群。头颈部主要的淋巴结群见图 11.3。耳前、腮腺周围和腮腺内淋巴结为头皮前半、前额皮肤、上半面部第一站引流的淋巴结;耳后淋巴结和枕下淋巴结群为后半头皮和外耳背面的引流区域。颈侧淋巴结主要引流上呼吸消化道的黏膜;这些淋巴结包括:位于颈部颏下三角和颌下三角内的颏下、面动脉前和颌下淋巴结群。深部颈内静脉淋巴结包括:颈内静脉附近的颈内静脉二腹肌淋巴结群、颈内静脉肩胛舌骨肌淋巴结群和锁骨上淋巴结群;颈后三角的淋巴结包括沿副神经分布的副神经淋巴结链和位于颈后三角底的颈横淋巴结链;咽部肿瘤患者咽旁和咽后淋巴结也是易被侵及的淋巴结群。

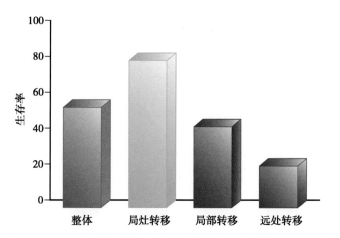

图 11.1 上呼吸道鳞状细胞癌患者的五年生存率与疾病程度的关系。

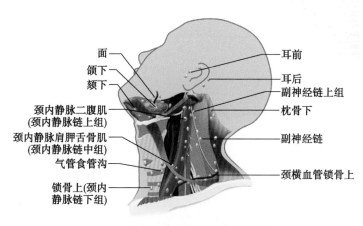

图 11.3 头颈部区域淋巴结(由纪念 Sloan Kettering 癌症中心提供)。

颈前中央区淋巴结包括:位于甲状软骨正中引流喉、甲状腺淋巴的喉前淋巴结(Delphian 淋巴结或环甲膜淋巴结)、甲状腺周围淋巴结、气管前淋巴结、气管旁淋巴结以及食管旁淋巴结。气管旁淋巴结引流甲状腺、下咽部、喉声门下和颈段食管。位于前上纵隔的淋巴结引流甲状腺、颈段食管,也就是颈前中央区内解剖结构的第二站引流淋巴结。上述每一解剖亚区的淋巴结,均为头颈部不同区域淋巴引流的第一站;这样,如触诊发现不同位置的转移淋巴结,常可推测出原发肿瘤潜在来源(图 11.4)。

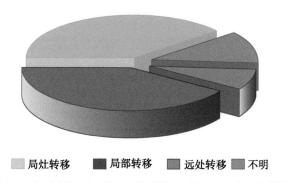

图 11.2 初次就诊时口腔和咽部鳞癌患者的疾病程度比例图。

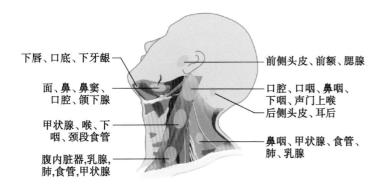

下唇、口底、下牙龈

前侧头皮、前额、腮腺

面、鼻、鼻窦、口腔、颌下腺

口腔、口咽、鼻咽、下咽、声门上喉

甲状腺、喉、下咽、颈段食管

后侧头皮、耳后

鼻咽、甲状腺、食管、肺、乳腺

腹内脏器,乳腺,肺,食管,甲状腺

图 11.4 不同原发部位的第一站区域引流淋巴结群。

目前常用的区域淋巴结分区系统是在近一个世纪前由 Memorial Sloan-Kettering Cancer Center 头颈外科提出的（图 11.5）。该系统将颈侧区淋巴结分成五组或五个区域;除此之外,颈前中央区淋巴结记为Ⅵ区,前上纵隔淋巴结记为Ⅶ区。

American Academy of Otolaryngology-Head and Neck Surgery 又进行了修订,将Ⅰ区、Ⅱ区及Ⅴ区细分为 A、B 两类（图 11.6）。

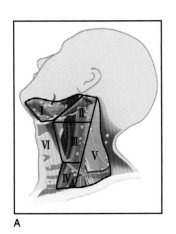
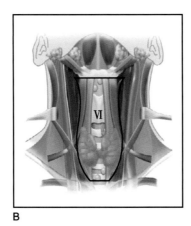

图 11.5 Memorial Sloan-Kettering 癌症中心颈淋巴结分区系统。A. 颈外侧观;B. 颈中央区域和上纵隔区。

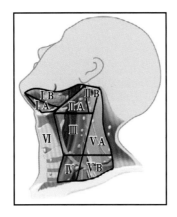

图 11.6 American Academy of Otolaryngology-Head and Neck Surgery 改良分区系统。

Ⅰ区

颏下组（ⅠA区）,位于双侧二腹肌前腹和舌骨区域内的淋巴结;颌下组（ⅠB区）,位于二腹肌前、后腹和下颌骨下缘围成的三角内的淋巴结;下颌下腺周围淋巴结和面动脉周围

淋巴结均属于该组。

Ⅱ区

颈内静脉上区淋巴结,颈内静脉上 1/3 部分和副神经上部淋巴结,上自颅底下至颈动脉分叉或舌骨;后界为胸锁乳突肌后缘,前界为胸骨舌骨肌外侧缘。副神经前淋巴结为ⅡA区,副神经后淋巴结为ⅡB区。

Ⅲ区

颈内静脉中区淋巴结,颈内静脉中 1/3 淋巴结,上起Ⅱ区的下界,下至肩胛舌骨肌或者是环状软骨下缘水平,前后界与Ⅱ区相同。

Ⅳ区

颈内静脉下区淋巴结,颈内静脉下 1/3 周围的淋巴结,上起Ⅲ区,下至锁骨,前后界与Ⅱ区、Ⅲ区相同。

Ⅴ区

颈后三角淋巴结,副神经下段周围的淋巴结和颈横血管淋巴结;位于锁骨、胸锁乳突肌后界和斜方肌前界围成的三角内。以环状软骨下缘平面为界,以上为ⅤA区,以下为ⅤB区。大致上,ⅤA区为副神经链淋巴结,而ⅤB区包括颈横血管和锁骨上淋巴结。

Ⅵ区

中央区淋巴结,包括喉前（Delphian）、气管前、气管旁和气管食管沟的淋巴结。上起舌骨,下至胸骨上切迹,两侧为双侧的颈动脉鞘内侧缘。

Ⅶ区

上纵隔淋巴结,包括前上纵隔和气管食管沟的淋巴结,上起胸骨上切迹,下至无名动脉。

颈部转移的方式

上呼吸消化道原发肿瘤发生淋巴结转移有一定的顺序性和可预测性。因此,对于某个部位的原发肿瘤,只有一些特定组的淋巴结有转移癌的风险。理解淋巴结转移的顺序性,对手术处理临床颈部淋巴结阴性（cN_0）但又可能有微小转移的病例有很大帮助。

口腔原发肿瘤,早期转移癌侵及的高危淋巴结限于Ⅰ区、Ⅱ区、Ⅲ区（图 11.7）。解剖上,这些淋巴结包括在颈部肩胛舌骨肌上三角内,上界为下颌骨下缘,后界为胸锁乳突肌后侧缘,前界为肩胛舌骨肌上腹,并且包括颏下三角。肩胛舌骨肌三角包括的淋巴结群为:颏下淋巴结、颌下淋巴结、面前血管淋巴结、颈内静脉二腹肌淋巴结、颈内静脉上区淋巴结、副神经淋巴结上链和颈内静脉中区淋巴结。在未出现Ⅰ区、Ⅱ区、Ⅲ区淋巴结转移时,Ⅳ区、Ⅴ区淋巴结出现跳跃转移非常少

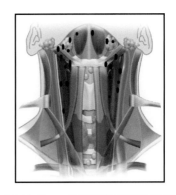

图 11.7 口腔原发肿瘤早期转移的第一站高危淋巴结。

原发灶
口腔

第一站淋巴结
· Ⅰ区
· Ⅱ区
· Ⅲ区

见。因此,如果临床评估颈部淋巴结阴性,口腔鳞状细胞癌患者Ⅳ区、Ⅴ区一般不会出现微转移。舌侧缘的原发癌出现Ⅳ区转移的风险较高,尤其当Ⅱ区、Ⅲ区出现转移时。

偏一侧的口咽、下咽和喉肿瘤,如颈部淋巴结临床阴性,出现微转移风险最高的第一站淋巴结为同侧颈内静脉Ⅱ区、Ⅲ区、Ⅳ区淋巴结群(图 11.8)。颈内静脉外侧、颈丛的皮神经根附近的淋巴结,也属于Ⅱ区、Ⅲ区、Ⅳ区。口咽、下咽和喉原发癌患者,如颈部淋巴结为临床阴性,Ⅰ区、Ⅴ区微转移率很低。如Ⅱ区、Ⅲ区、Ⅳ区没有转移,几乎无跳跃转移至Ⅰ区、Ⅴ区淋巴结的可能。跨越中线的原发肿瘤有双侧颈内静脉淋巴结微小转移的潜在风险。类似的,位于梨状窝内侧壁的肿瘤,有人报道其对侧颈淋巴结转移率也较高。

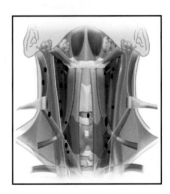

原发灶
喉
咽部

第一站淋巴结
· Ⅱ区
· Ⅲ区
· Ⅳ区

图 11.8 喉、下咽原发肿瘤临床颈部淋巴结阴性,第一站微转移高危淋巴结。

分化型甲状腺癌起病时即出现临床显著转移的情况不多见,但常发生区域淋巴结的隐匿性转移,发生率较高(大约50%)。分化型甲状腺癌转移风险最大的第一站淋巴结为甲状腺附近淋巴结,即甲状腺周围淋巴结、气管食管沟淋巴结和上纵隔淋巴结(图 11.9);转移癌沿气管食管沟淋巴结发展到颈内静脉下区、中区和上区淋巴结。颈后三角淋巴结转移较少见;但Ⅳ区出现明显转移时是个例外,此时转移癌连续性发展至ⅤB区并不少见。甲状腺癌转移至Ⅰ区非常少见。

腮腺癌仅 20%~25% 出现淋巴结转移。腮腺癌转移早期易侵及的淋巴结群包括:耳前淋巴结、腮腺周围淋巴结、腮腺区内淋巴结和颈内静脉上区淋巴结链以及颈后三角内的副神经上区淋巴结链(图 11.10)。原发于下颌下腺的恶性肿瘤早期转移,多位于肩胛舌骨上三角的淋巴结(图 11.11)。

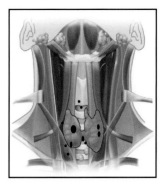

图 11.9 甲状腺癌临床颈部淋巴结阴性,第一站微转移高危淋巴结。

原发灶
甲状腺

第一站淋巴结
· 甲状腺周围淋巴结
· 气管食管沟
· Ⅵ区

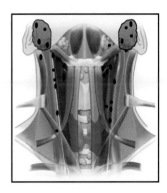

原发灶
腮腺

第一站淋巴结
· 耳前
· 腮腺周围及腮腺内
· Ⅱ区
· Ⅲ区
· 副神经上区淋巴结链

图 11.10 腮腺癌第一站早期微转移高危淋巴结位于腮腺周围和上颈区。

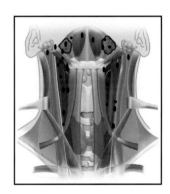

原发灶
下颌下腺
舌下腺

第一站淋巴结
· Ⅰ区
· Ⅱ区
· Ⅲ区

图 11.11 下颌下腺和舌下腺原发恶性肿瘤早期转移淋巴结位于肩胛舌骨肌上三角。

头皮恶性肿瘤,如鳞状细胞癌和恶性黑色素瘤的淋巴结转移也有一定的可预测性。一侧耳轮与另一侧耳轮连线的冠状平面将头皮分为前、后两部分。原发于此线前的肿瘤转移到耳前、腮腺周围和颈前淋巴结(Ⅰ~Ⅳ区),很少转移到颈后三角。而原发于此线后方的头皮肿瘤多转移到枕下、耳后淋巴结、颈后三角和颈内静脉淋巴结链(Ⅱ~Ⅴ区)。

淋巴结转移的风险

上呼吸消化道原发鳞状细胞癌出现淋巴结转移,与原发肿瘤的多种因素有关,包括发病部位、肿瘤大小、T 分级、原发肿瘤位置以及原发肿瘤的组织形态特点均可影响肿瘤的转移。淋巴结转移的风险与原发肿瘤的部位相关,从前向后,即唇、口腔、口咽和下咽(图 11.12),淋巴结转移的风险逐渐增加。对喉和下咽肿瘤来讲,从上呼吸消化道的中心(声带)到周围(咽侧壁),淋巴结转移的风险逐渐增加。如声带癌淋巴结转移的风险很小,但从声带到室带、杓会厌襞、梨状窝和咽侧壁,淋巴结转移的风险逐渐升高。近 2/3 的下咽癌患者就诊时临床上可触及颈部转移淋巴结。

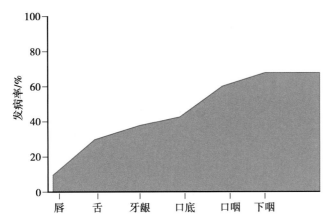

图 11.12　上呼吸消化道不同原发部位鳞状细胞癌淋巴结转移的风险。

T 分级常反映出肿瘤的负荷或浸润情况,因此,任何部位的肿瘤随着 T 分级升高,淋巴结转移的风险升高。总体上讲,对于头颈原发鳞癌,T_1 期的淋巴结转移率不足 15%,而 T_2 期则为 15%~30%,T_3 期为 30%~50%,T_4 期则达到 75%。原发肿瘤的某些组织形态学特征也可增加淋巴结转移的风险。HPV 阳性口咽癌即使 T 分级较低,淋巴结转移风险仍然较高。向内生长的肿瘤较外生性肿瘤易发生转移。在口腔癌(舌癌、口底癌)中尤其如此,肿瘤的浸润深度与淋巴结转移明显相关。因此,AJCC 和 UICC 对原发口腔鳞癌的 T 分级进行了修订,浸润深度每增加 5mm,T 分级即提高一级。分化差的肿瘤较分化好的肿瘤转移率高。肿瘤浸润模式对于转移风险也有影响,但是在多变量分析中,这些参数并不是与 T 分级独立的变量。只有浸润深度被证明在舌癌和口底癌中是独立的淋巴结转移风险预测因子。源于涎腺的原发恶性肿瘤的淋巴结转移率一般较低(约 20%)。风险取决于病理分化程度和原发肿瘤的分期。与其相似的,大多数头颈肉瘤的淋巴结转移风险非常低,除横纹肌肉瘤、上皮样肉瘤、滑膜肉瘤及血管肉瘤。与大多数头颈部恶性肿瘤不同,尽管分化型甲状腺癌(乳头状癌)区域淋巴结转移很常见(隐匿性淋巴结转移率约 50%),但并不建议进行预防性颈清扫术。因为大多数患者都属于复发风险低危组,而淋巴结隐匿性转移并不降低这些患者的预后。

皮肤恶性肿瘤的淋巴结转移风险较低。基底细胞癌转移风险非常低(<1%),皮肤鳞癌则为 10% 左右。体积更大(大于 2cm)、病理学特征不良(如分化差、浸润深度>6mm、神经周围侵犯)的皮肤鳞癌转移风险较高。一旦皮肤鳞癌出现淋巴结转移,生存率可下降 90%。另一方面,内分泌来源的皮肤肿瘤(如 Merkel 细胞癌和恶性黑色素瘤)淋巴结转移风险就高多了。大于 1cm 的 Merkel 细胞癌淋巴结转移风险大于 20%。对皮肤黑色素瘤来讲,随着肿瘤厚度与淋巴结转移的风险相关,厚度达 1mm 以上的风险更高(图 11.13)。皮肤附属器肿瘤很少发生淋巴结转移,除了皮脂腺癌及外分泌腺癌。

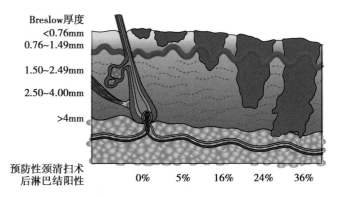

图 11.13　皮肤原发恶性黑色素瘤,病变深度与隐匿性淋巴结转移风险。

颈淋巴结的临床分级(cN 分级)

American Joint Committee on Cancer(AJCC)和 International Union Against Cancer(UICC)已经统一了颈部淋巴结分级系统。位置、数量、大小和结外侵犯是大多数头颈鳞癌淋巴结分期的重要因素。临床出现结外侵犯(ENE)证据对预后有重要的影响,以至于任何临床或影像学证据表明结外侵犯都会将淋巴结分级升为 N_3B。临床上,出现淋巴结团块侵犯皮肤或邻近软组织、脑神经受侵的症状可诊断为结外侵犯。对于未经治疗的患者,结外侵犯的影像学特征则包括淋巴结形态不规则、边缘毛刺、结周软组织呈条索状等。头颈部鳞状细胞癌转移淋巴结分级(口腔癌、HPV 阴性口咽癌、下咽癌、喉癌、鼻窦癌、涎腺癌及非黑色素瘤皮肤癌)在图 11.14 及表 11.1 中进行了准确描述;鼻咽部鳞状细胞癌、HPV 阳性的口咽鳞癌和分化型甲状腺癌的生物学特性各有特点,此几类肿瘤转移的淋巴结分级使用其他分级系统。鼻咽癌和 HPV 阳性口咽癌转移淋巴结的自然病程及对治疗的反应对于预后有重大影响,所以制定了不同的 N 分级。对于鼻咽癌来说,转移淋巴结的大小和位置是重要的参数(表 11.2),而 HPV 阳性口咽癌则只将转移淋巴结的大小纳入了 N 分级(表 11.3)。分化型甲状腺癌区域淋巴结转移对于低危组的患者(大约 80%)并不显著影响其最终预后,所以其 N 分级系统也是独特的,主要依据转移淋巴结的位置(表 11.4)。

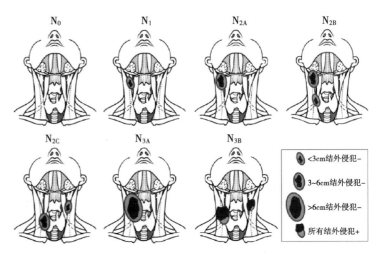

图 11.14　头颈部鳞状细胞癌转移淋巴结分级,鼻咽癌、HPV 阳性口咽癌、分化型甲状腺癌除外(AJCC,2016 年 8 月)。

表 11.1　头颈部鳞状细胞癌的临床 N 分级（AJCC，2016 年 8 月）

N 分级	N 标准
N_x	区域淋巴结无法评估
N_0	无区域淋巴结转移
N_1	同侧单个淋巴结转移，最大径≤3cm，结外侵犯（-）
N_2	同侧单个淋巴结转移，最大径>3cm，≤6cm，结外侵犯（-）
	或同侧多个淋巴结转移，最大径均≤6cm，结外侵犯（-）
	或双侧或对侧淋巴结转移，最大径均≤6cm，结外侵犯（-）
N_{2a}	同侧单个淋巴结转移，最大径>3cm，≤6cm，结外侵犯（-）
N_{2b}	同侧多个淋巴结转移，最大径均≤6cm，结外侵犯（-）
N_{2c}	双侧或对侧淋巴结转移，最大径均≤6cm，结外侵犯（-）
N_3	转移淋巴结中有一个最大径>6cm，结外侵犯（-）
	或任何大小的转移淋巴结，临床可见明显结外侵犯（+）
N_{3a}	转移淋巴结中有一个最大径>6cm，结外侵犯（-）
N_{3b}	任何大小的转移淋巴结，临床可见明显结外侵犯（+）

注："U"或"L"的标注可用于任何 N 分级，以指示在环状软骨下缘水平的上方或下方。类似的，临床和病理的结外侵犯情况应记录为 ENE（-）或 ENE（+）。

表 11.2　鼻咽癌的 N 分级（AJCC，2016 年 8 月）

N 分级	N 标准
N_x	区域淋巴结无法评估
N_0	无区域淋巴结转移
N_1	单侧颈部淋巴结转移和/或单侧或双侧咽后淋巴结转移，最大径≤6cm，位于环状软骨下缘上方
N_2	双侧颈部淋巴结转移，最大径≤6cm，位于环状软骨尾侧缘上方
N_3	单侧或双侧颈部淋巴结转移，最大径>6cm 和/或浸润环状软骨尾侧缘下方

表 11.3　HPV 阳性（HPV+，p16+）口咽癌的临床 N 分级（AJCC，2016 年 8 月）

N 分级	N 标准
N_x	区域淋巴结无法评估
N_0	无区域淋巴结转移
N_1	一个或多个单侧颈部淋巴结转移，最大径均≤6cm
N_2	对侧或双侧颈部淋巴结转移，最大径均≤6cm
N_3	转移淋巴结最大径>6cm

表 11.4　分化型甲状腺癌的 N 分级（AJCC，2016 年 8 月）

N 分级	N 标准
N_x	区域淋巴结无法评估
N_0	无局部淋巴结转移的证据
N_{0a}	一个或多个细胞学、组织学确认的良性淋巴结
N_{0b}	影像学或临床上没有局部淋巴结转移的证据
N_1	有区域淋巴结转移
N_{1a}	单侧或双侧Ⅵ区或Ⅶ区（气管前、气管旁、喉前/Delphian、上纵隔淋巴结）出现转移
N_{1b}	单侧、双侧或对侧颈部（Ⅰ区、Ⅱ区、Ⅲ区、Ⅳ区、Ⅴ区）或咽后淋巴结出现转移

颈部淋巴结病理分级（pN 分级）

对初次治疗为手术的患者，若病理标本可以准确评估淋巴结转移的程度，AJCC 和 UICC 制定了独立的病理分级。如即算是微小的结外转移（<2mm），也被定义为结外转移（+），N 分级也会升级。这一分级标准与临床 N 分级不同，可以提供更准确的信息。因此，病理分级常用于指定治疗方案和更为准确的评估预后。口腔癌、HPV 阴性口咽癌、下咽癌、喉癌、鼻窦癌、涎腺癌和非黑色素瘤皮肤癌的病理分级如表 11.5 所示。HPV 阳性口咽癌的病理分级如表 11.6 所示。鼻咽癌及分化型甲状腺癌没有相关病理分级。

表 11.5　头颈部鳞状细胞癌的病理 N 分级（除鼻咽癌、HPV 阳性口咽癌和分化型甲状腺癌）（AJCC，2016 年 8 月）

N 分级	N 标准
N_x	区域淋巴结无法评估
N_0	无区域淋巴结转移
N_1	同侧单个淋巴结转移，最大径≤3cm，结外侵犯（-）
N_2	同侧单个淋巴结转移，最大径≤3cm 且结外侵犯（+）
	同侧单个淋巴结转移，最大径>3cm，≤6cm，结外侵犯（-）
	或同侧多个淋巴结转移，最大径均≤6cm，结外侵犯（-）
N_{2a}	同侧或对侧单个淋巴结转移，最大径≤3cm 且结外侵犯（+）
	同侧单个淋巴结转移，最大径>3cm，≤6cm，结外侵犯（-）
N_{2b}	同侧多个淋巴结转移，最大径均≤6cm，结外侵犯（-）
N_{2c}	双侧或对侧淋巴结转移，最大径均≤6cm，结外侵犯（-）
N_3	转移淋巴结中有一个最大径>6cm，结外侵犯（-）
	同侧单个淋巴结转移，最大径>3cm 且结外侵犯（+）
	或多个淋巴结结外侵犯（+）
N_{3a}	转移淋巴结中有一个最大径>6cm，结外侵犯（-）
N_{3b}	同侧单个淋巴结转移，最大径>3cm 且结外侵犯（+）
	或多个淋巴结结外侵犯（+）

注："U"或"L"的标注可用于任何 N 分级，以指示在环状软骨下缘水平的上方或下方。类似的，临床和病理的结外侵犯情况应记录为 ENE（-）或 ENE（+）。

表 11.6　HPV 阳性口咽癌的病理分级（AJCC，2016 年 8 月）

N 分级	N 标准
N_x	区域淋巴结无法评估
pN_0	无区域淋巴结转移
pN_1	转移淋巴结≤4 个
pN_2	转移淋巴结>4 个

影响预后的其他淋巴结因素

不同解剖位置的淋巴结引流模式有区别。但是，头颈鳞癌患者转移淋巴结的位置对预后有显著的影响。如果第一站淋巴结以外区域出现转移，尤其是下颈部区域，如颈内静脉下区淋巴结（Ⅳ区）和颈后三角淋巴结（Ⅴ区）转移，预后将显著变差。因此，AJCC 建议，制定 N 分级时需标识转移淋巴结位置,以环状软骨下缘水平为界,分为上方区域(U)或下方区域(L)。

当发现增大淋巴结时,需要对淋巴结的大小进行测量。研究发现,大多数直径超过 3cm 的淋巴结团都不是单一淋巴结,是融合的淋巴结团或颈部软组织包裹肿瘤。要对患者进行仔细的临床检查及影像学评估。对于手术患者,还要进行详细的病理分析,对转移淋巴结位置或区域、数量、有无结外侵犯进行评估。

下颈部淋巴结转移(Ⅳ区和ⅤB区)往往预后不佳。淋巴结密度能反映出肿瘤因素(阳性淋巴结数量)、治疗因素(颈淋巴结清扫术切除淋巴结数量)和分级因素(作为外科和病理科分析的补充),因此可以对局部复发和生存风险进行分层。淋巴管血管或神经受侵犯,以及淋巴管癌栓则提示预后不良。因此,伴有区域淋巴结转移患者治疗方案的制订,特别是在计划行辅助治疗和预后评估时,这些因素必须考虑在内。

评估

伴有局部淋巴结转移的头颈部原发肿瘤的评估和处理可分为两类,即临床可发现的转移灶及存在隐匿微小转移风险的。两者的处理方式由区域淋巴结转移的模式及风险决定。

原发灶及转移淋巴结明确

"成年人临床上触及单侧、质硬、增大的淋巴结,在未排除之前应首先考虑为淋巴结转移。"这是 Hayes Martin 在 60 多年前的话,今天来看仍然是对的。临床上,头颈区域增大的淋巴结可以发生在前述的任何解剖部位。肿大淋巴结的位置可指示出原发灶的可能位置(图 11.15)。在颈部淋巴结检查时,需注意颈部淋巴结的部位、大小、质地、淋巴结的数量以及淋巴结包膜外侵犯的征象,如:皮肤受侵、与深部软组织固定或脑神经麻痹等。转移癌的组织学诊断常需行针吸活检和涂片细胞学检查(图 11.16)。

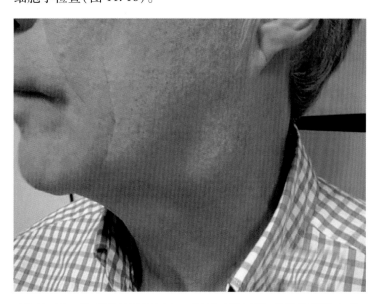

图 11.15　临床可触及Ⅱ区 3cm 可活动淋巴结,无结外侵犯表现(N_1)。

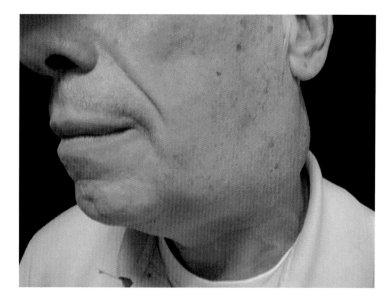

图 11.16　多个转移淋巴结融合成团,活动度差并附着于皮肤,即结外侵犯表现[ENE+(N_{3b})]。

应对患者进行头颈部彻底检查,包括对头皮、外耳道、头颈部皮肤以及随后进行的对口腔、口咽、下咽和喉的检查,还包括用手指对扁桃体窝、舌根的触诊检查。进行纤维鼻咽、喉镜检查,评估鼻腔、鼻咽、口咽(尤其是舌根部)和喉原发肿瘤情况。皮肤红斑和黏膜血管增多也提示可能存在原发肿瘤。彻底的临床检查可以发现大多数病例的原发灶。此类患者颈部的处理需根据原发灶的位置及分期。另外10%有临床可触及转移淋巴结的患者则没有明确的临床原发灶。许多镜检容易遗漏的小原发灶在纤维鼻咽喉镜检查中较容易被发现。一旦确定原发灶,进一步的处理由原发灶的位置和分期决定。

转移癌的组织学诊断常需行针吸活检、涂片细胞学检查和 p16 染色免疫组化检查。淋巴结活检很少采用,除非细胞学提示淋巴瘤可能。计划实施淋巴结活检时,切口设计需考虑同期行颈清扫的可能。

原发灶不明的颈部转移癌

临床上约 10%的头颈部鳞状细胞癌患者可发现淋巴结转移癌,而未发现原发肿瘤。如果在彻底的临床检查之后仍未发现原发灶,下一步检查则是对颈部包块的细针穿刺活检进行细胞学诊断。对于原发灶不明的转移性癌进行细胞学诊断的流程如图 11.17 所示。一旦细胞学确诊为鳞状细胞癌,则需进一步进行 p16 染色,以明确是否为 HPV 相关。接下来的肿瘤评估需要影像学,包括增强 CT 和 PET 来评估头颈部情况及除外远处转移。PET 可发现小部分隐匿的原发灶。为寻找原发灶采取侵入性操作如随机活检等之前,进行 PET 检查是十分重要的。增强 CT 可以提供转移淋巴结的大小、范围、数量和结外侵犯情况等信息。囊性的转移淋巴结在 HPV 相关口咽癌及甲状腺乳头状癌中常见。上颈部出现囊性淋巴结易与鳃裂囊肿混淆。虽然鳃源性癌确可发生,但原发于鳃裂囊肿的癌是极为少见的。

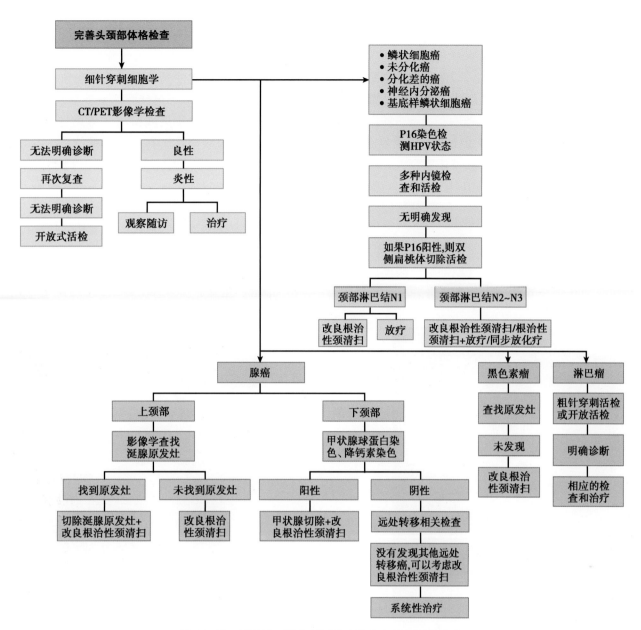

图 11.17　原发灶不明的颈部转移性癌患者诊疗流程图。

此时,进一步的检查需全麻下行上呼吸消化道多种内镜的系统检查,麻醉下进行评估可对常规临床检查中无法触及的部位进行触诊,包括舌根部、扁桃体窝和鼻咽部。若出现质硬结节、黏膜下硬化或接触后流血等表现,需怀疑存在原发肿瘤。对可疑部位可进行活检。进行多次“随机活检”是强烈不推荐的,因其极少能有效发现隐匿的肿瘤。如果常规检查均未能发现原发灶,应考虑行双侧扁桃体切除术,尤其当转移淋巴结是 p16 阳性时。因为原发灶可能隐藏于扁桃体隐窝中。对颈部淋巴结的处理需待最终的病理诊断完善后进行。

绝大多数原发灶隐匿的颈部转移淋巴结为鳞状细胞癌、分化差或未分化癌或基底细胞鳞状细胞癌,其后是腺癌、黑色素瘤及淋巴瘤。若转移性腺癌出现于上颈部淋巴结,其往往起源于涎腺;而出现于下颈部淋巴结时,若除外甲状腺癌则往往代表全身转移。免疫组化分析甲状腺球蛋白及降钙素水平对于除外甲状腺来源是有效的。若颈部结节细胞学

检查提示转移性黑色素瘤,则需对全身皮肤进行彻底检查。最后,若细胞学检查怀疑淋巴瘤,对颈部结节进行活检是有必要的。

原发灶已知而临床颈部淋巴结阴性

对于原发灶明确但是临床或影像学上均未发现明确颈部转移淋巴结的患者,处理方式需依据区域淋巴结中存在隐匿或微小转移的风险。不同的肿瘤,出现隐匿转移的风险不同。与淋巴结转移风险相关的临床因素和病理因素在其他对应章节中进行了讨论,主要包括解剖位置、分期、原发肿瘤的组织形态。对于多数患者,包括 CT、磁共振成像、超声和 PET 扫描在内的影像学检查可发现临床上未触及的转移性淋巴结。专业的超声引导下细针穿刺活检对发现小的转移淋巴结有很高的准确性,但目前仍无法检测到极小或显微层面的微小转移。一些前瞻性队列研究表明,由经验丰富的外科医生对早期临床淋巴结阴性患者进行前哨淋巴结活检,能准确评估颈部淋

巴结的病理学情况。为改进淋巴结定位技术,已推出了如 Lymphosee 和 Cdot 纳米颗粒等多种新型载体,代表了这一领域充满希望的研究前景。而关于黏膜鳞状细胞癌隐匿转移的分子水平研究还有待开展。总而言之,即使存在丰富的技术手段,现有研究仍无法准确识别显微级别的淋巴结转移。对第一站高危淋巴结进行组织学分析是唯一的确诊方法。据估计 15%~20% 的患者会出现隐匿转移,但根据这一风险比例对临床阴性(N₀ 级)颈部进行预防性清扫并不能令人信服。前瞻性队列研究表明,早期淋巴结阴性的口腔癌患者,行预防性颈清扫的对比后续治疗性颈清扫,总体生存率能得到获益。

放化疗术后颈部的处理

过去的 30 年中,越来越多的进展期咽喉部鳞癌患者开始接受多种组合的化疗合并放疗。这类患者若有颈部淋巴结转移,初始治疗中也很少采取颈清扫术。然而,相当一部分有顽固性或复发性颈部转移灶的患者仍需要手术干预。针对这一问题,过去提倡在放化疗后进行计划性的颈清扫术。但大多数行计划性颈清扫术的患者淋巴结术后组织病理为阴性。因此,目前不再推荐这一方案。颈清扫术只在确定有病灶残留或高度可疑残留时才考虑进行。评估颈部放化疗后是否存在顽固性转移灶是有挑战的。触诊或影像学发现转移淋巴结是明确的挽救性颈清扫术指征。PET/CT 也是评估放化疗后肿瘤残留的重要手段。但是 PET 扫描应在治疗完成 3 个月后进行(图 11.18)。大体上,至少经过 3 个月 PET 扫描才能准确反应代谢活动缺失情况(图 11.19)。对于初始颈部 N₀ 的患者,若治疗后达到临床完全缓解,PET 扫描为阴性则允许继续观察。放化疗患者颈部的评估及诊治流程如图 11.20 所示。

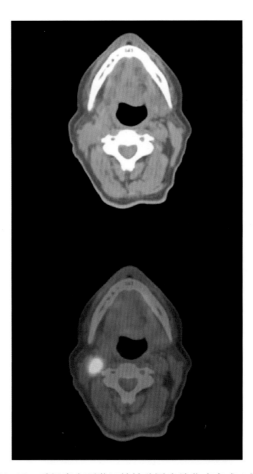

图 11.18 舌根癌右颈淋巴结转移同步放化疗完成 1 周后行 ^{18}F-FDG PET 扫描,Ⅱ区有明显高吸收团块。

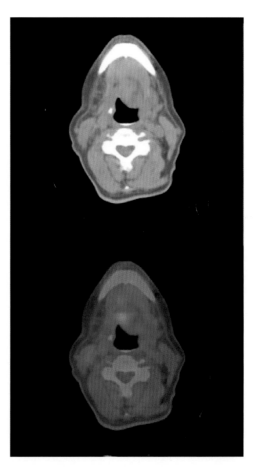

图 11.19 舌根癌右颈淋巴结转移同步放化疗完成 3 个月后行 ^{18}F-FDG PET 扫描,Ⅱ区团块 FDG 活动性完全缓解。舌根部由于原发灶放疗后溃疡形成有轻度 FDG 活动性。

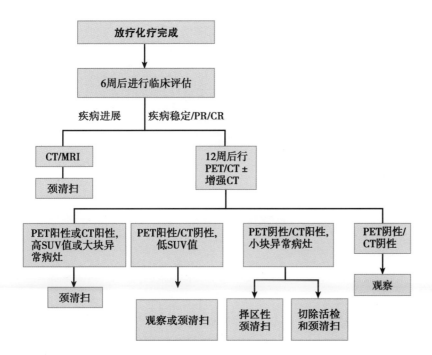

图 11.20　放化疗患者颈部的评估及诊治流程。

影像学评估

在临床检查中发现颈部转移淋巴结显著依赖临床医生的经验，但结节大小、位置、患者体型也会增加小淋巴结触及的难度。既往手术或放疗史也可能影响早期转移的临床发现。因此，影像学检查对于准确评估有重要价值。由于超声、增强 CT、MRI 的应用，发现临床隐匿转移的能力得到了提升。通过 CT 或 MRI 可鉴别出 3~4mm 的小淋巴结。然而，分辨反应性淋巴结和转移淋巴结并不容易。应用[18]F-FDG PET 评估颈部 cN_0 的患者仍存在争议，因其分辨率较低，难以发现小转移。但是，PET 扫描可鉴别出临床未发现的淋巴结、远处转移灶甚至偶尔发现第二处原发肿瘤。对于临床或 CT/MRI 均未发现明显原发肿瘤的患者，PET 扫描有时能发现隐匿的原发肿瘤。虽然转移灶中 PET 扫描通常表现出 FDG 亲和性，但往往在囊性转移的患者中是阴性的（图 11.21）。

除外淋巴结大小和形状，转移淋巴结的结构变化对于准确的影像诊断也有意义。转移结节的影像学特点包括大小、边缘强化、中心区坏死和结外侵犯（图 11.22 和图 11.23）。即使患者有临床转移证据，也应进行影像学检查以评估淋巴结转移范围，包括数量、位置、结外侵犯以及淋巴结和颈动脉、颅底、咽旁间隙的关系。部分临床检查中难以触及的淋巴结，如上纵隔、咽旁和咽后区域，通过 CT 和 MRI 扫描可以更好地进行评估。

对于临床无证据但影像学上怀疑的小淋巴结，超声或 CT 引导下细针穿刺活检可以帮助进行诊断。大多数情况下超声引导细针穿刺活检就足够了，CT 引导下穿刺活检则应用于如咽后、上纵隔等特定区域。

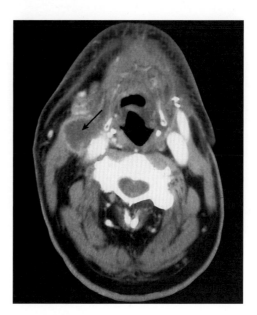

图 11.22　颈部转移部分囊性淋巴结的 CT 扫描，影像学诊断特点（箭头处）。

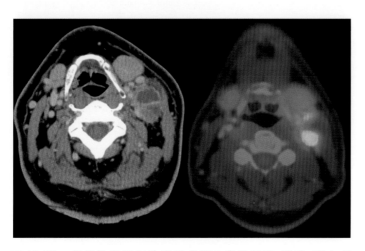

图 11.21　扁桃体鳞状细胞癌患者部分囊性转移，增强 CT 扫描及[18]F-FDG PET 扫描图像，表明肿瘤囊性部分没有 FDG 活性，而实性部分表现出强 FDG 活性。

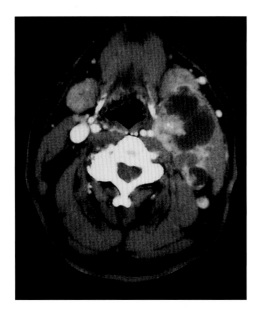

图 11.23　淋巴结转移分级 N_3 的患者 CT 表现出结外侵犯,侵犯颈动脉。

病理学评估

颈清扫标本提交给病理实验室进行常规分析时最好有一套标准操作流程。为保持证解剖准确性,整块切除的颈清扫标本可以放置在解剖图谱板上标明分区,或由手术医生按解剖分区剪开标本并标记左右侧和具体分区。病理医生应对手术标本进行大体分析和解剖,并对所有淋巴结进行组织病理分析。

黑色素瘤的前哨淋巴结活检标本评估需要多次连续检测。因此通常切除的淋巴结不送冰冻病理。充分评估前哨淋巴结需要进行连续切片。若苏木精和曙红染色切片结果是阴性,则行黑色素瘤相关标志物芯片的免疫组化分析。若仍为阴性,则对酪氨酸酶信使核糖核酸行反转录多聚合酶链式反应(RT-PCR)。相似的,通过苏木精和曙红染色连续切片可发现孤立微小转移(<2mm)的鳞状细胞癌,角蛋白染色可能发现孤立肿瘤细胞群。虽然检测肿瘤细胞的能力较前些年有了明显提高,但仍需进一步研究在治疗方式选择和预后判断方面的作用。

治疗

颈部淋巴结转移的治疗目标是提高生存和局部控制。其处理方式需考虑原发肿瘤的整体治疗计划和淋巴结转移的范围。

对于颈部临床阴性的患者,针对可能的隐匿性转移行预防性清扫直观上似乎能改善生存率,但前瞻性研究未能证实这一假设。不过研究已表明区域淋巴结预防性清扫能改善患者的无瘤生存期。此外,存在微小转移风险的患者并不以一致的、可预测的模式进展到临床或影像学有证据的淋巴结转移(图 11.24)。大多数颈部 N_0 进行观察的患者,即使进行密

切随访,在随后的检测中仍会进展到 N_2 甚至更高的级别(图 11.25、图 11.26)。据报道,预防性清扫和放疗对于微转移的控制率是类似的。但预防性清扫在评估预后及筛选需要辅助治疗的患者方面有一定优势。原发灶采用放射治疗的患者,同时最好以预防剂量照射区域淋巴结。另一方面,对于原发灶采取手术治疗的患者而言,预防性颈清扫可以筛选出需要辅助放射治疗的患者,避免不必要的放射治疗。

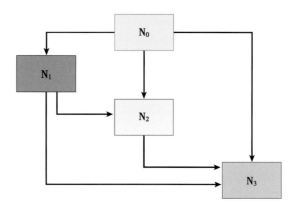

图 11.24　并非所有 cN_0 但有微小转移风险的患者,治疗性颈清扫术后分级为 N_1。

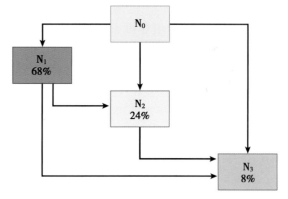

图 11.25　一项对一组连续病例研究的结果,颈部 N_0 的患者初始观察后续进行治疗性颈清扫术的淋巴结临床分级。

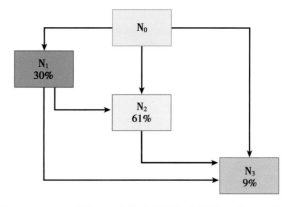

图 11.26　一项对一组连续病例研究的结果,颈部 N_0 的患者初始观察后续进行治疗性颈清扫术的淋巴结病理分级。

类似地,有临床明确淋巴结转移的患者颈部处理方式也受原发灶治疗方式的影响。例如,行根治性放化疗的咽喉癌患者,仅在对顽固性或复发颈部转移灶行挽救处理时才做颈

部清扫。原发灶行外科治疗的患者（如口腔癌），颈清扫是整体手术方案中的重要部分。颈清扫后区域淋巴结复发与手术时淋巴结转移的数量及范围有关。有多个颈部转移淋巴结的患者单独行手术治疗，局部失败率非常高。其他增加区域复发概率的因素包括肿瘤侵犯淋巴血管及神经周围、淋巴结瘤栓、淋巴结包膜外侵犯等。术后放射治疗可以显著提高有上述因素患者的局部控制率。此外，前瞻性队列研究表明，局部控制率在特定患者中还可以进一步提高。如结外侵犯的患者术后进行放化疗对比只进行术后放疗，局部控制率有所提高。

对于有临床淋巴结转移证据但原发灶隐匿的患者，治疗选择取决于淋巴结转移的位置和范围。转移淋巴结数量较少的患者颈清扫术和单用放疗的效果是同样好的。颈清扫术后患者是否仍需进行辅助放疗、是否将可能的原发灶纳入放疗范围，都取决于转移淋巴结的位置和范围。比如，确定Ⅴ A 区有转移淋巴结提示有鼻咽原发肿瘤的可能，鼻咽部在放疗中会被纳入治疗范围。

手术方案的选择

头颈部癌区域转移淋巴结的外科治疗，建立在对区域淋巴系统解剖的了解、区域淋巴结转移方式以及原发肿瘤特性所决定的淋巴结转移风险的基础上。当临床上触及转移淋巴结时，应对所有可能转移的淋巴结进行广泛清扫。对临床上有明显转移淋巴结患者的治疗，经典的根治性颈清扫术仍是治疗的"金标准"。虽然肿瘤学角度来看经典根治性颈清扫效果不错，但会造成显著的外形改变及功能缺失。术后由于牺牲副神经造成的肩部运动障碍可能导致慢性疼痛。此外，斜方肌受损可能造成肩下垂及翼状肩。随着对头颈部癌转移的生物学特性及模式有了更深入的理解，现已可对颈清扫术进行改进，在不影响局部控制率及生存率的同时减少术后功能的缺失。副神经单纯保留即可明显减少颈清扫术后的并发症。因此，即使临床上可触及淋巴结，如副神经未被侵及，应常规保留。但仍有 1/3 的患者即使副神经解剖结构上保持完整，仍会出现不同程度的肩部运动障碍，这主要因为完全裸化神经造成的局部缺血影响。保留胸锁乳突肌、颈内静脉对转移淋巴结显著的患者往往意味着更高的局部复发率，但在转移较小的患者中可以考虑保留。

当实施预防性颈清扫，清除高转移风险淋巴结（隐性转移）时，很少需将五组淋巴结全部清除。如前所述，颈部淋巴结的转移有一定的可预测性和顺序性，在其他淋巴结转移之前，第一站淋巴结首先出现转移。对一定部位的原发癌来讲，预防性颈清扫是对有高危转移区域淋巴结的清扫。这种局限性择区颈淋巴结清扫常称为"分级手术"（对 N 分级进行评估，译者注）。对切除的淋巴结进行组织学分析，以便为有较高复发风险的患者进一步选择治疗方案，而低风险患者可免于再行手术或辅助治疗。比如，口腔癌颈部 N₀ 的治疗为Ⅰ区、Ⅱ区、Ⅲ区的清扫，偶尔包括Ⅳ区（舌外侧病灶）；咽、喉部原发肿瘤颈部 N₀ 的患者，建议行Ⅱ区、Ⅲ区、Ⅳ区清扫；如原

发肿瘤跨越中线，双侧Ⅱ区、Ⅲ区、Ⅳ区都应进行清扫。

颈清扫术分类

随着对头颈肿瘤和其淋巴结转移的生物学特性理解和认识的进一步提高，出现了各种颈改良清扫术，其治疗效果与传统颈清扫术相同，但减少了术后并发症。为使各种类型的颈清扫术命名标准化，建议进行以下分类。但未来仍需要一个更为实用和简洁的记录切除淋巴结区域的方法。

颈全清扫术

颈全清扫术是清扫Ⅰ～Ⅴ区颈侧所有淋巴结的手术。"根治"一词只用于经典根治性颈清扫术，已从所有改良的全颈清扫术中移除。包括如下手术：

- 经典的根治性颈清扫术
- 颈扩大根治清扫术（切除了其他淋巴结群或其他结构如脑神经、肌肉、皮肤等）
- 颈改良清扫术Ⅰ型：选择性保留副神经。
- 颈改良清扫术Ⅱ型：选择性保留副神经和胸锁乳突肌，但切除了颈内静脉。
- 颈改良清扫术Ⅲ型：选择性保留副神经、颈内静脉和胸锁乳突肌。

颈择区性清扫术

颈部 N₀ 的患者，预防性切除高风险微转移的淋巴结群。包括：

- 颈肩胛舌骨肌上清扫术：手术切除的淋巴结包括：Ⅰ区、Ⅱ区、Ⅲ区（口腔癌）淋巴结。对原发于舌体边缘的肿瘤建议行扩大的颈肩胛舌骨肌上清扫术，包括Ⅰ区、Ⅱ区、Ⅲ区和Ⅳ区淋巴结。
- 颈内静脉链清扫术：手术清扫的淋巴结群包括Ⅱ区、Ⅲ区、Ⅳ区淋巴结（主要治疗原发于下咽和喉的肿瘤）。
- 颈前外侧清扫术：手术清扫的淋巴结群包括Ⅰ区、Ⅱ区、Ⅲ区、Ⅳ区（主要治疗口腔及口咽癌），对于转移体积小且限于Ⅰ区、Ⅱ区者也可作为治疗性手术。
- 颈后侧清扫术：手术清扫的淋巴结群包括枕下三角、颈后三角，即Ⅴ区以及颈内静脉淋巴结链即Ⅱ区、Ⅲ区、Ⅳ区淋巴结（主要治疗头皮后部的黑色素瘤和鳞状细胞癌）。
- 颈中央区清扫术：手术清扫的淋巴结群包括中央区即Ⅵ区的甲状腺周围和气管食管沟的淋巴结群（主要是治疗甲状腺癌）。

由于颈清扫命名系统的多样性，术者可以准确表达切除范围；另外，"改良性颈清扫"的概念已经可以覆盖大多数不同手术。因此，American Head and Neck Society 建议术者在术后应准确记录淋巴结切除区域和切除的其他结构，这种简要记录方式可以表明切除及保留的具体结构。其大致结构如下。

- "ND"这一缩写代表"neck dissection"（颈清扫），是手术名称的第一个部分。还需有一前缀指明切除左右，缩写 L 表示左侧，R 表示右侧，若双侧清扫，两侧需分别定义。
- 名称的第二部分为颈部切除的区域和/或亚区。从罗马数字Ⅰ～Ⅶ升序排列。

- 名称的第三部分为除淋巴结外切除的结构,用国际通用的首字母简写代表。这一简要命名系统如表 11.7 所示。

表 11.7　不同类别颈清扫术的简要记录系统及对应术语

建议名称	AAO-HNS/AHNS 术语
ND(Ⅰ~Ⅴ,SCM,IJV,CN XI)	根治性颈清扫
ND(Ⅱ~Ⅳ)	择区性颈清扫(Ⅱ~Ⅳ)
ND(Ⅰ~Ⅲ)	择区性颈清扫(Ⅰ~Ⅲ)
ND(Ⅰ~Ⅴ,SCM,IJV)	保留副神经的改良根治性颈清扫
ND(Ⅰ~Ⅴ,SCM,IJV,CN XI and XII)	切除舌下神经的扩大根治性清扫
ND(Ⅱ,Ⅲ)	择区性颈清扫(Ⅱ,Ⅲ)
ND(Ⅱ~Ⅳ,SCM)	未命名
ND(Ⅰ~Ⅲ,SCM,IJV,CN XI)	未命名
ND(Ⅱ~Ⅳ,Ⅵ)	未命名
ND(Ⅵ)	颈中央区清扫或择区性颈清扫(Ⅵ)
ND(Ⅵ,Ⅶ)	择区性颈清扫(Ⅵ,Ⅶ)

ND = 颈清扫,SCM = 胸锁乳突肌,IJV = 颈内静脉,CN = 脑神经(后为罗马数字)。

术前准备

颈清扫的术前准备主要是颈部切口设计。当颈清扫与原发肿瘤切除同期手术时,无需其他特殊准备。除此之外,在设计颈清扫切口时,还必须考虑原发肿瘤切除后的各种重建和修补术。过去各式各样的切口分别应用于预防性清扫、全颈清扫、单侧或双侧清扫,某些切口对术后重建或其他的手术步骤造成影响。此外,某些切口可导致不美观的瘢痕。

现在更受青睐的是沿着颈纹的横行切口。切口几乎不需要垂直方向上的延伸。横行切口的位置取决于颈清扫的类型及原发灶位置。不同颈清扫术的横行切口如图 11.27 所示。男性上颈部胡须线以下是常取的横行切口位置。需要清扫颏下淋巴结的患者应取跨越中线的横行切口而非垂直切口。如需清扫颈部后外侧,将同一横行切口向后延伸。需进行颈全清扫及甲状腺切除或颈部较长的患者采用下颈部环状软骨水平的横行切口。

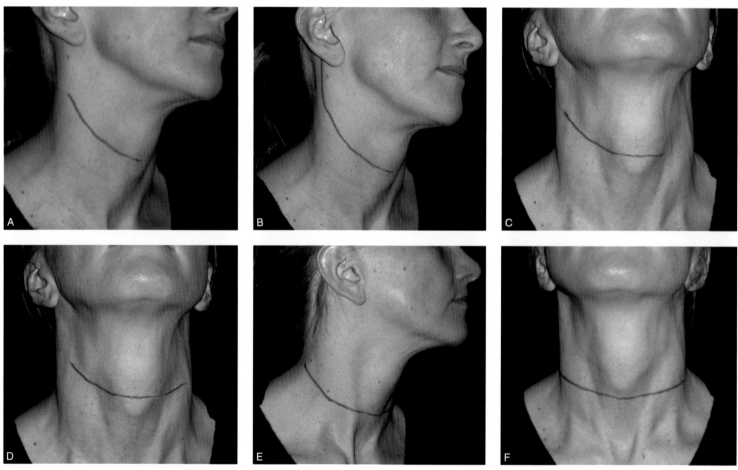

图 11.27　几种颈清扫术横行切口。A. 肩胛舌骨肌上清扫;B. 肩胛舌骨肌上清扫及腮腺切除;C. 肩胛舌骨肌上清扫及颏下扩大切除;D. 颈静脉链清扫术;E. 全颈清扫术;F. 全颈清扫及甲状腺切除术。

过程

前哨淋巴结定位

前哨淋巴结的定位方法,可应用以下一种或几种技术:①放射性核素扫描;②蓝染料注射;③用手提核素探测器定位。已经证明,上述三种技术结合,提高了前哨淋巴结检出的准确性。术前首先进行锝扫描,需要注射以放射性锝-99 标记的胶体硫。通常于肿瘤周边的四个象限注射 0.05mCi 核素,并分别于 3 分钟、15 分钟和 1 小时用 γ 摄像机进行摄像(图 11.28)。通常用锝扫描出的第一个淋巴结为前哨淋巴结。在某些患者中,常可发现一个以上的前哨淋巴结。单光子发射计算机断层扫描（SPECT-CT）的应用可看到更多前哨淋巴结并提供其解剖位置信息，现已在头颈前哨淋巴结活检中常规使用（图 11.29）。在进行皮肤切口前，用手持 γ 探头对术前扫描中所见的淋巴结定位（图 11.30）。将颈部四个象限测量背景数进行平均，每一淋巴结计数 10 秒，对高于背景计数至少 3 倍以上的考虑为"热"淋巴结，与手术前扫描对比，并用标记笔在皮肤上作出标记。

进一步的定位可通过注射蓝染料实现。这一步是可选的，但对于外科医生直观定位前哨淋巴结可能有所帮助。于手术开始前将 1% 亚甲蓝（lymphazurin）分四个象限于肿瘤周围皮下注射（图 11.31），不要超过 0.5ml，手术于注射后 30 分钟内进行。

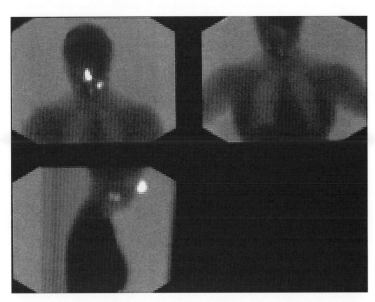

图 11.28　术前放射性锝-99 标记的胶体硫扫描显示鼻部皮肤原发灶的左下颈前哨淋巴结。

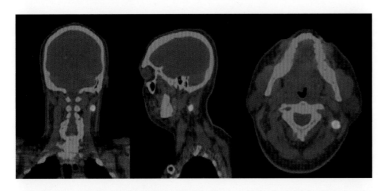

图 11.29　单光子发射计算机断层扫描显示前额头皮黑色素瘤 II 区的前哨淋巴结。

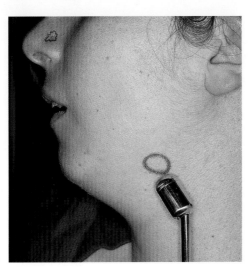

图 11.30　手持 γ 探头。

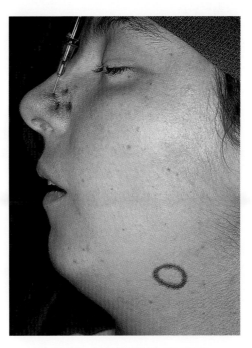

图 11.31　原发灶周围注射亚甲蓝。

于定位淋巴结的皮肤上直接行皮肤切口，分离找出"蓝染淋巴结"（图 11.32）。用手持探头测量计数最高的放射活动区，如蓝色淋巴结与最高的放射活动区对应良好，将蓝色淋巴结切除送病理检查。用手持探头行淋巴结切除后的术野检查，以证实放射活动减低至附近的背景区水平，即证实真正的"前哨淋巴结"已经切除。如引流区域残存的放射量高于切除热淋巴结的体外计数的 10%，需进一步探查，寻找其他前哨淋巴结。同样，淋巴结切除后，用手持探头计数切除的淋巴结的体外数值，证实淋巴结本身的放射计数高于附近非前哨淋巴结至少 10 倍以上，这样才能保证切除的淋巴结是真正的前哨淋巴结。目前，前哨淋巴结冰冻检查的观点差别较大，因手术后还需进一步将淋巴结进行切片以辨认隐匿性转移，故有人

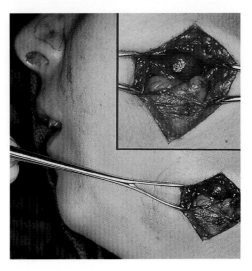

图 11.32　蓝染前哨淋巴结有高放射活动量。

宁愿不送冰冻检查而等 24 小时的"快速"石蜡切片检查,得到更详细的前哨淋巴结分析报告,而区域淋巴结治疗方案待前哨淋巴结的病理报告后再决定。

颈择区性清扫术

肩胛舌骨肌上清扫术

该手术可与口腔原发灶一起完成,将原发灶与 I 区、II 区、III 区淋巴结一起整块切除,或分别手术,即口腔原发肿瘤经口腔切除,肩胛舌骨肌上清扫采用上颈部横切口完成(图 11.33)。切口于上颈部皮纹自胸锁乳突肌的后缘向前达舌骨上正中线,切口至少低于下颌骨角两横指,如经口腔切除原发灶,该颈部切口可满足手术要求。但如原发肿瘤无法经口腔进路切除或口腔原发肿瘤需与肩胛舌骨肌上淋巴结群一起切除,则需行下颊瓣进路,皮肤切口则应于中线向上延长切开下唇。

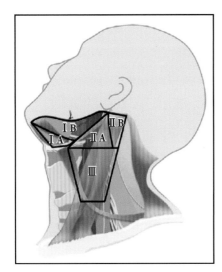

清扫淋巴结

· I 区
· II 区
· III 区

其他切除结构

· 下颌下腺

图 11.33　淋巴结分区及肩胛舌骨肌上清扫术切除结构(由纪念 Sloan Kettering 癌症中心提供)。

图 11.34 为体表切口示意,虚线部分为可供选择的切口延长部分。患者颈部伸展转向对侧,使手术侧颈部皮肤保持一定张力。

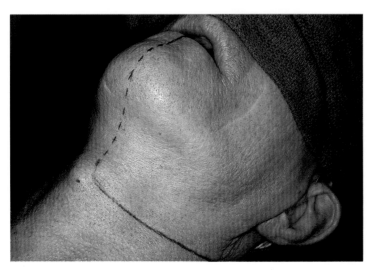

图 11.34　皮肤切口。

切开皮肤及颈阔肌(图 11.35),因颈部切口较低,无面神经下颌缘支损伤的风险,术中可用电刀分离,但于皮肤切口后缘应注意耳大神经的保护。同样,也应将颈外静脉仔细地保留下来。如手术中需使用吻合血管的游离瓣时,颈外静脉可作为理想的吻合静脉。

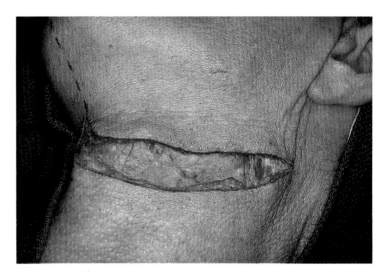

图 11.35　切口至颈阔肌深面。

紧贴颈阔肌深面掀起切口上方皮瓣,仔细辨认出面神经下颌缘支。随后于皮瓣后缘、胸锁乳突肌表面可发现耳大神经、颈外静脉,将这些结构一一保留(图 11.36),图中小钩所示为耳大神经。

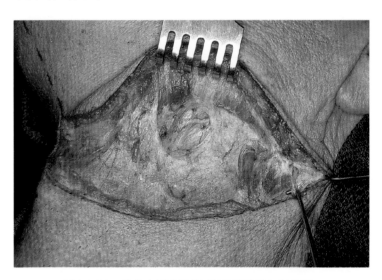

图 11.36　分离出耳大神经、颈外静脉并加以保护。

此时,应注意仔细辨认、解剖出面神经下颌缘支并加以保护。面神经下颌缘支位于下颌下腺的表面如图 11.37 所示。在面神经下颌缘支附近使用电刀可导致神经暂时性麻痹,故此处解剖时,应使用手术刀或手术剪刀,避免使用电刀。在辨认和保护面神经下颌缘支过程中,可能需将面神经颈支切断。

一旦辨认出下颌缘支,沿其走行分离,并将之与颈部上方皮瓣一起向上翻起。分别在神经的近心端和远心端周围的软组织间缝合一针包裹神经加强保护。同样,也可选择首先辨认出面后静脉的方法,如图 11.38。

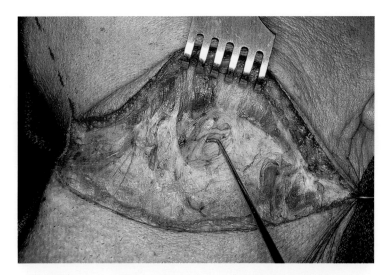

图 11.37　仔细辨认、解剖出面神经下颌缘支并加以保护。

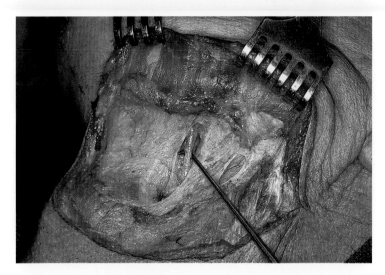

图 11.38　可将面后静脉切断,断端用于面神经下颌缘支的牵拉。

将该静脉上端切断、结扎,将下颌缘支保留在静脉断端与上方的颈部皮瓣的颈阔肌之间。沿下颌骨下缘继续解剖分离胸乳突肌和下颌角筋膜。将下颌骨体下方的软组织分离,暴露出面血管前的淋巴结(图 11.39),仔细解剖并使其与标本其他部分保持相连。将位于该淋巴结周围的面动脉和伴行静脉切断、结扎。

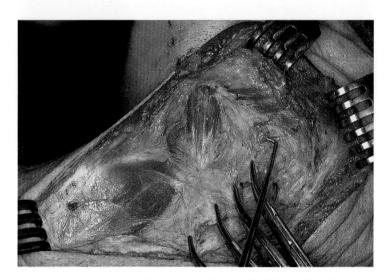

图 11.39　沿下颌骨下缘分离,暴露出动脉前的面淋巴结。

继续沿下颌骨下缘向前分离达二腹肌前腹,将二腹肌前腹与下颌骨间的软组织分离,此时可能会遇到供应二腹肌前腹和下颌舌骨肌血管的出血。下颌舌骨肌血管和神经在筋膜鞘内相互伴行,辨认出后切断、结扎(图 11.40)。一旦将位于下颌舌骨肌游离缘的所有小的神经、血管切断后,肌肉可完全暴露。

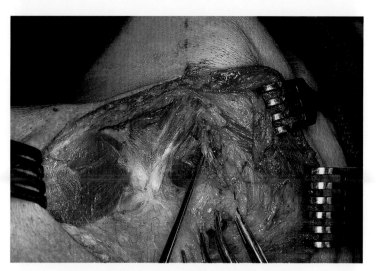

图 11.40　切断、结扎下颌舌骨肌的神经血管束。

用多把血管钳轻轻牵拉下颌下腺,将之与下颌下腺床分离(图 11.41)。用圈套形拉钩沿下颌舌骨肌外侧缘将之向颈部牵拉(图 11.42),暴露出口底下表面,可见下颌下腺的促分泌神经纤维自舌神经分出、下颌下腺导管以及附着的涎腺组织。此时,用钝性和锐性结合分离的方法,在下颌下腺导管、舌神经和舌下神经进入舌体处辨认出这些结构。

图 11.43 示舌神经和舌下神经,下颌下腺导管在两者之间,并有一小部分涎腺组织。一旦辨认出舌神经,即可将下颌下腺的促分泌神经纤维切断。图 11.44 示下颌下腺促分泌神经纤维自舌神经分出,常有一小血管与该神经伴行,应切断、结扎。同样,切断下颌下腺导管并将远端结扎。将整个下颌下腺向后下牵拉,松解下颌下腺与二腹肌间的结缔组织并切断之。分离出二腹肌后腹,暴露出进入下颌下腺的面动脉近

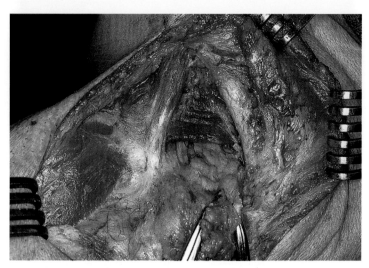

图 11.41　暴露出下颌舌骨肌外侧缘。

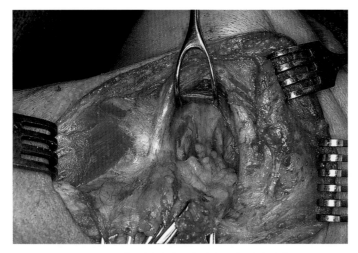

图 11.42　将下颌舌骨肌向内侧颏部方向牵拉。

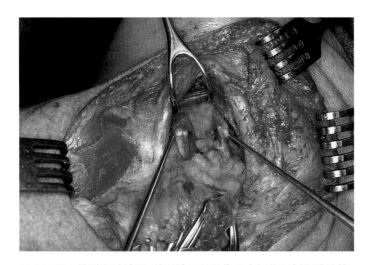

图 11.43　暴露出舌神经、舌下神经以及位于中间的下颌下腺导管。

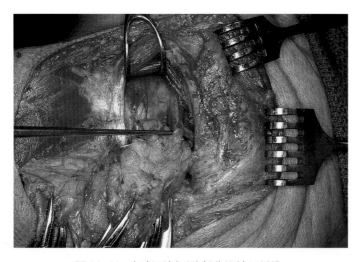

图 11.44　切断下颌下腺促分泌神经纤维。

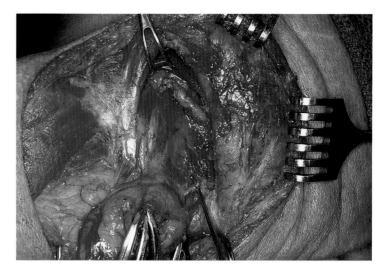

图 11.45　切断二腹肌肌腱以上的面动脉远心端。

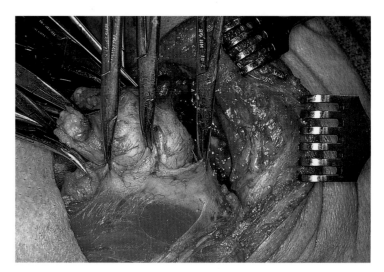

图 11.46　将胸锁乳突肌前缘筋膜向内侧牵拉,便于前缘分离。

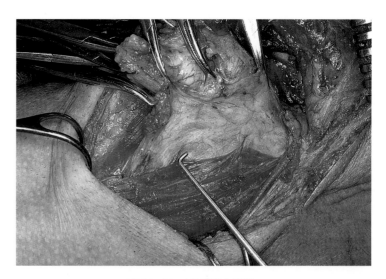

图 11.47　暴露颈动脉鞘。

端(图 11.45),切断并结扎,此时分离出整个颌下三角内容物并向后牵拉。

此时,应注意腮腺尾部和胸锁乳突肌上部前缘区域。用数把血管钳夹持胸锁乳突肌前缘筋膜向内侧牵拉,使胸锁乳突肌前缘保持一定张力(图 11.46),用电刀切除胸锁乳突肌前缘筋膜,用电凝切断胸锁乳突肌上部数支小血管(来自枕动脉和甲状腺上动脉),进一步向内侧牵拉标本,暴露颈动脉鞘(图 11.47),进一步向上分离直至颅底。

将颈动脉鞘膜用血管钳向内侧牵拉、分离并切开(图11.48),向上达二腹肌后腹,将二腹肌后腹向上牵拉,暴露出颈内静脉至其入颈静脉孔位置。为便于游离标本,需切断咽静脉和面总静脉数条小属支。

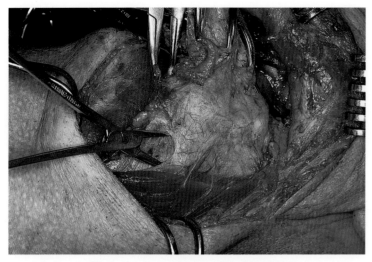

图 11.48　打开颈动脉鞘并向内侧牵拉。

图 11.49 显示：为便于标本游离，将一支咽静脉切断。将胸锁乳突肌向后进一步牵拉，暴露出颈内静脉全貌。颈内静脉包裹于筋膜中，其内还有颈内静脉上和二腹肌淋巴结群（图 11.50）。向后牵拉胸锁乳突肌，暴露出颈后三角顶部的副神经淋巴结链，将这些淋巴结仔细分离后与标本其他部分一并翻向前部。

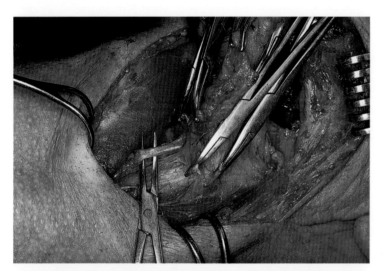

图 11.49　为便于标本游离，需切断一支或多支咽静脉。

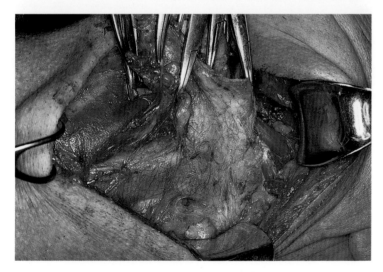

图 11.50　颈内静脉包被在筋膜内，内有颈内静脉淋巴结上群、颈内静脉二腹肌淋巴结。

颈后三角顶部淋巴结解剖时，需特别细心地寻找出副神经和颈丛神经皮支、肌支（图 11.51）。一旦找到副神经，即可将其后外侧淋巴结分离，并经神经下方拉向前，保持其与标本其他部分相连续。此时，位于颈内静脉上端的颈内静脉淋巴结上群、二腹肌淋巴结群和副神经淋巴结上群已全部清除。

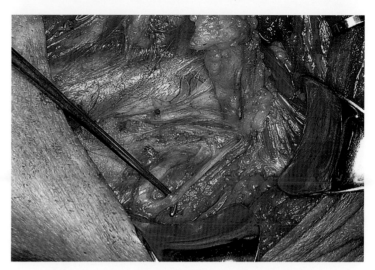

图 11.51　找出副神经和颈丛皮支、肌支并加以保护。

解剖颈后三角尖部时，清楚可见颈内静脉上端以及与其直角相交叉的枕动脉。

随着副神经的进一步解剖及颈内静脉二腹肌淋巴结的进一步分离，可暴露出颈丛神经根部最高点。因颈后三角后界无明显解剖标志，肩胛舌骨肌上清扫术的后界也未明确界定，所以切除的范围需由临床上判断。

图 11.52 示已完成颈内静脉后侧、颈后三角顶部副神经淋巴结链的清扫。向上牵拉二腹肌后腹，可完全暴露颈内静脉。将标本翻向前，在面总静脉与颈内静脉结合处，将面总静脉切断、结扎（图 11.53）。继续向前解剖，仔细辨认出舌下神经和支配带状肌的舌下神经降支。

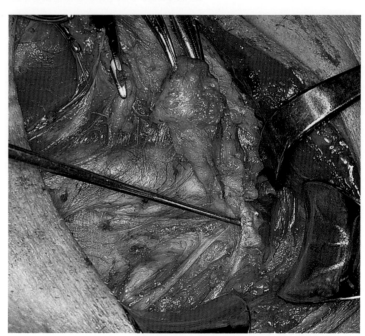

图 11.52　完全分离位于颈内静脉后侧、颈后三角顶部的副神经淋巴结链，暴露出枕动脉。

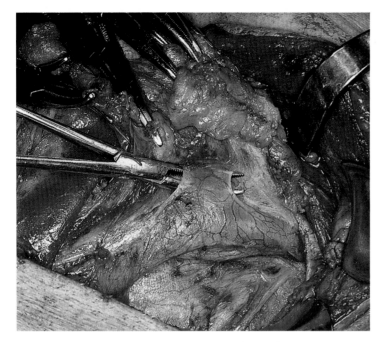

图 11.53　标本向前翻起,将面总静脉切断结扎。

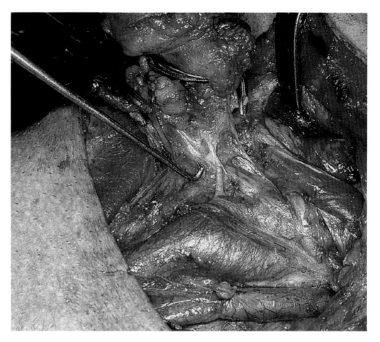

图 11.55　向下继续解剖到肩胛舌骨肌三角。

图 11.54 示舌下神经降支自舌下神经分出后,向前下走行。沿颈动脉鞘内侧面分离,暴露出颈动脉球。此时手术标本包括:颌下三角淋巴结、颈内静脉二腹肌淋巴结、颈后三角顶部淋巴结以及颈内静脉上群淋巴结。

继续向下清扫达肩胛舌骨肌三角尖部,即肩胛舌骨肌上腹与胸锁乳突肌结合处。将颈内静脉中区淋巴结分离并翻向上,用环形牵开器暴露出下部的颈动脉鞘,继续向内侧解剖,暴露出甲状腺上动脉的根部并加以保护。但甲状腺上静脉无法保留,因为之前已经将其与颈内静脉断开(图 11.55)。于甲状舌骨膜区域将标本的最后连接和舌骨上的带状肌用电凝切断。

标本切除后,术野示肩胛舌骨肌三角内容已完全清除(图 11.56)。图中解剖结构:二腹肌前、后腹,下颌舌骨肌;位于下颌三角内的舌神经、舌下神经以及面神经下颌缘支;同时还可见,肩胛舌骨肌上腹、胸骨舌骨肌、茎突舌骨肌以及颈动脉分叉。注意:此处颈内静脉Ⅱ区、Ⅲ区淋巴结已与标本一起切除。术野后、下可见:副神经、颈丛分支以及肩胛舌骨肌三角的下端,即胸锁乳突肌和肩胛舌骨肌交叉处(图 11.57)。

用抗生素盐水冲洗术区,平行胸锁乳突肌前缘,置负压引流管一根并经皮引出,引流管上达下颌三角水平(图 11.58)。用缝线于引流管出口处皮肤固定一针,分别用 3-0 铬肠线间断缝合颈阔肌,用 5-0 尼龙线间断缝合皮肤(图 11.59)。术中仅少量出血,术后患者无外观和功能上的缺失(图 11.60)。

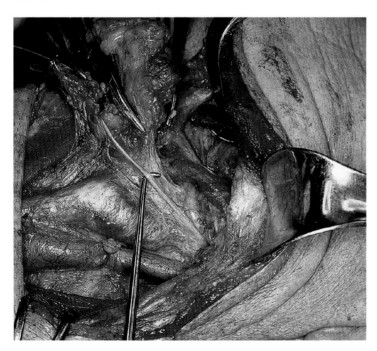

图 11.54　舌下神经降支。

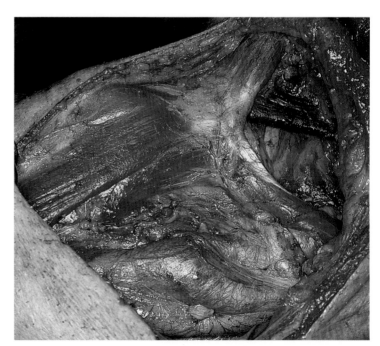

图 11.56　标本切除后术野。

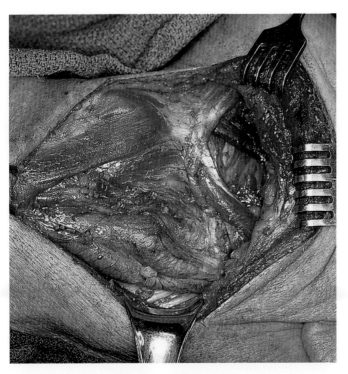

图 11.57　术野后下观。

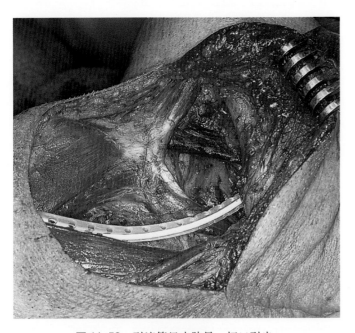

图 11.58　引流管经皮肤另一切口引出。

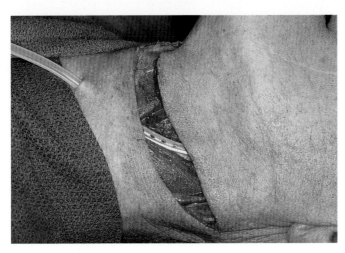

图 11.59　于引流管出口处缝合一针,逐层缝合皮肤。

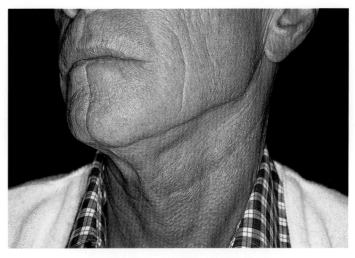

图 11.60　患者术后 6 个月外观。

　　通过横行切口,可将肩胛舌骨肌上清扫术对患者外观的影响降到最低,如图 11.61 所示。如果需要处理 I A 区,只需将切口延长至对侧,而不需再行颏下区切口,如图 11.62 所示。从美观上,横行切口比颏下区垂直切口更容易让患者接受。

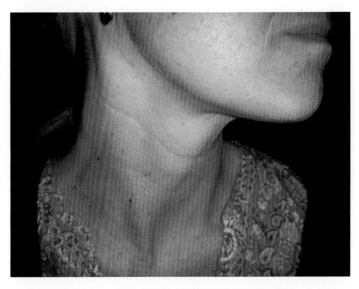

图 11.61　肩胛舌骨肌上清扫术后 1 年患者瘢痕。

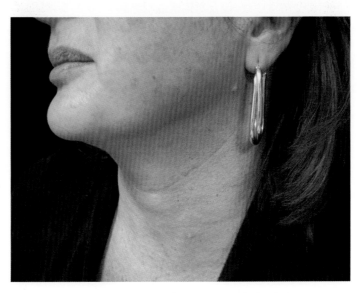

图 11.62　肩胛舌骨肌上清扫术后 1 年患者瘢痕,为处理 I A 区,切口延长跨越中线。

扩大肩胛舌骨肌上清扫术

舌体边缘原发肿瘤患者,同侧颈部Ⅵ区淋巴结也有一定的转移风险。因此,在手术治疗原发口腔癌时,应在标准肩胛舌骨肌上清扫术范围的基础上加Ⅳ区淋巴结,该术式与标准的肩胛舌骨肌上清扫术很相近(图 11.63)。

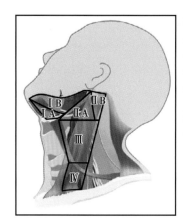

清扫淋巴结
- Ⅰ区
- Ⅱ区
- Ⅲ区
- Ⅳ区

其他切除结构
- 颌下腺

图 11.63　扩大肩胛舌骨肌上清扫术(由纪念 Sloan Kettering 癌症中心提供)。

Ⅲ区淋巴结清扫时,将皮瓣向下牵拉,于肩胛舌骨肌跨越颈内静脉处,将该肌肌腱切断。进一步向锁骨方向牵拉皮瓣,沿颈内静脉的下半继续分离出Ⅳ区淋巴结。术中注意找出位于颈根部的淋巴导管,切断、结扎。左侧颈清扫时,应寻找出胸导管,并仔细分离、结扎。Ⅳ区淋巴结的清扫应包括颈内静脉内、前侧淋巴结、外侧胸导管周围淋巴结和颈横动脉淋巴结,将这些淋巴结解剖出,并保持其与Ⅱ区、Ⅲ区淋巴结相连续。所以扩大的肩胛舌骨肌上的清扫术应包括颈部侧前三角所有淋巴结,即Ⅰ区、Ⅱ区、Ⅲ区、Ⅳ区的淋巴结,手术中未清扫的淋巴结群为副神经链下群和颈后三角的颈横动脉链淋巴结。

颈内静脉链清扫术

该术式为与喉、下咽肿瘤切除最常联合应用的手术。颈内静脉淋巴结清扫术,可在原发肿瘤的同侧行单侧手术;也可在喉或下咽病变超过中线,侵及对侧喉或咽黏膜时,双侧手术同时进行。常与原发肿瘤的切除用同一切口,即沿皮纹上颈部甲状舌

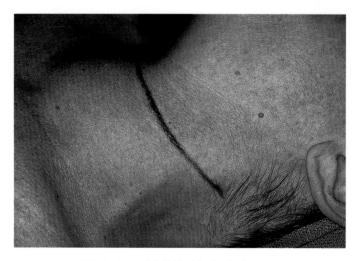

图 11.64　颈内静脉清扫术,皮肤切口。

骨膜区横切口,自一侧胸锁乳突肌后缘至对侧后缘(图 11.64)。

切开皮肤、颈阔肌,常规上下翻起皮瓣,上自二腹肌后腹下至胸骨暴露出胸锁乳突肌前缘。因Ⅱ区、Ⅲ区、Ⅳ区颈静脉淋巴结链的整块切除可达到将转移肿瘤完整切除的目的,故除行全咽喉切除术外,颈清扫标本没必要一定与原发灶同时整块切除。图 11.65 标出了淋巴结切除的范围,需将位于颈内静脉前、外和后方的淋巴结完整切除,后方至少要到胸锁乳突肌后界。

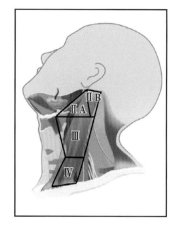

清扫淋巴结
- Ⅱ区
- Ⅲ区
- Ⅳ区

其他切除结构
- 颌下腺

图 11.65　颈内静脉淋巴结清扫术(由纪念 Sloan Kettering 癌症中心提供)。

首先,用数把血管钳夹持胸锁乳突肌前缘筋膜,向后牵拉、切开。然后,沿胸锁乳突肌下表面分离至后缘。分离过程中会遇到枕动脉和甲状腺上动脉的胸锁乳突肌分支,分别将之切断结扎。然后,用 Richardson 拉钩将胸锁乳突肌向后牵拉,暴露出上自二腹肌淋巴结下至锁骨上区整个颈内的静脉淋巴结链。

自上端开始清扫副神经后缘、颈静脉孔下方的淋巴结。该淋巴结位于颈后三角底部头夹肌和肩胛提肌的表面,被胸锁乳突肌上端遮盖;仔细解剖出这些淋巴结,并自副神经下方将其牵拉向前与颈内静脉二腹肌淋巴结相连;同样切除位于颈丛感觉神经根上的淋巴结,暴露出感觉神经根;继续解剖、分离出颈内静脉外侧的淋巴结,并保持其与颈内静脉淋巴结相连;清除副神经淋巴结链,暴露出所有颈神经根,完整清扫颈后三角。

继续向前分离、解剖颈内静脉链上所有淋巴结。切断肩胛舌骨肌,上自颈静脉孔、下至锁骨上区完全游离颈内静脉;如不需行颌下三角淋巴结清扫,应保持下颌下腺的完整性。为便于颈内静脉上区淋巴结的清扫,必须切断、结扎颈内静脉的数条咽支和面总静脉,分离出舌下神经、舌下神经降支、甲状腺上动脉的分支,并加以保护,将标本切除。

图 11.66 示双侧颈内静脉Ⅱ区、Ⅲ区、Ⅳ区淋巴结清扫后标本。为便于对切除的淋巴结进行准确描述和病理检查,应根据位置用小的标签标记出Ⅱ区、Ⅲ区、Ⅳ区各组淋巴结,或分装至不同标本瓶中。

图 11.67 示咽后壁癌患者双侧颈淋巴结清扫后的术野情况。注意颈内静脉淋巴结全部清除后暴露出颈内静脉全长,颈后三角的颈丛也可暴露出来,上部可见下颌下腺。术腔置负压引流管,逐层关闭伤口。患者术后未出现外观和功能的

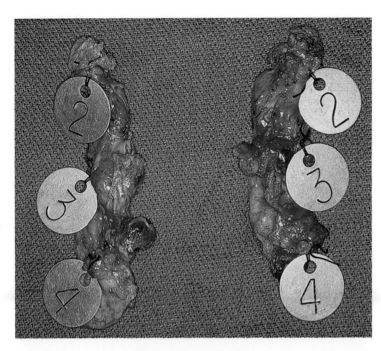

图 11.66　手术标本。

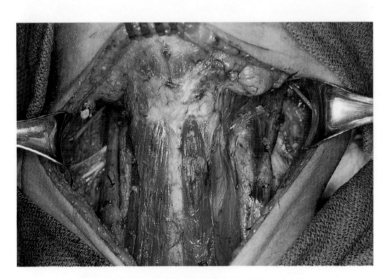

图 11.67　双侧颈内静脉淋巴结清扫后术野。

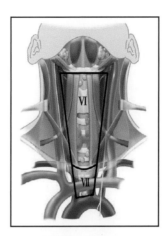

清扫淋巴结
Ⅵ区和Ⅶ区
- 喉前淋巴结
- 甲状腺旁淋巴结
- 气管食管沟淋巴结
- 前上纵隔淋巴结

图 11.68　中央区淋巴结清扫包含Ⅵ区和Ⅶ区淋巴结（N_{1a}）（由纪念 Sloan Kettering 癌症中心提供）。

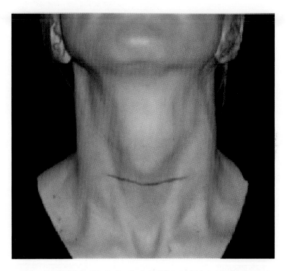

图 11.69　甲状腺切除术和中央区淋巴结清扫术的切口（N_{1a}）。

任何后遗症。术后标本的病理报告应包括病理分期，据此可选择出需进行行术后放射治疗的患者。

中央区淋巴结清扫

治疗性中央区淋巴结清扫用于甲状腺分化型癌相关的区域淋巴结转移。当原发灶侵犯甲状腺被膜或侵犯被膜外组织时，可考虑进行预防性中央区清扫术，以确保从颈部中央区获得满意的局部和区域性病灶清除。如果原发灶较大或累及双侧甲状腺，则进行双侧气管食管沟淋巴结清扫术。当在甲状腺切除过程中观察到中央区淋巴结较小，且侧颈部淋巴结无转移，则认为颈部中央区淋巴结清扫已足够（图 11.68）。

手术过程通常从甲状腺切除术开始。采用沿环状软骨水平的自然皮纹横向切口（图 11.69）。探查甲状腺和中央区后，如果发现淋巴结肿大，则决定进行中央区淋巴结清扫。手术过程的第一步是仔细鉴别和保留甲状旁腺，并保持其血液供应完好。此步骤通常是通过解剖游离甲状腺外被膜来完成

的。小心地从甲状腺的后外侧分离被膜，然后会遇到多个离开甲状旁腺而支配甲状腺的甲状腺上下动脉的终末分支。分别分离并结扎这些分支动脉。一旦将甲状旁腺安全地从甲状腺中剥离，即可识别出喉返神经，并在整个过程中将其暴露在颈部中央区中，以利于清除气管食管沟淋巴结。识别并解剖喉返神经后，切除中央区的所有纤维脂肪组织和淋巴结，从颈动脉鞘横向向内延伸至气管食管沟，并从舌骨水平向下延伸至上纵隔水平。气管食管沟淋巴结清扫的下界并不是固定的，通常在上纵隔的无名动脉处终止。气管食管沟清扫通常不能完整切除标本，尤其是在要解剖并保留甲状旁腺血供的情况下。牺牲带状肌通常有助于中央区淋巴结的暴露和解剖。

图 11.70 显示了甲状腺乳头状癌行全甲状腺切除术、双侧气管食管沟淋巴结和颈部中央区清扫后的手术区域，该甲状腺癌弥漫性累及了两个腺叶。如果在气管食管沟淋巴结清扫过程中，甲状旁腺意外受伤或离断，应将其植入侧颈部的肌肉中。

后外侧颈清扫

建议采用后外侧颈清扫术以清除Ⅴ区的枕下三角区到颈部后三角区的淋巴结，并连同清除Ⅱ区、Ⅲ区和Ⅳ区颈深淋巴

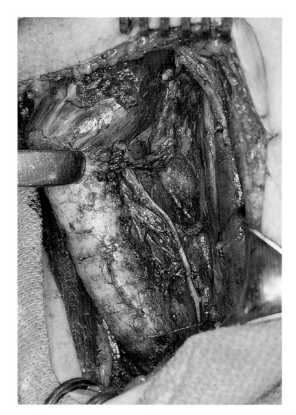

图 11.70 甲状腺全切除术和气管食管沟淋巴结清扫术后的手术视野。

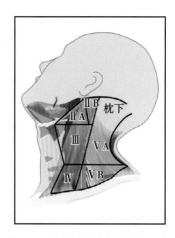

颈部淋巴结解剖
- II 区
- III 区
- IV 区
- V 区
- 枕下三角

图 11.71 后外侧颈清扫术(由纪念 Sloan Kettering 癌症中心提供)。

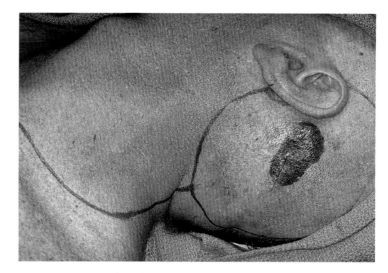

图 11.72 连续切除耳后区域黑色素瘤并行后外侧颈清扫术。

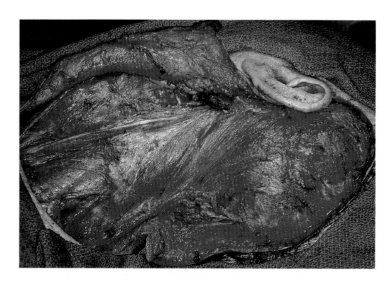

图 11.73 枕下淋巴结和斜方肌深处的淋巴结从深面的肌肉解离并清扫颈外侧部分的 II ~ V 区淋巴结。

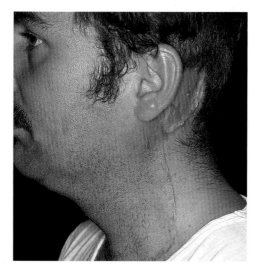

图 11.74 患者的术后外观。

结(图 11.71)。该手术可以连同切除原发性皮肤癌或枕后头皮黑色素瘤,也可以不连续使用曲棍球棒式切口在上端向后延伸以暴露枕骨区域(图 11.72)。皮瓣以常规方式游离。为了完成枕下淋巴结的解剖,将斜方肌与枕骨分离并向后牵拉以暴露出枕下三角。然后将枕下淋巴结和斜方肌深处的淋巴结从深面的肌肉分离并向前牵拉,以保持与颈后三角淋巴结的连续性(图 11.73)。在颈后三角淋巴结清扫过程中,如果副神经未被转移灶完全累及或不影响淋巴结清扫效果,则可以保留副神经。通过向前牵拉胸锁乳突肌,暴露颈内静脉并清扫 II 区,III 区和 IV 区的淋巴结,保持与颈后三角区淋巴结连续性。患者的术后外观显示出愈合良好且外观上可接受的瘢痕(图 11.74)。原发部位的手术缺损被皮肤移植物覆盖。

全颈淋巴结清扫术

改良的颈淋巴结清扫术 I 型

　　I 型改良颈清扫术（modified neck dissection type Ⅰ，MND-Ⅰ）是全面清除颈部所有五个分区的淋巴结,但选择性地仅保留一种解剖结构:副神经(图 11.75)。图中描述的患者在右颈Ⅱ区有转移淋巴结。图中标出了淋巴结相对于手术皮肤切口的位置(图 11.76)。对于所有类型的颈淋巴清扫术,首选沿颈部自然皮纹的单个横向切口。切口在下颌角以下至少两横指宽,首选在男性发际线以下的颈中部皮纹。但该患者使用了 T 形切口,图中标出了 T 形的竖直切口,该线位于颈动脉后方(图 11.77)。

　　手术应首先分离后颈部皮瓣,将颈阔肌保留在皮瓣上(图 11.78)。当皮瓣侧面接近颈下部斜方肌的前界时需要格外注意,因为此处是副神经进入斜方肌的位置。颈后皮瓣可以沿着斜方肌的前缘向后继续延伸,以露出斜方肌前缘至少 1cm (图 11.79)。在该点副神经进入斜方肌内侧。使用带有 Adson 钳(长止血钳)的组织分离技术来解剖神经周围的筋膜和

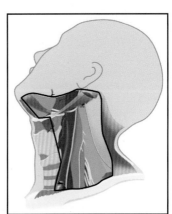

颈部淋巴结解剖

- Ⅰ 区
- Ⅱ 区
- Ⅲ 区
- Ⅳ 区
- Ⅴ 区

其余切除的结构

- 胸锁乳突肌
- 颈内静脉
- 下颌下腺

保留的结构

- 副神经

图 11.75　在 I 型改良颈清扫术中切除的淋巴结分区和结构(由纪念 Sloan Kettering 癌症中心提供)。

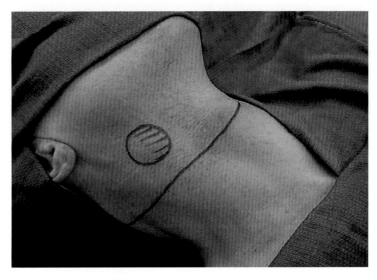

图 11.76　沿颈中部皮纹的横向切口适用于颈部清扫。

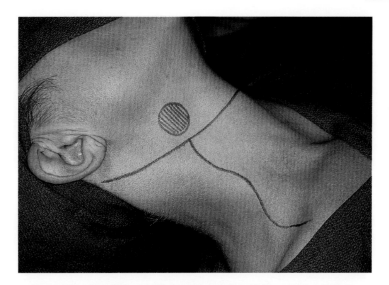

图 11.77　在患者身上勾勒出可触及的淋巴结和 T 形切口的位置。

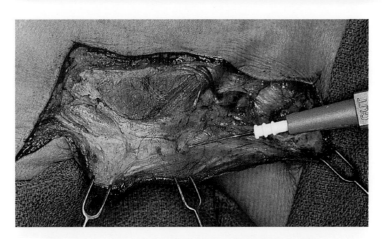

图 11.78　首先分离后颈部皮瓣,使颈阔肌保留在皮瓣上。

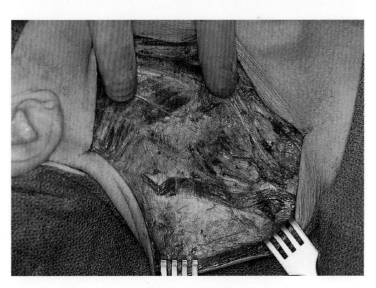

图 11.79　分离后颈部皮瓣直到露出斜方肌前缘。

软组织,以防止对其造成损伤(图 11.80)。逆行追踪副神经至胸锁乳突肌后缘时不再继续解剖。

　　现在进行颈后三角上部的软组织和淋巴结清扫术,在头夹肌和肩胛提肌这两个深部肌肉的表面进行解剖(图 11.81)。将胸锁乳突肌上端从乳突上解离。用马丁镊和锋利的剪刀将副神经下部从标本中游离出来(图 11.82)。进一步解剖神经需要将胸锁乳突肌上半部分分离,使神经始终暴露于视野中。

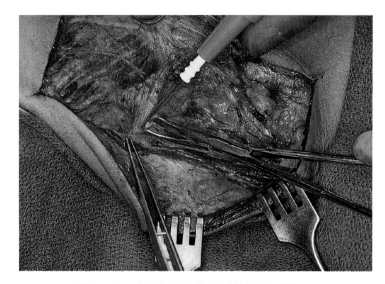

图 11.80   在斜方肌的进入点处识别出副神经。

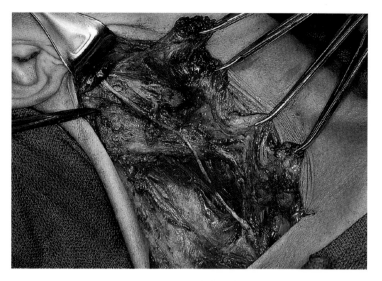

图 11.83   颈后三角区的清扫后保留了副神经。

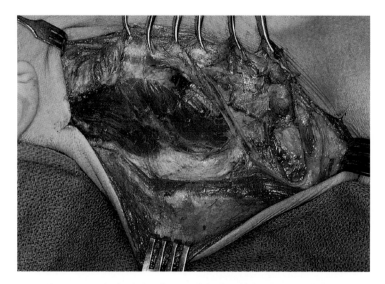

图 11.81   完成颈后三角区上半部分的清扫,保留了副神经。

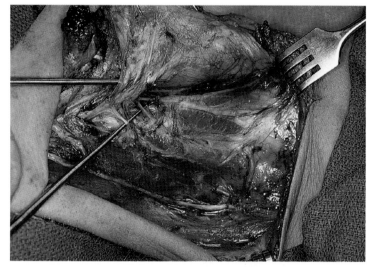

图 11.84   颈神经丛的皮肤分支被切断,但保留了对分向膈神经的分支和斜角肌的分支。

现在沿着肩胛提肌和斜角肌的内侧缘进行,暴露了颈丛的根部(图 11.84)。颈丛具有三个组成部分。如图 11.85 所示,仔细保留了支配后方肌肉的神经供应。神经的下降纤维用来组成膈神经的部分也要小心保留;颈丛的皮肤分支可切断。要结扎皮肤分支的根部残端,因为常有小血管伴随着这些神经根。标本的进一步解离可以暴露二腹肌后腹的颈内静脉,并一直向上至颈部的上界(图 11.85)。

现在将手术标本向侧面牵拉,将内侧皮瓣解离,露出胸锁乳突肌的下部。如图 11.86 所示,将皮瓣游离以暴露胸锁乳突肌的整个内侧边缘。使用电刀将胸锁乳突肌的胸骨头和锁骨头分离。在胸锁乳突肌的下表面和颈动脉鞘之间存在一层纤维脂肪组织。此时,在颈内静脉下端外侧和深颈淋巴结之间的淋巴管应仔细辨别,离断并结扎(图 11.87)。分离颈横动脉及其伴随的静脉也一并结扎。通过交替的钝性和锐性解剖,在颈内静脉周围解剖并游离其下端,同时仔细保护颈总动脉、迷走神经、交感神经和膈神经(图 11.88)。将静脉双重结扎并离断,并用缝合线缝扎其残端。

一直沿着颈动脉鞘解剖直至二腹肌,在该处可见舌下神经及其降袢(图 11.89)。沿着肩胛舌骨肌的上腹部向内侧解

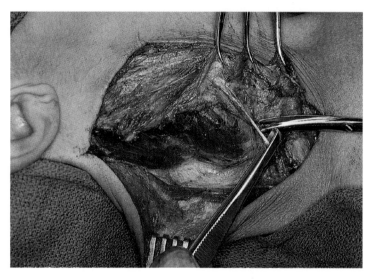

图 11.82   在颈后三角的下半部分,副神经从标本上游离下来并拎起。

胸锁乳突肌被分离至二腹肌后腹,以暴露整个副神经,起于颈静脉孔,最后进入斜方肌(图 11.83)。现在,神经在其整个长度上被完全解剖分离。颈后三角的标本经过副神经深面牵拉向内侧。

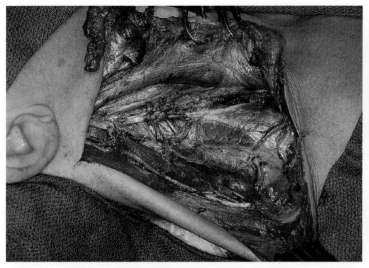

图 11.85　向内侧牵拉标本暴露颈内静脉。

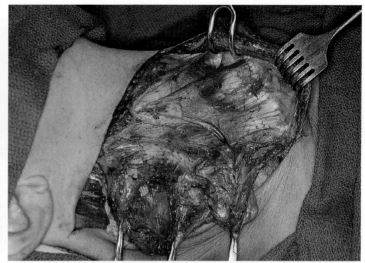

图 11.86　内侧皮瓣被掀起以暴露胸锁乳突肌的下端。

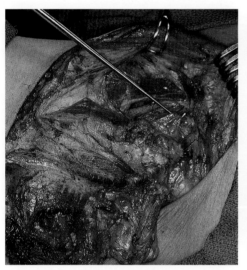

图 11.87　将颈根部的淋巴管分开并小心结扎。

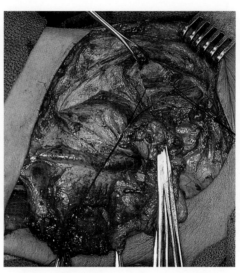

图 11.88　分离颈内静脉下端并结扎。

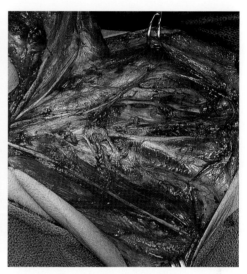

图 11.89　进一步沿着颈动脉鞘向头颈解剖,暴露出舌下神经和舌下神经降支。

剖直至舌骨,然后将肩胛舌骨肌从舌骨上分离。应小心保留甲状腺上动脉,分离甲状腺上静脉并结扎。沿舌下神经降祥的几个小出血点结扎或电凝。至此完成了颈下部的解剖。

现在将手术标本放在颈下部,并小心游离上颈皮瓣,识别并保留面神经的下颌缘支(图 11.90)。皮瓣分离至下颌骨的下边界,以解剖面部血管前的淋巴结。接下来识别出二腹肌的前腹,并从颏中线切开淋巴结并将其牵拉到右侧。肩胛舌骨肌的神经和血管被分离并结扎。通过在下颌骨下缘处离断面动脉和静脉来游离下颌下腺并牵压在下颌骨深面(图 11.91)。

使用一个大的环形牵开器来牵开下颌舌骨肌暴露下颌下腺导管、舌神经和支配下颌下腺的神经分泌支。分离分泌支并结扎(图 11.92)。分离下颌下腺导管可将下颌下腺从下颌下三角解剖并拖出。其余的下颌下腺附着在面动脉的近端残端,如图 11.93 所示。分离面动脉并结扎。最后,标本的唯一

剩余附着处位于颈内静脉的上端,将其双重结扎并离断,并用缝合线缝扎其残端(图 11.93)。取出标本后的手术区域如图 11.94 所示。确保绝对止血。

通过单独的切口置入两个引流管。将后部引流管沿斜方肌的前界放置,前部引流管与带状肌平行放置(图 11.95)。通过铬制肠线将引流管松散地固定在适当位置,以防止引流管移位。然后将皮肤切口分为两层,使用 3-0 铬性肠线间断缝合颈阔肌,5-0 尼龙缝合线或吻合钉缝合皮肤(图 11.96)。

保留副神经可最大限度降低术后功能性并发症。这样即使在双侧 MND- I 术后仍保留肩部功能且没有斜方肌萎缩(图 11.97),不会出现"方肩"。斜方肌的肌肉得以保留,这表明肌肉的神经供应是完整的,因此可以保持肩部功能。患者可以抬高肩膀。唯一的外观影响是胸锁乳突肌和软组织的丧失。即使大多数患者在术后早期都保持了近乎正常的肩部功能,但仍有约三分之一的患者表现出长期的肩无力,特别是接受术后放射治疗的患者。

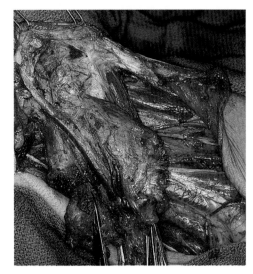

图 11.90 颈上部皮瓣被分离,仔细保留面神经的下颌缘支。

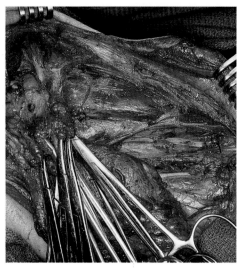

图 11.91 在下颌骨下缘附近将面部动脉和静脉解剖并结扎。

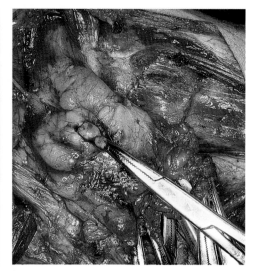

图 11.92 下颌下腺的分泌运动纤维被离断。

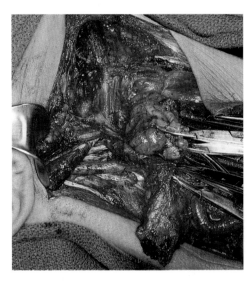

图 11.93 暴露进入下颌下腺的面动脉分支和颈内静脉的上端。

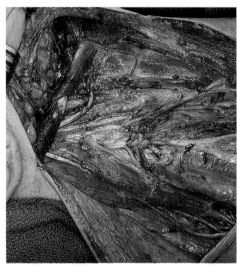

图 11.94 取出标本后的手术区域。

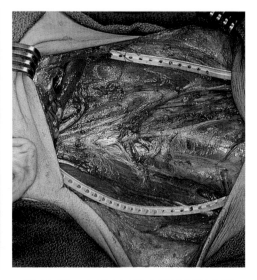

图 11.95 在手术区域中放置了两个引流管。

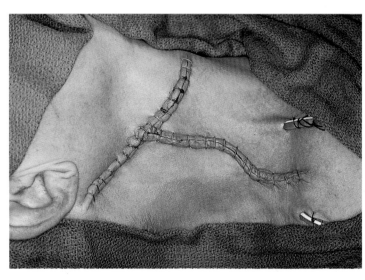

图 11.96 逐层关闭切口后的外观。

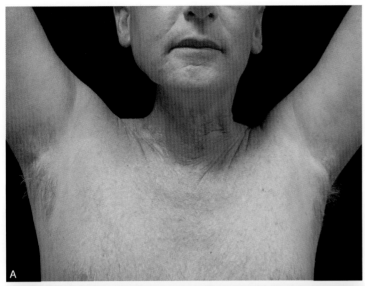

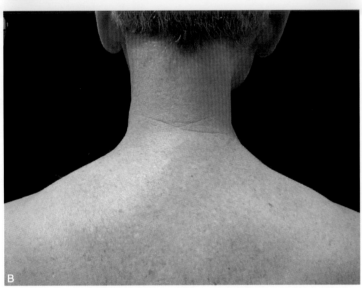

图 11.97　Ⅰ型双侧改良颈部清扫后的肩部功能。A. 双肩可抬高；B. 斜方肌的肌肉量得以维持。

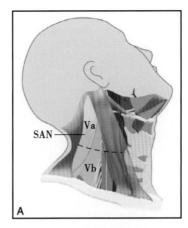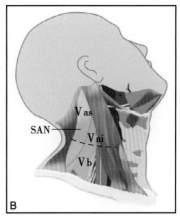

图 11.98　A. 根据第 8 版 AJCC 癌症分期指南，现行的 V 区分类；B. 将 Va 区细分为通常没有淋巴结的 Vas 区（上部）和包含副神经链淋巴结的 Vai 区（下部）。

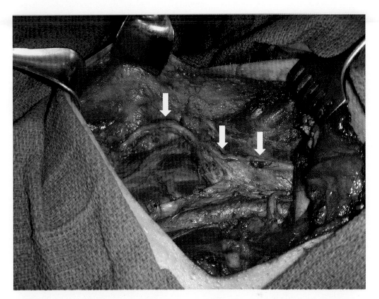

图 11.99　右侧Ⅰ型改良型颈淋巴结清扫术（未游离副神经的清扫术）后的手术区域。请注意，神经保留在其结缔组织床中，来自周围筋膜的血供得以保留。

如前所述，MND-Ⅰ后的功能障碍是由于副神经的完全游离和解剖而发生的，这损害了神经的血液供应，在某些患者中会导致缺血性损伤和功能丧失。因此，当进行 MRND-Ⅰ时，建议进一步改良以保留副神经的血管。颈后三角的后方至副神经的上部通常没有任何淋巴结，并且很少有转移性淋巴结（图 11.98）。仅在沿神经走行区尤其是在ⅡB 区和Ⅲ区存在明显转移时，才需要进行副神经的完全游离解剖（图 11.83）。避免解剖该区域的脂肪组织，并允许神经保留在其解剖床中，以保留其血管并防止缺血性损伤（图 11.99）。这种 MRND-Ⅰ改良术可防止在副神经的游离解剖中出现肩部功能术后损伤，并且不会增加颈部区域复发的风险。

经单个颈部横切口的Ⅰ型颈淋巴结清扫术

以前通过各种不同的切口对颈部的所有五个淋巴结区域进行了颈部解剖，以达到从ⅠA 区到ⅤB 区解剖暴露和清扫。但是，先前使用的切口术后外观不尽如人意。通过在颈中部区域进行横向切口，可以获得足够的暴露以解剖颈部的所有五个区域。如果需要额外的暴露，则将横向切口延长跨过中线至对侧，并可进一步向后延伸至斜方肌。对于男性，该横向

切口应在发际线以下进行。通常，在环甲膜水平设计该横向切口可以提供足够的暴露。

此处描述的患者是原发不明转移癌，颈部左侧Ⅱ区有大量的转移淋巴结。沿着皮肤线在发际线以下的子宫颈中部区域划出皮肤切口（图 11.100）。上皮瓣和下皮瓣均在颈阔肌下分离，下至锁骨，上至腮腺尾部和下颌角，向前至舌骨上缘和颏下区。解剖可从ⅤB 的颈后三角区底部识别出副神经开始，或者先将胸锁乳突肌从乳突上分离，然后识别出颈静脉孔后走行于二腹肌后腹的副神经（图 11.101）。该患者是先在上端识别出副神经后加以保护（图 11.102）。

沿着副神经的走行继续在颈后三角进行解剖。将胸锁乳突肌上端的外侧部分以及ⅤA 区和位于副神经后外侧ⅡB 区的淋巴结从椎前肌离断，并在副神经下方穿过后牵拉向内侧，从而与主要标本保持连续性。继续在颈后三角区解剖。在该患者中，从第二颈丛到副神经有一个主要的交通支（图 11.103）。当发现这种交通支时，应尽一切努力保留这种交通支，因为在某些患者中，交通支可能具有重要的运动成分，有助于斜方肌的神经供应。但是，副神经旁的颈丛神经的远端分支是皮肤感觉分支，可以离断。

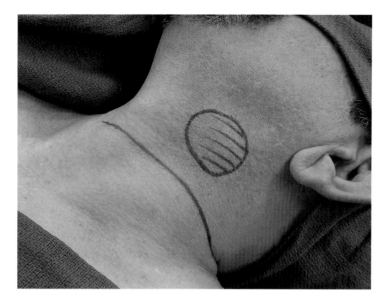

图 11. 100　在发际线下方的颈中部皮纹中标记的横向切口。

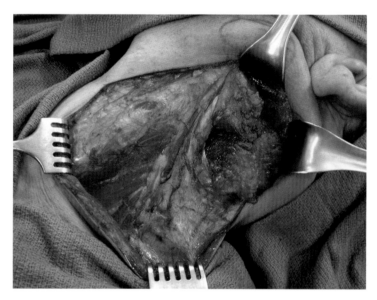

图 11. 101　胸锁乳突肌从乳突上离断,沿副神经的走行分开肌肉纤维。

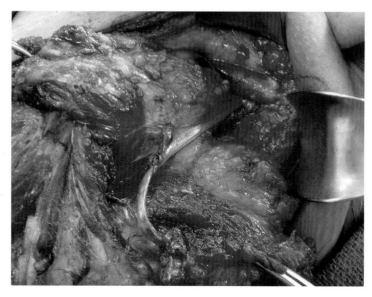

图 11. 102　解剖副神经的上端。

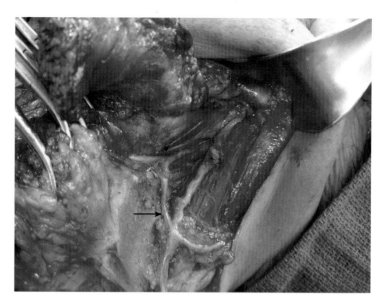

图 11. 103　保留了从 C$_2$(箭头)到副神经的交通支。

一直跟踪到神经进入斜方肌(图 11.104)。一旦神经被完全解剖,手术标本被牵拉向内侧。沿颈后三角区的底部进行解剖,从椎前肌上剥离颈后三角区的纤维脂肪组织和淋巴结,仔细辨别并离断颈根的皮肤分支(图 11.105)。在Ⅳ区的底部、颈动脉鞘的后外侧识别膈神经(图 11.106)。此时,需要细心注意以识别进入胸导管的淋巴管。这些淋巴管应解剖分离并小心结扎。忽视处理横行的淋巴管会导致乳糜瘘的发生。颈根部Ⅳ区下部的视图清楚地显示了手术标本中的颈部淋巴结汇入胸腔的淋巴管(图 11.107)。在结扎了淋巴管后,在颈动脉鞘下端附近的Ⅳ区进行淋巴结清扫。仔细将颈内静脉分开并用缝合线结扎。沿着颈动脉鞘解剖至舌下神经(图 11.108)。识别并保留甲状腺上动脉,分离并结扎颈内静脉的小静脉属支。舌下神经应从舌下神经管穿出,在二腹肌后方潜行进入舌肌,应小心保留。

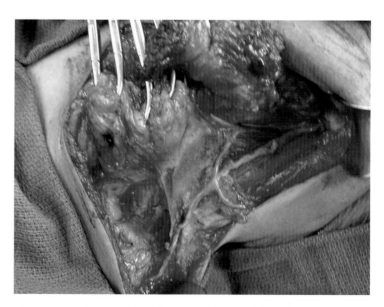

图 11. 104　脊副神经在进入斜方肌之前的整个过程中都得到保留。

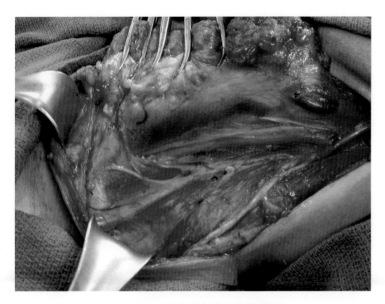

图 11.105 颈丛的皮肤分支被离断。

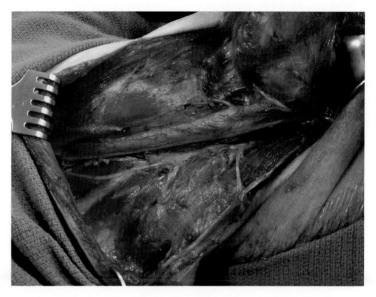

图 11.108 从颈动脉鞘切除颈静脉链淋巴结,直至舌下神经。

现在注意力集中在 I 区解剖上。牵拉上皮瓣,并沿着下颌下腺上方的筋膜进行精细解剖。小心识别并保留面神经的下颌缘分支。有些患者有多个分支,应仔细分辨、解剖并保护(图 11.109)。一旦完成该步骤,就以常规方式完成下颌下三角的解剖,并送 I ~ V 区淋巴结标本并保存副神经(图 11.110)。放置引流管,以常规方式关闭切口。患者术后颈部外形比较美观(图 11.111)。

II 型改良颈清扫术

MND-II 与 MND-III 一样保留了胸锁乳突肌和副神经,但有选择地牺牲了颈内静脉(图 11.112)。该手术的适应证是转移性灶较多,通常为严重累及颈内静脉的分化型甲状腺癌或侵犯颈中部或下颈部区域的转移性鳞状细胞癌。该手术的所有步骤基本上与 MND-III 手术所述的步骤相似。

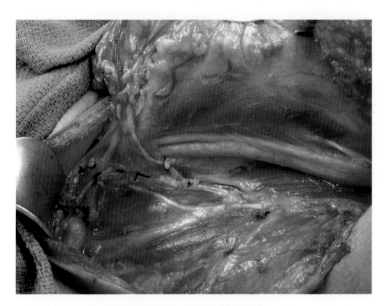

图 11.106 解剖并保留膈神经。

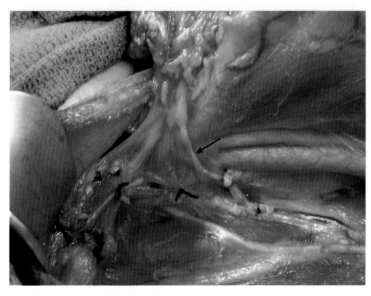

图 11.107 进入胸导管的淋巴管(箭头)被分离并结扎。

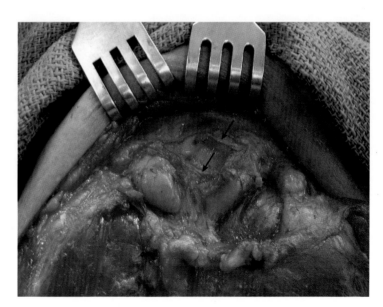

图 11.109 保留了面神经的下颌缘支(箭头)。

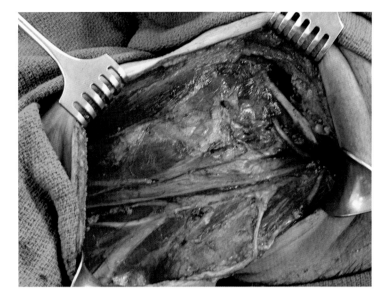

图 11.110　取出标本后的手术区域。

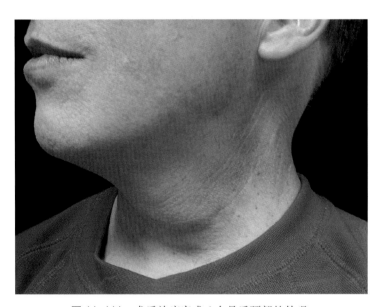

图 11.111　术后放疗完成 6 个月后颈部的外观。

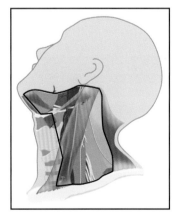

颈部淋巴结解剖

- Ⅰ区
- Ⅱ区
- Ⅲ区
- Ⅳ区
- Ⅴ区

其余切除的结构

- 颈内静脉
- 下颌下腺

保留的结构

- 胸锁乳突肌
- 副神经

图 11.112　在Ⅱ型改良颈清扫术中切除的淋巴结分区和结构（由纪念 Sloan Kettering 癌症中心提供）。

来自甲状腺分化癌的大量转移性淋巴结常累及颈下部的带状肌，需要将其一并切除。在这种情况下，以整块方式进行甲状腺切除术和 MND-Ⅱ清扫。为了在技术上容易完成这种手术，可向外侧牵拉胸锁乳突肌以暴露 V B 区的软组织，并向上直至副神经位置。副神经一直到二腹肌后腹都在其筋膜中受到保护。

原发灶为甲状腺肿瘤病灶，颈内静脉周围的颈后三角淋巴结和颈内静脉链淋巴结分别切除。有时候颈内静脉通常会被转移的淋巴结浸润或阻塞。应特别注意颈动脉鞘后的转移性淋巴结和汇入胸腔的多条淋巴管。

Ⅲ型改良颈清扫术

MND-Ⅲ手术是指颈部的所有五个分区清除淋巴结，同时保留胸锁乳突肌、副神经和颈内静脉（图 11.113）。该方法通常适用于患有淋巴结转移的分化型甲状腺癌患者。对于转移性鳞状细胞癌或涎腺来源的转移性腺癌，该手术方式不能达到满意的效果。该手术通常与甲状腺切除术同时进行，以实现临床上可触及的颈部转移灶的切除，并通过沿环状软骨水平的单个横向切口进行手术。切口从一侧斜方肌的前缘延伸到另一侧的前缘。颈上皮瓣一直向上游离直至乳突外侧缘和颈中线舌骨上方。可以将颈部解剖标本分为两个部分：①甲状腺原发肿瘤，同侧中央区淋巴结和同侧颈前三角区淋巴结；②同侧颈后三角区淋巴结。如果同时进行双侧颈淋巴清扫术，则分别从双侧颈部清扫颈后三角区的淋巴结。

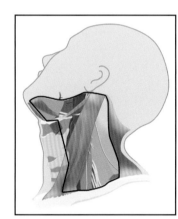

颈部淋巴结解剖

- Ⅰ区
- Ⅱ区
- Ⅲ区
- Ⅳ区
- Ⅴ区

其余切除的结构

- 下颌下腺

保留的结构

- 颈内静脉
- 胸锁乳突肌
- 副神经

图 11.113　在Ⅲ型改良颈清扫术中切除的淋巴结分区和结构（由纪念 Sloan Kettering 癌症中心提供）。

图 11.114 显示了接受全甲状腺切除术和 MND-Ⅲ治疗的转移性甲状腺乳头状癌患者的手术区域。手术步骤的技术细

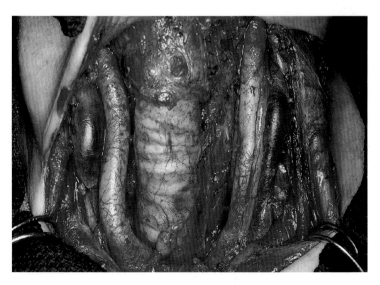

图 11.114　全甲状腺切除术，中央区淋巴结清扫和左侧Ⅲ型改良颈部清扫术后手术视野的前视图。

节与其他颈部解剖所描述的相似。手术区域的前视图显示了彻底的甲状腺全切除术后颈部中央区。该患者完成了气管食管沟淋巴结的完全切除,并保留了右下甲状旁腺血管蒂。两条颈动脉鞘都解剖开,右侧颈部中央区的淋巴结和颈深淋巴结也被清除。左侧的胸锁乳突肌向侧面牵拉,显示锁骨上Ⅳ区颈淋巴结已清除。

从患者左手侧看手术区域的侧视图,胸锁乳突肌向后牵拉,显示气管食管沟淋巴结完全清除。喉返神经得以保留。中央区和颈深链的淋巴结与原发灶一起切除。侧向牵拉的胸锁乳突肌暴露出颈动脉鞘的内容物,表明淋巴结从颈前三角区完全清除(图 11.115)。

胸锁乳突肌现在向后牵拉的手术区域侧视图显示了颈动脉鞘,其内容物清晰可见(图 11.116)。颈动脉鞘外侧和颈后三角区的所有淋巴结均被完全清除。请注意保留在斜方肌浅面的手术区域下部的迷走神经、膈神经和副神经。

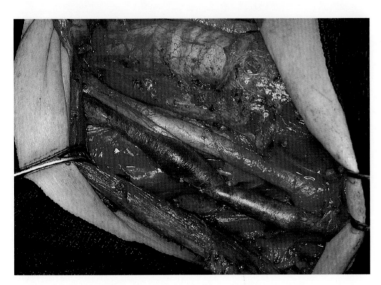

图 11.115　胸骨乳突向侧面牵拉的手术区域侧视图,显示了气管食管沟和颈内静脉深链淋巴结。

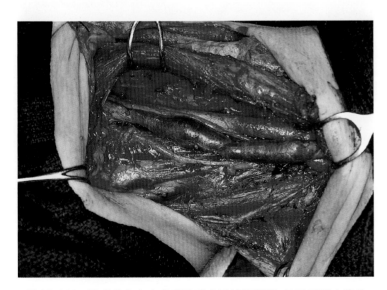

图 11.116　胸骨乳突向内牵引的手术区域侧视图,显示了颈内静脉深链淋巴结和颈后三角区。

由于必须在完整保留胸锁乳突肌的情况下执行此操作,因此,通常很难通过整块切除术来保持手术标本的连续性。

原发性肿物和颈前三角区的内容可整块切除,而颈后三角的淋巴结可作为单独的标本取出。带有引流管的切口缝合与先前描述的颈部手术步骤相似。

甲状腺乳头状癌伴双侧颈淋巴结转移患者行甲状腺全切除术和双侧 MND-Ⅲ后约 6 个月的外观如图 11.117 所示。尽管失去了软组织,但保留了颈部和肩部功能的轮廓,具有出色的外观效果。

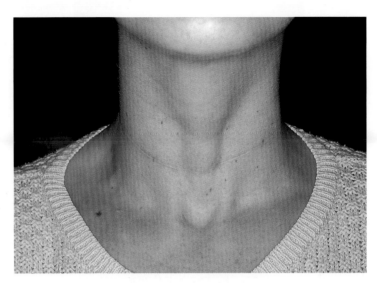

图 11.117　术后 6 个月患者的外观。

经典根治性颈清扫术

经典根治性颈淋巴结清扫术已成为外科手术治疗临床上明显的转移性颈淋巴结的"金标准"。该手术可从Ⅰ区、Ⅱ区、Ⅲ区、Ⅳ区和Ⅴ区全面清除淋巴结;然而这也需要牺牲胸锁乳突肌、副神经、颈内静脉和下颌下腺(图 11.118)。由于术后严重的外观畸形和功能障碍,目前仅在某些适应证时才选择该术式。这些适应证包括 N_3 分期的病变、临床上怀疑或者影像学上证实的广泛软组织受累病变(图 11.119)、肿瘤侵袭副神经或有颈部放疗或放化疗后的复发性疾病。

前面已经描述了用于颈部根治术的各种切口。如前所述,经典的根治性颈淋巴清扫术也可以通过颈中部皮纹的单个横向切口进行。图中该患者仅使用一个三叉 T 形切口(图

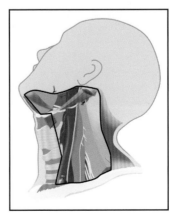

颈部淋巴结解剖

- Ⅰ区
- Ⅱ区
- Ⅲ区
- Ⅳ区
- Ⅴ区

其余切除的结构

- 胸锁乳突肌
- 颈内静脉
- 副神经
- 下颌下腺

图 11.118　在经典型根治性颈清扫术中切除的淋巴结分区和结构(由纪念 Sloan Kettering 癌症中心提供)。

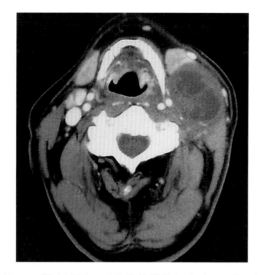

图 11.119 CT 轴向视图显示扁桃体鳞状细胞癌 N₃ 淋巴结转移的患者。

11.120)。T 形的横向切口始于乳突,并跟随上颈部皮纹,并保持在下颌骨角以下至少两横指宽度。切口跨过中线一直延伸到对侧胸锁乳突肌的前界。在靠近胸锁乳突肌后缘的横向切口的中点处,开始进行 T 形切口的垂直切口。该垂直切口是弯曲的,终止于锁骨中点。切口为完成根治性颈清扫术提供了足够的暴露视野。它既适用于在对侧颈部采用类似切口的双侧根治性颈清扫术,也适用于胸大肌肌皮瓣重建术,因为 T 形切口的垂直分支可以安全地向下延伸到前胸壁上,以利于放置肌皮瓣。由于该切口导致的三个皮瓣的血液供应不受干扰,因此很少见到皮肤切口三叉处的边缘坏死。此处显示了与颈动脉有关的三叉 T 形切口的走行。应将分叉点保持在颈动脉后方。该切口可通过分离后、前和上皮瓣来提供必要的暴露。

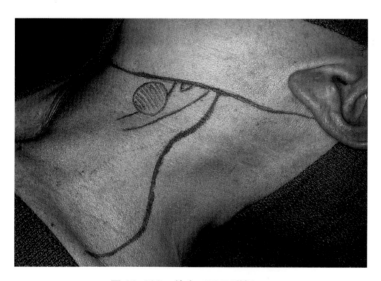

图 11.120 单个三叉 T 形切口。

解剖首先从游离颈后皮瓣开始。切口从乳突处横向切口的后半部分开始,并在三叉点处以垂直切口的方式向下(图 11.121)。此时前部分皮瓣和上部分皮瓣没有分离。用手术刀切开皮肤,其余的解剖用电刀进行。皮肤切口延伸至颈阔肌深面,但是如果存在明显肿大的淋巴结,并且怀疑肿瘤外侵

超出了淋巴结的被膜,则皮瓣翻至颈阔肌的表层,颈阔肌就会被切除。电刀有助于快速分离颈后皮瓣。用几个皮肤钩牵拉皮瓣,而第二助手在颈部的软组织上方反向牵拉。解剖平面沿颈阔肌的深面进行。游离后皮瓣,直到识别出斜方肌前缘,上至乳突下至锁骨全部暴露。重要的是要记住,到斜方肌前缘时没有颈阔肌,因此需要特别注意在无颈阔肌区域翻皮瓣时保持在皮下解剖平面内,以保持皮瓣厚度均匀。

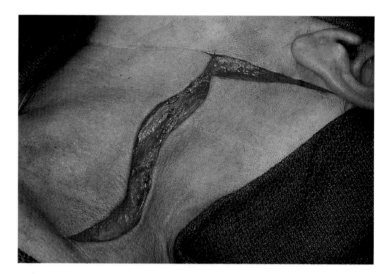

图 11.121 手术切口从横向切口的后半部分开始,并从垂直切口一直延伸到锁骨。

使用耙形拉钩拉开颈后皮瓣(图 11.122)。斜方肌前部的软组织可以用几个止血钳来钳夹,这些止血钳可以在手术标本上提供牵引力。解剖沿着颈后三角区的底部进行,使椎前肌肉都暴露在标本的前部。胸锁乳突肌的上附着与乳突离断,并向前牵拉。解剖平面在颈后三角中的深面肌肉的前方向内延伸。然后暴露头夹肌和肩胛提肌。随着解剖向前进行,必须离断并结扎数条小静脉。

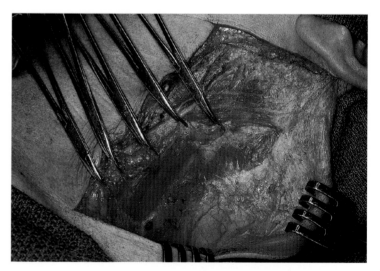

图 11.122 颈后三角的解剖始于斜方肌的前界。

在颈下部,识别出颈横动脉及其伴行的静脉,用分离钳分开并结扎。同样,肩胛舌骨肌的下腹在颈后三角区的底部被离断,其前腹向内收缩。解剖继续向内,露出后斜角肌。颈外静脉的下端在锁骨附近处用分离钳离断结扎其残端。

随着斜角肌的暴露，颈丛的根部就可以看到了（图11.123）。不过，应先确保解剖出位于前斜角肌浅面的膈神经，再考虑完整保留颈丛根部。同样，应仔细保留颈神经丛的运动分支，其为颈后区的肌肉提供神经支配。离断颈丛的皮肤分支，留下一点残端以防止对膈神经产生损伤。颈丛的皮肤分支带有小血管，因此应结扎这些残端。在颈后三角的下部可见臂丛神经。臂丛神经的解剖很容易，因为在颈深淋巴结和锁骨上脂肪垫之间有一个包含疏松脂肪组织的颈深筋膜。

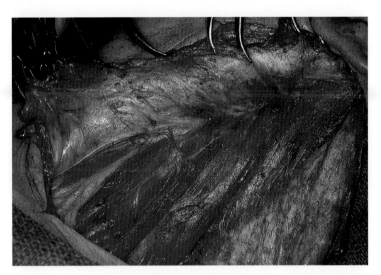

图 11.123　从内侧解剖颈后三角，暴露臂丛神经、膈神经和颈丛根部。

颈后三角的解剖现已完成。到目前为止，已游离的标本现在可以放在颈后三角处（图11.124）。将干燥的纱布垫放在颈后三角的肌肉组织上，将手术标本放在纱布上。

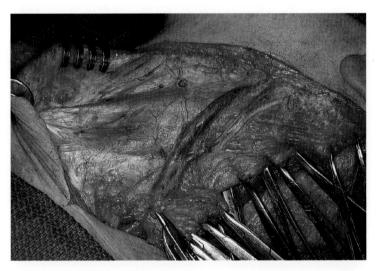

图 11.124　标本向后牵拉，分离颈前皮瓣，露出胸锁乳突肌的胸骨。

现在注意力集中到颈前皮瓣上。从三叉点延伸到内侧切开横行皮肤切口达颈阔肌。使用皮钩和耙形拉钩将颈前皮瓣向内牵开。使用电刀可以经由颈阔肌深面的松散层面快速分离皮瓣。分离过程中会遇到几个皮肤血管，电刀凝闭即可。皮瓣上界一直翻至胸锁乳突肌的内侧缘，下界至胸锁乳突肌附着于胸骨头的内侧缘。

现在使用大的牵开器暴露出胸锁乳突肌的胸骨头，这有助于使颈前皮瓣完全分离。电灼的切割电流用于从胸骨端离断胸锁乳突肌的肌腱，并利用电凝将剩余的附着在胸骨柄和锁骨上的肌肉分开。在颈动脉鞘和胸锁乳突肌的后部之间存在一个含疏松脂肪结缔组织的层面，因此可以通过电刀安全地将后者分开。

靠近锁骨处有几个小血管进入颈前皮瓣。这些血管是乳内动脉第一条穿支的分支，可为颈下皮瓣提供血供，此血管应保留。一旦胸锁乳突肌从其胸骨和锁骨头上离断，就可以用止血钳夹住。用手术刀切开颈动脉鞘和带状肌肉之间的筋膜。小牵开器将带状肌向内牵开，以暴露颈总动脉和迷走神经。通过钝性和锐性交替解剖，将颈动脉鞘的结缔组织从颈内静脉分开（图11.125）。

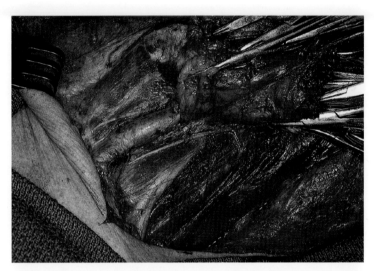

图 11.125　胸锁乳突肌从胸骨和锁骨头处离断，并牵拉向上以暴露出颈动脉鞘。

此时离断并结扎颈横动脉和静脉的近端。仔细鉴定、分开并结扎颈内静脉附近的淋巴管。在左颈部需要特别注意胸导管。应仔细鉴别、解剖、分离并结扎，以防止乳糜漏。解剖并切除颈内静脉后方疏松的结缔组织中包含的淋巴结，此时与其他的标本保持连续。在解剖期间，应小心保护膈神经并使其免受损伤。

现在拉动放置于带状肌肉上的小牵开器，露出颈总动脉和迷走神经（图11.126）。直到颈总动脉和迷走神经均被识别并向内牵开后，此时才能结扎颈内静脉。将静脉双重结扎并离断，并用缝合线缝扎其近心端残端。

甲状腺中静脉（通常在此时进入颈内静脉的内侧）被离断并结扎。现在沿着颈动脉鞘的外侧边界进行解剖，解剖平面应在静脉后方、迷走神经的浅面进行。该平面是相对无血管的，颈动脉鞘可沿该平面安全地向上分离至颅底。随着向头侧进行解剖，颈动脉鞘内的小血管可能引起出血，这很容易通过电凝来凝闭（图11.127）。

上颈部颈动脉鞘的外侧进行解剖可以看到舌下神经。在颈动脉鞘的内侧，沿着肩胛舌骨肌上腹部的内侧边界向头侧进行解剖，直至暴露出肌肉附着于舌骨的位置，在该处离断肌肉。离断并结扎舌下神经降支周围的小血管。保留甲状腺上

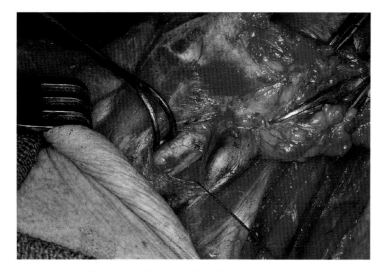

图 11.126　暴露颈总动脉和迷走神经并向内牵开后,结扎并离断颈内静脉。

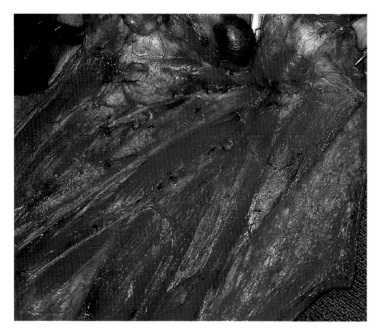

图 11.127　沿着颈动脉鞘向头侧延伸解剖直至颅底。

动脉,但甲状腺上静脉必须离断并结扎。将一块干燥的纱布垫放在手术区域上,然后将整个标本放在纱布垫上。

上皮瓣以常规方式分离,分离面保持在颈阔肌的深面。面神经的下颌缘支位于下颌下腺上方的筋膜中,位于下颌骨以下约两指宽和下颌骨角前方约两指宽的位置。仔细辨认出神经,将其从筋膜中游离,并和皮瓣一起向头侧牵开。将面动静脉离断并结扎(图 11.128)。通过离断支配下颌下腺的分泌支和下颌下腺导管来解剖下颌下三角的内容,但要保留舌神经和舌下神经。因此,下颌下腺和Ⅰ区淋巴结与其余标本保持连续性。沿二腹肌腱和二腹肌后腹的几个咽静脉应被离断并结扎。此时应仔细解剖,保护舌下神经。最后,沿着二腹肌后腹的上界分离或横切腮腺尾叶。在离断腮腺尾叶时,必须分开并结扎面静脉后支和枕动脉的几个动脉分支。

现在,通过深的直角拉钩将二腹肌的后腹部向头侧牵开,从而可以看到枕动脉,其走行与颈内静脉成直角。如果枕动脉在二腹肌后方较高,保留即可,但如果枕动脉非常低,则必

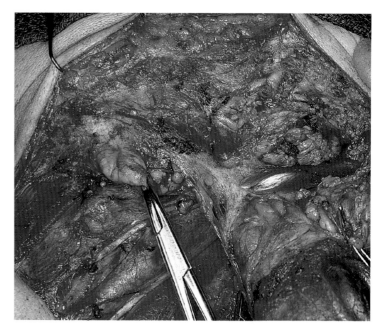

图 11.128　分离上皮瓣,保留了面神经的下颌缘支。

须将其离断并结扎。一旦从乳突上离断胸锁乳突肌腱,则很容易解剖出胸锁乳突肌下方颈内静脉外侧的脂肪组织和淋巴结。

副神经在颈椎孔附近离断并结扎其近端残端,因为会有一些伴随神经的小血管。最后,将颈内静脉的上端骨骼化,离断并结扎静脉。最后将手术标本取出。

根治性颈淋巴结清扫术的手术区域如前所述,所有五个区域的淋巴结均已清除,同时胸锁乳突肌、颈内静脉、副神经和下颌下腺也一并切除(图 11.129)。现在用杆菌肽溶液冲洗伤口。在关闭切口之前必须细致地止血。两根引流管通过不同的刺入口放置(图 11.130)。一根引流管置于颈后三角斜方肌的前缘,并通过在皮肤和斜方肌之间的铬制肠线松散地固定在那里。另一根引流管置于带状肌的前部,并通过铬制肠线缝合固定。伤口的其余部分分两层闭合,使用 3-0 铬质肠线间断缝合颈阔肌,使用 5-0 尼龙线缝合皮肤(图 11.131)。伤口闭合时,引流管必须保持连续负压抽吸,这一点至关重要。

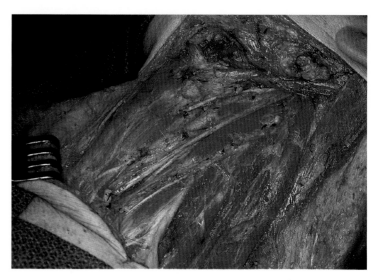

图 11.129　根治性颈淋巴清扫术后的手术视野。

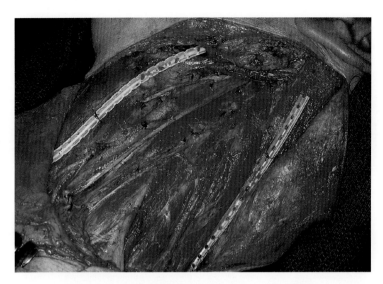

图 11.130 通过单独的皮肤切口置入两个引流管。

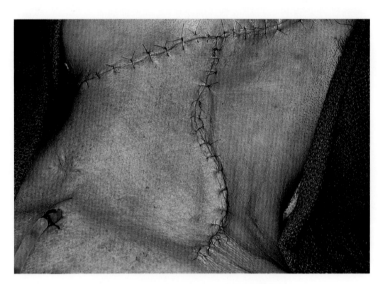

图 11.131 皮肤伤口分为两层关闭。

一旦最后缝合关闭了皮肤,应使伤口气密,并通过引流管吸引,使皮瓣保持紧贴深层组织。如果不保持这种负压方式,则轻微的静脉渗血会使皮瓣隆起,从而引起血肿并在引流管中凝结血液,进而引发新的静脉渗血,从而导致更大的血肿。保留负压引流,直到引流液量最小为止。

手术后约 6 个月患者的外观显示出愈合良好的瘢痕,由于切除了胸锁乳突肌而出现了外观畸形(图 11.132)。由于牺牲了副神经而引起功能障碍,将导致无法转头超过 90°。这种功能障碍是由于斜方肌功能的丧失引起的。此外,由于斜方肌麻痹引起的肩部肌肉结构失衡会导致肩部下垂和翼状肩胛骨(图 11.133)。

当由于口腔或口咽部肿瘤进行双侧根治性颈清扫术而牺牲双侧颈内静脉时,会发生面部慢性淋巴水肿。尽管正常的静脉引流受到损伤,但只要不干扰中央区的解剖结构,在几周之内通过咽静脉的侧支静脉引流就可以恢复静脉循环。然而,面部慢性淋巴水肿、皮下组织增厚和皮肤毛细血管扩张仍会出现(图 11.134)。另一方面,当同时进行双侧根治性颈淋

巴结清扫术和喉切除术时,会发生颅内和颅外静脉引流的急性阻塞。这种阻塞导致术后面部出现显著的静脉性和淋巴性水肿(图 11.135)。然而,随着时间的流逝,通过 Batson 椎体前静脉丛建立了侧支静脉引流,静脉和淋巴水肿的程度逐渐减轻(图 11.136)。此外,这种大范围切除术的手术死亡率非常高,因此,在可选择的情况下应避免同时进行双侧根治性颈淋巴结清扫术和咽喉切除术。接受经典型根治性颈清扫术的患者需要进行强化的术后物理康复治疗,以恢复肩部功能从而避免痛苦而僵硬的肩部综合征。

扩大的根治性颈清扫术

扩大的根治性颈淋巴清扫术是切除所有五个淋巴结区域并切除其他结节、组织或结构的手术(图 11.137)。因此,扩大的根治性颈淋巴清扫术可包括从咽旁和咽后区域、上纵隔和腋窝切除额外的淋巴结或可切除的非淋巴结构,如皮肤、脑神经、颈动脉或颈后三角深面的肌肉组织。

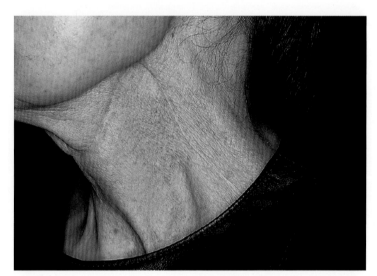

图 11.132 术后 6 个月患者的外观。

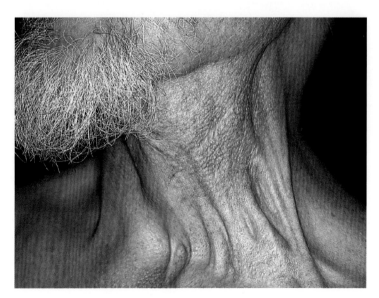

图 11.133 斜方肌麻痹导致的外观畸形和功能障碍,导致颈部根治术后肩部下垂,肌肉萎缩和翼状肩胛骨。

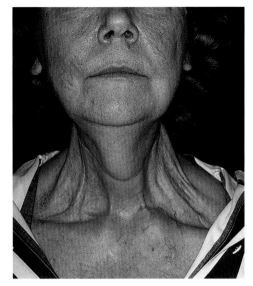

图 11.134　双侧根治性颈淋巴结清扫术后面部慢性淋巴水肿、皮下组织增厚和皮肤毛细血管扩张。

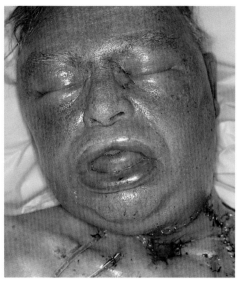

图 11.135　在同时进行双侧根治性颈清扫术和喉切除术后面部的静脉性和淋巴性水肿。

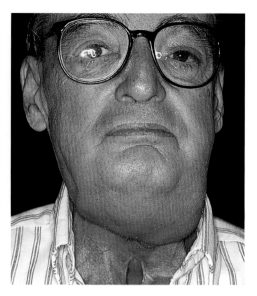

图 11.136　术后 3 个月通过椎前静脉侧支循环的建立,面部水肿消退。

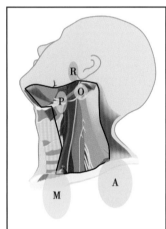

额外切除的颈部淋巴结

- R-右侧咽后淋巴结
- P-咽旁淋巴结
- M-纵隔淋巴结
- A-腋下淋巴结

或

其余切除的非淋巴结构

- O-脑神经、颈动脉、肌肉、皮肤等

图 11.137　在扩大根治性颈清扫术中额外切除的淋巴结和结构(由纪念 Sloan Kettering 癌症中心提供)。

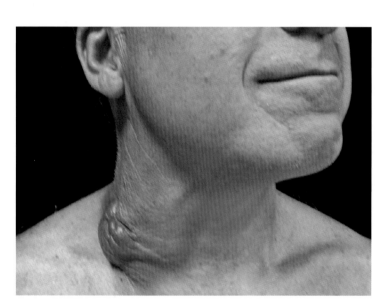

图 11.138　淋巴结转移性癌侵犯皮肤。

局部晚期淋巴结转移癌患者需要行扩大颈淋巴清扫术。图 11.138 中所示的患者在Ⅳ区和Ⅴ区有大量的转移淋巴结,这些淋巴结通过皮肤转移。肿瘤块累及大面积的皮肤。然而,肿块在颈部深部软组织和椎前肌上可移动。图 11.139 中所示的增强 CT 扫描显示颈内静脉闭塞和皮肤浸润。

曲棍球形切口从乳突的尖端开始,沿着斜方肌的前界向下,围绕椭圆形要牺牲的皮肤区域,并在右侧终止于胸锁关节。右侧前胸壁上画有适当尺寸的胸大肌皮瓣(图 11.140)。胸大肌皮瓣将用于填充颈部出现的软组织缺损和皮肤缺损。图 11.141 显示了扩大的颈清扫后的手术缺损。注意,应在保留臂丛神经的前提下切除部分椎前肌肉。胸大肌岛状皮瓣被用于重建颈部的手术缺损(图 11.142)。将皮瓣旋转 180°并放置于手术缺损处,并不会对其血管蒂造成张力(图 11.143)。皮肤缝合完成,完全重建皮肤和颈部软组织的缺损(图 11.144)。

手术后约 1 个月,患者的随访显示手术部位已基本愈合(图 11.145)。该患者将接受术后化疗,目的是提高颈部转移癌的局部区域控制率。

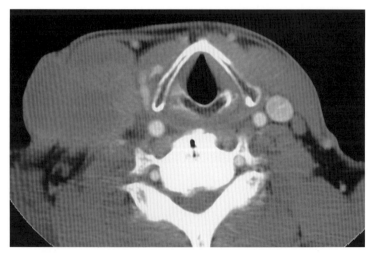

图 11.139　CT 扫描显示转移性淋巴结浸润并侵犯了右颈内静脉。

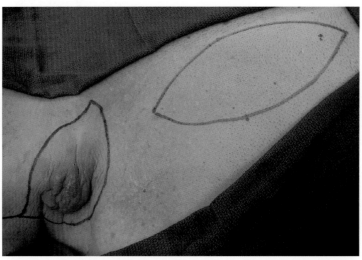

图 11.140　显示了皮肤切口，包括要切除的皮肤区域。还显示了胸大肌皮瓣的皮肤切口。

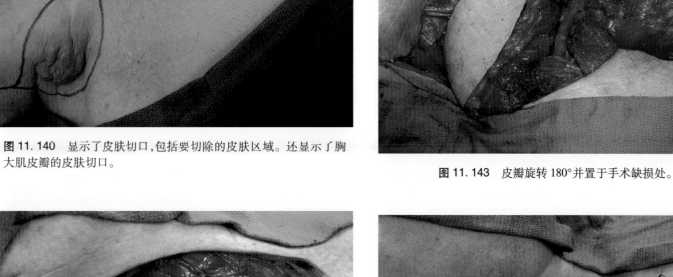

图 11.143　皮瓣旋转 180°并置于手术缺损处。

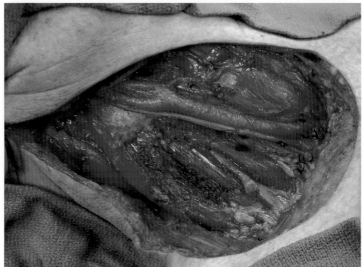

图 11.141　手术后区域显示颈后三角的底部，保留完整的臂丛神经、颈动脉和迷走神经。

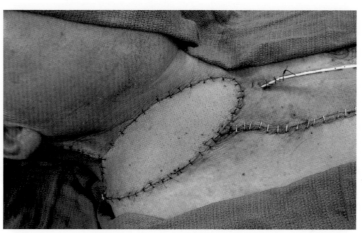

图 11.144　手术缺损已修复。

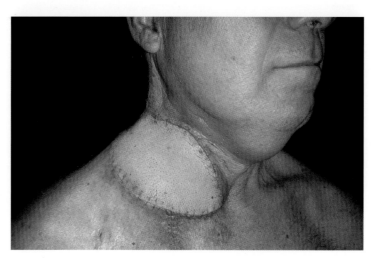

图 11.145　手术后约 1 个月患者的外观。

伴有纵隔淋巴结清扫的扩大根治性颈部淋巴清扫术

　　下颈部淋巴结转移伴有上纵隔淋巴结转移时，常需同时行颈部和纵隔淋巴结清扫术。该手术方式可能用于患有甲状腺癌或黑色素瘤的患者。此处描述的患者为下颈部皮肤的原

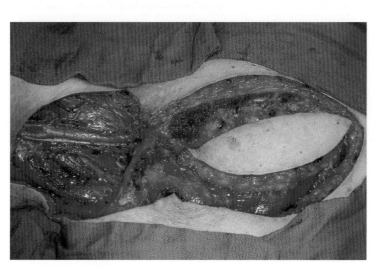

图 11.142　胸大肌皮岛状皮瓣的制备。

发性黑色素瘤,在锁骨上区域有临床上显著的颈淋巴结转移,并扩展至上纵隔淋巴结。

在主动脉弓水平的上纵隔 CT 扫描显示,纵隔右上侧有一个大的中央坏死转移性肿块(图 11.146)。

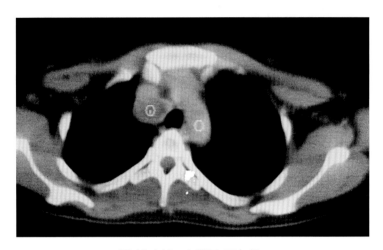

图 11.146　上纵隔 CT 扫描。

外科手术范围包括连同皮肤的原发肿瘤部位切除、右颈淋巴结清扫,上纵隔清扫。用于颈部清扫的皮肤切口始于乳突,并沿斜方肌下行,与锁骨上区域皮肤的切口相连。皮肤切口从内侧一直延续到胸骨上切迹,垂直手术切口在胸骨上延伸直至剑突(图 11.147)。

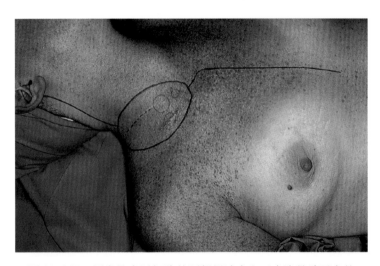

图 11.147　原发灶广泛切除的颈部根治术和正中胸骨劈开术的皮肤切口。

首先进行纵隔淋巴结清扫,正中胸骨劈开(图 11.148)。从胸骨上切迹到剑突的皮肤切口通过切开皮下组织直至胸骨表面。沿胸骨上切迹使用示指钝性分离,在胸骨后将带状肌与胸骨柄分开,在胸骨柄后方的上纵隔建一个间隙(图 11.149)。胸骨后方的钝性分离为胸骨锯的插入创造了空间(图 11.150)。正中胸骨切开术从胸骨上切迹延伸至剑突。劈开时,胸骨应与胸骨锯的远端唇缘一起抬起,以防止对下方的纵隔结构造成伤害。胸骨断端会立即出现出血,但是很容易通过在骨切缘上涂抹骨蜡来控制(图 11.151)。

现在使用自固定胸骨牵开器暴露纵隔(图 11.152)。对纵隔脂肪和淋巴结进行细致的解剖,剥离无名静脉和上腔静脉。解剖完整的纤维脂肪组织和淋巴结,并扫向右侧。纵隔淋巴结

清扫首先要确定左无名静脉(图 11.153)。将上腔静脉区域的淋巴结向右牵拉并解剖。解剖过程很烦琐,应小心进行,以防止无名静脉受到意外伤害。无名静脉和上腔静脉都应该清扫淋巴结。请注意将所有组织解剖并向右上方牵拉(图 11.154)。

此时继续解剖剥离无名动脉和右无名静脉之间的大量转移淋巴结(图 11.155)。由于肿块附着在胸膜上,因此去除了右侧的壁层胸膜。一旦完成此步骤,就可以沿无名动脉更好地游离转移淋巴结。

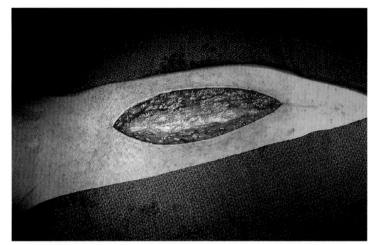

图 11.148　手术应先行纵隔淋巴结清扫的正中胸骨劈开术。

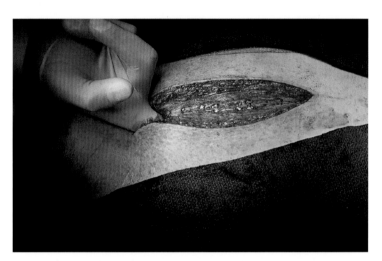

图 11.149　带状肌从胸骨的后部解离,使用示指在胸骨后创建一个间隙。

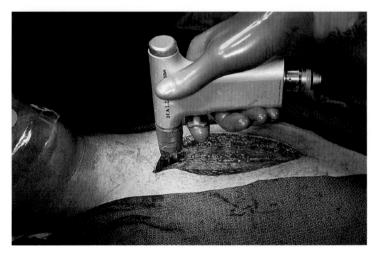

图 11.150　用胸骨锯将胸骨从胸骨上切迹切开至剑突。

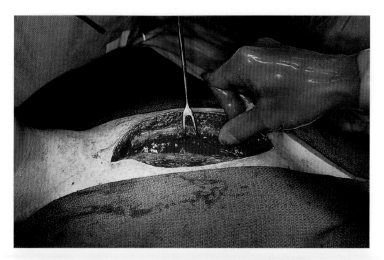

图 11.151　通过在胸骨切缘上涂骨蜡可轻松控制出血。

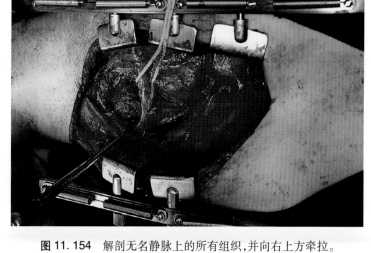

图 11.154　解剖无名静脉上的所有组织,并向右上方牵拉。

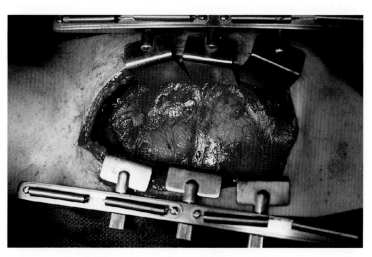

图 11.152　在自固定牵开器下暴露纵隔。

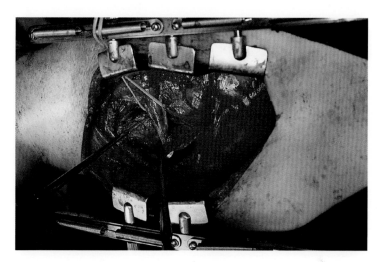

图 11.155　解剖分离无名动脉和右无名静脉之间的大量转移淋巴结。

从相反侧(患者的左侧)观察手术区域,显示了上纵隔无名动脉上方的转移性淋巴结肿块(图 11.156)。至此,与右侧根治性颈清扫术一起完成了主要部位的切除。但是,标本仍在颈根部附着于纵隔淋巴结,此处靠近无名动脉的颈总动脉起点。沿无名动脉的分叉处进一步解剖,显示出颈总动脉和锁骨下动脉的起点(图 11.157)。注意右侧壁层胸膜缺损,图中显示右侧胸膜腔内有肺组织。现在,解剖分离出位于无名动脉下方、右无名静脉后方的转移结节,并将标本向头部牵拉。当解剖向颈根方向前进时,注意迷走神经绕锁骨下动脉返回颈部的喉返神经(图 11.158)。小心分离手术标本和周围结构间的结缔组织,避免迷走神经或喉返神经受伤。

根治性颈淋巴结清扫术和上纵隔淋巴结清扫术的手术区域如图 11.159 所示。注意纵隔内完整的大血管,包括左、右无名静脉和上腔静脉,以及分出颈总动脉和锁骨下动脉的无名动脉。手术区域的特写视图显示,转移淋巴结位于无名动脉和锁骨下动脉的下方,以及右无名静脉和上腔静脉的上方和后方(图 11.160)。牵开锁骨下动脉可清楚地显示出右迷走神经的喉返支在动脉后方勾绕并走向头侧(图 11.161)。手术标本显示,在连续切除的原发性黑色素瘤部位有大面积的皮肤,并进行了根治性右颈清扫术和上纵隔淋巴结清扫术(图 11.162)。

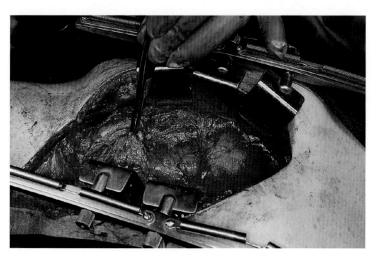

图 11.153　从左侧开始进行解剖,以识别左无名静脉。

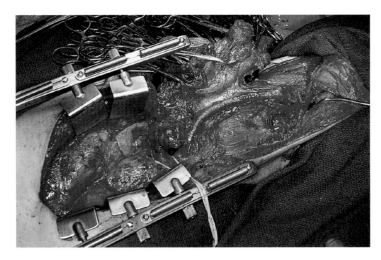

图 11.156 从患者左侧看的手术视野。

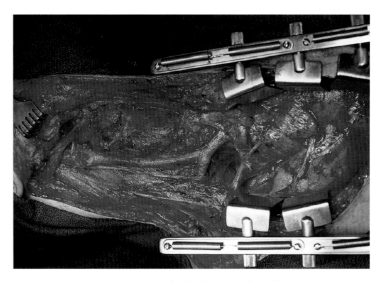

图 11.159 取出标本后的手术区域。

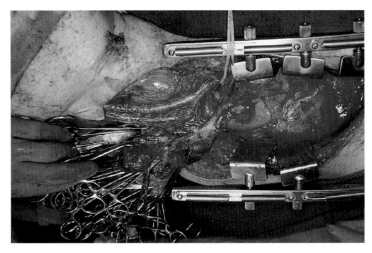

图 11.157 颈根处颈总动脉和锁骨下动脉的起始处。

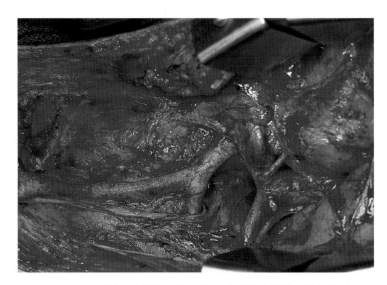

图 11.160 手术区域的特写视图,显示了转移性淋巴结的位置。

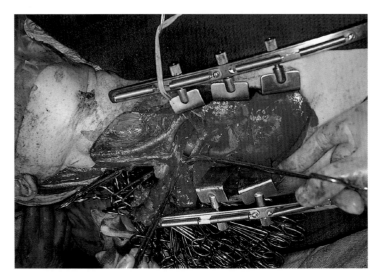

图 11.158 右迷走神经的喉返支勾绕锁骨下动脉并返回头侧。

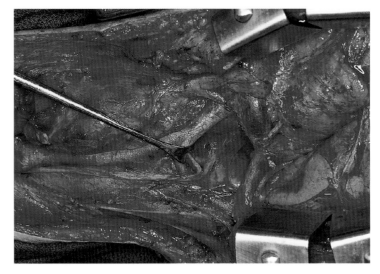

图 11.161 右迷走神经的喉返支在锁骨下动脉后方勾绕后向头侧走行。

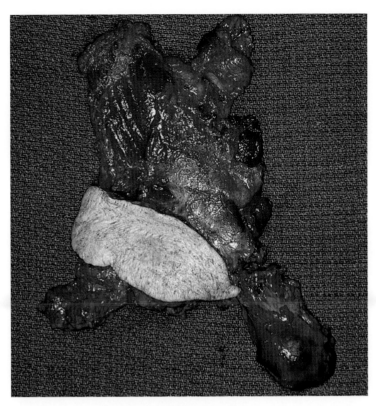

图 11.162　整块切除的颈部皮肤黑色素瘤的外科手术标本,其中包括根治性颈淋巴结清扫术和纵隔淋巴结清扫术。

手术区域用杆菌肽溶液冲洗。建立了带有水封的右胸腔管引流。胸膜缺损通过自身缝合修复。正中胸骨切开术用胸骨粗银线闭合。胸部的皮肤切口分层缝合。颈部的手术缺损需要用从前胸壁获取的旋转推进皮瓣覆盖。该皮瓣的切口从颈部皮肤缺损的侧面起始,并沿胸骨缘向下延伸。皮瓣分离至胸大肌的浅表,并向头侧前进,向内旋转以覆盖手术缺损。手术后约 1 周,患者的外观表明切口已基本愈合（图 11.163）。

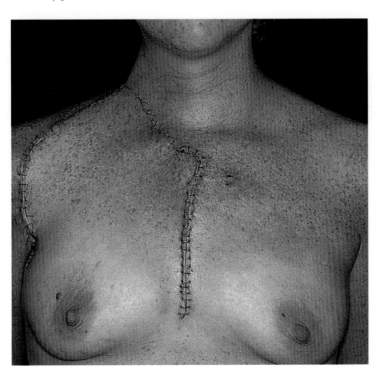

图 11.163　术后约 1 周后患者的外观。

治疗效果

　　头颈部鳞状细胞癌预后中最重要的因素之一是在初始诊断时是否存在颈部淋巴结转移。出现颈部淋巴结转移的患者,其治愈率明显低于那些肿瘤局限于原发部位的患者（图 11.164）。颈部淋巴结转移的程度显然对预后有影响,即使在患有原发不明或隐匿性原发性肿瘤的患者中也是如此。与 N_2 或 N_3 疾病相比,颈部 N_1 分期的患者预后更好（图 11.165）。此外,被膜侵犯和淋巴结外侵犯的存在也对预后产生不利影响（图 11.166）。目前在上消化道肿瘤中,在使用任何其他治疗方法之前需要首先行颈淋巴结清扫的,口腔肿瘤是最常见的。根据区域淋巴结状况及其手术情况可以比较准确地评估口腔癌患者预后有关因素。因此,此处显示的数据是来源于原发性口腔鳞状细胞癌并进行了颈淋巴清扫术的患者。

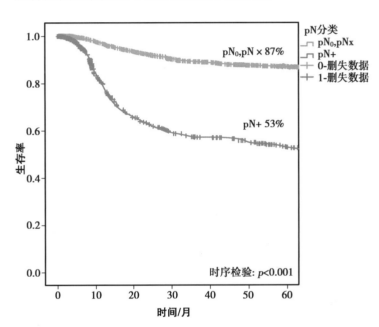

图 11.164　淋巴结转移对口腔癌患者疾病特异生存率的影响。（由纪念 Sloan Kettering 癌症中心提供的数据,1985—2012 年）。

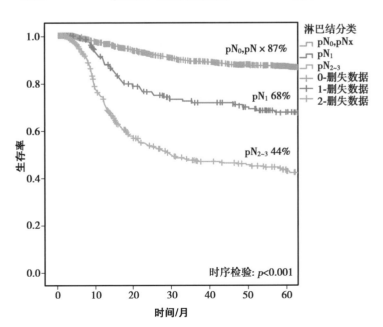

图 11.165　N 期对口腔癌患者疾病特异生存率的影响。（由纪念 Sloan Kettering 癌症中心提供的数据,1985—2012 年）。

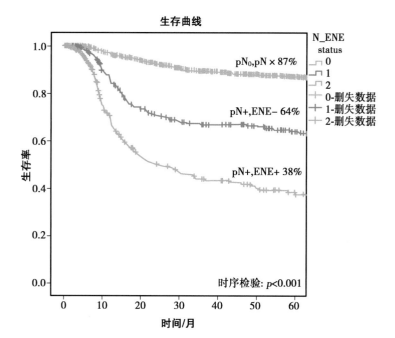

图 11.166　结外侵犯对口腔癌患者疾病特异生存率的影响。ENE,结外侵犯;pN,病理淋巴结分期;RR,相对风险。(由纪念 Sloan Kettering 癌症中心提供的数据,1985—2012 年)。

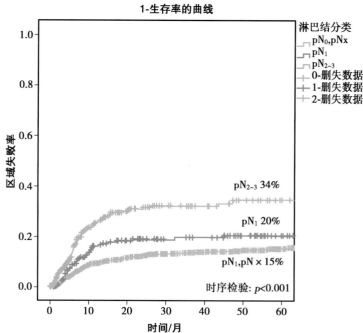

图 11.167　N 分期对口腔癌患者颈部复发的影响。(由纪念 Sloan Kettering 癌症中心提供的数据,1985—2012 年)。

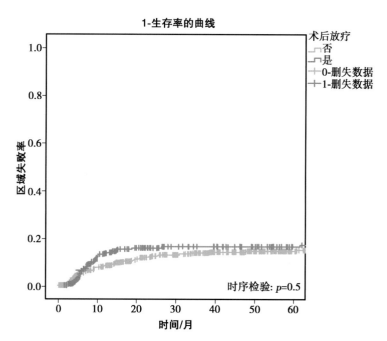

图 11.168　术后放疗对颈淋巴清扫术后区域复发的影响。(由纪念 Sloan Kettering 癌症中心提供的数据,1985—2012 年)。

与 N_1,N_2 或 N_3 疾病相比,对有潜在隐匿性微转移的 N_0 患者进行颈部清扫后,其颈部复发的风险最低(图 11.167)。因此,颈部局部治疗的效果取决于淋巴结的侵犯程度。多个淋巴结分区受侵患者的颈部复发频率是单个分区受累患者的 2 倍。颈部清扫标本中有高风险特征的患者,如较高的 N 分级、淋巴结包膜外侵犯、转移淋巴结比例较高以及其他预后较差的病理学发现,这些患者在颈部清扫后出现区域复发的风险增加。这些患者是术后辅助放射治疗的候选患者。术后辅助放疗显著改善了颈清扫术后的区域控制,并使治疗结局更接近于仅接受颈清扫术且不需要辅助治疗的患者(图 11.168)。据报道,对有淋巴结外侵犯的患者,在术后放疗后增加化疗,其局部控制率得到了进一步的提高,但是这种改善会伴随着较多的毒性反应。

经典的根治性颈清扫术后会出现严重的功能障碍和外观影响,因此,有必要在不影响区域控制率或生存率的情况下进行清扫手术以降低术后并发症的发病率。已观察到经典型根治性颈清扫术和 MND-I 术后患者的 5 年生存率、局部失败率和复发模式是相似的。因此,对于无明显淋巴结外侵犯的淋巴结转移和副神经未受累的患者,其治疗趋势已从经典的根治性颈清扫术转向 MND-I。对颈部转移模式的了解进一步使患有 N_0 或转移淋巴结较少的 N+患者可以选择保留功能的颈清扫术,且不会降低区域控制率和生存率。但是,择区性颈淋巴清扫术能否获得治疗成功,最关键的还是仔细选择适应证,即临床颈部仅少量淋巴结转移的患者。对于口腔癌患者,适应证为少量的淋巴结转移且仅限于 I 区或 II A 区。

(王健　廖理达　朱一鸣　刘绍严　译)

第 12 章
甲状腺和甲状旁腺

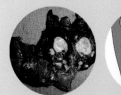

关键词

甲状腺

甲状旁腺

甲状腺癌

风险分层

甲状旁腺功能亢进

可触及的甲状腺结节很常见,特别是在妇女和老年人中。据报道,美国成人可触及的甲状腺结节发病率为4%~7%。超声及其他影像检查显示,50%的成年人可能存在甲状腺结节。临床检查到的绝大多数甲状腺结节是良性的。根据尸检研究,成人隐匿性甲状腺癌的发病率为4%~35%,并随年龄的增长显著增加。

在过去的20年,世界各地的分化型甲状腺癌的发病率急剧上升。根据美国癌症协会(American Cancer Society)的数据,甲状腺癌的年度新增病例已从2000年的18 400例上升至2017年的56 000例(图12.1)。欧洲和世界其他地方也有类似的趋势。但是,在这段时间内因甲状腺癌死亡的人数没有明显变化,在过去的几年,美国每年估计有2 000例死亡。在发病率增加的甲状腺癌中,90%的病灶小于2cm,50%的病灶小于1cm。这些结果表明,甲状腺癌发病率的明显增加可能源于临床隐匿性微小乳头状癌的检出。这些肿瘤通常是患者由于其他原因进行检查发现的,如计算机断层成像(computed tomography,CT),磁共振成像(magnetic resonance imaging,MRI)和正电子发射断层成像(positron emission tomography,PET),更多的是颈部超声检查。在韩国,超声作为癌症筛查的常规检查,临床隐匿性微小乳头状癌的检出率上升了15倍。

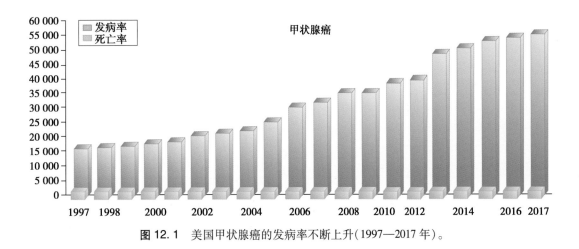

图 12.1 美国甲状腺癌的发病率不断上升(1997—2017年)。

这些肿瘤大多分化良好,行为惰性。甲状腺原发癌的组织学分布见图12.2。大多数甲状腺癌起源于滤泡细胞,也可起源于滤泡旁细胞(C细胞)。滤泡细胞源性甲状腺癌是一组疾病,从惰性的乳头状癌和滤泡状癌到更具侵袭性的亚型,如高细胞癌、岛状癌、低分化癌和几乎普遍致命的未分化癌。在少数患者,特别是那些多次复发的患者中,分化良好的甲状腺

癌可以转化为更具侵袭性的亚型,在大多数情况下,这种转变需要几十年,转变的证据是在低分化癌或未分化癌的病灶中发现分化癌的区域。对多次复发的乳头状癌病理标本进行回顾检查,常发现其进展为未分化癌。因此,初发肿瘤的异质性和多次复发后的进行性间变是甲状腺癌存在肿瘤进展的直接证据。这种肿瘤进展模式如图12.3所示。

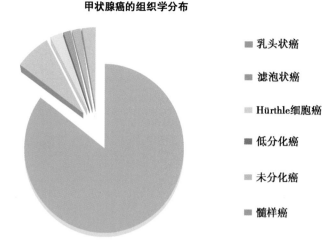

图 12.2　原发甲状腺癌的组织学分布。

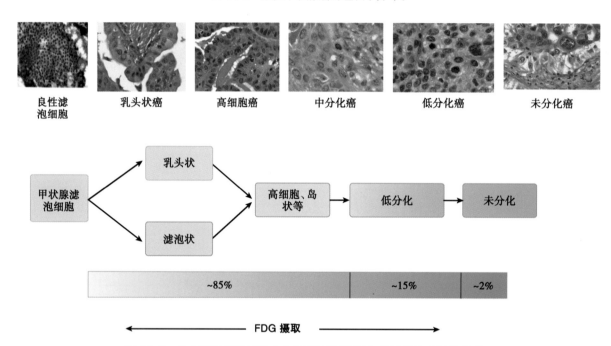

图 12.3　分化型甲状腺癌到未分化癌的肿瘤进展、发病率和 5 年生存率。

良性甲状腺结节

结节性甲状腺肿是甲状腺最常见的结构异常。甲状腺肿可表现为甲状腺弥漫性肿大、单发或多发的结节。甲状腺肿最常见的病因是饮食缺碘。在膳食中不加碘盐的地区,甲状腺肿更为常见。弥漫性甲状腺肿的另一个常见病因是自身免疫性疾病,如桥本甲状腺炎或 Graves 病,这些疾病可通过临床表现或实验室检查来确诊。用于治疗精神疾病的锂可促进甲状腺肿的发展。除非甲状腺肿发展至压迫气道,否则很少出现症状。甲状腺良性肿瘤主要包括滤泡性腺瘤和 Hürthle 细胞腺瘤,必须与恶性肿瘤相鉴别。

滤泡细胞源性肿瘤

乳头状癌和滤泡状癌属分化型甲状腺癌,占甲状腺所有恶性肿瘤的 90% 以上。这些肿瘤在年轻人中最常见,男女比例为 1 : 2(图 12.4)。目前,乳头状癌患者的年龄分布发生了变化,之前的发病高峰是 30~40 岁,但在过去的 20 年,发病高峰是 40~50 岁。流行病学研究表明,5% 的患者可遗传甲状腺乳头状癌,涉及的确切基因尚未确定,但认为是常染色体显性遗传,具有不完全外显和可变表现度。现已确认了一些易感位点,包括 *19p13. 2*、*14q*、*1p13. 2-1q22* 和 *2q21*。部分患者存在 *TTF-1* 基因的胚系突变。但是,在癌的发生过程中,这些基因的突变并不都是可重现的,因此,这些基因的检测在临床中并未常规应用。

但是有这些基因突变的家族患甲状腺癌的风险是普通人群的 5 倍,这些患者常有更具侵袭性的多发病灶。甲状腺癌也可作为遗传综合征的一部分发生,如 Cowden 病、家族性腺瘤性息肉病(筛状桑葚亚型甲状腺乳头状癌)和 Carney 综合征。

儿童时期的辐射暴露使甲状腺癌的发病风险增加 20 倍。受切尔诺贝利核事故和日本原子弹爆炸辐射沉降物影响的儿童发病率最高。在 20 世纪 60 年代,常用低剂量辐射治疗痤

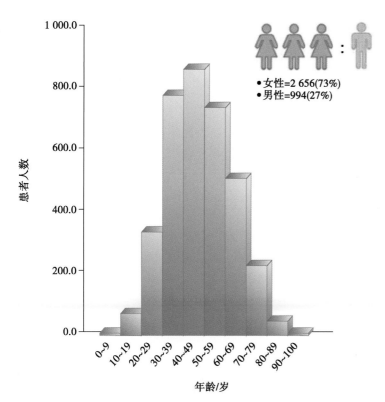

图 12.4　3 650 例分化型甲状腺癌患者的年龄和性别分布（纪念 Sloan Kettering 癌症中心，1986—2010 年）。

疤，儿童时期接受过这种治疗的成年人甲状腺癌的发病率增高。同样，因淋巴瘤在儿童时期接受过斗篷野放疗的成年人甲状腺癌的发病率也增高。在儿童时期接受过放疗的患者中，甲状腺恶性肿瘤的潜伏期长达 20 年或更久，但受核辐射的儿童的甲状腺恶性肿瘤的潜伏期却很短，潜伏期曲线出现早龄化。在缺碘地区，甲状腺癌的发病率高，缺碘可能是诱病因素。自身免疫性甲状腺炎可能增加甲状腺淋巴瘤的发病风险，但不影响甲状腺癌的发病率。

如前所述，甲状腺癌包括一系列具有不同临床行为的组织学类型。大多数滤泡细胞来源的癌，行为惰性，且可治愈。一小部分滤泡细胞来源的癌（10%~15%），侵袭性强，可危及生命。

甲状腺髓样癌

甲状腺髓样癌（medullary carcinoma of the thyroid，MTC）约占甲状腺所有恶性肿瘤的 4%。MTC 可散发（75%~80% 的病例），也可作为遗传性癌症综合征的一部分（20%~25% 的病例）。原癌基因 *RET* 突变导致遗传性 MTC，高达 50% 的散发病例也会发生 *RET* 突变，这是一种只存在于肿瘤中的体细胞突变。在大量无 *RET* 体细胞突变的患者中发生 *RAS* 突变。MTC 可作为多发性内分泌腺肿瘤（multiple endocrine neoplasia，MEN）综合征（MEN2A 和 MEN2B）以及家族性 MTC（familial MTC，FMTC）的一部分。遗传性 MTC 最常见于 MEN2A，约 80%；其次见于 MEN2B，为 5%~10%；其余为 FMTC。MTC 通常发生在 20~40 岁的 MEN2A 患者，这些患者也易出现嗜铬细胞瘤和原发性甲状旁腺功能亢进。根据 2015 年美国甲状腺协会

（American thyroid association，ATA）指南，MEN2A 分为四型：①经典 MEN2A，其中 95% 的患者有 *RET* 突变；②MEN2A 伴皮肤苔藓样淀粉样变（cutaneous lichenoid amyloidosis，CLA）；③MEN2A 伴先天性巨结肠（Hirschsprung's disease，HD）；④家族性甲状腺髓样癌（FMTC）。FMTC 是只发生 MTC 的 MEN2A 亚型。与其他 MEN2A 患者相比，FMTC 患者常在 30~40 岁时发生 MTC，侵袭性较低。

MEN2B 患者的 MTC 发病较早（<30 岁），更具侵袭性。MEN2B 的特征性表现包括肌肉骨骼异常（如类马方体型）、黏膜神经瘤（在唇、舌头和结膜上），以及泌尿和肠道神经节细胞瘤病。MEN2B 患者有发生嗜铬细胞瘤的风险，与 MEN2A 患者相比，MEN2B 患者不会出现甲状旁腺功能亢进。

每个遗传性 MTC 都与 *RET* 基因的特定突变有关（图 12.5）。突变的位置影响 *RET* 基因的致癌能力。*RET* 基因酪氨酸激酶结构域的突变导致较高的致癌能力，与 MEN2B 相关（912、918 和 922），*RET* 基因细胞外结构域的突变较少，毒力较低，与 FMTC 或 MEN2A 相关。

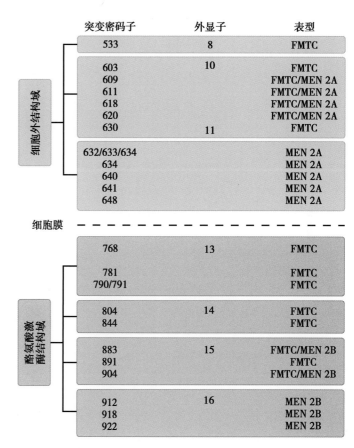

图 12.5　甲状腺髓样癌患者 *RET* 原癌基因突变的位置。FMTC，家族性甲状腺髓样癌；MEN，多发性内分泌腺肿瘤。

评估：检查和分期

滤泡细胞源性肿瘤

甲状腺肿瘤最常表现为无症状的结节。随超声、MRI、CT 和 PET 的广泛使用，发现了越来越多的亚临床甲状腺小结节。绝大多数甲状腺结节是良性的，但 5%~10% 的结节是原发性

甲状腺癌。

　　甲状腺结节的初始评估始于完整的病史和体格检查,重点检查甲状腺和颈部淋巴结。儿童期放疗史、甲状腺癌家族史、可能包括甲状腺癌的遗传综合征(如 Cowden 综合征、家族性腺瘤性息肉病、Carney 综合征、MEN 或 Werner 综合征)、结节快速增长、可触及的颈淋巴结肿大、声带麻痹引起的声嘶都会增加甲状腺恶性肿瘤的可能性。

　　完成病史和体格检查后,测定促甲状腺素(thyroid stimulating hormone,TSH)。原发性甲状腺癌的甲状腺功能结果,包括 TSH,几乎都是正常的,如果 TSH 降低,则提示甲状腺自主高功能结节的存在,这种结节可通过放射性核素扫描识别,恶性风险极低,不需要细针抽吸活检(fine needle aspiration,FNA)等进一步的检查。根据甲亢的程度,可对甲状腺自主高功能结节进行观察或治疗。一些研究表明,即使 TSH 在正常

参考值范围内,甲状腺恶性肿瘤的风险与 TSH 升高的程度呈正比,即 TSH 水平越高,结节恶性的可能性越大。

　　甲状腺球蛋白对甲状腺结节的评估没有帮助,因为良性结节也会产生明显高于正常值的甲状腺球蛋白。对于甲状腺结节患者是否应测定降钙素仍存争议。根据现有证据,ATA 指南对甲状腺结节检查中是否测定降钙素没有明确的建议。许多良性结节患者的降钙素会轻度升高,这些降钙素结果导致了不必要的手术。相反,一些研究表明,常规测定降钙素确实增加了甲状腺髓样癌的检出。需要进一步研究来解决这个问题。

　　2015 年 ATA 指南为甲状腺结节的评估和管理提供了合理的方法。经过完整的病史、体格检查和实验室检查后进行颈部超声。颈部超声应常规描述结节的特征,评估中央区和侧颈的淋巴结,以进行恶性肿瘤风险分层(如下所述,图 12.6)。

ATA甲状腺结节/DTC指南

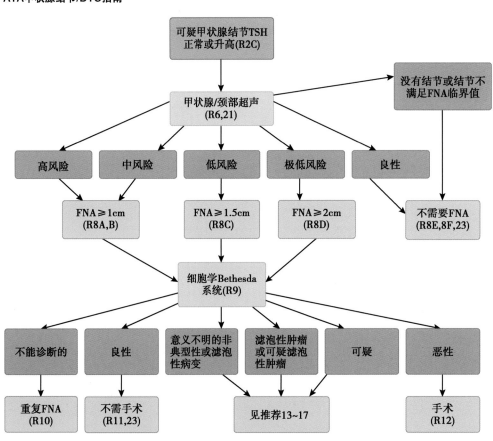

图 12.6　基于风险的甲状腺结节检查(2015 年美国甲状腺协会指南)。

　　如果发现可疑的颈部淋巴结,可对其进行 FNA 明确诊断。如果没有发现可疑的淋巴结,甲状腺结节的处理取决于:①结节恶性风险的超声特征;②结节的大小。这与以前不同,以前结节的大小是决定行 FNA 的主要因素(表 12.1)。

　　如表 12.1 所示,超声显示高度可疑的结节有 70%～90%的恶性风险,中度可疑的有 10%～20%的恶性风险,低度可疑的有 5%～10%的恶性风险,极低度可疑的恶性风险小于 3%。通过超声征象对结节进行风险分层后,根据结节的大小,结合推荐的临界值,行 FNA(图 12.6)。当存在多个结节时,根据超声征象和结节大小,对恶性风险最高的结节进行 FNA。在

ATA 指南的早期版本中,每个大于 5mm 的结节都要考虑进行 FNA。但是,在 2015 年 ATA 指南中,低度可疑或极低度可疑的结节,只有大于 1.5～2cm 时才考虑进行 FNA。中度可疑或高度可疑的结节,只有大于 1cm 时才考虑进行 FNA。这种风险分层不建议常规对超声发现的大量甲状腺结节进行 FNA。根据风险分层,对于高度可疑的小于 1cm 的甲状腺结节,可在 6～12 个月内复查超声。低度和中度可疑的结节可在 12～24 个月内复查超声。大于 2cm 且低度可疑的结节应在 24 个月内复查超声。小于 1cm 且极低度可疑的结节,不需常规超声随访。

表 12.1　甲状腺结节的超声征象和恶性风险

超声表现	超声征象	恶性风险/%	FNA 临界值(最大尺寸)
高度可疑	实性低回声结节或囊实性结节中的实性成分为低回声的结节,具有以下一项或多项特征:边缘不规则(浸润性,微叶状);微钙化;纵横比>1;边缘钙化中断,低回声突出钙化外;ETE	>70~90a	≥1cm 推荐 FNA
中度可疑	实性低回声结节,边缘光滑,无微钙化,无 ETE,纵横比<1	10~20	≥1cm 推荐 FNA
低度可疑	等回声或高回声的实性结节或囊实混合性结节的实性成分偏心,但无微钙化,边缘规则,无 ETE,纵横比<1	5~10	≥1.5cm 推荐 FNA
极低度恶性	海绵状或部分囊性结节,没有任何低、中或高度可疑中描述的超声征象	<3	≥2cm 考虑 FNA 不进行 FNA 仅观察也是合理的选择
良性	单纯囊性结节(无实性成分)	<1	不进行活检

ETE,甲状腺外侵犯;FNA,细针抽吸活检(2015 年美国甲状腺协会指南)

这些建议允许对高度可疑且小于1cm 的结节进行观察,而不是立即进行 FNA 或手术。这间接支持了对这种潜在恶性、低风险的微小癌进行积极监测。如 2015 年 ATA 指南所述,并基于日本神户 Kuma 医疗中心的 Ito 和 Miyauchi 发表的经验,虽然通常对甲状腺乳头状癌推荐手术,但目前积极监测是替代即刻手术的合理选择,可以对结节小于 1cm 的可疑或证实为甲状腺乳头状癌的患者进行积极监测。但是,积极监测需要有明确的标准和随访计划。常规的观察方法是前 2 年每 6 个月进行 1 次详细的颈部超声。通过前两年肿瘤大小和体积的变化来确定肿瘤倍增时间。根据倍增时间确定复查超声的频率和是否需要其他干预。需注意,并非每一个小于 1cm 的可疑结节都适合观察。如果可疑的结节快速增长,或有甲状腺外转移灶,或侵出甲状腺被膜,或肿瘤位于甲状腺后部,即使是极小的腺外侵出,也会损害神经、血管或气管,通常建议这些情况经细胞学确认后进行手术。

Bethesda 细胞学分类系统对不同细胞学检查结果的恶性风险分层非常有价值(框 12.1)。如果细胞学检查不能确诊,需要再次 FNA。对于良性细胞学结果,且没有其他恶性风险的临床特征,可与其他可疑结节按随访时间进行超声检查。细胞学结果为恶性(即 Bethesda Ⅵ)的结节、可疑的结节(即 Bethesda Ⅴ)通常需行手术切除以明确诊断和治疗。尽管甲状腺结节的分子生物学取得了许多进展,但 AUS/FLUS(意义不明的非典型性或滤泡性病变)和 FN/FSN(滤泡性肿瘤或可疑滤泡性肿瘤)的细胞学分类仍存在问题,Bethesda Ⅲ 和 Bethesda Ⅳ 类肿瘤的恶性风险分别为 5%~15% 和 15%~30%。已开发出多种分子标记物用于临床,以进一步评定不确定病变的恶性风险。依据临床风险因素、超声特征、分子检测和患者意愿,有助于临床决策。

框 12.1　甲状腺结节 FNA 细胞学的 Bethesda 分类

Ⅰ. 无法诊断或取材不满意
Ⅱ. 良性
Ⅲ. 意义不明的非典型病变(AUS)或意义不明的滤泡性病变(FLUS)
Ⅳ. 滤泡性肿瘤或可疑滤泡性肿瘤
Ⅴ. 可疑恶性
Ⅵ. 恶性

根据 2015 年 ATA 指南的建议,细胞学为良性的结节,其复查超声的时间应根据结节的超声征象。即使 FNA 结果为良性,超声高度可疑的结节应该在 12 个月内复查超声和 FNA。低度和中度可疑的结节可在 12~24 个月内复查超声,对增长至少 2~3mm 或体积变化超过 50% 或出现新的可疑超声征象的结节进行重复 FNA。总之,甲状腺结节的准确风险分层需要准确的初始超声征象,正确选择进行 FNA 和观察的结节,使用 Bethesda 分类系统标准化细胞学结果。

对于良性结节不推荐常规的 TSH 抑制治疗。尽管 TSH 抑制可能有限地减缓结节生长,但长期 TSH 抑制的潜在不良反应超过了这种治疗的微小获益。

甲状腺髓样癌

MTC 患者可出现甲状腺肿块或肿大的颈部淋巴结。某些患者由于髓样癌家族史而进行了甲状腺检查,可能会发现隐匿的原发肿瘤。FNA 细胞学通常可以确诊,但如果诊断不明确,降钙素水平有助于确诊。除降钙素外,癌胚抗原(carcinoembryonic antigen,CEA)也是必要的检查。应对所有 MTC 患者进行 RET 突变检测,即使没有家族史,也不能排除遗传性疾病。7% 的散发 MTC 患者存在 RET 胚系突变。50% 的 MEN2B 患者会发生 RET 新生突变。胚系突变更常见于年轻患者或多发病灶的患者,也可见于老年患者或单发甲状腺结节的患者。如果患者存在 RET 胚系突变,建议对其所有一级亲属进行检测。行颈部和纵隔的增强 CT,评估是否存在区域淋巴结转移,便于制订手术计划。行全身 PET 扫描判定有无远处转移。

分期

美国癌症联合会(American Joint Committee on Cancer, AJCC)和国际抗癌联盟(International Union Against Cancer, UICC)联合发布了统一的分期系统,制定了 2016 年 AJCC 第 8 版分期手册。有关甲状腺癌分期的所有详细信息,请查阅 AJCC 第 8 版分期手册。在修订的分期系统中,患者的年龄是划分高风险和低风险的重要因素,年龄切点从之前的 45 岁提高到 55 岁。此外,将显微镜下的腺外侵袭从 T_3 期中删除。T_3 分期的肿瘤应有肉眼可见的腺外侵袭(侵及带状肌或甲状腺周围软组织)。将Ⅵ区和Ⅶ区的淋巴结转移合并归为 N_{1a},侧颈淋巴结转移归为 N_{1b}。

影像学评估

目前用于甲状腺的成像技术包括超声、CT、MRI、锝-99 或碘-131 甲状腺扫描和 FDG-PET 扫描。超声是初始评估甲状腺和区域淋巴结应用最广泛的检查。多数情况下,在计划甲状腺手术时,不需要其他的影像检查。对原发肿瘤有腺外侵袭累及喉或气管等结构的患者计划手术时,需行颈部 CT 检查。增强 CT 对准确评估原发肿瘤和区域淋巴结至关重要。CT 和 MRI 在评估超声无法检查到的咽后淋巴结很有价值。锝-99 或碘-131 甲状腺扫描可以评估甲状腺功能,但通常对治疗计划没有帮助。FDG-PET 扫描适用于年龄较大、不能浓聚碘的低分化肿瘤患者。

超声通常是首先且唯一需要的影像检查。特别对于颈部中央区域的小结节和小的转移淋巴结,超声比任何其他影像检查都准确,能够明确区分实性、囊性或混合回声结构的结节。一些超声征象增加了结节恶性的可疑程度,如腺外侵袭、边缘不规则、结节内微钙化、内部血管增生和低回声。另外,囊内实性伴微钙化的结节更可疑为癌。图 12.7 示超声可疑并经手术切除证实的小的囊内乳头状癌。图 12.8 的 CT 所示,大的囊内乳头状分叶状生长的病变高度可疑为癌。表 12.1 描述了那些可疑为癌需 FNA 的超声征象。特别是在门诊,超声是一种省时方便的术后影像学随访方法。CT 最能准确展现甲状腺、中央区、侧颈和纵隔等结构。过去认为增强 CT 不应作为初始的影像检查,因为静脉注射碘造影剂会干扰放射性碘(radioactive iodine, RAI)的摄取,并可能影响术后辅助 RAI 治疗的时机。但是,现已明确,RAI 延迟数周给药不会对甲状腺癌患者的整体预后产生负面影响。如果甲状腺肿瘤可疑腺外侵袭,或者临床上发现淋巴结转移,高质量的横切面成像能提供肿瘤与中线部脏器和颈动脉关系的重要信息,并能更全面地显示颈部和纵隔的区域淋巴结。因此,增强 CT 是对这些患者进行最佳评估的重要检查。

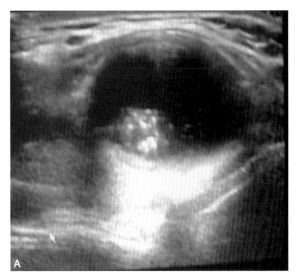
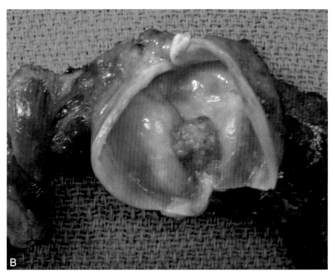

图 12.7　A.囊性结节的超声矢状切面显示囊内病变伴微钙化;B.图 A 所示的甲状腺手术标本显示囊内乳头状癌。

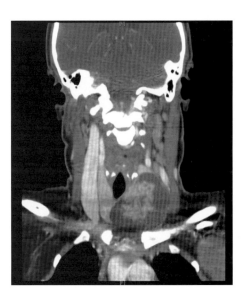

图 12.8　增强 CT 冠状位显示甲状腺左叶巨大囊性变伴囊内乳头状癌。

图 12.9 所示患者甲状腺右叶上极有一个 4cm×6cm 的肿块,与甲状腺软骨粘连。CT(图 12.10)显示肿瘤固定在右侧甲状软骨板,侵及带状肌。为彻底切除甲状腺癌,该患者需切除甲状软骨板。

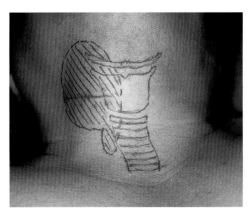

图 12.9　患者甲状腺右叶上极肿瘤。

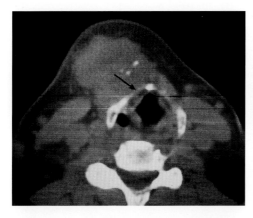

图 12.10　图 12.9 所示患者的 CT 图像。

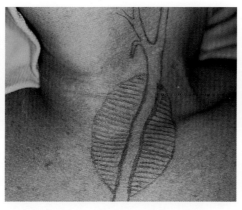

图 12.11　甲状腺癌广泛复发的患者。

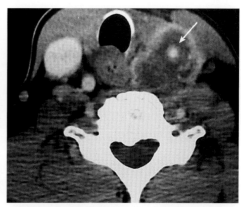

图 12.12　图 12.11 患者的 CT 显示颈总动脉被包绕（箭头）。

图 12.11 所示患者广泛的复发性甲状腺癌，从颈根部延伸至上纵隔，包绕颈总动脉。增强 CT（图 12.12）显示颈总动脉被复发的肿瘤包绕。据此，手术计划切除该患者的颈总动脉并做血管移植。

MRI 提供肿瘤与中线部脏器的解剖关系，且不干扰 RAI 给药，也适用于对碘造影剂过敏的患者。与 CT 相比，MRI 耗费的时间较长，并且不适于无法平躺或吞咽困难的患者。图 12.13 的 MRI 轴位显示局部晚期癌经气管前壁延伸至气管腔内和声门下腔。该患者 MRI 矢状位显示肿瘤穿过环状软骨延伸至声门下腔远端和气管近端（图 12.14）。另一患者的 MRI 轴位显示复发的巨大甲状腺癌延伸至椎前间隙，造成气管和食管移位，并侵犯食管肌层（图 12.15）。该患者 MRI 矢状位显示肿瘤位于气管和食管之间，造成气管膜壁前移和气管受压（图 12.16）。

MRI 的最大价值在于评估胸骨后甲状腺肿，特别是评估其与纵隔大血管的关系。胸骨后甲状腺肿的患者 MRI 轴位显示了甲状腺肿在纵隔的位置和其与大血管的关系（图 12.17）。同一患者的 MRI 冠状位显示气管旁有一 10cm×17cm 的肿块，位于纵隔右主支气管的上方（图 12.18）。MRI

矢状位显示前上纵隔的巨大胸骨后甲状腺肿（图 12.19）。

MRI 对显示异常的甲状旁腺也有价值。

FDG-PET 可以显示葡萄糖代谢增加的肿瘤组织。该检查可识别 RAI 扫描中无碘浓聚或 CT 及 MRI 未发现的肿瘤，特别对不浓聚碘的甲状腺癌（低分化癌）和髓样癌患者具有重要价值。肿瘤的分化程度与其浓聚碘的能力有关。一般而言，高摄取 FDG 的肿瘤分化差，不浓聚碘，与低摄取 FDG、浓聚碘的高分化肿瘤相比，预后差。因此，随着高分化癌向低分化癌和未分化癌的转变，FDG 亲和力逐渐增加（图 12.3）。图 12.20 示一例广泛转移的患者，治疗后碘-131 扫描显示存在极少的转移灶，但全身 PET 扫描显示有广泛的转移。此外，PET 经常会发现临床上隐匿的甲状腺癌。对其他癌症患者进行 PET 扫描时经常会在甲状腺中发现偶发的摄取 FDG 的病灶。虽然桥本甲状腺炎患者的甲状腺通常会出现弥漫性摄取 FDG，但当出现单个病变的局灶性摄取而其余甲状腺未摄取 FDG 时，需进一步检查（图 12.21）。这种局灶性摄取 FDG 的病变约有 60% 的可能是原发性甲状腺癌。PET 扫描有助于定位切除甲状腺后降钙素持续高水平的髓样癌患者的转移灶。

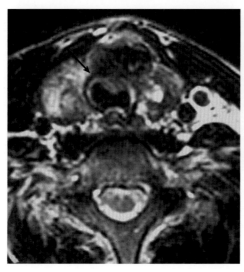

图 12.13　患者 MRI 轴位显示甲状腺癌侵犯气管前壁（箭头）。

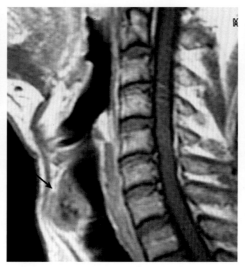

图 12.14　与图 12.13 同一患者的 MRI 矢状位图像。

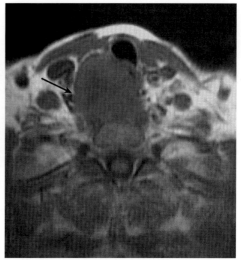

图 12.15　MRI 轴位显示患者复发性甲状腺癌延伸至椎前间隙（箭头）。

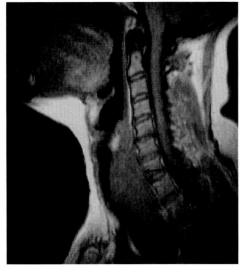

图12.16　与图12.15同一患者的MRI矢状位图像。

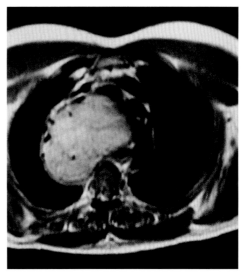

图12.17　MRI轴位显示胸骨后巨大甲状腺肿与大血管的关系。

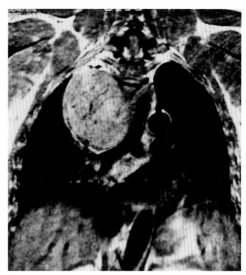

图12.18　与图12.17同一患者的MRI冠状位图像。

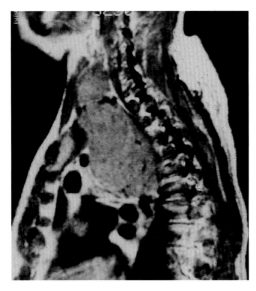

图12.19　与图12.17同一患者的MRI矢状位图像。

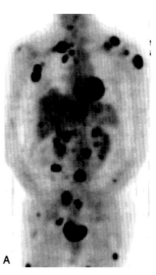

图12.20　PET显示广泛的没有碘浓聚的转移病灶。A. PET；B. 碘扫。

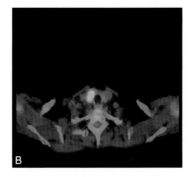
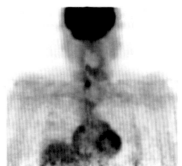

图12.21　PET显示桥本甲状腺炎患者的弥漫性摄取（A）和甲状腺乳头状癌患者的局灶性摄取（B）。

　　RAI扫描在过去普遍用于甲状腺结节的初始诊断，但现已被超声取代。有时RAI扫描也会作为初始检查。RAI扫描可见四种形态：①热结节；②冷结节；③弥漫性摄取增高；④多结节性甲状腺肿（图12.22）。热结节很少是恶性的（3%～5%）。大多数冷结节是良性的。弥漫性摄取增高提示甲状腺功能亢进，多结节性甲状腺肿表现为冷热结节的混合图像。目前，RAI扫描在三种情况下使用：①术后评估残留的甲状腺功能组织；②RAI治疗后全身扫描显示浓聚碘的病灶；③浓聚碘的残留、复发或转移灶的随访。注意，病灶能够浓聚碘是其能在RAI扫描中被观察到的必要条件。一般来说,随着甲状腺癌向低分化癌和未分化癌发展时,其浓聚碘的能力逐渐降低。相反,随着肿瘤分化程度的降低和代谢的增强,PET 扫描中摄取 FDG 的能力逐渐增加(图 12.23)。

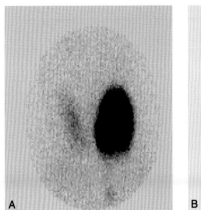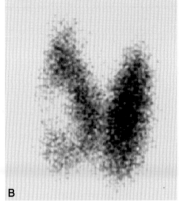

图 12.22　I-131 扫描显示(A)热结节(B)冷结节。

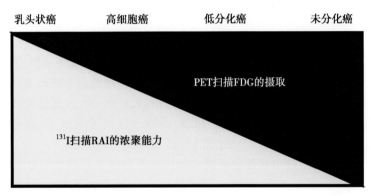

图 12.23　肿瘤由高分化癌向低分化癌和未分化癌发展,碘浓聚力降低,FDG 摄取增加。

病理学

乳头状癌是甲状腺癌中最常见的病理类型。组织学谱包括经典的乳头状癌和其他亚型,如临床行为更具侵袭的高细胞亚型。世界卫生组织对甲状腺肿瘤的最新分类如表 12.2 所示。滤泡亚型是甲状腺乳头状癌的一个重要且常见的亚型,特征是滤泡内排列着具有乳头状癌细胞核特征的细胞。滤泡亚型分为完全包裹型和浸润型(部分包裹或无包裹)。无侵袭的包裹型滤泡亚型行为非常惰性,表现似滤泡腺瘤。因此,将其重新命名为具有乳头样核特征的非浸润性甲状腺滤泡性肿瘤(noninvasive follicular thyroid neoplasm with papillary-like nuclear features,NIFTP)。这个诊断避免了过度的外科手术和 RAI 治疗。

大体观,乳头状癌可为实性、囊性或囊实混合,可被包裹在囊内,切面上呈现钙化。长期接受四环素特别是米诺环素治疗的患者的甲状腺完全呈现为黑色,即"黑色甲状腺(black thyroid)"。图 12.24 所示为黑色甲状腺伴多灶性乳头状癌患者的手术标本。

表 12.2　世界卫生组织甲状腺肿瘤分类

	ICD-O 编码
滤泡性肿瘤	8330/0
透明变梁状肿瘤	8336/1
其他包裹性滤泡性肿瘤	
恶性潜能未定的滤泡性肿瘤	8335/1
恶性潜能未定的高分化肿瘤	8348/1
具有乳头样细胞核特征的非浸润性甲状腺滤泡性肿瘤(NIFTP)	8349/1
甲状腺乳头状癌(PTC)	
甲状腺乳头状癌	8260/3
滤泡型乳头状癌	8340/3
包裹型乳头状癌	8343/3
微小乳头状癌	8341/3
柱状细胞型	8344/3
嗜酸细胞型	8342/3
甲状腺滤泡癌(FTC),非特指	8330/3
滤泡癌,微小浸润型	8335/3
滤泡癌,包裹型血管浸润型	8339/3
滤泡癌,广泛浸润型	8330/3
嗜酸细胞肿瘤	
嗜酸细胞腺瘤	8290/0
嗜酸细胞癌	8290/3
甲状腺低分化癌	8337/3
甲状腺未分化癌	8020/3
鳞状细胞癌	8070/3
甲状腺髓样癌	8345/3
混合性髓样-滤泡性癌	8346/3
黏液表皮样癌	8430/3
黏液表皮样癌伴嗜酸性粒细胞增多	8430/3
黏液癌	8480/3

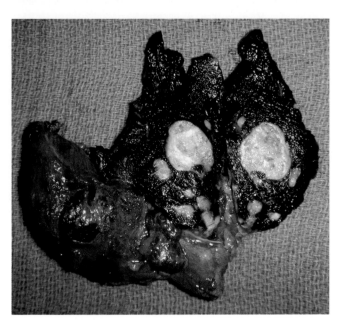

图 12.24　长期接受米诺环素治疗的患者的"黑色甲状腺"多灶性乳头状癌。

滤泡癌和 Hürthle 细胞癌与腺瘤的鉴别诊断在于是否存在血管或包膜的侵犯,这不能通过细胞学检查作出判断,需要对甲状腺结节进行病理检查。Hürthle 细胞癌通常比滤泡癌更具侵袭性,现独立于滤泡癌,单独归为一类。低分化甲状腺癌的组织行为介于高分化癌和未分化癌之间。甲状腺未分化癌的特征是细胞呈多形性(通常为梭形)、有丝分裂活跃、坏死、缺乏滤泡、乳头、癌巢等组织形态,这种癌的基因组不稳定且高度复杂。高分化甲状腺癌对甲状腺球蛋白、PAX8 和甲状腺转录因子 1(thyroid transcription factor 1,TTF-1)具有免疫反应性,随着分化程度的降低,这些标记物的表达逐渐减少。高分化乳头状癌进行性间变发展为未分化癌,其 RAI 浓聚力逐渐降低,PET 扫描中 FDG 摄取能力逐渐增高(图 12.3 和图 12.23)。

甲状腺髓样癌常见于腺体的中三分之一或上半部,因为这些区域存在更多的 C 细胞。淀粉样物质沉积是髓样癌典型的组织学特征。免疫组织化学诊断非常可靠,依赖于对降钙素和 CEA 的反应。其他神经内分泌标志物,如神经元特异性烯醇化酶(neuron-specific enolase,NSE)和嗜铬粒蛋白也可呈阳性。

治疗

手术是治疗几乎所有甲状腺肿瘤和有症状的甲状腺肿以及其他疾病(如甲状舌管囊肿)的主要手段。甲状腺癌治疗的最终目标是在对生活质量影响最小或没有影响的情况下治愈癌症。手术在甲状腺癌所有类型的治疗中起着核心作用。RAI-131 作为辅助治疗,用于治疗残留的局部病灶以及远处转移的病灶,也可用于消融术后残留的甲状腺组织。但是,RAI 仅对浓聚碘的分化型甲状腺癌有效。临床上更具侵袭性的低分化癌和未分化癌不能浓聚碘,因此 RAI 对这些患者几乎无效。然而,在这些患者中,也经常使用 RAI,因为许多低分化肿瘤表现出异质性,肿瘤内可能有分化良好的区域,对 RAI 具有浓聚能力。Hürthle 细胞癌通常也较少浓聚 RAI(约 25% 的病例)。不推荐未分化癌患者使用 RAI,因为这些肿瘤不浓聚碘。术后 RAI 治疗,患者应进行一段时间的低碘饮食和维持一段时间的甲状腺功能减退状态(停用甲状腺素或使用重组人 TSH)。

外照射治疗在甲状腺癌治疗中的作用仍存争议。但是,它可选用于中央区治疗失败风险高的患者。外照射治疗联合细胞毒性化疗是治疗未分化癌的主要手段。靶向药物,如针对 RET 基因的激酶抑制剂、血管内皮生长因子(vascular endothelial growth factor,VEGF)抑制剂、表皮生长因子受体(epidermal growth factor receptor,EGFR)抑制剂和 BRAF V600E 抑制剂,为转移性病灶和 RAI 难治性患者的全身治疗创造了全新前景。临床试验和早期有限的数据显示,凡德他尼、索拉非尼、乐伐替尼、司美替尼、帕唑帕尼、卡博替尼等药物在选定的患者中有效。

MTC 的治疗包括手术切除原发肿瘤和区域淋巴结和偶发的远处转移灶。外照射治疗作用有限,通常用于辅助或姑息治疗。同样,全身治疗在临床试验中及缓解症状方面也有作用。

外科治疗

滤泡细胞源性肿瘤

局限于一个腺叶的良性腺瘤,可行腺叶切除。双侧叶均受累,可行甲状腺全切除。胸骨后甲状腺肿需要彻底的根治性手术。

滤泡细胞源性癌的治疗取决于根据患者和肿瘤相关的预后因素划分的风险分组。在几个分类系统中,年龄(≤55 岁与>55 岁)、肿瘤大小(≤4cm 与>4cm)、肿瘤范围(有无腺外侵袭)、组织分化(高分化与低分化)和远处转移(有无远处转移)是重要的预后因素(表 12.3)。基于这些预后因素,确定风险分组,选择治疗方法(图 12.25)。

所有治疗甲状腺癌或疑似为癌的肿瘤手术均应行甲状腺被膜外切除,术区不得残留甲状腺组织。甲状腺“次全”和“近全”切除对于恶性病变是治疗不彻底的手术,不建议使用。在进行真正的甲状腺被膜外切除时,应特别注意锥体叶、上极和 Berry 韧带区,在这些区域不应遗留甲状腺组织。在“真正的被膜外”甲状腺全切后,患者不应有可测量到的甲状腺球蛋白(通常<1ng/ml),避免了对残余甲状腺组织进行 RAI 清除

单叶病灶且对侧叶超声正常的低风险患者需行被膜外腺叶切除(包括 T₁ 期和 T₂ 期患者)。局限于甲状腺内的原发肿瘤,1~4cm 之间的大小差异对局部控制、区域淋巴结转移、远处转移或生存率几乎没有影响。因此,单侧腺叶切除的范围足够。对于双侧叶结节的患者,无论原发癌的大小如何,应考虑进行甲状腺全切。低风险患者考虑行甲状腺全切的其他适应证包括同侧腺叶肉眼可见的腺外侵袭、有辐射暴露史、甲状腺癌的家族史和广泛的区域淋巴结转移。

表 12.3　几家主要研究单位已报道影响预后的重要因素:患者年龄、性别,原发肿瘤的大小、范围、组织学分级、DNA 倍体以及是否存在远处转移

MSKCC	Mayo,1987 年	Mayo,1993 年	Lahey	KAROLINSKA
GAMES	AGES	MACIS	AMES	DAMES
分级	年龄	转移	年龄	DNA
年龄	分级	年龄	转移	年龄
转移	范围	彻底切除	范围	转移
范围	大小	外侵	大小	范围
大小		大小		大小

(由纪念 Sloan Kettering 癌症中心提供)

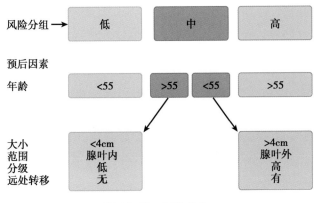

图 12.25　风险分组。

对于高风险患者,建议行被膜外甲状腺全切。显微镜下腺外侵袭(extrathyroid extension,ETE)的肿瘤不再归为 T_3 期。T_3 期的肿瘤必须大于 4cm(T_{3a}),或有肉眼可见的带状肌受累(T_{3b})。正确完成甲状腺全切,同时切除带状肌,较易解决这种程度的 ETE,实现 R0 切除。肉眼可见腺外侵袭至气管、喉、食管或喉返神经的病变归为 T_{4a}。需要充分的术前影像详细评估肿瘤范围,以便制订手术计划实现完全切除。术前增强 CT 有助于评估病变范围。MRI 可以作为补充检查,提供三维信息。手术切除的目标是彻底切除肉眼可见的所有病变(R0 切除)。需要同时切除全喉的情况罕见,这仅针对病理特殊和不浓聚碘的肿瘤。

中风险的患者需个体化治疗。低风险、单灶、肿瘤局限于甲状腺内的老年患者可行腺叶切除。高风险的年轻患者不仅需要行甲状腺全切,还需根据疾病程度进行更广泛的手术。最好根据疾病的初始程度、预后因素、风险分层和是否需 RAI 治疗决定甲状腺的切除范围。

初次手术不充分的患者(例如那些初始本应行甲状腺全切却只进行了开放性活检或切除范围小于单侧叶的患者),需要进行甲状腺全切。其他需行甲状腺全切的指征是已行腺叶切除的患者并且有以下指征:①术后需要 RAI 治疗;②有肉眼可见且可切除的残余肿瘤;③对侧叶有肉眼可见的结节病灶且可疑为多灶的甲状腺癌。

对复发的甲状腺癌患者,保留喉及其功能、甲状旁腺、食管和邻近神经血管结构的难度极大。过去,甲状腺癌常见的死因是无法控制的局部/区域性病变导致的窒息、出血和营养不良。在过去的 30 年,由于适当地选择病例和积极的初始手术实现了 R0 切除,改善了之前的状况。控制中线部脏器的病变至关重要,可以提高患者的寿命和生活质量。切除时要考虑的问题包括:①外科手术的目标(根治性治疗还是对症姑息治疗);②肉眼下全切除(R0)的可行性;③替代方法的可行性和疗效;④手术后遗症。

外科治疗甲状腺未分化癌的难度很大。在极少数情况下,未分化癌可以通过手术切除,如由先前存在的结节性甲状腺肿发展而来并局限于甲状腺的未分化癌,或其作为可切除的低分化癌的一部分。选择性气管切开用于预防大多数未分

化癌患者的气道窘迫,需要仔细考虑总体的治疗方案和预后,除非患者即将发生气道窘迫,否则很少进行气管切开。需要进行多学科讨论,告知患者和家属预后不良和预期的病程。如果决定进行气管切开,应在手术室全麻下气管插管后,在所有可用的支持下进行。从技术上讲,气管切开可能非常困难,因为在气管前存在严重病变,而且肿瘤可通过气管造口生长。如有可能,应避免将气管造口置于平时的胸骨上位置。理想的做法是进行环甲膜切开并使用一个长的可进入气管远端的气管套管以提供安全气道。

对于术前可触及或影像检查(超声或 CT)发现的转移淋巴结,建议进行区域淋巴结清扫。不推荐常规进行选择性淋巴结清扫来清除可能存在的转移灶,因为对患者没有益处,并且可能增加手术并发症。在晚期原发肿瘤行甲状腺切除的患者中,可考虑选择性清扫中央区淋巴结。切除肉眼可见的转移灶时,应对区域淋巴结进行系统的分区清扫。不推荐摘除("berry-picking")孤立的淋巴结。中央区淋巴结转移(N_{1a})需要系统地清扫舌骨至无名动脉以及两侧颈动脉鞘之间的淋巴结(Ⅵ区和Ⅶ区)。侧颈淋巴结转移(N_{1b})需系统地清扫ⅡA至Ⅴ区的淋巴结。Ⅰ区和ⅡB区的淋巴结转移很少见,仅当存在转移时才建议对这些区域进行清扫。无名动脉下的纵隔淋巴结转移并不常见,应考虑病变和患者的整体状况,谨慎考虑手术切除。行中央区淋巴结清扫时,可经颈部入路清扫前上纵隔淋巴结(Ⅶ区)。无名动脉以下的转移灶可能需要进行胸骨切开。

甲状腺髓样癌

手术是治疗 MTC 唯一有效的方法,对原发肿瘤和淋巴结进行全面的手术切除对于实现局部/区域控制和提高生存率至关重要。对散发 MTC 的单灶局限于腺叶内的原发肿瘤进行腺叶切除是可行的。对于术前确诊的大多数患者,建议行甲状腺全切和中央区淋巴结清扫。选择性清扫侧颈高风险区的淋巴结是有争议的。如果临床或影像学已确认转移病灶,则需进行全面系统的颈淋巴结清扫。是否行选择性侧颈淋巴结清扫取决于原发肿瘤的大小、是否有中央区淋巴结转移和术前降钙素的水平。即使存在远处转移,也建议对甲状腺和区域淋巴结进行手术,因为颈部疾病的控制直接影响患者的生活质量。当甲状腺切除标本中偶然发现 MTC 时,患者应测定降钙素、进行颈部超声、检测 RET 突变。如果这些检查结果正常,不必再行手术。

基因检测适用于存在 RET 突变患者的家庭成员。基因检测和家庭成员治疗的时机取决于患者体内存在的突变类型。ATA 将突变分为四个风险组。A 级突变涉及密码子 768、790、791 和 891。有这些突变的人通常患惰性迟发的 MTC。建议这些患者的孩子在 3~5 岁时进行 RET 检测,只要甲状腺超声和降钙素水平正常,预防性手术可推迟到较

大的年龄（>5 岁）。推迟治疗的理由是将幼儿永久性甲状旁腺功能减退的风险降至最低。B 级突变涉及密码子 609、611、618、620 和 630。有这些突变的患者发生 MTC 的时间稍早，建议对这些患者的有 *RET* 突变的孩子在 5 岁前进行预防性甲状腺切除。C 级突变涉及密码子 634，推荐在 5 岁之前对有这种突变的孩子行甲状腺切除，因为这类突变的患者 MTC 发生得更早，更具侵袭性。D 级突变涉及密码子 883 和 918，与极早发生的 MTC 有关，通常具有侵袭性，建议对有这些突变的孩子尽早进行治疗，甚至在 1 岁之前。

手术解剖学

在胚胎发育期间，甲状腺从舌根处的舌盲孔下降至颈部。在下降过程中，正常的甲状腺残体或整个甲状腺可能停留在舌盲孔（形成舌甲状腺）或沿着甲状舌管分布。是否存在沿甲状舌管的甲状腺组织及其范围决定了锥体叶的形态。在某些情况下，甲状腺组织与甲状舌管分离，表现为甲状舌管囊肿。有时在纵隔中也可发现分离的甲状腺组织。

甲状腺的血供来自甲状腺上动脉和甲状腺下动脉。有时无名动脉发出甲状腺最下动脉向峡部供血。甲状腺的静脉回流至颈内静脉和无名静脉。甲状腺的淋巴主要引流至甲状腺周围淋巴结和气管旁淋巴结，向前可引流至 Delphian 淋巴结，继而引流至前上纵隔淋巴结和颈深淋巴结。

喉上神经和喉返神经与甲状腺位置紧密，在甲状腺手术中非常重要。喉上神经起源于迷走神经，位于甲状腺上动脉的后内侧。喉上神经分内、外两支。内支穿甲状舌骨膜入喉；外支为运动神经，伴随甲状腺上动脉下降，在环甲肌上方行向内侧，通常位于甲状腺上极的正上方。喉上神经的终末分支与甲状腺上动脉的远端分支、环甲肌和甲状腺的上极有不同的变异关系（图 12.26）。喉返神经由纵隔处的迷走神经发

出，返回颈部，左喉返神经勾绕主动脉弓，右喉返神经勾绕右锁骨下动脉。左喉返神经与气管平行上升，右喉返神经在颈部由外侧行向内侧。正常情况下，甲状腺下动脉位于喉返神经的前面，但存在多种变异（图 12.27）。喉返神经在入喉前可有多个分支（图 12.28），不可能判断出哪一个分支在声带功能中起主要作用，术中需仔细保护每一个分支。有时，右喉返神经并不自纵隔折返，而是由颈部迷走神经发出后，直接入喉（喉不返神经，图 12.29）。示例如图 12.30 所示。

甲状旁腺的血供来自甲状腺下动脉和甲状腺上动脉。在切除甲状腺时，需仔细解剖甲状旁腺并保护其血供。甲状旁腺的血供主要来自甲状腺下动脉，甲状腺上动脉的几个小分支也为上甲状旁腺供血。

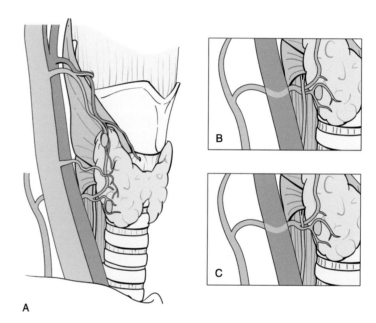

图 12.27　喉返神经与甲状腺下动脉的解剖关系。A. 后；B. 前；C. 甲状腺下动脉的分支之间。（由纪念 Sloan Kettering 癌症中心提供）。

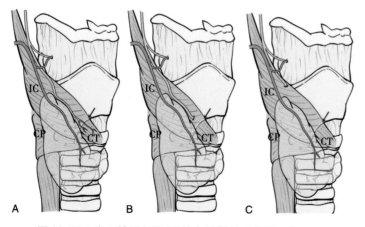

图 12.26　喉上神经（ESLN）外支解剖关系变异。A. ELSN 位于咽下缩肌（IC）的表面，与甲状腺上血管伴行，直至环甲肌（CT），全程可见；B. ESLN 在环甲膜上方约 1cm 处穿入 IC（红色箭头），因此只有其上部有受损伤的风险；C. 整个 ESLN 深入 IC，在解剖甲状腺上极时不易受到损伤。（由纪念 Sloan Kettering 癌症中心提供）。

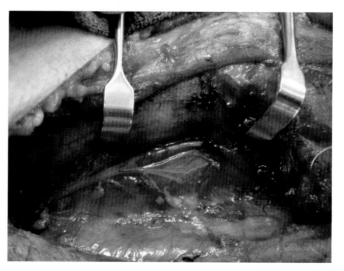

图 12.28　喉返神经入喉前可有多个分支。

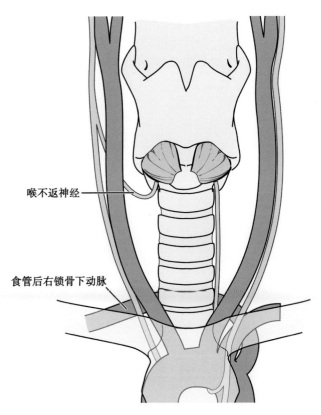

喉不返神经

食管后右锁骨下动脉

图 12.29 右侧喉不返神经(由纪念 Sloan Kettering 癌症中心提供)。

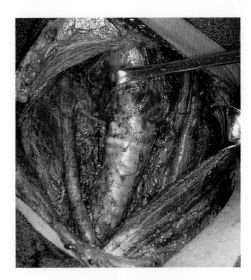

图 12.30 喉不返神经(箭头)。

步骤

甲状腺切除术的微创,内镜/视频辅助和远程遥控/机器人技术

在过去的 20 年,外科医生对采用微创或远程遥控技术进行甲状腺切除颇感兴趣,以避免传统甲状腺切除在颈部留下的瘢痕。应用这些方法的目的是尽量减少颈部瘢痕的长度或避免在腺叶切除或甲状腺全切中的颈部切口。由于内镜和机器人仪器的发展和工业推动,这些技术在外科医生中得到了普及。微创手术的理念在所有专科中越来越流行,减少了传统开放手术的并发症,瘢痕较小且美观或无明显可见的瘢痕。

然而,当切除肿瘤,特别是恶性肿瘤时,必须严格遵守微创手术适应证,以保障完整和安全地切除肿瘤,甲状腺手术也不例外。患者越来越注重颈部瘢痕的美观,外科医生使用越来越小的切口,将其设计在合适的自然皮纹中进行手术。

微创甲状腺切除术

病变较小的患者适合使用较小的切口(2~2.5cm)进行腺叶切除或甲状腺全切。关键是将切口置于靠近环状软骨的自然皮纹中。但并不是所有的患者都适合通过小切口进行手术,必须满足严格的适应证,保障手术安全、符合肿瘤学原则。以下是微创甲状腺切除(使用小切口)的适应证:

1. 甲状腺的良性结节。
2. 无腺外侵袭。
3. 病变较小(直径<3cm)。
4. 甲状腺小(5~6cm)。
5. 无须行区域淋巴结清扫。
6. 患者无桥本甲状腺炎。
7. 患者不肥胖。
8. 无颈部和上纵隔手术史。

如果满足这些标准,无论是否需要内镜或视频辅助,都可以安全地进行微创甲状腺切除。大多数接受微创甲状腺切除的患者不需要引流管,可对切口进行一期缝合。图 12.31 所示在无内镜和视频辅助下进行的微创甲状腺切除的小切口及其最终效果。

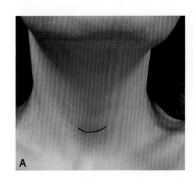
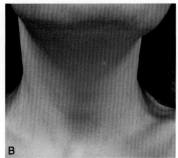

图 12.31 A.在近环状软骨的自然皮纹中设计微创甲状腺切除的切口;B.术后 1 年瘢痕情况。

内镜或视频辅助的微创甲状腺切除术

即使在内镜辅助下,微创甲状腺切除也必须符合上述标准。在一些患者中进行开放性手术,小切口(约 2cm)对甲状腺的显露有限。随着用于改善视觉的设备(内镜、摄像机和视频监视器)和用于解剖及止血的微创器械(双极电凝、血管夹、超声刀和双极电热闭合系统)的发展,安全的内镜或视频辅助的微创甲状腺切除得以展开。通过内镜在视频监视器上显现的放大了数倍的图像,优于肉眼观察到的图像。熟练掌握内镜操作需要训练和实践。除主刀医生外,还需要两名助手才能顺利实施手术。缺点是由于过度牵拉,切口的皮缘会被器械撕裂,严重受损,这些受损的皮缘在缝合前需要修整,有时会形成不可接受的增生性瘢痕。

远程遥控机器人甲状腺切除术

一些年轻女患者更倾向于颈部无切口的甲状腺切除,外科医生为此开展了远程遥控机器人技术,从远处入路接近甲状腺,包括:①发际线以下的耳后入路;②单侧或双侧的腋窝入路;③经乳晕周围或前胸壁入路。虽然这些入路避免了颈部的小切口,但是在机械臂进入的位置需要更大的切口,并且需要游离大量的软组织和皮瓣,从而造成严重的损伤。此外,如果需要进行甲状腺全切,可能需要双侧入路,手术时间明显延长。完成机器人甲状腺切除需要大量的培训。患者的手术费用也增加数倍。

近年文章报道了多种内镜下和远程甲状腺手术的入路。这些入路的价值仍有争议,如经腋窝机器人手术、经口内镜辅助下手术和耳后入路手术,仅仅是为了避免颈部的切口而从远处进入,造成过度的组织损伤,它们究竟是真正的微创手术还是仅仅的"微创切口(minimal access)",仍存争议。甲状腺癌的任何手术首先要考虑的是清晰充分地显露,确保进行合理的癌症手术(cancer operation)。这些微创手术的费用过高,所需的平均时间几乎是常规颈部入路的 2 倍。这些方法的唯一优点就是避免了颈部瘢痕。然而,大多数患者对颈部自然皮纹中长度适当的切口瘢痕非常满意。通过小切口和精细的缝合、避免皮瓣过度牵拉,自然皮纹中的瘢痕几乎不可见。

内镜入路分为颈部入路和颈外入路。颈部入路是在颈部做一小切口,在内镜辅助下操作。颈外入路包括经腋窝机器人手术、双侧腋窝和乳晕入路等。这些方法各有其优缺点。乳房上的切口和通过乳房或其周围的操作对乳房的长期影响尚不明确,是否影响乳房 X 线的检查还未见报道,与癌症相关的长期结果仍有待观察。

耳后入路有其局限性:难以评估腺外侵袭,清扫中央区淋巴结时较为困难,以及广泛的隧道游离造成的损伤。目前尚不清楚的是,这些患者在原术区或颈部淋巴结出现复发时会怎样,以及再次手术的难易程度。在美国进行的大多数甲状腺手术主要是针对已确诊的甲状腺癌或疑似为癌的结节,目前尚不清楚这些方法是否适合可疑为甲状腺癌的患者。甲状腺癌治疗的目标应是首次实现最佳的肿瘤治疗。这些手术方法除了避免颈部的瘢痕,似乎没有任何明确的益处,而且需要较长的学习曲线,并发症的发生率较高。最近,外科医生对经自然孔道甲状腺手术颇感兴趣,特别是经口或唇下入路。经口甲状腺切除存在的争议和对其评价与其他入路相似。甲状腺手术的"金标准"仍然是标准的颈部入路。

尽管目前技术上可行的微创甲状腺切除因各种原因吸引了一些外科医生和患者,但这些技术必须由训练有素、有经验和必要基础设施的外科医生选择性地提供给患者。这些技术只适用于甲状腺小且肿瘤较小的患者,以及满足上述微创甲状腺切除适应证的患者。对于大多数需要甲状腺切除的患者,由训练有素的外科医生操作,一个较小(2.5~3cm)、靠近环状软骨、置于自然皮纹中的切口,其瘢痕完全可以接受。

甲状舌管囊肿切除术

甲状舌管囊肿属发育异常,临床上表现为囊性肿块。发病较早,成人的甲状舌管囊肿并不少见,成年患者常先有一段时间的上呼吸道感染。甲状舌管囊肿可发生在沿甲状舌管的任何地方,从舌盲孔(位于舌背中后三分之一交界处)至甲状

腺峡部。随舌骨的发育,甲状舌管弯至舌骨后方并逐渐闭锁,这对手术有重要意义,如果残留舌骨后方未闭锁的甲状舌管,囊肿会复发。因此,应切除舌骨中三分之一段,以完整切除整个甲状舌管(称为 Sistrunk 手术)。图 12.32 所示甲状舌管囊肿延伸至舌骨后会厌前间隙。图 12.33 显示进入会厌前间隙的术区和 Sistrunk 术后的标本。

囊肿多在颈部正中,有时也在旁正中位。大多数囊肿与未闭的甲状舌管不相连。图 12.34 所示的患者在舌骨下区甲

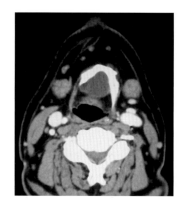
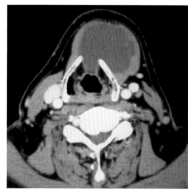

图 12.32 增强 CT 轴位显示甲状舌管囊肿延伸到舌骨后会厌前间隙。

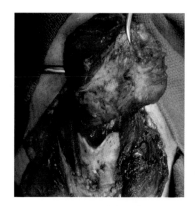
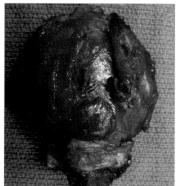

图 12.33 延伸至会厌前间隙的术区和手术标本。

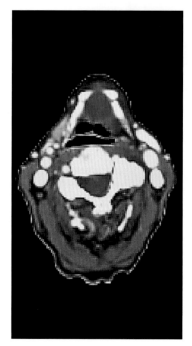
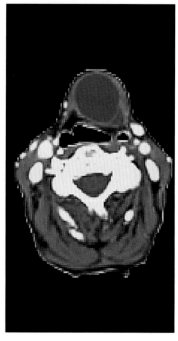

图 12.34 甲状舌骨膜水平 CT 轴位显示双叶肿物。

状舌骨膜上有一 5cm 的肿块。该患同时有甲状腺多发结节，需行甲状腺全切。影像上甲状腺正常的患者，即使囊肿内出现局限的高分化癌，也不需甲状腺切除。

气管内插管，全麻下手术。患者仰卧于手术台、颈部伸展。于接近肿物的颈部皮纹处做切口，切口应位于适合囊肿切除和处理舌骨的位置。

图 12.35 示可触及的肿物。于甲状舌骨膜水平做切口。肿物位于颈阔肌深面，电刀游离上、下皮瓣。术野左侧可见囊肿位于颈深筋膜下。细心分离囊肿周围软组织，避免囊肿破裂（图 12.36）。

较大囊肿的壁薄，游离过程中易破裂。分开舌骨下带状肌，便于囊肿的显露（图 12.37）。电凝切断囊肿附近舌骨上附着的肌肉（图 12.38）。咬骨钳离断舌骨中三分之一段，保留双侧舌骨小角（图 12.39）。如术前 CT 所示，甲状舌管位于舌骨后方正中。切断舌骨两端后，用 Ellis 钳夹持并轻轻牵拉舌骨及附着其上的软组织和囊肿。

此时，仔细寻找甲状舌管并尽可能向上追踪（图 12.40）。分离囊肿下部周围较深的软组织，将其向下牵拉，继续向上追踪甲状舌管，若其延伸到舌盲孔，解剖舌根部肌肉。

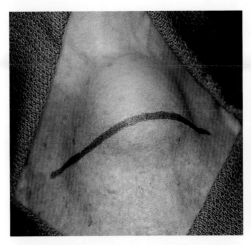

图 12.35 可触及的甲状舌骨膜上的肿物和手术切口。

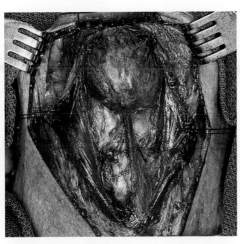

图 12.36 仔细解剖囊肿周围的软组织。

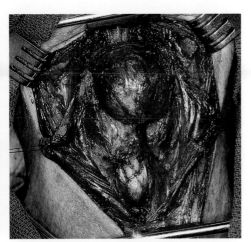

图 12.37 分离舌骨下带状肌。

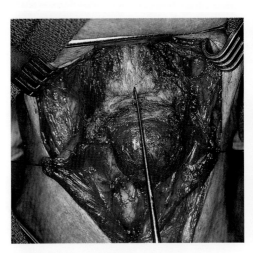

图 12.38 切断附着于舌骨中段的下颌舌骨肌及舌骨舌肌。

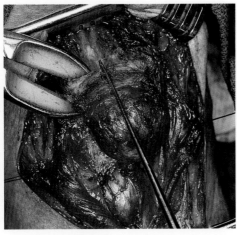

图 12.39 切断舌骨中段两侧。

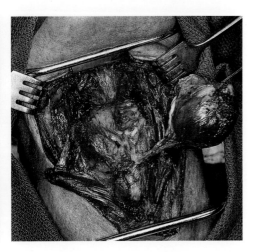

图 12.40 向下牵拉囊肿。

图 12.41 为甲状舌管囊肿切除后的术区，由于切除了舌骨中段，显露出甲状舌骨膜和会厌前间隙。杆菌肽溶液冲洗伤口。术腔留置 Penrose 引流，由切口边缘引出。也可使用小的封闭式引流。切口分两层缝合，用 3-0 铬肠线间断缝合颈阔肌，用 5-0 尼龙线缝合皮肤。手术标本显示完整切除的囊肿、舌骨中段和残存的甲状舌管（图 12.42）。

术后护理简单。引流减少时，可拔除 Penrose 引流。如切口愈合良好，术后 1 周可拆除皮肤缝线。甲状舌管囊肿术后复发罕见，只有在未彻底切除甲状舌管或囊壁时才会出现复发。

腺叶切除术

甲状腺被膜外腺叶切除最常用于甲状腺单发结节的患者，这些结节通常是单灶局限于腺体内的乳头状癌。局限于一个腺叶的可疑肿瘤病变，最好进行诊断性腺叶切除治疗。切除的标本包含整个病变，可提供准确的诊断，如果证实是分化良好的癌且对侧叶正常，在大多数情况下，无须再进行其他治疗。

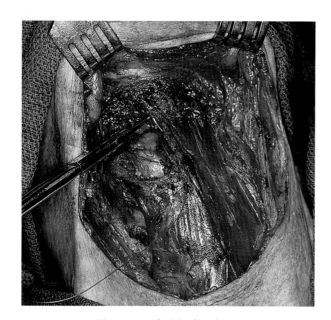

图 12.41 囊肿切除后术区。

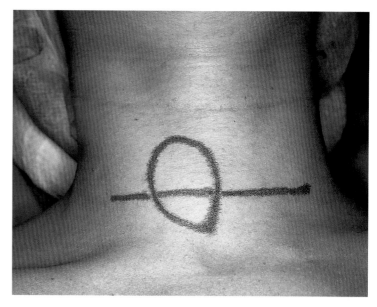

图 12.43 患者单发病变局限于甲状腺右叶。

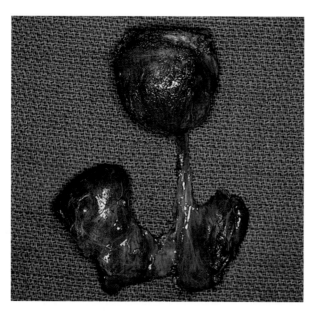

图 12.42 手术标本包括:囊肿、舌骨中段、全甲状腺。一般不需切除全甲状腺,本例为甲状腺多发结节患者。

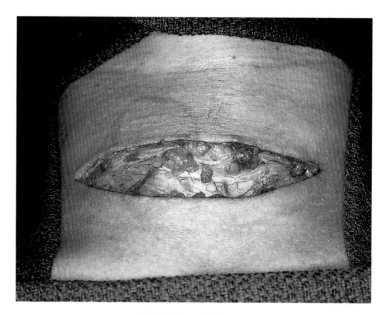

图 12.44 皮肤切口。

图 12.43 所示患者有一个 3cm、光滑局限于甲状腺右叶的病变,左侧叶未触及异常。患者平卧于手术台,气管插管,全身麻醉,颈部伸展,可见明显的甲状腺肿块。皮肤切口应沿颈部皮纹。通常选择在环状软骨附近的皮纹中做一个小切口,这种切口愈合良好,几乎看不到瘢痕。该患者的切口低且长,便于显示解剖结构。对于乳房较大的女性,切口的位置应该高一些,患者站立时因乳房的重力牵拉,切口可形成增生性瘢痕。手术刀切开皮肤,其余步骤用电刀完成。切开颈阔肌,游离上、下皮瓣(图 12.44)。牵拉上、下皮瓣,暴露带状肌(图 12.45)。于中线切开带状肌筋膜,分离胸骨舌骨肌,向一侧牵拉,显露胸骨甲状肌和甲状腺(图 12.46)。

在决定甲状腺的切除范围之前,视诊和触诊整个甲状腺和中央区。于胸骨甲状肌的上端切断该肌,暴露甲状腺上极。首先分离并结扎甲状腺中静脉。然后分别解剖、离断和结扎甲状腺上极处的前被膜下血管。甲状腺上动脉的每一分支都

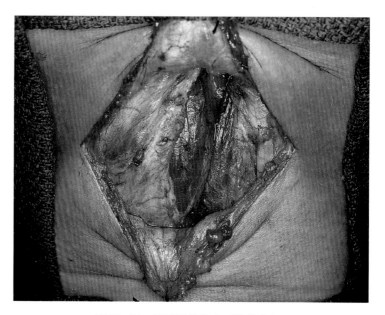

图 12.45 暴露甲状腺表面的带状肌。

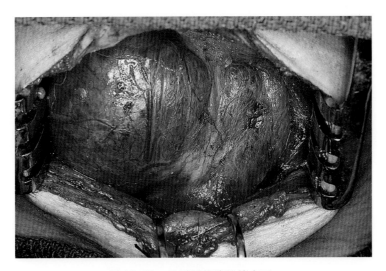

图 12.46　显露甲状腺的前表面。

应单独钳夹,尽可能在靠近上极被膜处离断,以免损伤喉上神经的外支,神经位于甲状腺上动脉的后内侧,向内侧弯曲进入甲状腺上极附近的环甲肌。甲状腺上动脉的终末支应尽可能靠近上极离断,避免残留甲状腺上极组织。避免盲目大块结扎上极血管。在被膜外游离上极,将上极向内侧旋转,暴露其后表面,即上甲状旁腺所在的位置。仔细将甲状旁腺从甲状腺上剥离,并保留其血供。继续在甲状腺被膜外向下解剖。找到下甲状旁腺。仔细解剖并保持甲状旁腺的完整及其来自甲状腺下动脉的血供。绝不在甲状腺下动脉的主干进行结扎,否则会破坏甲状旁腺的血供。在甲状腺下动脉的末支进入甲状腺并远离甲状旁腺的血管处将其离断结扎。甲状旁腺的血供来自甲状腺下动脉的纤细分支。粗暴操作会损伤这些血管,危及甲状旁腺。

细心分离和结扎甲状腺下极的静脉,将下级向内侧旋转。

于气管食管沟内辨认喉返神经,并追踪至环甲膜水平(图12.47)。

气管食管沟内的喉返神经有三个容易受伤的危险区域。第一个危险区域在气管食管沟的下部,此处在颈动脉内侧较易找到神经。如果有较大的淋巴结,神经缠绕在淋巴结之间,很可能在与淋巴结分离的过程中受到损伤。第二个危险区域是喉返神经越过甲状腺下动脉的地方。神经通常位于甲状腺下动脉的后方。但是,约25%的患者,神经与甲状腺下动脉的关系存在变异,它可能在甲状腺下动脉的前面或在甲状腺下动脉的分支之间穿过。此外,神经可能有多个分支,所有分支都应细心保留。喉返神经前支是运动支,也是最重要的分支,该分支的任何损伤都将导致声带麻痹。第三个危险区域是 Berry 韧带处。这个区域是甲状腺与气管紧密相贴的区域,神经与 Berry 韧带和 Zuckerkandl 结节的后部非常接近,分离时可能相当困难。总是有细小的血管穿过 Berry 韧带,这些血管受伤时会造成轻微但有时是恼人的出血。即使用双极电凝控制这种出血,也会对喉返神经造成热损伤。喉返神经最常见的损伤是牵拉损伤或热损伤,而不是真正的神经离断。

在保持血供完好的情况下解剖甲状旁腺,始终保持喉返神经在直视下,结扎甲状腺下动脉的终末分支。继续在气管前壁平面向上解剖右叶至环甲膜水平,甲状腺通过 Berry 韧带紧密附着于此。最好用手术刀在直视下锐性分离致密的 Berry 韧带。此处应避免使用电刀,防止喉返神经的热损伤。将在喉返神经前、后穿过 Berry 韧带的小血管分别钳夹、切断、结扎。

此时,除峡部与对侧腺叶相连外,整个右叶已完全游离。将峡部与气管分离,双重钳夹、切断。用 3-0 铬肠线将甲状腺左叶断端连续锁边缝扎止血。

图 12.48 为切除的甲状腺右叶及峡部标本,被膜完整。标本剖面可见实性、边界清楚的肿物占据甲状腺下极(图12.49)。冰冻病理结果为滤泡性病变伴部分囊性变和中心坏死。图 12.50 示甲状腺右叶切除后术区,可见缝扎后的峡部断端、完整的喉返神经及甲状旁腺。用杆菌肽溶液冲洗伤口。一般情况下,甲状腺术后不需要引流管,除非是留下很大无效腔的巨大甲状腺肿,或者是进行了范围较广的中央区淋巴结清扫。在甲状腺右叶术区留置 Penrose 引流,由切口中部引出。3-0 铬肠线间断缝合带状肌和颈阔肌(图12.51)。细尼龙线缝合皮肤(图12.52)。

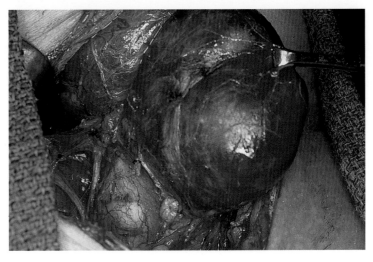

图 12.47　追踪喉返神经至环甲膜水平。

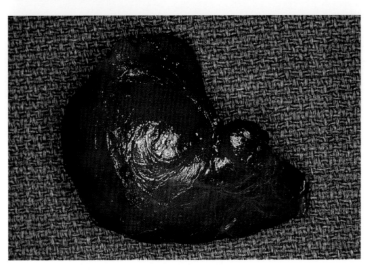

图 12.48　甲状腺右叶及峡部手术标本。

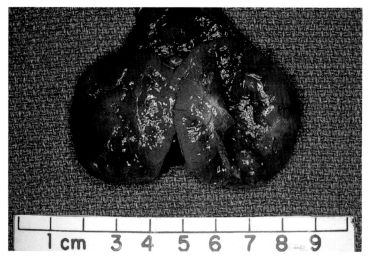

图 12.49　标本剖面。

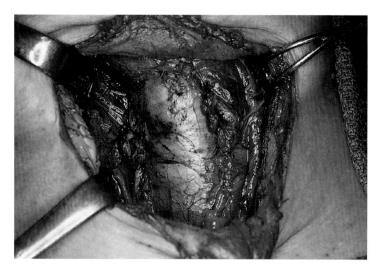

图 12.50　喉返神经和甲状旁腺保留完好。

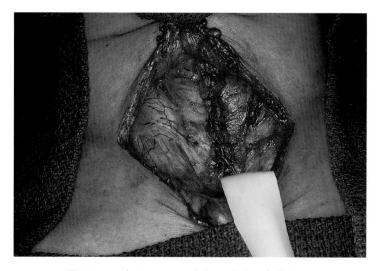

图 12.51　留置 Penrose 引流，于中线缝合带状肌。

若是通过腺叶切除术切除甲状腺内肿瘤，则不必行冷冻切片检查。病理学家无法通过冷冻切片区分良性滤泡性肿瘤和高分化癌。即使诊断为高分化癌，腺叶切除术对局限于腺体内的肿瘤也是足够的外科治疗。缝合切口前，应仔细探查双侧气管食管沟，排除肉眼可见的转移。如果触及可疑淋巴结，将其送检冰冻，确实有转移时，行中央区淋巴结清扫。

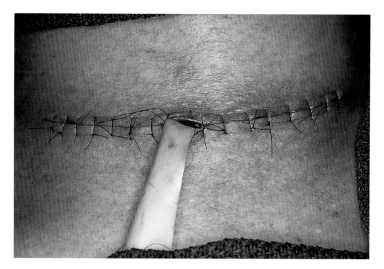

图 12.52　由切口中部引出 Penrose 引流，逐层缝合伤口。

由于气管食管沟淋巴结之间的脂肪和疏松结缔组织较少，通常难以将淋巴结一次性整块切除。清扫气管食管沟淋巴结有损伤甲状旁腺血供的风险。清扫淋巴结时需细心仔细，避免粗暴操作，否则容易损伤甲状旁腺血供。如果甲状旁腺失去血供，将其切成小的薄片种植于胸锁乳突肌内。进行自体移植前，将小片甲状旁腺组织送检冰冻，经病理证实为甲状旁腺后再行种植。

术后护理简单，引流物减少时，拔除 Penrose 引流。如刀口愈合良好，术后 1 周可拆除皮肤缝线。患者可行颈部锻炼以减少局部不适。

压迫气管的巨大甲状腺肿切除

较大的结节性甲状腺肿常压迫气管造成呼吸困难。胸骨后巨大甲状腺肿患者的增强 MRI 轴位显示气管受压，仅留一窄隙，食管明显移位，甲状腺肿伸入前上纵隔（图 12.53）。MRI 冠状位显示（图 12.54）气管受压至正常的 10%。甲状腺肿和气管受压的程度如图 12.55 所示。气管移位至左颈部，几乎至左胸锁关节后方。甲状腺肿切除后，术中可见甲状腺肿导致的气管塌陷（图 12.56）。气管软化等严重的术后并发症很少见。切除甲状腺肿后，受压的气管在几天后恢复至正常（图 12.57）。

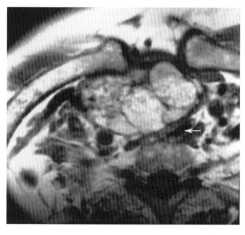

图 12.53　MRI 轴位显示气管受压（箭头）。

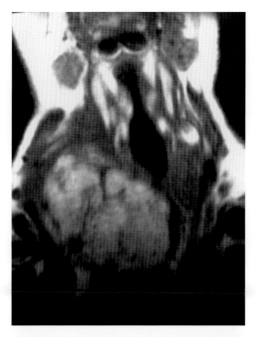

图 12.54　MRI 冠状位显示气管受压左移。

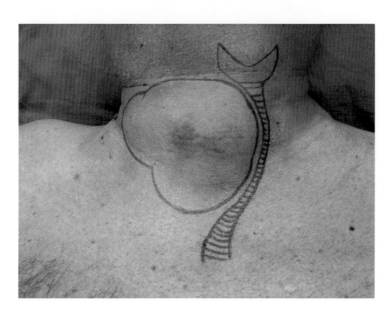

图 12.55　甲状腺肿和气管移位。

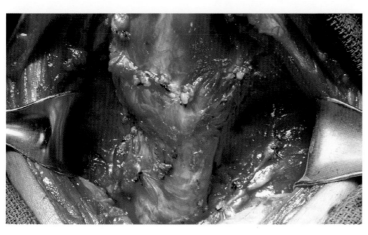

图 12.56　甲状腺肿切除后，气管塌陷。

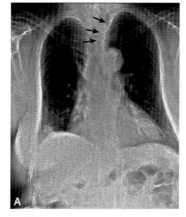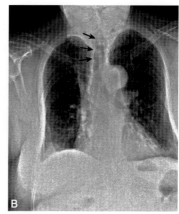

图 12.57　胸部正位片。A. 术前显示气管受压；B. 术后气管复原。

胸骨后甲状腺肿切除

　　肿大的甲状腺可延伸至上纵隔，多继发于非毒性结节性甲状腺肿，或甲状腺下极的肿瘤延伸至上纵隔。上纵隔的肿瘤较小时，患者多无症状，不易被发现。随着肿物增大，位于胸廓入口的气管、食管和大血管受压，可引起气短、吞咽困难或无名静脉受压所致的头颈部静脉淤血。

　　下面这位患者呼吸费力气短数月。胸部正位 X 线片示上纵隔内软组织肿物压迫气管（图 12.58）。上纵隔 CT 示甲状腺右叶低密度肿物压迫气管左移（图 12.59）。

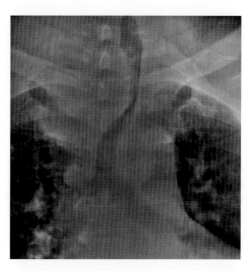

图 12.58　胸骨后甲状腺肿患者的胸片显示气管受压和移位。

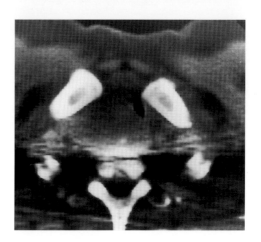

图 12.59　上纵隔 CT 轴位示胸骨后甲状腺肿。

大多数胸骨后甲状腺肿可以通过颈部入路切除。无手术史的良性胸骨后甲状腺肿很少需要胸骨切开。但是对复发的胸骨后甲状腺肿或胸骨后甲状腺癌患者，应做好胸骨切开的准备。如图 12.61 所示，甲状腺肿块经颈部低位切口切除，此切口可充分暴露颈根部和上纵隔。

于患者体表画出甲状腺肿与移位气管的关系（图12.60）。患者全麻，选择小号气管插管并将其置于气管受压部位的远端。低位领式切口通常可充分暴露肿瘤（图12.61）。切开颈阔肌，游离上、下皮瓣，充分暴露。剥离甲状腺被膜上的带状肌，在其下方插入 Richardson 拉钩，向外侧牵拉（图 12.62）。该患者甲状腺左叶无明显异常。分离右侧胸骨舌骨肌，将其向右侧牵拉。切断胸骨甲状肌，暴露甲状腺右叶前表面。除下极肿块外，甲状腺右叶未触及其他异常。

首先分离、结扎右侧甲状腺中静脉，游离甲状腺外缘。用手指小心分离甲状腺右叶前面，并触诊胸廓内的甲状腺肿（图12.63）。如果用手指分离顺利，可进一步游离胸骨后肿物的前面。通过手指钝性分离甲状腺右叶及其扩展至纵隔内的部分，有时可将胸骨后肿物从上纵隔拖出。但分离时必须特别

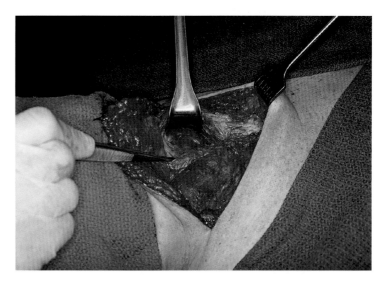

图 12.62 首先暴露并探查甲状腺左叶。

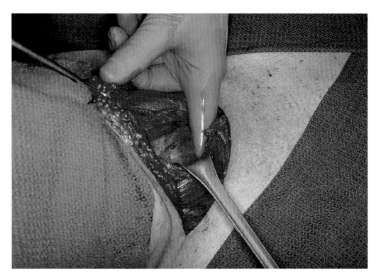

图 12.63 手指于右叶肿物包膜表面钝性分离。

小心，避免粗暴操作或强行分离，否则撕裂包膜的血管导致大量出血。在甲状腺肿周围可遇到一些筋膜形成的假包膜（图12.64），用电刀仔细切开，直到甲状腺肿包膜的正确层面。分离过程中将包膜的较大血管逐一钳夹、切断、结扎（图12.65）。甲状腺肿即将自上纵隔游离至颈部。

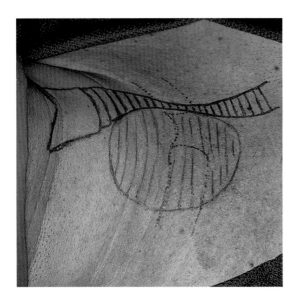

图 12.60 于患者体表画出甲状腺肿与移位气管的关系。

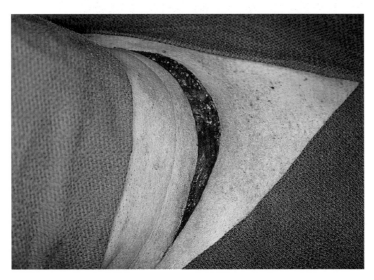

图 12.61 颈部长的低位领式切口。

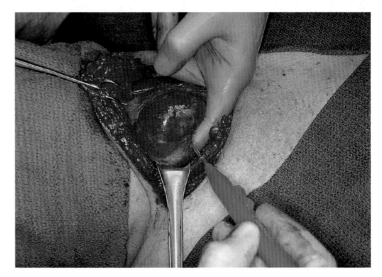

图 12.64 仔细解剖分离甲状腺肿的假包膜。

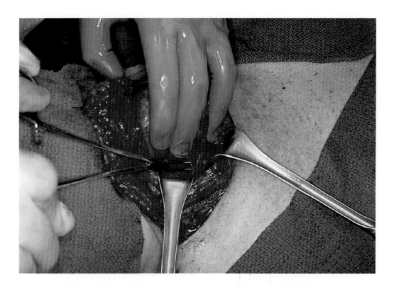

图 12.65　将包膜的较大血管逐一钳夹、切断、结扎。

将甲状腺右叶向左侧牵拉,解剖气管食管沟。细心寻找喉返神经和甲状旁腺。巨大甲状腺肿可能导致喉返神经和甲状旁腺移位,在切断甲状腺下动脉前,应仔细彻底寻找上述结构。在分离和切除巨大胸骨后甲状腺肿时,通常很难辨认甲状旁腺。分离甲状腺右叶上极的血管,钳夹、切断、结扎(图 12.66)。

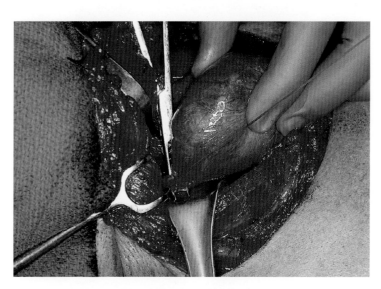

图 12.66　解剖甲状腺右叶上极血管,钳夹、分离、结扎。

进一步暴露术野,此时,已找到右下甲状旁腺(图 12.67)。继续解剖该区,找出喉返神经(图 12.68),并向上追踪至环甲膜水平入喉为止。

此时可切断甲状腺下极血管。在甲状旁腺分支处的远端切断、结扎甲状腺下动脉(图 12.69)。在气管表面游离甲状腺肿,并向内侧翻转(图 12.70)。用电刀将甲状腺峡部从气管表面分离。Berry 韧带附近的小血管应逐一钳夹、分离、结扎,以减少出血。

在气管前游离峡部至左叶。在近左叶处,双重钳夹峡部、切断,移除标本(图 12.71)。用 3-0 铬肠线将甲状腺左叶断端连续锁边缝扎止血。冲洗术区,确切止血。

缝合前,术区可见右叶巨大甲状腺肿已切除。气管光滑,位于正中。有时由于气管长期受压,当巨大甲状腺肿切除后,气管壁会变软,但很少出现呼吸困难。该患者气管的外形和硬度正常(图 12.72)。

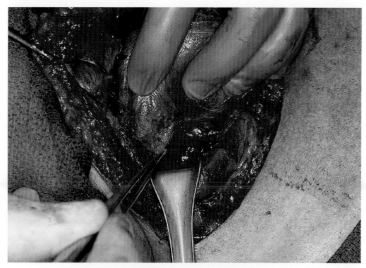

图 12.67　确认右下甲状旁腺。

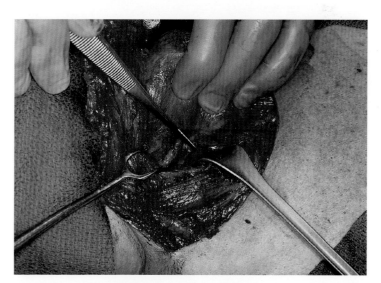

图 12.68　分离右喉返神经。

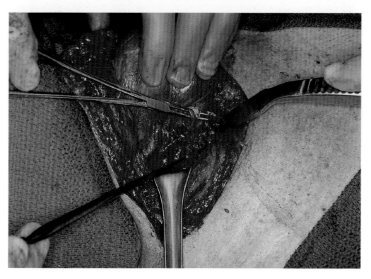

图 12.69　在甲状旁腺分支处远端切断、结扎甲状腺下动脉。

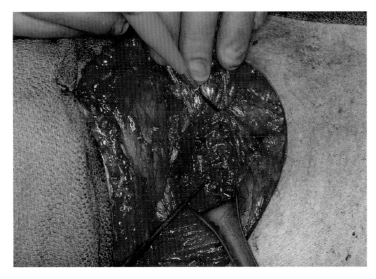

图 12.70　在气管壁前游离甲状腺肿,向内翻转。

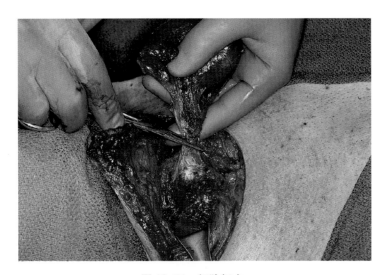

图 12.71　切除标本。

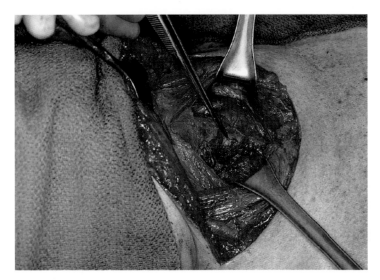

图 12.72　切除标本后,气管无异常。

术区留置 Penrose 引流,由切口中部引出,逐层缝合切口(图 12.73)。

手术标本示甲状腺右叶下极肿物,大小约为 6cm×8cm。标本剖面示腺瘤,可见胶质伴囊性变、纤维化和钙化(图 12.74)。

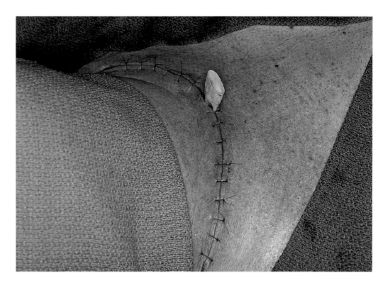

图 12.73　术区留置 Penrose 引流,由切口中部引出。

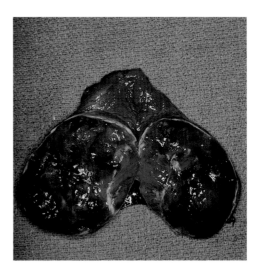

图 12.74　标本剖面。

胸骨后巨大甲状腺肿切除术

胸骨后巨大甲状腺肿常延伸至无名动脉,甚至继续向下至主动脉弓(图 12.75)。多数情况下,可通过颈部入路切除。由于胸骨后甲状腺肿恶变或复发的胸骨后甲状腺肿引起的过度粘连,手指分离可导致出血过多或肿块碎裂,需要分段去除。

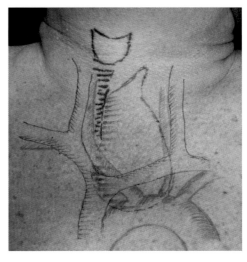

图 12.75　患者的巨大甲状腺肿经胸骨后延伸至纵隔的示意图。

图 12.17~图 12.19 所示患者胸骨后甲状腺肿,大小约 17cm×10cm,其下界低于无名动脉。需在颈部做长的低位横切口,在胸骨垂直延长 T 形切口。游离皮瓣,离断胸骨舌骨肌和胸骨甲状肌。用手指轻柔进入上纵隔甲状腺肿周围分离,可将甲状腺肿上极推至颈部。用数把 Kocher 钳夹持肿物并轻轻牵拉(图 12.76)。在牵拉肿物的同时,继续用手指轻柔分离并仔细结扎包膜血管,将肿物推向颈部。手术标本显示,巨大甲状腺肿通过颈部入路完整切除(图 12.78)。在分离过程中,如果进入胸膜腔,需行胸腔闭式引流。

区域淋巴结清扫

分化型甲状腺癌患者临床隐匿淋巴结转移的发生率远高于 50%,但只有不到 10% 的患者可触及肿大的淋巴结。早期淋巴结转移最常见的部位是颈中央区(Ⅵ区和Ⅶ区,N$_{1a}$)。大多数的淋巴结是触不到的,但可通过术前超声或术中探查发现。可触及的侧颈转移淋巴结最常见于Ⅲ区和Ⅳ区。Ⅰ区转移罕见。甲状腺癌区域淋巴结转移遵循可预测的转移模式,通常最先累及一组特定的淋巴结(图 12.79)。虽然中央

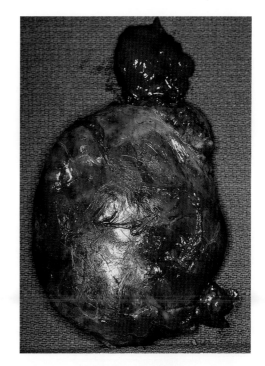

图 12.78　手术标本。

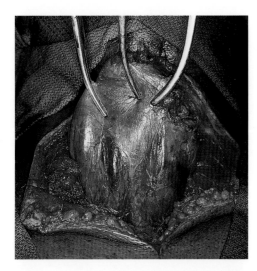

图 12.76　用 Kocher 钳将肿物轻柔牵拉至颈部。

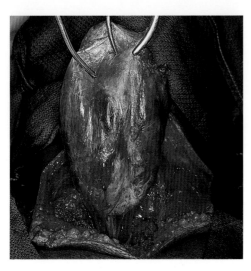

图 12.77　肿物从胸骨后完全拖出。

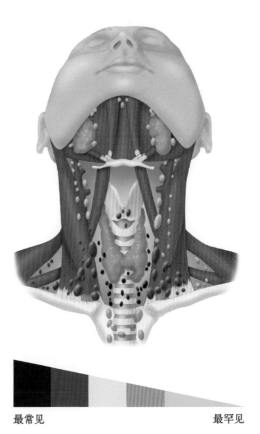

最常见　　　　　　　　　　　最罕见

图 12.79　甲状腺癌淋巴结转移的模式。Ⅵ区(黑色)风险最高,Ⅳ区和Ⅶ区(红色)风险居中,Ⅴ区、Ⅲ区和Ⅱ区(黄色)风险最低。

区淋巴结是第一站淋巴结,但有时转移癌的首发或唯一症状是侧颈出现可触及的淋巴结。尽管分化型甲状腺癌隐匿淋巴结转移的发生率很高,但不建议对低风险患者进行选择性区域淋巴结清扫,因为这几乎不影响长期预后。但是,对于肉眼可见腺外侵袭、组织学分化差的晚期原发甲状腺癌患者和高风险患者,应考虑进行选择性中央区淋巴结清扫。

中央区淋巴结清扫术

颈中央区,上自舌骨下表面,下至胸骨上切迹,两侧为颈动脉鞘,包含Ⅵ区淋巴结。因为没有明确的解剖标志,Ⅵ区和Ⅶ区的分界并不十分明确。颈部的弯曲还是伸展决定了胸骨上切迹所对应的平面。因此,为了消除Ⅵ区和Ⅶ区之间的不明确划分,在修订的淋巴结转移分期(AJCC/UICC 第 8 版)中,Ⅵ区和Ⅶ区淋巴结转移都归为 N_{1a}。因此,重新划定中央区的边界,即从舌骨到无名动脉(图 12.80)。包括喉前淋巴结、Delphian 淋巴结、气管前淋巴结、气管旁淋巴结、甲状腺周围淋巴结,气管食管沟内的淋巴结和无名动脉上方的食管旁淋巴结。

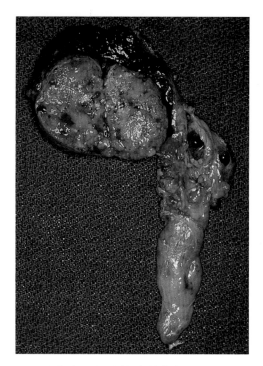

图 12.81　甲状腺左叶及同侧气管旁淋巴结清扫的手术标本。注意标本下端的胸腺。

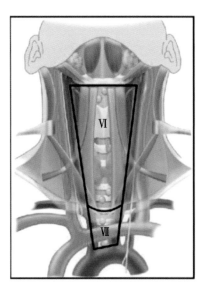

Ⅵ区和Ⅶ区淋巴结清扫

- Delphian淋巴结
- 喉前淋巴结
- 气管前淋巴结
- 甲状腺周围淋巴结
- 气管旁淋巴结
- 气管食管沟淋巴结
- 食管旁淋巴结
- 前上纵隔淋巴结

图 12.80　中央区淋巴结:Ⅵ区和Ⅶ区淋巴结(N_{1a})。

中央区淋巴结清扫选择性地用于临床 N_0 且甲状腺原发癌较大的患者(T_{4a}),这些患者常有腺外侵袭,淋巴结转移的风险很高,清扫中央区淋巴结可以更彻底地切除原发灶。在切除甲状腺过程中,如果发现中央区有肿大的淋巴结,应清扫双侧中央区淋巴结。如果侧颈淋巴结没有明显肿大,这足以清除转移的区域淋巴结。对于低风险乳头状癌患者,可行中央区的气管旁淋巴结清扫,有时这些淋巴结较小但是病理检查证实存在转移。在决定气管食管沟淋巴结的清扫范围前,必须对整个及对侧中央区进行彻底的视诊和触诊。图 12.81 所示为接受腺叶切除和同侧气管食管沟淋巴结清扫的低风险甲状腺癌患者的手术标本。细心保护甲状旁腺及其血供和喉返神经。图 12.82 显示彻底清扫同侧中央区淋巴结和保留的甲状旁腺和喉返神经。如果甲状旁腺失去血供,应将其植入侧颈肌肉。

甲状腺全切除术和Ⅲ型改良全颈清扫术

分化型甲状腺癌的区域淋巴结转移最常见于中央区淋巴结(Ⅵ区)和上纵隔淋巴结(Ⅶ区),现统一归为 N_{1a}。通常侧颈淋巴结首先转移至颈静脉中组淋巴结和颈静脉下组淋巴结,然后转移至颈后三角淋巴结和颈静脉上组淋巴结(Ⅱ区、

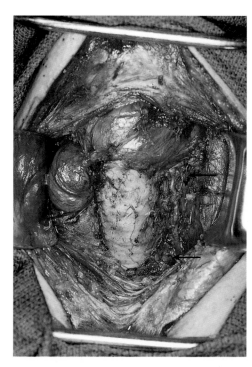

图 12.82　术区可见左侧甲状旁腺(箭头)和喉返神经。

Ⅲ区、Ⅳ区和Ⅴ区)。这些淋巴结临床归为 N_{1b}。分化型甲状腺癌转移至下颌下三角的淋巴结(Ⅰ区)非常罕见。因此,甲状腺癌颈淋巴结转移的患者可不必清扫下颌下三角的淋巴结,特别是颈静脉中组淋巴结和颈静脉上组淋巴结无明显转移时。颈动脉鞘后方的Ⅳ区淋巴结转移常见。因此,应特别注意探查邻近淋巴管、颈内静脉和颈动脉后方的区域,以清除所有肉眼可见的病灶。由于分化型甲状腺癌的生物学惰性,转移淋巴结局部侵犯颈部软组织是不常见的。因此,保留胸锁乳突肌、颈内静脉和副神经的改良全颈清扫是清扫侧颈区域淋巴结的理想术式。

图 12.83 和图 12.84 为甲状腺乳头状癌（伴有钙化）患者的 CT 轴位和冠状位平扫，显示颈部中央区和侧颈的钙化转移淋巴结。CT 冠状位重建显示钙化的原发灶和多个钙化的气管旁、上纵隔和左侧颈淋巴结（图 12.85）。该患者需行甲状腺全切和中央区淋巴结清扫（自舌骨至无名动脉之间的 N_{1a} 淋巴结）和双侧全颈清扫（Ⅱ～Ⅴ区），以清除所有可见的病灶。做环状软骨水平、双侧斜方肌前缘间的横切口（图 12.86）。标出影像显示的淋巴结位置。

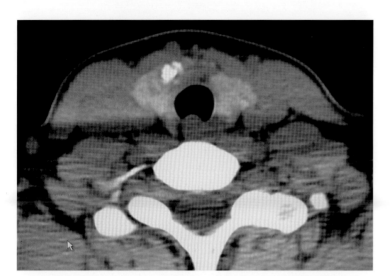

图 12.83　CT 轴位平扫显示甲状腺钙化肿块，可疑乳头状癌。

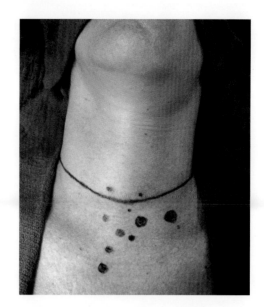

图 12.86　标记环状软骨水平的横切口。

在颈阔肌下平面游离皮瓣，充分暴露术区。上皮瓣游离至舌骨上方，显露双侧颌下腺下缘（图 12.87）。下皮瓣游离至胸骨上切迹和双侧锁骨。

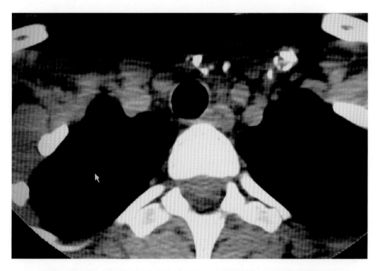

图 12.84　CT 轴位显示气管前和气管旁多个钙化淋巴结。

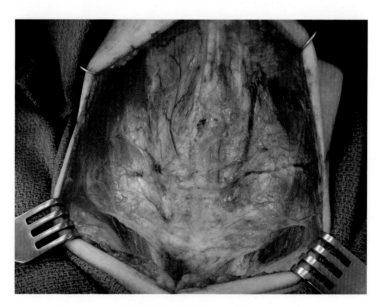

图 12.87　游离上、下皮瓣。

首先切开左侧胸锁乳突肌前缘筋膜，进行左侧颈淋巴结清扫（图 12.88）。使用电凝安全、无血地进行解剖。细心清扫所有可见的淋巴结，仔细保留颈动脉鞘内的神经血管。向侧方牵拉胸锁乳突肌，显露肩胛舌骨肌，该肌起自舌骨下缘，行向下外，跨过颈动脉鞘（图 12.89）。将胸锁乳突肌下的软组织尽可能向后剥离，显露下方的斜方肌前缘和上方的颈后三角底部。

清扫颈内静脉外侧、颈丛皮支神经根表面的淋巴结，将其与颈丛表面分离。在术区上方，辨认副神经。清扫ⅡA区淋

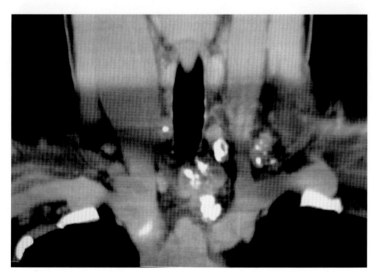

图 12.85　CT 冠状位显示甲状腺多发钙化灶和邻近淋巴结。

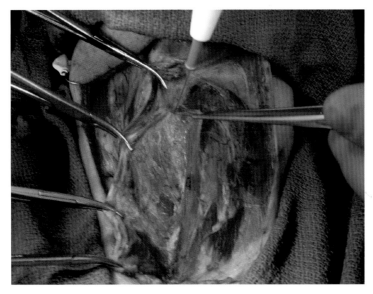

图 12.88　在胸锁乳突肌前缘开始清扫。

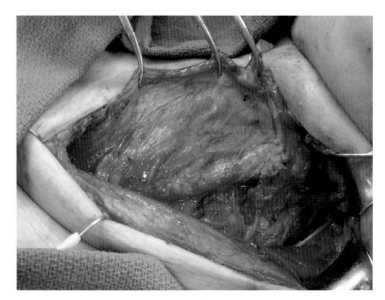

图 12.90　从颈丛表面开始清扫颈后三角淋巴结。

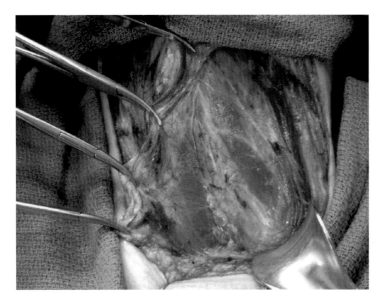

图 12.89　肩胛舌骨肌跨过颈动脉鞘。

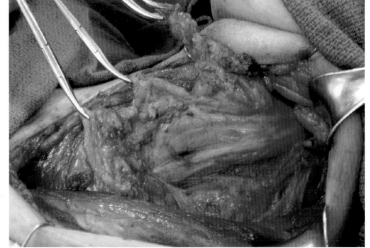

图 12.91　清扫颈动脉鞘外侧的颈后三角淋巴结。

巴结。如果ⅡA区有转移灶,清扫ⅡB区淋巴结。淋巴结清扫的上界是二腹肌后腹。清扫颈后三角时,应仔细止血(图12.90)。

　　完成颈后三角淋巴结清扫,手术向内侧进行,显露颈动脉鞘外侧(图12.91)。清扫颈动脉外侧的所有淋巴组织,并细心向内侧翻转,显露迷走神经、颈内动脉、颈总动脉和颈内静脉的外侧。在术区下方,仔细辨认胸导管的交通支,细心分离并结扎(图12.92)。完成颈动脉鞘外侧的所有淋巴清扫,将整个手术标本旋转到内侧,显露颈内静脉和颈总动脉。游离颈内静脉内侧,将其和手术标本分开,细心分离并结扎颈内静脉的属支。应特别注意探查颈动脉鞘后方的区域,在此处常可发现与侧支淋巴导管密切相关的一群转移淋巴结,仔细清扫这些淋巴结。图12.93示完成侧颈Ⅱ区、Ⅲ区、Ⅳ区、Ⅴ区清扫的术区。注意观察上方的副神经,居中的颈动脉鞘及其后方的颈丛神经根。带状肌在颈动脉鞘的内侧。

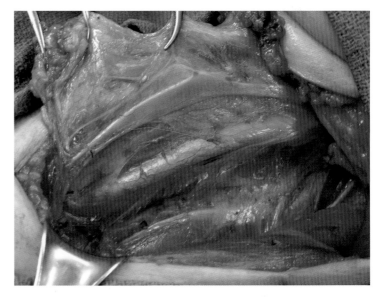

图 12.92　分离并结扎下颈部的淋巴管。

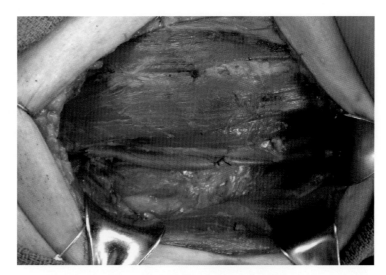

图 12.93　左颈淋巴结清扫后的术区。

　　清扫中央区淋巴结,进行甲状腺全切。此步骤需以整体切除的方式完成。切除带状肌,游离胸骨舌骨肌和胸骨甲状肌,上自舌骨下面和甲状软骨,下至双侧胸锁关节后方肌肉的止点。清扫双侧颈总动脉内侧的气管前和气管旁淋巴结,并完成甲状腺全切,细心保留甲状旁腺及其血供。

　　当进行彻底的中央区淋巴结清扫时,通常很难保留甲状旁腺的血供,特别是下甲状旁腺的血供。如果甲状旁腺因灌注不足而呈褐色,建议送一小片组织行冰冻检查以确认甲状旁腺组织,然后将其植入颈部外侧的肌肉中。

　　继续向下清扫中央区淋巴结。仔细辨认并保护喉返神经,彻底切除甲状腺,保留甲状旁腺。图 12.94 示该患者保留了三枚甲状旁腺。至此完成了中央区的喉前、气管前、甲状腺周围和气管旁淋巴结的清扫。继续沿双侧颈动脉鞘进入上纵隔,清扫气管前和气管旁淋巴结,直至无名动脉上方。

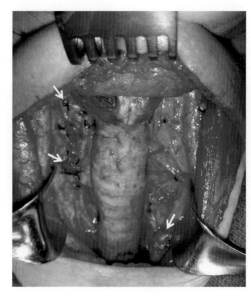

图 12.94　甲状腺全切和中央区淋巴结清扫后的术区。注意观察保留的三枚甲状旁腺(箭头)。

　　完成上纵隔内的气管前和气管旁淋巴结清扫的术区如图 12.95 所示。术区内可见双侧颈总动脉起始部。完成整个手术后,术区可见双侧颈动脉鞘内结构、喉、气管、喉返神经和三

　　枚保留的甲状旁腺(图 12.96)。图 12.97 所示手术标本,包含三部分,整个甲状腺,中央区淋巴结和双侧颈 Ⅱ ～ Ⅴ 区淋巴结。很多转移淋巴结因囊性变和陈旧性出血而呈黑色。

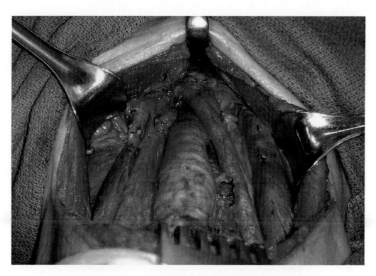

图 12.95　清扫气管旁淋巴结至上纵隔的无名动脉。

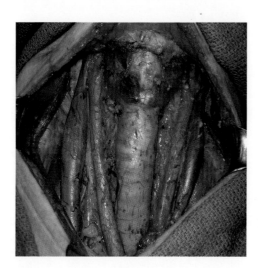

图 12.96　完全清扫从舌骨到无名动脉、双侧 Ⅱ 区至 Ⅴ 区淋巴结后的术区。

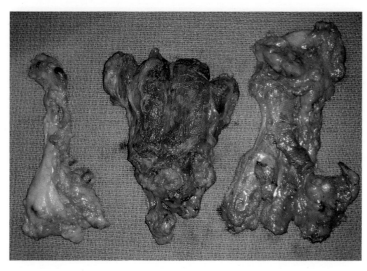

图 12.97　手术标本示:全甲状腺和 Ⅵ 区、Ⅶ 区的淋巴结,双侧 Ⅱ 区到 Ⅴ 区的淋巴结。

这种手术对功能和外观的影响较小且短暂。患者术后 1
个月的外观显示瘢痕愈合良好,但上皮瓣仍有水肿。随时间
推移,下颈部皮纹中的瘢痕中只呈一条细线(图 12.98)。患
者双肩活动范围正常,下颈部皮肤几乎没有麻木。

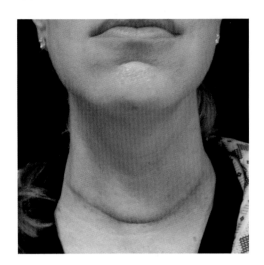

图 12.98　患者术后 1 个月的外观。

纵隔淋巴结清扫术

巨大原发甲状腺乳头状癌延伸至胸骨后或前上纵隔内有
大量转移灶时可能需要胸骨切开进行彻底切除。图 12.99 ~
图 12.102 为广泛的甲状腺乳头状癌患者的增强 CT,胸骨后
有较大的囊性转移灶,颈动脉鞘向后外侧移位,气管受压。囊
性转移灶与原发灶相邻,延伸至主动脉弓水平。

胸骨后广泛的乳头状癌可以引起上腔静脉综合征,导致
皮肤和皮下组织血管增生,静脉曲张,临床检查时较易发现
(图 12.103)。手术入路需行领式切口和中线切口(垂直颈部
横切口延伸至剑突水平),进行甲状腺切除和侧颈清扫。

行胸骨切开,仔细清扫纵隔淋巴结,同时进行甲状腺全
切、中央区淋巴结清扫和左侧颈改良清扫。切除所有肉眼可
见肿瘤后的术区如图 12.104 所示。切除范围自舌骨至主动
脉弓、右侧颈动脉鞘外侧到左侧斜方肌前缘,切除肿瘤累及的

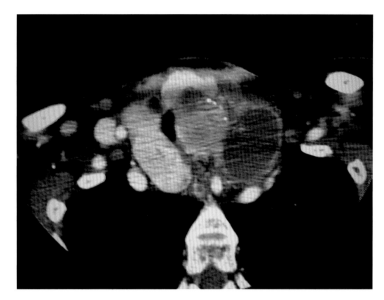

图 12.100　囊性转移灶压迫气管。

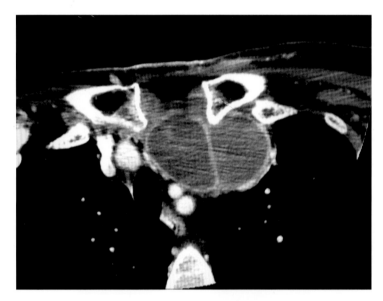

图 12.101　胸骨后囊性转移灶。

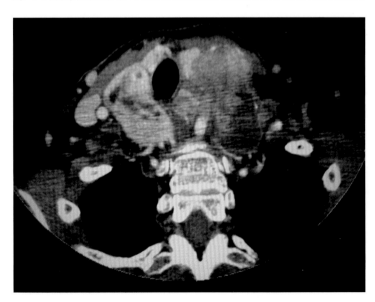

图 12.99　颈部增强 CT 轴位示巨大甲状腺肿伴钙化。

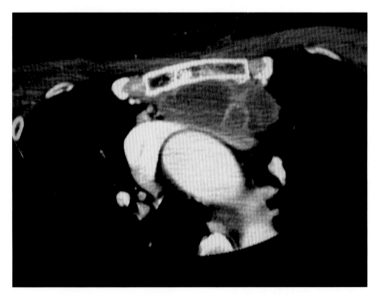

图 12.102　前纵隔囊性转移灶延伸至主动脉弓。

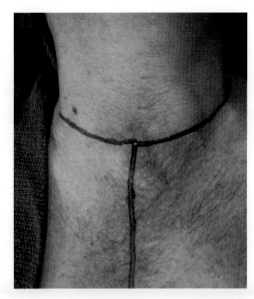

图 12.103　标记皮肤切口，进行甲状腺切除、颈淋巴结清扫、胸骨切开和纵隔淋巴结清扫。

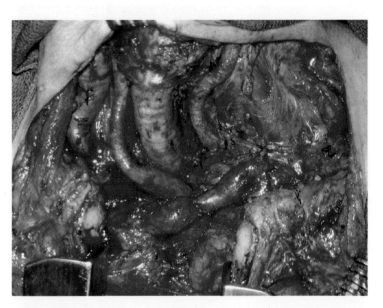

图 12.104　甲状腺全切除，左颈改良清扫，中央区（Ⅵ区和Ⅶ区）和纵隔淋巴结清扫后的术区。

左颈内静脉，保留副神经。如果喉返神经未受癌侵及，将其保留。尽力保留甲状旁腺。如果一个或多个甲状旁腺的血供受损，而腺体未受癌侵及，经冰冻检查证实后，将其植入邻近的肌肉。

局部晚期甲状腺癌的手术治疗

根据临床和影像标准，局部晚期甲状腺癌分期为 T_3 和 $T_{4a/b}$。小的腺外侵袭或向前侵及带状肌（T_3）需整块切除受累带状肌和甲状腺全切。T_4（较大的向甲状腺后方侵袭）病变需要详细的术前检查（包括增强 CT 或 MRI）评估可切除性。增强 CT 对于局部晚期甲状腺癌、活动欠佳固定的甲状腺瘤、喉返神经麻痹，周围结构受侵或临床上明显的侧颈淋巴结转移的患者，是非常重要的评估检查。需要彻底地评估病变范围，包括上纵隔和咽旁淋巴结。新版 ATA 指南（2015 年）强烈建议术前进行增强 CT。术前通过额镜或纤维喉镜（更佳），进行

声音评估对判定术前和术后的声带功能很重要。侵及喉返神经、喉、气管或食管的肿瘤（T_{4a}）通常可通过手术切除。侵及椎前筋膜、包绕颈动脉或纵隔大血管的肿瘤归为 T_{4b}。对于某些 T_{4b} 患者，手术是可行的，但必须仔细甄别以确保手术的合理性。

喉返神经受侵

喉返神经在其行程中（从纵隔到环甲膜水平）可被甲状腺原发灶或转移淋巴结浸润或包裹（图 12.105）。如果同侧声带麻痹，应切除受累神经，以实现肿瘤的整体切除。如果需要切除仍有功能的喉返神经时，术中应根据以下因素慎重衡量：①对侧神经的状况；②肿瘤全切除的可行性；③是否需要切除其他邻近结构；④残余病灶辅助治疗的疗效；⑤患者对声带麻痹的耐受能力；⑥患者的整体预后。双侧喉返神经均受侵，需将其都切除，并行气管切开。切除同侧仍有功能的喉返神经后，可进行神经重建，或将神经远端残端与舌下神经吻合，可改善麻痹声带的肌肉张力，增强声带功能，但不能恢复声带的活动。

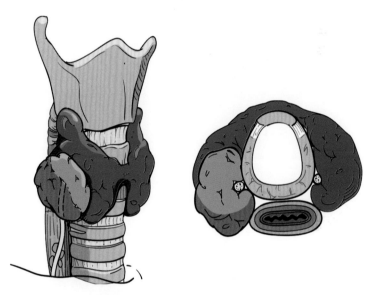

图 12.105　环甲膜周围的甲状腺原发癌或转移淋巴结侵及喉返神经的示意图（由纪念 Sloan Kettering 癌症中心提供）。

喉受侵

甲状腺癌可直接侵及喉和气管的前壁或侧壁。甲状腺癌腺外侵袭常累及甲状软骨、声门下喉、环甲膜、环状软骨和气管壁，在其他地方没有转移灶的情况下，建议采用积极的手术，切除部分喉和气管或部分食管。术前评估甲状腺癌侵及喉的情况，不仅需要影像，还要评估喉功能、气道状态和肺功能。如果喉受侵，但喉功能完整，可行部分喉切除。

图 12.106 所示患者甲状软骨上有一固定肿块，经活检证实为甲状腺乳头状癌，右颈Ⅱ区和Ⅲ区有较大的淋巴结转移。进行Ⅰ型改良全颈淋巴结清扫，仅保留了副神经，术区可见肿瘤侵及甲状软骨板，需将其切除（图 12.107）。细锯切除受侵的甲状软骨板，确保切除充分，切缘安全。Freer 骨膜剥离器剥离甲状软骨板内侧的骨膜，注意不要损伤声门旁间隙。整

块切除甲状软骨板,保留喉黏膜的完整(图 12.108)。这种手术在后遗症最少的情况下,实现了肉眼可见肿瘤的全切除。

　　原发或复发肿瘤侵及声门下喉前部,可行喉部分切除,保留喉功能,无需气管造口。仔细通过影像和内镜检查评估肿瘤范围对手术成功至关重要。声门下喉前部的功能较小(relatively silent),因为这里没有喉的重要神经和肌肉。一位甲状腺乳头状癌复发的患者曾接受甲状腺全切,术后行 RAI 治疗。就诊前 2 年,她出现逐渐加重的呼吸困难。环状软骨层面的增强 CT 显示肿瘤复发,环状软骨前部破坏(图 12.109)。喉镜示声门下存在肿瘤复发(图 12.110)。双侧声带活动。进一步评估显示肿瘤局限于声门下喉前部,延伸至第一气管环(图 12.111)。手术方案是切除声门下喉、环状软骨前 1/3,并用气管瓣重建喉。

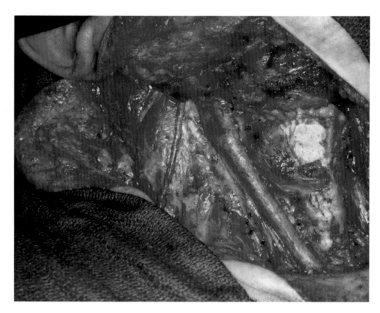

图 12.108　切除标本后的术区显示保留的软骨膜和完整的喉黏膜。

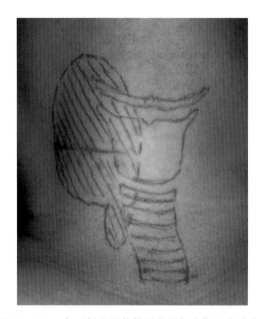

图 12.106　勾画侵犯甲状软骨的局部晚期甲状腺癌。

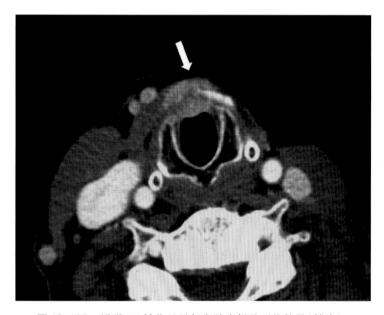

图 12.109　增强 CT 轴位显示复发肿瘤侵及环状软骨(箭头)。

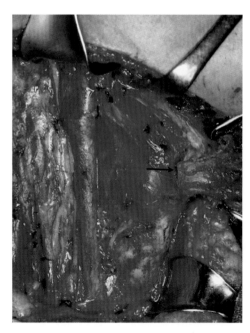

图 12.107　颈清扫后的术区显示肿瘤侵及右侧甲状软骨板(箭头)。

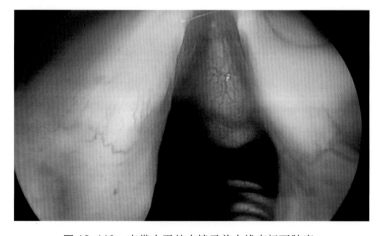

图 12.110　声带水平的内镜示前中线声门下肿瘤。

探查颈部中央区,仔细辨别、解剖和保护双侧喉返神经(图 12.112)。根据喉镜结果,标记出喉、环状软骨和气管切除的区域(图 12.113)。首先在第一气管环和第二气管环之间切开气管,并环形切断,与喉分离,仔细保留喉返神经(图 12.114)。在复发肿瘤的外侧,用细电锯切开环状软骨,两侧要留有安全切缘。向上牵拉离断后的环状软骨段,暴露肿瘤。直视下,在肿瘤两侧切断甲状软骨,上至前联合。切除肿瘤后的术区如图 12.115A 所示。手术切缘送检冰冻检查确保 R0 切除。完整切除的手术标本如图 12.115B 所示。

应用气管瓣完成重建。修剪气管上端的后外侧,形成舌形的气管前壁瓣(图 12.116)。该瓣较易到达甲状软骨缺损的上缘。用 Prolene 线单层间断严密缝合(图 12.117)。重建的

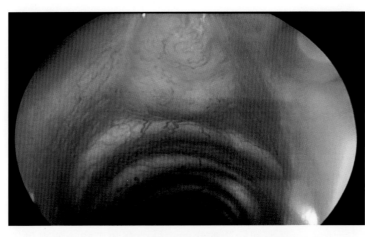

图 12.111 声门下喉的内镜示肿瘤下界达气管第一环。

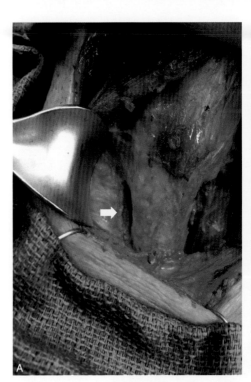
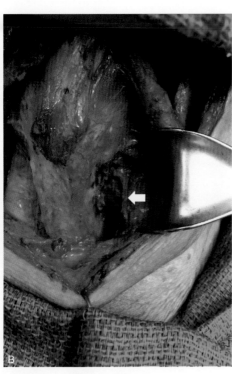

图 12.112 术区显示右(A)和左(B)喉返神经(箭头)。

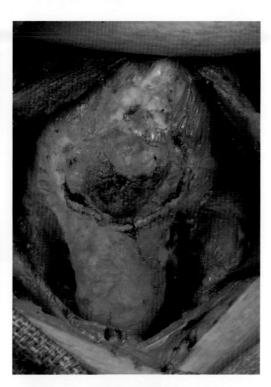

图 12.113 勾画手术切除范围,包括部分甲状软骨、环状软骨和气管第一环。

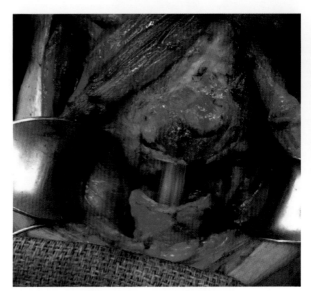

图 12.114 环形切断远端气管。

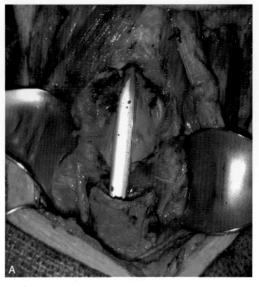
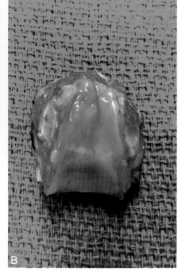

图 12.115 肿瘤切除后的手术缺损,显示声带下表面和环状软骨残端(A),手术标本显示声门下复发肿瘤(B)。

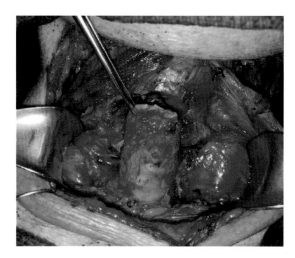

图 12.116   推进远端气管修复手术缺损。

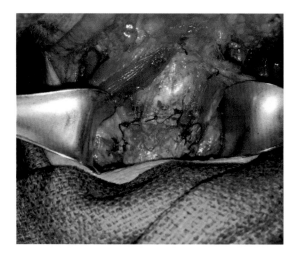

图 12.117   单层严密缝合气管和喉。

喉气道正常,保留了双侧声带功能。不需要进行气管切开。手术后几小时,拔除患者的气管插管。对局部晚期甲状腺癌患者,可进行许多创新的喉、气管功能保留手术。喉重建术后 2 年的图像显示气道和双侧声带活动良好(图 12.118A)。CT 矢状位显示气管瓣重建喉,恢复正常气道(图 12.118B)。

如果原发肿瘤同时侵及甲状软骨板、声门旁间隙或声门下外侧,或者穿透喉黏膜,则必须切除全喉(图 12.119 和图 12.120)。多数情况下,这种局部侵袭性肿瘤,特别是老年患者,通常是低分化癌,不适合 RAI 治疗。这种情况下,PET 扫描有助于术前评估。具有高标准摄取值(standard uptake value,SUV)的极度亲和 FDG 的病变通常对 RAI 治疗无反应。这种情况下,全喉切除为疾病的局部控制和可能治愈提供了最好的选择。图 12.121 和图 12.122 所示广泛的甲状腺癌侵及喉,需要切除全喉。FDG-PET 扫描中 SUV 低的肿瘤通常是分化良好的乳头状癌,对放射碘治疗的反应较高。严格选择这类患者,可以考虑次全切除肿瘤,从而保留残喉的功能,但最终可能需要切除全喉。

环状软骨气管交界区受侵

这个原发分化型甲状腺癌患者甲状腺弥漫肿大,侵及声门下和气管近端,左侧颈下部可触及转移淋巴结。气管第一环水平的 MRI 轴位显示肿瘤从中央区侵入气管腔(图 12.123)。MRI 矢状位显示肿瘤穿过环状软骨进入声门下区,穿过第一气管至第三气管环进入气管腔(图 12.124)。尽管喉和气管广泛受侵,但双侧声带活动度正常。纤维支气管镜对近端气管进行检查显示肿瘤穿破气管前壁向黏膜下延伸(图 12.125)。

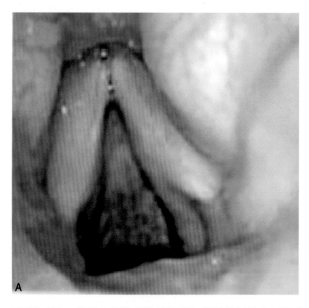
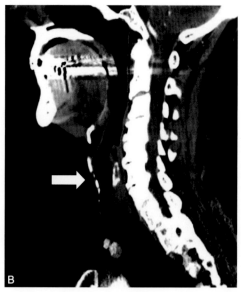

图 12.118   术后 2 年的喉镜显示用气管瓣修复的声门下喉(A),CT 矢状位显示用气管瓣重建的气道正常外观(箭头)(B)。

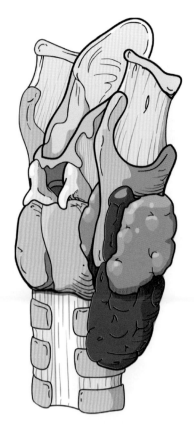

图 12.119　甲状腺癌穿过软骨侵及喉的示意图（由纪念 Sloan Kettering 癌症中心提供）。

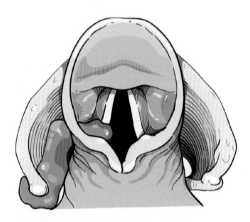

图 12.120　癌侵及声门旁间隙示意图（由纪念 Sloan Kettering 癌症中心提供）。

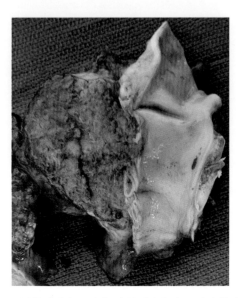

图 12.121　甲状腺全切和喉切除的手术标本显示喉的广泛受侵。

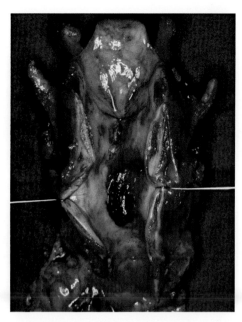

图 12.122　全喉切除和甲状腺切除的手术标本显示声门下喉肿瘤侵及气道。

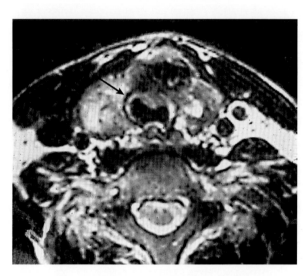

图 12.123　MRI 轴位显示甲状腺癌侵入气管（箭头）。

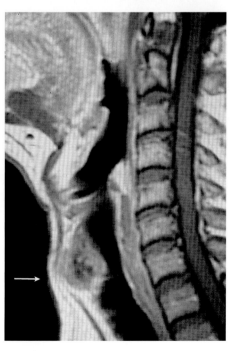

图 12.124　MRI 矢状位显示肿瘤侵及声门下和近端气管（箭头）。

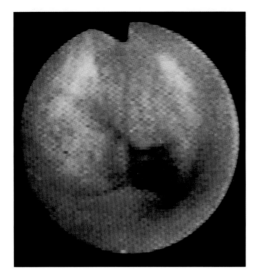

图 12.125　内镜显示近端气管前壁黏膜下肿瘤。

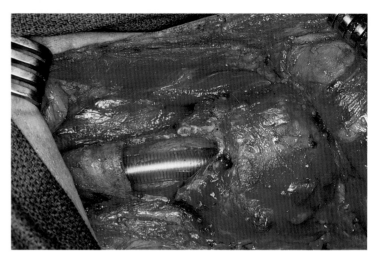

图 12.127　甲状腺全切后、切除环状软骨前部和气管近端的术区。

　　手术包括左侧改良颈清扫、甲状腺全切、切除环状软骨前部和近端气管前壁,切除约 50% 的气管周长(图 12.126)。切除气管前壁和左侧壁。术区(图 12.127)显示气管缺损,气管插管位于管腔内。完成甲状腺全切,清扫中央区淋巴结,保留右侧喉返神经和右侧甲状旁腺。切除被肿瘤包裹的左喉返神经。缺损包括声门下区环状软骨的切除部分和左前外侧气管壁的缺损。为修复喉气管连接处的缺损并恢复气道的连续性,采用以下重建技术。

　　完全分开喉与气管,使残余的气管右侧壁与喉分离,如图 12.128 所示。精确修剪残存的气管使其形状与环状软骨缺损相匹配。游离颈段气管周围将气管旋转 90°,使气管右侧残壁向前与环状软骨缺损相匹配(图 12.129)。进一步修剪气管边缘,用 3-0 Prolene 线单层间断缝合喉气管,端端吻合,封闭气道。严密缝合防止缝线处漏气(图 12.130)。

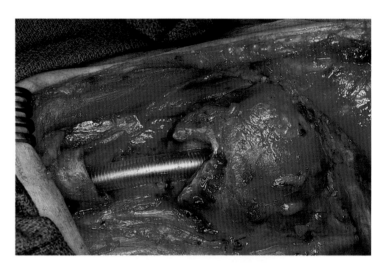

图 12.128　气管完全脱离环状软骨。

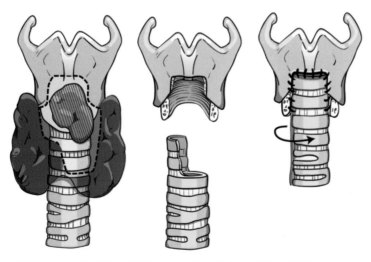

图 12.126　气管轴向旋转重建环状软骨和气管的示意图(由纪念 Sloan Kettering 癌症中心提供)。

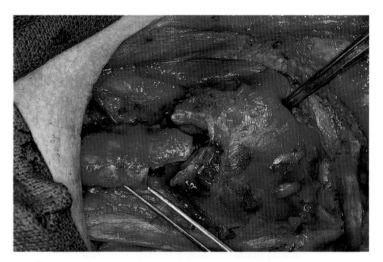

图 12.129　修剪气管右侧壁以适应环状软骨缺损。

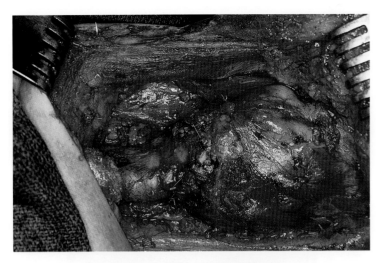

图 12.130　严密缝合环状软骨和气管。

术后保留气管插管 24 小时。没有必要行气管切开。患者配戴颈圈夹板或将颈部与胸前壁用粗丝线固定,保持颈部屈曲状态。术后 48 小时经口进流食,3 天后进软食。如颈部伤口一期愈合良好,2 周后患者可伸展颈部。术后 MRI 矢状位显示气道通畅(图 12.131)。

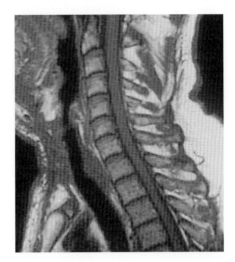

图 12.131　术后 MRI 矢状位显示气道重建良好。

气管受侵

局部侵袭但组织学分化良好的甲状腺癌有时可广泛侵及气管。气管受侵范围可分为:(Ⅰ)黏附于气管外壁,(Ⅱ)浸润软骨,(Ⅲ)穿过软骨,浸润至黏膜下层,(Ⅳ)气管腔内的较大肿瘤(图 12.132 和图 12.133)。这种情况下,通过积极的手术切除,可以长期有效地控制局部肿瘤,提高患者的生存率。

这位甲状腺肿瘤患者,无自觉症状,突然大量咯血,急诊入院。术前 CT 示甲状腺左叶肿物侵入气管腔,伴局灶钙化(图 12.134)。MRI 矢状位和轴位显示肿瘤自第二气管环水平侵入气管腔(图 12.135 和图 12.136)。临床检查可触及甲状腺左叶质硬肿物及左侧颈静脉下组转移淋巴结。支气管镜检查示气管腔内有一蕈伞状溃疡病变,来自气管左前外侧壁(图 12.137),长 3.5~4cm。气管袖状切除后长达 5~6cm

的缺损可行一期端端吻合,可通过多种方式修复(图 12.138)。

手术需行甲状腺全切、气管袖状切除和左侧颈改良清扫。全麻时用 6 号气管插管,插管气囊越过肿瘤下界后再充气。锁骨上两横指处行颈部横切口,自右胸锁乳突肌外缘至左斜方肌前缘。分离上、下皮瓣,完成左侧颈改良清扫,保持清扫标本与甲状腺左叶相连。切断胸骨舌骨肌和胸骨甲状肌,充分暴露中央区和甲状腺(图 12.139)。

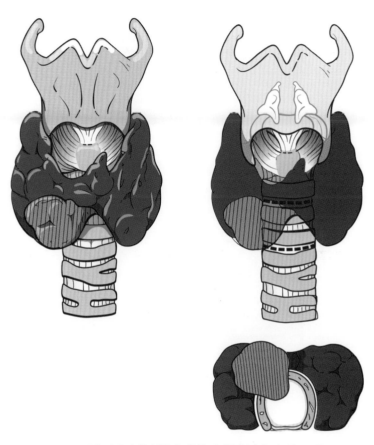

图 12.132　甲状腺癌直接浸润气管的示意图(由纪念 Sloan Kettering 癌症中心提供)。

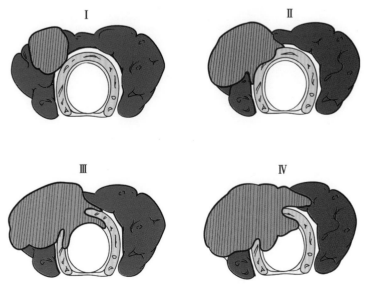

图 12.133　甲状腺癌侵及气管程度的分类(由纪念 Sloan Kettering 癌症中心提供)。

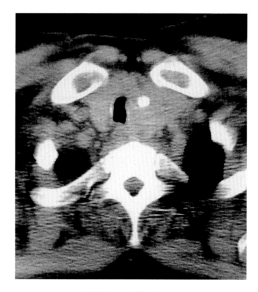

图 12.134 CT 轴位示甲状腺左叶的巨大肿瘤伴钙化并侵及气管前侧壁。

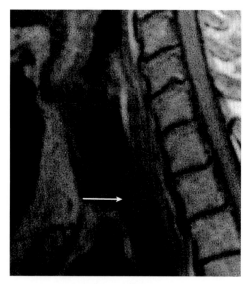

图 12.135 MRI 矢状位示肿瘤位于气管近端(箭头)。

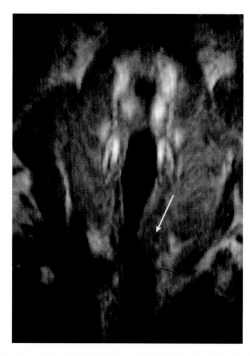

图 12.136 MRI 冠状位显示肿瘤侵及气管侧壁并突入气管腔(箭头)。

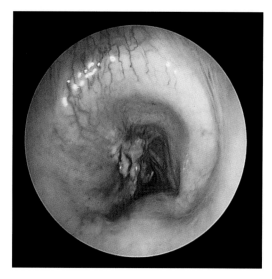

图 12.137 气管内镜下可见肿瘤已穿透气管左前壁。

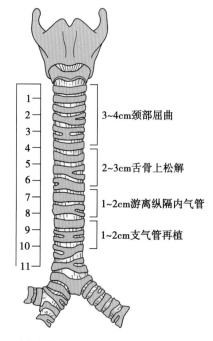

图 12.138 游离气管的方法:气管袖状切除后进行端端吻合术。

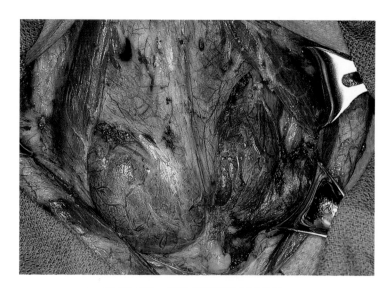

图 12.139 切除带状肌暴露甲状腺。

游离甲状腺右叶,细心保留右侧上、下甲状旁腺(图12.140)。游离甲状腺左叶时,可见肿瘤明显穿透气管前壁。仔细解剖并追踪右喉返神经,直至环甲膜水平入喉为止(图12.141)。自气管食管沟牵开喉返神经,将气管和食管分离。同样,于气管肿瘤远端将气管和食管分离,于气管食管间置一Penrose引流,将气管向前牵拉,分离甲状腺左叶,解剖左侧气管食管沟。

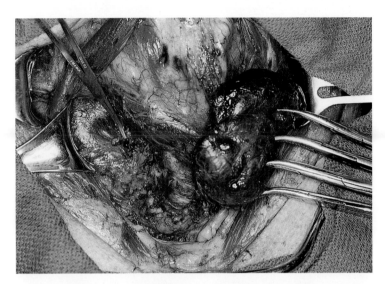

图12.140　解剖甲状腺右叶,仔细保留甲状旁腺。

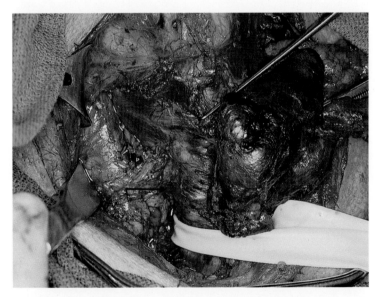

图12.141　保留右喉返神经,Penrose引流牵拉气管,充分游离。

由于周围软组织被肿瘤广泛浸润,甲状腺左叶的分离十分困难,没有尝试辨认甲状旁腺,将左侧甲状旁腺一并切除。进一步游离甲状腺左叶,可见其后肿瘤已侵及食管肌层,需将肌层切除(图12.142)。食管肌层切除后术区可见食管黏膜向外凸出(图12.143)。由于肿瘤广泛侵及左侧气管、食管壁,故将左侧喉返神经一并切除。分离、结扎甲状腺上、下动静脉。此时,整个标本除与气管相连外,周围已全部游离。

于第一气管环右侧切开,进入气管腔。在确保切缘安全的前提下,直视下于第一气管环和第七气管环处横断气管,如图12.144所示。手术标本已完全游离。将气管插管套囊放

气,抽至喉腔,取出标本,再将气管插管向前推送至气管残端远端,套囊充气(图12.145)。气管缺损长约4cm。这种长度

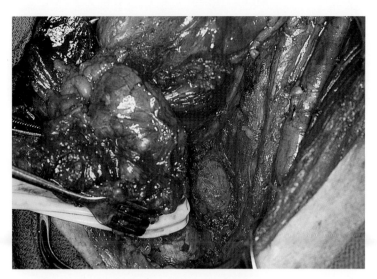

图12.142　解剖甲状腺右叶时见食管肌层受累,需一并切除。

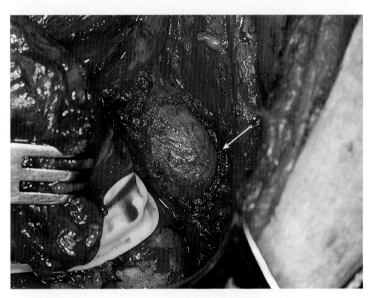

图12.143　颈段食管肌层切除后,食管黏膜向外凸出(箭头)。

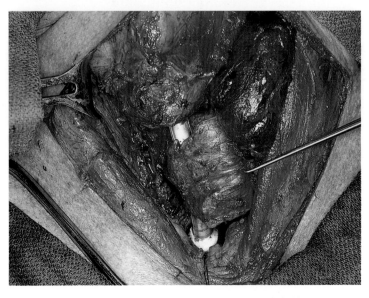

图12.144　于肿瘤侵犯的上、下缘环形截断气管。

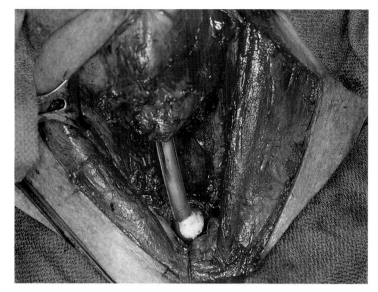

图 12.145　气管内插管显示喉及气管断端间缺损范围。

的缺损较易通过第一气管环和第七气管环之间的一期端端吻合重建。切断舌骨上缘附着的肌肉,进行舌骨上松解,于无张力下完成气管吻合。用电刀在舌骨上表面离断下颌舌骨肌、舌骨舌肌、颏舌肌,显露两侧舌骨小角之间的骨面。弯曲患者颈部,使喉体接近气管残端(图 12.146)。用 3-0 Prolene 线间断缝合第一气管环和第七气管环。

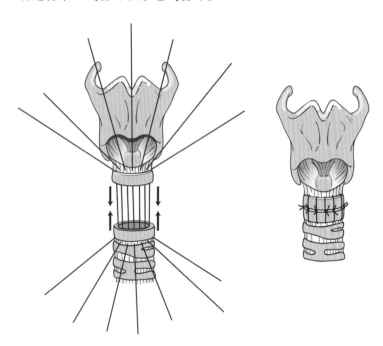

图 12.146　端端吻合术(由纪念 Sloan Kettering 癌症中心提供)。

　　首先缝合中线处的气管膜壁,将线结打在管腔外,再将气管一侧壁上提吻合,同样,吻合另一侧壁。最后缝合气管前壁。确保严密缝合吻合口。生理盐水覆盖吻合口,请麻醉师将气管插管气囊放气,给予正压通气,检查吻合口是否漏气。吻合口处如果有气泡逸出,需进一步加强缝合,直到吻合口缝合严密为止(图 12.147)。避免使用负压引流,留置 Penrose引流,分层缝合切口,3-0 铬肠线间断缝合颈阔肌,5-0 尼龙线缝合皮肤。术后用颈圈夹板固定颈部,或将颏部与胸前壁用 1号粗尼龙线固定,保持颈部屈曲状态(图 12.148)。保留这条

缝线约 2 周。图 12.149 所示手术标本,自气管断端可见,甲状腺左叶肿瘤侵入气管腔内。

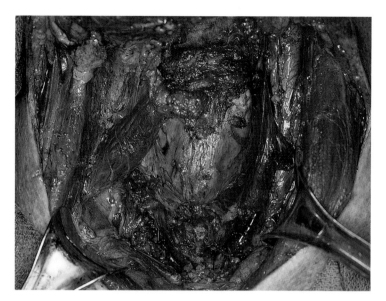

图 12.147　喉体在舌骨上松解后,与气管端端吻合。

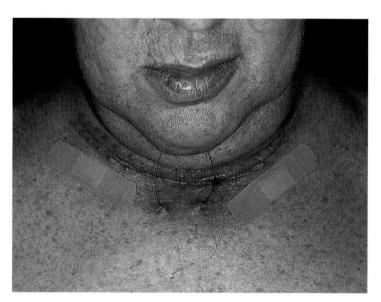

图 12.148　用粗尼龙线固定患者颏部与前胸部,术后保持颈部屈曲。

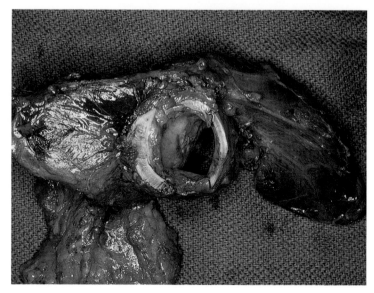

图 12.149　手术标本显示甲状腺癌穿透气管壁进入管腔。

术后护理需要患者在缝线的辅助下保持颏部紧贴前胸部。由于颈部极度屈曲,患者咳嗽反射、排痰能力下降,需进行呼吸道护理,及时排出呼吸道分泌物。术后 2~3 天患者可经口进食。术后 2 周拆除颏部与胸部缝线,患者逐步进行颈部伸展,恢复正常活动。术后需要监测血清钙水平,必要时补钙,直至稳定。暂时低钙患者通过静脉或口服补钙。

术后气道通畅,较术前明显改善,气管袖状切除后不用气管切开。如果进行气管切开,吻合口处易感染,导致吻合口裂开和吻合口处气管狭窄等长期并发症。气管袖状切除一期重建是一种简单术式,可充分解决甲状腺癌侵及气管的问题。

咽和食管受侵

甲状腺癌腺外侵袭常累及环状软骨和气管交界处的咽下缩肌和颈段食管壁(图 12.150)。肌肉受侵常见,但很少累及食管黏膜。甲状腺癌穿透黏膜进入食管腔内极为罕见。切除受累的咽食管肌层至黏膜下层在技术上是可行的,在肿瘤学上是安全的(图 12.151)。通过仔细解剖可以保留食管黏膜,以保持消化道的连续和通畅(图 12.152)。图 12.153 为复发性甲状腺癌患者的增强 CT,显示肿瘤侵及右气管食管沟软组织。切除食管肌层所有肉眼可见肿瘤,保留黏膜(图 12.154)。

颈动脉受侵

局部晚期甲状腺癌偶尔会广泛侵及喉、气管和食管,但局限于颈部中央区。这类患者可通过积极的手术获益,包括甲状腺全切、咽喉切除和咽食管交界处的重建。合理积极的手术可以提高疾病的局部控制率。

分化型甲状腺癌术后有时会局部复发。复发甲状腺癌的临床表现与未治疗的局部侵袭性乳头状癌相似。当局部复发侵及颈部邻近组织时,应考虑根治性手术切除。甲状腺癌侵及颈动脉归为 T_{4b}(手术不能切除),但在某些情况下,局部受累的颈总动脉可以切除和重建。

下面这个患者 7 年前因多灶性甲状腺乳头状癌行甲状腺全切,术后接受 RAI 治疗。此次就诊,患者下颈部有一活动性差的复发肿物,延伸至左侧胸锁关节后方进入上纵隔。患者左声带麻痹,出现左侧 Horner 综合征。肿瘤在颈部和胸廓内延伸的范围如图 12.155 所示,颈总动脉被肿瘤包裹。颈部增强 CT 示左颈总动脉位于肿瘤中央(图 12.156)。经升主动脉的血管造影显示颈总动脉被肿瘤包裹变细(图 12.157)。

左颈总动脉的球囊阻断试验显示对侧颅内血管循环良好,可以灌注左侧大脑半球。手术分两组(头颈组、胸组),行颈胸联合切口,在彻底切除肿瘤的同时行颈总动脉切除和大隐静脉移植-颈动脉重建。如图 12.158 所示,患者仰卧于手术台上,气管插管行全麻,标记手术切口。行颈部低位横切口,切除原手术瘢痕。于横切口中点胸骨上方作垂直切口,并于左乳房下弯向外侧,以便正中切开胸骨,暴露前纵隔。

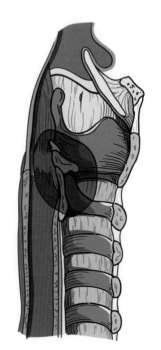

图 12.150　甲状腺癌侵及咽-食管交界处(由纪念 Sloan Kettering 癌症中心提供)。

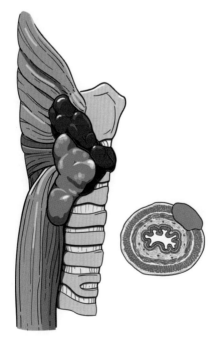

图 12.151　食管肌受侵而黏膜未受侵(由纪念 Sloan Kettering 癌症中心提供)。

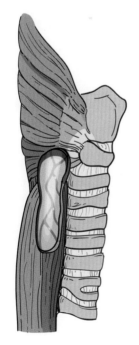

图 12.152　切除食管肌层肿瘤,保留黏膜(由纪念 Sloan Kettering 癌症中心提供)。

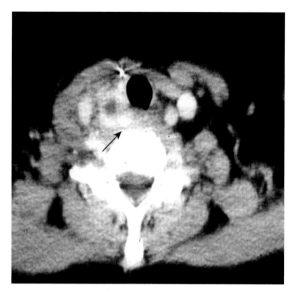

图 12.153   颈部增强 CT 轴位示复发的甲状腺癌侵及食管壁(箭头)。

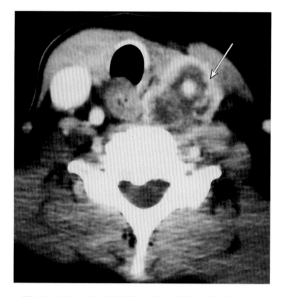

图 12.156   CT 示肿瘤包绕左颈总动脉(箭头)。

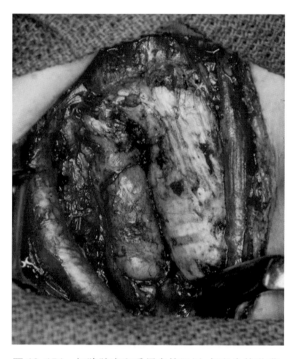

图 12.154   切除肿瘤和受累食管肌层,保留食管黏膜。

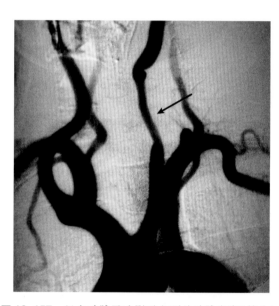

图 12.157   经主动脉弓造影示左颈总动脉变窄(箭头)。

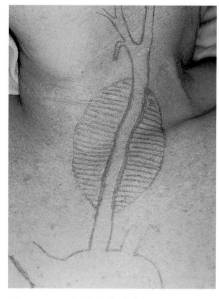

图 12.155   复发甲状腺癌侵及颈总动脉。

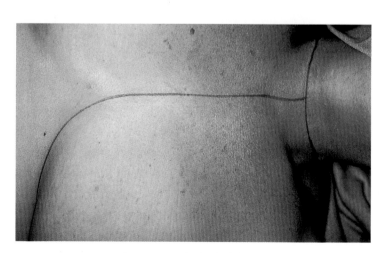

图 12.158   标出颈、胸切口。

先行左颈清扫,在颈动脉分叉处切断迷走神经和交感神经链,仔细保留喉上神经以维持喉内感觉。在喉、气管内侧和上端游离肿瘤(图 12.159)。注意,颈总动脉远端与肿瘤分离。正中切开胸骨,自胸骨上切迹至剑突。向两侧拉开前胸壁,仔细解剖前纵隔,细心辨认每个重要血管,分别用血管线套牵拉(图 12.160)。仔细解剖出左颈总动脉和无名动脉在主动脉弓的起始处,将其与肿瘤分离。切除左锁骨内 1/3 和左胸锁关节,便于分离左锁骨下动、静脉,直接暴露颈根部、胸锁关节后方的颈内静脉与锁骨下静脉的汇合处(图 12.161)。

将颈内静脉自锁骨下静脉分离、结扎,向侧方游离肿瘤,将其与臂丛、椎前软组织分离(图 12.162)。小心向右侧牵拉气管和食管,向内侧游离肿块,将其与气管食管沟和椎前筋膜分离(图 12.163)。将肿块与斜角肌、椎前筋膜分离后,游离肿块四周并向内侧牵拉(图 12.164)。用血管线套牵拉颈总动脉近端,颈总动脉远端完全游离,整个肿块可与颈总动脉一并切除(图 12.165)。

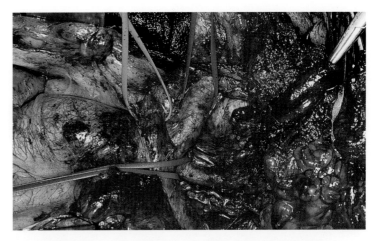

图 12.161 切除胸锁关节,显露锁骨下静脉和颈内静脉。

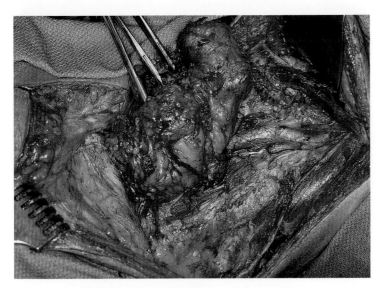

图 12.159 于颈部肿瘤上缘开始分离。

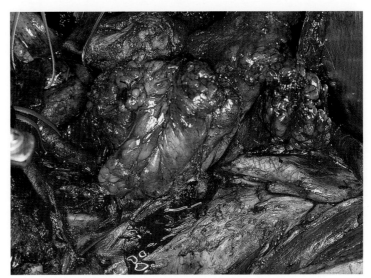

图 12.162 肿瘤与外侧的臂丛分离。

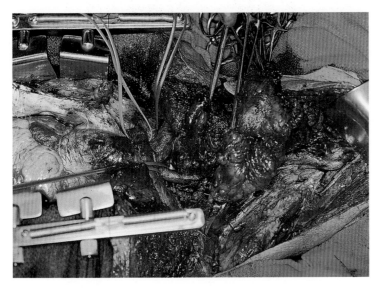

图 12.160 正中切开胸骨,分离大血管。

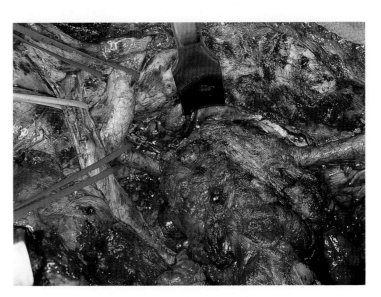

图 12.163 肿瘤与内侧的气管、食管分离。

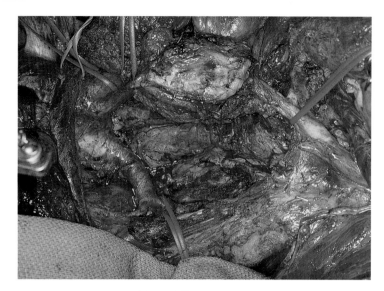

图 12.164　肿瘤与椎前筋膜分离后,将其向内侧牵拉。

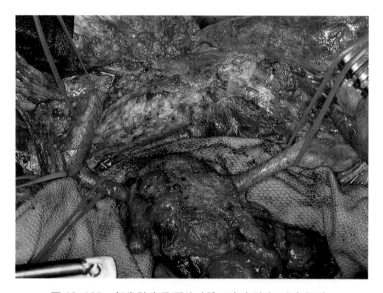

图 12.165　复发肿瘤及颈总动脉已完全游离,准备切除。

在颈总动脉近端和远端之间行大隐静脉移植、端端吻合(图 12.166),重建颈动脉系统至左侧大脑半球和头部的血流。将胸大肌带蒂皮瓣向上内侧旋转,覆盖胸锁关节和肿瘤切除后的术腔(图 12.167)。用粗钢丝修复固定胸骨,单独穿

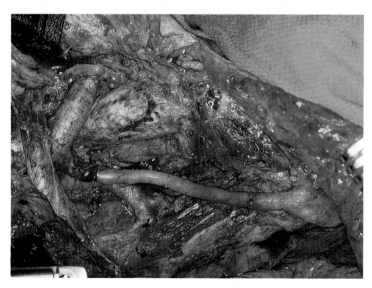

图 12.166　大隐静脉移植重建颈总动脉。

刺造口留置负压引流管,常规缝合皮肤(图 12.168)。切除对 RAI 治疗无效、局部侵袭的复发甲状腺乳头状癌,术后 MR 血管造影显示重建的颈总动脉通畅(图 12.169)。

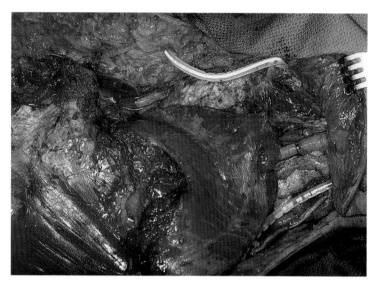

图 12.167　胸大肌带蒂皮瓣填充术腔。

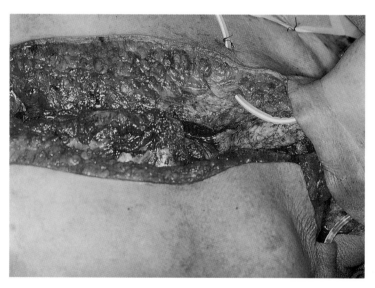

图 12.168　关闭胸骨,缝合切口。

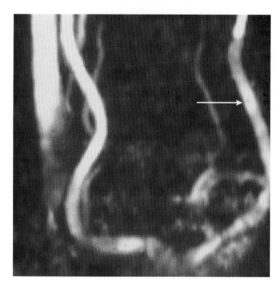

图 12.169　术后 MR 血管造影显示移植的大隐静脉通畅。

甲状腺较大的腺外侵袭累及中线部脏器很少见。Memorial Sloan Kettering Cancer Center（MSKCC）的 3 664 名患者中（1986—2010 年），4.1% 的患者（153/3 664）归为 T_{4a}，有较大的腺外侵袭。对于 T_{4a} 患者，极力强调进行适当的手术切除所有可见肿瘤。过去，甲状腺癌患者最常见的死因是不受控制的局部复发，导致出血、窒息、吞咽困难和营养不良。现今，先进的手术技术并在可能的情况下实现 R0 切除已经改变了晚期甲状腺癌的自然病史（图 12.170 和图 12.171）。在过去的 30 年，局部控制失败已是甲状腺癌罕见的死因。

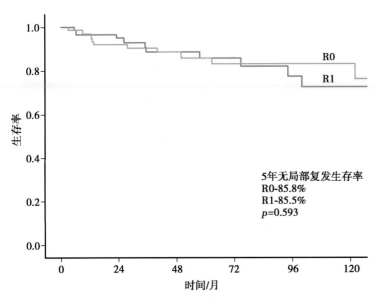

图 12.170　局部晚期甲状腺癌的无局部复发生存率与切除完整性（R 期）的关系（纪念 Sloan Kettering 癌症中心 1986—2010 年数据，153 名患者）。

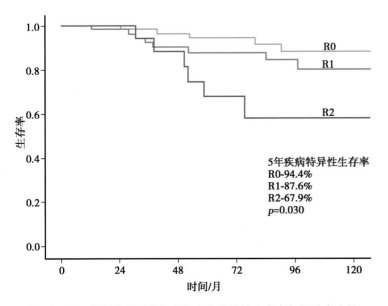

图 12.171　局部晚期甲状腺癌的疾病特异性生存率与切除完整性的关系（纪念 Sloan Kettering 癌症中心 1986—2010 年数据，153 名患者）。

2015 年美国甲状腺协会（ATA）指南和转变模式

　　ATA 发布甲状腺癌治疗指南，并定期修订（2006 年、2009 年和 2015 年）。最新版本于 2016 年 1 月出版。世界各地的内分泌科和外科医生广泛使用该指南。其他机构也发布了类似的指南，比如英国甲状腺协会（British Thyroid Association，BTA），但有所不同。ATA 指南描述了甲状腺癌的最新治疗方法，有 100 多条建议，附有可从文献中获得的支持证据。最新的指南对甲状腺癌的生物学行为、甲状腺切除的范围和 RAI 消融的使用进行了详尽的叙述。例如，不再推荐以前常规的甲状腺次全切和对所有患者进行术后 RAI 残余消融。腺叶切除治疗单灶 4cm 之内局限于甲状腺内的癌是可行的，术后 RAI 消融的适应证更加明确。详细叙述了甲状腺全切的作用和适应证。指南认可乳头状微小癌的观察方法。该指南首次强烈建议在术前评估中使用增强 CT。

甲状腺癌术后监测及辅助治疗

　　风险分层是一个动态的互动过程，是术后监测和辅助治疗的基础。风险分层开始于癌症诊断之前，并持续整个随访过程。该过程如图 12.172 所示。首先，根据结节的临床特征和超声征象评估恶性风险，决定活检或观察。当确诊为恶性，根据风险分层决定初始手术的范围和是否需要颈淋巴结清扫。临床医生必须利用术前、术中和术后的所有信息决策辅助治疗和随访管理。初始和动态的风险分层有助于确定患者的 TSH 目标值和是否需要 RAI 治疗，有助于决定长期随访的频率和类型，以确定疾病缓解或发现疾病复发。仅单纯通过回顾甲状腺标本的病理报告，不能充分确定腺外侵袭的范围、手术切除的完全性以及影像上是否存在潜在的远处转移。外科医生的术中发现和患者的术后影像也显著影响风险分层。因此，患者治疗团队所有成员之间的沟通至关重要。

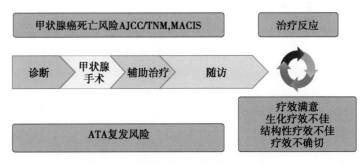

图 12.172　甲状腺癌死亡和复发的风险分层。

　　最近出版的 AJCC 分期系统，与第 7 版相比有一些重大变化。主要变化包括：①分期的年龄切点从 45 岁变为 55 岁；②淋巴结转移（N_1）不再归为Ⅲ期；③将仅在显微镜下可见的微小腺外侵袭从 T_3 期中删除；④要求临床医生和肿瘤登记人员了解肉眼所见受侵的特定结构，以便提供准确的 AJCC 分期（即 T_{3b} 和 T_4），进一步强调肉眼腺外侵袭的重要性。

　　从实用的角度看，决定 AJCC 分期的主要变量是诊断时的年龄、有无远处转移、有无肉眼可见的腺外侵袭、肿瘤大小和淋巴结状况。如表 12.4 所示，第一个关键点是年龄，55 岁以下的患者，如果没有远处转移则归为Ⅰ期，如果有远处转移则归为Ⅱ期。因此，对于 55 岁以下的患者，实际分期不考虑其他变量，其他变量可用于修订单个患者的预期结果。

表 12.4 分化型甲状腺癌 AJCC/UICC 分期的临床参数

	远处转移	肉眼可见腺外侵袭	肉眼可见腺外侵袭的结构	T	N	分期
<55 岁	无	有或无	有或无	任何	任何	I
	有	有或无	有或无	任何	任何	II
≥55 岁	无	无	无	≤4cm（$T_1 \sim T_2$）	N_0/N_x	I
					N_{1a}/N_{1b}	II
				>4cm（T_{3a}）	$N_0/N_x/N_{1a}/N_{1b}$	II
	有		仅带状肌（T_{3b}）	任何	任何	II
			皮下、喉、气管、食管、喉返神经（T_{4a}）	任何	任何	III
			椎前筋膜，包裹主要血管（T_{4b}）	任何	任何	IVA
	有或无			任何	任何	IVB

引自：Tuttle RM，Haugen B，Perrier D. Updated American Joint Committee on Cancer/Tumor-Node-Metastasis staging system for differentiated and anaplastic thyroid cancer（eighth edition）：what changed and why. Thyroid. 2017；27（6）：751-756.

≥55 岁的患者，如果没有远处转移，决定预后的主要因素是有无肉眼可见的腺外侵袭。无肉眼可见的腺外侵袭且小于 4cm 局限于甲状腺内的肿瘤归为 I 期，大于 4cm 或存在淋巴结转移的归为 II 期。如果存在肉眼可见的腺外侵袭，分期取决于受累结构。II 期（小的腺外侵袭）只累及带状肌。III 期（大的腺外侵袭）累及皮下组织、喉、气管、食管和喉返神经。IVa 期累及椎前筋膜或肿瘤包裹大血管。无论其他特征，存在远处转移的都归为 IVb 期。

第 8 版分期系统的改变使许多存在淋巴结转移、轻微的腺外侵袭、年龄在 45～55 岁之间的患者分期显著降低，变为更恰当的低风险分期。最近的研究显示，55 岁以下 I 期和 II 期患者的预期 10 年疾病特异性生存率分别为 98%～100% 和 85%～95%。对于 ≥55 岁患者，I 期、II 期、III 期、IV 期的预期 10 年疾病特异性生存率分别为 98%～100%、85%～95%、60%～70% 和小于 50%。

虽然第 8 版分期系统适当降低了 55 岁以下低风险患者的分期（I 期），但这一期别的患者临床结果甚广，包含了部分高风险患者。例如，一个 50 岁的乳头状微小癌患者和一个 50 岁的低分化甲状腺癌伴腺外侵袭的患者都归为 I 期。I 期患者绝大多数是低风险的，尽管现有大量患者迁移至此期，但 I 期患者的总体生存率仍有望保持良好。但是，少数高风险患者也进入 I 期，这些患者的临床表现不如其他患者，需要更积极的治疗和随访。为了正确处理这些患者，需要其他临床证据提升 AJCC 分期，进行适当的风险分层。我们建议联合使用 AJCC 分期系统和 ATA 复发风险分层系统，更好地评估单个患者的预期临床结果，决策治疗。

虽然 AJCC 分期提供了关于疾病特异性死亡率的信息，但它并不能预测疾病的复发或持续的风险。ATA 批准了一个经过验证的三级初始风险分层方案以预测疾病的复发或持续的风险。这个方案可靠地预测了 ATA 低风险患者疾病复发的风险为 2%～3%，中风险患者为 20%，高风险患者为 50%～75%。2015 年 ATA 指南扩展了低风险肿瘤的定义（表 12.5）。

指南提出与分化型甲状腺癌病理特征相关的复发风险应视为一个连续的整体，而不是三个独立的风险类别，如图 12.173 所示。

表 12.5 美国甲状腺协会 2009 年风险分层系统及其修改建议

ATA 低风险	甲状腺乳头状癌（包括以下所有） 无局部淋巴结或远处转移 完全切除所有肉眼可见肿瘤 肿瘤未侵及周围组织或结构 非侵袭性病理亚型（如高细胞型，鞋钉型，柱状细胞型） 无血管侵袭 临床分期为 N_0 或病理分期为 N_1 微转移（≤5 个淋巴结受累，肿瘤最大直径<0.2cm）* 如已行 ^{131}I 治疗，首次治疗后全身 RAI 扫描无甲状腺床外摄碘病灶 局限于甲状腺内，包裹性滤泡性乳头状甲状腺癌* 局限于甲状腺内，仅包膜受侵的分化型滤泡性甲状腺癌* 局限于甲状腺内，轻微血管侵犯的分化型滤泡性甲状腺癌* 局限于甲状腺内，单灶或多灶乳头状微小癌，包括 $BRAF^{V600E}$ 突变*
ATA 中风险	显微镜下发现肿瘤侵犯甲状腺周围软组织 临床分期 N_1 或病理分期 N_1（>5 个淋巴结受累，且所有淋巴结最大直径<3cm）* RAI 首次治疗后全身显像发现甲状腺床外有摄碘病灶 侵袭性病理类型（如高细胞型、鞋钉型、柱状细胞癌等） 甲状腺乳头状癌侵及血管 局限于甲状腺内，甲状腺乳头状癌，原发灶直径 1～4cm，$BRAF^{V600E}$ 突变* 多灶性微小乳头状癌伴腺外侵袭和 $BRAF^{V600E}$ 突变*
ATA 高风险	肉眼可见肿瘤侵及甲状腺周围软组织 肿瘤未完全切除 远处转移 病理分期 N_1 并伴任何转移淋巴结最大直径≥3cm* 术后血清甲状腺球蛋白值增高提示远处转移 广泛血管浸润的滤泡性甲状腺癌（>4 个血管侵犯病灶）

ATA，美国甲状腺协会；RAI，放射性碘。

引自：Haugen BR，Alexander EK，Bible KC，et al. 2015 American Thyroid Association management guidelines for adult patients with thyroid nodules and differentiated thyroid cancer：the American Thyroid Association guidelines task force on thyroid nodules and differentiated thyroid cancer. Thyroid，2016，26（1）：1-133.

* 建议的修改，未出现在最初的 2009 年初始风险分层系统。见［B19］～［B23］和建议 48B

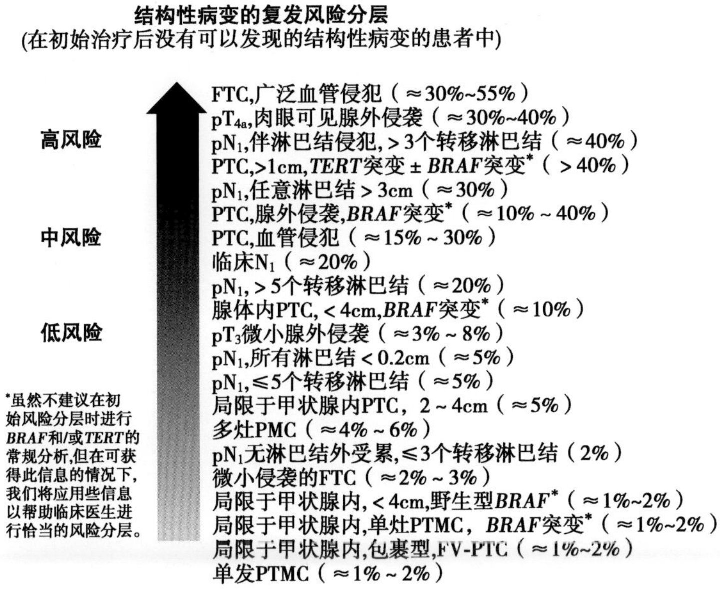

结构性病变的复发风险分层
（在初始治疗后没有可以发现的结构性病变的患者中）

高风险　FTC,广泛血管侵犯（≈30%~55%）
pT$_{4a}$,肉眼可见腺外侵袭（≈30%~40%）
pN$_1$,伴淋巴结侵犯,>3个转移淋巴结（≈40%）
PTC,>1cm,*TERT*突变±*BRAF*突变* (>40%)
pN$_1$,任意淋巴结>3cm（≈30%）

中风险　PTC,腺外侵袭,*BRAF*突变* (≈10%~40%)
PTC,血管侵犯（≈15%~30%）
临床N$_1$（≈20%）
pN$_1$,>5个转移淋巴结（≈20%）
腺体内PTC,<4cm,*BRAF*突变* (≈10%)

低风险　pT$_3$微小腺外侵袭（≈3%~8%）
pN$_1$,所有淋巴结<0.2cm（≈5%）
pN$_1$,≤5个转移淋巴结（≈5%）
局限于甲状腺内PTC，2~4cm（≈5%）
多灶PMC（≈4%~6%）
pN$_1$无淋巴结外受累,≤3个转移淋巴结（2%）
微小侵袭的FTC（≈2%~3%）
局限于甲状腺内,<4cm,野生型*BRAF** (≈1%~2%)
局限于甲状腺内,单灶PTMC，*BRAF*突变* (≈1%~2%)
局限于甲状腺内,包裹型,FV-PTC（≈1%~2%）
单发PTMC（≈1%~2%）

*虽然不建议在初始风险分层时进行*BRAF*和/或*TERT*的常规分析,但在可获得此信息的情况下,我们将应用些信息以帮助临床医生进行恰当的风险分层。

图 12.173　美国甲状腺协会（ATA）结构性病变复发风险分层（2015年）。FTC,甲状腺滤泡癌；FV,滤泡亚型；LN,淋巴结；PTC,甲状腺乳头状癌；PTMC,甲状腺乳头癌微小癌。

初始风险分层应基于患者死于甲状腺癌的风险,利用 AJCC/TNM 系统（或 MACIS 系统）,结合疾病的复发或持续风险,使用 ATA 风险分层系统（或其他甲状腺协会认可的类似的三级风险分层系统）。临床医生可以根据这些初始风险评估,进行个体化治疗。例如,甲状腺癌死亡风险低和复发风险低的患者不需要 RAI 消融或其他辅助治疗,也不需抑制 TSH。定期复查和维持 TSH 在正常低值就已足够。在这些患者中,常规的颈部超声检查可能会出现更多的假阳性结果,而不是发现了真正的疾病。相反,甲状腺癌死亡风险高和复发风险高的患者可能受益于更积极的辅助治疗,如 RAI 和 TSH 抑制。

对于中风险患者,仍然存在很大争议,这些患者甲状腺癌死亡的风险较低,但复发的风险中等。许多专家建议对有淋巴结转移、轻微腺外侵袭或原发灶大于 2cm 的患者常规使用 RAI 治疗,但我们的方法更具选择性。我们将术后 6 周的甲状腺球蛋白水平和甲状腺球蛋白抗体水平作为治疗的初始反应,评估是否存在持续性病变或残留甲状腺组织。术后非刺激性甲状腺球蛋白小于 1ng/ml 的中风险患者通常不进行 RAI 消融或其他辅助治疗。但在一些情况下,首选 RAI 扫描或消融。例如,疑为甲状腺癌转移的病灶（如非特异性肺结节）缺乏特异性影像学表现时,需要 RAI 扫描进行疾病的初始分期。抗甲状腺球蛋白抗体的水平较高时,甲状腺球蛋白的测量值不可靠,此时也需要 RAI 扫描。可根据患者意愿进行 RAI 消融清除残余甲状腺。一般来说,如果累及 5 个以上的淋巴结,且所有淋巴结均小于 1cm,不建议 RAI 治疗。如果累及 10 个以上的淋巴结,或淋巴结大于 1cm 且不超过 2cm,或者有许多其他不良特征,这些中风险患者应考虑 RAI 治疗。我们采用的辅助治疗与 ATA 指南提倡的方法一致。

成功的 RAI 治疗需要适当的准备。建议在 RAI 扫描或治疗前 7~10 天进行低碘饮食。当 RAI 用于扫描、清除残余甲

状腺或辅助治疗时,所需的高水平 TSH 可以通过停甲状腺激素数周或注射重组人 TSH 实现。重组人 TSH 不被批准用于远处转移的患者,然而,有几个研究小组发表了回顾性研究,表明了重组人 TSH 对远处转移患者的功效。如果存在停甲状腺激素的禁忌证,ATA 指南允许在远处转移的患者中使用重组人 TSH。

PET 扫描不是低、中风险甲状腺癌患者初始风险分层的常规检查。高风险患者,尤其是病灶不摄碘的患者,可通过前期的 PET 扫描进行分期、判断预后。PET 扫描通常用于低分化癌或 Hürthle 细胞癌（腺外侵袭颈部主要结构）、初次手术后有持续性病变的高风险患者,或 RAI 扫描可能无法发现远处转移的高风险患者。当术后血清甲状腺球蛋白升高超过最初水平或碘扫描的预期值时,也要考虑 PET 扫描。

初始 TSH 目标基于初始风险分层,低风险患者 1~2mU/L,中风险患者 0.5~1.5mU/L,高风险患者 0.1mU/L。TSH 目标随着时间的推移而改变,这取决于患者对治疗的反应。

对于有明显腺外侵袭的老年患者,尤其是不能对 RAI 产生反应的肿瘤患者,或者复发之后不大可能接受挽救治疗的患者,应考虑外照射治疗。

初次手术后的随访取决于患者的初始风险评估,在最初的 2 年中,每 6~12 个月对患者进行 1 次评估。低风险患者在第 6 个月时化验 Tg 和甲状腺功能,第 12~24 个月时进行颈部超声。然后,基于动态风险分层进行随访。在最初的 2 年中,中、高风险患者通常每 6 个月化验 1 次 Tg 和甲状腺功能,进行颈部超声。根据风险评估、甲状腺球蛋白的趋势、甲状腺球蛋白抗体是否存在以及组织学结果,决定是否需要其他影像检查。

虽然初始风险分层为术后早期管理提供了指导,但长期管理必须基于对疾病复发或相关死亡风险的认知,基于疾病的生物学行为及其对先前治疗的反应。为此,ATA 认可了一些描述患者在随访期间临床状态的定义。

表 12.6 中提出的对治疗反应的定义适用于接受甲状腺全切和碘消融的患者。通过修改甲状腺球蛋白的切点,相同的定义可适用于未行碘消融的甲状腺全切患者,或者仅行腺叶切除的患者。例如,在未行碘消融的甲状腺全切患者中,疗效满意仍定义为非刺激性甲状腺球蛋白小于 2ng/ml,但生化疗效不佳定义为刺激性甲状腺球蛋白大于 5ng/ml。在腺叶切除的患者中,疗效满意定义为非刺激性甲状腺球蛋白小于 30ng/ml,大于 30ng/ml 则是生化疗效不佳。甲状腺球蛋白切点的变化仅反映了在初次手术（无论是甲状腺全切还是未行 RAI 治疗的腺叶切除）后,临床医生预期的甲状腺球蛋白值。

疗效满意的患者复发率为 1%~4%,死于甲状腺癌的风险小于 1%。这些患者应该降低随访的频率和 TSH 抑制的程度。生化疗效不佳的患者甲状腺球蛋白异常,但没有复发的病灶证据。随着时间的推移,这些患者的甲状腺球蛋白通常会自发下降,而且可能永远不需要额外的治疗。但是,甲状腺球蛋白升高或甲状腺球蛋白抗体升高时,需要进行其他影像检查,因为这些患者可能会转变为结构性疗效不佳。因此,评

表 12.6   根据分化型甲状腺癌患者对甲状腺全切除术和 RAI 消融的治疗反应再分类的临床建议

分类	定义	临床结局	治疗建议
疗效满意	影像学阴性,且抑制性 Tg<0.2ng/ml 或刺激性 Tg<1ng/ml	复发率 1%～4% 疾病特异性死亡率<1%	早期降低随访强度和频率,降低 TSH 抑制程度
生化疗效不佳	影像学阴性,且抑制性 Tg>1ng/ml 或刺激性 Tg>10ng/ml 或 Tg 抗体水平持续增高	≥30% 自发缓解 20% 经治疗后缓解 20% 发展成结构性病变 疾病特异性死亡率<1%	如果 Tg 保持稳定或下降,多数患者应继续观察并给予 TSH 抑制治疗 如果 Tg 或 Tg 抗体逐渐升高,应进行其他检查并可能需要额外治疗
结构性疗效不佳	存在结构或功能性病变的证据,无论 Tg 水平和 Tg 抗体阳性与否	尽管给予额外的治疗,仍有 50%～85% 为疾病持续状态 伴局部转移的,其疾病特异性死亡率高达 11% 伴结构性远处转移的,其疾病特异性死亡率高达 50%	是否需额外治疗或继续观察,应根据肿瘤大小、位置、生长速度、RAI 亲和力、FDG 亲和力和结构性病灶的病理决定
疗效不确切	存在非特异性影像学发现 RAI 扫描示甲状腺床的微弱摄取 可以检测到非刺激性 Tg,但值小于 1ng/ml 可以检测到刺激性 Tg,但值小于 10ng/ml 或者在无结构性或功能性病灶的情况下,Tg 抗体水平稳定或下降	在随访过程中,15%～20% 的患者会出现结构性病变 其余无特异变化的患者,或稳定或缓解 疾病特异性死亡率<1%	应持续观察,对非特异性病灶进行恰当的影像检查,监测血清 Tg。观察中非特异性改变如有可疑变化,需进一步行影像学评估或行活检

FDG,氟脱氧葡萄糖。

估甲状腺球蛋白倍增时间可以准确预测甲状腺球蛋白趋势,为指导患者随访提供了重要信息。甲状腺球蛋白通常随时间推移而下降,但是,当甲状腺球蛋白呈指数增长时,则提示需要进行其他影像检查来确认病灶。结构性疗效不佳是指存在疑似或已证实的复发或持续性病灶,这些患者一部分可以观察,另一部分需要治疗。最后一类是疗效不确切,这类患者不能确切地归为其他三类。随着时间的推移,获得更多的信息,部分疗效不确切的患者可以归为其他三种类型中。与 AJCC/TNM 系统和 ATA 风险系统不同,对治疗反应的分类可随时间的推移而变化,从而影响随访的强度、类型和频率。

大多数疗效满意、生化疗效不佳或疗效不确切的患者经数年随访,没有疾病复发的证据。对结构性疗效不佳的患者治疗十分重要。由于高灵敏度的甲状腺球蛋白测定法和高分辨率的颈部超声,医生能在患者病程的早期识别出很小的病灶,如果这些病灶无症状且发展缓慢,对这些患者最好采用观察、主动监测,而不是立即干预。对生长较快、持续进展的病灶则需干预。当在分化良好的肿瘤患者中发现生长缓慢、体积小、持续存在或复发的病灶时,考虑 RAI 治疗。对于生长较快、大于 1cm、PET 扫描呈阳性或组织学不大可能摄碘的肿瘤,考虑局部治疗(如手术或外照射)或全身治疗(如果有多个病灶进展)。对于每个病例,都必须考虑干预的风险和收益以及未经干预的自然病史,确定最佳的治疗方案。

从实践的角度看,对结构性疗效不佳患者的决策取决于复发或转移灶的大小(以体积表示)、转移灶的变化率(以肿瘤倍增时间表示),以及病变的位置(是否靠近重要的神经血管或气道结构)。颈部进展的病灶首选手术治疗。孤立的远处转移通常采用局部治疗,如手术或外照射。持续生长或有症状的弥漫远处转移可以考虑已获批的多靶点激酶抑制剂(如索拉非尼或乐伐替尼),这些药物在Ⅲ期临床试验中可以提高无进展生存期。这些多靶点激酶抑制剂可能严重影响生活质量,需要调整剂量或停药,需要积极处理预期的副作用。这些药物最好由经验丰富的医生使用,仔细评估药物的风险和获益,通过适当的基础设备监测,充分应对药物的不良反应。

治疗结果

甲状腺癌是预后跨度很大的疾病:从治疗效果很好到严重危及生命。几乎所有低风险的分化型甲状腺癌患者,治疗后生存率高、生活质量好。而甲状腺未分化癌预后极差,其生存时间的中位数仅为 12 个月。

对 1986—2010 年间在 Memorial Sloan Kettering Cancer Center 接受治疗的 3 600 多名患者进行了多变量分析。这里列出了影响疾病特异性生存率的每个独立因素。患者的诊断年龄是分化型甲状腺癌最重要的预后因素。与 55 岁以上的患者相比,55 岁以下患者的长期预后较好(图 12.174)。女性较男性预后好(图 12.175)。在分化癌中,乳头状癌的预后最好,其次是滤泡状癌和 Hürthle 细胞癌(图 12.176)。肿瘤越大,预后越差。但是,4cm 以下肿瘤的预后差异较小。肿瘤小于 4cm 和大于 4cm 的患者长期生存率如图 12.177 所示。肉眼可见的腺外侵袭对肿瘤的长期控制有显著的负面影响。显微镜下的腺外侵袭对长期预后没有负面影响(图 12.178)。在研究期间,近三分之一的患者有区域淋巴结转移。淋巴结转移对长期预后有小的负面影响(图 12.179)。淋巴结转移仅在年龄较大的患者(>55 岁)中观察到负面影响。淋巴结转移对较年轻(<55 岁)的患者长期生存基本没有影响(图 12.180)。远处转移对长期生存有非常显著的负面影响(图 12.181)。在研究期间就已出现远处转移或发展至远处转移的患者的长期生存率仅为 31%。

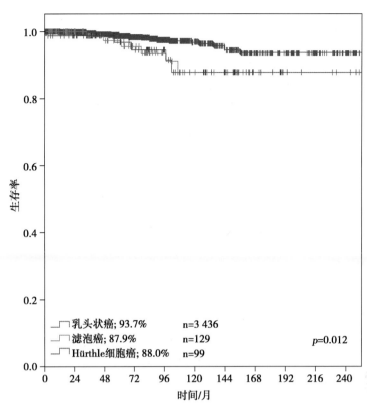

图 12.176　分化型甲状腺癌的长期疾病特异性生存率与组织学亚型的关系。

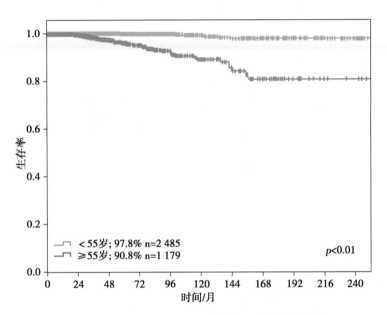

图 12.174　长期疾病特异性生存率与诊断年龄的关系。

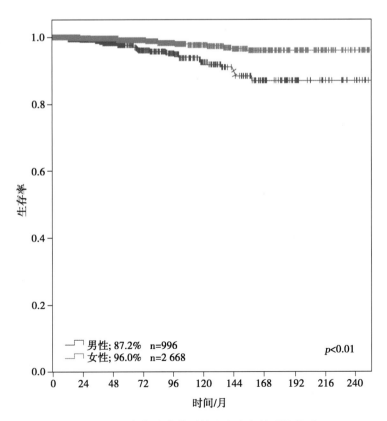

图 12.175　长期疾病特异性生存率与性别的关系。

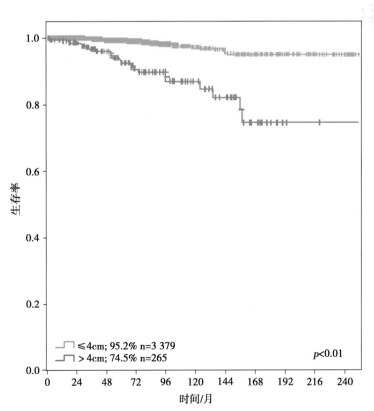

图 12.177　长期疾病特异性生存率与原发肿瘤大小的关系。

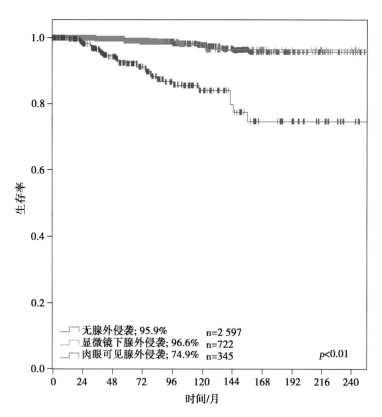

图 12.178   长期疾病特异性生存率与腺外侵袭的关系。注意，只有肉眼可见腺外侵袭对结果有负面影响。

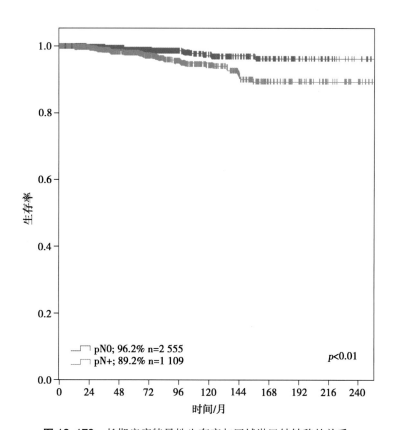

图 12.179   长期疾病特异性生存率与区域淋巴结转移的关系。

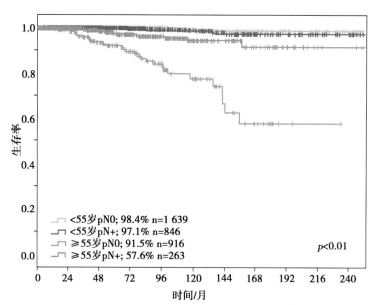

图 12.180   长期疾病特异性生存率与区域淋巴结转移和初次治疗年龄的关系。

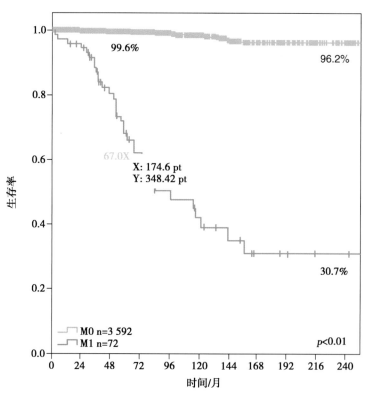

图 12.181   长期疾病特异性生存率与远处转移的关系。

　　一般来说，低风险患者归为 AJCC/UICC Ⅰ 期，也有很多患者降期至该组。这些患者的疾病特异性生存率非常高。图 12.182 显示按疾病分期的所有患者的分期分布和 10 年疾病特异性生存率。对于 55 岁以下的患者，只有两个阶段分组，因为这些患者没有 Ⅲ 期或 Ⅳ 期，所有无远处转移的患者均为 Ⅰ 期，有远处转移的患者为 Ⅱ 期（2 475 例中有 36 例，占 1.5%）。在 Ⅰ 期患者中，10 年疾病特异性生存率接近 100%。36 例 Ⅱ 期患者中有 5 例死亡，10 年生存率为 86%（图

12.183）。对于 55 岁以上的患者,按疾病分期划分的 10 年疾病特异性生存率如图 12.184 所示。在 Ⅱ 期(T₁~T₃ 和任何 N)中,406 例患者中只有 5 例死亡,10 年生存率为 98.8%。但是,在这一高风险人群中,随着随访时间的延长,预计会有更多的病因特异性死亡。Ⅲ 期局部晚期原发肿瘤(T₄ₐ 含任何 N),但无远处转移,Ⅳa 期极度晚期的原发肿瘤(T₄ᵦ 含任何 N),而 Ⅳb 期远处转移。从生存曲线可以看出,随着疾病分期的上升,生存率逐渐下降。

前面提到的影响预后的独立因素考虑了风险分层,这影响了初始治疗的选择、是否需要辅助治疗以及随访的强度。大多数患者属于中、低风险,长期生存率高(图 12.185)。只有 22% 的患者属于高风险人群,需要强化的初始治疗和辅助治疗,以及严格的随访监测。在第 5 年时,高风险组中 94% 的患者存活,但是在该组中观察到的存活人数持续减少,20 年时仅 77% 存活(图 12.186)。治疗失败的原因也取决于风险分层,如图 12.187 所示。在低风险组,最常见的治疗失败是区域淋巴结转移,然而,这对长期生存几乎没有影响。在高风险组,区域复发和远处转移更为常见,影响了长期生存。总体而言,低风险患者,甚至是中风险患者,都有很好的长期疾病特异性生存率,只有高风险患者因甲状腺癌会有持续升高的死亡率。

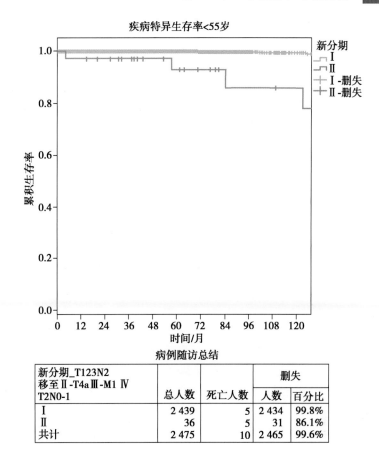

病例随访总结

新分期_T123N2 移至 Ⅱ-T4a Ⅲ-M1 Ⅳ T2N0-1	总人数	死亡人数	删失	
			人数	百分比
Ⅰ	2 439	5	2 434	99.8%
Ⅱ	36	5	31	86.1%
共计	2 475	10	2 465	99.6%

图 12.183　55 岁以下患者(根据第 8 版 AJCC/UICC 分期)的 10 年疾病特异生存率。

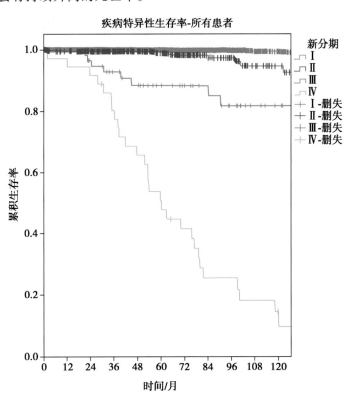

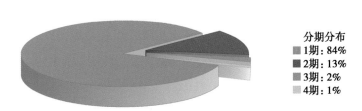

图 12.182　患者(根据第 8 版 AJCC/UICC 分期)的分期分布和 10 年疾病特异性生存率。

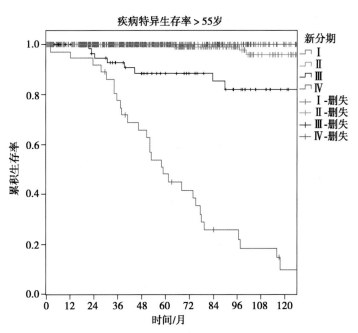

病例随访总结

新分期_T123N2 移至 Ⅱ-T4a Ⅲ-M1 Ⅳ T2N0-1	总人数	死亡人数	删失	
			人数	百分比
Ⅰ	625	0	625	100.0%
Ⅱ	406	5	401	98.8%
Ⅲ	66	12	54	81.8%
Ⅳ	36	30	6	16.7%
共计	1 133	47	1 086	95.9%

图 12.184　55 岁以上患者(根据第 8 版 AJCC/UICC 分期)的 10 年疾病特异生存率。

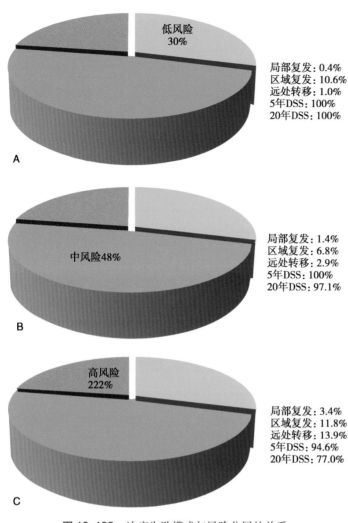

图 12.185　治疗失败模式与风险分层的关系。

局部复发：0.4%
区域复发：10.6%
远处转移：1.0%
5年DSS：100%
20年DSS：100%

低风险
30%

A

局部复发：1.4%
区域复发：6.8%
远处转移：2.9%
5年DSS：100%
20年DSS：97.1%

中风险48%

B

局部复发：3.4%
区域复发：11.8%
远处转移：13.9%
5年DSS：94.6%
20年DSS：77.0%

高风险
222%

C

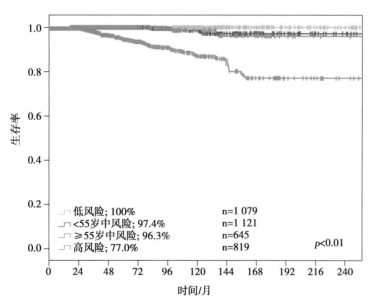

图 12.186　长期疾病特异性生存率与风险分层的关系。

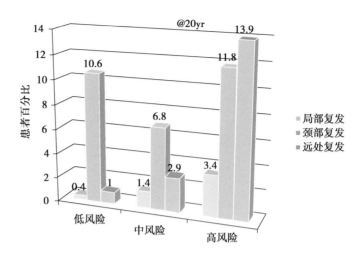

图 12.187　治疗失败模式与风险分层的关系。

甲状腺髓样癌

　　甲状腺髓样癌患者的生存率约为 50%（图 12.188）。甲状腺髓样癌的预后取决于发病时的病变范围，包括原发肿瘤的范围、区域淋巴结转移的范围和是否存在远处转移。在无远处转移的患者中，仔细彻底清除原发部位和区域淋巴结的所有病变对改善预后至关重要（图 12.189）。

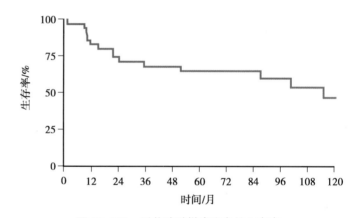

图 12.188　甲状腺髓样癌患者的生存率。

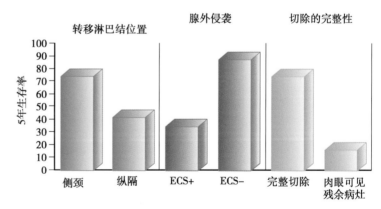

图 12.189　甲状腺髓样癌淋巴结转移对 5 年生存率的影响（ECS，Extracapsular spread 腺外侵袭）。

甲状旁腺

甲状旁腺产生甲状旁腺素（parathormone，PTH），控制钙稳态。甲状旁腺功能亢进是因甲状旁腺分泌过多的 PTH。"骨病、叹息、腹痛和精神失常"（bones，groans，abdominal moans，and psychic overtones）的甲状旁腺功能亢进典型症状，现在已很少见到。原发性甲状旁腺功能亢进患者表现为高钙血症、低磷血症、高尿钙症和 PTH 水平升高。大多数原发性甲状旁腺功能亢进患者只有一个腺瘤（85%），其余 15% 为多发性腺瘤或多腺体增生。原发性甲状旁腺功能亢进的遗传因素多种多样，但最常见的原因是 *MEN1* 基因的体细胞突变。继发性甲状旁腺功能亢进发生于肾衰竭患者（肾性甲状旁腺功能亢进），表现为低钙血症，所有甲状旁腺组织增生。原发性甲状旁腺癌罕见，常表现为严重的高钙血症。甲状旁腺癌具有局部侵袭性，常发生区域淋巴结转移。

评估

甲状旁腺功能亢进的诊断需要评估血清中的 PTH-钙平衡。骨质疏松、脆性骨折和肾结石患者通常需要评估钙和甲状旁腺素水平。密切监测肾功能不全的患者，以便及时处理肾性甲状旁腺功能亢进。在常规血清检测或其他疾病检查中发现越来越多的无症状原发性甲状旁腺功能亢进。确诊需化验血清钙、PTH、25-羟维生素 D 和尿常规。在对原发性甲状旁腺功能亢进进一步检查之前，必须排除高钙血症的其他原因。有症状的患者应行甲状旁腺切除术。对于无症状、但存在高钙水平（高于正常值 1mg/dl 以上）、骨质疏松（根据骨密度测定，腰椎、全髋关节、桡骨远端或股骨颈的 T 值<2.5）以及那些根据 X 线片、CT、生化或尿钙水平（>400mg/d）确定肾结石风险较高的患者应行甲状旁腺切除术。当确诊甲状旁腺功能亢进并决定进行甲状旁腺切除时，应进行影像检查定位功能亢进的甲状旁腺。影像检查包括颈部超声、99mTc-sestamibi 扫描、sestamibi-SPECT（single-photon emission computed tomography，SPECT）扫描和四维（four-dimensional，4D）CT。

射线成像（定位）

甲状旁腺功能亢进术前影像检查的选择是有争议的，因为影像设备和解读结果的经验不同，手术实际操作中存在很大差异。超声、sestamibi 扫描和 4D-CT 通常是术前成像的主要手段。一些外科医生主张在手术探查前进行至少两项检查，但另外一些外科医生认为一项检查就足够，外科医生的经验至关重要。对于生化诊断为原发性甲状旁腺功能亢进但影像检查阴性的患者，应探查四个甲状旁腺，在这些患者手术中通常会发现一个或多个异常腺体。

通过超声可以发现异常的甲状旁腺，与甲状腺实质不同，它们呈低回声（图 12.190）。假阴性可能由于气管阴影造成的成像不佳，但颈部的运动有助于显示气管食管沟和食管后部的腺瘤。肿大的淋巴结和甲状腺结节可造成假阳性。如果发现甲状腺结节，应根据 ATA 指南考虑细针穿刺活检。

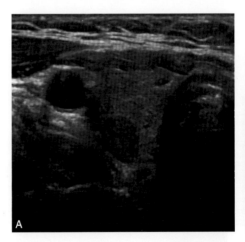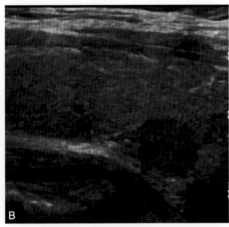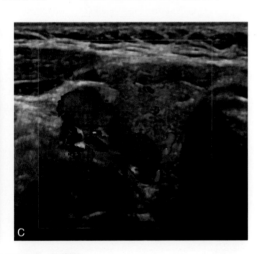

图 12.190　超声检查显示右下甲状旁腺腺瘤。A. 轴位；B. 矢状位；C. 多普勒。

99mTc-sestamibi 扫描是超声检查后最常用的初始定位检查，通常可成功定位甲状旁腺腺瘤。99mTc-sestamibi 结合碘-131 扫描，减影图像清楚地显示了腺瘤的位置（图 12.191）。与单独的 99mTc-sestamibi 扫描相比，SPECT 成像提供了更精确的三维腺瘤解剖定位（图 12.192）。通过 sestamibi 扫描颈部和胸部，可以发现不被超声发现的异位甲状旁腺。但并不是所有的甲状旁腺肿瘤都能通过 sestamibi 显示出来，小腺体和多腺体病变的患者会出现更多的假阴性结果。

4D-CT 利用了甲状旁腺肿瘤的强化特征，对有持续病变的患者或识别异位甲状旁腺特别有用。一些外科医生将 4D-CT 与超声或 sestamibi 结合使用。图 12.193 所示为上甲状旁腺腺瘤的超声、sestamibi 扫描、sestamibi-SPECT 和 4D-CT 的准确性对比和解剖定位。无论采用哪种成像方式，经验和对图像解读的熟悉程度对定位成功至关重要。

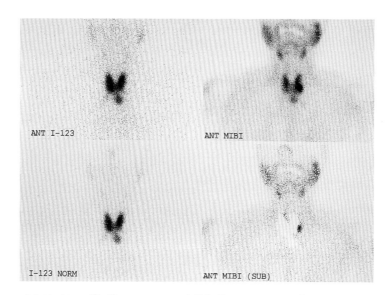

图 12.191 ^{131}I-^{99m}Tc-sestamibi 减影扫描显示左下甲状旁腺腺瘤。

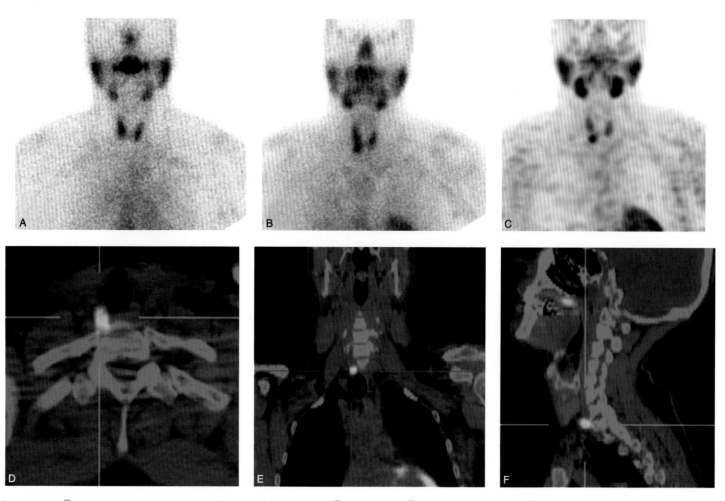

图 12.192 ^{99m}Tc-sestamibi 和 SPECT 显示右下甲状旁腺腺瘤。A. ^{99m}Tc 扫描；B. ^{99m}Tc-sestamibi 扫描；C. ^{99m}Tc-sestamibi 扫描的最大信号投影；D. SPECT 扫描的轴位；E. SPECT 扫描的冠状位；F. SPECT 扫描的矢状位。

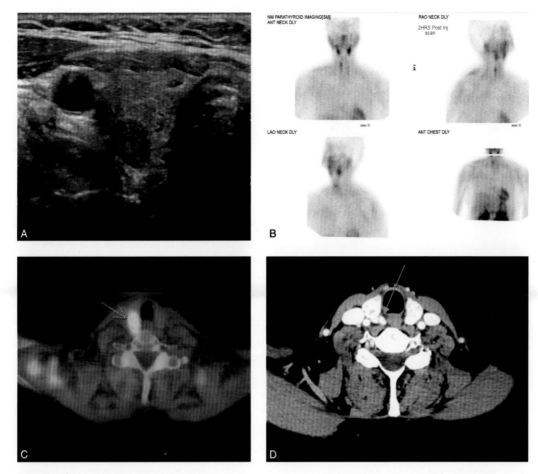

图 12.193　右上甲状旁腺腺瘤的解剖定位(A)超声,(B) sestamibi 扫描,(C) sestimbi-SPECT(箭头)和(D)60 秒四维 CT(箭头)。

治疗

手术是治疗原发性甲状旁腺功能亢进的唯一方法。影像定位的单发腺瘤可以通过 2~3cm 的颈部小切口(微创)进行甲状旁腺切除术。可通过术中冷冻切片检查和切除腺瘤后术中 PTH 测定来判定手术是否成功。通常,测定两个 PTH 基线值,一个在麻醉诱导时,一个在腺体识别时。肿瘤切除后,再测定两次 PTH,一次在切除后 5 分钟,一次在切除后 10 分钟。如果 PTH 水平下降 50% 或更多,且水平恢复到正常范围,则停止手术。在一些患者中,PTH 水平的下降可能需要 10 分钟以上,因此,应在腺瘤切除后 20 分钟测定第三次 PTH。外科医生应该注意即使 PTH 下降了 50%,但 PTH 仍在正常值的较高水平,这部分患者可能有持续病灶。如果 PTH 水平没有适当下降,应该对剩下的甲状旁腺进行系统探查。

多发腺瘤、不能定位的单个腺瘤或继发性甲状旁腺功能亢进的患者需要探查所有的甲状旁腺。对于原发性甲状旁腺功能亢进和多腺体增生的患者,建议切除所有增大的甲状旁腺,切除 3.5 个腺体,保留 50~100mg 的活性残余腺体。如果需要进行全甲状旁腺切除术(继发性甲状旁腺功能亢进),应选择性进行前臂自体移植,这些患者永久性甲状旁腺功能减退的风险更高。在这种情况下,前臂移植可以相对容易地切除随后的甲状旁腺增生组织,而不需要再次探查颈部。

手术解剖

正常甲状旁腺的最大尺寸为 5~6mm,重约 50mg。黄褐色或焦糖色,横截面平坦。手术过程中,很难区分脂肪粒、正常甲状旁腺和轻度增大的气管旁淋巴结。脂肪粒呈黄色,淋巴结呈粉红色,甲状旁腺呈焦糖色(图 12.194)。

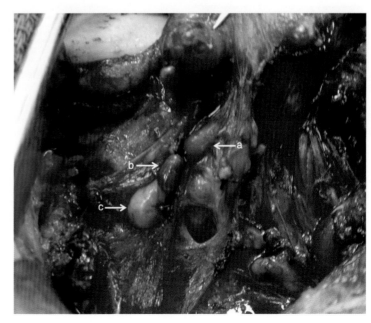

图 12.194　大体外观:(a)淋巴结,(b)甲状旁腺和(c)术区的脂肪粒。

正常情况下,四个甲状旁腺位于甲状腺的后表面。在极少数情况下,患者可能多于或少于四个甲状旁腺。在胚胎发育过程中,下甲状旁腺从第三咽囊随胸腺下降,上甲状旁腺从第四咽囊随甲状腺下降。相对于喉返神经,上甲状旁腺位于其背侧,下甲状旁腺位于其腹侧。有时,甲状旁腺位于一些不太常见的位置如:上纵隔、中央区侧面、椎前间隙、颈动脉鞘内和甲状舌骨膜水平(图 12.195)。甲状旁腺在甲状腺被膜内十分罕见(图 12.196)。甲状旁腺的血供来自甲状腺下动脉,但上甲状旁腺的血供也可能来自甲状腺上动脉。

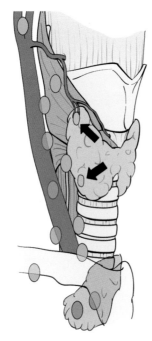

图 12.195 甲状旁腺位置的变化(箭头所指为甲状旁腺在甲状腺后表面的正常位置)(由纪念 Sloan Kettering 癌症中心提供)。

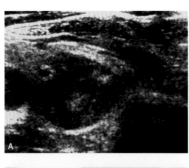
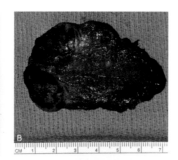
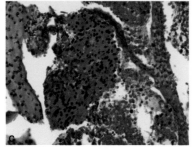
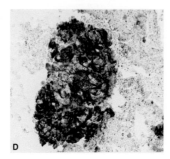

图 12.196 甲状腺内甲状旁腺。A. 超声图像;B. 手术标本;C. 苏木精-伊红染色;D. 甲状旁腺素免疫组化。

微创或定向甲状旁腺切除术

当单个甲状旁腺腺瘤通过影像定位后可行微创或定向甲状旁腺切除术。只要术中冰冻检查确诊并且 PTH 降低至合适水平,证实甲状旁腺切除是成功的,则无需对所有甲状旁腺都进行探查。图 12.197 为患者 sestamibi 扫描,显示左下甲状旁腺处有一单发腺瘤。微创甲状旁腺切除术可行小的颈部中线切口或胸锁乳突肌前缘和环状软骨下缘下之间的中线切口(1.5~2cm)(图 12.198)。切开皮肤和颈阔肌,显露胸锁乳突肌和胸骨舌骨肌前缘。在甲状腺的腺叶外侧进行解剖,在胸锁乳突肌、胸骨舌骨肌和胸骨甲状肌的外缘间形成一个平面(图 12.199)。钝性和锐利结合,分离甲状旁腺腺瘤,在颈总动脉和气管食管沟之间的平面,向内侧牵拉甲状腺腺叶(图 12.200)。必须小心处理腺瘤,确保肿瘤不碎裂。通常甲状旁腺腺瘤的血供源于单个血管束的血管蒂,将其分离、结扎(图 12.201)。手术标本显示完整的 1.5cm×3cm 的甲状旁腺腺瘤(图 12.202)。甲状旁腺腺瘤的诊断应通过冰冻检查证实,确保切除的组织确实来源于甲状旁腺。

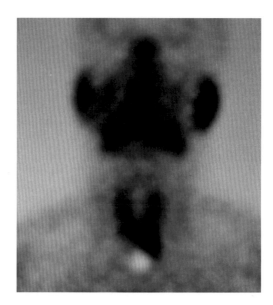

图 12.197 ^{99m}Tc-sestamibi 扫描显示左下甲状旁腺腺瘤。

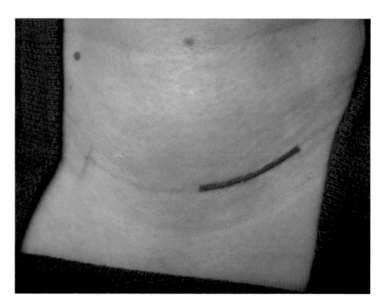

图 12.198 沿下颈部皮纹标记切口。

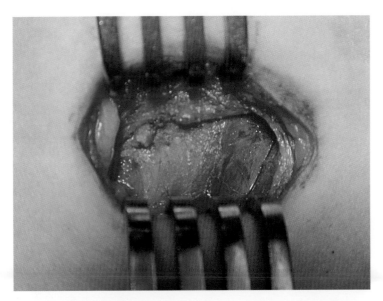

图 12.199　在胸锁乳突肌和胸骨舌骨肌之间形成的平面解剖。

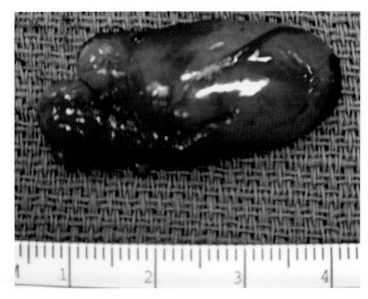

图 12.202　完整的腺瘤手术标本。

甲状旁腺腺瘤的手术探查

　　任何病因的原发性甲状旁腺功能亢进都需要对甲状旁腺进行手术探查,并进行适当的甲状旁腺切除术。有时术前不能确定是腺瘤还是增生。这例患者在生化检查中发现无症状高钙血症。PTH 水平升高证实了原发性甲状旁腺功能亢进的诊断。术前影像检查未发现腺瘤,因此进行甲状旁腺功能亢进的手术探查。

　　甲状旁腺探查的切口应足够长,根据颈部大小,通常采用 2~3cm 的切口。切开皮肤和颈阔肌,游离上、下皮瓣。术中必须彻底止血,若术中渗血、出血较多,术野不清,很难辨认出甲状旁腺。

　　首先解剖甲状腺中静脉和甲状腺被膜,以便向内侧掀起甲状腺腺叶。仔细保留甲状腺的后被膜和甲状腺下动脉的所有分支。下面示例通过甲状腺手术切口探查四个甲状旁腺。图 12.203 示,已掀起甲状腺右叶,仔细保留甲状旁腺。注意在后被膜上可清楚看到右上甲状旁腺。图 12.204 中血管钳所指的下甲状旁腺位置很低。

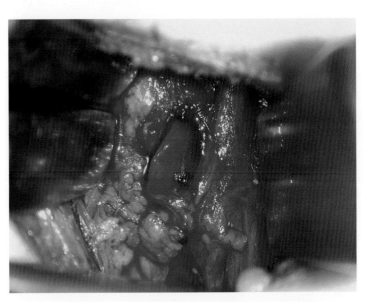

图 12.200　甲状旁腺腺瘤位于甲状腺左叶的后表面。

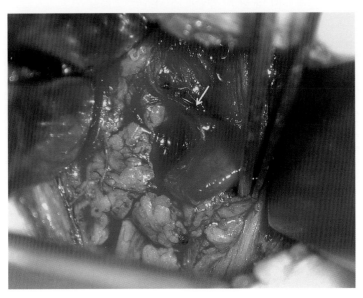

图 12.201　分离并结扎腺瘤的血管(箭头)。

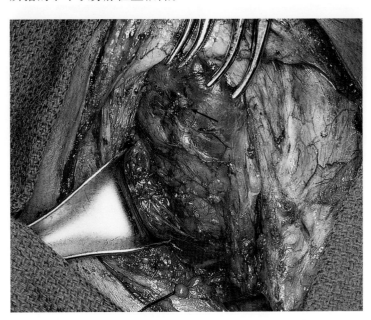

图 12.203　首先翻起甲状腺右叶,可见上方正常的甲状旁腺(箭头)。

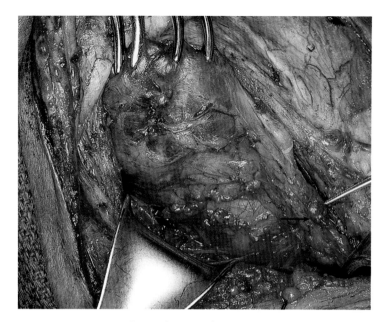

图 12.204   右下正常的甲状旁腺,位置较低(箭头)。

术中应系统仔细地辨认、解剖喉返神经和甲状腺下动脉及其分支,以免损伤甲状旁腺。术中如果发现与甲状旁腺相似的解剖结构,需仔细保护直至找到全部的四个甲状旁腺。有时增生的淋巴结或乳头状癌转移的淋巴结看起来很像甲状旁腺,这种情况下,需对可疑结构进行必要的组织学证实。

如果右侧两个甲状旁腺正常,应集中精力探查左侧甲状旁腺。将甲状腺左叶向内侧掀起,显露左上甲状旁腺的腺瘤(图 12.205)。术区特写清楚地显示了上甲状旁腺的腺瘤(图 12.206)。下方的甲状旁腺大小、外形正常。切除腺瘤并行冰冻检查以证实诊断(图 12.207)。如果发现腺瘤,并且其余三个甲状旁腺位置、大小和形态均正常,则可停止手术。但是,即使在这种情况下,也应进行术中 PTH 测定,以确保 PTH 适当下降,证实手术成功。术后护理包括伤口的常规处理和患者血钙的监测。

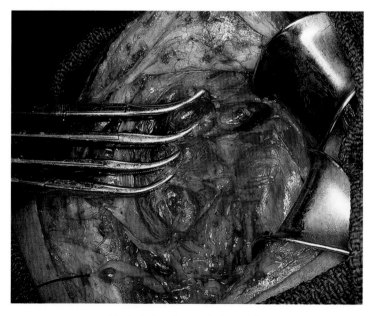

图 12.205   左上甲状旁腺腺瘤。

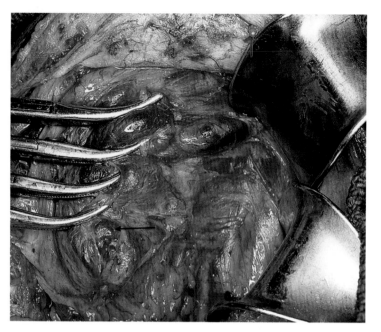

图 12.206   特写显示左上甲状旁腺腺瘤和正常的左下甲状旁腺(箭头)。

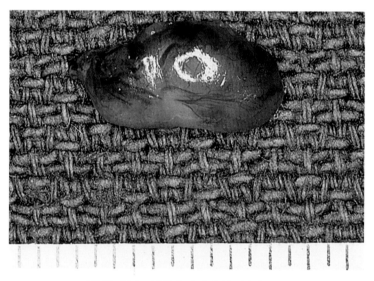

图 12.207   甲状旁腺腺瘤的手术标本。

持续性甲状旁腺功能亢进的再次探查

对持续性甲状旁腺功能亢进患者再次手术探查的难度极大,要求更高。术后纤维化和先前手术探查造成的术区解剖关系混乱,严重影响了甲状旁腺腺瘤的定位。因此,建议在术前进行适当的影像检查以定位漏诊的腺瘤。通常对持续性甲状旁腺功能亢进的患者进行 4D-CT。

图 12.208 为一患者甲状腺区的 99mTc 扫描,该患者先前曾行甲状旁腺探查。术后,仍有持续的高钙血症,需要重新检查。99mTc 扫描示甲状腺右叶和双侧颌下腺聚集放射性核素。放射性铊减影扫描显示右上甲状旁腺腺瘤(图 12.209)。术前定位非常有助于医生进行安全、快速和成功的手术,避免了寻找腺瘤不必要的手术探查。

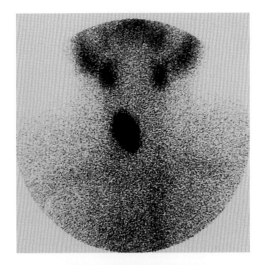

图 12.208 甲状腺区的 ^{99m}Tc 扫描。

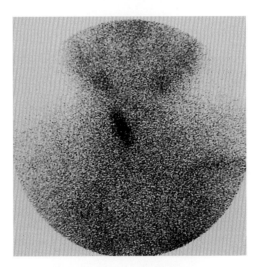

图 12.209 铊-^{99} 锝减影扫描。

经原切口暴露肿瘤,在甲状腺后面近环甲膜处发现甲状旁腺腺瘤(图 12.210)。腺瘤位于气管食管沟附近的深层组织平面。在切除过程中要特别小心,完整地切除腺瘤的包膜。腺瘤破裂或残留甲状旁腺组织会增加复发性甲状旁腺功能亢进的风险,需要在将来进行更为烦琐的手术。图 12.211 清楚

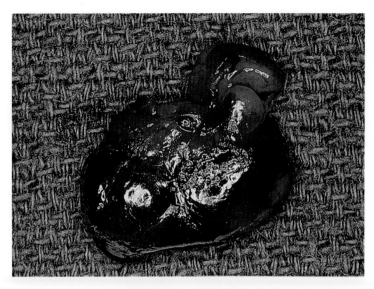

图 12.211 手术标本。

地显示了再次探查时完全切除的腺瘤。经组织学确诊甲状旁腺腺瘤后,并且 PTH 水平适当下降,停止手术。

有时,术前定位没有帮助,这时需仔细探查整个中央区搜寻遗漏的甲状旁腺腺瘤。如中央区探查未果,需对侧颈、上颈、颈动脉鞘和上纵隔等部位进行仔细系统的探查,发现、证实腺瘤后将之切除。胸腺内很少出现甲状旁腺腺瘤。如果彻底搜寻后仍不能发现遗漏的腺瘤,应行胸腺切除术,并对胸腺连续切片以定位隐匿的腺瘤。

甲状旁腺切除术治疗多发性内分泌肿瘤综合征

多发性内分泌肿瘤综合征(multiple endocrine neoplasia syndrome,MEN)常表现为多发甲状旁腺腺瘤。该患者为 MEN1,并发垂体瘤、甲状旁腺多发腺瘤和胰腺肿瘤。MEN 患者的甲状旁腺腺瘤手术必须探查和切除所有腺瘤。竭力显露 4 个甲状旁腺,切除所有增大的甲状旁腺,合理保留适量的甲状旁腺组织,以免发生永久性甲状旁腺功能减退。

该患 4 个甲状旁腺均患病,双侧都有腺瘤。右侧的两个腺瘤如图 12.212 所示。左侧的两个腺瘤如图 12.213 所示。

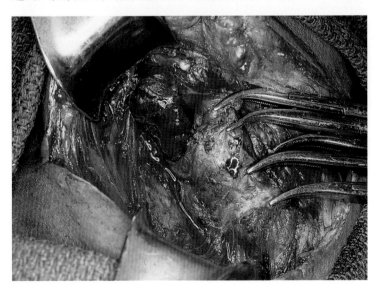

图 12.210 环甲膜附近的甲状旁腺腺瘤。

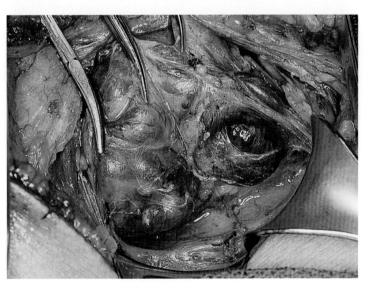

图 12.212 右侧两个甲状旁腺腺瘤。

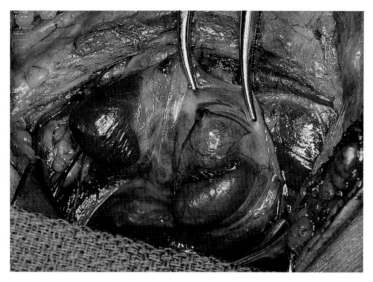

图 12.213   左侧两个甲状旁腺腺瘤。

将其中 3 个腺瘤完整切除,将第 4 个腺瘤切除 3/4,保留左下甲状旁腺有血供的部分腺体,以维持 PTH 的正常分泌和血钙的正常水平。除了切除甲状旁腺外,建议切除胸腺以切除多余或异位的甲状旁腺。

甲状旁腺癌切除术

通常依据严重的高钙血症、极高的 PTH、肿瘤的局部侵袭、局部淋巴结转移或远处转移诊断为甲状旁腺癌。在组织病理学上,恶性肿瘤的主要特征是邻近组织的浸润(如甲状腺)、血管侵犯或神经周围侵犯。这些微观特征可能难以识别,并且易受观察者间差异的影响。因此,很难在组织学上区分甲状旁腺腺瘤和甲状旁腺癌。结合临床和生化特征以及手术和组织形态学对于甲状旁腺癌的确诊至关重要。

图 12.214 中这一患者因乏力、虚弱就诊于家庭医生。体检发现气管右侧有一大小约为 2.5cm 的质硬肿物,与气管粘连。血常规示血清钙为 14.7mg/ml。体格检查和极高的血钙提示高度怀疑甲状旁腺癌。血清 PTH 为 1 024pg/ml。基本证实了甲状旁腺癌的诊断。术前 MRI 轴位显示,强化的病变侵及右气管食管沟,经气管膜壁凸入气管腔(图 12.215)。MRI

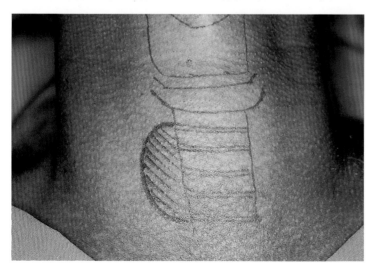

图 12.214   于甲状腺右叶区可触及与气管粘连的质硬肿物。

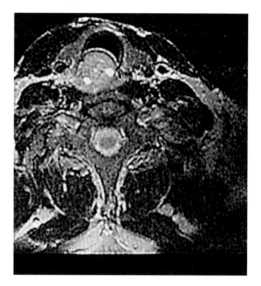

图 12.215   CT 轴位示气管食管沟处的肿瘤凸入气管腔。

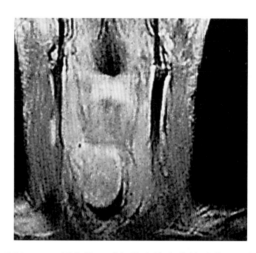

图 12.216   MRI 冠状位显示气管食管沟处的肿瘤凸入气管腔。

冠状位显示右气管食管区有一边界清晰的肿块,凸入气管腔(图 12.216)。

甲状旁腺癌与甲状旁腺腺瘤的手术相似。行颈部低位横切口,分离上、下皮瓣。向侧方牵拉带状肌,显露甲状腺的前面。探查左侧甲状旁腺,外形正常。掀起甲状腺右叶,于甲状腺背面显示甲状腺下动脉与喉返神经的解剖关系(图 12.217)。肿瘤于喉返神经后内侧凸入气管。分离、结扎甲状腺下动脉,仔细分离喉返神经并向前牵拉,暴露肿瘤,肿瘤在黏膜下凸入气管和食管(图 12.218)。仔细解剖肿瘤包膜,将肿瘤自气管食管平面游离,没有伤及气管膜壁和食管。肿瘤切除后的术区如图 12.219 所示。以完整的整体方式切除甲状旁腺癌至关重要。肿瘤破裂可造成肿瘤细胞种植,导致多灶肿瘤和复发性高钙血症。同样,仔细搜寻肿大、可疑的淋巴结。如果发现肿大的淋巴结,应立即全面清扫有风险的区域淋巴结。图 12.220 示完整切除的甲状旁腺癌标本。术区留置 Penrose 引流,逐层缝合切口。

这个患者的术后护理相对简单。血清钙和 PTH 水平迅速恢复正常。持续的高钙血症或 PTH 持续升高,可能是甲状旁腺癌淋巴结转移或其他部位转移。应根据情况进行适当的检查和手术。

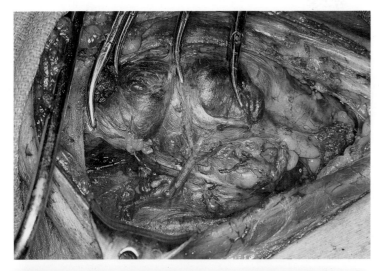

图 12.217　甲状腺下动脉、喉返神经与位于甲状腺右叶背面的甲状旁腺肿瘤的解剖关系。

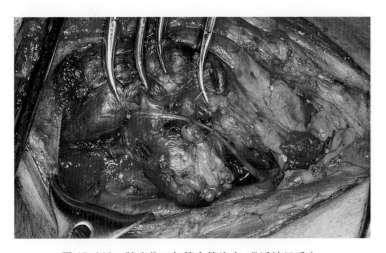

图 12.218　肿瘤位于气管食管沟内，喉返神经后方。

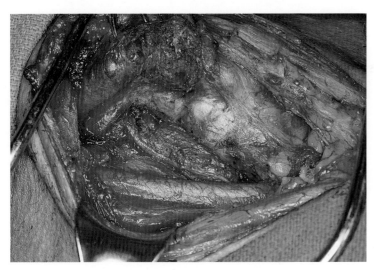

图 12.219　术区显示完整的喉返神经和气管食管沟内的瘤床。

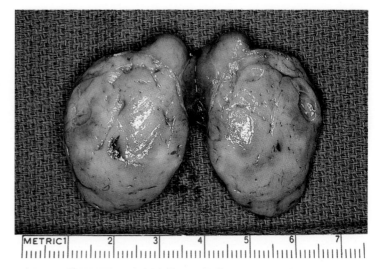

图 12.220　手术标本显示完整切除的甲状旁腺癌。

术后护理及并发症

在接受甲状腺或甲状旁腺手术的患者中，1% 的患者会出现血肿。尽管较小局限的血肿可以保守治疗，但较大扩张的血肿可能会压迫气道，需要紧急处理。在严重的情况下，应在床边打开颈部伤口，减轻气道压力。外科处理包括探查伤口，清除血肿、冲洗伤口，控制出血，确保完全止血。甲状腺手术常见的并发症是甲状旁腺功能减退和喉返神经或喉上神经损伤。暂时性甲状旁腺功能减退并不少见（高达 25% 的病例会发生），但几乎所有患者甲状旁腺功能减退的症状在 4~6 周内消失。术后这些患者需要补钙，是否补充维生素 D 均可，维生素 D 可在 6 周内逐渐减量。

喉上神经损伤的临床表现轻微，患者出现声调降低，发音费力。单独结扎腺体表面甲状腺上血管的终末支，避免大块结扎血管，可将神经损伤的风险降到最低。喉返神经的永久性损伤并不常见，发生率为 1%~2%。保留了喉返神经的完整性而其功能缺失的患者可以进行观察，大多数患者可自行恢复。由于损伤或切除喉返神经而导致的声带长期严重功能障碍或永久性声带麻痹可通过声带内移进行治疗（见第 10 章）。

（姜寰宇　于振坤　译）

关键词

腮腺

涎腺

面神经

深叶

面瘫修复

涎腺分为大涎腺(腮腺,下颌下腺和舌下腺)和小涎腺。大涎腺是成对的腺体,小涎腺分布于从唇、鼻腔到食管、气管的整个上消化道黏膜下。从胚胎学上看,涎腺起源于体壁(外胚层)和前肠(内胚层)凹陷形成的管泡状腺体。涎腺网络由分泌元件组成,后者受咀嚼或感觉/自主神经系统刺激(即气味,味道和想法)分泌唾液。

唾液的成分取决于产生唾液的位置。例如,腮腺中浆液腺占较大成分,而硬腭的涎腺黏液腺占比大。这些腺体产生的唾液促进消化,提供润滑作用,保护黏膜和齿列,并清除异物。此外,唾液还含有一些酶(例如淀粉酶、脂肪酶等)。这些酶会引发消化过程,主要是含有淀粉的物质。唾液通过直接清洁异物和多种因素介导的抗菌活性(即免疫球蛋白 A 和白三烯),在预防龋齿和感染方面也起着至关重要的作用。

涎腺肿瘤很少见,占头颈部所有肿瘤的 3%~6%。在美国,涎腺癌的发生率为每年每 100 000 例中 2.5~3.0 例。大涎腺肿瘤发生的危险因素包括低剂量辐射史。此外,长期暴露于制革业中所用的木屑(尤其是软木)和化学物质中,也可能增加鼻窦小涎腺癌(特别是腺癌)的风险。欧洲报告鼻腔和筛骨区域涎腺源性腺癌的发病率相比于美国有增加,而美国在这些部位最常见鳞状细胞癌。尽管不存在已知的关联,但阿拉斯加原住民中恶性嗜酸细胞瘤的发生率较高,这表明其他未知的环境和/或遗传因素也可能导致涎腺癌。

在大涎腺和小涎腺中,恶性肿瘤的风险和恶性肿瘤的组织病理学分布是不同的。腮腺,下颌下腺和小涎腺的恶性肿瘤发生率分别为 25%,50% 和 80%(图 13.1)。总体而言,涎腺癌中有 65% 发生在腮腺,8% 发生在下颌下腺,27% 在小涎腺(图 13.2)。硬腭的小涎腺是小涎腺肿瘤最常见的起源部位,其次是口腔和鼻窦的其他部位(图 13.3)。涎腺肿瘤的组织学分类见表 13.1。

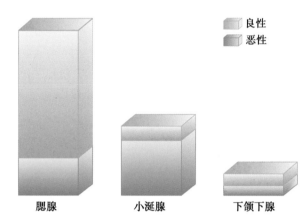

图 13.1 涎腺恶性肿瘤的发生率。

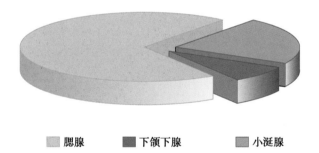

图 13.2 涎腺肿瘤在大、小涎腺的分布。

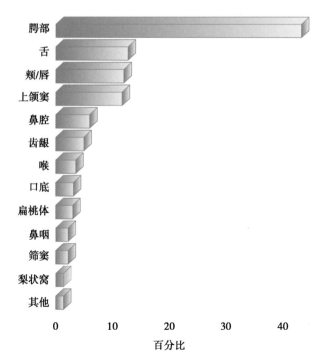

图 13.3 小涎腺肿瘤的解剖部位分布。

表 13.1	涎腺肿瘤世界卫生组织（the World Health Organization, WHO）组织学分类
非肿瘤性上皮病变	硬化性多囊性腺病
	结节性嗜酸细胞增生
	淋巴上皮样涎腺炎
	闰管增生
良性肿瘤	多形性腺瘤
	肌上皮瘤
	基底细胞腺瘤
	Warthin 瘤
	嗜酸细胞腺瘤
	淋巴腺瘤
	囊腺瘤
	乳头状涎腺瘤
	导管乳头状瘤
	皮脂腺腺瘤
	小管腺瘤和其他导管腺瘤
恶性潜能未定	涎腺母细胞瘤
恶性肿瘤	腺泡细胞癌
	分泌性癌
	黏液表皮样癌
	多形性腺癌
	上皮肌上皮癌
	透明细胞癌
	基底细胞腺癌
	皮脂腺癌
	导管内癌
	囊腺癌
	腺癌，非特殊性
	涎腺导管癌
	肌上皮癌
	癌在多形性腺瘤中
	癌肉瘤
	分化差的癌（未分化癌，大细胞神经内分泌癌，小细胞神经内分泌癌）
	淋巴上皮癌
	鳞状细胞癌
	嗜酸细胞癌

最常见的涎腺来源的良性肿瘤是多形性腺瘤（pleomorphic adenoma）[混合瘤（mixed tumor）]。腮腺是最常见的起源部位，其次是下颌下腺，再次是小涎腺。这些肿瘤最常见于 50~60 岁的人群，女性略高发。通常，多形性腺瘤无症状且生长缓慢，快速增长则需警惕向恶性转变。Warthin 瘤（Warthin's tumor）是次常见的良性涎腺肿瘤，最常见于腮腺的尾叶。由于吸烟者罹患这些肿瘤的风险高达正常人群的 5~10 倍，提示其发生与吸烟有关。这些肿瘤也好发于老年白人男性，在多达 10% 的病例中可能是双侧的。

嗜酸细胞腺瘤相对少见且通常发生在老年人中。与 Warthin 瘤相似，此类肿瘤的特点是线粒体含量高，可解释在正电子发射断层扫描（positron emission tomography, PET）中与氟代脱氧葡萄糖的亲和力。淋巴上皮病变（lymphoepithelial lesions）相对少见，但在人类免疫缺陷病毒感染的患者中发生频率较高，并且通常是双侧的。单形腺瘤（monomorphic adenoma）是过去用来描述异质性低于多形性腺瘤的肿瘤的术语，包含基底细胞腺瘤（basal cell adenoma）、小管腺瘤（canalicular adenoma）和肌上皮瘤（myoepithelioma）。其中，基底细胞腺瘤是最常见的，通常发生于老年人的腮腺。尽管小管腺瘤也发生于老年人的腮腺，但它们通常起源于上唇和颊黏膜的小涎腺。

涎腺的各种恶性肿瘤的分布如图 13.4 所示。黏液表皮样癌（mucoepidermoid carcinomas）最常见于腮腺，而腺样囊性癌（adenoid cystic carcinomas）最常见于下颌下腺和小涎腺。组织学分化对于预测涎腺肿瘤的生物学行为至关重要。低度恶性肿瘤病程缓慢，预后良好。另一方面，高级别的肿瘤表现出侵袭性，增加了区域和远处转移的风险，并与预后不良相关。

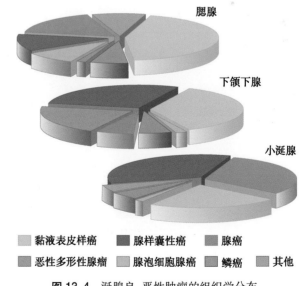

图 13.4 涎腺良、恶性肿瘤的组织学分布。

黏液表皮样癌是最常见的涎腺恶性肿瘤。根据组织学特征，其可进一步分为低级别、中级别和高级别肿瘤。尽管低级别和中级别肿瘤生长缓慢，但它们可能具有局部侵袭性，却很少转移。相反，高级别黏液表皮样癌具有侵袭性的临床病程，局部浸润和区域淋巴结转移的风险增加。

黏液表皮样癌不仅可以发生在小涎腺，而且可以发生在下颌骨的涎腺巢中（即"中央涎腺癌"）以及咽旁间隙的异位涎腺组织中。

腺样囊性癌是下颌下腺和小涎腺最常见的恶性肿瘤。尽管已经提出了针对这类肿瘤的分级系统,但是肿瘤分级并不能预测腺样囊性癌的行为。腺样囊性癌具有高度的嗜神经性,倾向神经周围扩散。尽管腺样囊性癌的总体预后较差,但疾病进程通常较长。即使在存在远处转移的情况下,生存期也有数十年。局部淋巴结转移少见,但肺转移经常发生。

多形性腺癌主要发生在小涎腺,通常病程缓慢。其最常见于口腔,硬腭是主要的起源部位。"腺癌,非特异性(adeno-carcinoma not otherwise specified,NOS)"包括一组异质性肿瘤,这些异质性肿瘤缺乏其他类型涎腺肿瘤的组织学特征。其他恶性肿瘤还包括腺泡细胞癌、分泌性癌、涎腺导管癌、肌上皮癌和癌在多形性腺瘤中。涎腺恶性肿瘤中约有 10% 是腺泡细胞癌,最常见于腮腺。这些肿瘤往往是惰性的高级别肿瘤。

腮腺原发的鳞状细胞癌极为罕见,还需要和同步治疗或已治疗的皮肤癌转移到腮腺内淋巴结的鳞状细胞癌区分开来。

评估

涎腺肿瘤通常表现为无症状肿块。多数腮腺肿瘤发生于腮腺浅叶,表现为质韧、结节样肿块。一般位于腮腺尾部区域的耳垂前方(图 13.5~13.7)。良性多形性腺瘤均不会出现面神经麻痹。同侧颈淋巴结肿大或面神经功能障碍或肿瘤表面皮肤受侵提示大概率是恶性肿瘤(图 13.8~图 13.11)。腮腺深叶肿瘤通常表现为下颌后区的腺体出现弥漫性肿大、饱满。

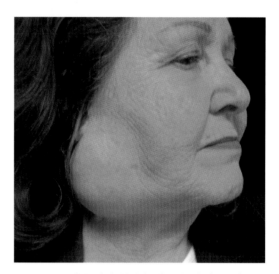

图 13.5　右腮腺大的良性多形性腺瘤,注意肿瘤表面伸展的皮肤。

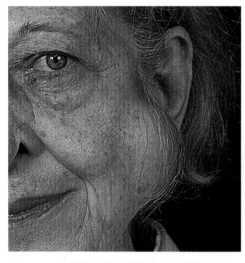

图 13.6　左腮腺良性多形性腺瘤患者的前面观。

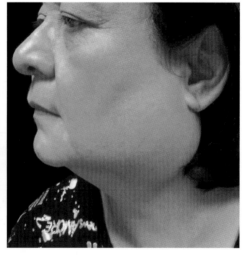

图 13.7　左腮腺大肿瘤。

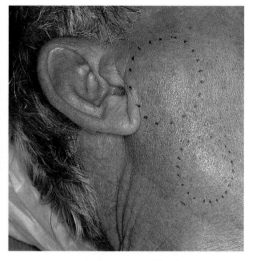

图 13.8　腮腺周围组织受侵或颈淋巴结转移几乎可以确诊腮腺恶性肿瘤。

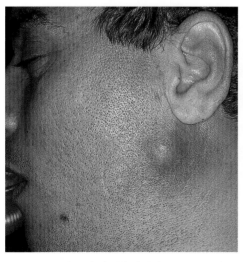

图 13.9　表面皮肤受侵高度提示恶性肿瘤。

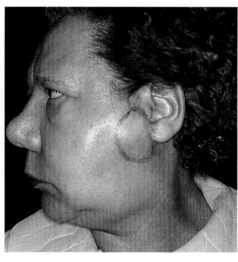

图 13.10　腮腺癌患者侧面观。

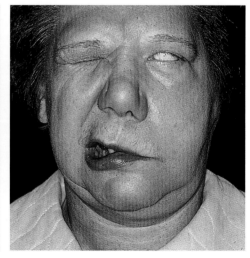

图 13.11　面神经麻痹可确诊腮腺恶性肿瘤。

　　影像学检查对于准确划定腮腺深叶肿瘤的位置和范围至关重要。腮腺深叶肿瘤可延伸到咽旁间隙,可能导致软腭、扁桃体和/或咽外侧壁向内移位(图 13.12)。腮腺表面可及或不可及肿物。有时肿瘤可出现在沿腮腺导管分布的副腮腺组织中,并表现为颊中部软组织肿块(图 13.13)。头皮和额部的原发性皮肤恶性病变来源的腮腺转移性肿瘤,例如鳞状细胞癌和黑色素瘤,也是重要的鉴别诊断之一。淋巴瘤、干燥综合征(Sjogren's syndrome)和嗜酸性粒细胞广泛浸润的患者可看到整个腮腺弥漫性增大,如 Kim-Kimura 病患者所见(图 13.14)。

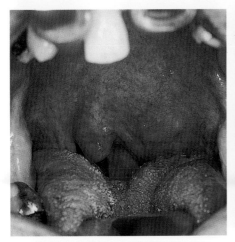

图 13.12　腮腺深叶肿瘤表现为咽旁间隙肿物。

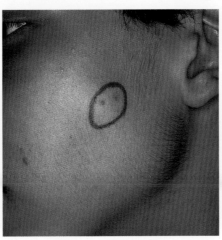

图 13.13　副腮腺肿瘤。

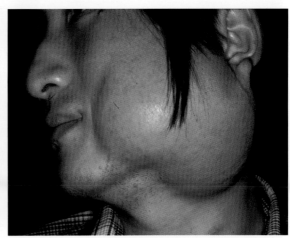

图 13.14　全腮腺弥漫性肿大、质硬肿物(Kim-Kimura 病)。

　　颌下三角无痛性肿块是下颌下腺肿瘤的常见表现(图 13.15)。出现疼痛症状提示病变有阻塞现象伴或不伴炎症,也可能是下颌下腺的涎腺炎。经口底双合诊可证实肿物位于下颌下腺内,但需要与周围肿大的颈淋巴结相鉴别。

　　小涎腺的肿瘤通常表现为黏膜下肿块,有时呈溃疡型(图 13.16,图 13.17)。小涎腺来源的肿瘤主要是恶性的。唇的小涎腺恶性肿瘤常与黏液囊肿相似(图 13.18)。黏膜下质硬或质韧肿块需警惕小涎腺肿瘤。

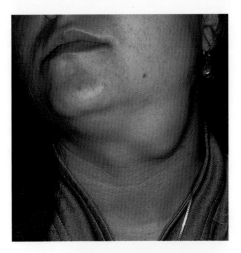

图 13.15　下颌下腺多形性腺瘤。

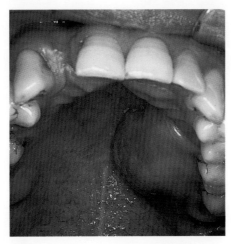

图 13.16　硬腭腺样囊性癌。

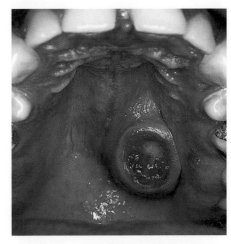

图 13.17　硬腭恶性多形性腺瘤。

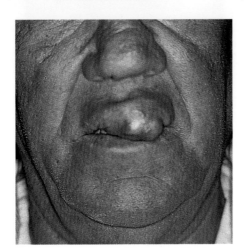

图 13.18　上唇腺癌。

影像学评估

　　如果临床检查不能准确描述肿瘤的位置和范围,则必须进行诊断性影像学检查。因此,在评估深部或固定病变时,影像学是必不可少的。X 线平片、涎腺造影、核素扫描和超声对诊断几乎没有帮助。另一方面,计算机断层扫描(CT)和磁共振成像(MRI)可以更好地显示出涎腺内的肿瘤。

　　CT 和 MRI 对囊性和实性肿瘤的区分效果相同,均能对肿瘤和大涎腺或相邻组织结构,包括软组织和骨的关系进行评估(图 13.19~图 13.21)。对于小涎腺病变,CT 扫描可为制订有效的治疗计划提供有价值的参考,尤其是肿瘤和周围结构的关系。在已证实肿瘤侵犯周围组织考虑手术是否可切除时,CT 扫描则更有意义。CT 扫描在评估腮腺深叶肿瘤时,可将其与咽旁间隙的其他肿瘤相鉴别,对诊断有重要的价值(图 13.22~图 13.25)。在评估腮腺深叶肿瘤时,MRI 和 CT 的价值相同(图 13.26)。CT 扫描在判断骨组织破坏程度上具有特殊的价值,而 MRI 在评估肿瘤是否侵犯脑神经方面有重要的意义。

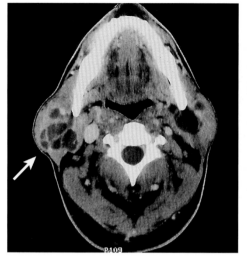

图 13.19 CT 扫描示右侧多囊 Warthin 瘤(箭头所示)和左侧单囊 Warthin 瘤。

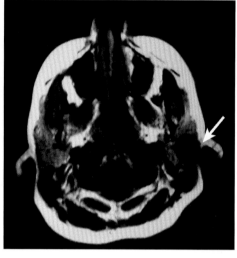

图 13.20 MRI 扫描 T₁ 加权像示左侧腮腺浅叶良性多形性腺瘤(箭头所示)。

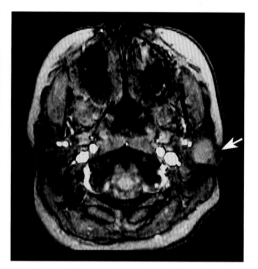

图 13.21 MRI 扫描 T₂ 加权像示左侧腮腺浅叶良性多形性腺瘤(箭头所示)。

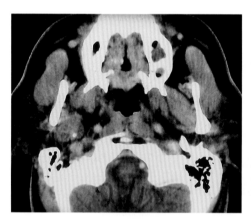

图 13.22 腮腺深叶肿瘤(箭头所示)CT 轴状位扫描。

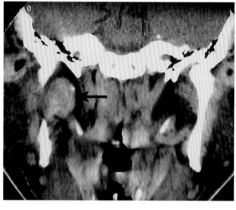

图 13.23 与图 13.22 同一腮腺深叶肿瘤(箭头所示)患者 CT 冠状位扫描。

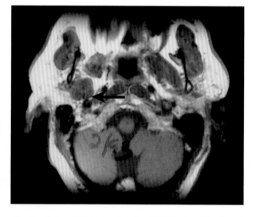

图 13.24 与图 13.22 同一腮腺深叶肿瘤(箭头所示)患者 MRI 轴状位扫描。

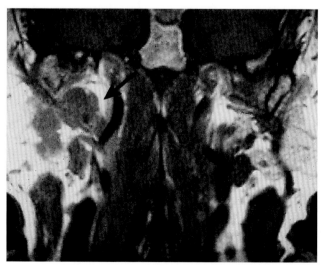

图 13.25 与图 13.22 同一腮腺深叶肿瘤(箭头所示)患者 MRI 冠状位扫描。

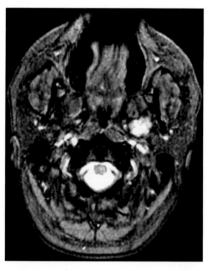

图 13.26 增强磁共振成像扫描轴状位的 T₂ 加权像,示左咽旁间隙异位涎腺肿瘤。注意脂肪将肿瘤与相邻的腮腺深叶组织分开。

病理学

组织学上,大、小涎腺由分泌性腺泡和相关的导管以及肌上皮细胞组成。腺泡可能是浆液性,黏液性或混合性的。浆液腺细胞的细胞质中含有酶原颗粒,其主要分泌物是淀粉酶。黏液腺细胞的细胞质是透明的并含有黏蛋白。腺泡的分泌物排入小导管,汇入较大的分支导管,最终进入主导管(图13.27)。肌上皮细胞包绕腺泡和导管细胞。

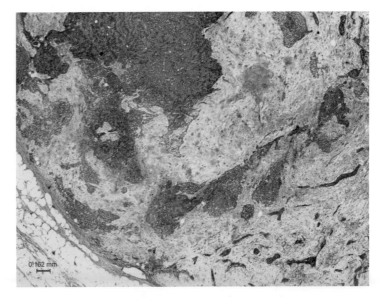

图 13.28 多形性腺瘤,示丰富的线粒体基质和肌上皮细胞(HE染色×25)。

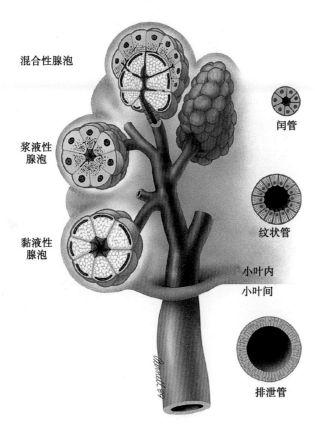

图 13.27 正常腮腺的组织学结构。

大多数腮腺肿瘤患者在手术探查前不需要进行组织学诊断。然而,如果临床上高度怀疑为恶性肿瘤,可以通过细针穿刺活检来行细胞学诊断。用 21 号穿刺针抽吸的组织一般足够用于诊断或筛检分流患者。良恶性诊断准确率为 81%~98%。但是,其中只有 60%~75% 可以作出特定的诊断。采样不足可能是假阴性最常见的原因。

多形性腺瘤(混合瘤)

多形性腺瘤是一种良性肿瘤,以上皮、肌上皮和间质成分的混合为特征,具有结构多形性。该肿瘤占大涎腺肿瘤的三分之二,而在小涎腺肿瘤中则不到一半,其中以腮腺浅叶出现的频率最高。

大体上,多形性腺瘤一般为白色、质韧、外表光滑、切面光滑。肿瘤呈模糊的分叶状和结节状,伴"足细胞"。显微镜下,多形性腺瘤显示上皮和间质成分的混合,导管和肌上皮细胞混杂黏液样、黏液样或软骨样间质(图13.28 和图13.29)。多

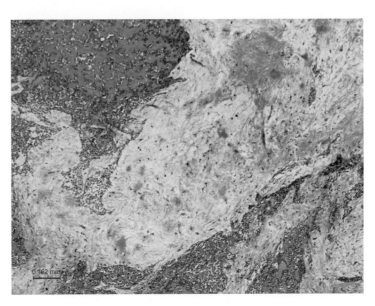

图 13.29 多形性腺瘤,示丰富的线粒体基质和肌上皮细胞(HE染色×50)。

形性腺瘤大多被不同厚度的包膜包裹,特别是在大涎腺中。边界不规则,局部呈指状突向包膜内延伸。多形性腺瘤的特征是在肿瘤之间或单个瘤体内具有显著的形态多样性。因此,典型的冷冻切片或少量细针穿刺标本,可能不足以作出明确诊断。多形性腺瘤的复发一般是局部的再生,不一定是恶性肿瘤,保证面神经的安全对于再次手术有较高的技术要求。许多复发的多形性腺瘤是多灶性的,有些则广泛分布而无法通过手术控制。

癌在多形性腺瘤中是与多形性腺瘤相关的恶性肿瘤。通常,这是高级别的肿瘤,表现为与相应肿瘤相似的组织学。涎腺导管癌是最常见的恶性肿瘤成分,其次是肌上皮癌。但涎腺癌的任何组织学亚型都可能与多形性腺瘤有关。癌在多形性腺瘤中根据肿瘤突破多形性腺瘤囊侵犯周围组织的程度分

为:囊内、微浸润和浸润。侵袭程度与临床表现相关。囊内和微浸润性肿瘤患者的局部复发和区域转移率非常低,而浸润性肿瘤患者的局部复发、转移和死亡的风险较高。分子水平上,多形性腺瘤和癌在多形性腺瘤中以 8q12 的 *PLAG1*(pleomorphic adenoma gene 1)和 12q14-15*HMGA 2* 的异位为最常见的遗传变异。

Warthin 瘤(淋巴瘤型乳头状囊腺瘤)

Warthin 瘤是一种良性涎腺肿瘤,通常发生于腮腺,由嗜酸性腺上皮组成,内衬有基底细胞、乳头状囊腔,并嵌入致密淋巴组织(图 13.30)。

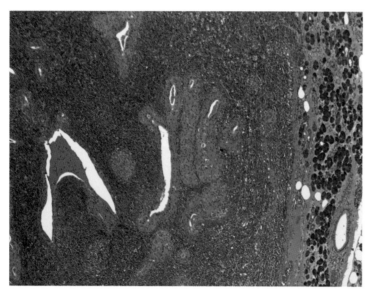

图 13.30　Warthin 瘤,与右侧正常腮腺实质相邻(HE 染色×50)。

嗜酸细胞腺瘤

大嗜酸粒细胞瘤,又称嗜酸细胞腺瘤,是一种良性涎腺肿瘤,由嗜酸细胞组成。嗜酸细胞是良性上皮细胞,充满线粒体,胞浆呈颗粒状(图 13.31)。

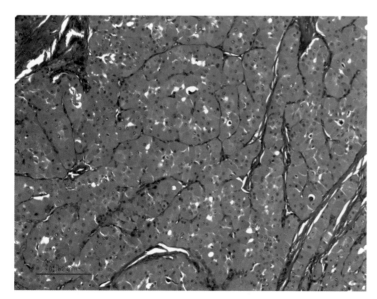

图 13.31　嗜酸细胞腺瘤内丰富的嗜酸细胞,被细的纤维血管分隔(HE 染色×100)。

黏液表皮样癌

黏液表皮样癌是成人和儿童最常见的涎腺恶性肿瘤。一半以上发生在腮腺,而在小涎腺中以腭部最常见。

组织学上,该肿瘤由不同比例的表皮(鳞状)、黏液和间质细胞组成,呈囊状或腺样结构,或呈实体生长模式。黏蛋白胭脂红染色可突出胞质内黏蛋白。CK5/6 和 p63 免疫组化染色可染色表皮样细胞和间质细胞。在黏液表皮样癌中,S100 和肌上皮标志物(钙蛋白和平滑肌肌动蛋白)通常为阴性。有报道认为一些组织学特点与患者的临床结果相关,如周围神经侵犯和血管侵犯。然而,预后似乎很大程度上取决于肿瘤的分级。黏液表皮样癌有几种分级体系,但大多数病理学家根据肿瘤的细胞学和增殖特征及结构将其分为三级:低级别、中级别和高级别(图 13.32 和图 13.33)。分子水平上,在 40%～80% 的黏液表皮样癌中发现了 11 号染色体和 19 号染色体异位导致 *MECT1/MAML2* 融合基因。这种易位提示相对惰性的临床行为。

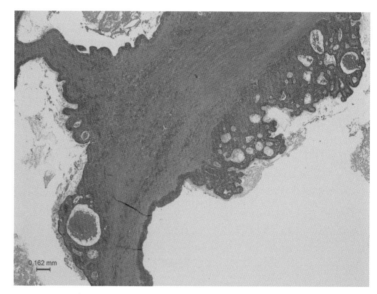

图 13.32　20% 以上的低级别黏液表皮样癌有典型的鳞状上皮细胞排列形成的囊性间隙(HE 染色×25)。

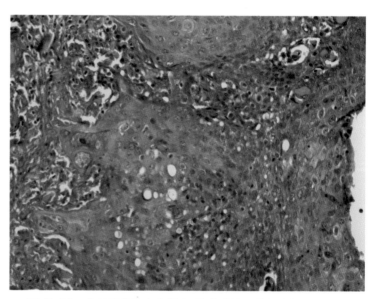

图 13.33　高级别黏液表皮样癌,核多形性及单细胞坏死区(HE 染色×200)。

腺样囊性癌

腺样囊性癌是一种生长缓慢、隐匿的涎腺恶性肿瘤,可发生于小涎腺和大涎腺,以侵袭周围神经、局部侵袭及切除后复发而闻名。其可发生于大涎腺,也可发生于口腔、鼻咽、鼻腔、鼻窦、泪腺和下呼吸道。腺样囊性癌呈实性、白色至灰色、浸润性的肿块,质地较硬,可固定于皮肤。

组织学上,腺样囊性癌由导管和肌上皮细胞组成,表现为透明或液样基质(图 13.34)。肿瘤表现为三种主要的生长模式:筛状、管状和实体(图 13.35)。腺样囊性癌侵袭神经很常见(图 13.36)。

与黏液表皮样癌不同,腺样囊性癌的分级并不能预测这种恶性肿瘤的行为。实体肿瘤的生长可能与侵袭行为和较差的生存率相关。淋巴结转移罕见。相反,远处播散到肺部和肾脏等实体器官更为常见,而潜伏期可长达 15 年。

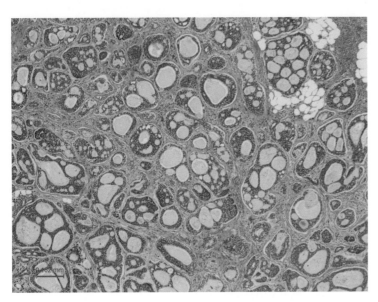

图 13.34　腮腺腺样囊性癌,呈筛状结构(HE 染色×50)。

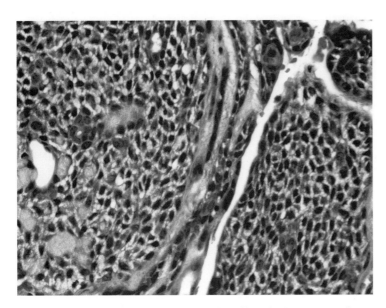

图 13.35　腺样囊性癌实性生长区域,导管细胞罕见,以肌上皮细胞为主(HE 染色×400)。

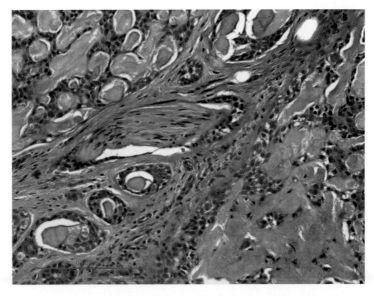

图 13.36　腺样囊性癌中央有神经侵犯(HE 染色×400)。

大多数腺样囊性癌会发生 *MYB* 原癌基因的变异,其中最常见的机制是 6 号染色体和 9 号染色体的发生异位导致 *MYB* 和 *NFIB* 基因融合。在头颈部和其他解剖部位,包括乳腺和肺,大约 65% 的腺样囊性癌有此异位。

低级别多形性腺癌

低级别多形性腺癌(polymorphous low-grade adenocarcinoma,PLGA),现在简称为多形性腺癌(polymorphous adenocarcinoma,PAC),主要发生在小涎腺,以硬腭为最常见部位。鉴别 PAC 与腺样囊性癌非常重要,因为前者通常有一个缓慢的病程。该肿瘤细胞学单一,生长方式多样,可能侵犯周围神经。一些作者认为筛状变异是一个独立的类型,有报道称它具有更强的区域转移能力。最近报道 73% 的 PLGA 中有活化 *PRKD1* 的点突变。

上皮肌上皮癌

上皮肌上皮癌是另一种典型的无痛性涎腺肿瘤。其特征是内层导管上皮细胞和外层肌上皮细胞成多结节、双相或双列排列,细胞具有典型的透明细胞质。

腺泡细胞癌

腺泡细胞癌约占涎腺癌的 10%,几乎只发生在腮腺。该肿瘤的特征是分化为富含酶原型胞浆颗粒的浆液腺泡细胞。它们往往是惰性的,低级别的,但也可表现为高级别肿瘤。

分泌性癌

乳腺样分泌性癌(mammary analog secretory carcinoma,MASC)是一种最近才被发现的涎腺肿瘤,在过去很可能被归类为腺泡细胞癌。该肿瘤与乳腺分泌性癌有显著的组织学和分子生物学相似性。现在该实体肿瘤的官方术语是"分泌性癌"。在组织学水平上,肿瘤细胞具有嗜酸性或透明的泡状细胞质,它们可能以小管、微囊肿、乳头状或大囊肿的形式生长。微囊肿和/或大囊肿中几乎都是分泌物。MASC 特征是具有 12 号染色体和 15 号染色体的平衡染色体易位形成的 *ETV6-NTRK3* 融合基因。

导管涎腺癌

涎腺导管癌是一种侵袭性的高级别恶性肿瘤,类似于高级别的乳腺导管癌。典型的肿瘤由排列成小管的导管细胞组成,呈实体和筛状生长并伴有中央坏死(图 13.37)。免疫组化提示绝大多数的涎腺导管癌表达雄激素受体(androgen receptor,AR)。有报道,无论荧光原位杂交是否扩增,免疫组化结果表明相当比例的涎腺导管癌除了 AR,还表达人表皮生长因子受体 2(HER2)。靶向治疗,包括抗 ERBB2 抗体和雄激素剥夺治疗,结果各不相同。此外,多种涎腺导管癌的基因突变已被报道,包括 *TP53*、*PTEN*、*EGFR* 和磷酸肌-3 激酶(phosphoinositide 3-kinase,*PIK3CA*)通路。

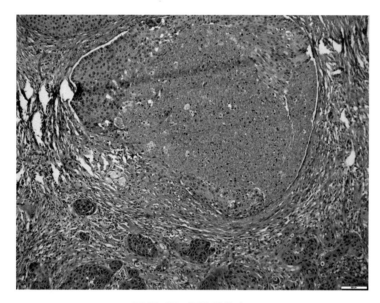

图 13.37 涎腺导管癌。

肌上皮癌

肌上皮癌是一种罕见的,几乎完全由肌上皮细胞组成的涎腺肿瘤。肿瘤似乎具有局部侵袭性,临床结果多样。肌上皮癌和涎腺导管癌可以从头发生,也可与多形性腺瘤(癌在多形性腺瘤中)相关。

治疗

涎腺良、恶性肿瘤治疗主要目标是将肿瘤全部切除,以达到准确诊断和局部控制的目的。由于涎腺肿瘤多数为良性,且在腮腺发生频率最高,因此,治疗的目标是完全切除肿瘤,减少局部复发的风险。同样的治疗原则适用于来自下颌、舌下和小涎腺的良性肿瘤。

腮腺和下颌下腺肿瘤手术的一个重要目标是功能的保存,特别是面神经及其分支的保护。同样,涎腺的恶性肿瘤治疗目标是控制肿瘤并尽可能保存功能。无论组织形态如何,如果腮腺肿瘤局限于腮腺浅叶,且面神经未被肿瘤直接浸润,则应行腮腺浅叶切除术,保留面神经。很少有必要为切除腮腺的恶性肿瘤,而牺牲未受侵且功能正常的面神经。如果肿瘤侵袭性生长直接侵犯面神经,或者切除面神经有利于恶性肿瘤整块切除时,可切除面神经。当面神经被切除时,治疗面瘫是重中之重。康复可通过一期神经移植重建切除的面神经或通过二期修复。下颌下腺恶性肿瘤为实现局部控制有必要对颌下三角周围的组织进行广泛切除,包括局限性的颈淋巴结清扫术。外科治疗是涎腺恶性肿瘤初始治疗的主要方法。

尽管在肿瘤外科手术中,充分切除软组织边缘是基本原则,但腮腺的恶性肿瘤因与面神经相邻可能不可行。放疗作为辅助治疗可改善局部控制,所以面神经近缘和/或镜下切缘阳性是可以接受的。但涎腺肿瘤除姑息治疗外,很少明确推荐放疗。另一方面,放疗作为辅助治疗可以提高晚期大、小涎腺肿瘤的局部和区域控制率。

晚期肿瘤不能切除的常采用放疗姑息。虽然优先考虑中子治疗,但没有高水平的证据支持其优于光子治疗。此外,其主要的缺点是远期后遗症和广泛的纤维化。目前,人们对使用质子来限制对邻近重要结构放射和提供有效的目标剂量越来越感兴趣。目前暂无质子治疗涎腺肿瘤的远期预后和后遗症的数据。此外,目前也尚无可预测的常规化疗药物。因此,全身化疗仅用于姑息治疗。靶向药物对 EGFR、雌激素受体和人表皮生长因子受体-2 阳性涎腺肿瘤的作用仍在研究中。

影响治疗选择的因素

影响初始治疗选择的因素有肿瘤相关因素和患者因素。原发肿瘤的大小和组织学分级是影响初始治疗选择最重要的肿瘤因素。恶性程度低、早期的腮腺肿瘤可行腮腺浅叶切除术治疗。在这种情况下仅选择手术治疗是合适的。另一方面,高级别、分期晚的肿瘤可能需要腮腺全切除术,甚至是扩大根治术,并根据情况决定是否牺牲面神经,或同时进行颈清扫术。

晚期肿瘤有时需要切除外耳道、下颌支,甚至颞骨。在所有年龄组中,牺牲面神经会导致面部功能和美学障碍。因此,如有可能,应考虑面神经移植。如果面神经移植不可行,则应尽快采取面神经麻痹的康复措施。这些措施包括侧睑板缝合术、侧眦成形术、上眼睑金属植入以及口角的静态或动态重建。

下颌下腺和小涎腺来源的恶性肿瘤的治疗原则与上述类似。舌下神经、舌神经或面神经下颌缘支的功能丧失,不像整个面神经功能损伤那样大。因此,下颌下腺肿瘤根治术后无须特殊的康复措施。

手术治疗

手术解剖

这三个成对的大涎腺与第 V、Ⅶ、Ⅻ 对脑神经以及颈丛的周围支相关(图 13.38)。由于邻近这些神经,熟悉外科解剖对涎腺手术至关重要。

腮腺位于下颌支后方的下颌后窝,外耳道的前下方。腮腺是单腺叶结构,面神经颅外部分及其分支从中穿过,将腺体分为浅叶和深叶。接近 80% 的腮腺位于面神经的外侧,称为"浅叶"。面神经内侧剩余的腺体约占腮腺组织的 20%,称为"深叶"。腮腺排泄管内的分泌物汇入腮腺导管。腮腺导管位于咬肌前外侧面,穿过颊肌,开口于上牙槽第二前白齿附近的口腔颊黏膜上。

三个与腮腺有关的重要神经是:面神经,耳大神经和耳颞神经。耳大神经位于腮腺尾叶上,分为前支和后支。它支配耳屏和耳垂附近面部的皮肤感觉。耳颞神经是第 V 对脑神经下颌支的分支。它包含耳神经节到腮腺的副交感神经纤维。面神经从茎突孔穿出,经茎突的侧面、二腹肌后腹的头侧、外耳道的下方,进入腮腺实质内。面神经主干长度为 5~15mm,解剖标志在乳突尖、外耳道软骨和二腹肌后腹上缘的交汇点(图 13.39)。主干通常分为颞颞干和颈面干。腺体内的面神经分支存在显著的解剖变异,图 13.40~图 13.55 显示了一些例子。

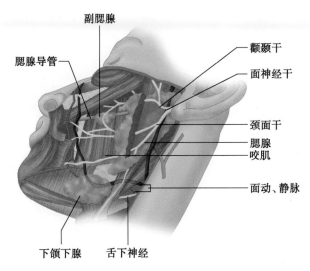

图 13.38 腮腺、下颌下腺和相邻脑神经解剖关系。

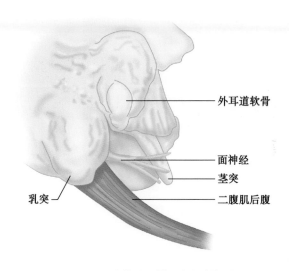

图 13.39 术中辨认面神经的解剖标志。

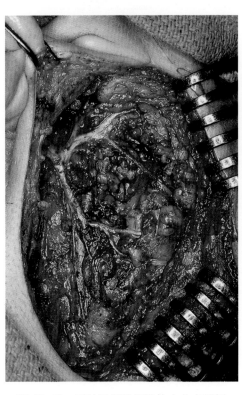

图 13.40 面神经颅外段腺体内分支解剖变异。

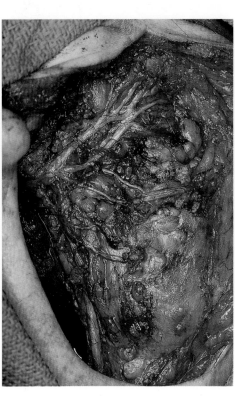

图 13.41 面神经颅外段腺体内分支解剖变异。

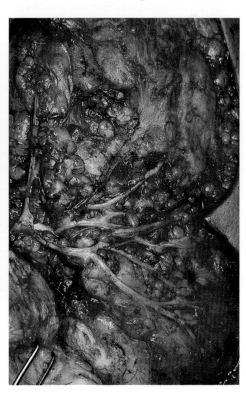

图 13.42 面神经颅外段腺体内分支解剖变异。

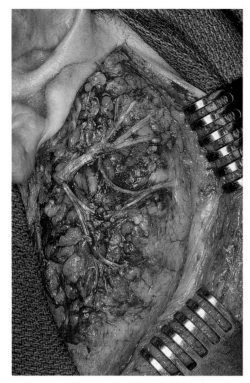

图 13.43 面神经颅外段腺体内分支解剖变异。

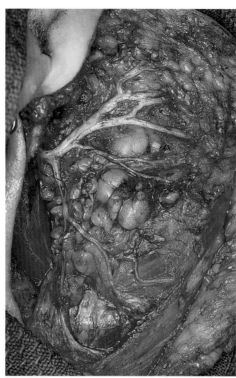

图 13.44 面神经颅外段腺体内分支解剖变异。

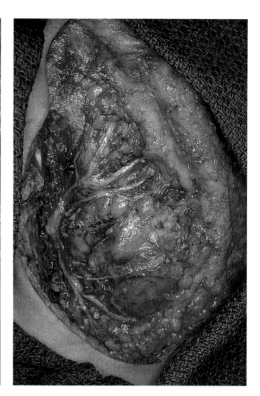

图 13.45 面神经颅外段腺体内分支解剖变异。

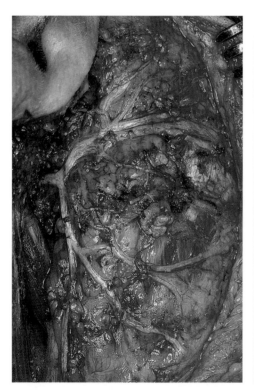

图 13.46 面神经颅外段腺体内分支解剖变异。

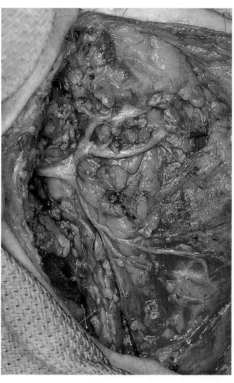

图 13.47 面神经颅外段腺体内分支解剖变异。

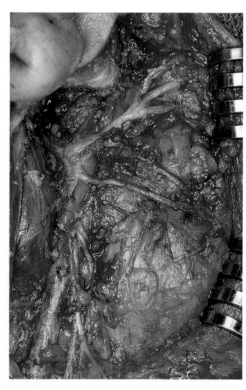

图 13.48 面神经颅外段腺体内分支解剖变异。

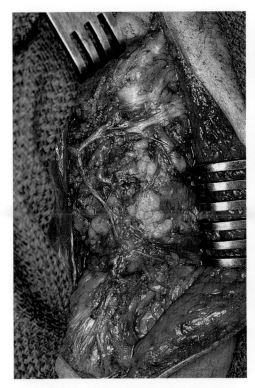

图 13.49 面神经颅外段腺体内分支解剖变异。

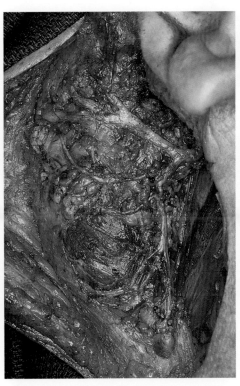

图 13.50 面神经颅外段腺体内分支解剖变异。

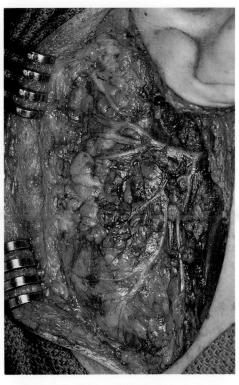

图 13.51 面神经颅外段腺体内分支解剖变异。

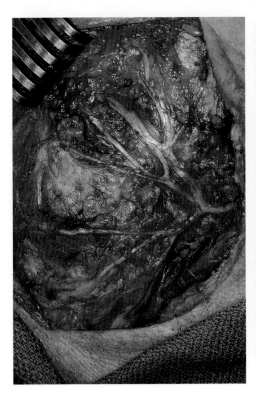

图 13.52 面神经颅外段腺体内分支解剖变异。

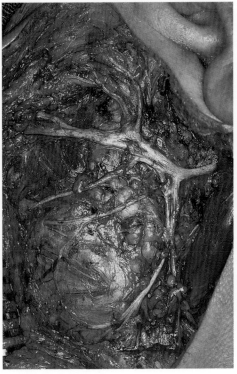

图 13.53 面神经颅外段腺体内分支解剖变异。

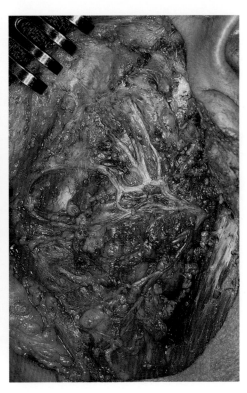

图 13.54 面神经颅外段腺体内分支解剖变异。

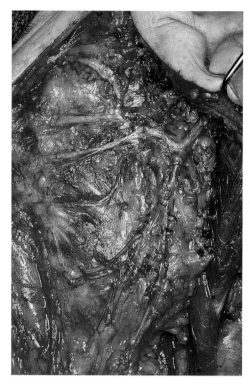

图13.55 面神经颅外段腺体内分支解剖变异。

腮腺深叶与咽旁间隙内其他结构的解剖关系如图13.56所示。尽管来自腮腺深叶的肿瘤很少见，但在咽旁间隙（咬肌间隙）舌骨前室的肿瘤中仍是最常见的。顾名思义，腮腺深叶肿瘤来源于面神经内侧的腺体组织，表现为下颌后区和咽旁间隙肿瘤。从外科的角度看，对咽旁间隙和腮腺深叶组织解剖关系的理解非常重要。咽旁间隙的涎腺肿瘤也可来源于异位涎腺组织，偶尔来源于咽侧壁的小涎腺。

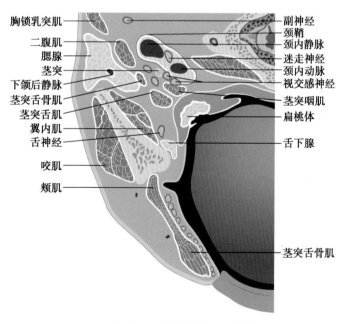

图13.56 腮腺深叶解剖关系。

下颌下腺，又称颌下腺，位于下颌角前下方二腹肌三角的下颌下间隙。在下颌舌骨肌表面，沿肌肉游离缘向口底周围延伸，与下颌下腺导管（Wharton导管，Wharton's duct）相伴行。腺体位于舌骨舌肌上，后方为茎突舌骨韧带。三条重要

的神经与腺体相邻：面神经下颌缘支、舌下神经和舌神经（图13.57）。下颌下腺分泌物经下颌下腺导管直接引流至前口底。下颌下腺导管的乳头状开口位于舌系带的外侧。

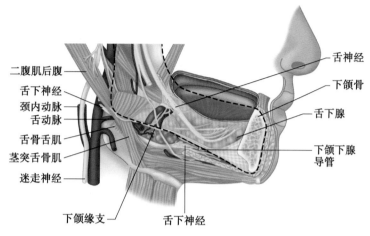

图13.57 下颌下腺的解剖关系。

舌下腺是三对大涎腺中最小的一对，位于口底黏膜下、下颌舌骨肌上（图13.58）。它们的包膜不完整，分泌的唾液通过数个小导管直接进入口腔或颌下导管。

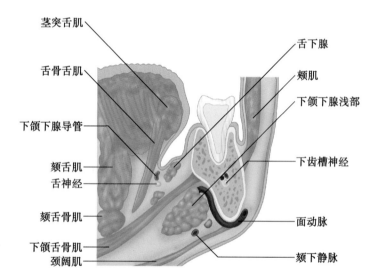

图13.58 舌下腺、下颌下腺和口腔的解剖关系。

术前准备

所有接受腮腺手术的患者都应被告知可能暂时性或永久性面神经功能丧失。如需要行面神经切除，应在术前向患者说明术后复健的措施和方法。

尽管腮腺手术在术野中会打开腮腺导管，但手术基本上是清洁的，通常不需要在围术期使用抗生素。小涎腺恶性肿瘤手术治疗的术前准备和上呼吸道、上消化道相同部位的上皮源性病变相似。

下颌下腺切除术：感染、结石（涎石）或肿瘤

与腮腺相比，下颌下腺更好发慢性炎症性疾病。反复发作的炎症过程最终可能发展成结石，产生慢性间歇性阻塞和疼痛性腺体肿大。如果结石位于下颌下腺导管的口内段，很

容易触及,可以直接行下颌下腺导管上的黏膜切口将结石取出。结石的取出最好在手术室全麻下进行。如果保守手术仍不能解决慢性炎症,建议行整个下颌下腺切除以缓解持续性问题。

如图 13.59 所示,患者右侧下颌下腺有一 4cm 大小的肿物,质硬、边界不清、活动、轻度疼痛。经口底双合诊检查,下颌下腺导管除未及结石。根据患者病程中肿物时大时小的特点,可诊断为慢性涎腺炎,但不能除外原发性肿瘤的可能。临床诊断上这种不确定性很常见。

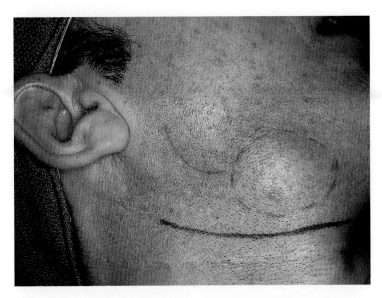

图 13.59　患者右侧下颌下腺肿大,表面标志为下颌角和手术切口。

患者仰卧于手术台,经气管插管全麻,头偏向健侧,用红笔标出可触及肿物的范围。下颌角体表标志和切口设计如图 13.59 所示。在下颌角以下至少两横指的上颈部皮纹行皮肤切口,以保护面神经下颌缘支。面神经下颌缘支的体表标志为下颌下腺的表面,下颌角下两横指和下颌角前两横指的交点。切开颈阔肌以浅的皮肤(图 13.60),用电刀于颈阔肌以浅向上翻起皮瓣(图 13.61)。

仔细辨认、分离并保护面神经下颌缘支。方法如下:在下

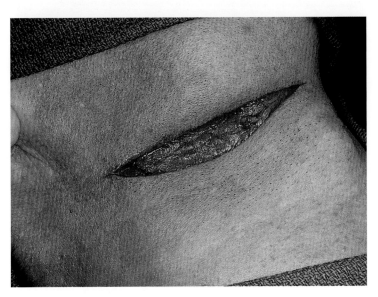

图 13.60　于下颌骨下缘两横指处做切口。

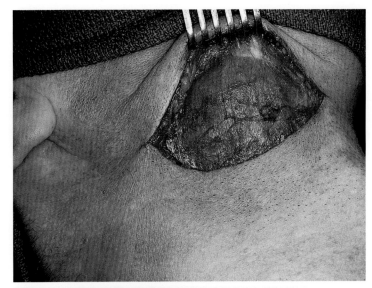

图 13.61　沿颈阔肌表面翻开切口上方皮瓣。

颌角下方及前方各两横指交界处用手术刀切开颈阔肌,然后沿切口方向用血管钳钝性分离,张开血管钳,注意保护下颌下腺被膜上的软组织,下颌缘支就位于这层筋膜中。如果分离颈阔肌时未找到神经,需再进行仔细寻找。

图 13.62 示面神经下颌缘支和在颈部下降的颈支。注意,面后静脉几乎与颈支平行。切断这两个结构,有助于将下颌缘支和皮瓣一同向上翻起。需要注意的是,面后静脉位于下颌缘支的深面。因此,自下端切断面后静脉,将其断端向上翻起,将面神经下颌缘支和皮瓣一起上翻得到保护。

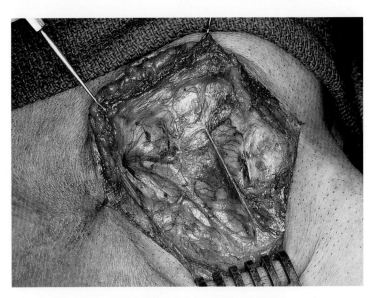

图 13.62　在面后静脉前方可见面神经下颌缘支、颈支。

图 13.63 中,用耙状钩拉开上方皮瓣保护下颌缘支。用电刀切开下颌下腺表面的软组织,找到位于颏下区前部的二腹肌前腹。在分离过程中,将二腹肌、下颌舌骨肌表面的小血管分开。这样便于游离下颌下腺,将下颌下腺向下牵拉,如图 13.64 所示,可进一步暴露二腹肌前腹和肌腱。继续向下牵拉腺体,可暴露深面的下颌舌骨肌。

分别钳夹、切断和结扎支配下颌舌骨肌的神经和血管。然后解剖出位于腺体后方、接近下颌骨体的面动、静脉,分别切断、结扎。小心保护此区域面神经的小分支。切断面动、静

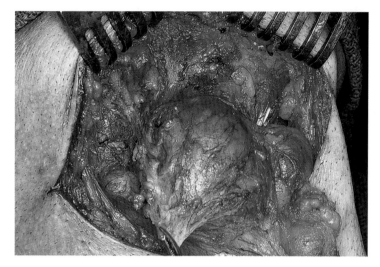

图 13.63　向下牵拉下颌下腺,暴露二腹肌前腹。

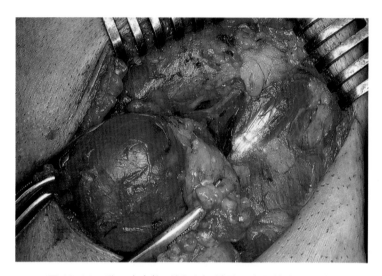

图 13.64　进一步牵拉下颌下腺,暴露二腹肌前腹和肌腱。

脉,进一步向下牵拉下颌下腺,充分暴露下颌舌骨肌(图 13.65)。用一大的环形拉钩向颏部牵拉下颌舌骨肌,暴露舌神经和下颌下腺的分泌神经纤维。切断、结扎颌下神经节及其分泌纤维(图 13.66)。此时,尚有下颌下腺导管及其伴行血管和面动、静脉的近心端与下颌下腺相连。

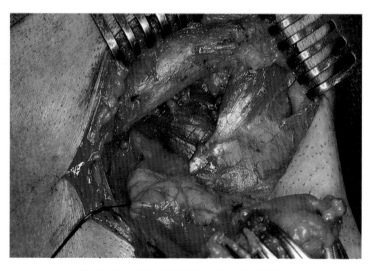

图 13.65　将下颌舌骨肌解剖至其外侧缘。

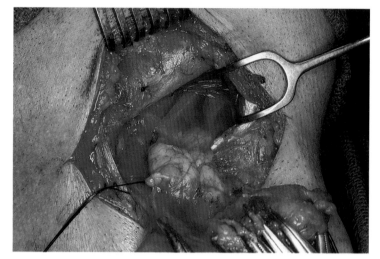

图 13.66　切断、结扎颌下神经节及其分泌纤维。

尽可能靠近口底侧切断下颌下腺导管(图 13.67)。用血管钳分离导管及其周围软组织。在分离过程中,可见舌下神经位于下颌下腺导管深面,需小心保护。对于慢性炎症性疾病合并腺体内或导管内结石的手术,靠近口底切断下颌下腺导管是非常重要的。继续向下牵拉腺体,暴露二腹肌后腹深面的面动脉近心端,仔细分离、夹闭、切断。该动脉常伴行静脉,如果存在,需一并切断、结扎。

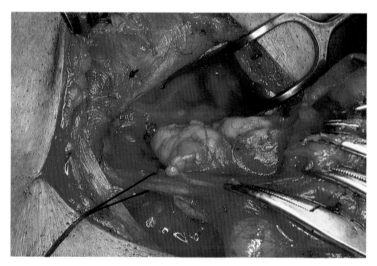

图 13.67　切断,结扎下颌下腺导管。

图 13.68 示标本切除后的术野。血管钳所指为结扎的面动脉断端。舌下神经邻近二腹肌肌腱,位于舌骨舌肌上,舌神经和已结扎的颌下神经节断端在舌下神经上方。用杆菌肽液冲洗伤口,放置一根 Penrose 引流管,逐层关闭伤口(图 13.69)。

标本肉眼观,腺体呈慢性炎性改变,轻度肿胀。下颌下腺导管开口处有一大结石和多个小结石,导致导管间断性阻塞和慢性涎腺炎(图 13.70)。

下颌下腺切除术后护理比较简单。多数患者于术后 24 小时内能进流食,24 小时后恢复正常饮食。切口无引流液后应尽快拔除 Penrose 引流管,伤口愈合后拆线。

术后患者颈部切口愈合良好,瘢痕小,外观无影响。面神经下颌缘支功能正常,双侧口角对称(图 13.71)。

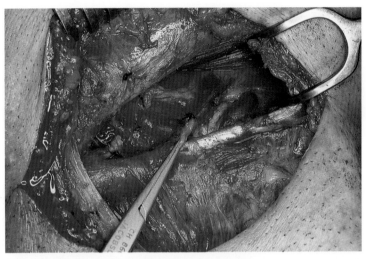

图 13.68 标本切除后术野。

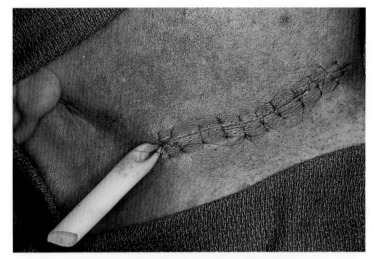

图 13.69 放置 Penrose 引流管,逐层关闭伤口。

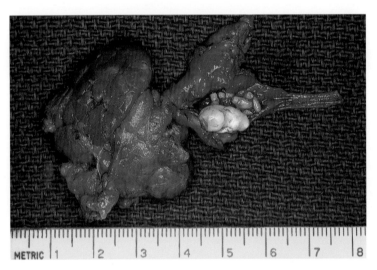

图 13.70 手术标本示下颌下腺导管中有数个结石。

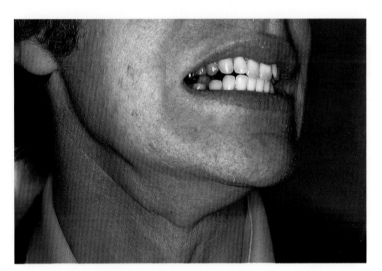

图 13.71 患者术后 3 个月的外观。

如怀疑肿瘤行下颌下腺切除,应将腺体及其周围的淋巴结一并整体切除。如为恶性肿瘤,应考虑行根治性手术。如原发肿瘤很小,局限于下颌下腺包膜内,将下颌下腺及位于颌下三角内的淋巴结完整切除即可。

另一方面,如果原发肿瘤较大或已突破下颌下腺包膜或周围淋巴结有转移,必须进行根治性手术。术中需切除二腹肌的前后腹、下颌舌骨肌、一部分舌骨舌肌,甚至包括舌下神经、舌神经和面神经下颌缘支的切除,尤其当原发肿瘤为腺样囊性癌时。如已证实颈部淋巴结有转移,应行颈全清扫术。

腮腺脂肪瘤切除

良性肿瘤,如脂肪瘤、血管瘤或淋巴管瘤,偶尔可见于腮腺及其周围。仔细回顾影像学检查对于准确评估肿瘤的性质和位置以选择适当的外科治疗十分重要。一名腮腺肿物患者的增强 CT 轴状位扫描示,左侧腮腺有一个与脂肪密度一致的、均匀的、无强化的脂肪瘤(图 13.72)。该肿瘤的手术切除要求标准的腮腺切除术切口和识别面神经主干。通常不需要解剖面神经的分支。在囊周平面上切除肿瘤,可将肿瘤整体、

简单、安全地切除(图 13.73)。肿瘤切除后的术野,示面神经主干(图 13.74)。整个腮腺完好无损。

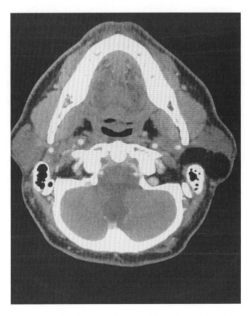

图 13.72 增强 CT 轴状位扫描示腮腺内均匀的、无强化的脂肪瘤。

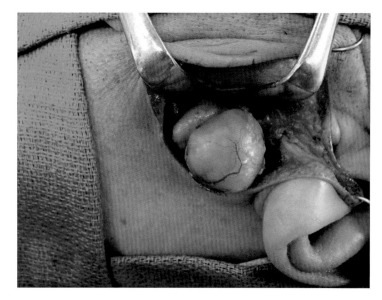

图 13.73 识别面神经主干后,囊外切除脂肪瘤。

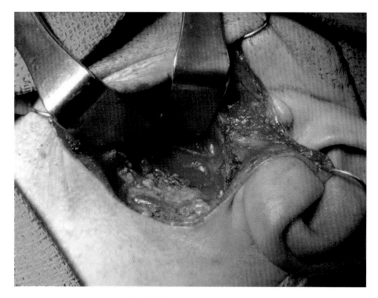

图 13.74 切除肿瘤后的术野,示完好的面神经。

良性多形性腺瘤的腮腺浅叶切除术

良性多形性腺瘤可以发生于腮腺的任何部位,最常见的部位是腮腺浅叶尾部。有时良性多形性腺瘤也可发生于面神经深面的腮腺组织内,即肿瘤位于下颌后区或下颌骨升支内侧的咽旁间隙。腮腺肿瘤也可偶见于沿腮腺导管走行的副腮腺组织。图 13.75 所示患者,在腮腺浅叶下极近耳垂处有一个约1.5cm 大小的肿物。根据患者的病史和检查,临床诊断为良性多形性腺瘤。腮腺 MRI 扫描图像显示肿瘤位于腮腺浅叶,边界清楚,符合良性多形性腺瘤的影像学诊断(图 13.76)。治疗该肿瘤的手术为保留面神经的腮腺浅叶切除术。

腮腺切除术的标准手术切口:始于耳屏前皮肤皱褶,绕耳垂周围,至上颈部皮纹。几乎所有的老年患者都有耳前皱褶。根据肿瘤位置的不同,切口可作适当调整。对耳前区或副腮腺组织的肿瘤来说,需沿颧弓水平延长切口。对于年轻患者,由于无耳前皮肤皱褶或皱褶不清,可适当调整皮肤切口如下:切口位于耳郭及耳屏前端游离缘,绕耳垂向后至乳突,然后沿上颈皮纹向下(图 13.77)。

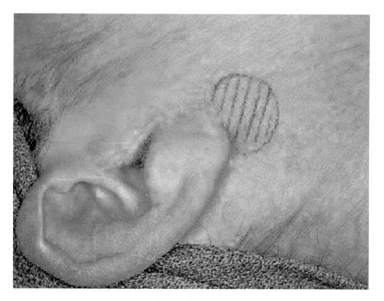

图 13.75 皮肤上标出右侧腮腺肿瘤。

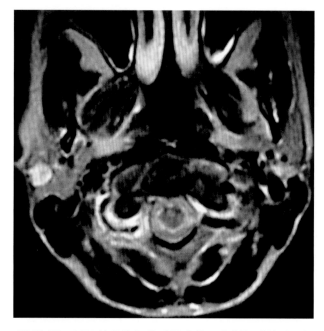

图 13.76 MRI 轴状位扫描示肿瘤位于右侧腮腺浅叶,边界清楚。

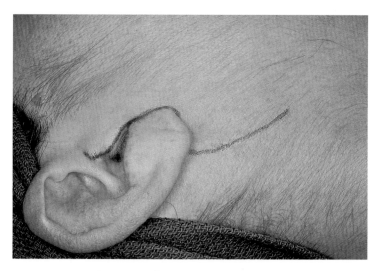

图 13.77 本文所述的改良耳屏切口。

沿耳屏游离缘和耳垂附着处作切口,术后瘢痕不明显。切口向后延长藏于耳垂后面,切口唯一可见的部分是沿上颈部的皮肤皱褶。切开皮肤及皮下组织至颈阔肌浅面(图13.78)。在分离耳屏软骨表面皮瓣时,应避免分破皮瓣。用15 号刀片侧向切开该处较薄的皮肤,避免损伤耳屏软骨。用手术刀将耳屏上大约 1cm 的皮瓣抬高。此后,于颈阔肌浅面用电刀向前翻起皮瓣,皮下脂肪保留在皮瓣上,于腮腺筋膜表面将皮瓣翻起。

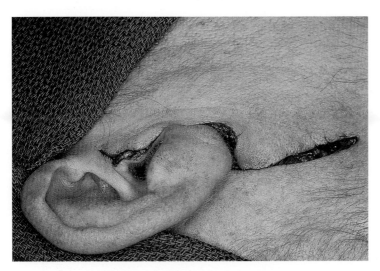

图 13.78　皮肤切口深达皮下组织。

皮下组织和腮腺筋膜间有一个明显的组织平面(图13.79)。如将颈阔肌保留在前方皮瓣上,Frey 综合征(耳颞神经综合征)的发生率会明显降低。但这种情况下,分离皮瓣时需十分注意避免损伤腺体中穿出的面神经分支。同样向后翻开皮瓣,暴露外耳道软骨、乳突尖及胸锁乳突肌前缘。

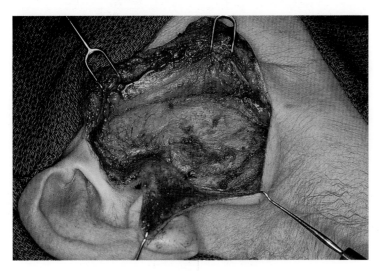

图 13.79　沿颈阔肌表面向前分离皮瓣。

切开胸锁乳突肌前缘筋膜,用数把血管钳将腮腺尾叶向前牵拉,从腮腺尾叶深面开始分离,如图 13.80 所示。术中可见位于胸锁乳突肌表面的耳大神经。多数情况下,耳大神经作为一单支神经于胸锁乳突肌表面直接至腮腺浅面,因此必须切断。但有时耳大神经不是单支,而有多个分支,这种情况下,可以将走向外耳的后分支保留,以保留外耳的皮肤感觉。

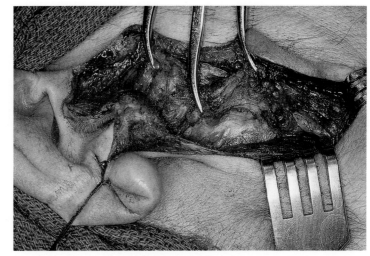

图 13.80　向前牵拉腮腺。

尽量保留好耳大神经长度对神经移植来说特别重要。如术中需切除面神经并需进行神经移植修复,耳大神经及其分支与面神经在同一术野内,很容易获取。

继续向前解剖,自胸锁乳突肌前缘掀起腮腺并向上翻开暴露出二腹肌后腹。从此时开始,术中应保证止血彻底,以便能够辨认和解剖出面神经。为保证手术安全,必须用双极电凝。从外耳道开始解剖腮腺浅叶后缘,向前牵拉(图13.81)。用一长的血管钳自腮腺组织将外耳道分离出,用血管钳将纤维组织撑开后,直视下切断,如此逐渐分开。暴露出二腹肌后腹,并向乳突的二腹肌沟分离(图13.82)。用耙钩牵开胸锁乳突肌,暴露出附着于二腹肌沟的二腹肌后腹。

沿二腹肌后腹上界朝乳突方向继续分离腮腺组织,因已接近面神经,从现在开始建议避免使用电刀。应用精细的血管钳,从外耳道软骨及鼓乳沟处分离腮腺组织,于茎乳孔处暴露出面神经主干。

随着解剖的深入,术中必须彻底止血,以便下一步手术继续进行。用长直角拉钩向前牵拉游离起的腮腺浅叶。将面神经浅面的腮腺组织用拉钩拉开,并使其有一定张力,以便于面神经主干的分离(图13.83)。用血管钳将腮腺组织及纤维组织逐步分离,并用电刀小心切断,此时于乳突尖、外耳道软骨

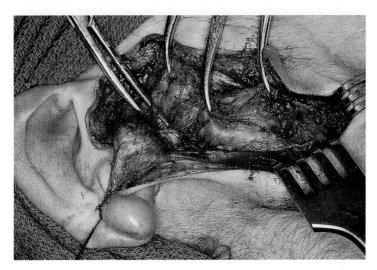

图 13.81　自外耳道分离腮腺浅叶后缘,向前牵拉。

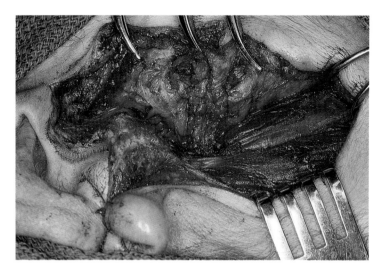

图 13.82 暴露二腹肌后腹直至二腹肌沟。

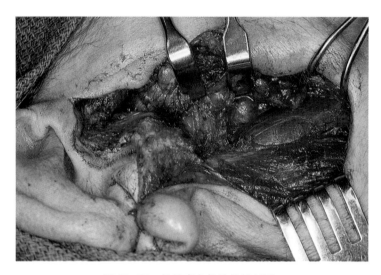

图 13.83 长的直角拉钩协助显露。

部和二腹肌后腹上界交汇处暴露面神经干（图 13.84）。几乎所有的患者中，耳后动脉的一个未命名的分支恰好位于面神经主干的表面。应仔细辨认、夹闭和结扎此血管。要牢记这些解剖标志，这样有助于暴露出面神经干，而不损伤神经。图 13.39 示二腹肌后腹上缘、乳突尖和外耳道前下界交汇点。

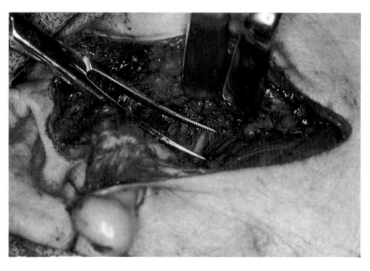

图 13.84 辨认出面神经主干。

面神经主干一旦辨认、分离出，便可于面神经浅面向腺体外围方向分离涎腺组织。用弯血管钳紧贴面神经浅面分离，分离过程中确保于血管钳的两端可以见到面神经，同时用双极电凝涎腺组织并将其分离（图 13.85）。

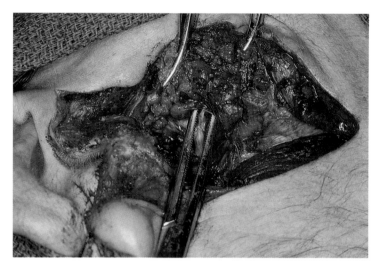

图 13.85 于面神经及其分支浅面分离。

面神经干长度变异范围为 5~15mm，但根据肿瘤大小和位置不同，也可能被拉长到数厘米。因此，面神经的上下分叉处与茎乳突孔的距离变化较大。图 13.86 示面神经表面分离腮腺的技术，保证面神经位于视线之内，用 Reynold 剪刀剪开血管钳撑开的腮腺组织。需要再次强调的是，在解剖面神经时，术野需要绝对止血。应谨慎使用双极电烧灼法以凝结细小出血点。大血管最好用 4-0 铬肠线结扎。

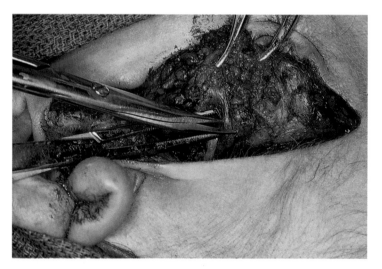

图 13.86 用弯血管钳将腮腺组织撑开后用 Reynold 剪刀剪开。

沿面神经继续分离外周分支，如肿瘤位于腮腺下半部，应先解剖面神经的上半部分，如图 13.87 所示。先将位于外耳道、颧弓附近的腮腺组织分离后向前牵拉，此处面神经位置较深。颞浅动、静脉行于腮腺表面，可切断、结扎。用血管钳分离面神经的技术如下：用血管钳于神经浅面撑开涎腺组织，撑开后看清深面的面神经，直视下用电凝或剪刀分开涎腺组织，并继续沿神经干和分支分离。

解剖出面神经上方分支（颧颞干）后，分离出其每一周围

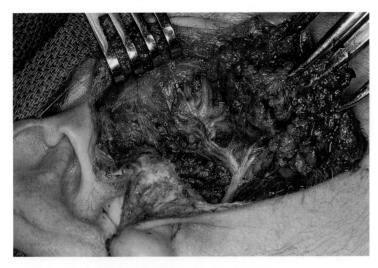

图 13.87　游离面神经的上部分支。

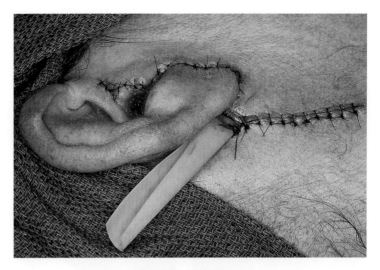

图 13.89　关闭切口。

分支。用血管钳夹持腮腺浅叶上半部,翻向下方。面神经颊支分离时,应注意位于腺体中部的腮腺导管,多数情况下腮腺导管与面神经颊支伴行。面神经颊支分离时需特别注意,该分支通常较纤细。面神经颊支分离出后,将腮腺导管切断并仔细结扎。残端被结扎后,不需要进一步处理。

　　同样方式解剖出面神经下半部分,直到将包括肿瘤在内的腮腺浅叶完全切除。图 13.88 为腮腺浅叶切除后术野。值得注意的是,面神经及其分支完整保留。下颌后静脉经面神经下分支(颈面干)深面进入腮腺深叶。关闭伤口前要确保止血彻底,置 Penrose 引流管并自耳垂后方切口中央引出。也可置负压引流管,但放置引流管时应注意与面神经保持一定距离。分两层关闭切口,少许敷料包扎(图 13.89)。图 13.90 示肿瘤标本原发于腮腺浅叶,与正常腮腺组织边界清楚。肿瘤最后组织学诊断为多形性腺瘤。

　　术后处理比较简单,术后 2~3 天无引流液即可拔除 Penrose 引流管。涎腺瘘非常罕见,因腮腺浅叶切除后去除了大部分腮腺组织,残存的腮腺深叶组织逐渐萎缩、纤维化。另一方面,如仅进行腮腺肿瘤的局部切除,残留腮腺浅叶可能会发生涎腺瘘,这是因为手术残留了大部分有功能的腮腺组织,而切断了导管。面神经功能正常,由于切断了耳

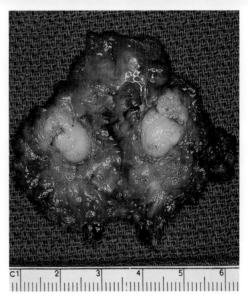

图 13.90　手术标本。

大神经,患者感到耳垂周围皮肤麻木。腮腺浅叶切除术为一安全手术,术中应注意操作轻柔,避免直接损伤或过度牵拉面神经,导致术后面神经功能减弱。患者术后 1 年外观见图 13.91。图 13.92 示几例使用耳屏切口进行腮腺切除术后的

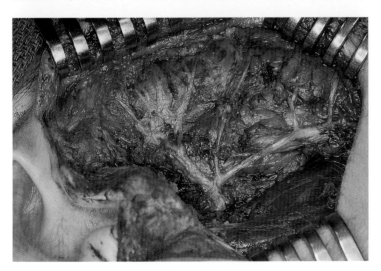

图 13.88　标本切除后术野。

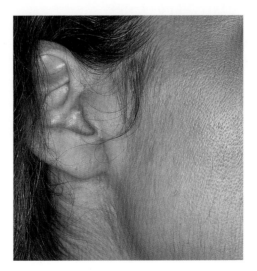

图 13.91　患者术后外观。

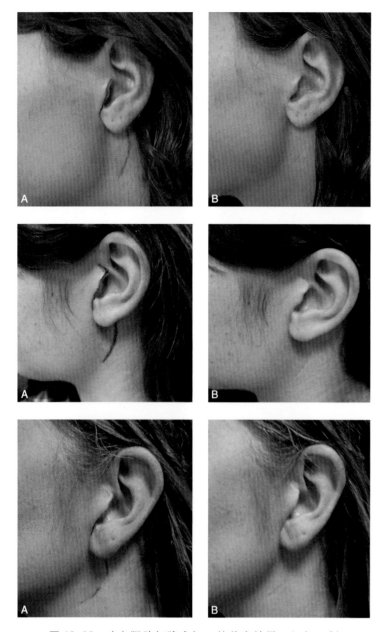

图 13.92　改良腮腺切除术切口的美容效果。A. 切口划线;B. 术后外观。

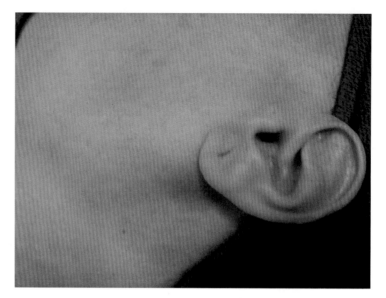

图 13.93　左侧腮腺浅叶可及一 3cm 肿瘤。

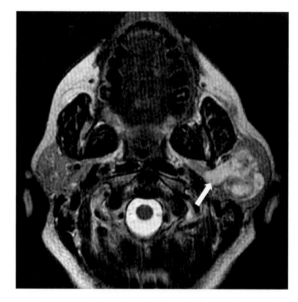

图 13.94　MRI T_2 加权像示浅叶肿瘤延伸至下颌后区(箭头)。

美容效果。

腮腺浅叶肿瘤伴深叶扩大切除

在部分患者中,以浅叶为主的肿瘤可延伸至深叶(面神经深面的腮腺组织),或在面神经主干的上方或下方,或在面神经的上下分支之间。图 13.93 所示的患者在腮腺浅叶有一个容易触及的肿瘤。MRI 轴状位 T_2 加权像示浅叶一个异质性的高信号肿瘤,并向腮腺深部延伸(图 13.94)。术中可见面神经主干位置正常,但肿瘤似乎延伸至面神经上下分叉间的腮腺深部组织(图 13.95)。细致解剖神经分支,将肿瘤从深叶组织中取出,避免过度牵拉神经。肿瘤切除后的手术视野显示面神经的所有分支均完好保存(图 13.96)。手术标本示完整切除的单腺叶肿瘤(图 13.97)。注意这个肿瘤上的凹陷是由面神经分叉造成的。

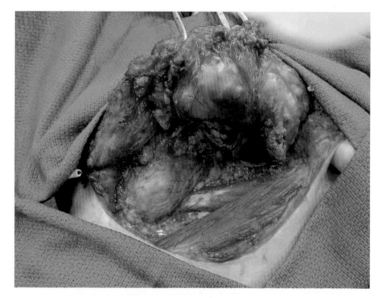

图 13.95　肿瘤延伸至面神经上下分叉间的腮腺深部组织。

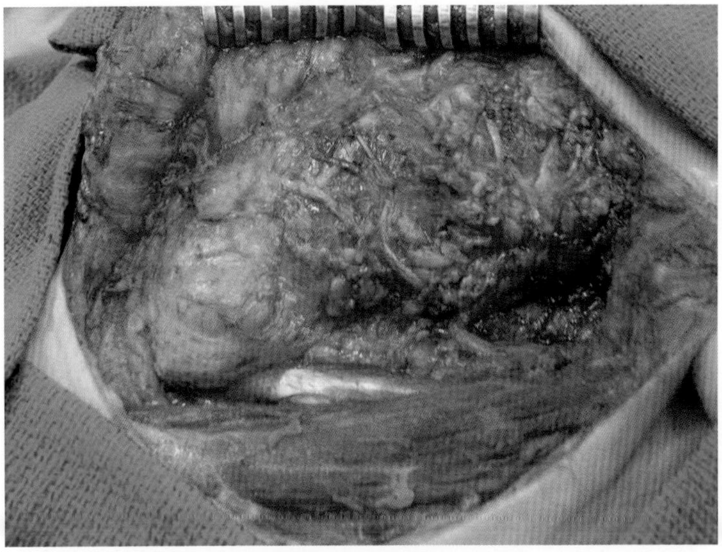

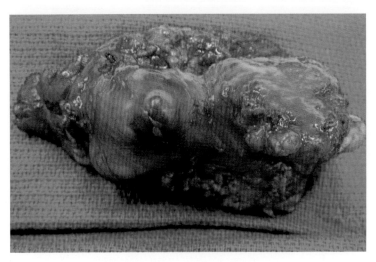

图 13.96 肿瘤切除术后的术野,示面神经完好。

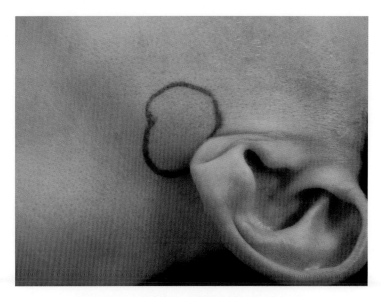

图 13.98 耳垂前下方画出质韧、结节状肿瘤。

图 13.97 手术标本示肿瘤的双叶结构由面神经分叉引起。

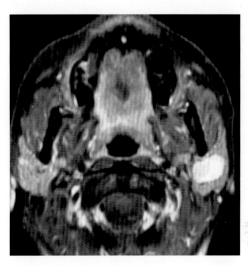

图 13.99 MRI 轴状位示下颌后区一个边界清晰的肿瘤。

腮腺深叶多形性腺瘤切除术

下颌后区腮腺深叶的多形性腺瘤常有临床表现,甚至有类似腮腺浅叶肿瘤的影像学表现。图 13.98 所示的患者在耳垂前下方有一个 2.5~3cm 的质韧结节状肿瘤。其上皮肤未受侵,肿瘤在深部软组织中可活动。临床诊断考虑腮腺浅叶多形性腺瘤。轴状位 MRI 扫描示腮腺浅叶内有一个边界清楚的肿瘤,部分延伸到下颌后区(图 13.99)。肿瘤向下颌后区延伸,需警惕该肿瘤可能进入面神经深面,并且面神经可能被肿瘤压迫而向侧方(浅面)移位。因此,在解剖时必须特别小心,确认面神经主干的位置,该主干可能会被牵拉而位于肿瘤表面。

沿着耳屏游离缘向耳郭切开,然后沿着耳郭后覆盖乳突的皱褶,沿着上颈部皮纹向下弯曲。皮肤切口在患者身上画出皮肤切口(图 13.100)。翻起皮瓣,首先在耳屏上切开皮肤,用手术刀对皮肤进行细致、轻柔地解剖,保持在皮肤和软骨之间的平面上。此处皮肤非常薄,动作粗暴或使用电刀容易穿孔。用手术刀翻起约 1cm 的皮瓣,以避免损伤耳屏软骨。随后的皮瓣可以很容易地用电刀翻起(图 13.101)。

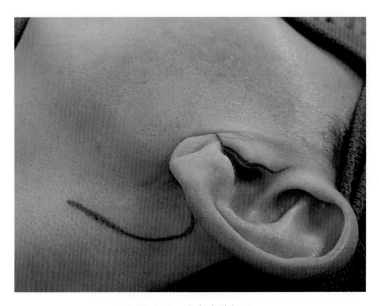

图 13.100 患者皮肤切口。

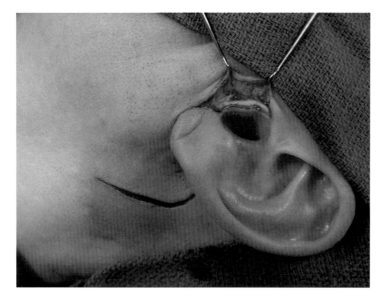

图 13.101　耳屏软骨处翻起皮瓣。

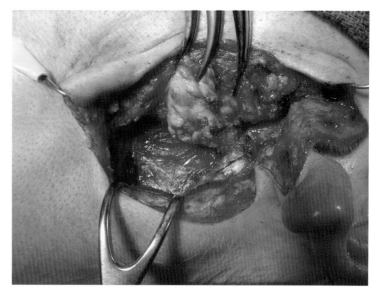

图 13.103　暴露二腹肌后腹。

迅速翻起剩余的皮瓣,直达腮腺筋膜并保留皮瓣上的所有皮下脂肪。前侧的皮瓣翻起至腮腺浅叶前缘。分离腺体后侧与外耳道上部、乳突尖和胸锁乳突肌前缘(图 13.102)。此处可以用电刀安全地翻起皮瓣。必须明确识别面神经主干的三个重要标志。这些标志是二腹肌后腹上缘、乳突尖和外耳道软骨。向外侧牵拉胸锁乳突肌,向内侧牵拉腮腺浅叶,暴露二腹肌后腹(图 13.103)。通过钝性分离和锐性分离,在腮腺和二腹肌后腹之间形成了一个平面。一旦这个区域暴露出来,识别面神经主干的三个重要标志就出现了。

此处应用手术刀或精细的剪刀和双极电刀小心解剖。避免使用电刀烧灼,以防止对面神经的热损伤。交替地钝性和锐性分离邻近腮腺组织,确认面神经主干(图 13.104)。在面神经主干出现之前,需要记住,耳后动脉的一个分支与面神经主干的方向一致地穿过术野。该动脉是一个很好的标志,表明面神经在附近。仔细解剖、分离和结扎该动脉。

一旦确认面神经主干,沿其上、下分支进行解剖。此处肿瘤位于面神经深面,面神经的上、下分支在肿瘤的表面拉伸。因此,沿着面神经周围分支分离腮腺浅叶,仔细解剖、完整保

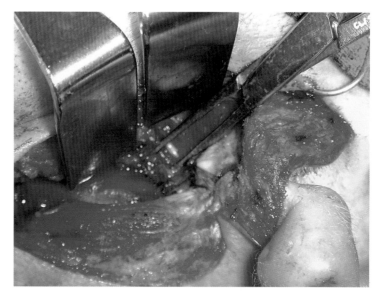

图 13.104　确认面神经主干。

留这些分支。游离完整个浅叶,将肿瘤暴露于视野内,可见其被面神经上、下分支完全包绕(图 13.105)。

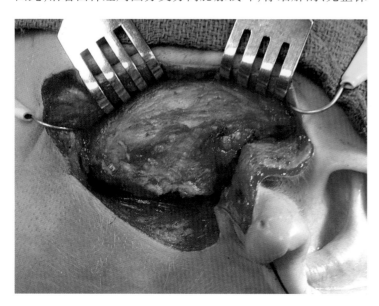

图 13.102　分离腮腺和外耳道、乳突。

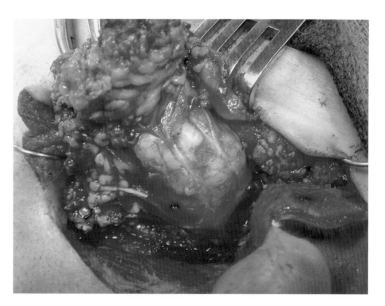

图 13.105　面神经分支像橡皮筋一样拉伸在肿瘤表面。

此时应该细致地分离,通过手术刀或组织剪锐性分离,将面神经分支从肿瘤假包膜上剥离出来。在解剖过程中,为防止神经失用症(导致肌肉的暂时性麻痹,译者注),应避免用神经拉钩过度牵拉面神经。轻柔地解剖、小心地保留面神经,将肿瘤整体切除。肿瘤切除后,手术视野可见完整的面神经,其上、下分支的周围分支均保留(图13.106)。充分止血后,通常分两层关闭伤口。

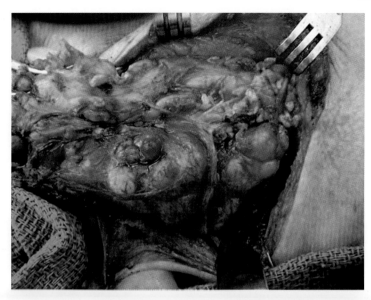

图 13.108　术中见腮腺深叶的结节性肿瘤生长到面神经上方和方主干下的浅叶中。

经并保证其完整性。图13.109所示,该患者右侧腮腺下颌后区可及边界不清质硬肿块。右腮腺造影后的CT扫描显示腮腺深叶肿物,边界清楚,后缘达下颌骨升支后方(图13.110)。

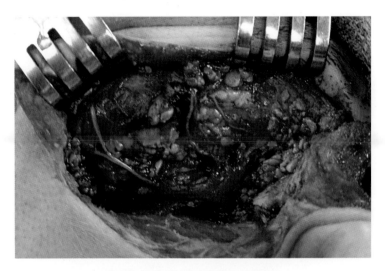

图 13.106　术野示保留的面神经。

有时腮腺深叶的肿瘤生长在面神经分支周围。这种情况下,如未充分暴露面神经及其分支,在腮腺深叶进行钝性分离是非常危险的。图13.107示腮腺深叶肿瘤患者的增强CT扫描。注意肿瘤几乎全部位于下颌骨内侧,但没有延伸到咽旁间隙。外科探查发现,在面神经主干的上方和下方均有明显的肿瘤生长,其周围分支在肿瘤上展开(图13.108)。这种情况下,面神经解剖是相当烦琐和危险的。为避免牵拉神经分支需极其谨慎小心。

腮腺深叶肿瘤切除术

源于面神经内侧腮腺组织(腮腺深叶)的肿瘤组织学上多为良性肿瘤。腮腺深叶肿瘤可表现为下颌后区或咽旁间隙肿瘤。腮腺深叶肿瘤切除中最重要的步骤是仔细解剖、分离面神

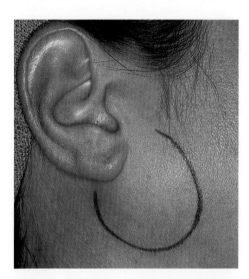

图 13.109　患者下颌后方边界不清的质硬肿块。

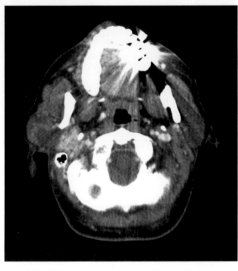

图 13.107　增强CT示下颌骨内侧腮腺深叶内分叶状肿瘤。

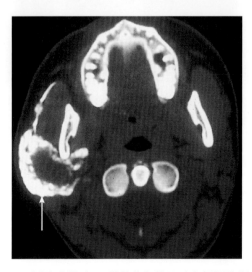

图 13.110　涎腺造影后CT轴状位扫描显示右侧腮腺深叶边界清楚肿瘤(箭头所指)。

腮腺深叶肿瘤手术方式与浅叶基本相似。切口自耳前皮肤皱褶开始,沿上颈部皮纹延伸。向前翻开皮瓣,暴露腮腺侧面。向后翻开皮瓣,暴露胸锁乳突肌前缘(图 13.111)。细致、仔细地解剖后,可以显示面神经主干,按照前面所描述的方法切除腮腺浅叶。腮腺浅叶切除以后,即可暴露位于面神经深面的肿瘤(图 13.112)。腮腺浅叶作为一独立标本切除后,可见面神经及其分支已完全解剖出,而腮腺深叶肿瘤位于面神经的内侧,由于肿瘤的存在,面神经被拉得很紧(图 13.113)。

特别仔细地解剖分离面神经主干及其每一分支,将神经自肿瘤表面分开拉起提供足够的空间和安全边界以便肿瘤切除。自肿瘤表面分离好面神经的每一分支,用神经拉钩将神经从肿瘤表面拉起,沿肿瘤周围锐性或钝性分离。

肿瘤切除后术野示面神经保留完整。由于面神经在肿瘤的挤压下已被拉长,肿瘤切除后即变得十分松弛,图 13.114 所示用神经拉钩将面神经干拉起。手术标本见图 13.115,证实肿瘤源于腮腺深叶,质韧,呈分叶状,肿瘤完整切除。

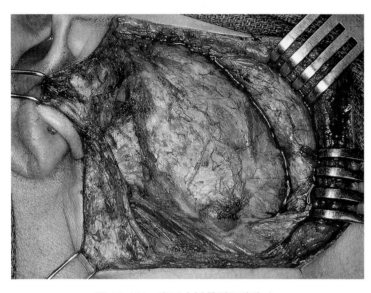

图 13.111 翻开皮瓣暴露腮腺浅叶。

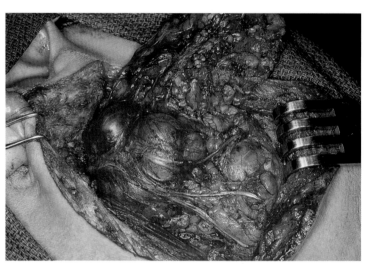

图 13.112 找出面神经主干,解剖其主要分支。

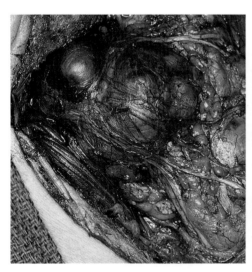

图 13.113 切除腮腺浅叶,显露位于面神经内侧的腮腺深叶。

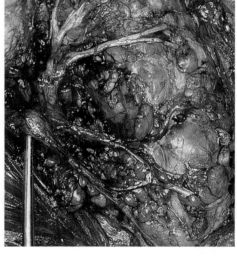

图 13.114 切除深叶肿瘤,面神经保留完整。

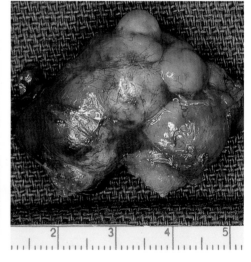

图 13.115 手术标本示腮腺深叶分叶状、质韧肿瘤。

咽旁间隙腮腺深叶肿瘤切除术

腮腺深叶最常见的肿瘤为良性多形性腺瘤。可以表现为口内黏膜下的光滑肿物,挤压咽侧壁、扁桃体和软腭将其向前内侧推移。图 13.116 所示为一腮腺深叶肿瘤患者口内照片,左侧软腭向前内侧移位。

头部 CT 冠状位扫描图像显示下颌骨升支内侧巨大肿瘤,咽侧壁向内移位(图 13.117)。

肿瘤边界光滑,但质地不均。肿瘤与咽侧壁间有一层脂肪组织,提示病变源于腮腺深叶,而不是源于咽旁间隙的神经血管源性肿瘤。靠后层面的 CT 扫描图像显示肿瘤位于茎突的内侧,邻近颅底(图 13.118)。

多数腮腺深叶肿瘤,可通过先切除腮腺浅叶的外入路,分离、保护好面神经后切除肿瘤。图 13.119 示,腮腺浅叶已经切除并解剖出了面神经的所有分支。面神经可在直视下加以保护,因此可安全地将腮腺深叶肿瘤切除。

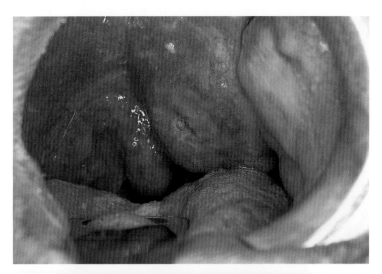

图 13.116 位于软腭后方的腮腺深叶肿瘤口内观。

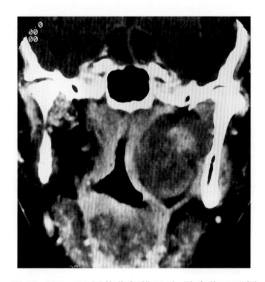

图 13.117 CT 冠状位扫描显示,肿瘤位于下颌骨内侧。

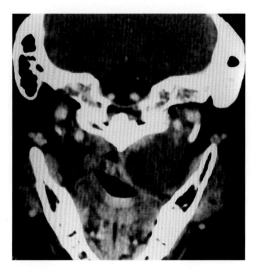

图 13.118 CT 冠状位扫描显示,肿瘤位于茎突内侧,邻近颅底。

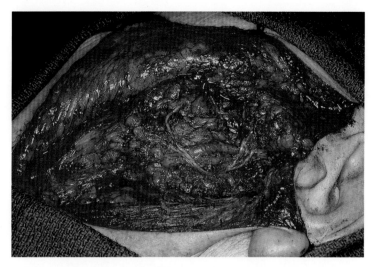

图 13.119 行腮腺浅叶切除术并解剖出面神经。

用 Richardson 拉钩将面神经主干及其下方分支于下颌角向上轻轻牵拉,暴露出下颌后区(图 13.120)。用直角拉钩将二腹肌后腹向下拉开,暴露出咽旁间隙。分离肿瘤周围的软组织及纤维组织,用手指分离位于腮腺深叶的肿瘤。手指分离时应当细心,否则如手指在咽旁间隙分离肿瘤时操作粗暴,会导致肿瘤破裂,污染术野。用剪刀切断肿瘤周围的致密结缔组织,以便手指可以继续分离疏松结缔组织。

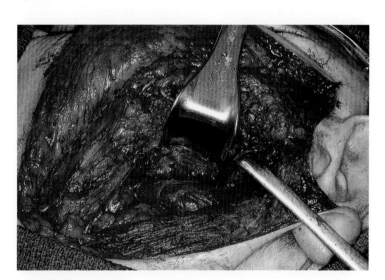

图 13.120 面神经主干及其下分支于下颌角轻轻向头侧牵拉,暴露出下颌后区。

如图 13.121 所示,最后肿瘤周围完全游离,经下颌后间隙将肿瘤取出。需要特别注意的是,肿瘤切除后需仔细检查是否完整,如有残留将导致肿瘤局部复发。图 13.122 中,用两把 Richardson 拉钩向外牵拉,显示肿瘤切除后咽旁间隙的瘤床。关闭切口前,彻底止血。用杆菌肽溶液冲洗伤口。放置 Penrose 引流管,常规分两层关闭切口。如图 13.123 所示,手术切除标本为一质韧的分叶肿瘤,经外侧进路完整切除。

即便是位于咽旁间隙的腮腺深叶巨大多形性腺瘤也可经

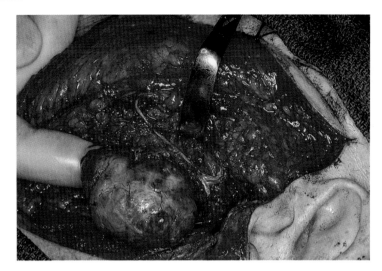

图 13.121   沿肿瘤周围游离,自下颌后间隙将肿瘤分出。

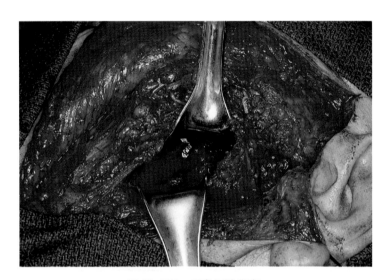

图 13.122   咽旁间隙瘤床。

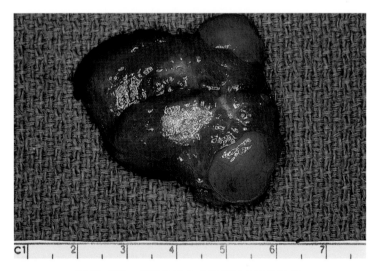

图 13.123   腮腺深叶分叶状质韧多形性腺瘤。

腮腺或颈部入路切除。图 13.124 所示为一咽旁腮腺深叶巨大肿瘤患者的 MRI 扫描 T_2 像。随着这种巨大肿瘤的生长,它们逐渐挤压正常神经血管结构从而占据整个咽旁间隙。最容易受影响的是颈外动脉,从肿瘤下侧向上至二腹肌后腹,常常被挤压成橡皮带一样。术中术野图像所示,在解剖完面神经

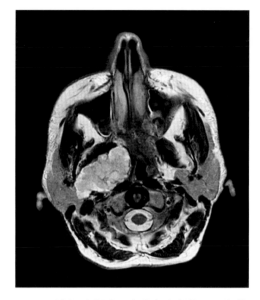

图 13.124   咽旁腮腺深叶巨大肿瘤患者的 MRI 扫描 T_2 像。

主干、颊支和更下的分支以后,可以清晰看到肿瘤上方受挤压的颈外动脉(图 13.125)。动脉处理时需要两端夹住,分离并结扎。重要的是要记住,随着肿瘤上方被切除,颈外动脉远端逐渐从肿瘤上端边界暴露出来,这个时候需要再次分离动脉并在远端结扎。这种操作更容易分离肿瘤并减少出血。一旦颈外动脉的远端被结扎,即可继续用手指轻柔地在咽旁间隙内分离肿瘤。咽旁间隙内的疏松结缔组织使得分离较为容易。但是整个分离过程仍需要特别仔细,动作轻柔,避免弄破囊性肿瘤或弄碎多结节实性肿瘤。经过充分游离,肿瘤从下颌后间隙内切除(图 13.126)。该例患者,因为面神经各个分支已经完全解剖游离,且在深叶肿瘤游离和切除的过程中可以始终观察到神经,因此并不需要行完全的腮腺浅叶切除术。切除肿瘤后的手术范围显示了瘤床(图 13.127)。所有解剖的面神经分支均完整。术中被抬起的部分腮腺浅叶也将恢复到正常位置,用可吸收缝线间断缝合从而固定在二腹肌后腹和耳前软组织处。在腮腺深处放置 Penrose 引流管,逐层关闭伤口。肿瘤的彻底切除需要以整体的方式将肿瘤完整切除(图 13.128)。需要注意的是,对于分叶状的肿瘤,所有结节

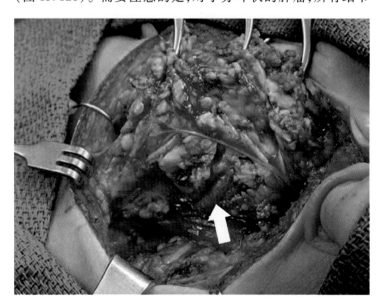

图 13.125   肿瘤表面颈总动脉(箭头所指)受压。

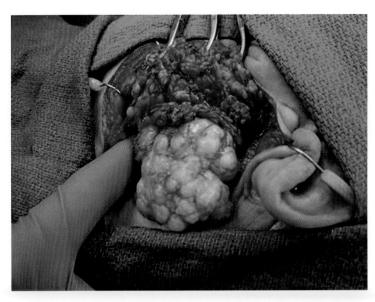

图 13.126　用手指仔细轻柔地在咽旁间隙进行分离,以保证完整切除所有结节。

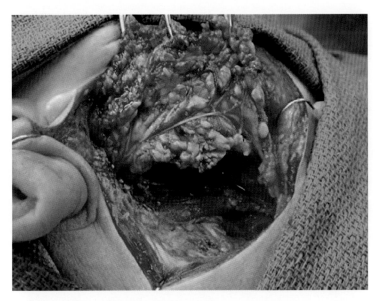

图 13.127　切除肿瘤后的手术范围显示了咽旁被肿瘤占据的区域,完整保留面神经较低位置的分支和腮腺浅叶。

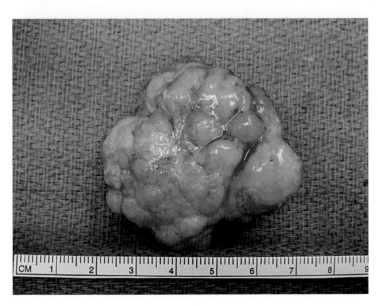

图 13.128　手术标本显示腮腺深叶分叶状肿瘤被整块切除。

均需要按照整体切除的原则进行切除。有些腮腺深叶肿瘤的患者,由于肿瘤太大,和周围粘连紧密,尤其是术后复发或恶性肿瘤患者或曾行切除手术或活检者,不能选择经外侧入路的肿瘤切除术。这种情况下,应当考虑行下颌骨裂开经舌旁入路,暴露咽旁间隙,完整切除肿瘤。

腮腺深叶血管瘤切除术

偶尔腮腺会出现淋巴血管源性的非涎腺肿瘤。图 13.129 所示为一例腮腺深叶血管瘤的患者 MRI 扫描 T_2 像。肿瘤呈蜂窝状,这也是多发血管病变的特征性表现。对这种多发血管病变的处理,与常规腮腺手术原则相同。小心止血、轻柔解剖、仔细辨认和保留面神经,以免过度牵拉导致神经功能损伤,是安全手术所必备。该例患者中,肿瘤位于腮腺深叶的上半部分。术中照片显示面神经已经被完全解剖,腮腺深叶的肿瘤与腮腺浅叶粘连,从面神经主干上方被分离(图 13.130)。肿瘤切除后的术野显示完整的面神经所有分支以及肿瘤切除后腮腺深叶的无效腔(图 13.131)

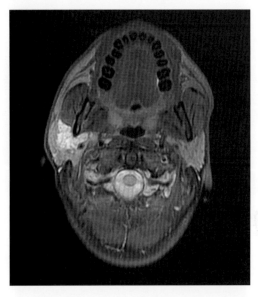

图 13.129　MRI 扫描 T_2 像显示腮腺深叶蜂窝状血管源性病变。

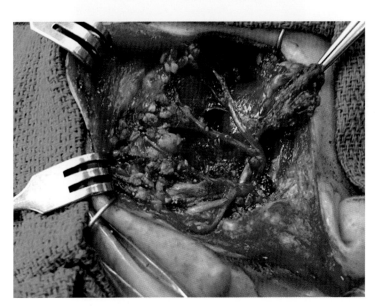

图 13.130　腮腺深叶血管瘤从面神经上分支深面解剖分离。

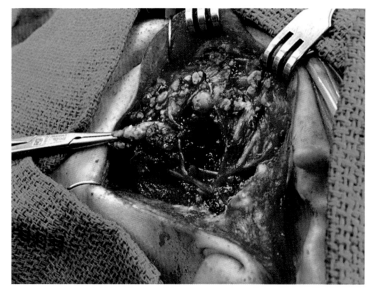

图 13.131　肿瘤切除后的术野示腮腺深叶被肿瘤占据的无效腔以及完整的面神经。

副腮腺肿瘤切除术

　　有时肿瘤原发于位于腮腺导管附近的副腮腺组织,即面颊部软组织内。诊断时应与面颊部软组织肿瘤相鉴别。图 13.132 所示为一患者面颊部大小为 2.5cm、质硬、有韧性、可活动的肿物,面神经功能正常。尽管先解剖面神经再切除肿瘤是一安全的手术方式,但某些时候对一些小的副腮腺肿瘤,切除时可不行腮腺浅叶切除术。

　　MRI 轴状位和冠状位扫描图像显示,面颊部软组织中有一边界清楚的肿物,位于腮腺前方、咬肌表面(图 13.133 和图 13.134)。

　　一般来讲,为更好地分离、保护面神经,应首先切除腮腺浅叶,然后再切除肿瘤较合理。如肿瘤来自腮腺浅叶前端,有指征行腮腺浅叶切除术。图 13.135 所示为手术切口设计,可见该切口比常规腮腺浅叶切除术的切口长,这是因为要显露

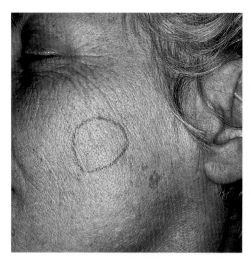

图 13.132　一患者面颊部质硬、有韧性、可活动的肿物。

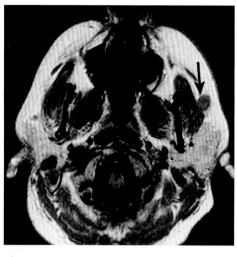

图 13.133　MRI 轴位相显示腮腺前方肿瘤沿着腮腺导管的方向走行(箭头所指)。

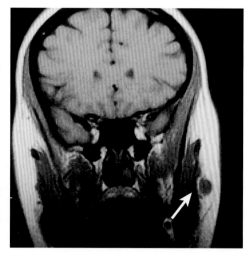

图 13.134　MRI 冠状位相显示肿瘤覆盖在咬肌表面(箭头所指)。

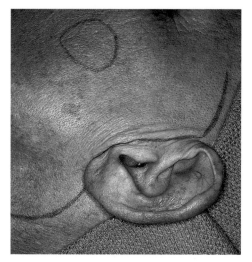

图 13.135　拟行手术的切口设计。

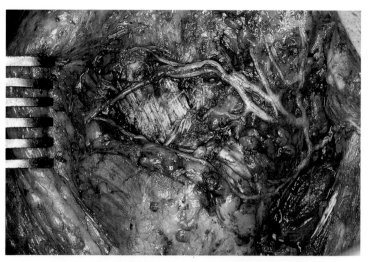

图 13.136　行腮腺浅叶切除术后肿瘤已被完全切除。

　　出面颊前方的软组织,必须将标准腮腺切口向上、下两端延长。向前翻开皮瓣,在切除肿瘤前需要仔细解剖、辨认面神经的颧支和颊支外端。

　　图 13.136 所示为腮腺浅叶和肿瘤切除后术野,可见面神

经及其所有分支。需特别注意的是,术中将颧支和颊支一直追踪至所支配的面肌。显露出由咬肌肌腱构成的瘤床,面神经颧支和颊支即位于肿瘤邻近。图 13.137 为手术标本,一源于副腮腺组织的小肿瘤,腮腺浅叶基本正常。

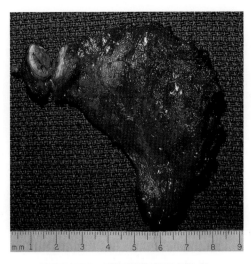

图 13.137 副腮腺肿瘤手术标本。

不行腮腺浅叶切除术的副腮腺肿瘤切除术

副腮腺肿瘤的切除不一定需要切除腮腺浅叶。如果副腮腺肿瘤为一孤立的与腮腺浅叶组织分离的肿物,则可不进行腮腺浅叶切除术。图 13.138 增强 CT 所示为一副腮腺肿瘤患者,显示肿瘤是孤立的并且与腮腺主要部分完全分离,这种情况下无须行正规的腮腺浅叶切除术。但需强调的是,面神经颞支和颊支远端是由腮腺边缘穿出的,应仔细辨认、分离并加以保护。该例患者术野显示将皮瓣翻至腮腺浅叶前缘,面神经颞支和颊支从腮腺穿出,将副腮腺的小肿瘤与神经分离,游离并切除(图 13.139)。肿瘤位于面神经两分支间,腮腺导管表面。大多数情况下,腮腺导管可以保留。切除肿瘤后的术野显示,保留的面神经分支和它们之间的腮腺导管(图 13.140)

腮腺 Warthin 瘤切除术

Warthin 瘤(淋巴乳头状囊腺瘤)是腮腺的一种良性病变,好发于青年男性,位于腮腺的下极和外周,约 10% 的 Warthin

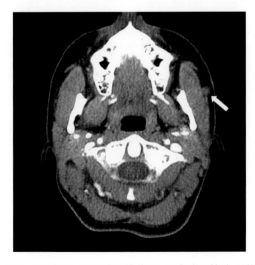

图 13.138 增强 CT 显示副腮腺位置,面颊部(箭头所指)软组织内边界清楚的肿瘤。需要注意的是,肿瘤与腮腺浅叶之间没有连续性。

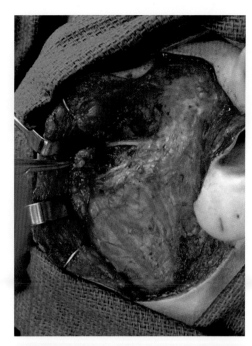

图 13.139 术野显示面神经颞支和颊支与腮腺周围的解剖,肿瘤从两分支之间切除。

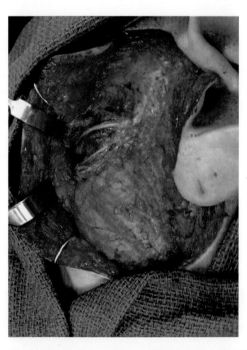

图 13.140 肿瘤切除后的术野显示完整的面神经颞支和颊支以及他们之间的腮腺导管。

瘤发生于女性。如病变较小,位于腮腺最外周,单纯切除肿瘤即可,不需行腮腺浅叶切除及面神经解剖。但对大的病变,如图 13.141 所示患者,应考虑切除腮腺浅叶,并解剖面神经。

患者 CT 扫描图像(图 13.142)显示肿块边界清楚,位于腮腺浅叶下极,中心密度减低,提示有液化或坏死。

常规治疗方式是保留面神经的腮腺浅叶切除术(图 13.143)。图 13.144 所示为整块切除的手术标本,是一完整的囊性病变。剖开标本,囊性病变中心可见黏稠的奶酪样液体(图 13.145)。有些患者囊性病变可呈多囊表现。约 10% 的 Warthin 瘤为双侧性病变,腮腺深叶 Warthin 瘤罕见。

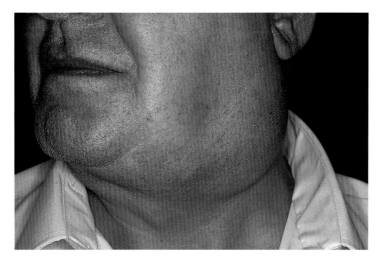

图 13.141 近腮腺尾部巨大软囊性肿块。

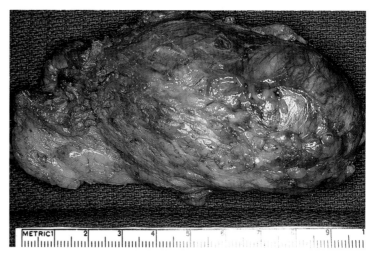

图 13.144 完整手术切除标本。

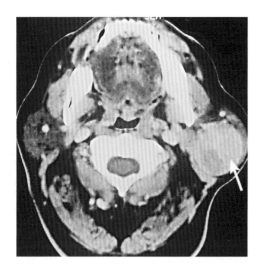

图 13.142 CT 扫描示肿块中心低密度坏死区
（箭头所指）。

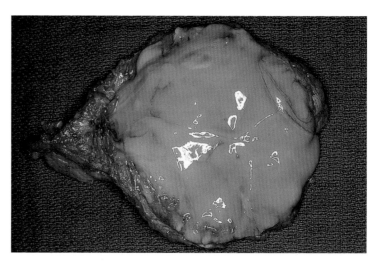

图 13.145 标本剖面示奶酪样物。

慢性囊性腮腺炎的手术治疗

腮腺感染反复发作的患者，腮腺炎复发的概率往往也会增加，这种腮腺炎观察起来与支气管扩张类似，常常形成类似的小腔或者囊肿。这些患者病变处的慢性囊腔，容易积攒感染分泌物、细胞碎片和引流不畅的唾液，导致反复发作的感染和脓肿形成。图 13.146 所示为一例复发腮腺炎患者的 CT 扫描图像，其已用抗生素保守治疗 3 年，但症状并未缓解。过去 1 年中，她腮腺炎反复发作的频率和强度均明显增加，因此作出决定，接受腮腺切除术。

如果对复发腮腺炎的患者行腮腺切除术，应选择在没有急性炎症发作征象时进行（例如所有硬结、牙痛和炎症反应消退；患者的总白细胞水平正常；临床检查没有压痛点）。该例患者腮腺浅叶有明显可触及结节，都是之前腮腺炎发作时形成的囊腔（图 13.147）。复发性腮腺炎患者的腮腺切除术风险更高、更加冗长，并且由于炎症反应和严重的纤维化，手术也更加困难。因此在辨认、解剖和保护面神经的时候需要更加仔细。在这种情况下，面神经监测可能是有用的辅助方法。

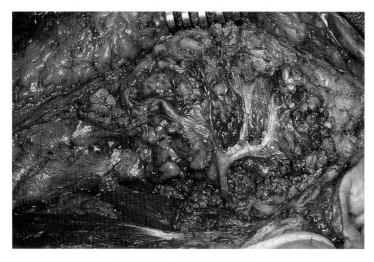

图 13.143 腮腺浅叶切除术。

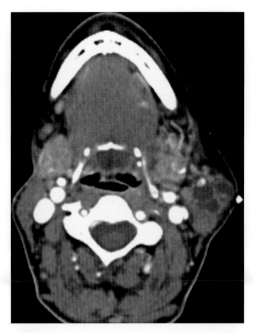

图 13.146 增强 CT 扫描轴位相显示左侧腮腺多发囊性占位。

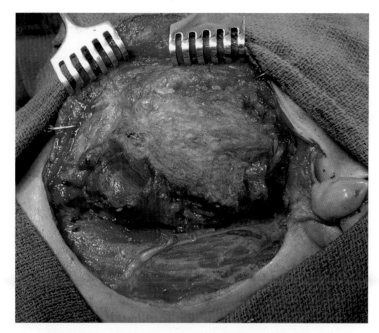

图 13.148 粗大的耳大神经分支使其有条件保留其后支。

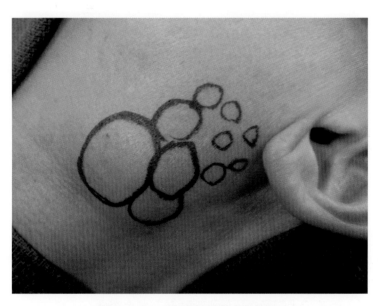

图 13.147 左侧腮腺可及多发结节。

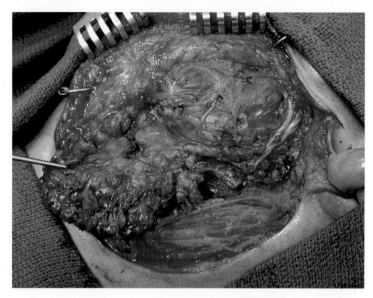

图 13.149 完成面神经的解剖和保留。

常规耳前切口顺着耳郭向上颈部延伸暴露术野。值得注意的是,该例患者耳大神经有一个分支,因此可以保留其后支从而保留患者外耳的感觉(图 13.148)。手术应切除所有可能存在的囊腔,因此应行"完整的"腮腺切除术,必须无腮腺组织残留。面神经较上的分支已经被辨认并保留下来,游离所有的腮腺组织,使尾部朝向左腮腺多发囊性结节最明显的区域(图 13.149)。切除全腮腺组织后的术野显示保留的面神经以及其下方的咬肌,清除所有感染的腮腺组织和囊腔后的腮腺区(图 13.150)。如果可以避免腮腺炎以后的复发,这种做法是很可取的。

中间切开的手术标本显示多个囊腔以及整个腮腺肉芽肿性病变,与慢性囊性腮腺炎的典型照片相一致(图 13.151)。

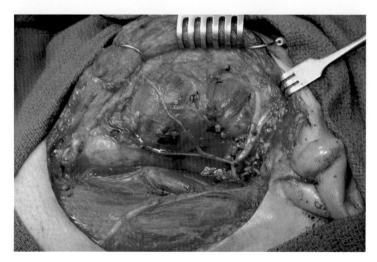

图 13.150 切除所有腮腺组织后的术野。

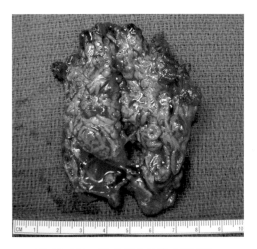

图 13.151 手术标本显示多发囊腔。

复发性腮腺多形性腺瘤（混合瘤）切除术

首次手术时如腮腺浅叶切除完整，多形性腺瘤一般不会复发。但如首次手术只是肿瘤摘除或局部切除，复发则很常见。多形性腺瘤的局部复发可以是单中心或多中心的。单中心复发常见于曾接受过腮腺浅叶良性多形性腺瘤不完全切除或局部切除而未行标准腮腺浅叶切除术者（图 13.152）。而多中心复发者，肿瘤甚至可累及表面皮肤，多为以前曾接受过腮腺浅叶切除术者。如以前手术只是局部切除，腮腺复发性良性多形性腺瘤的再次手术较容易。但对于曾行腮腺浅叶切除术、术后多中心复发者，再次手术难度大，需较高的手术技巧且有可能损伤面神经。

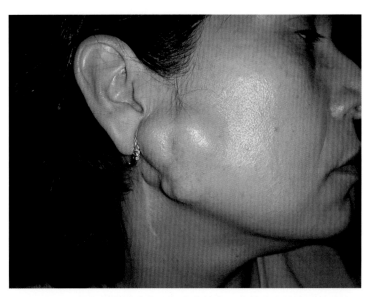

图 13.152 既往肿瘤摘除术后复发的单中心多结节良性多形性腺瘤。

图 13.153 所示为一既往曾接受两次手术的患者。第一次手术为良性多形性腺瘤局部切除，第二次手术还是复发肿瘤的局部切除。这次为多中心复发病变，累及耳前皮肤及残余的腮腺组织。肿瘤与耳前皮肤粘连，手术需同时将前两次手术瘢痕切除。

预先画出需切除的耳前皮肤以及用于修复皮肤缺损局部皮瓣轮廓，蒂位于后方。常规进行手术，即沿耳前皮肤皱褶向

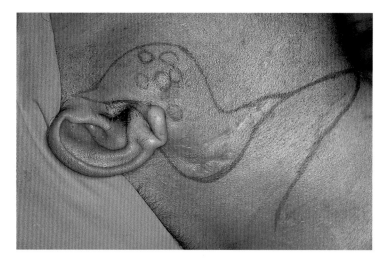

图 13.153 一例既往接受过两次良性多形性腺瘤切除术的患者。

后切开皮肤，将标本下界与颈部皮瓣上界分离开。找出胸锁乳突肌前缘、二腹肌后腹、乳突、外耳道，面神经主干即可较容易地辨认出（图 13.154）。解剖面神经主干时发现，既往手术时该患者的面神经未曾解剖过。

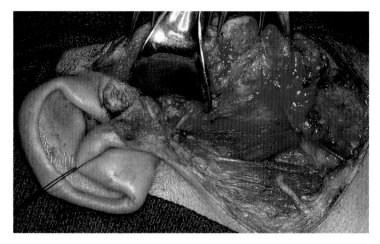

图 13.154 辨认面神经主干。

其余手术步骤常规进行，仔细辨认出面神经周围分支。标本切除后术野示完整保留面神经及其各分支（图 13.155）。

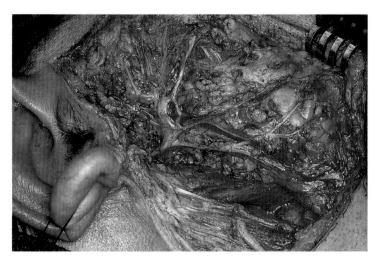

图 13.155 标本切除后术野。

图 13.156 示手术标本,可见多个复发肿瘤累及皮下组织及腮腺浅叶。患者术后瘢痕小、切口愈合良好、右侧面神经功能正常(图 13.157)。

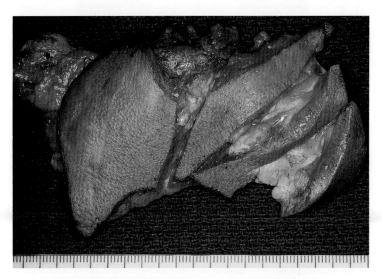

图 13.156 手术标本示多中心复发的良性多形性腺瘤。

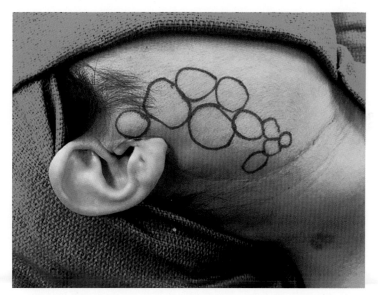

图 13.158 三次复发的良性多形性腺瘤,从颧骨至中颈部多发质硬结节。

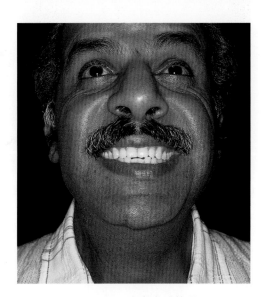

图 13.157 患者术后外观。

累及腮腺浅叶和深叶的多灶性复发性多形性腺瘤的全腮腺切除术

图 13.158 所示为一例既往接受过两次手术的患者,每次均行腮腺浅叶切除术。末次术后 3 年内,她再次出现新的结节。临床检查显示从颧骨至中颈部的整个腮腺区域内多发质硬结节。除了下颌缘支有轻微的功能下降,她的面神经功能几乎正常。MRI 扫描 T₂ 加权相显示多发肿瘤结节累及腮腺浅叶及深叶并突入咽旁间隙(图 13.159)。这种病例十分棘手,需要术前与患者进行充分的讨论,其对病情的知情同意至关重要,尤其是关于面神经功能方面。还应该建议该患者进行术后放疗以进一步减小复发的风险。

对这种病例来说,手术需要仔细彻底解剖所有肿瘤结节以及剩余的腮腺组织。除此之外,这种情况下神经监测也非

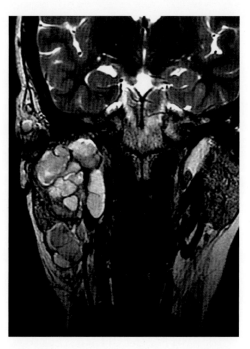

图 13.159 MRI 冠状位 T₂ 像显示多发肿瘤结节占据腮腺浅叶和深叶。

常重要,必须随时可以使用。定位面神经并保留它每一个分支是一个艰巨的任务。该例患者手术开始例行常规先辨认面神经主干,然后向周围追踪其每一个分支(图 13.160)。随着识别和解剖周围面神经各分支,包括所有复发肿瘤结节在内的周围腮腺组织也被系统切除。解剖以头至尾的方式进行,从颧突开始,向尾部游离标本,面神经解剖则是从一个分支至另外一个分支。对该例患者,很难在不损伤面神经的条件下整块切除所有肿瘤结节。因此,首先行腮腺浅叶切除术。一旦面神经被解剖和保留下来,即可系统地切除所有复发肿瘤结节和腮腺深叶。术后术野显示所有肿瘤结节均被切除并完整保留面神经所有分支(图 13.161)。该例患者还需要术后放疗以减少再次复发的风险。

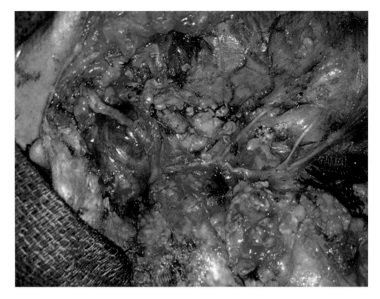

图 13.160　术中术野显示解剖面神经并向尾部游离腮腺浅叶复发肿瘤结节,并计划从面神经下面切除腮腺深叶结节。

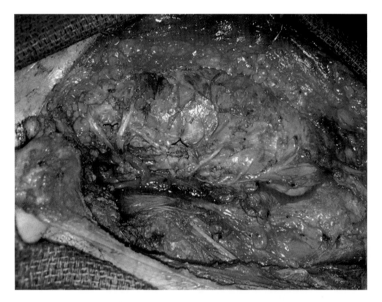

图 13.161　术野显示切除所有肿瘤结节后完整的面神经及其所有分支。

包括面神经切除和神经移植的根治性腮腺切除术

　　腮腺恶性肿瘤需行根治性切除术,肿瘤周围需有足够的软组织安全切缘。切除面神经有以下几点需要考虑:对原发于腮腺浅叶、范围较小、局限于腮腺组织内、未侵犯面神经的恶性肿瘤,可不切除面神经。但如术前患者已有面神经麻痹,当恶性肿瘤切除的时候就无须再保留面神经了。如果术前面神经功能正常,但术中发现肿瘤已侵及面神经,也应将面神经切除。如手术时能切除中间一段面神经,将其近端及远端部分保留下来,组织学上证实断端无肿瘤侵犯,应考虑行面神经移植。

　　图 13.162 所示为一腮腺腺样囊性癌患者,被误诊为良性多形性腺瘤,曾试图行腮腺浅叶切除术,但术中见肿瘤浸润广泛,活检后便终止了手术。图 13.163 所示为触及的肿瘤范围及前次手术瘢痕。肿瘤约 6cm×5cm 大小,活动差。

　　手术切口采用标准的腮腺曲线切口,同时需切除前次手术瘢痕。于颈阔肌浅面向前翻开皮瓣,暴露肿瘤。于茎乳孔

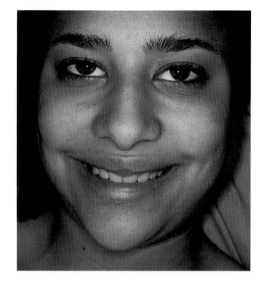

图 13.162　左侧腮腺腺样囊性癌患者术前照片。

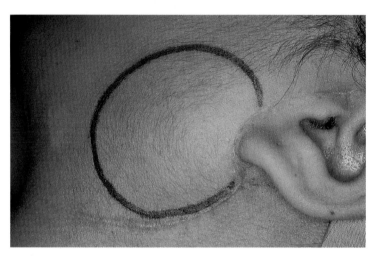

图 13.163　图 13.162 所示患者的肿瘤大小为 5cm×6cm。

处辨认并解剖出面神经主干,即外耳道前下方,二腹肌后腹上缘。顺利解剖出面神经上支后,将颧支、颊支及其周围分支保留(图 13.164)。此时可见面神经下支被肿瘤包绕,且肿瘤侵及咬肌表面肌纤维。故术中决定行面神经的下支即下颌缘支和颈支切除。

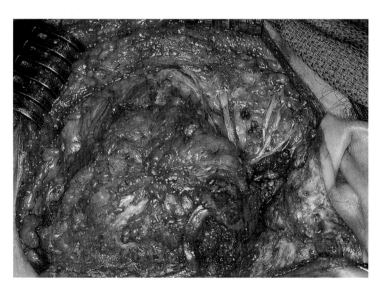

图 13.164　分离、保护面神经上支。

近肿瘤侧将面神经下支切断后送冰冻检查以排除腺样囊性癌侵犯。找出面神经颊支、下颌缘支及颈支周围端,系丝线标记。然后将肿瘤及面神经下支整块切除。图13.165为肿瘤切除后术野,可见咬肌后半部分也已切除,并暴露出了下颌角附近的下颌骨皮质。肿瘤完全切除完成。

组织学上确定面神经远、近断端无肿瘤侵犯后,可行面神经移植术。供体神经可取自颈丛皮神经分支,最常用的是耳大神经及其分支。如该神经不合适,可用腓肠神经。

应用显微外科技术,用神经吻合线完成神经移植。尽可能精确地使神经束互相对准,用9-0或10-0Ethilon线(不可吸收单股尼龙缝线,译者注)缝合神经断端。图13.166示已完成了神经移植。可见,移植的神经段与颊支、下颌缘支远端已对缝,移植的神经已替代了面神经下分支。用杆菌肽溶液冲洗伤口,置Penrose引流管,常规关闭伤口。

患者术后约9个月外观显示面神经功能几乎完全恢复,面部表情对称(图13.167),图13.168及图13.169也表明面神经功能已恢复。

即使进行了细致而准确的面神经吻合术,但还是会有不同程度的面肌运动障碍。但80%以上的患者面神经功能恢复满意。

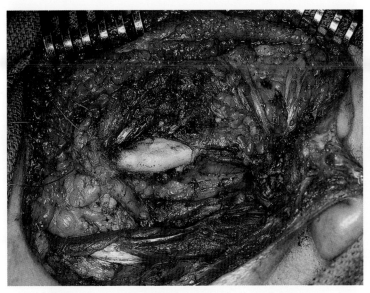

图13.165 肿瘤及面神经下支以及咬肌切除后术野。

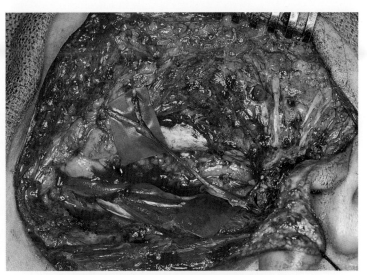

图13.166 用腓肠神经重建面神经下支。

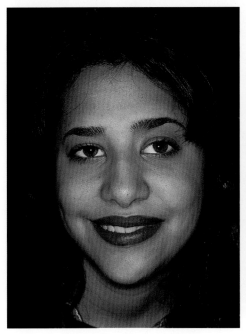

图13.167 患者手术后9个月外观。

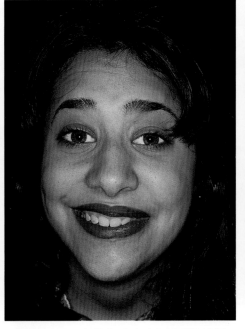

图13.168 患者术后显示左侧面神经颊支和下颌缘支功能恢复。

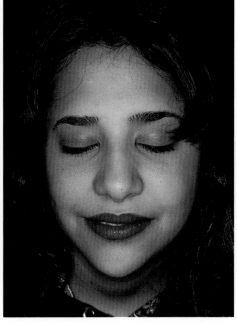

图13.169 面神经颧支和颞支功能完整。

腮腺腺样囊性癌根治性切除术

图13.170所示一例患者,6个月前其耳前颧骨下方区域出现一质硬占位。如图所示,临床检查提示肿瘤深至颧弓到达颞部。肿块活动性差,面神经颧支功能障碍。MRI轴位像示腮腺浅叶的肿瘤广泛生长,并延伸到颧骨下、咬肌间隙及髁突的前内侧(图13.171)。MRI冠状位像清楚地显示了肿瘤包绕颧弓(图13.172)。

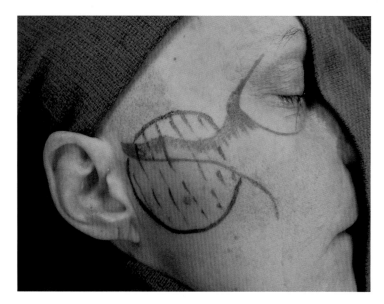

图 13.170　与颧骨关系密切的肿瘤患者体表轮廓。

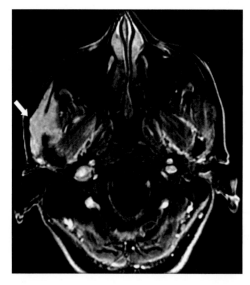

图 13.171　MRI 轴位相显示右腮腺肿瘤累及颧弓及颞下颌关节(箭头所指)。

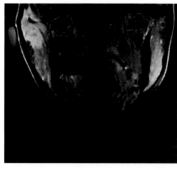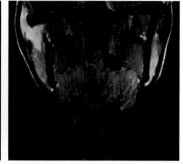

图 13.172　MRI 冠状位显示肿瘤包绕颧弓。

　　腺样囊性癌容易出现沿神经侵犯。但是,如果受累的神经临床上发现功能是正常的并且没有完全受侵,那么刻意地牺牲这根神经是不可取的。该例患者中,面神经上分支的功能已经受影响,因此被切除。大的耳前切口目的在于显露腮腺、颧弓和颞区(图 13.173)。切口从额部侧面的发际线开

始,沿着发际线向上至耳前皮肤皱褶,然后沿上颈部的皮纹继续向上延伸。切开皮肤和皮下组织,并向前翻开皮瓣。解剖首先应该从常规的位置寻找面神经主干。此时发现面神经下支完全没有受侵,可以完整地保留下来。因此,面神经较下位置的分支如颈支、下颌缘支及颊支可以被解剖并保留下来。

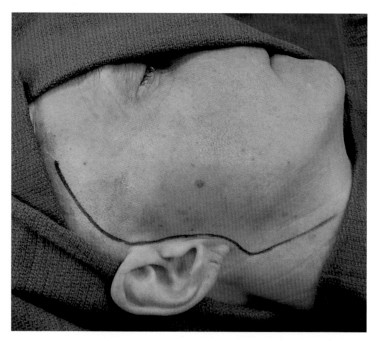

图 13.173　皮肤切口标记线。

　　手术切除部分包括腮腺、面神经上分支、颧弓、颞下颌关节和周围软组织。手术标本包括整个腮腺、部分颧骨和颧弓、下颌骨的颞下颌关节和髁状突,部分翼外肌和翼内肌以及部分颞肌和下颌骨喙突。术后标本切除后的缺损如图 13.174。注意面神经的下分支已经完整保留。术后缺损图显示了下颌骨髁状突的残端、颧突的残端和颞骨侧方骨皮质缺损。

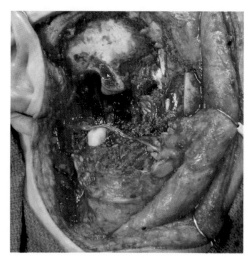

图 13.174　标本切除后的缺损术野显示面神经下支已经完整保留。

　　患者伤口的重建采用腹直肌游离皮瓣来提供软组织填充术后缺损。麻痹的眼睑康复可通过植入金坠体的方式来完成。该例患者术后接受了质子放疗,术后 5 年没有复发。

高级别恶性肿瘤的腮腺癌根治术和颈淋巴结清扫术

区域淋巴结转移的风险与组织学等级和临床分期直接相关,因此,高级别和高分期的肿瘤有极高的风险出现淋巴结转移。如果初诊时没有颈部淋巴结转移表现,即使临床体格检查和影像学检查为阴性,仍有很高的风险存在隐匿性转移。图 13.175 所示为一例高级别黏液表皮样癌患者,肿瘤已经侵犯皮肤并且在颈部 Ⅱ 区可触及转移淋巴结。其增强 CT 扫描显示较大范围的原发肿瘤侵犯周围皮肤并延伸至腮腺深叶。尽管肿瘤范围较广,但是她的面神经功能是完好的(图 13.176)。

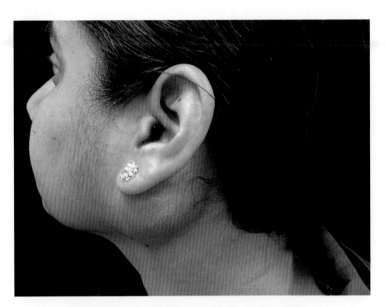

图 13.175 高级别黏液表皮样癌侵犯表面皮肤。

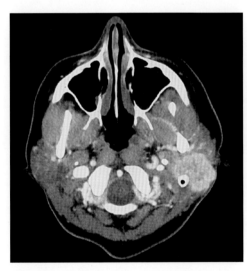

图 13.176 增强 CT 轴位相显示腮腺浅叶较大范围肿瘤延伸至下颌后区并累及表面皮肤。

对于腮腺恶性肿瘤手术原则,需要考虑疾病的生物学特征、发病率以及术后辅助放疗的作用。通常,如果原发肿瘤可以被整块完整切除而无任何肉眼残留,通常无须切除面神经。面神经贴邻或者与肿瘤粘连并不是切除面神经的指征。同样,镜下切缘阳性也不是切除面神经的指征。

对于该患者来说,手术拟整块切除肿瘤表面大片受侵皮肤、腮腺和颈淋巴结清扫。手术切口如图 13.177 所示。手术过程从颈清扫开,范围包括从锁骨上区至腮腺。颈清扫手术方式同常规手术一样(对于颈清扫的详细步骤,请参考第 11 章)。当颈清扫标本游离至二腹肌时,需要注意辨别面神经主干。该例患者尽管肿瘤范围较广,但是面神经并没有受到直接侵犯。因此需要仔细解剖面神经的每一个分支。为了完整整块切除肿瘤,需要切除二腹肌后腹和胸锁乳突肌上端一部分。术后标本显示整块切除的原发肿瘤以及连在一起的颈淋巴结清扫标本(图 13.178)。取出标本后的术野显示完整的面神经以及腮腺和颈部的大片缺损区域(图 13.179)。修复这部分缺损需要游离拉拢面部和颈部的皮肤以完成关闭伤口(图 13.180)。

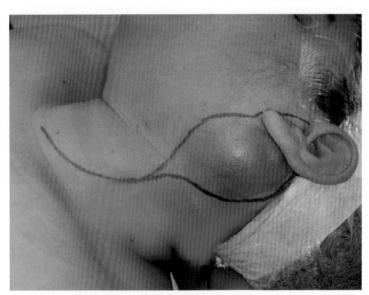

图 13.177 拟手术切口显示需要切除大片肿瘤表面受侵皮肤。

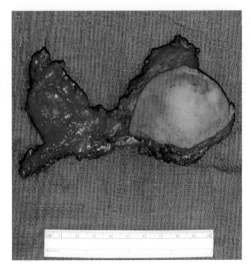

图 13.178 手术标本显示肿瘤整块完整切除,与受累皮肤和颈清扫标本一同切除。

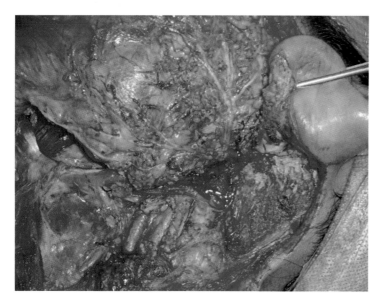

图 13.179   取出标本后的术野显示腮腺区和上颈部大片的软组织和皮肤缺损。

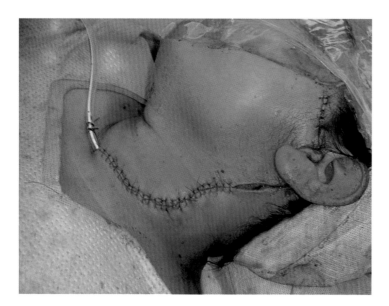

图 13.180   游离拉拢面部和颈部皮肤完成伤口的闭合。

面神经的逆行解剖

有些患者腮腺肿瘤位置较高，或肿瘤位于茎乳孔处，导致解剖和辨认面神经主干较为困难。如果肿瘤是恶性的，面神经主干更容易在被辨别出来之前不经意被损伤或横断。对于这类患者，更推荐逆行解剖面神经。

此处所描述的一位患者，在过去的 6 年时间内接受过两次腮腺肿瘤的部分切除术。整个过程中没有做过标准的腮腺浅叶切除术，每次患者都被告知是"良性肿瘤"。MRI 扫描提示一边界不清楚、性质不明确的肿瘤累及腮腺浅叶、下颌后区及腮腺深叶（图 13.181）。

面神经解剖按照常规方式进行，首先找到胸锁乳突肌、二腹肌后腹和外耳道。然而很快就会发现面神经侧方肉眼可见的肿瘤，因此在此位置停止了对面神经的顺行解剖，将皮瓣翻过腮腺浅叶外缘。从腮腺前缘识别解剖面神经分支（图

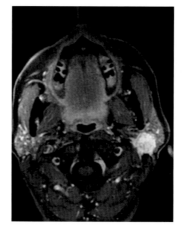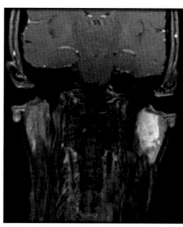

图 13.181   MRI 扫描 T_1 加权像的轴位和冠状位图像显示不规则、性质不明的肿瘤侵犯腮腺浅叶和部分深叶。

13.182）。在辨认和解剖面神经周围分支时，由于面神经颊支多与腮腺导管并行、位置较为固定，并且容易识别并向近端追踪，因此通常最先辨认面神经颊支。面神经颧支是下一个需要解剖和保留的分支。解剖以这种方式进行。这样，万一部分面神经主干或主要分支必须被牺牲、计划行神经移植时，这些面神经周围分支已经被辨认、解剖和标记，随时可以用来行神经吻合。

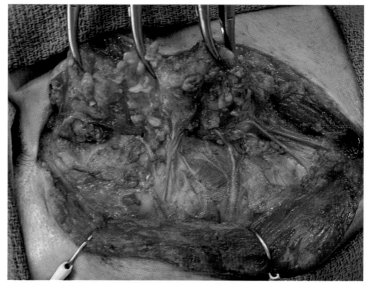

图 13.182   解剖了面神经周围分支。

随着解剖进一步进行，辨认出面神经的上分支和下分支，从咬肌表面抬起腮腺浅叶。需要注意的是，面神经的上分支和下分支都显得比较"厚"，充血并略带红色，且形状不规则，强烈怀疑肿瘤已经浸润神经（图 13.183）。进一步解剖面神经主干后便很明显发现神经已经完全被肿瘤包绕，已经很难保证其完整性（图 13.184）。此时，将腮腺肿瘤与受累的面神经一起整块切除。取神经断端切缘送冰冻以确保无镜下肿瘤浸润。如果面神经的近端和远端在组织学上均无肿瘤浸润，可以考虑行面神经移植术。另一方面，如果无法做到切缘干净，则无法进行面神经移植，患者只能后续进行面瘫的康复训练。

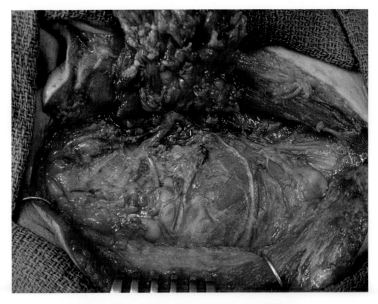

图 13.183　面神经的上分支和下分支增厚。

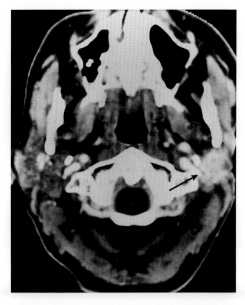

图 13.185　CT 扫描示下颌后区复发性肿瘤（箭头所指）。

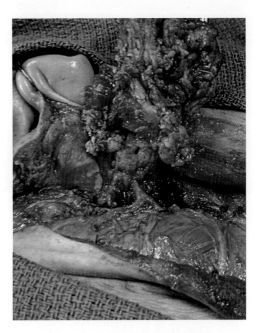

图 13.184　肿瘤完全包裹面神经。

复发性腮腺癌根治性切除加外耳道袖状切除及乳突根治术

原发或复发性腮腺癌侵犯外耳道软骨时，需行包括外耳道软骨在内的局部扩大切除术。如肿瘤未侵及外耳，可将耳郭保留，袖状切除外耳道，然后进行皮肤移植。下面为一位复发性腮腺癌患者，病变已侵及外耳道。患者曾行腮腺浅叶切除及术后辅助性放疗。因肿瘤局部复发，患者出现面神经麻痹和腮腺区不适，下颌后区可触及弥漫性硬化。

图 13.185 为 CT 扫描图像，显示腮腺区有一强化肿块，侵及残存腮腺组织并与下颌骨升支后缘粘连。肿物接近茎突并侵及腮腺表面皮肤。手术切口设计如图 13.186，既往行腮腺浅叶切除时翻开的耳前大块皮肤均应切除。此外，还应同时进行腮腺根治性切除、下颌骨升支切除、乳突根治及外耳道软骨的袖状切除。尽管临床上未触及转移淋巴结，但该例患者术后不可

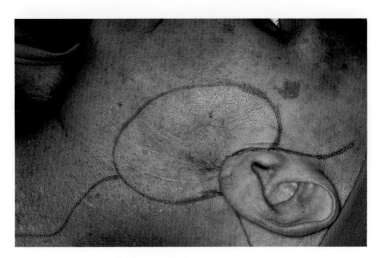

图 13.186　切口设计。

能再进行放疗，故还应进行颈清扫术。切断外耳道，保留外耳，但需保持外耳与头皮相连以保证来源于头皮的外耳血供。

首先行颈清扫术。将颈后三角及锁骨上窝标本翻向上，清扫至乳突尖并保持标本与乳突尖部相连。于磨牙后三角区前方以黏膜外方式切断下颌骨，外旋下颌骨升支，暴露出翼内、外肌并用电刀切断。切断颧弓，接着切开颞肌，但仍保持颞肌肌腱与下颌骨冠状突相连。沿耳前皮肤皱褶延长皮肤切口，并绕过耳垂至外耳道后方。切断外耳道软骨，将耳郭向上翻起。

然后，行乳突根治术，进一步暴露出残存的外耳道软骨，直至与骨性外耳道相接处。此时最好用带冲洗吸引器的变速电钻操作，细致谨慎的操作可以避免乙状窦的损伤。于颈静脉孔附近切断、结扎颈内静脉，用骨凿打开骨性外耳道外侧壁，最后打开颞下颌关节囊，离断下颌关节，切除标本。

图 13.187 为下标本后的术区。在骨性耳道中可见乳突气房和鼓膜。还可见颞下颌关节的关节窝、翼肌和下颌骨残端。术野的颈静脉孔特写图处可见颈内静脉的断端和弯曲即将进入动脉管的颈内动脉（图 13.188）。另外，可清楚地看到外耳道内完整的鼓膜。

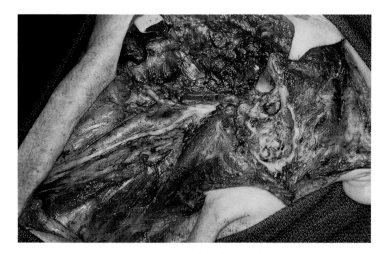

图 13.187 标本切除后术野。

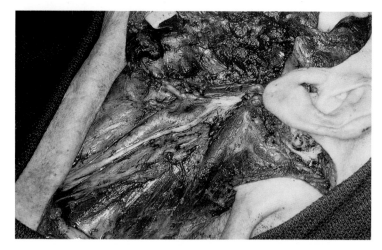

图 13.190 外耳直接与骨性外耳道相接。

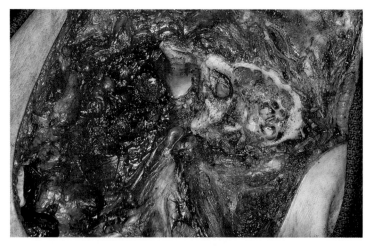

图 13.188 手术缺损区近观。

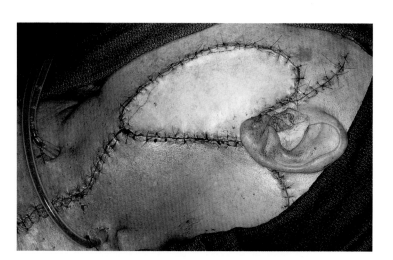

图 13.191 胸大肌肌皮瓣修复手术缺损。

图 13.189 为颈清扫、腮腺切除和外耳道袖状切除术标本。可见肿瘤已穿透软骨进入外耳道。用不吸收缝线将外耳皮肤断缘与残留骨性外耳道皮肤缘对缝修复外耳道(图13.190)。外耳道内用碘仿纱条压紧。腮腺区软组织和皮肤缺损用胸大肌肌皮瓣修复。

图 13.191 可见胸大肌肌皮瓣修复耳前软组织及皮肤缺损。由于缺少外耳道软骨部,耳道变短,但患者仍保留听力。

腮腺癌患者行外耳道袖状切除有严格的选择性。术前需进行准确的临床及影像学评估。如有明显的骨性破坏,则不适合这种手术,应进行腮腺切除加颞骨切除术。

腮腺根治切除加颞骨及外耳切除术

广泛的腮腺恶性肿瘤侵及中耳、乳突或颞骨,需行腮腺切除加颞骨切除术。图 13.192 为一左侧广泛高级别腮腺癌患

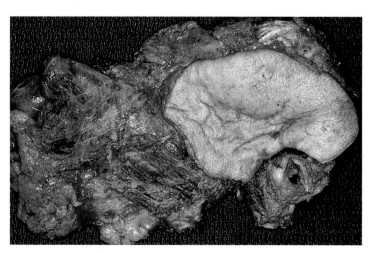

图 13.189 手术标本。

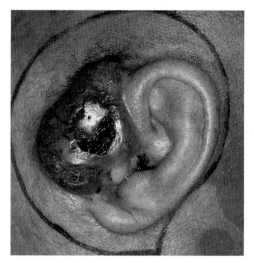

图 13.192 左侧局部晚期高级别腮腺癌。

者。CT 扫描图像显示肿物巨大并侵及颞骨外侧（图
13.193）。准备行保留副神经的颈改良性清扫、切除面神经的
根治性腮腺切除以及腮腺表面皮肤、外耳及颞骨切除。图
13.194 示包括肿瘤在内的标本整块完整切除。术野可见颞骨
岩部断端、颞叶硬脑膜、下颌骨升支和颈清扫术后缺损（图
13.195）。

手术缺损修复需用游离复合皮瓣覆盖软组织和皮肤缺
损。腹直肌游离肌皮瓣是缺损修复的最佳选择（图 13.196）。
眼睑麻痹在术后 3~4 周内通过植入金坠来进行康复。放疗后
数月用筋膜悬吊术修复唇部麻痹。

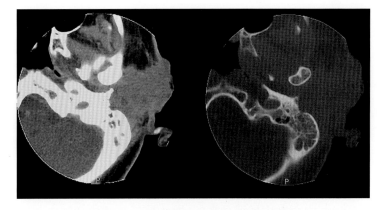

图 13.193　CT 扫描显示病变侵犯外侧颞骨。

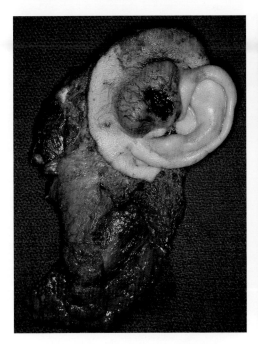

图 13.194　肿瘤整块切除手术标本。

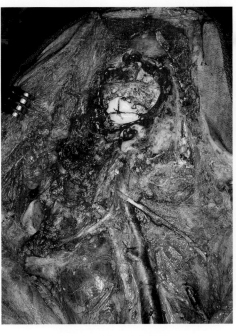

图 13.195　手术缺损。

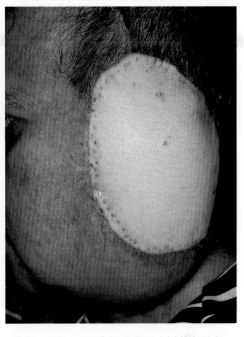

图 13.196　用腹直肌游离肌皮瓣修复缺损。

面瘫的康复

即便是对需要辅助放疗的局部晚期疾病来说，动态的全
面部修复是首选目标。目前的趋势已经从过去单纯的静态修
复过程转向了肿瘤切除时即开始的包括神经传导和神经移植
在内的创新领域。面神经移植一直是首选，因为它可以恢复
面部的自发运动。然而较大缺损导致的近端面神经主干缺损
是一个很大的挑战，因为移植面神经所有分支可能导致潜在
的面部联动障碍。通常主要目标是修复负责微笑和下眼睑运
动的面神经分支远端。一般是与面横动脉并行的面神经颧支
负责这些运动。虽然患者仍可能会出现慢性泪溢症状，但仍
可用静态修复方法支持下眼睑运动，或使用铂坠或金坠提供
帮助。或者选用其他神经作为供体来修复面神经功能，比如
神经-咬肌吻合用来修复下眼睑运动或者眼轮匝肌闭合（图
13.197）。虽然这会造成咀嚼的时候眨眼，但是可以通过患者
的康复训练调节并且不需要眼药水辅助。此外，还可以通过
小范围舌下神经转位和下颌缘支端侧吻合来恢复下部分面部
活动。使用显微外科术在舌下神经外膜开窗，分出约 30% 的

纵行轴索。神经用 10-0 或 11-0 的尼龙缝线进行缝合。这种
通过不同的神经供体靶向修复特定的远端面神经分支可以使

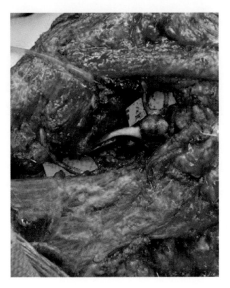

图 13.197　神经-咬肌吻合和小舌下神经吻合分别
用来靶向修复面神经的上部分分支和下部分分支。

外科医生最小化患者的面部运动障碍,并且还可以增加患者全面部活动恢复的可能性。如果这些患者并无 Bell 反射,且有很大的风险出现视力下降,则不需要行上眼睑金坠植入,或者可以推迟植入。目前认为上眼睑金坠植入是康复的最佳方法,不仅可以达到眼睑闭合满意,同时还可以保护角膜(详见第 4 章)。

对于无近端神经干可用或者肿瘤切缘阳性的患者来说,可以使用双神经吻合的方法,即用神经和咬肌吻合用来支配微笑并可能眨眼,用小的舌下神经吻合支配下部分面部运动。神经咬肌吻合方法是很可靠的,即便是接受过放疗的患者,3 个月后面部运动也出现了明显改善。神经咬肌吻合对老年患者同样是有效的,常常可以取得理想的效果。本例患者接受了根治性腮腺切除术和耳郭次全切术,近端面神经无可用残端。切除肿瘤后将支配微笑和闭眼的面神经颞支与咬肌吻合(图 13.198)。使用股前外侧皮瓣修复软组织和皮肤缺损(图 13.199)。术后早期图片显示患者左侧面部完全麻痹伴严重的麻痹性睑外翻(图 13.200)。4 个月后患者恢复微笑动作。

术后 12 个月,患者的睑外翻症状已大部分缓解,不需要放置眼睑金坠即可闭眼,只是偶尔需要滴眼药水(图 13.201)。

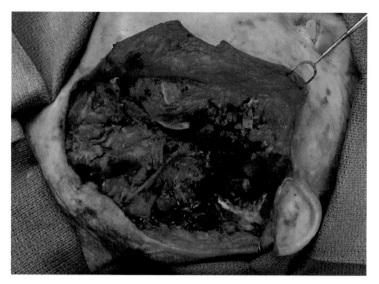

图 13.198 一例 84 岁男性患者在根治性腮腺切除术和耳郭次全切术后行神经-咬肌吻合术。

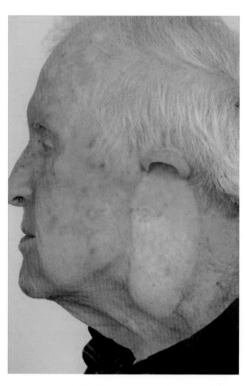

图 13.199 股前外侧皮瓣用来修复耳郭缺损。

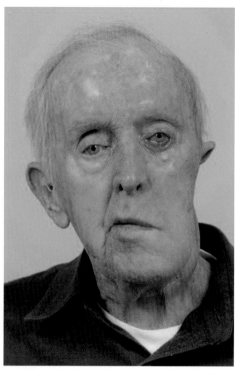

图 13.200 术后早期神经再生前的表现。

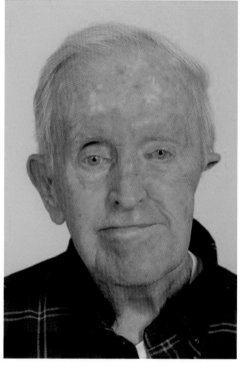

图 13.201 神经-咬肌吻合术后 12 个月,显示微笑动作和几近正常的睑外翻。

另外,对于恢复动态微笑的方法还有 Labbé 法,即将颞肌与口角相连。这种方法可以改善快速微笑动作,但是对于眼的恢复作用有限。神经移植哪怕是对部分眼轮匝肌有效都是值得的,因为这样可以很容易缓解这方面长期的残疾。

最后,解决眉下垂和面部塌陷同样是面部修复的重要考虑因素。修复眉下垂有多种办法,从直接的眉上提术到内镜技术都可以选择。腮腺手术需要切除面部大量组织并且需要进行术后放疗时,游离股前外侧皮瓣修复是一个较好的办法。即便是无皮肤缺损需要修补,我们也会常规放置深筋膜瓣或者薄瓣填补缺损,一方面可以在神经修复的过程中提供可靠的血管化覆盖,另一方面,可以最小化放疗后的反应。因为没有肌肉成分,股前外侧皮瓣大小较为恒定(原文有误,alanine transaminase 应为 anterolateral thigh,译者注)。股前外侧皮瓣的供体部位也可以提供极好的神经移植资源,包括神经的运动支和股前外侧肌肉都可以一并从此获得。

治疗结果

手术是治疗腮腺癌的主要方法,对晚期病变,放疗作为一种辅助治疗起着重要作用。辅助放疗可提高局部和区域控制率,明显延长患者的长期生存率。尽管 5 年生存率是评估治疗成功与否的标准,但对腮腺癌患者需进行长期随访,因腮腺癌术后复发可发生于首次治疗后数年,导致与此疾病的长期反复纠缠。

大、小涎腺恶性肿瘤整体生存率如图 13.202,其中腮腺癌预后最好。

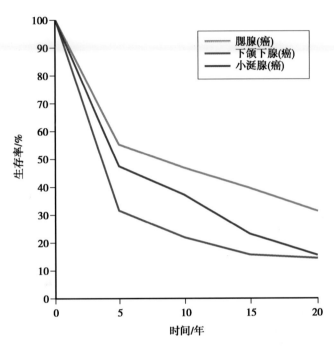

图 13.202　大、小涎腺恶性肿瘤整体生存率。

预测预后指标

病变的临床分期和原发肿瘤的组织学分级是腮腺癌最可靠的两个预后指标。病变临床分期和原发肿瘤的组织学分级对于长期生存率的影响如图 13.203 和图 13.204。原发肿瘤的组织学类型也可影响预后如图 13.205。组织学类型主要分为三组:腺泡细胞癌和低度恶性的黏液表皮样癌预后最好;鳞癌和未分化癌预后最差;其他组织学类型的肿瘤介于两者间。术后辅助性放疗可以提高晚期患者的预后,但对早期患者效果不明显(图 13.206)。因此,对晚期高度恶性病变的患者,需在进行适当的外科手术治疗后,考虑术后放疗,以提高局部及颈部控制率和整体生存率。

在大涎腺癌中,预测癌症特异性生存率(cancer-specific survival,CSS)较差的临床指标包括:总体临床分期(5 年 CSS:Ⅳ 期 26% vs. Ⅰ 期 97%,$P < 0.001$),面神经受累(5 年 CSS:25% vs. 78%,$P < 0.001$),皮肤受累(5 年 CSS:30% vs. 71%,$P < 0.001$),晚期 T 分期(5 年 CSS:T_4 病变 22% vs. T_1 病变 97%,$P < 0.001$),腮腺旁或侧颈部淋巴结转移(5 年 CSS:N+

32% vs. N_0 87%,$P < 0.001$)。

预测癌症特异性生存率较差的病历因素包括周围神经侵犯(5 年 CSS:48% vs. 90%,$P < 0.001$),血管受侵(5 年 CSS:41% vs. 89%,$P < 0.001$),贴近切缘或切缘阳性(5 年 CSS:阳性 64% vs. 阴性 88%,$P < 0.001$),组织学等级(5 年 CSS:高级别 44% vs. 低级别 100%,$P < 0.001$)。

这些因素同样可以用来预测复发。总的来说,远处转移比局部或者区域复发更常见。对 1985—2009 年纪念斯隆凯特琳癌症中心治疗的 301 例大唾液腺癌患者的分析中发现,56 例患者远处转移,而 12 例局部复发和 18 例区域复发。

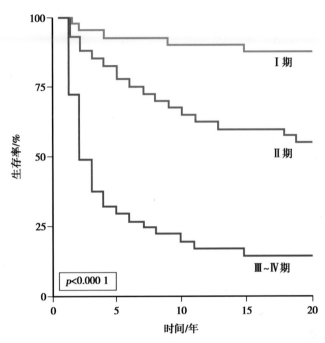

图 13.203　肿瘤分期对长期预后的影响。

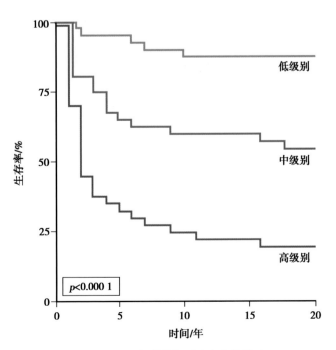

图 13.204　组织学分级对生存率的影响。

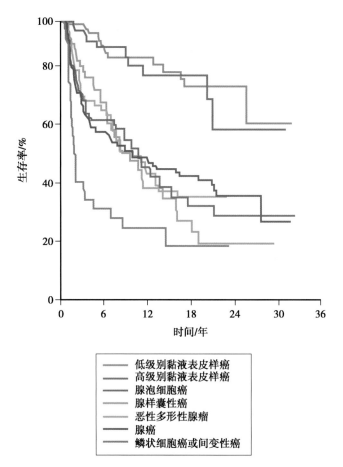

图 13.205   与原发肿瘤组织学类型相关的生存率。

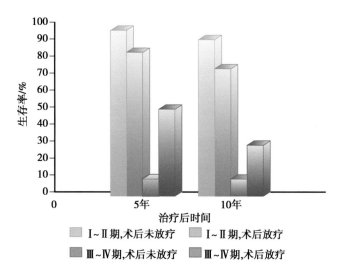

图 13.206   术后辅助放疗能提高晚期患者生存率,但对早期病变患者的生存率无影响。

涎腺导管癌(53%)和腺癌(42%)是最常见的容易发生远处转移的组织学亚型。剩下的六个(此处原文数量有误,译者注)容易远处转移的组织学类型和其患者所占的百分比分别是腺样囊性癌(14%)、腺泡细胞癌(16%)、癌在多形性腺瘤中(20%)、黏液表皮样癌(7%)、肌上皮癌(6%)和高级别癌(23%)(表13.2)。

如 Kaplan Meier 图所示(图13.207),相比于 I 期肿瘤,远处转移更常见于 IV 期肿瘤。IV 期患者远处无复发生存率为38%,而 I 期患者为98%。

组织学分组	总数	远处转移	%
涎腺导管癌	17	9	53%
腺癌	33	14	42%
高级别癌	13	3	23%
癌在多形性腺瘤中	59	12	20%
腺泡细胞癌	37	6	16%
腺样囊性癌	28	4	14%
黏液表皮样癌	94	7	7%
肌上皮癌	17	1	6%
其他	3	0	0

表 13.2   不同于组织类型原发肿瘤远处转移比例

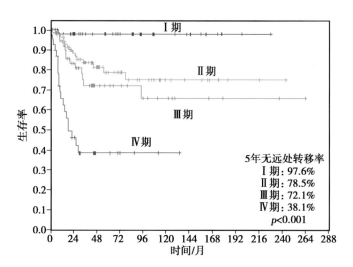

图 13.207   纪念斯隆凯特琳癌症近期一组患者数据显示不同分期疾病的长期生存率(1985—2009 年)。

预测复发的列线图

目前来说,评估涎腺癌预后的系统是 TNM 分期系统。这个系统目前被广泛用于治疗计划、评估治疗效果和比较全球各个中心的预后。尽管这个分期非常流行,但是对于一些其他可以预测预后的患者和肿瘤相关的变量并未纳入。这对于大涎腺肿瘤来说尤其突出,因为其包含多种不同的组织学类型和多种临床表现。一些统计学工具如列线图等,可以将各种变量考虑进去用来预测预后,从而可以进行个体风险预测和分期分组并且同时兼顾复杂性和用户友好性。它们依靠 Cox 比例风险回归模型或者竞争风险回归的统计学方法。现在已经建立了大涎腺癌总生存率、疾病特异性生存率和复发风险的列线图。

总生存期的列线图使用了 5 个变量,包括年龄、临床 T_4 分期、分级、周围神经浸润和肿瘤大小(图13.208)。该列线图具有一个较高的一致性指数 0.81。

肿瘤特异性生存率列线图使用了 5 个变量,包括分级、周围神经侵犯、淋巴结阳性和切缘阳性(图13.209)。同样这个列线图也有一个较高的一致性指数 0.86。

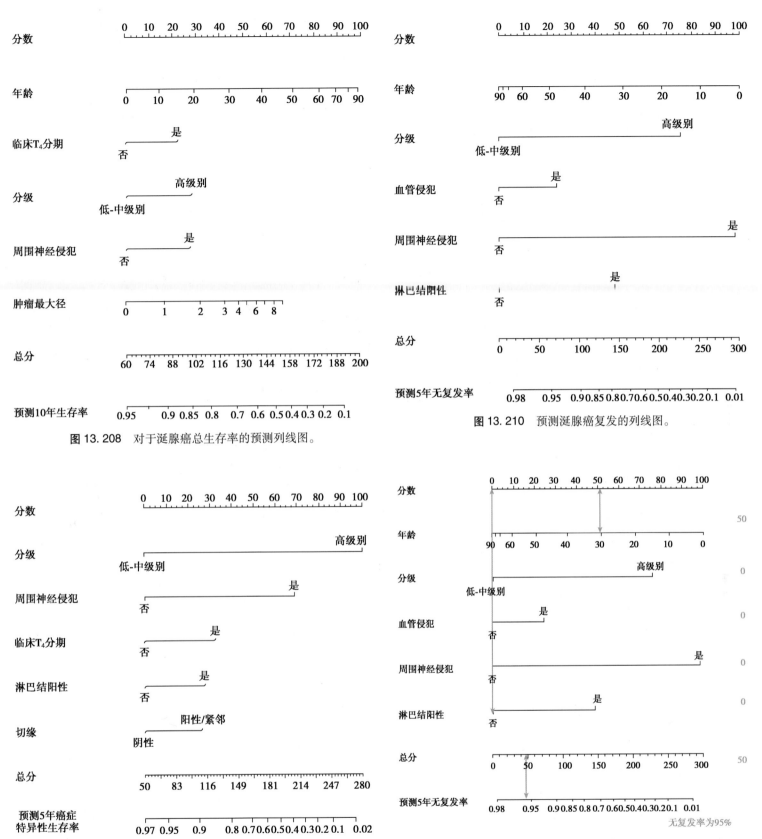

图 13.208 对于涎腺癌总生存率的预测列线图。

图 13.210 预测涎腺癌复发的列线图。

图 13.209 对于涎腺癌癌症特异性生存率的预测列线图。

图 13.211 预测列线图显示一例患低级别黏液表皮样癌的 30 岁男性患者无复发生存率为 95%。

最后,复发的列线图使用了年龄、分级、血管受侵、周围神经受侵和淋巴结转移(图 13.210)。其一致性指数同样较高,为 0.85。

为了说明列线图的用途,我们假设了两个患者。一例患有 T_1N_0 低级别黏液表皮样癌的 30 岁男性患者,其无复发生存率为 95%(图 13.211)。相比之下,一例患有 T_4N_1 高级别涎腺导管癌的 60 岁女性患者,其无复发生存率只有 9%(图 13.212)。

对于确定复发风险较高的患者,我们可以为患者提供个体化治疗,采用更激进的治疗方法,而对于复发风险较低的患者,采用较为保守的治疗方法。列线图还可以用来调整影像学如 CT,MRI 和 PET 等的检查频率和检查范围,以便可以早期诊断出来高风险患者的复发。

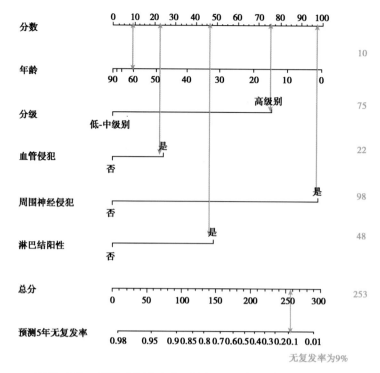

图 13.212 预测列线图显示一例患 T_4N_1 高级别涎腺导管癌的 60 岁女性患者无复发生存率为 9%。

（刘阳 金立超 朱一鸣 刘绍严 译）

第 14 章
神经源性肿瘤和副神经节瘤

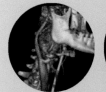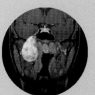

关键词

副神经节瘤

神经鞘瘤

神经源性肿瘤

咽旁肿瘤

颈动脉体肿瘤

神经源性肿瘤和副神经节瘤在头颈部的所有肿瘤中占很小的比例。虽然这些肿瘤被认为主要是软组织肿瘤,但其独特的临床表现,系统检查和影像学检查对于准确诊断和选择治疗策略是必要的,因此应将其作为一个独立的疾病加以考虑。

大多数副神经节瘤和神经源性肿瘤起源于或邻近后组脑神经、颈动脉颈内静脉和颈部上部交感神经。典型的肿瘤位于咽旁间隙(PPS)(图 14.1)。咽旁间隙是一个潜在的空间,

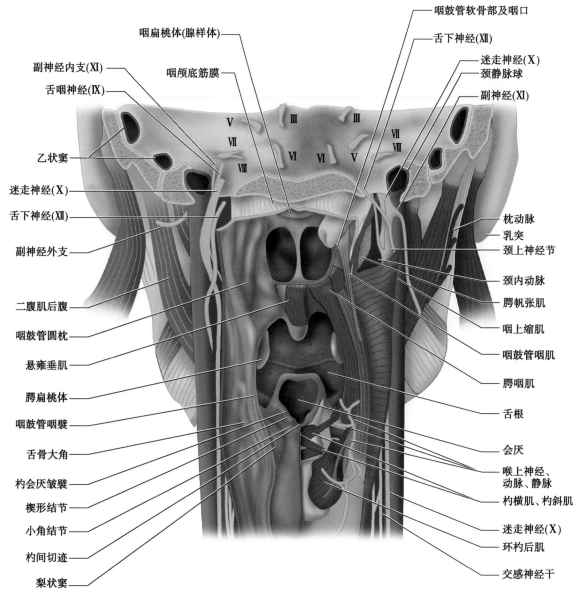

图 14.1 咽旁间隙解剖。

它的形状是一个倒置的圆锥形,它的底部在颅底,它的顶端在舌骨的顶端水平。它的内侧壁由咽外侧壁和扁桃体窝构成,后外侧边界由翼肌、腮腺和椎前肌构成。出于临床目的,咽旁间隙被分为两部分,由茎突和附着的肌肉分开(图14.2)。

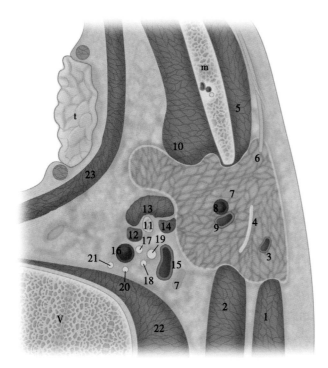

m=下颌骨	11=茎突
t=腭扁桃体	12=茎突咽肌
v=椎体	13=茎突舌肌
1=胸锁乳突肌	14=茎突舌骨肌
2=二腹肌后腹	15=颈内静脉
3=颈外静脉	16=颈内动脉
4=面神经	17=舌咽神经
5=咬肌	18=副脊神经
6=腮腺导管	19=迷走神经
7=腮腺内淋巴结	20=颈交感干
8=颈外动脉	21=舌下神经
9=下颌后静脉(或颈外静脉)	22=椎前肌
10=翼内侧肌	23=咽上缩肌

图14.2　颈部上部扁桃体水平的横切面,显示横切面解剖和咽旁间隙神经血管结构的关系。

茎突前外侧的空间也称为真咽旁间隙或咀嚼肌间隙;它包含疏松的结缔组织、腮腺深叶、咽后淋巴结、血管和脂肪。在此间隙最常见的肿瘤源于唾液腺,或起源于腮腺深叶,或起源于咽侧壁的小唾液腺,或起源于咽旁间隙的唾液腺。茎突后内侧的咽旁区域称为颈动脉间隙,它包含颈总动脉、颈内静脉、后组脑神经(Ⅸ、Ⅹ、Ⅺ和Ⅻ)和交感神经干。最常见的肿瘤是副神经节瘤和起源于后组脑神经的神经源性肿瘤。

神经源性肿瘤

到目前为止,头颈部是良性周围神经肿瘤最常见的部位(图14.3)。颈部区域的神经源性肿瘤可分为颈内侧和颈外侧的神经源性肿瘤。颈内侧的神经源性肿瘤起源于后组脑神经或交感神经。颈外侧的神经源性肿瘤起源于颈丛或臂丛的皮肤或肌肉分支。偶尔这些肿瘤会出现在脊柱孔内,并在椎

管内和椎管外表现为"哑铃样肿瘤"。神经源性良恶性肿瘤的各种类型列于表14.1。

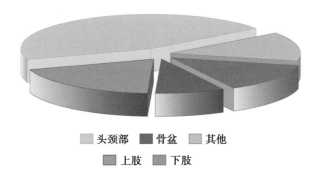

■ 头颈部　■ 骨盆　□ 其他
■ 上肢　■ 下肢

图14.3　良性周围神经肿瘤位置分布。

表14.1　神经源性良、恶性肿瘤	
良性的	**恶性的**
反应性	恶性周围神经鞘瘤(MPNST)
创伤性神经瘤	恶性神经鞘瘤、神经纤维肉瘤
	上皮性 MPNST
	黑色素性 MPNST
	周围原性神经外胚层瘤(Askin瘤)
错构瘤:黏膜神经瘤(MEN ⅡB,Gorlin 综合征)	自主神经肿瘤
神经鞘膜瘤	软组织恶性黑色素瘤(透明细胞肉瘤)
神经纤维瘤:单发、多发、弥漫性、丛状(NF-1)	
神经束膜瘤	
神经鞘黏液瘤	
颗粒细胞瘤	

MEN=多发性内分泌瘤;MPNST=恶性周围神经鞘膜瘤;NF=神经纤维瘤。

神经鞘瘤起源于周围神经的神经外胚层鞘。它们可以出现在头颈部的任何部位,包括面部、头皮、颅腔、眼眶、中耳、鼻腔、口腔、喉部和颈部。神经鞘瘤也常发生于脑神经Ⅴ、Ⅶ、Ⅷ和Ⅹ以及交感神经。神经鞘瘤在舌咽神经或舌下神经中很少见,在其他脑神经中更少见。神经鞘瘤通常是单发的肿瘤。如为多发病变时,2型神经纤维瘤病(NF2)为可疑病变,这是由于NF2抑制基因的遗传突变造成的。非家族性神经鞘瘤的形成也归因于NF2基因的体细胞改变。组织学上,神经鞘瘤在细胞 Antoni A 区可表现为来自 Verocay 体的栅栏状细胞核。它们对S-100蛋白具有强的广泛性免疫反应(图14.4和图14.5)。

神经纤维瘤是良性的、无包膜的肿瘤,可以是局部的、弥漫性的或丛状的,可以是家族性的或散发性的。丛状神经纤维瘤的表现实际上是家族性神经纤维瘤(NF1)的病征。神经纤维瘤典型的表现为头皮和头颈部皮肤不明确的病变。它们偶尔可以在三叉神经的尾支或喉中看到。皮肤神经纤维瘤呈凸起的斑块状外观,生长缓慢,无痛性病变,可位于真皮或皮下纤维脂肪组织。它们的边界模糊,导致切除不完整和复发率高。组织学上,神经纤维瘤的胶原纤维排列松散,核小而均匀。它们也呈 S-100 蛋白阳性,尽管不如神经鞘瘤强烈(图14.6)。

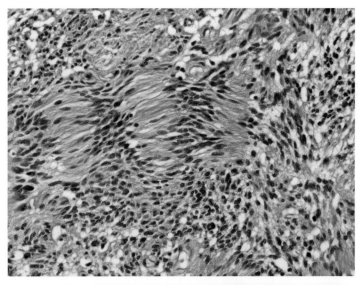

图 14.4　神经鞘瘤的组织学表现(苏木精和伊红染色)。栅栏状核在细胞 Antoni A 区形成 Verocay 体。较松散的黏液区称为 Antoni B 区。突出的厚壁血管是另一个常见的组织学特征。

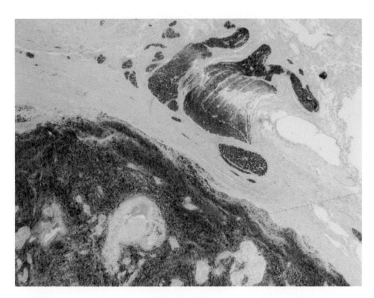

图 14.5　S-100 蛋白的免疫组化染色。与正常神经鞘瘤一样，神经鞘瘤对 S-100 蛋白具有强烈的广泛性免疫反应。

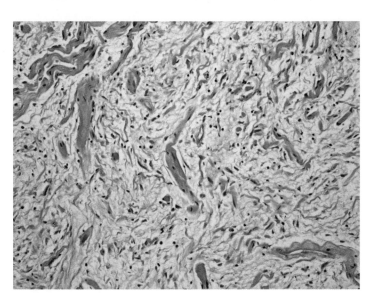

图 14.6　神经纤维瘤(苏木精和伊红染色)的组织学表现。组织学上，神经纤维瘤的背景胶原纤维排列松散，类似于切碎的胡萝卜，核小而均匀。这些肿瘤 S-100 蛋白呈阳性，尽管不像神经鞘瘤那样强烈和扩散。

恶性周围神经鞘瘤(MPNSTs)起源于施万细胞或神经周围细胞，或重新生成，或起源于已存在的神经鞘瘤(NF1)。在 NF1 患者中，至少三分之二的 MPNSTs 来自神经鞘瘤，大约 10% 是由辐射诱发的。最常发生在生命的第四个十年。当与 NF1 同时出现时，MPNSTs 发生在年轻患者中，男性居多。在鼻腔和鼻咽部，多见于三叉神经的眼支和上颌支，但也可见于任何脑神经。发生在喉部较少，可引起黏膜溃疡。术中发现厚假包膜和其与周围软组织的粘连，这是恶性肿瘤的先兆，检查假包膜的切面常发现出血和坏死。组织学上，MPNSTs 可呈梭形或上皮样。MPNSTs 对 S-100 蛋白表现出免疫反应性，但在程度和强度上与神经鞘瘤不同。局部复发率相当高，远处转移可发生在肺、骨和肝脏。

副神经节瘤

副神经节是交感神经或副交感神经系统的神经细胞聚集处，通常位于血管和神经外膜。交感副神经节瘤分泌儿茶酚胺，最常发生在肾上腺髓质，而副交感神经源性副神经节瘤通常不分泌儿茶酚胺，主要发生在头颈部。图 14.7 为头颈部副神经节瘤的分布。头颈部副神经节瘤多出现在颈动脉体、颈鼓膜区、迷走神经体、喉上、下副神经节组织、鼻腔、眼眶，反映副交感神经节的分布。

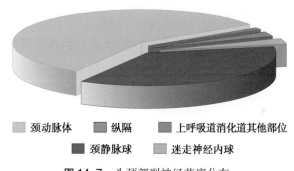

<table>
<tr><td>颈动脉体</td><td>纵隔</td><td>上呼吸道消化道其他部位</td></tr>
<tr><td>颈静脉球</td><td>迷走神经内球</td><td></td></tr>
</table>

图 14.7　头颈部副神经节瘤分布。

副神经节瘤通常发生在老年人，为单发性，组织学大多是良性的。然而，大约 10% 的头颈部副神经节瘤是恶性的，10% 是双侧或多发的，10% 发生于有副神经节瘤家族史的患者。极少数情况下，副神经节瘤是功能性的，在这种情况下，患者有发作性面部潮红和高血压病史。对于这类患者，应进行适当的全身影像学检查以排除其他副神经节瘤，并测定血清和尿儿茶酚胺水平以确诊。

颈动脉体瘤(也被称为化学感受器瘤或非嗜铬性副神经节瘤)是迄今为止所有颈部副神经节瘤中最常见的，在居住在高海拔的人群中更常见。颈动脉体瘤起源于颈动脉鞘内的化学感受器细胞，它们最常位于颈动脉分叉处。这些肿瘤生长缓慢，其内血管密度高，组织学上大多是良性的。典型位置在颈上部，可表现为外部肿块，也可表现为咽旁肿块向口咽侧壁内侧挤压。在任何位置，肿块通常都有可触及的搏动。如果临床诊断怀疑为颈动脉体瘤，在决定治疗方案之前必须进行适当的放射学检查。Shamblin 根据颈动脉及邻近神经与肿瘤的关系，将颈动脉体瘤分为三类(图 14.8)。在 Ⅰ 型中，颈外

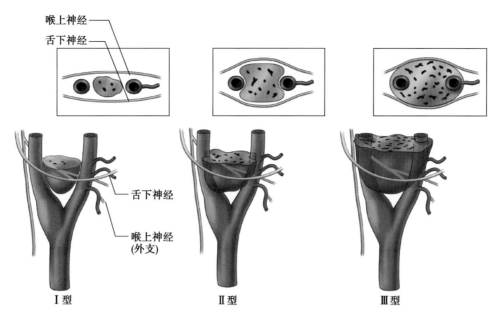

喉上神经

舌下神经

舌下神经

喉上神经
(外支)

Ⅰ型　　　　　　　　Ⅱ型　　　　　　　　Ⅲ型

图14.8　Shamblin 的颈动脉体瘤分类。

动脉和颈内动脉仅仅被肿瘤移位,舌下神经和喉上神经位于肿瘤表面。Ⅱ型肿瘤被颈外动脉和颈内动脉挤压,在肿瘤内形成深沟,舌下神经和喉上神经位于肿瘤表面。Ⅲ型动脉被肿瘤包裹。

　　恶性副神经节瘤虽然罕见,但具有明显的局部侵犯、脑神经麻痹和局部或远处转移的可能。在组织学上,副神经节瘤具有典型的巢状或齐氏外观。免疫组化染色显示 S-100 蛋白阳性。主细胞胞浆染色显示神经分泌颗粒(图14.9~图14.11)。良性副神经节瘤和恶性副神经节瘤具有相似的组织学特征,对病理学家来说通常很难将两者区分。因此,恶性副神经节瘤的诊断基于以下特征:①局部侵犯、脑神经麻痹、颈动脉侵犯或咽旁间隙软组织浸润或颅底骨破坏;②有区域淋巴结转移;③远处转移。临床上,因肿瘤黏附而活动性减低或有脑神经麻痹提示恶性肿瘤。在影像学上,若有局部淋巴结转移及侵犯邻近结构的迹象,则怀疑恶性肿瘤。

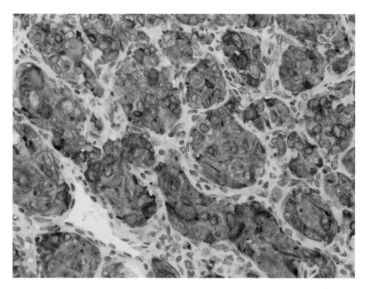

图14.10　副神经节瘤中 S-100 蛋白的免疫组化显示外周支持细胞。

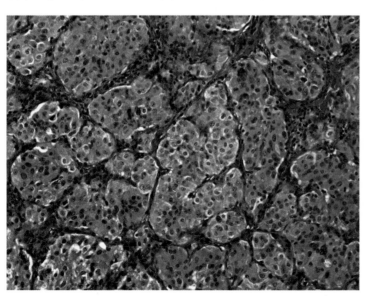

图14.9　副神经节瘤(苏木精和伊红染色)。副神经节瘤具有特征性的嵌套状外观。

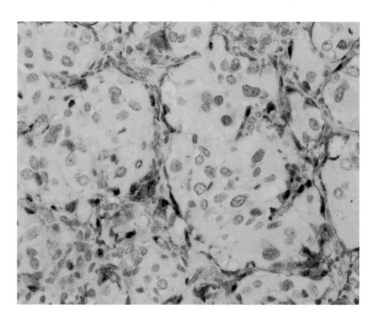

图14.11　主细胞胞浆上有染色颗粒标记,反映神经分泌颗粒的存在。同样,突触素也是阳性的。细胞角蛋白、癌胚抗原(CEA)和降钙素呈阴性。

副神经节瘤出现在较年轻的患者和/或出现在多个部位引起了对遗传易感性的关注。连锁分析确定了四种可能的基因位点，称为副神经节瘤基因位点 1~4（PGL1、PGL2、PGL3 和 PGL4）。尽管 PGL2 中的基因还有待确定，PGL1、PGL3 和 PGL4 已经被鉴定为琥珀酸脱氢酶（SDHs），包括 SDHD、SDHC 和 SDHB。这些基因编码了四亚基线粒体复合物 II（也称为琥珀酸泛醌氧化还原酶）的组成部分，参与电子传输和三羧酸循环。线粒体复合物 II 是线粒体电子传递链中的五个复合物之一；它催化琥珀酸盐转化为雷酸盐，对正常发育是必不可少的。线粒体复合体 II 的纯合子缺陷导致 Leigh 综合征（伴有严重的神经功能损害），而杂合子缺陷导致副神经节瘤和嗜铬细胞瘤的发展。野生型等位基因常在副神经节瘤中失活（表14.2）。

表 14.2　头颈部副神经节瘤基因异常的意义

	SDHB（PGL4）	SDHC（PGL3）	SDHD（PGL1）
染色体位点	1p35-36	1q21	11q23
遗传类型	单基因，常染色体显性遗传	单基因，常染色体显性遗传	单基因，父系常染色体显性遗传
外显率	>75%	>75%	?
嗜铬细胞瘤	+	−	+
头颈部肿瘤百分比	15%~50%	50%~100%	50%~100%
发生频率	5%~10% of cases	<5%	80%~90% of cases
恶性肿瘤	+	(5%~35%)	−
多发性	15%~50%	~10%	50%~90%

PGL2、SDHB 和 SDHC 为常染色体显性遗传。SDHD 基因是父系遗传的，因此只能从父亲那里遗传。外显率是可变的，但总体上比较高。患者通常在生命的第一个十年出现；在 50 岁以上的患者中小于 5% 的副神经节瘤是家族性的。虽然副神经节瘤在所有亚型中都很常见，但嗜铬细胞瘤也可在 PGL1 和 PGL4 型患者中发生。

主张对表现为多发性副神经节瘤或可能有家族史的患者进行基因检测。此外，对于肾上腺外交感副神经节瘤患者或较年轻的患者应考虑进行检测，因为在高达 20% 的病例中，*SDHB* 或 *SDHD* 可检测到种系突变。家族性副神经节瘤的治疗是一个有争议的问题。回顾性研究表明，介入治疗可能对长期结果影响不大，在大多数情况下，长期观察是有必要的。颈动脉体瘤及肿瘤生长迅速或有明显症状者应考虑手术治疗。

临床特点及诊断

头颈部神经源性肿瘤和副神经节瘤患者多数无症状。最常见的情况是在颈部意外发现肿块，或在影像学检查［如计算机断层扫描（CT）或磁共振成像（MRI）］中意外发现肿块。起源于后组脑神经的肿瘤通常出现在颈部上半部分的后下颌区，表现为病理性占位，可随脉搏搏动。肿块的搏动性质反映

了血供的程度丰富，或者更常见的是从颈动脉血管传来的搏动。另一方面，起源于颈部外侧的神经鞘瘤和神经纤维瘤表现为实性的、不连续的病变，不伴有搏动。这些肿瘤通常在垂直于神经长轴的轴上活动。

在绝大多数病例中，神经鞘瘤或神经鞘瘤的起源神经可以保持其功能。脑神经出现瘫痪受累较罕见，如发生应警惕恶性肿瘤。PPS 的神经源性肿瘤和副神经节瘤通常表现为咽侧壁的黏膜下肿块，将扁桃体和软腭推向内侧。由感觉神经引起的神经损伤，有时触碰和按压会引起疼痛。

诊断这些肿瘤通常是通过临床症状评估和放射影像学检查。活检和组织诊断很少用，因为可能有风险。细针穿刺活检可明确神经源性肿瘤的诊断，但对副神经节瘤无帮助。开放的副神经节瘤活检会引起严重的出血，应避免。应禁止咽旁肿块的经口切开活检。

影像学评估

现代放射影像学已经彻底改变了头颈部神经血管病变的诊断和治疗方式。在过去，血管造影是颈动脉体瘤或副神经节瘤唯一的辅助放射检查。然而，随着 CT 和 MRI 的出现，直接的血管造影术现在很少运用，除非术前需要栓塞肿瘤。CTA 和 MRA 也为血管造影和三维重建提供了一种无创手段。因此，如果决定观察这些肿瘤，这些影像学研究在辅助术前诊断、手术计划或监测肿瘤生长方面起着至关重要的作用。

舌骨上部颈神经源性和血管性肿瘤大多起源于颈动脉间隙（CS）。颈动脉间隙从颅底到主动脉弓，横跨整个颈部。其包括颈动脉、颈内静脉、脑神经 IX~XII 和交感神经干。脑神经 X 位于颈动脉的后外侧，而交感神经干位于颈动脉的后内侧。虽然是一个连续的空间，但颈动脉间隙又进一步细分为舌骨上部和舌骨下部，舌骨上部在解剖学上与咽旁间隙有关，是头颈部神经血管肿瘤最常见的起源地。舌骨上颈动脉间隙位于咽旁间隙后方，并向上延伸至颅底颈动脉管和颈静脉孔（图 14.12）。

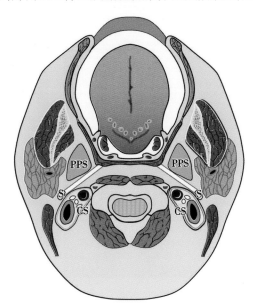

图 14.12　咽旁间隙（PPS）与影像学相关正常解剖示意图，茎突前间隙与茎突后间隙或颈动脉间隙（CS）由腱-血管-茎突筋膜（白线）分开，从茎突（S）向内侧延伸至咽，覆盖在腭张肌上。

当影像学评估时,在 CT 或 MRI 上连续检查横断面是很重要的,以避免出现解剖变异,如较粗大的颈内静脉或弯曲的颈动脉。一般来说,舌骨上区的颈动脉间隙和咽旁间隙肿瘤可以通过评估脂肪在咽旁间隙的位置进行简单区分(图14.13)。起源于颈动脉间隙的肿瘤的特征性表现是,在前部为咽旁间隙的脂肪和颈内动脉,外侧为颈内静脉。相反,起源于咽旁间隙的肿瘤导致这些结构向后移位。

舌骨上颈动脉间隙最常见的两种肿瘤是副神经节瘤和神经鞘瘤,可以在放射学上区分,因为副神经节瘤是血运较丰富的肿瘤。副神经节瘤可在 CT 和 MRI 上强化,MRI 上有流空效应(图14.14)。虽然流空效应可以诊断副神经节瘤,但如果肿瘤直径小于 2cm,流空效应可能不易被发现。在这些情况下,增强 CT 扫描可以帮助诊断,因为副神经节瘤与神经鞘瘤相比增强较明显,神经鞘瘤可能增强也可能不增强。副神经节瘤的 CT 扫描显示增强,在冠状面或矢状面有特征性的纺锤形外观(图14.15)。另一方面,MRI 特征性地显示了流空效应,也显示了肿瘤的纺锤形外观,在冠状面和矢状面显示出形似大鼠尾巴的外观(图14.16)。

典型的颈动脉体瘤位于舌骨下颈内的颈动脉分叉处,因此不紧邻咽旁间隙。颈内动脉和颈外动脉在颈动脉分叉处呈张开状(图14.17)。颈动脉体瘤在 CT 增强扫描中明显增强(图14.18)。颈外和颈内动脉与肿瘤的位置关系在外科治疗计划中是至关重要的。颈动脉血管可能位于肿瘤的上缘,或向肿瘤凹陷,或被肿瘤包围。评估这些关系,常常需要获得一个增强 CT 扫描和三维重建,以及详细的增强 MRI 评估肿瘤的位置和范围及其与颈动脉的关系(图14.19)。三维重建也有助于区分不同类型的颈动脉体肿瘤与颈动脉关系(图14.20)。完整的影像学检查是必要的,因为一些患者可能在颈部同侧或双侧出现多个副神经节瘤(图14.21)。与颈动脉体瘤相比,迷走神经球倾向于在颈动脉前方移位(图14.22)。与颈动脉体瘤不同,其他副神经节瘤通常有明显的供血管,最常见的是起源于咽升动脉。需要指出的是,这些供血管在非侵袭性血管成像如计算机断层血管造影术(CTA)或磁共振血管造影术(MRA)上并不明显(图14.23)。当颈动脉栓塞是治疗计划的一部分时,才推荐用常规的血管造影术显示供血管(图14.24)。

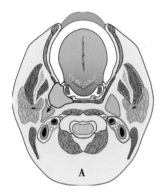
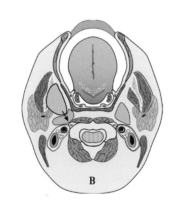
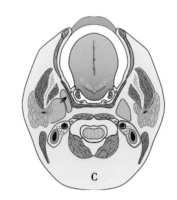
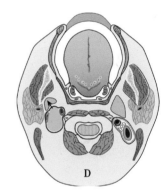

图 14.13　咽部旁间隙脂肪被周围间隙肿瘤移位的形态,可以确定肿瘤的来源。A,咽黏膜间隙。B,咀嚼肌间隙。C,腮腺间隙。D,颈动脉间隙。(由纪念 Sloan Kettering 癌症中心提供)。

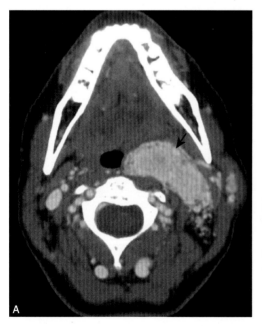
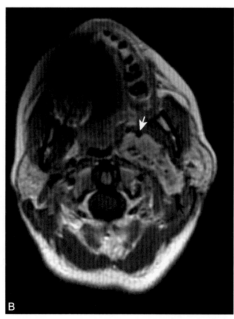
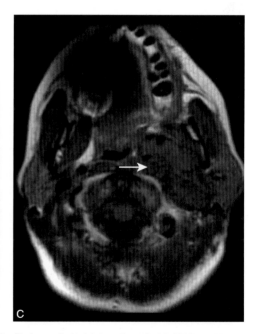

图 14.14　A.轴位 CT 增强扫描显示左侧颈动脉间隙有一个高密度增强肿块,向前移位颈内动脉(箭头)。在这张图上看不到颈内静脉,因为它被病变所侵及。B.轴向造影后 T$_1$ 加权磁共振成像扫描显示肿块明显增强。肿块在后侧移位颈内静脉(黑色箭头),前侧移位颈内动脉(白色箭头)。C.在 T$_1$ 加权磁共振成像中出现多个低信号流空洞(白色箭头)是副神经节瘤的典型特征。(来自 Stambuk HE,Patel SG. Imaging of the parapharyngeal space. Otolaryngol Clin North Am 41[1]:77-101,vi,2008.)

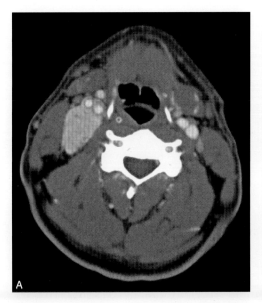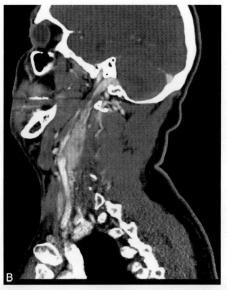

图 14.15　迷走神经节瘤患者轴位(A)和矢状位(B)CT 增强扫描。注意轴位造影增强中肿瘤位于颈动脉和颈静脉后方,矢状面中肿瘤位于颈动脉鞘后方呈纺锤状。

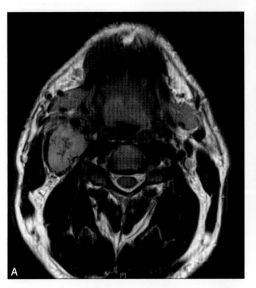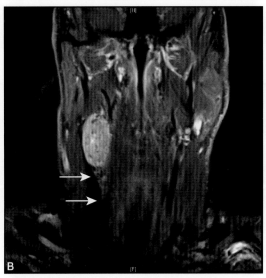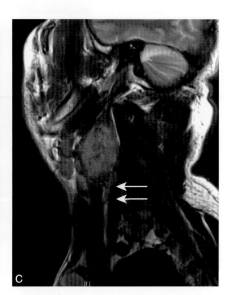

图 14.16　MRI 扫描 T_2 轴位面(A)、造影后 T_1 冠状面(B)和造影后 T_1 矢状面(C)显示迷走神经节瘤。注意造影增强和流空效应,冠状面和矢状面呈"大鼠尾巴"样,是后组脑神经副神经节瘤的特征(箭头)。

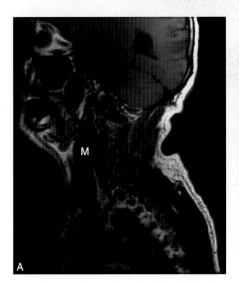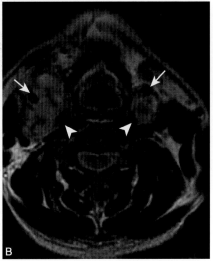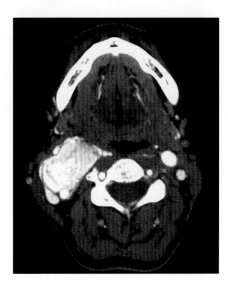

图 14.17　矢状平扫 T_1 加权磁共振成像显示了一个肿块(M)位于颈动脉分叉处,颈内动脉后方和颈外动脉前方(A)。磁共振造影扫描相同的患者显示双边颈动脉体瘤向外伸展至颈内动脉(箭)后方和颈外动脉(箭头)前方(B)。

图 14.18　颈部计算机断层造影轴位显示右侧 Shamblin 1 型颈动脉体瘤。

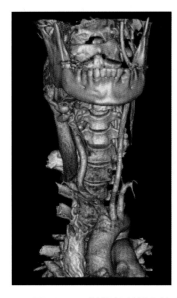
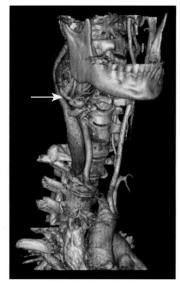
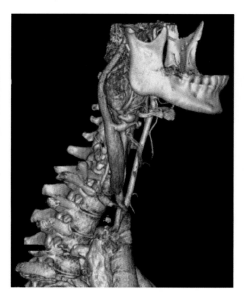
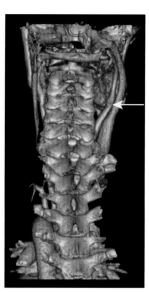

图 14.19　计算机断层血管造影三维重建显示右侧 Shamblin 1 型颈动脉体瘤,前、侧、后三面显示颈动脉外、颈内动脉与肿瘤的关系(箭头)。

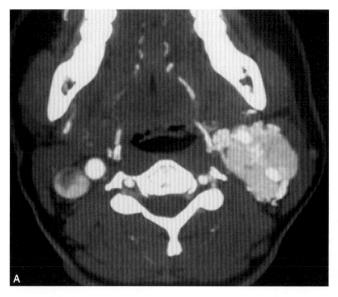
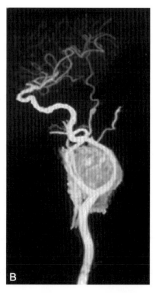

图 14.20　增强 CT 轴位(A)显示 Shamblin 2 型颈动脉体瘤。CT 血管造影(B)清晰显示颈动脉与肿瘤的位置及关系。

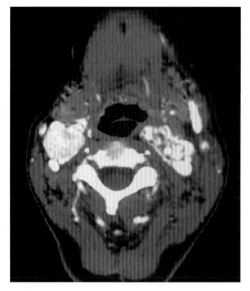

图 14.21　颈部增强 CT 轴位显示双侧颈动脉体瘤。

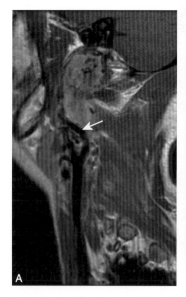
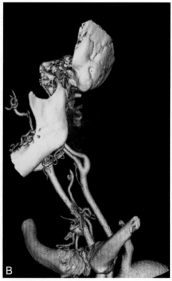

图 14.22　矢状 T₁ 加权 MRI 扫描显示了颈动脉间隙肿块向颈内动脉(箭头)和颈外动脉前方移位,头端向颈静脉孔延伸(箭头)(A)。一个计算机断层扫描血管造影三维重建很好地说明了与周围结构的关系(B)。来源于 Stambuk HE, Patel SG. Imaging of the parapharyngeal space. Otolaryngol Clin North Am 41[1]:77-101,vi,2008.

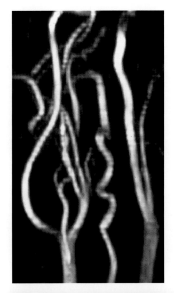

图 14.23 颈动脉体瘤的 MRA 成像。

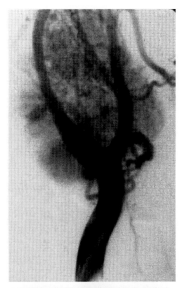

图 14.24 经右侧颈总动脉的直接血管造影显示向迷走神经节瘤供血。

神经鞘瘤通常引起骨退行性重塑,而典型的副神经节瘤则表现为骨穿凿样改变。

MRI 对椎管内和椎管外范围的神经源性肿瘤(哑铃样肿瘤)也有重要帮助。除非有 MRI 检查禁忌证,一般不会使用骨髓 X 线检查,因为 MRI 扫描通过适当的增强可以提供更好的信息(图 14.30)。非有创性检查成像通常不能充分提供关于脑循环功能的信息,如果可以手术切除颈动脉,则应进行专门的检查。这些检查包括球囊阻断试验和/或放射性氙灌注成像。

影像学上神经鞘瘤与神经纤维瘤的鉴别并不简单。病变内的异质性因囊性改变或出血而在神经鞘瘤中更为常见。神经鞘瘤是有包膜的肿瘤,呈圆形或卵圆形肿块。在 MRI 上,T_1 显示与肌肉等信号,T_2 显示高信号,在造影后增强(图 14.25)。这些影像学特征绝不是神经鞘瘤所独有的;副神经节瘤也有类似的影像学特征。然而,正如前面所述,即使神经鞘瘤体积很大,它们没有流空效应(图 14.26 和图 14.27)。图 14.28 所示为通过右后外侧咽壁突出的咽后间隙神经鞘瘤的内镜视图。通常,神经鞘瘤在 CT 扫描上没有增强,但在 T_2 加权 MRI 扫描上表现为典型的亮显影(图 14.29)。此外,颅底

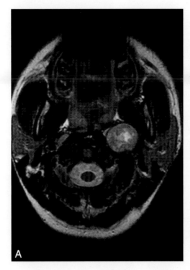
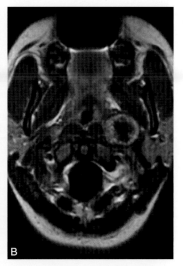

图 14.25 轴向 T_2 加权 MRI 扫描显示左侧颈动脉间隙不均匀高信号肿块,无流空效应(A)。T_1 后 MRI 扫描显示肿块均匀增强,为神经鞘瘤的典型表现(B)。来源于 Stambuk HE, Patel SG. Imaging of the parapharyngeal space. Otolaryngol Clin North Am 41 [1]:77-101, vi, 2008.

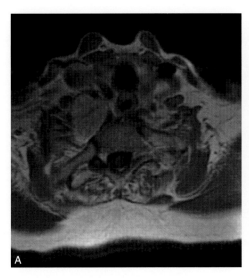
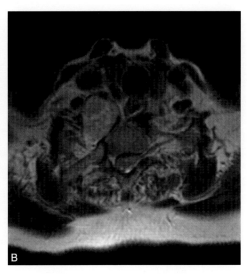

图 14.26 磁共振造影后 T_1 加权轴位(A)显示颈部下部颈动脉鞘后的增强神经鞘瘤。在 T_2 加权序列上,显像较明亮(B)。

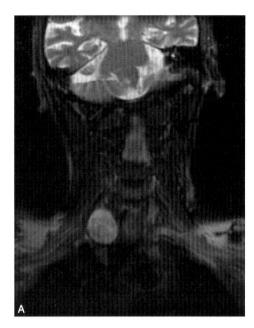
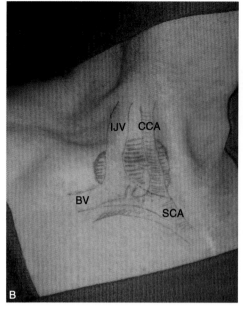
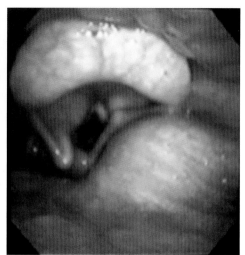

图 14.27　A.图 14.28 所示肿瘤冠状面磁共振图像,显示颈部下方边界清晰的圆形肿瘤; B.颈部下部肿瘤与大血管的关系轮廓图。BV,肱静脉;CCA,颈总动脉;IJV,颈内静脉; SCA,锁骨下动脉。

图 14.28　下咽部内镜检查显示椎前间隙的黏膜下肿物,于咽部突出。

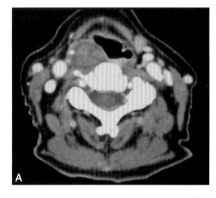
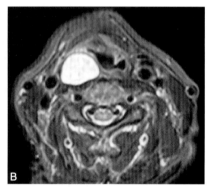
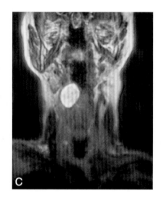
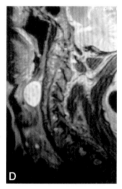

图 14.29　图 14.28 所示肿瘤的影像学检查。增强计算机断层扫描(A)显示椎前间隙无强化肿瘤。轴位(B)、冠状位(C)和矢状位(D)T₂加权 MRI 扫描显示椎前间隙有一个高亮度界限清晰的肿瘤。

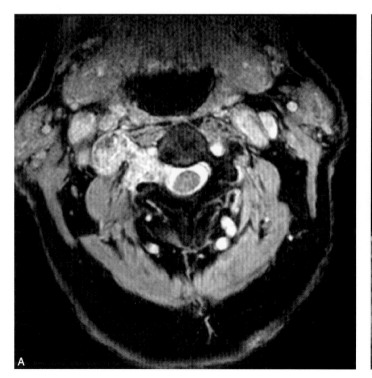
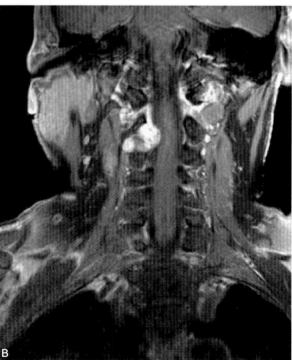

图 14.30　轴位 T₂ 加权 MRI 扫描显示神经源性哑铃状肿瘤于椎管内生长(A)。造影后 T₁ 加权 MRI 扫描冠状面清楚显示椎管内生长(B)。

治疗

　　头颈部的神经源性或神经血管肿瘤的疾病管理在过去的 30 年中有了长足的发展,同时对这些肿瘤的自然史有了更好的理解。由于颈动脉体瘤手术一般不会造成脑神经损伤或功能不良,所以 6~7cm 且未延伸至颅底的颈动脉体瘤患者多行手术治疗。另一方面,后组脑神经引起的副神经节瘤手术会造成相当高的并发症。在过去,由于肿瘤大小增加,可能导致多支脑神经功能的损害,被认为是早期手术干预的适应证。在荷兰进行的以人群为基础的纵向研究表明,

这些肿瘤生长非常缓慢(平均每年约 1mm),与疾病的自然进展相比,手术往往带来更有害的影响。这些结果支持了观察作为大多数患者的灵巧处理的哲学。因此,外科手术现在被选择性地使用,放疗在这些肿瘤的治疗中所起的作用也在增加。

　　治疗的选择取决于肿瘤的大小和位置、手术风险、患者的年龄和职业、手术导致脑神经损伤的潜在风险和非手术治疗的潜在好处。一般来说,最好的手术人选一般是单发肿瘤或仅限于单一脑神经的年轻患者。年龄较大的患者,多发性脑神经损伤风险高,应采用非手术治疗。来源于后组脑神经的副神经节瘤和神经鞘瘤的治疗选择流程如图 14.31 所示。

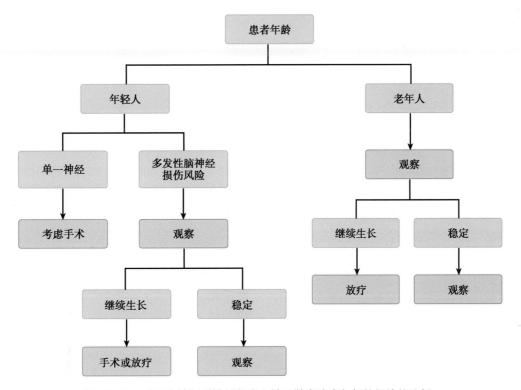

图 14.31　后组脑神经副神经节瘤和神经鞘瘤治疗与年龄相关的选择。

非手术治疗

观察

　　一旦确诊,大多数来源于后组脑神经的副神经节瘤或神经鞘瘤患者应考虑观察。应与患者和家属进行沟通,应详细讨论手术、观察和放射治疗的利弊。应该讨论后期接受介入治疗的可能性。最重要的是,需要强调持续的临床和影像学监测。推荐 CT 或 MRI 密切观察。在最初的几年里,每年 1 次 MRI 造影增强检查是足够的。如果肿瘤相对稳定,可以延长到 2 年 1 次。症状的发展或肿瘤的快速生长需要考虑介入治疗。

放疗

　　越来越多的证据表明放射治疗对神经鞘瘤和副神经节瘤的治疗是有效的。放射治疗不能根除肿瘤,但可以阻止肿瘤进

一步生长,因此在治疗后影像学研究中,肿瘤保持稳定。放射治疗技术,包括常规分割放射治疗、立体定向放疗和伽马刀放疗,已被证明是安全的。近年来,调强放疗的应用越来越多。辐射剂量为 45~54Gy 可使 10 年局部无进展率达到 92%~100%。虽然有一过性脑神经麻痹的可能(特别是在立体定位放射治疗中),但没有永久性神经病变的报道。在选择接受治疗的患者时,放射诱发的二次恶性肿瘤的风险需要与外科手术引起的脑神经病变的直接风险相平衡。基于这一评估,一般不推荐对年轻患者进行放疗。

医疗管理

　　功能性副神经节瘤患者有潮红和阵发性高血压病史。适当的医疗管理需要使用 α 受体阻断剂封锁来控制高血压。对位于咽旁间隙高位的年轻副神经节瘤患者,手术干预有造成多发性脑神经损伤的危险。如果年轻患者的肿瘤呈进行性生长,则需要介入治疗以控制肿瘤。因为对年轻患者进行放射治疗有在以后诱发肿瘤的危险,所以我们考虑对这些患者采

取实验性的治疗方法。在这类患者中，要进行间碘苯甲胍扫描，如果扫描在肿瘤部位呈阳性，这类患者可以考虑使用生长抑素模拟抑制剂治疗。在接受这种治疗的患者中，大约 15% 的患者观察到肿瘤缩小的反应。

手术治疗

手术适应证与肿瘤及患者因素有关。肿瘤的因素包括恶性肿瘤、快速生长或局部压迫作用。患者因素与症状的严重程度和患者忧虑程度有关。由于大多数患者为单发性病变，如果预期只有单一脑神经功能丧失的风险，年轻患者可以考虑手术切除。小副神经节瘤通常只累及单一脑神经，但随着肿瘤的增大，是否累及多支脑神经成为一个值得关注的问题。

另一方面，当一个患者的肿瘤相对稳定，正在观察中，脑神经功能正常，较难找到手术适应证。如有生长快速、有颈部淋巴结转移或局部侵袭的放射学特征表明为恶性肿瘤，可以考虑手术。

神经鞘瘤、神经纤维瘤

颈部外侧和内侧的神经源性肿瘤需要考虑不同的治疗方式。颈部外侧的神经鞘瘤和神经纤维瘤（如颈丛和臂丛来源）可以早期通过外科手术治疗，因为由此造成的神经损伤一般不严重。颈根神经鞘瘤作为哑铃状肿瘤有延伸至椎管的潜在危险，需要手术干预。同样，臂丛神经鞘瘤应手术治疗，以避免侵犯相邻近神经，从而产生其他的神经功能缺损。然而，颈部内侧神经鞘瘤（即如脑神经Ⅶ，Ⅸ，Ⅹ，Ⅻ和交感神经干），在决定是否进行手术干预之前，需要充分考虑肿瘤和患者的情况。即使切除肿瘤后保留周围的神经纤维，受累神经在手术切除后很少能保留功能。因此，如果受影响的脑神经功能正常，且肿瘤未见增大，建议采用简单的临床监测和定期影像学检查来监测肿瘤的生长。如果观察到病变明显生长，那么手术干预是必要的。一般来说，神经功能缺损只发生在肿瘤的神经起源处。

副神经节瘤

副神经节瘤的治疗比较困难，需要考虑患者的年龄、职业以及肿瘤的大小、位置和起源位置。一般来说，如果患者是一个安全的手术候选人，应行颈动脉体瘤的早期外科治疗。虽然在解剖和切除肿瘤时，一个或多个后组脑神经可能出现暂时性麻痹，但永久性的后组脑神经麻痹较罕见。起源于迷走神经、舌下神经和舌咽神经或交感神经干的副神经节瘤更为复杂。切除小副神经节瘤通常只会导致受影响的神经麻痹，而切除位于颅底的高位较大副神经节瘤可能会导致多支脑神经麻痹，通常是永久性的，使患者术后出现严重并发症。因此，手术治疗的适应证是：①经影像学诊断为恶性副神经节瘤，或有颈部淋巴结转移或远处转移；②病灶短时间内有明显生长或位于年轻患者颈部未接近颅底的小副神经节瘤（<4cm）。所有其他较大的副神经节瘤或病变位于颅底的患者都可以接受非手术治疗并持续监视。

术前准备

所有接受神经源性肿瘤和副神经节瘤手术切除的患者必须了解手术的性质，术中涉及的风险，以及对关于手术后可能导致的潜在神经损伤进行适当的术前咨询。如果病变较大且血供丰富，则应进行术前血管造影检查以确定供血血管，并考虑术前栓塞，理想情况下应在计划手术后 24 小时内实施。虽然很少需要输血，但在发生意外出血时，应根据需要备血。

对于存在侵入颈内动脉风险的较大病变，应对颈内动脉进行适当的球囊阻断实验，以证明是否有理想的颅内侧支循环。因此，应予同侧颈动脉球囊闭塞试验和对侧颈动脉到同侧大脑半球的交叉灌注。解剖显示交叉灌注和 Willis 环未闭塞，不能保证神经功能不受损。然而，交叉灌注失败可明显增加脑卒中的可能性，因此应该考虑手术干预的决定。术前必须讨论神经系统受损的风险，并告知患者在手术过程中必须结扎颈动脉的风险。同样，如果需要切除颈内动脉的一部分并重建颈内动脉，应请血管外科医生协助。

对于功能性副神经节瘤、阵发性面部潮红和高血压的患者，可能需要在术前用 α 受体阻断剂治疗高血压，虽然这种情况很少发生。因此，在切除肿瘤期间，术中仔细监测血压是必要的。

颈动脉体瘤切除术（Shamblin Ⅱ 型）

本手术描述的患者在右侧颈部上半部有一个 6cm 的搏动性肿块（图 14.32）。图 14.33 所示的 MRI 轴位图显示一个肿瘤肿块分隔颈内、外动脉，使肿瘤质地向内凹。此肿瘤为 Shamblin Ⅱ 型肿瘤。磁共振血管造影显示右侧肿瘤位于颈外动脉和颈内动脉的分叉处（图 14.34）。

手术是在气管内麻醉诱导后进行的。为手术的安全性，双极电凝是必不可少的。血管器械，如血管夹，血管环和 Fogarty 导管也应随时可用。

将患者置于手术台上仰卧位，颈部伸直并旋转到另一侧。切口沿上颈部皮肤褶皱所做，使颈部上部充分暴露。上下皮

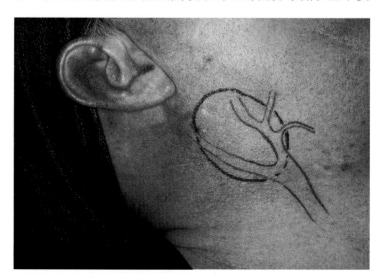

图 14.32　肿瘤与患者的颈总动脉、颈外动脉和颈动脉的面部标记。

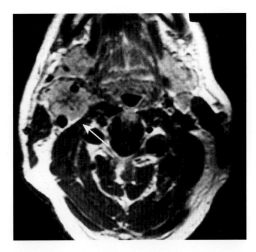

图 14.33　轴位 MRI 显示颈动脉体瘤,位于颈动脉内外动脉之间(箭头)。

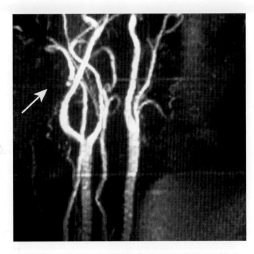

图 14.34　MRA 示右侧肿瘤向颈动脉扩张(箭头)。

瓣以常规的方式翻出。因为分离位置在胸锁乳突肌的深处,覆盖在这片肌肉表面的耳大神经可以被安全地保留下来。建议用电凝术仔细分离皮瓣,以减少失血。由于该肿瘤的血管含量高,在不合适的位置上进行粗暴的操作或剥离会造成严重的失血。然而,如果进行柔和、仔细地解剖,整个手术过程可以安全完成而不需要输血。

颈上部的颈动脉体瘤上常可见几个增生性淋巴结(图14.35)。最好开始就切除,以便充分暴露主要血管和肿瘤。

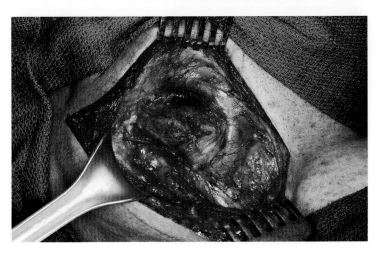

图 14.35　先切除肿瘤表面的增生性淋巴结。

增生性淋巴结切除后,可见下颈动脉体瘤(图 14.36)。注意沿肿瘤后表面的颈内静脉和肿瘤下缘的面静脉。

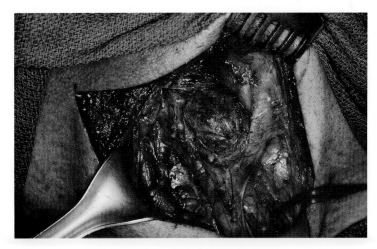

图 14.36　颈动脉体瘤包绕颈动脉分叉。

手术的第一步是解剖肿瘤近端的颈总动脉。切开胸锁乳突肌前缘的筋膜,将肌肉向外侧分离露出颈动脉鞘。在颈下部打开颈动脉鞘,显露颈总动脉,环形切开,用血管环阻断。

一旦阻断颈总动脉近心端,就开始对肿瘤进行解剖。胸锁乳突肌筋膜上的切口向腮腺尾端延伸。现在将胸锁乳突肌向外侧解离以暴露和分离肿瘤的外侧边界(图 14.37)。在这个过程中,必须仔细识别迷走神经和舌下神经,并将其解离以保持其完整性。

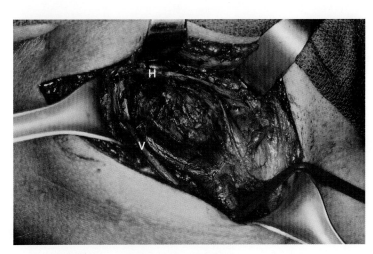

图 14.37　解离保留迷走神经(V)和舌下神经(H)。

现在沿着颈总动脉在外膜下水平进行分离,一直到颈动脉分叉。这是一项非常烦琐、缓慢和精细的解剖操作,在整个过程中必须保持绝对止血。常用的方法是用双极电凝术将含有丰富血供的颈动脉外膜电凝,用精细组织剪将凝固的组织快速分离。在分离过程中,每一个小出血点都应该用双极电凝烧灼以减少出血。在大多数情况下,颈动脉及其分支部分包埋,在肿瘤中形成凹痕而不是被肿瘤包绕(Shamblin Ⅱ型肿瘤)。

下一步的颈总动脉解剖需暴露颈动脉分叉。在这个过程中,肿瘤被从颈动脉上取出并将头端剥离。交替使用锋利和钝的剥离子(Penfield)进行外膜下剥离。重要的是要记住,这个肿瘤的几乎全部血供来自颈外动脉分支和颈动脉壁的滋养血管。然而,首先进行颈内动脉的解剖,以保护其免受损伤。在进一步分离肿瘤之前,动脉应被完全解离。推荐使用单极电刀切除,双极电凝止血。

在切除过程中,由于位于颈动脉分叉附近,刺激颈动脉分叉处的压力感受器可出现心动过缓和低血压。在颈动脉球部外膜处注射 1% 利多卡因可及时缓解心动过缓和低血压。

随着肿瘤的头端剥离完成,也切断了颈动脉外膜血管的供血。切断血供导致肿瘤的体积缩小,也使肿瘤质地更软,使随后的剥离变得更加容易(图 14.38)。最后,从肿瘤上解离颈外动脉。此时,如果颈外动脉与肿瘤难以剥离,则可以将其夹紧保证安全性,后分割并结扎至颈动脉球部远端。然而,在大多数情况下,颈外动脉及其分支可以与肿瘤剥离。将每一条从颈外动脉分支到肿瘤的供血血管解剖、结扎或电凝。

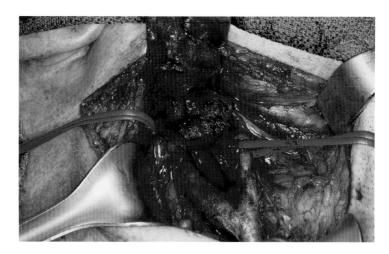

图 14.39 将颈内动脉和颈外动脉于肿瘤上解离。

整的内、外颈动脉及其分支,以及保存完好的舌下神经、迷走神经和颈内静脉(图 14.40)。

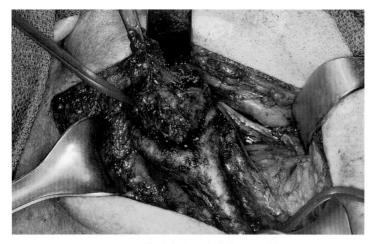

图 14.38 将肿瘤从颈动脉分叉处剥离。

在颈内动脉远端和颈外动脉周围放置血管夹,以便在发生意外出血时进行夹闭立即控制出血(图 14.39)。有时,从颈动脉壁供血的血管很短,可能不易结扎,而修复颈动脉出血可能需要 8 根缝合线行血管缝合。

最后,如果完成上述所有预防措施,标本可在没有出血的情况下摘除。肿瘤切除后,手术视野显示颈动脉分叉,内有完

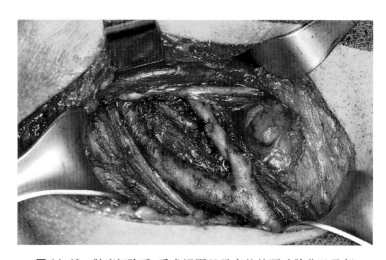

图 14.40 肿瘤切除后,手术视野显示完整的颈动脉分叉及邻近的脑神经。

从该患者身上切除的标本如图 14.41 所示。值得注意的是,肿瘤在颈动脉分叉处有一个深的凹陷,肿瘤几乎呈双膨出状。此肿瘤为典型的 Shamblin Ⅱ 型肿瘤。肿瘤切面均匀,新鲜,与局灶性出血区域一致。

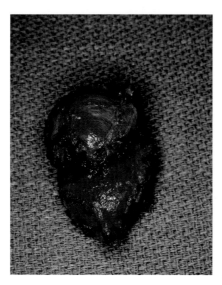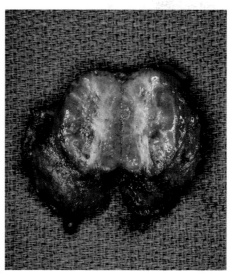

图 14.41 肿瘤外观为双叶状,因包绕颈动脉而出现压痕。

颈动脉体瘤切除术(Shamblin Ⅲ型)

有时,颈总动脉及其分支(颈动脉球部)及近端颈外动脉和颈内动脉被颈动脉体瘤包绕,可能需要切开肿瘤并一分为二,以解离出动脉。如果是这种情况,在切除肿瘤时必须使用电凝来确保绝对止血,以促进手术无出血和术后的安全。在少数情况下,如果肿瘤附着致密且与颈动脉球不可分离,则需要切除颈动脉。

ShamblinⅢ型肿瘤患者术前影像学检查清楚显示肿瘤包绕颈总动脉远端、颈总动脉球部、颈总动脉近端和颈内动脉(图 14.42)。T₂加权 MRI 轴位显示与肿瘤相似的颈动脉血管分布(图 14.43)。MRI 矢状面和冠状面显示颈内动脉嵌入并从肿瘤上端伸出(图 14.44)。MRI 三维重建清晰显示颈动脉分叉被包围,两支血管均从肿瘤上端伸出(图 14.45)。术前画出图显示肿瘤和颈动脉轮廓(图 14.46)。

术前球囊阻断试验显示右颈动脉和 Willis 环有良好的交叉灌注。颈总动脉被肿瘤包裹,颈总动脉球部和分叉嵌入肿瘤如图 14.47 所示。术中发现肿瘤浸润颈总动脉远端及颈动脉球部,无法分离。因此,需要切除颈总动脉球部、颈总动脉远端、颈外动脉和颈内动脉。手术标本显示颈动脉球腔内的肿瘤栓塞血管(图 14.48)。结扎了颈内动脉,血压维持在略高于正常范围水平,以确保左大脑半球有足够的血供。患者没有任何永久性的神经后遗症。

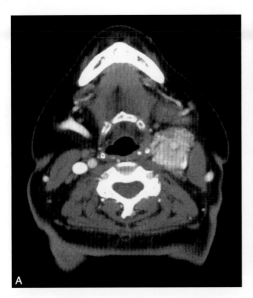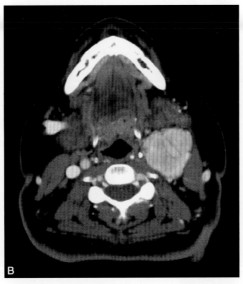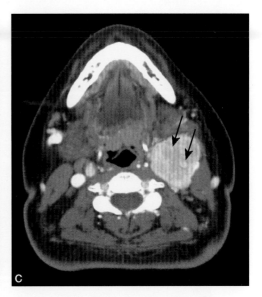

图 14.42 ShamblinⅢ型肿瘤患者颈部增强 CT 显示肿瘤包绕颈总动脉远端(A)、颈总动脉球部(B)和颈总动脉近端、颈内动脉和颈外动脉近端(C)(箭头)。

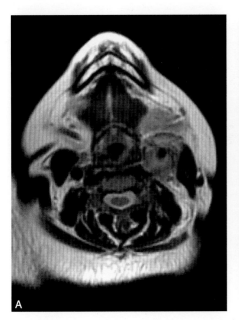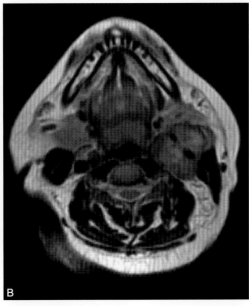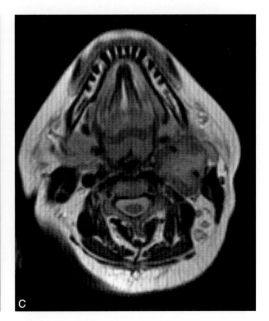

图 14.43 ShamblinⅢ型肿瘤患者颈部 T₂加权 MRI 轴位显示颈总动脉远端(A)、颈总动脉球部(B)和颈总动脉近端、颈内动脉近端(C)被肿瘤包绕。

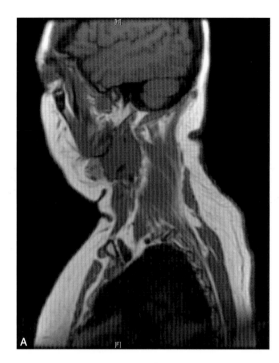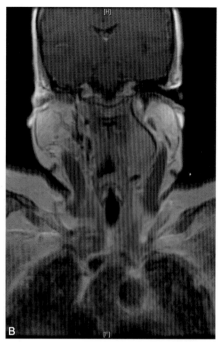

图 14.44　磁共振扫描矢状面显示肿瘤内的颈内动脉(A) ,冠状面显示肿瘤外的颈内动脉(B) 。

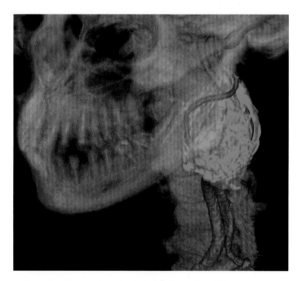

图 14.45　磁共振三维重建显示颈动脉分叉被肿瘤包绕,肿瘤上端有血管伸出。

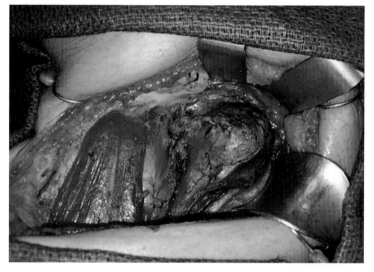

图 14.47　手术视野示颈总动脉被肿瘤包裹,颈总动脉球部和分支嵌在肿瘤内。

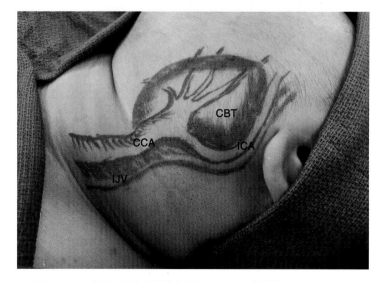

图 14.46　肿瘤和颈动脉轮廓图。CBT,颈动脉体瘤;CCA,颈总动脉;ICA,颈内动脉;IJV,颈内静脉。

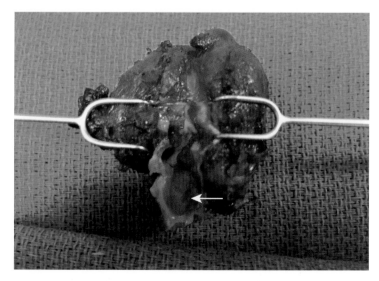

图 14.48　手术标本显示肿瘤内切除的颈动脉球部,管腔内有肿瘤血栓(箭头)。

颈动脉恶性肿瘤的切除

我们描述的是一位 45 岁的男性患者,有 6 年病史,在右侧颈上部有一个缓慢增大的肿块。患者发病前有 6 个月晕厥病史。在会厌尖端水平层面的颈部增强 CT 扫描显示,肿瘤分布于颈外动脉和颈内动脉,并与颈内动脉前壁紧密相连(图 14.49)。此外,在颌下腺外侧有一个转移淋巴结。

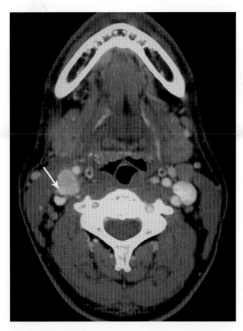

图 14.49 增强 CT 显示颈侧壁尖端的轴位一个高血管密度肿瘤,伸展颈动脉并侵入颈内动脉内侧壁(箭头)。

CT 血管造影的冠状面重建显示肿瘤进入颈内动脉,导致颈总动脉分叉远端管腔狭窄(图 14.50)。本例患者术前准备包括颈动脉阻断后直接血管造影,以检测左颈动脉和椎动脉经 Willis 环在右脑半球的交叉循环。患者在手术前成功进行

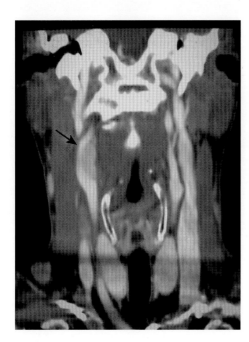

图 14.50 CTA 冠状面重建显示右侧颈内动脉内侧壁被侵犯(箭头)。

了球囊阻塞试验。当颈动脉被侵犯时,应告知患者存在脑血管损伤、卒中甚至死亡等潜在风险。在这种情况下,外科医生应该准备在血管外科医生的协助下切除和重建颈内动脉。

手术视野显示了肿瘤与颈动脉和颈内静脉的关系(图 14.51)。在患者皮肤上的画线显示了肿瘤进入颈内动脉的大致区域。

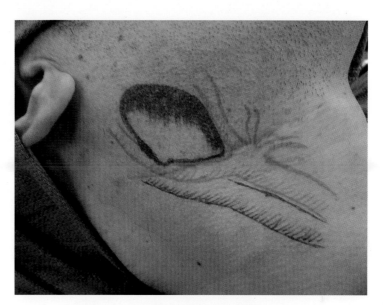

图 14.51 肿瘤与颈动脉、颈内静脉的关系。

手术过程从沿上颈部皮肤褶皱横向切开开始。将上下皮瓣翻起。因为患者已经有恶性副神经节瘤的颈部淋巴结转移,所以进行了改良的颈部淋巴结清扫术。颈淋巴结手术标本在颈总动脉和颈内动脉远端解剖隔离中可见(图 14.52)。注意用血管夹控制颈总动脉及颈内动脉近端和远端的血流。迷走神经从肿瘤中被分离出来并保存。

这个手术阶段的手术视野清晰显示颈内动脉近端周围被侵犯,远端残端未见肿瘤(图 14.53)。在这个接点继续向内侧切开肿瘤,将肿瘤从舌下神经和喉上神经头端分离出来(图 14.54)。由于将颈动脉分叉(包括颈内动脉近端和颈外动脉,

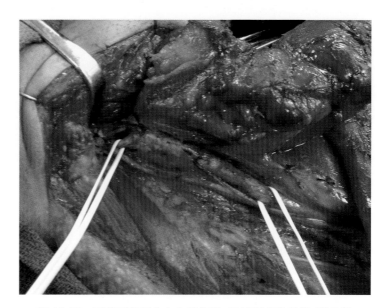

图 14.52 颈部剥离标本向内侧旋转,显示颈动脉侵犯,颈动脉近端和远端均有血管袢,并被动员分离。

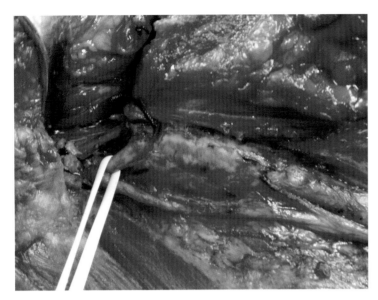

图 14.53　手术视野特写显示颈内动脉周边被侵犯。远端残端无肿瘤。

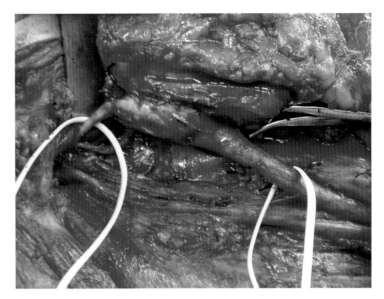

图 14.55　肿瘤完全被解离，颈动脉的一段受累。颈总动脉、颈内动脉远端未受累。

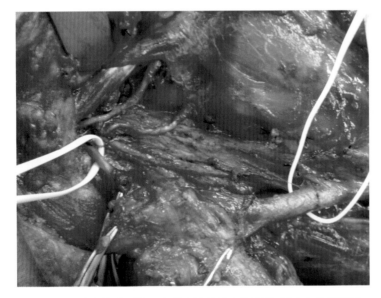

图 14.54　肿瘤从舌下神经和喉上神经的内侧剥离，标本向外侧缩回。

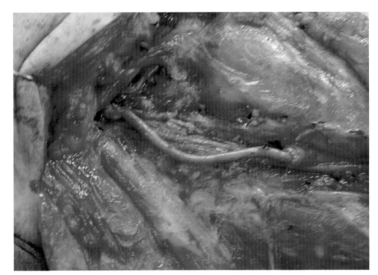

图 14.56　移植大隐静脉重建颈内动脉。

其周围分支近端截断)与肿瘤整体切除,故将颈外动脉远端分支分开结扎(图 14.55)。将肿瘤周边完全解离后,将颈总动脉和颈内动脉交叉处夹紧,取出手术标本。之前应将患者的血压维持在略高于正常水平。

采用大隐静脉移植重建颈内动脉,吻合颈总动脉残端与颈内动脉残端(图 14.56)。在手术期间和术后立即维持抗凝。手术视野用生理盐水冲洗。放置负压吸引器,伤口按通常的方式分为两层封闭。

手术标本包括通过整块切除的位于颈动脉分叉的恶性副神经节瘤和通过改良性颈部清扫术切除的局部颈部淋巴结(图 14.57)。肿瘤及局部淋巴结已全部切除。打开颈动脉分叉标本的解剖显示肿瘤已侵入颈内动脉内膜,这反映了恶性颈动脉体瘤浸润性的特征(图 14.58)。

恶性副神经节瘤患者术后均需辅助放疗以加强局部控制。术后放疗采用光子和调强放射治疗对同侧颈部进行常规分割。

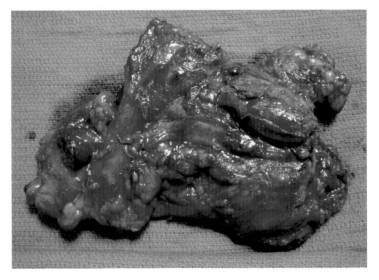

图 14.57　改良根治性颈淋巴结清扫术和恶性颈动脉体瘤的手术标本。

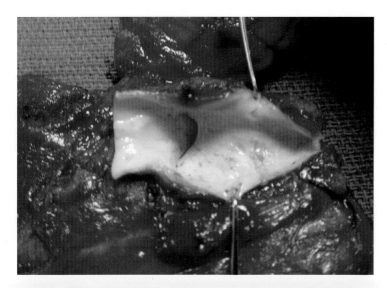

图 14.58　切开颈动脉分叉处的颈动脉段,可见肿瘤使颈动脉内膜充盈。

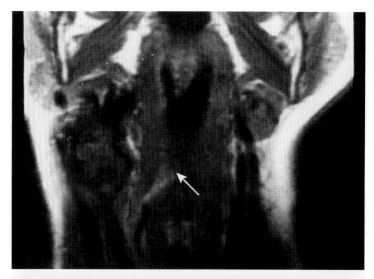

图 14.60　冠状面 MRI 显示肿瘤位置和流空效应(箭头)。

迷走神经副神经瘤(静脉血管球)切除术

　　患者有颈部上段肿块及颈部局部不适病史,这是由于肿块压迫引起的。触诊发现一致密的后下颌肿物,其下缘可在颈上部触诊,但其上半部分由于位于下颌后间隙而无法触及。矢状面和冠状面 MRI 扫描可以清晰显示肿瘤的解剖位置和大小,肿瘤大小约为 4cm×7cm(图 14.59 和图 14.60)。肿瘤沿颈动脉鞘分布,颈内、外动脉向前移位,颈内静脉向后移位。

　　该病变的手术切口需要从乳突尖端开始,并沿着上颈部皮肤褶皱延伸,在颏下区域向上延伸至颈部中线(图 14.61)。继续向深部切开颈阔肌,将上、下颈部皮瓣翻起暴露肿瘤。几个增生性颈深淋巴结覆盖在可触及的肿瘤上,一直到二腹肌,使肿瘤的视野和起源位置模糊(图 14.62)。切除这些增生性淋巴结以显示颈动脉鞘的解剖结构和肿瘤的位置。切除这些淋巴结后,可识别颈总动脉,并在颈总动脉周围放置血管圈,以确定颈总动脉的方位且易于近端控制(图 14.63)。颈内静脉被肿瘤推挤向后移位,与颈总动脉相邻。仔细辨认出舌下神经,将其头端移向一侧,避免损伤(图 14.64)。

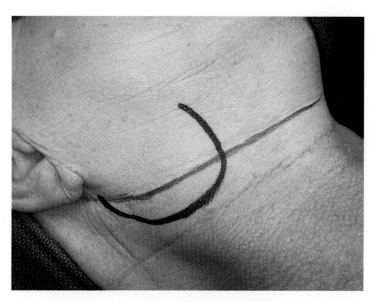

图 14.61　肿瘤轮廓及切口的大致划线。

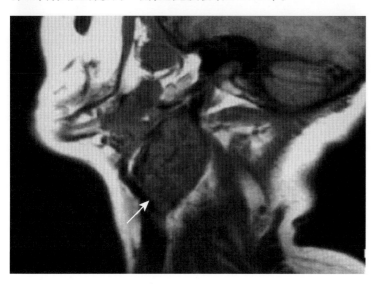

图 14.59　磁共振扫描矢状面显示肿瘤位置及流空效应(箭头)。

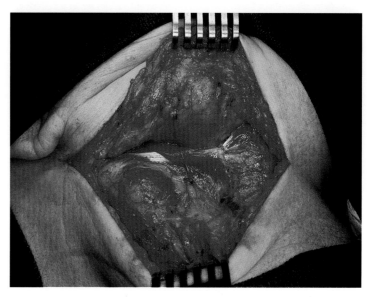

图 14.62　增生性颈深淋巴结覆盖于肿瘤表面。

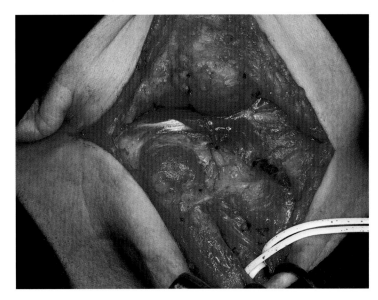

图 14.63　颈内静脉被肿瘤向后推挤。

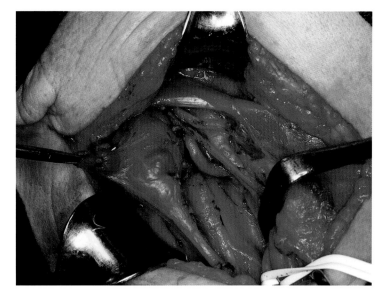

图 14.65　将颈内静脉拉向内侧，以便于远端解剖迷走神经。

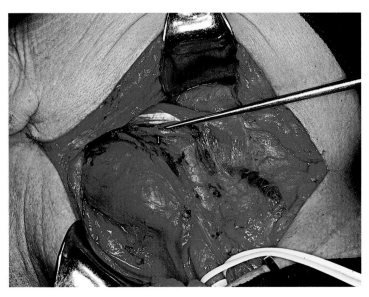

图 14.64　图示舌下神经的特写。

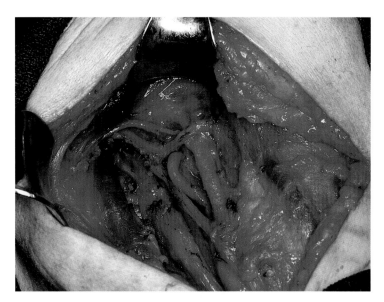

图 14.66　肿瘤切除后的手术视野。

现在对颈动脉鞘进行了细致的解剖，小心游离向后移位的颈内静脉和颈总动脉、颈外动脉和向前移位的颈内动脉（图 14.65）。进一步的颈内动脉解剖需要在颈静脉孔和颈动脉管处显露位于二腹肌后腹内侧的颈上部。

在这一过程中，可以发现肿瘤很明显起源于迷走神经。将颈动脉鞘内的其他解剖结构与肿瘤分离。将颈动脉血管向前移，颈内静脉通过肿瘤移向后内侧，使迷走神经远端活动。现在仔细固定肿瘤，在直视下继续在颈静脉孔处剥离肿瘤，每一步都完全止血。通过钝性和锐性交替解离，把肿瘤整块切除，在颈动脉血管前侧、颈内静脉后侧和交感神经干后侧之间留下一个大的腔隙（图 14.66）。确保绝对止血后，冲洗伤口，置入 Penrose 引流管，缝合两层关闭切口（图 14.67）。

肿瘤大小约为 6cm×4cm，呈梭形（图 14.68 和图 14.69）。切面显示质地新鲜肿瘤，有许多血管间隙。这是血管内球瘤的特征表现。这种手术的后遗症是由于右迷走神经麻痹而导致声音嘶哑，由于右侧声门上喉感觉缺失而导致液体和唾液

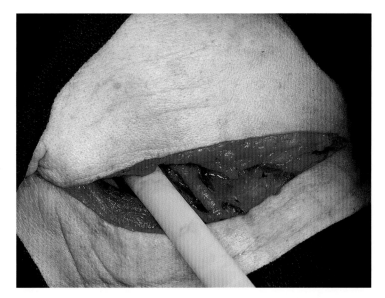

图 14.67　插入 Penrose 引流管。

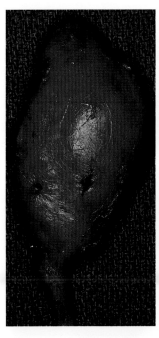

图 14.68　肿瘤大体外观。

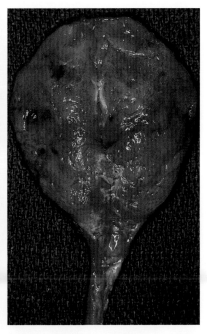

图 14.69　肿瘤剖面。

的误吸。大多数患者能够代偿这一缺陷,而不会表现出明显的功能异常。声带成形术可以提高声音质量。这类手术还能重建喉功能并且减少吸入性肺炎的发生。

上纵隔副神经节瘤的切除

这位患者在头部和颈部有多发性副神经节瘤。他有颈内动脉血管球瘤和鼓室血管球肿瘤的家族史,患有双侧颈动脉体瘤,右侧迷走神经球瘤和上纵隔神经节副神经瘤。他曾同时切除右侧双侧颈动脉体瘤及迷走神经内球。在当前的手术中,切除了位于无名动脉后上纵隔腔的副神经节瘤。

经颈下半部和上纵隔的 CT 扫描显示右侧颈总动脉和无名动脉后方有明显的血管病变(图 14.70)。MRI 扫描清晰显示了无名动脉在肿瘤的前面,它楔入了气管内侧和无名动脉的前侧(图 14.71)。

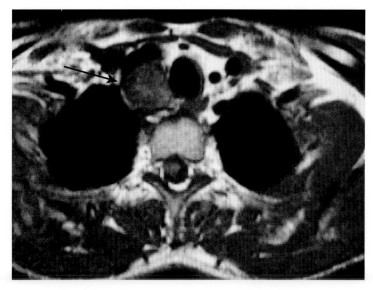

图 14.71　胸骨上切迹层面的 MRI 显示肿瘤(箭头)。

上纵隔副神经节瘤的手术需要颈胸部入路,以暴露上纵隔的大血管,并便于远端控制颈根部的颈动脉和锁骨下动脉的血流。在患者体表标记肿瘤及大血管的位置,与必要的切口有关,并将切口画出(图 14.72)。

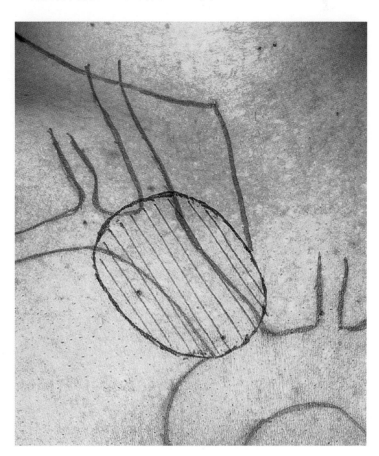

图 14.72　肿瘤相对于大血管的位置示意图。皮肤切口为紫色。

在锁骨上区做颈横切口,从斜方肌前缘开始,向前延伸至胸骨上切迹中线。在这一点上,切口继续沿着中线垂直,一直延伸至第三肋间。并向深部切开颈阔肌,将胸锁乳突肌于胸锁肌连接处分离。使用胸骨锯将胸骨柄在中线上分离至胸骨柄-胸骨连接处,行胸骨正中切开术。在这一点,上胸骨的切

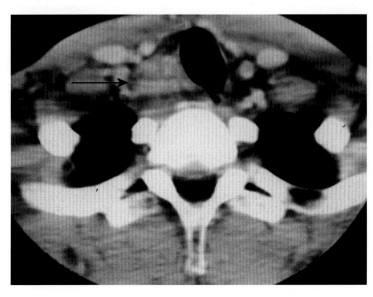

图 14.70　胸骨上切迹层面的 CT,显示肿瘤(箭头)。

口从侧面通过第三肋间,使上纵隔腔以蛤壳状打开。为了进一步暴露,可能需要在锁骨中部和内侧 1/3 的交界处断开锁骨(图 14.73)。用胸骨牵开器暴露前上纵隔。现在开始对大血管进行精细解剖,仔细辨认出从升主动脉及其远端分支(即颈总动脉、锁骨下动脉和椎动脉)分出的无名动脉。可能有必要鉴别、分离和结扎胸廓内动脉,以有利于进一步暴露。

此时肿瘤明显位于无名动脉的后下方。沿着无名动脉的外膜下平面进行精细解剖,在切除肿瘤的同时仔细电凝所有出血点。右侧喉返神经绕行无名动脉,向上弯曲。然而,这位患者之前曾切除过同侧迷走神经球瘤,右声带已经麻痹,因此在保留喉返神经的完整性方面并不必要。将血管环绕过无名动脉,颈总动脉和锁骨下动脉。利用血管环进行内、外侧交替牵引,将肿瘤的前附着区与无名动脉的后侧面分开(图14.74)。血管环绕过无名动脉,颈总动脉和锁骨下动脉。利

用血管环进行内、外侧交替牵引,将肿瘤的前附着区与无名动脉的后侧面分开(图 14.74)。

进一步谨慎且精细地切除肿瘤,将所有小血管从肿瘤假包膜周围的疏松组织中解离出来。Digital 解剖通常有利于肿瘤切除,始终保持绝对止血是非常必要的。一旦肿瘤的前部被充分解离,用 Kelly 钳抓住肿瘤并在椎前平面开始解离(图 14.75)。在肿瘤的周边完全剥离后,它及它的假包膜被完整切除。手术视野的特写显示肿瘤基底位于无名动脉和锁骨下动脉的内侧及锁骨下静脉的上方(图 14.76)。在确保绝对止血后,首先使用 A-O 钢板和螺钉重新固定锁骨,并用不锈钢丝重新连接分开的胸骨。在适当放置负压引流管后,将伤口分层关闭(图 14.77)。图 14.78 显示肿瘤的外观,其大小为 5cm ×4cm。横切面质地新鲜,充满血管腔,是典型副神经节瘤的表现(图 14.79)。

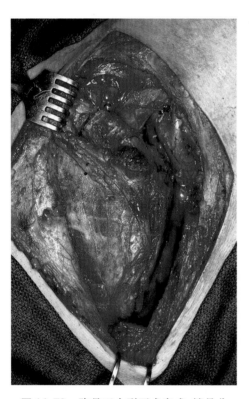

图 14.73　胸骨正中裂开术完成,锁骨分裂部位轮廓。

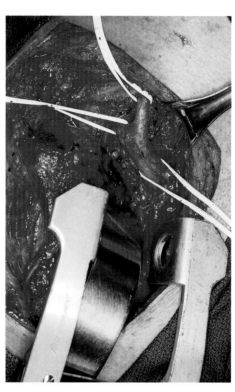

图 14.74　解剖分离无名动脉、颈总动脉和锁骨下动脉。

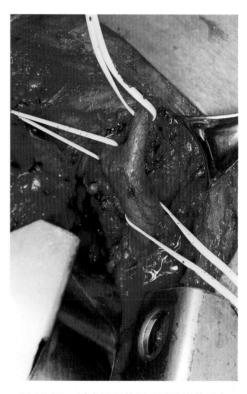

图 14.75　手术视野特写显示肿瘤位于大血管后方。

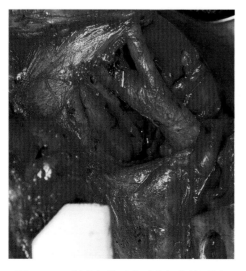

图 14.76　肿瘤切除后的手术部位特写图。

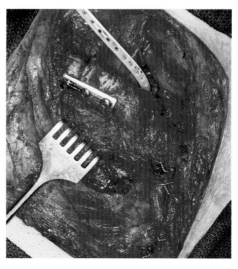

图 14.77　伤口愈合情况。

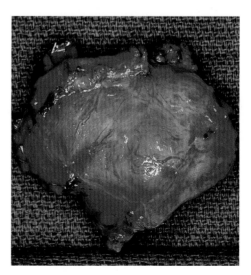

图 14.78　肿瘤大体外观。

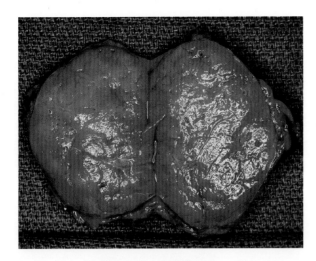

图 14.79 肿瘤横切面。

下牙槽神经的神经鞘瘤切除术

位于下颌管骨髓腔内的下牙槽神经鞘瘤是极为罕见的。通常表现为管内小的骨内病变,可通过相对保守的外科手术,尽可能保留下牙槽神经的残余纤维。此患者为广泛的下牙槽

神经鞘瘤,表现为颏部皮肤有刺痛和麻木感。除了牙槽神经的支配区域麻木之外,其余体检结果完全阴性。下颌骨的全景 X 线片清晰显示左侧下牙槽管扩张,它的形状呈珠状,从下颏孔延伸到下牙槽神经的入口,穿过下颌骨上升支的舌板(图14.80)。骨窗 CT 扫描显示整个病变完全是骨内的,肿瘤没有穿过舌或下颌骨外侧皮质延伸到软组织。在咬肌区域可见轻微的软组织肿胀(图 14.81)。

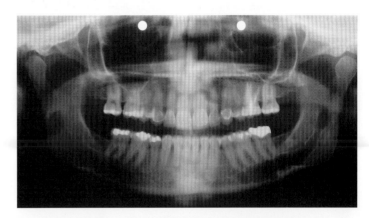

图 14.80 下颌骨全景 X 线显示左侧下牙槽管扩张。

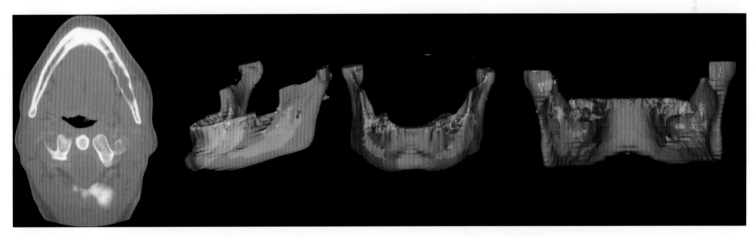

图 14.81 带骨窗和三维重建的计算机断层扫描轴位显示牙槽管扩张和肿瘤完全位于骨内。

手术切除这个病变的最初计划是通过下颌骨切开术来剥除下颌舌板。然而,在手术过程中,肿瘤明显累及骨下牙槽管,并且不能在保留下颌的情况下切除肿瘤。因此,手术方案调整为节段性下颌骨切除术与腓骨游离骨瓣重建术。对于这样的肿瘤,如果需要的话,必须征得患者的同意,进行下颌节段切除术,并做好进行下颌骨重建的准备。

沿左侧上颈部皮肤褶皱处行横向切口,从胸锁乳突肌后缘向外侧延伸,向前穿过中线。向深部切开颈阔肌后将皮瓣翻起。切除下颌下腺以提供充分的暴露空间,后暴露下颌骨(图 14.82)。上皮瓣翻起以显露下颌骨外侧皮质。在牙龈颊黏膜处做一个切口,从白齿后三角区向上至中线,然后将下颏皮瓣以"鸭舌样"翻起。将颏神经从颏孔中分离出来以进一步暴露下颌骨的前部。

将咬肌从下颌骨侧面一直分离到下颌切迹(图 14.83)。下颌骨在犬齿和第一前磨牙之间垂直于颏孔前方。将下颌骨已分割的外侧段移向外侧(图 14.84)。将下颌舌骨肌在接近

下颌骨处裂开,进一步进行下颌骨的翻转以暴露翼内肌的下部附着处(图 14.85)。将翼内肌小心地从下颌骨上升支的舌侧分离出来,露出下颌骨的下牙槽神经。

将下牙槽神经于近端从三叉神经的第三分支一直分离到

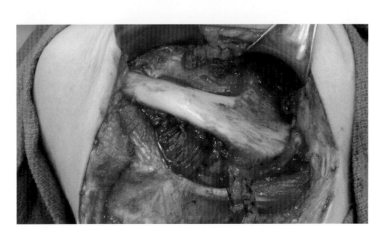

图 14.82 通过上颈部切口暴露下颌骨的外侧皮层。

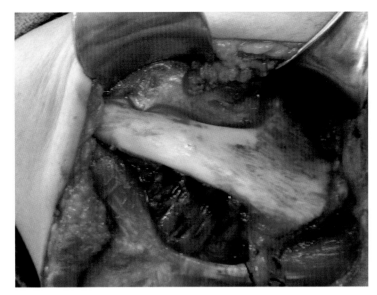

图 14.83   咬肌从上升支脱离后的下颌骨特写图。

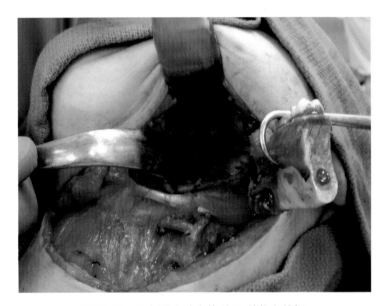

图 14.84   下颌骨在肿瘤前裂开,并拉向外侧。

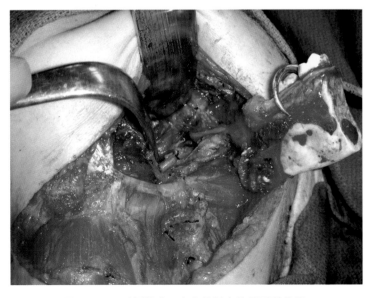

图 14.85   下颌骨进一步向外侧牵拉暴露翼状肌。

根部。如果三叉神经第三分支的主干没有被肿瘤累及,且舌神经也没有被累及,它可以被安全保存下来,就像这个患者所做的那样。然后在三叉神经的第三分支处切断下牙槽神经。冷冻切片检查下牙槽神经近端残端是否有肿瘤。然后对下颌骨上升支进行适当的截骨术,以包围下颌骨段的下牙槽管中的整个下牙槽神经(图 14.86)。标本中显示了切除的下颌骨的舌皮质,显示完整的肿瘤,其范围从下牙槽神经近端一直延伸至颏孔(图 14.87)。

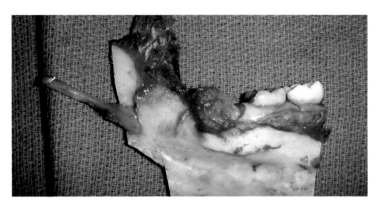

图 14.86   下颌骨切除段和下牙槽神经的近端残端的形态。

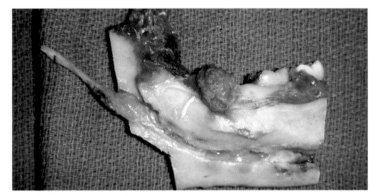

图 14.87   下牙槽神经的切除显示肿瘤位于下牙槽神经管内。

在完全止血后,对下颌骨切除部分进行腓骨游离皮瓣重建(第 17 章详细介绍下颌骨游离皮瓣重建的技术)。术后的下颌骨全景 X 线片显示腓骨游离皮瓣重建后恢复的下颌骨(图 14.88)。患者术后 1 年的照片显示面部外观基本正常,没有任何痕迹显示曾接受过节段下颌骨切除和腓骨游离皮瓣重建术(图 14.89)。此患者腓骨游离瓣区预备接受骨整合牙植入术,可以先进行,也可推迟到腓骨与原下颌骨完全愈合时

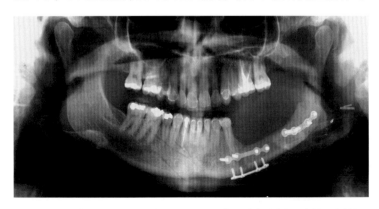

图 14.88   术后全景 X 线片显示的是经腓骨游离皮瓣重建的下颌骨。

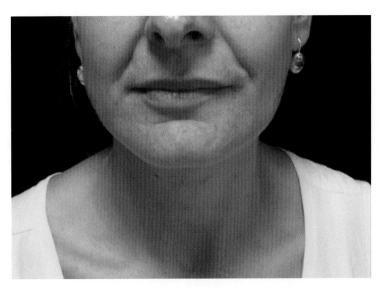
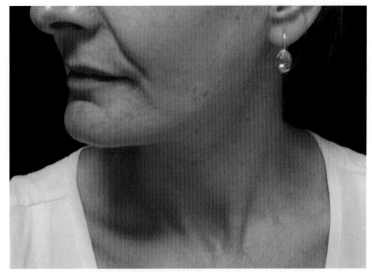

图 14.89　患者术后 1 年面部外观。

进行,通常需要 12~18 个月。在此期间,患者可以使用可摘局部义齿。

面神经鞘瘤的切除

面神经鞘瘤是一种罕见的肿瘤。它们通常表现为在腮腺区域出现肿块,经常被误认为腮腺肿瘤。这位患者有 6 年的病史,在左腮腺区域有一个缓慢增大的肿块。她没有其他症状。开始时面神经功能完好,直到出现前 6 个月,面神经边缘末梢麻木感变得明显。腮腺的 CT 增强扫描显示,在左腮腺的后下颌区有一个边界清晰的肿瘤(图 14.90)。肿瘤包膜完整,可见部分坏死区域。然而,CT 扫描难以区分面神经鞘瘤和腮腺多形性腺瘤。MRI 扫描 T_2 加权图像显示肿瘤图像清晰,提示可能是面神经鞘瘤,肿瘤沿茎乳突孔向颞骨延伸,提示面神经鞘瘤(图 14.91)。

颅外面神经鞘瘤的手术方法与腮腺肿瘤的手术方法相似。不同之处是,肿瘤通过茎乳突孔向面神经管延伸,需要行乳突切开术,显露面神经的垂直段,才能完全切除肿瘤。

手术起始步骤与通常的腮腺切除术一致,在耳前皮肤褶皱处切开,绕过耳垂弯曲延伸至上颈部下颌骨区域的皮肤褶

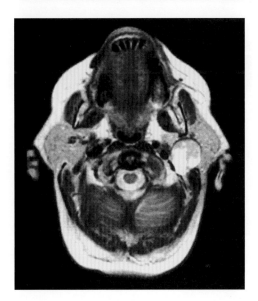

图 14.91　T_2 加权 MRI 轴位显示肿瘤的明亮图像,肿瘤通过左侧颞骨茎乳突孔扩展。

皱处。将前后的皮瓣翻起,通常用来识别面神经主干的标志显露出来。这些标志包括胸锁乳突肌的前缘、二腹肌的后腹、乳突的尖端和耳咽鼓管软骨部分的前下表面(图 14.92)。

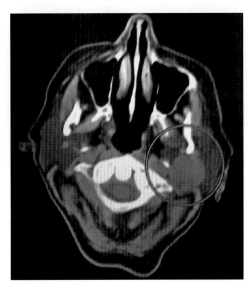

图 14.90　增强 CT 轴位显示肿瘤位于左侧后下颌部。

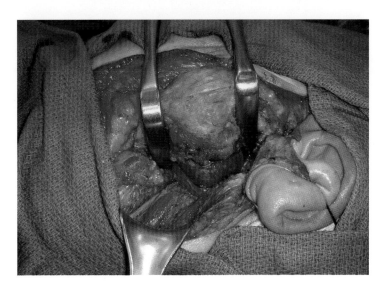

图 14.92　通过标准腮腺切除术切开腮腺上叶,显露面神经主干。

通过钝性和锐性交替剥离位于前侧的腮腺上叶,手术进行的同时仔细寻找面神经的主干。对于面神经鞘瘤患者,尤其重要的是,一方面,要看面神经颅外部分的近端有无肿瘤,能否分离和暴露。如果是这种情况,则应尽一切努力解剖、识别和保留肿瘤近端的面神经主干残端,以供面神经移植用。另一方面,如果面神经主干的肿瘤扩展到颞骨茎突乳突孔,手术过程在这个时候就被扩展为乳突根治和面神经管垂直段的暴露。本例中,肿瘤一直延伸到茎乳突孔,而茎乳突孔仅略有增大。该肿瘤完全取代了面神经,并延伸至茎乳突孔(图14.93)。

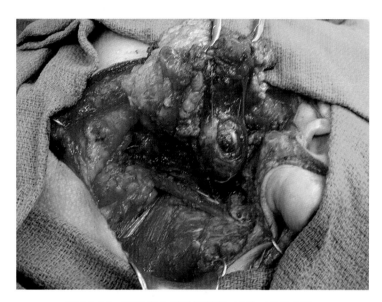

图 14.93 面神经主干神经鞘瘤,延伸至茎乳突孔。

进一步向茎乳突孔解剖,显示肿瘤较为局限,位于腮腺的上叶深处,并直接延伸至茎乳突孔(图 14.94)。肿瘤的外周解离是于肿瘤内叶深部的腮腺组织进行的。此时,手术标本与患者的唯一附着点仍然位于面神经茎乳突孔的近端。

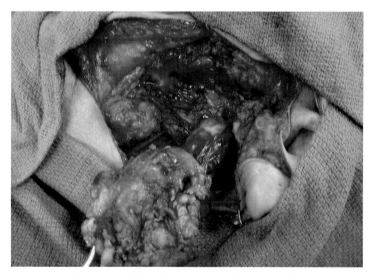

图 14.94 肿瘤的周边显示其向茎乳突孔延伸。

行乳突根治术以暴露面管垂直部分内的面神经近端残端。乳突根治术的细节没有提及。用腓肠神经移植体将面神经缝合在颞骨近端和腮腺外周的分支上。在接受面神经移植

的患者中,有相当数量的患者会因面神经不同分支供应的面部肌肉的无意非同步运动而出现运动障碍。因此最好只移植面神经下段,重建颊部和下颌分支,后于上眼睑放置一 gold weight,恢复上眼睑与对眼睑同步的和谐运动。

比神经移植更有效的手术标本显示,腮腺肿瘤和神经鞘瘤均被整体切除(图 14.95)。

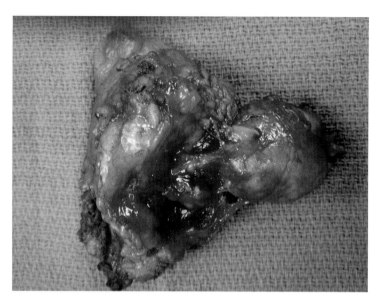

图 14.95 手术标本,显示腮腺上叶和面神经主干神经鞘瘤,并沿上、下分支延伸。

面神经鞘瘤的切除和神经修复

腮腺中细胞来源不明的大肿瘤应行细针穿刺活检。面神经多形性腺瘤和神经鞘瘤之间有时会出现混淆。影像学检查有助于诊断,但细胞学检查对于制订治疗计划是必需的。在考虑手术切除功能性面神经鞘瘤之前,应考虑以下几点。肿瘤的持续时间、肿瘤的大小、生长速度、患者的症状、面神经重建或康复的可行性,以及患者的年龄。这些因素将决定手术的进程是否安全,以及瘫痪的面部是否能得到康复。为了达到这个目的,应该仔细评估影像学检查以评估肿瘤在颞骨的范围。图 14.96 所示的患者,之前曾对腮腺其他部位的一个大肿块进行手术探查,但在活检证实为面神经鞘瘤后终止手术。她的 MRI 扫描显示一个大的腮腺内肿瘤(图 14.97)。用薄层 CT 仔细评估颞骨,未见肿瘤向颞骨延伸。

手术计划通过之前所提及的腮腺切除术切口进行腮腺和面神经的常规探查(图 14.98)。由于肿瘤在茎乳突区被紧密包裹,无法在茎乳突孔处解剖和识别面神经主干(图 14.99)。因此,我们对面神经进行了逆行解剖,确认其从肿瘤发出的每一个分支,提示肿瘤起源于面神经的主干和下分支(图 14.100)。此时决定继续切除肿瘤并将面神经的周围分支与颞骨的面神经主干重新吻合。因此,需要将未受累面神经与肿瘤分离(图 14.101)。手术标本显示腮腺上叶肿瘤完全切除(图 14.102)。此时进行乳突根治术,将面神经从颞骨面神经管中剥离出来(图 14.103)。用显微缝合完成了颞内面神经和面神经周围分支之间的吻合(图 14.104)。切口按常规的方式缝合。

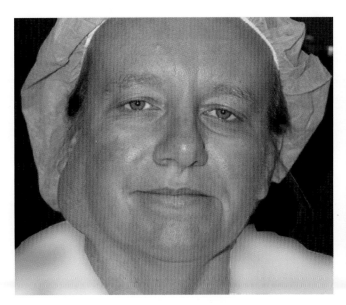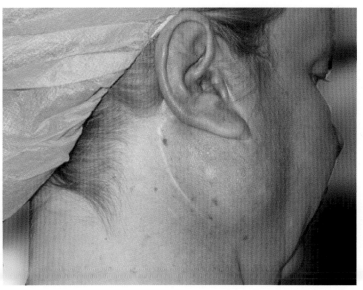

图 14.96　患者术前外观：腮腺大肿块，面神经功能完好。

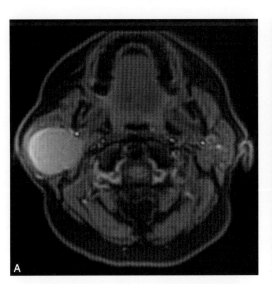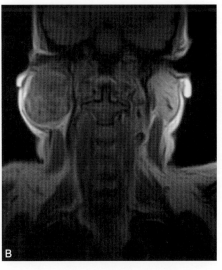

图 14.97　T_1 加权 MRI 轴位（A）和冠状位（B）示大肿瘤侵袭右侧腮腺，界限清楚。

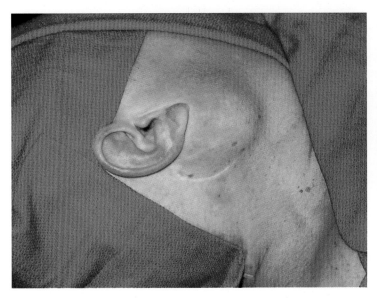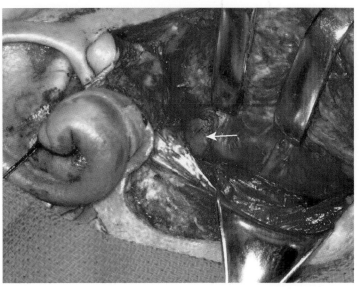

图 14.98　通过此前腮腺切除术切口瘢痕作切口并向耳后延伸用于乳突切除术及显露颞骨面神经的手术方案。

图 14.99　腮腺探查见致密的肿瘤，使面神经主干视野模糊（箭头）。

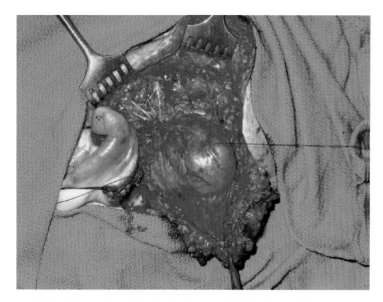

图14.100 面神经逆行剥离,显示神经鞘瘤起源于面神经主干和下段。

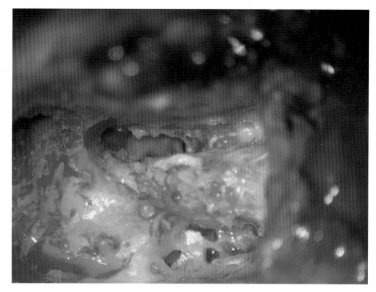

图14.103 从颞骨面管中解剖面神经。

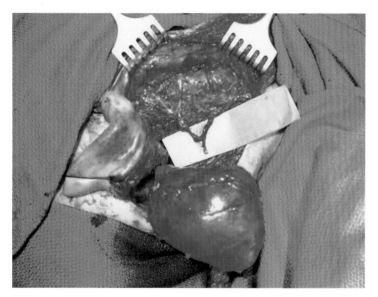

图14.101 面神经周围支与肿瘤分离。

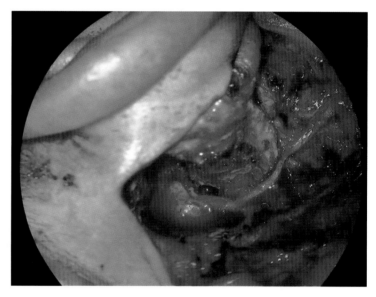

图14.104 颞内面神经与面神经周围支的神经吻合完成。

术后患者出现完全性面瘫。在等待神经恢复期间,她接受了面部肌肉锻炼和面部肌肉电刺激以保持肌肉的张力。术后18个月,患者的外观显示面神经功能几乎完全恢复(图14.105)。

后组脑神经鞘瘤的切除

后组脑神经鞘瘤的手术原理与其他部位的手术原理相似。尽可能保留未受累的神经原纤维。这里展示了几个后组脑神经和交感神经干的神经鞘瘤。

舌咽神经的神经鞘瘤

图14.106 用纤维喉镜检查的口咽部显示右侧舌根处的分叶状黏膜下肿物。CT扫描和MRI扫描显示肿瘤位于舌根部(图14.107)。CT引导下的细针穿刺活检确诊了神经鞘瘤。通过颈上部进行手术探查,并在舌骨舌肌处暴露肿瘤(图14.108)。肿瘤被完整切除,并且用两层组织修复舌骨舌肌的缺损。

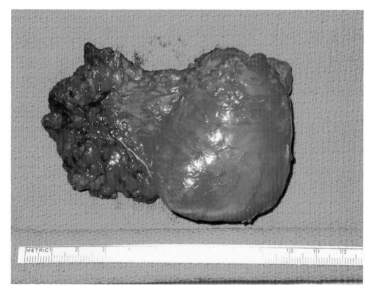

图14.102 肿瘤整体切除后的手术标本。

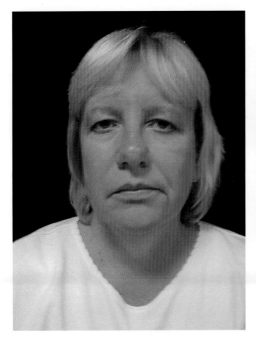
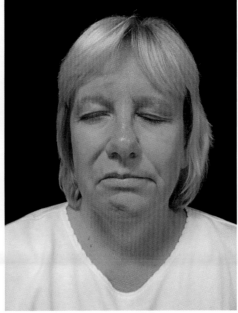

图 14.105　患者术后 18 个月外观,面神经功能几乎完全恢复。

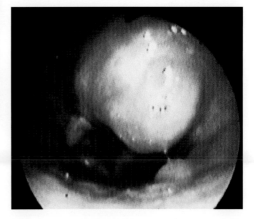

图 14.106　舌根部的离散分叶状黏膜下病变使喉和咽的视野模糊。

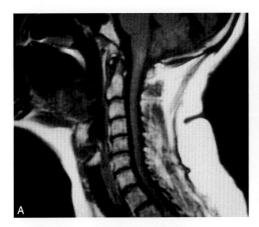
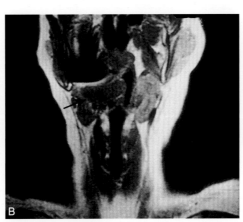
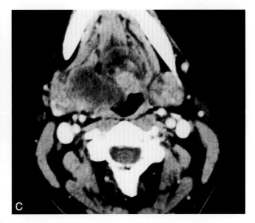

图 14.107　A.增强 CT 扫描轴位图,显示肿瘤包裹舌根部(箭头);B.磁共振(MRI)冠状面显示肿瘤(箭头);C. MRI 矢状面显示肿瘤(箭头)。

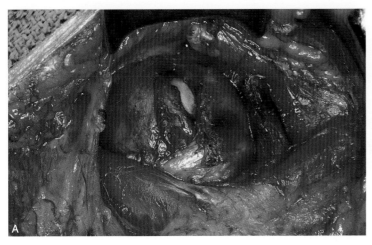
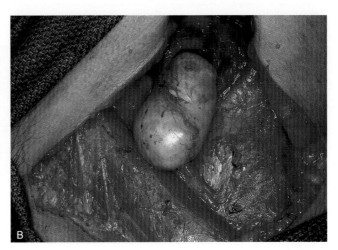

图 14.108　A.裂开舌骨舌肌,暴露肿瘤假包膜;B.完整呈现双叶状肿瘤。

迷走神经鞘瘤的清除

CT 显示的患者在咽旁间隙有病变。CT 造影后显示右侧颈动脉间隙有一边界清晰的非增强肿块,其前部和内侧推挤颈外动脉,而颈内动脉和颈静脉仍保持正常位置(图 14.109)。

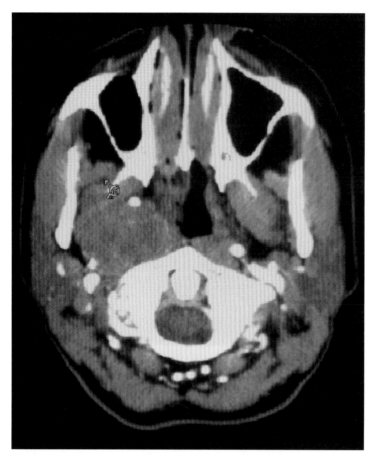

图 14.109 鼻咽水平增强 CT 轴位显示右侧肿瘤导致颈外动脉和颈内动脉移位。

颈上部的手术探查清楚显示肿瘤位于迷走神经上端。舌下神经在肿瘤和颈动脉上从外侧向内侧走行(图 14.110)。

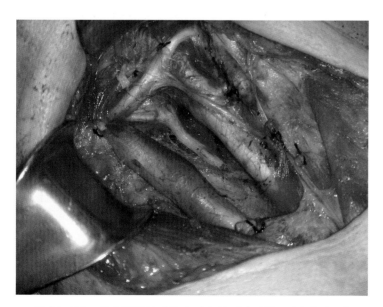

图 14.110 手术视野显示肿瘤下方的颈总动脉、颈内静脉、舌下神经、迷走神经下段。

手术标本为一个囊性、质硬、发亮的结节状肿瘤,迷走神经残端已被完全切除(图 14.111)。肿瘤切除后,手术视野显示完整的舌下神经、颈内静脉、颈总动脉及其分支和后方交感神经干(图 14.112)。

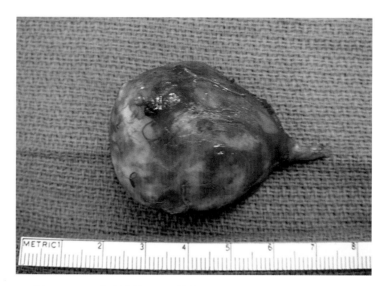

图 14.111 肿瘤的外观图(其内一段迷走神经)显示一个囊性迷走神经来源肿瘤完整切除。

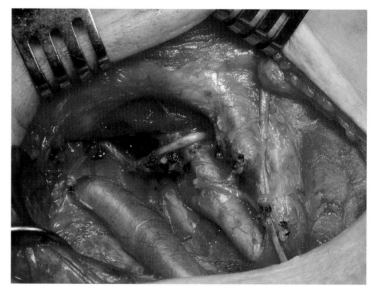

图 14.112 肿物切除后手术视野显示舌下神经、颈内静脉、颈外动脉、颈内动脉均完整保留。

迷走神经麻痹的术后后遗症导致几乎所有患者不同程度的声音嘶哑和呛咳。有些患者声带内收障碍时,可以充分代偿,嗓音质量尚可,误吸最轻。其他患者则需要声带中位术,以恢复声门的能力和改善声音,以及减少误吸。

颈胸段迷走神经鞘瘤的切除

图 14.113 所示患者胸骨上区有一肿块,引起颈下部紧绷的局部压迫症状。

上纵隔的 CT 扫描显示一个边界清晰的不均匀肿瘤,大小为 7cm×10cm(图 14.114)。通过颈部入路切除上纵隔肿瘤需要特别仔细,因为它与颈根部的其他神经血管和淋巴结构有关。在颈部左侧,需要特别注意,仔细识别所有淋巴管,并单围放置一个血管环,将颈动脉拉向内侧。位于颈部部分的肿瘤的剥离开始于它的外侧,并将它从交感神经干中剥离出来。继续在肿瘤后方的上纵隔腔钝性剥离,将其保持在颈部。沿肿瘤周围继续剥离。完全剥离的肿瘤可以从纵隔头侧取出,整块切除(图 14.116)。当肿瘤从纵隔中被取出时,从左侧的胸腔入口可以看到肿瘤的下部(图 14.117)。

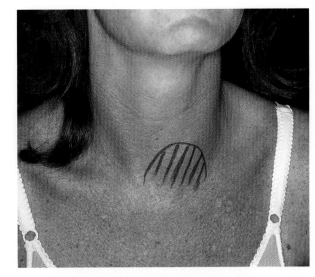

图 14.113　胸骨上切迹无症状肿块的患者。胸片显示一个纵隔上肿块伴气管移位。

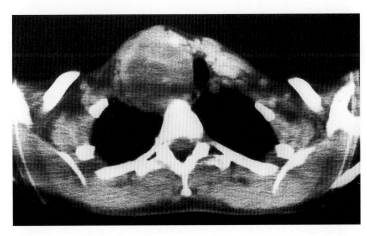

图 14.114　胸廓入口 CT 扫描显示一个不均匀但显像良好的肿块。

独结扎,以避免颈部乳糜瘘或乳糜胸。同样,位于颈动脉鞘后椎前平面的过度切除也容易造成交感神经干和星状神经节的损伤,从而产生霍纳综合征。于左侧切开覆盖胸锁乳突肌的筋膜,将肌肉向外侧翻出,露出颈动脉鞘。分离颈前带状肌后,显露甲状腺左叶和颈总动脉。首先解剖分离颈总动脉,将其与颈部肿瘤及下纵隔肿瘤分离(图 14.115)。于颈动脉周

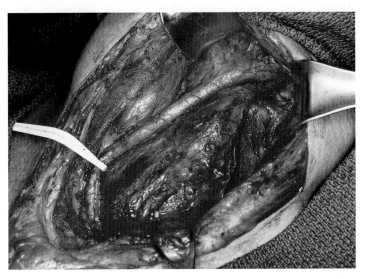

图 14.115　将颈总动脉从肿瘤中剥离出来,并通过血管环拉向内侧。

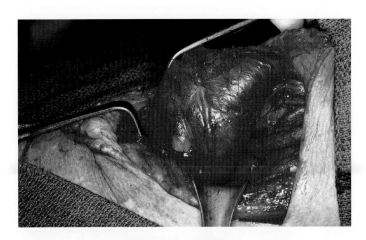

图 14.116　肿瘤剥离。

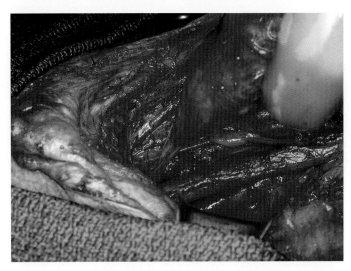

图 14.117　手指钝性剥离肿瘤纵隔部分,并将其拉入颈部。

标本显示完整的肿瘤(图 14.118),大小为 7cm×12cm。瘫痪的声带可能需要向中线移位,以改善音质。

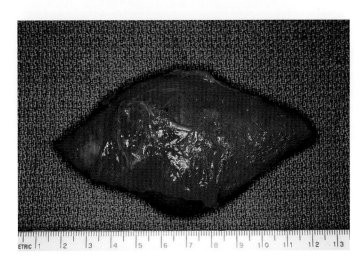

图 14.118　手术标本的外表面。

舌下神经鞘瘤的切除

　　临床上,舌下神经鞘瘤很难与颈上部的其他神经源性肿瘤鉴别。本文所述的患者,颈部偶然发现一个肿块。MRI 显示颈上部的 T_2 加权图像上有一个边界清晰的均匀明亮肿块,颈动脉血管向前部移位,颈内静脉向后侧移位(图14.119)。

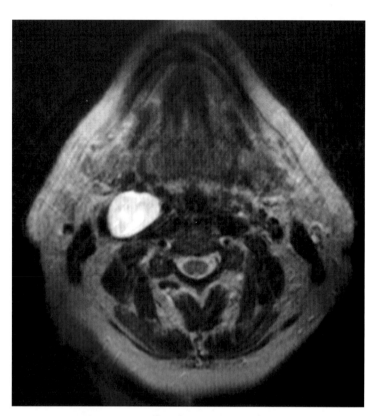

图 14.119　颈部上部 T_2 加权 MRI 轴位图。

　　肿瘤的手术探查是通过沿上颈部皮肤褶皱的横向切口完成的。注意肿块的横向方向正好位于二腹肌后腹下方。在这个连接处,可以明显看到肿瘤起源于舌下神经的降支,可见舌下神经的末梢从肿瘤中显露出来(图 14.120)。

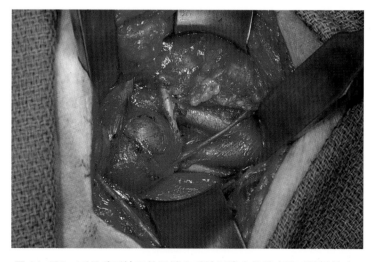

图 14.120　可见舌下神经的远端和舌神经降支从肿瘤的下端被拉出。

　　手术标本清晰显示起源于舌下神经的神经鞘瘤,其上、下端显示正常的神经尺寸以及舌下神经降支残端(图 14.121)。

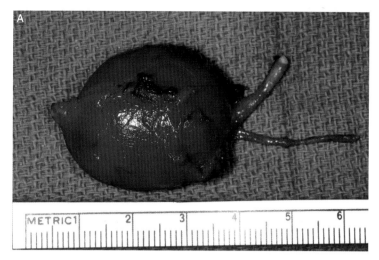

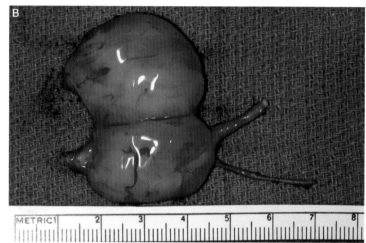

图 14.121　完整的肿瘤标本显示舌下神经近端和远端,舌下神经降支从肿瘤中显露出来(A),被切开的肿瘤为一个发亮、血管较少、边界清晰的肿瘤(B)。

　　手术标本的切面显示光滑、发亮、均匀的神经鞘瘤特征的低血供病变。

交感神经干神经鞘瘤的切除

　　交感神经干神经鞘瘤的发病率几乎与迷走神经鞘瘤的发病率相等。患者在颈上部小叶区有一边界不清晰、实性、不搏动的肿块。MRI 轴位、冠状面和矢状面 T_2 加权扫描清楚显示颈上部到达颈静脉孔的清晰明亮病变(图 14.122)。

　　手术暴露切除这种病变需要在上颈部的皮肤褶皱处切开。神经血管结构解剖后的手术视野显示舌下神经、颈总动脉、颈内动脉、喉上神经、迷走神经、颈内静脉的完整解剖结构(图 14.123)。

　　将颈动脉和迷走神经向前牵拉,将肿瘤沿圆周向上移至颈静脉孔,分离交感神经上端。切除颈下段远端交感神经干后切除肿瘤。

　　梭形肿瘤在交感神经干中有延伸至尾部的尾状成分。切面可见典型质地新鲜的肿瘤,显示为神经源性肿瘤的特征性外观(图 14.124)。这种手术的后遗症是霍纳综合征的加重。

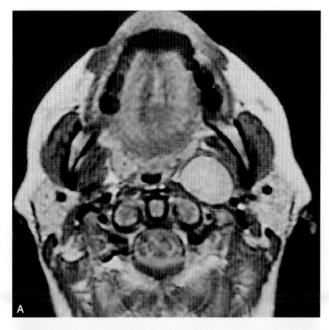

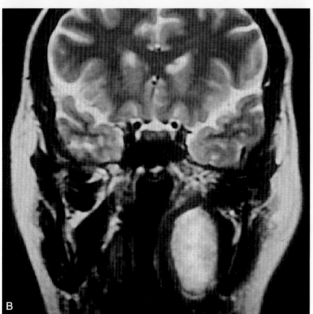

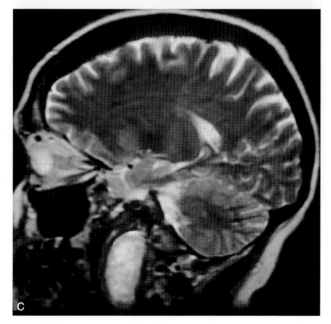

图 14.122　T_2 加权 MRI 轴位（A）、冠状位（B）和矢状位（C）显示亮白色肿瘤。注意没有流空效应。

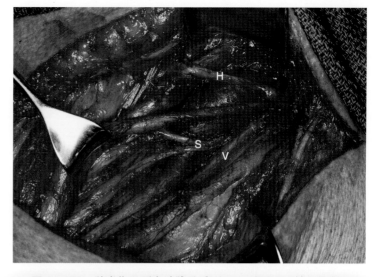

图 14.123　肿瘤位于颈内动脉及舌下（H）、喉上（S）神经深部，迷走神经（V）及颈内静脉内侧。

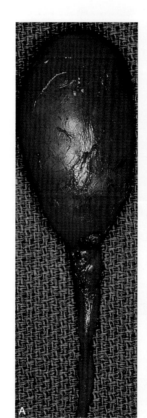
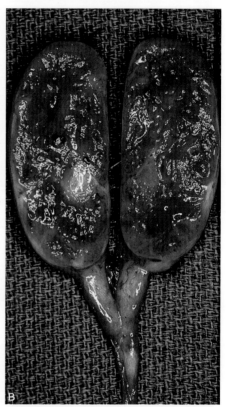

图 14.124　A.完整的梭形肿瘤外观。注意肿瘤下方的远端交感神经干增厚；B.肿瘤切面显示一个边界清晰的肿瘤，交感神经干的远端有肿瘤结节。

脑神经多发神经纤维瘤

　　神经纤维瘤和副神经节瘤经常是多发性的，表现为同一神经来源的多发性肿瘤或涉及多个脑神经的多发性肿瘤。这位脑神经多发性神经纤维瘤患者，其右侧颈部术区显示为多发性神经纤维瘤（图 14.125）。为了定位，患者的头部朝向图片的左侧。一些神经源性肿瘤累及迷走神经和交感神经干。

　　手术视野特写显示两个大的神经纤维瘤，一个累及迷走神经，另一个累及交感神经干（图 14.126）。此外，患者还有

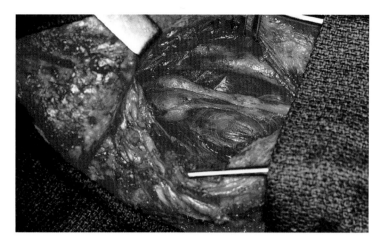

图 14.125 颈部多发神经源性肿瘤。

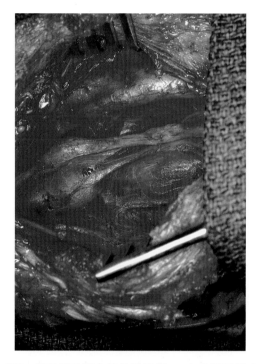

图 14.126 近景显示两个神经纤维瘤,一个来源于迷走神经,另一个来源于交感神经干。

其他多发性小肿瘤,累及迷走神经和交感神经干的下部。从迷走神经摘除 4 个神经纤维瘤,从交感神经干摘除 3 个,从颈丛摘除 1 个。手术标本见图 14.127。照片的上部是迷走神经纤维瘤,中间是 3 个从交感神经干上切下来的神经纤维瘤,下面是颈丛的神经纤维瘤。如果对这些肿瘤的摘除进行了非常精细的解剖,那么患者就不会出现声带麻痹或霍纳综合征。在摘除肿瘤时,应使用光学放大镜进行神经纤维的分散和分离,以避免无意的损伤或正常神经束的分裂。因此,像这样的小神经源性病变可以在保留受累神经功能的情况下安全切除。

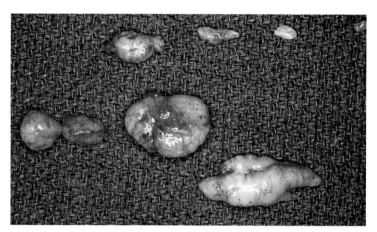

图 14.127 多发神经鞘瘤的手术标本。

颈部梭形神经纤维瘤的切除

所描述的外科手术患者的哑铃神经纤维瘤涉及颅颈连接处。C_1 和 C_2 水平的 T_2 加权 MRI 轴位扫描显示一个明亮的多分叶肿瘤,肿瘤在椎管旁延伸,邻近脊髓(图 14.128)。该患者的手术入路是通过从小齿轮到 C_4 的垂直切口和从乳突到垂直切口中线的横向切口(图 14.129)。行颈椎椎板切除术,切除 C_1 后弓的左半部分,以暴露 C_1 位于硬膜区域的神经根(图 14.130)。

这个患者在肿瘤的内侧可以看到正常的神经根,因此硬脑膜不需要打开。切断神经根,用丝线将其残端结扎,以防止脑脊液渗漏。通过后腔室肌肉组织,开始对肿瘤的根部进行分离

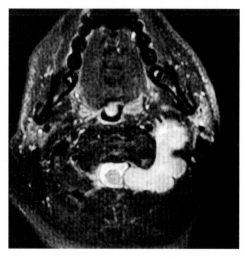

图 14.128 T_2 加权 MRI 轴位显示毗邻脊髓的 C_1 神经根的一个亮白色梭形肿瘤。

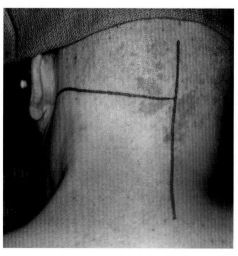

图 14.129 T 型切口轮廓。

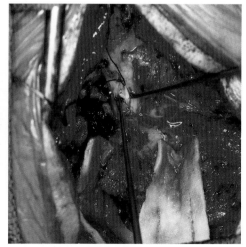

图 14.130 颈椎椎板切除术暴露 C_1 根。

（图 14.131）。由于对整个肿瘤进行了精细的解剖,可以对多叶状肿瘤进行整块切除(图 14.132)。手术标本显示完整切除的梭形神经纤维瘤,并在 C_1 水平延伸到椎旁(图 14.133)。颈部哑铃神经纤维瘤的切除需要神经外科医生和头颈部外科医生的密切配合,才能安全切除肿瘤,术后恢复顺利。

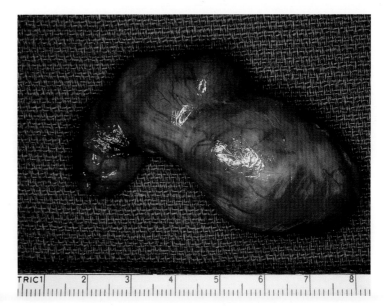

图 14.133　手术标本示双叶状"哑铃形"瘤。

术后护理

　　术后早期,在提供标准的术后护理同时,需要对接受颈动脉间隙肿瘤切除术患者进行脑神经病变的监测。必须严格评估讲话和吞咽功能,特别是确认患者有无误吸。

　　如果受累的脑神经未被切断,大多数暂时性神经病变应该会好转。对于永久性损伤的患者,腭部功能障碍的康复可以通过腭部修复术和声带麻痹矫正术得到有效治疗。所有这类患者都应该考虑发音和吞咽康复治疗。

（赵腾　于振坤　译）

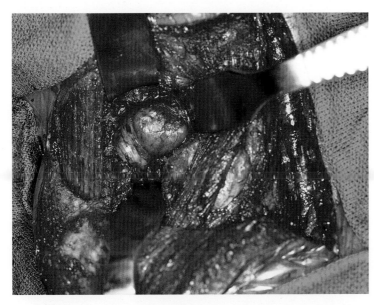

图 14.131　后腔室肌肉组织被分割,以调动肿瘤的颈部成分。

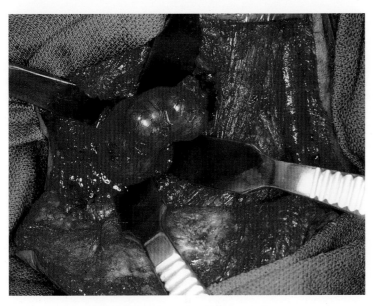

图 14.132　将肿瘤由周围软组织剥离。

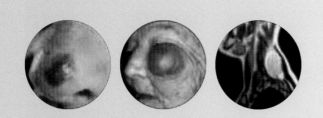

关键词

脂肪瘤

血管瘤

神经鞘瘤

脊索瘤

骨骼

头颈部软组织肿瘤仅占需手术切除的头颈部肿瘤中很少一部分。这些肿瘤可能发生在头颈部的肌肉筋膜间隔或脏器间隔。良、恶性软组织肿瘤的组织学分类列于表 15.1。2013 年世界卫生组织（WHO）对软组织肿瘤的最新分类导致了许多肿瘤命名的变化，肿瘤学家应重视这些变化以避免混淆。

表 15.1 良性和恶性软组织肿瘤的组织学分类

组织来源	良性	交界性*	恶性
脂肪	脂肪瘤	非典型脂肪瘤	脂肪肉瘤
纤维组织/肌成纤维细胞	纤维瘤	韧带样皮肤纤维肉瘤，孤立性纤维瘤	纤维肉瘤，黏液纤维肉瘤，低度纤维黏液肉瘤，恶性纤维组织细胞瘤/未分化多形性肉瘤
血管	血管瘤	卡波西样血管内皮瘤	血管肉瘤，上皮样血管内皮瘤
淋巴管	淋巴管瘤		淋巴管肉瘤
平滑肌	平滑肌瘤		平滑肌肉瘤
骨骼肌	横纹肌瘤		胚胎性横纹肌肉瘤，肺泡横纹肌肉瘤，多形性横纹肌肉瘤
神经鞘肿瘤	施万细胞瘤，神经细胞瘤，颗粒细胞瘤		恶性周围神经鞘膜肿瘤，上皮样恶性周围神经鞘膜肿瘤，恶性颗粒细胞瘤
分化不确定的肿瘤	纤维黏液瘤，黏液瘤	不典型纤维黏液瘤，肌上皮瘤，磷酸盐尿性间叶肿瘤	滑膜肉瘤，上皮样肉瘤，牙槽软组织肉瘤，骨骼外尤因肉瘤，未分化/未分类肉瘤
混杂/其他	骨骼外脑膜瘤	脊索瘤	

头颈部最常见的良性肿瘤包括脂肪瘤、血管瘤、淋巴管瘤和纤维瘤，其中血管瘤和淋巴管瘤在儿童中最常见。成人中只有 4.3% 的软组织肉瘤发生在头颈部（图 15.1）。成人软组织肉瘤在头颈部的部位分布如图 15.2 所示。软组织肉瘤几乎可以发生在头颈部的任何解剖部位，但腮腺、颈部、面部、前额和头皮是最常见的部位。其最常见的临床表现为肿块病变或由于压迫相邻神经血管或深部结构而引起的症状。软组织肿瘤的诊断很容易通过临床检查得出，但为了制订外科治疗计划，还需要其他的辅助检查，包括影像学评估和准确的组织学诊断。图 15.3 显示成人头颈部软组织肉瘤的组织学分布。

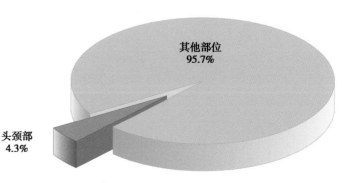

图 15.1 成人软组织肉瘤的分布。

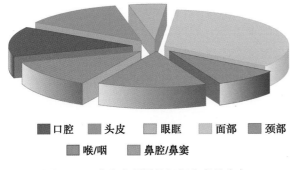

图 15.2 成人头颈部软组织肉瘤的分布。

■ 口腔 ■ 头皮 ■ 眼眶 ■ 面部 ■ 颈部
■ 喉/咽 ■ 鼻腔/鼻窦

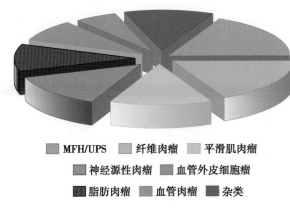

■ MFH/UPS ■ 纤维肉瘤 ■ 平滑肌肉瘤
■ 神经源性肉瘤 ■ 血管外皮细胞瘤
■ 脂肪肉瘤 ■ 血管肉瘤 ■ 杂类

图 15.3 成人头颈部软组织肉瘤的组织学分布。MFH, Malignant fibrous histiocytoma, 恶性纤维组织细胞瘤；UPS, undifferentiated pleomorphic sarcoma, 未分化多形性肉瘤。

评估

大多数患者以肿块病变为主诉，伴或不伴局部压迫症状。在面部、颈部或头皮的肿物会出现可见的畸形，而在口腔、咽部或喉部的肿物可能会有上呼吸道阻塞的症状。临床评估需要对肿物进行详细的体格检查，其位置、大小、质感和活动度是临床诊断的重要指标。脂肪瘤通常表现为质地柔软的肿块，且与深部组织之间活动性良好（图 15.4）。另一方面，血管瘤和淋巴管瘤也是质地柔软的，感觉有弹性或囊性。深部的肌肉内血管瘤表现为弥漫的、边界不清的质软包块，需要进行影像学评估以确定肿瘤的大小和位置。相反，纤维组织来

源或神经源性肿瘤质地韧或硬。如果肿瘤与周围或深部组织固定，应怀疑恶性的可能。双合诊通常会提供足够的关于病变性质的信息（图 15.5）。血管病变累及皮肤可表现为典型的瘀斑样变色，如血管肉瘤。结节状血管性病变累及皮肤时，颜色表现从樱桃红到紫色不等。体格检查应特别注意肿瘤是否有皮肤、皮下组织、肌肉或骨的固定。对于咽喉部的病灶，内镜可以帮助确定肿瘤的确切位置和范围。

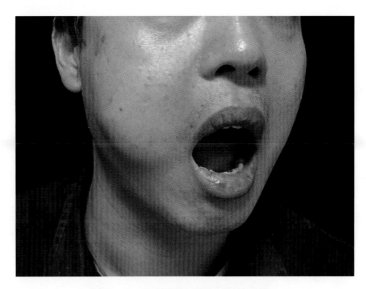

图 15.5 右颊部的纤维软组织肿瘤。

影像学评估

准确评估头颈部软组织肿瘤的侵犯范围需从三维对肿瘤检查。评估病变的范围及其与周围重要器官的关系时，CT、MRI 扫描是最有价值的检查。对于血供丰富的血管或神经源性肿瘤，需行磁共振血管造影术（MRA）或直接动脉造影。对血供丰富的病变，在直接血管造影时发现有大的主供血管，应考虑术前进行血管栓塞以减少术中出血。

图 15.6 为一颈后巨大脂肪瘤患者的 CT 扫描图像。图中

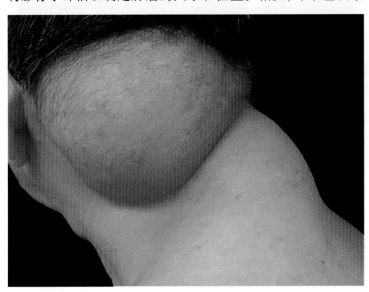

图 15.4 枕骨下的巨大脂肪瘤。

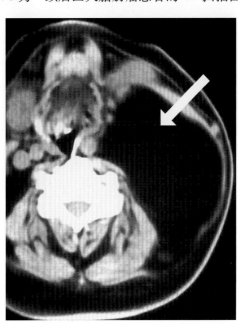

图 15.6 CT 轴位像示患者颈后区的一巨大脂肪瘤（箭头）。

可见一均匀、边界清楚的低密度肿块占据了整个左颈后部。如病变侵犯其深层骨质,为准确评估骨质受侵程度,需观察 CT 的骨窗。与 CT 图像相比,MRI 能够提供轴位、冠状位和矢状位的图像,能更准确判断病变的解剖部位。图 15.7~图 15.9 为一舌血管瘤患者不同方位的 MRI 图像,轴位、冠状位和矢状位的 T₁ 加权成像清晰显示出了病变在舌肌内的大小和范围。

除了增强 CT 和增强 MRI 外,CT 的三维重建可以使人们对肿瘤的位置和范围进行准确的三维评估,从而制订合适的手术切除和重建计划。图 15.10 所示患者在咬肌间隙有一个孤立的纤维瘤。其轴位、冠状位和矢状位的 CT 和 MRI 图像如图 15.11~图 15.13 所示。其 CT 扫描和 CT 血管造影的三维重建清晰显示了肿瘤的位置和范围,下颌骨、眶底、颅底的受累和移位情况,以及肿瘤的血供情况(图 15.14)。

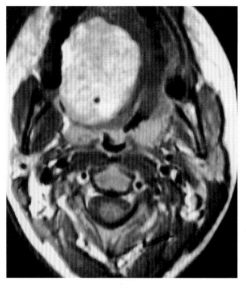

图 15.7 舌血管瘤患者的 MRI 轴位 T₁ 加权像,可见病变边界清楚。

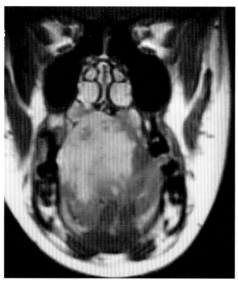

图 15.8 图 15.5 同一患者的 MRI 冠状位 T₁ 加权像,可见血管瘤跨过了中线。

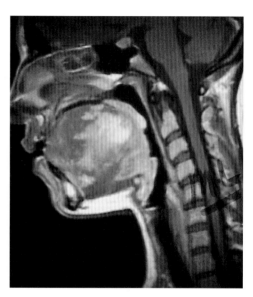

图 15.9 图 15.7、图 15.8 患者的 MRI 矢状位 T₁ 加权像。

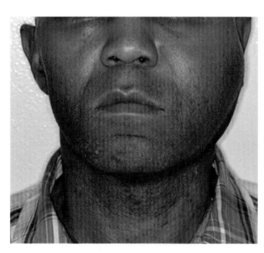

图 15.10 咬肌间隙巨大软组织肿瘤患者的外观。

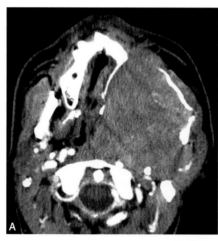
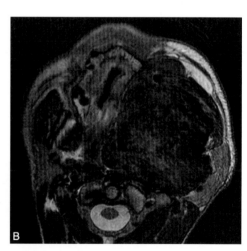

图 15.11 A. 增强 CT 轴位像示一巨大肿瘤已逐步侵蚀左上颌骨骨质和翼板;B. 对应的 MRI 轴位 T₂ 加权像,清晰地显示出了有包膜的肿瘤,推压周围组织,与左上牙槽、颊部脂肪和软组织、椎前筋膜、左腮腺深面和下颌后静脉的关系。

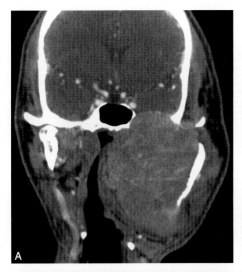
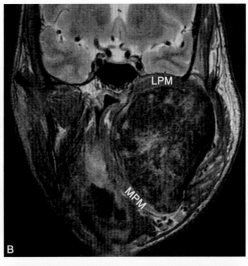
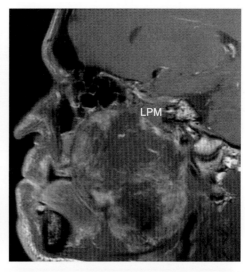

图 15.12　A.颈部增强 CT 冠状位像可见肿瘤广泛侵犯颅底骨质,而与人脑硬脑膜的交界处有明显的分界,没有侵袭迹象;B.对应的 MRI 冠状位 T₂ 加权像,可见肿瘤上界由翼外肌(lateral pterygoid muscle,LPM)与颅底骨质隔开。肿瘤内侧界由翼内肌(medial pterygoid muscle,MPM)与翼板和下颌骨隔开。

图 15.13　MRI 矢状位 T₁ 加权像,可见翼外肌(LPM)将颅底与不均匀强化的肿瘤隔开。

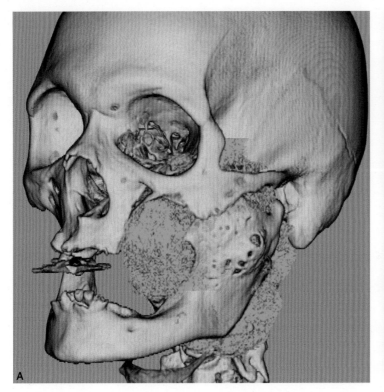
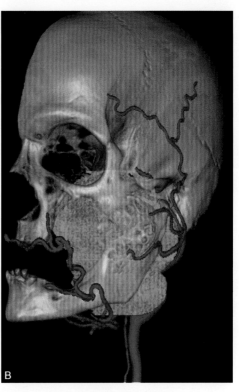

图 15.14　CT 扫描(A)和 CT 血管造影(B)三维重建,可见肿瘤与周围骨质的关系和动脉血供情况。

活检

　　对临床检查怀疑为恶性软组织肿瘤的患者,在确定最终手术治疗方案之前,必须有准确的组织学诊断。活检技术如图 15.15 所示。尽管细针穿刺细胞学检查对某些患者可能有价值,但粗针活检对软组织肿瘤准确的形态学分类非常关键。这种方法可通过 Tru-Cut 活检针、切开活检或切除活检(对小的、边界清楚的肿物)完成。如果要进行切开活检,切口的位置应位于随后正式手术切除范围内。活检切口位置不当常会影响根治性手术的疗效。

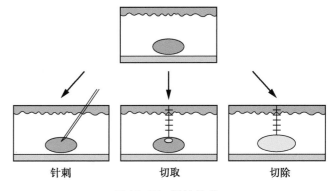

图 15.15　活检技术。

分期

软组织肉瘤的 TNM 分期系统纳入了肿瘤的解剖和组织学特征。因此,除了肿瘤大小和局部浸润(T)、淋巴结(N)和远处转移(M)之外,还添加了原发肿瘤的组织学分级以确定肉瘤的分期(表 15.2)。为了划分分期,美国癌症联合委员会(AJCC)目前正在基于此新分类收集数据。

表 15.2	新修订头颈部软组织肉瘤 TNM 分期(AJCC 第 8 版)
T_1	肿瘤≤2cm
T_2	2cm<肿瘤≤4cm
T_3	肿瘤>4cm
T_4	肿瘤侵犯周围结构
T_{4a}	侵犯眼眶、颅底、硬脑膜、中央室、面部骨骼、翼状肌
T_{4b}	侵犯脑、椎前肌、包绕颈动脉、中枢神经系统
N_0	无区域淋巴结转移
N_1	区域淋巴结转移
M_0	无远处转移
M_1	有远处转移
G_1	肿瘤分化、核分裂、坏死评分 2~3 分
G_2	肿瘤分化、核分裂、坏死评分 4~5 分
G_3	肿瘤分化、核分裂、坏死评分 6~8 分

影响治疗选择的因素

对于所有的软组织肿瘤,手术切除是最主要的治疗方式。对良性肿瘤来讲,可根据肿瘤的大小、解剖部位设计出合理的手术方案,将良性肿瘤整块切除。对富含血供的病变,最好在术前进行血管栓塞,以尽可能减少术中出血。而对恶性软组织肿瘤,则需考虑到影响预后的各种因素,包括肿瘤的组织学类型、分级、肿瘤的大小和位置。以三维立体方式完整切除肿瘤并保留一定的安全切缘,是任何部位软组织肉瘤外科治疗的原则。但由于头颈部与许多重要器官和结构毗邻,因此并不能严格遵循软组织肉瘤的外科治疗原则。在进行手术时,通常根据具体肿瘤来决定切缘,以免为单纯保证所谓的“充足安全缘”而牺牲或损伤重要结构。一般来说,低分级、小范围的病变预后较好;而高分级、大范围者局部复发和远处转移的风险高,预后也较差。区域淋巴结通常不做预防性切除。

放疗的作用

对组织学上高度恶性、肿瘤切缘不安全或接近的患者,都应考虑行术后辅助放疗。外照射放疗或近距离放疗具有同样的疗效,需根据肿瘤的部位、组织学分类以及照射野大小选择适当的放疗方式。尽管辅助放疗可增强局部控制率,但整体生存率的改善并不明显。

术前准备

对于大多数需行手术治疗的软组织肿瘤患者,不需特殊的术前准备。但如需行大手术,应考虑到术中可能失血较多,需在术前配血。如前所述,对富含血供的病变最好在术前进行血管栓塞。如有可能行颈动脉切除,术前需进行球囊阻塞实验以测试脑血流情况,某些情况下还应考虑行动脉旁路移植。根据肿瘤的大小、范围和手术缺损的部位,术前还应考虑到进行适当的重建手术,包括微血管游离组织移植。如肿瘤接近或侵及颅底,需神经外科协助,也应当在术前计划好。同样,向纵隔或胸部延伸的肉瘤,可能需要胸外科医生的协助,以安全、完整地切除肿瘤。如切除肉瘤时手术需进入脏器内,术前应适当使用抗生素以降低术后脓毒症的风险。

脂肪组织肿瘤

颈部脂肪瘤

头颈部脂肪瘤可表现为单纯的皮下病变,也可以是复杂的深部肿瘤,这里列举几个病例以供管窥头颈部脂肪瘤。图 15.16 的 CT 显示一巨大脂肪瘤,位于颈后间隙、食管后/椎体前区。患者表现为长期的左颈前饱满感和口咽后壁隆起。口咽和下颈部的 CT 轴位像可见一均匀、清晰的非强化肿块在椎前间隙(类似于皮下脂肪),符合脂肪瘤的影像学诊断(图 15.16)。同一水平的 MRI 轴位 T_1 加权像可见类似的、边界清晰的脂肪密度肿块(图 15.17)。切除术使用沿着颈中部皮纹的横切口,切口长度足以显露病变即可。皮肤切口达颈阔肌深面,切开胸锁乳突肌浅面筋膜,显露病变。交替进行钝性和锐性分离,将胸锁乳突肌与肿瘤分离,向外牵拉颈动脉鞘(图 15.18),显露出一包膜完整、黄色、光滑肿物。交替行钝性和锐性分离,仔细将肿瘤游离,注意上方的喉上神经和下方的喉返神经。将甲状腺上动脉适当解剖,喉上神经拉向头部,有时甚至也需要把甲状腺下动脉分离。之后就可以将肿瘤完整游离(图 15.19)。肿瘤的供血血管较小,可以将其钳住、分离结扎,之后将标本整块切除(图 15.20)。通常无须术野引流,最后皮肤切口分层闭合。

脂肪瘤可发生在头颈部的任何部位,偶尔也可见于大涎腺附近或实质内。图 15.21 为一腮腺尾叶柔软肿块患者。鉴别诊断应考虑为腮腺肿瘤、脂肪瘤或腮腺血管性病变。影像学检查提示为脂肪瘤。显露腮腺病变需行标准的腮腺切除术切口,于颈阔肌深面向上翻开皮瓣。因面神经分支自腮腺边缘穿出,所以翻开皮瓣时需尽量靠近颈阔肌,以免损伤。皮瓣翻开后可见肿块如图 15.22 所示。为避免面神经腮腺内分支的损伤,在钝、锐性分离病变时,应尽可能贴近肿瘤包膜。皮肤切口分层关闭,皮下置一 Penrose 引流管,术后 24 小时拔除。

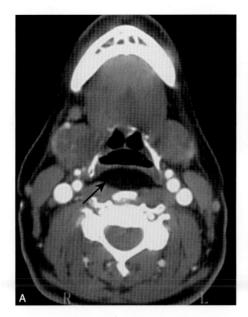
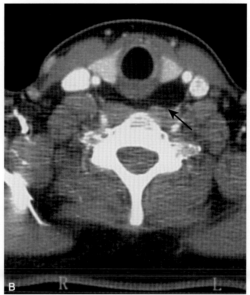

图 15.16 增强 CT 示会厌(A)、下颈部(B)水平的椎前间隙脂肪瘤(箭头)。

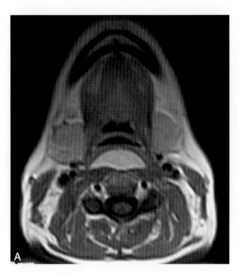
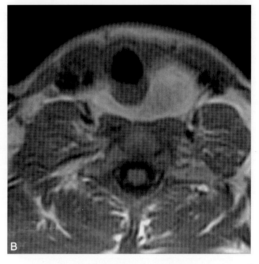

图 15.17 MRI 的 T_1 加权像示会厌(A)、下颈部(B)水平的椎前间隙脂肪瘤。

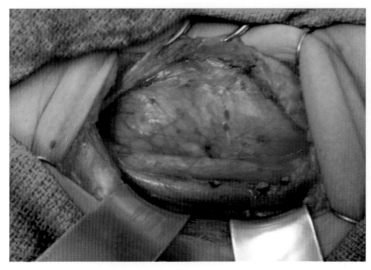
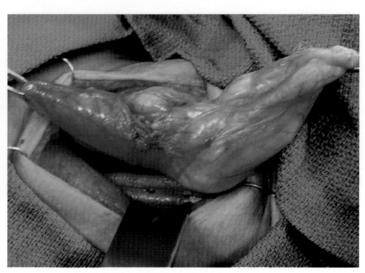

图 15.18 向外侧牵拉胸锁乳突肌以显露椎前间隙的脂肪瘤。

图 15.19 所有的脂肪瘤小叶被分离牵出。

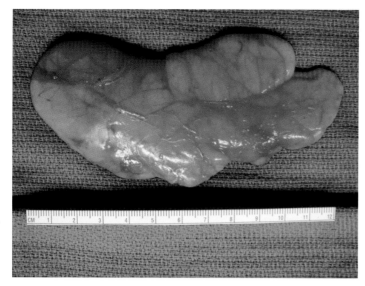

图 15.20 手术标本示脂肪瘤完全切除且包膜完整。

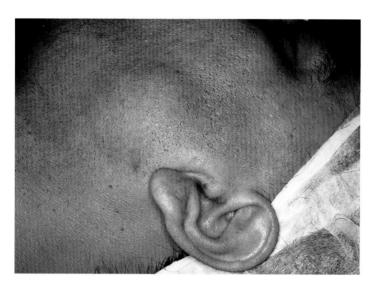

图 15.21 腮腺尾叶质软肿块。

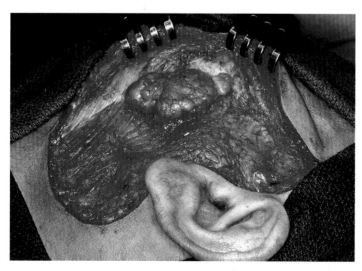

图 15.22 腮腺尾叶表面的脂肪瘤。

罕见情况下,脂肪瘤也可发生于咽旁间隙深面和椎前间隙。图 15.23 所示的患者存在进行性吞咽困难并自觉消化道狭窄。张口检查发现患者咽后壁至左侧后壁有一个巨大肿块,阻塞呼吸道和消化道。病灶触诊质软,上起软腭后的鼻咽部,下至梨状窝侧壁,超过椎前间隙中线至对侧,并将咽后壁

和扁桃体向前挤压。上颈部增强 CT 可见,左侧颈动脉鞘后方、椎前间隙内有一分叶状脂肪瘤,一直延伸到咽旁间隙(图 15.24)。MRI 冠状位像可见肿瘤的上、下范围和咽后外侧壁移位情况(图 15.25)。

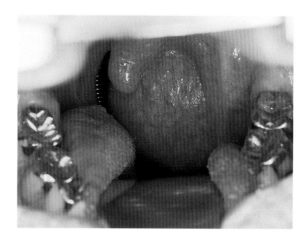

图 15.23 口内检查示咽左后外侧壁的黏膜下肿物,悬雍垂被推到对侧。

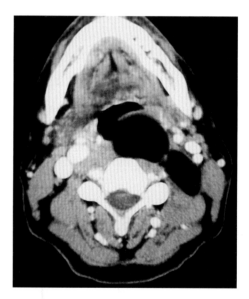

图 15.24 CT 轴位像示左侧椎前间隙多叶肿瘤,在颈动脉鞘后侵入咽旁间隙。

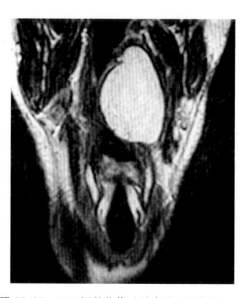

图 15.25 MRI 冠状位像示肿瘤的上下范围。

切除该病变需行颈中部切口,于胸锁乳突肌深面和颈动脉鞘内侧小心分离,自咽旁间隙及椎前间隙内游离并牵拉出肿瘤。把甲状腺上动脉分离结扎,喉上神经向头侧牵拉,喉咽向内侧牵拉,颈动脉鞘向外侧牵拉,充分显露出病变,于肿瘤包膜外将其整块切除。手术标本如图 15.26 所示,位于椎前/咽旁间隙的巨大脂肪瘤已被完整切除。

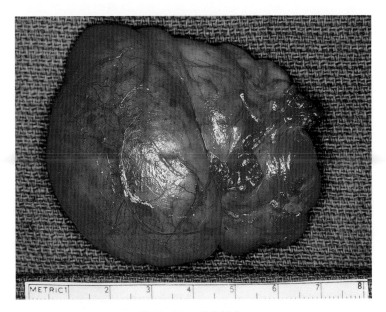

图 15.26　手术标本。

Madelung 病临床表现为弥漫性脂肪浸润,可发生于颈部任何部位,包括锁骨上窝、颌下和腮腺周围。常见于地中海区域的男性。图 15.27 所示患者由于 Madelung 病而出现的双面部及颈部的进行性肿胀。该病变手术的目的是美容,但手术过程非常烦琐、费时。手术类似于改良性颈清扫术,需保护所有重要结构,包括胸锁乳突肌、颈内静脉、副神经、颌下腺和颈丛外周皮神经,以便尽可能减轻术后颈部皮肤的麻木感。由于脂肪弥漫性浸润到解剖间隙和筋膜间室,所以一般并不容易分离出组织平面。建议分期进行双侧手术,以减少失血和手术时长。患者双颈术后 1 年的外观如图 15.28。

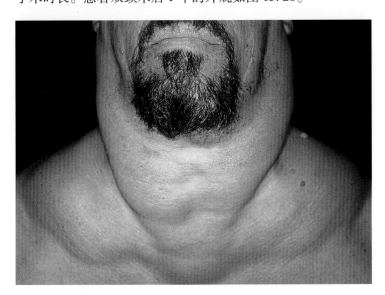

图 15.27　Madelung 病患者双颈、双面部进行性肿胀。

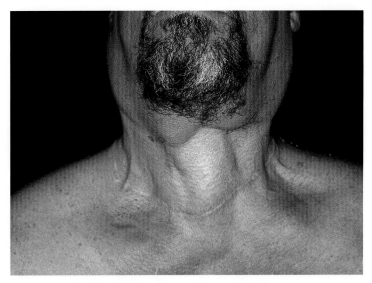

图 15.28　患者分期手术切除后外观。

下咽低级别脂肪肉瘤(非典型脂肪瘤样肿瘤)

脂肪肉瘤可发生于头颈部筋膜或脏器,表现为软组织肿瘤。手术切除范围主要根据原发肿瘤的解剖部位、大小及组织学分级决定。患者表现为咽喉部轻微不适数月,下咽及喉内镜检查见左侧梨状窝内侧壁有一个光滑的黏膜下肿物(图15.29)。黏膜光滑无溃疡,梨状窝尖部正常。图 15.30 为患者钡餐检查的 X 线图像,可见于环后区有一边界清楚的肿块,部分阻塞颈段食管。内镜下可见肿瘤位于喉及环后区肌肉表面,有蒂,活动。

该部位的大多数恶性病变均需行下咽切开术,并要有足够的切除范围。但由于该患者肿瘤较小、边界清楚、带蒂,因此,可在内镜下完整切除肿瘤。患者取仰卧位,经气管内插管全麻,用宽的 Jako 支撑喉镜撑开喉部显露病变,将手术显微镜置于术野,使病变清晰显露,以便手术切除。应用内镜器械自肿瘤蒂部开始沿肿瘤包膜切除,也可以通过 CO_2 激光自肿瘤蒂切除。手术标本大体上看类似脂肪瘤,切除完整(图15.31)。标本组织学检查示病变为低级别脂肪肉瘤。由于肿

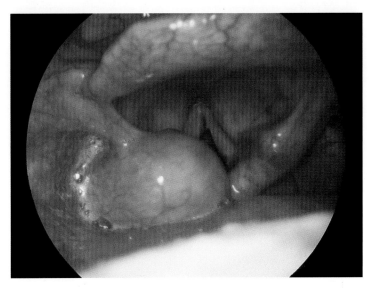

图 15.29　下咽内镜检查见一光滑的黏膜下病变。

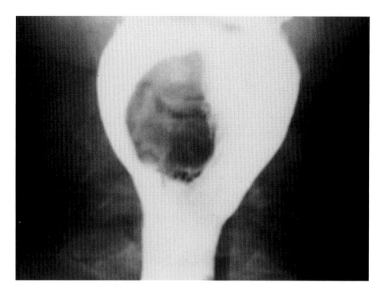

图 15.30　钡餐检查示左梨状窝充盈缺损。

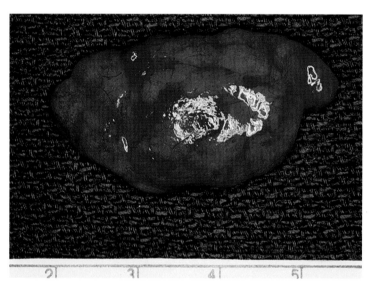

图 15.31　手术标本。

瘤属于恶性病变,切除范围较局限,术后给予外照射放疗以加强局部控制率。

　　与分化较好的脂肪肉瘤相比,高级别脂肪肉瘤为一种边界不清的浸润性病变。在这类高级别脂肪瘤样肿瘤中,有去分化脂肪肉瘤、黏液脂肪肉瘤和多形性脂肪肉瘤。高达 10% 的高分化脂肪肉瘤可能会发展为高级别、去分化的脂肪肉瘤。因此,手术需沿临床上可触及的、经影像学检查证实的肿瘤边界进行根治性整块切除,包括肿瘤及其周围的正常组织。根治性切除术包括各个组织平面,如有必要,甚至需牺牲周围正常的软组织、肌肉以及神经、血管结构。如手术不能得到明确的阴性切缘,应考虑用后装导管对残余肿瘤进行组织间的植入照射治疗。临床应用的放射源是 ^{192}Ir 或 ^{125}I。如果大体上看切缘干净,但仍担心切缘镜下阳性的可能,可选择外照射治疗。与内照射治疗相比,外照射治疗对残余肿瘤的控制与之相近。总体上讲,高度恶性肉瘤和直径超过 5cm 的肉瘤需进行术后辅助性放射治疗,以增强肿瘤的局部控制率,但无法改变长期生存率。

纤维组织肿瘤

纤维瘤和良性纤维组织肿瘤

　　头部良性纤维瘤比较少见。但成纤维细胞来源的肿瘤可表现为良性纤维瘤、钙化纤维瘤或者单纯良性纤维组织肿瘤。一类更具侵袭性的良性纤维瘤样肿瘤是孤立性纤维瘤,其局部侵袭性和局部复发风险都较高。这些病变的手术治疗方式是在保全重要结构的同时,将肿瘤于包膜外完整切除。图 15.32 的患者在颈部右侧靠近甲状软骨板处有一质硬肿块,已有多年病史。患者主诉近来局部不适,肿块逐渐增大。CT 轴位平扫可见颈中部、甲状腺上极后方有一钙化肿物,如图 15.33。切除肿瘤需行颈部正中切口,充分游离肿瘤周围组织后,将肿瘤完整切除。

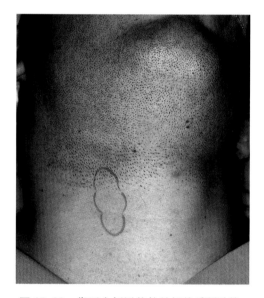

图 15.32　靠近右侧甲状软骨板的质硬肿块。

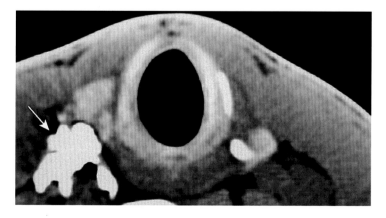

图 15.33　CT 轴位平扫示颈部中央有一钙化肿物(箭头)。

隆突性皮肤纤维肉瘤

　　隆突性皮肤纤维肉瘤 (dermatofibrosarcoma protuberans, DFSP) 是一种纤维组织来源的低度恶性肿瘤,最常见于头颈部,也可见于肩部或躯干,罕见于四肢。肿瘤起源于皮肤真皮层,常表现为多结节病变(图 15.34)。这位患者在过去 3 年,额部出现多个结节。多数患者发病初期无深部组织浸润,因此,手术时仅切除受累的皮肤及其深部的软组织即可。

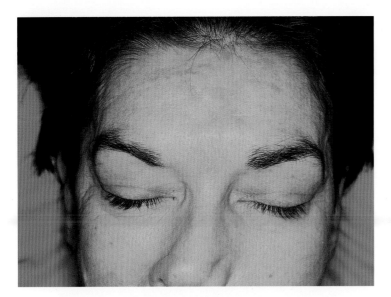

图 15.34 隆突性皮肤纤维肉瘤患者前额多结节病变。

图 15.35 示该患者手术切除的范围。需要注意的是,该病变有多个结节,彼此之间相隔数厘米,因此需要广泛切除前额皮肤及其深面的软组织直至颅骨膜。由于肿瘤在颅骨膜表面可以活动,所以切除肿瘤表面的皮肤、皮下组织及其深面的枕额肌即可达到满意效果。手术缺损导致额骨表面裸露,因此需要带血管蒂的皮瓣进行重建。该患者使用前臂游离皮瓣修复,术后的外观和功能令人满意(图 15.36)。

头皮隆突性皮肤纤维肉瘤切除,游离背阔肌皮瓣+植皮重建

该患者在前额发际线处有一巨大的结节状突起,为隆突性皮肤纤维肉瘤(图 15.37)。病史已有 7 年。肿瘤在骨膜表面可移动,影像学检查未发现任何颅骨侵犯。这种肿瘤的手术治疗需要广泛的三维切除,包括深面的颅骨骨膜。大块的头皮被切除,显露出了额骨和顶骨。这种大面积的缺损需要游离组织瓣进行重建。该患者使用背阔肌肌瓣覆盖骨面,并

为中厚皮片提供软组织支持。受体血管与左侧颞浅血管吻合。患者术后 6 周外观如图 15.38A 所示,注意此时植皮已经完全覆盖了下方的肌肉。随着时间的推移,移植区域逐渐呈现出周围头皮的颜色和质地,外观恢复良好(图 15.38B)。需要强调的是,为了长期控制这种肿瘤,初次治疗时的广泛三维切除是必要的。

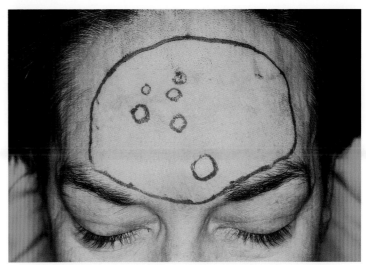

图 15.35 皮肤切除范围。

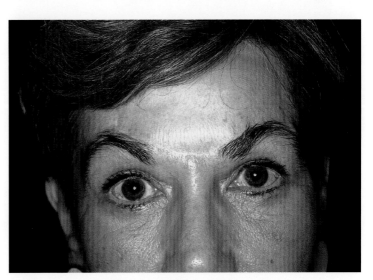

图 15.36 术后 2 年患者外观。

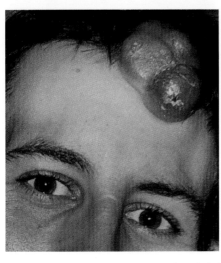

图 15.37 头皮上的巨大结节样皮肤纤维肉瘤。

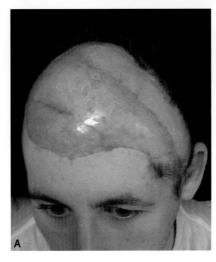
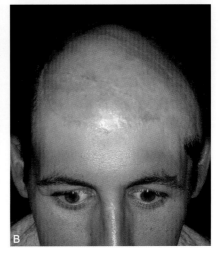

图 15.38 患者术后 6 周(A),1 年(B)的外观。

颈部纤维骨性病变（Gardner 综合征）

良性纤维骨性病变在 Gardner 综合征患者中相当常见。病变通常为多发，有时会因局部侵袭而变得很大。尽管可以有广泛的局部生长和侵袭，但其在组织学上是良性的，没有转移的可能性。图 15.39 所示患者是一名 12 岁男孩，患有 Gardner 综合征合并多发性结肠息肉病，为此，他已行结肠切除术。此外，他身体各部位有多处无症状的纤维瘤性病变。然而，他右侧上颈部的肿瘤在过去的 4 年明显增长，导致面部畸形。影像学提示这是一个广泛的软组织肿瘤，推挤下颌骨体部造成了发育性生长畸形（图 15.40）。

手术可以帮助这个孩子解决面部畸形，使下颌骨正常生长。切口设计如图 15.41 所示，计划切除肿瘤表面的大块皮肤，以使术后实现面部对称。虽然这些肿瘤在影像中似乎是相对乏血供的，但其实它们有丰富的微循环，在术中可能会导致小血管出血。面神经下分支的保护是至关重要的，一旦确定了面神经，就可以沿着肿瘤周围的软组织边界进行解剖（图 15.42），最终将肿瘤整块切除。手术后的巨大空腔负压引流，

常规关闭伤口。术后 6 个月，患者的面部轮廓恢复良好且对称（图 15.43）。

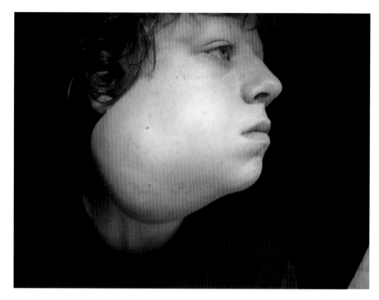

图 15.39 Gardner 综合征患者的纤维骨性肿瘤。

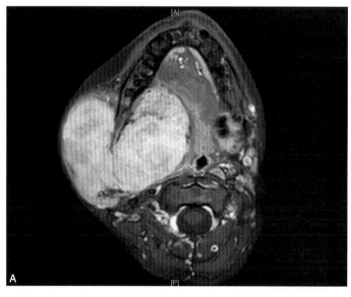

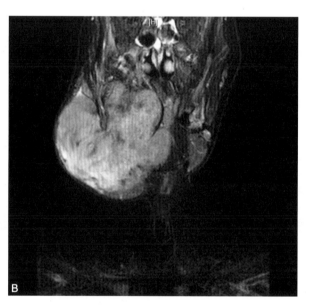

图 15.40 MRI T_1 加权像，可见下颌骨体部周围广泛肿瘤。A. 轴位；B. 冠状位。

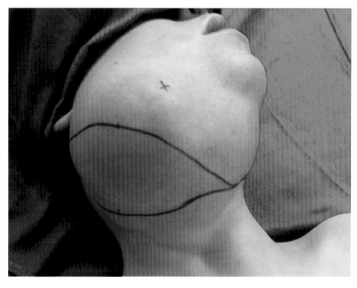

图 15.41 切口设计，计划切除肿瘤表面的部分皮肤。

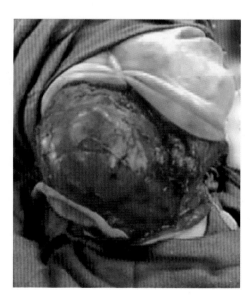

图 15.42 分离面神经后，将肿瘤环周游离出来。

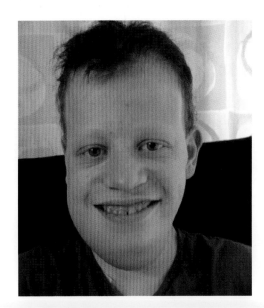

图 15.43　患者术后 6 个月的外观。

枕部孤立性纤维瘤（血管外皮细胞瘤）

孤立性纤维瘤（旧称"血管外皮细胞瘤"）是一类起源于成纤维细胞的低度恶性肿瘤。虽然它具有局部侵袭性，但罕见转移。当这类病变发生于胸膜腔时，常被称为孤立性纤维瘤，而血管外皮细胞瘤通常用于脑膜的病变，以反映其侵袭性表现。然而对这些局部侵袭性肿瘤的确切命名，病理学家之间仍有很大的分歧。图 15.44 所示患者的左颈枕下区有一肿块。曾在外院局部切开进行活检。临床检查：肿块约 5cm 大小，表面光滑，丰满，不活动。肿瘤表面听诊可闻及血管搏动音。

上颈部 CT 扫描显示于第二颈椎水平椎旁区有一强化病变（图 15.45），肿瘤边界清楚，位于上颈椎的横突和后弓之上。主动脉造影显示肿瘤主要血供来自左侧椎动脉。选择性

左侧椎动脉造影侧位片显示左侧枕下区有一富含血管的病变（图 15.46），靠近第二颈椎横突的椎动脉弯曲部有一部分被该病变包绕。

左侧椎动脉造影前后位片证实椎动脉与这一血管丰富的病变关系密切（图 15.47）。尽管肿瘤血供丰富，但由于供血动脉纤细，不可能进行术前栓塞。影像学检查证实肿瘤无椎内或颅内侵犯。

手术切除这类血管丰富、部位复杂的病变时，需做好术前准备，首先要备好充足的血。由于病变邻近上颈椎，还需准备好骨科器械，准备 Fogarty 球囊导管以防椎动脉破裂造成不可控制的出血。

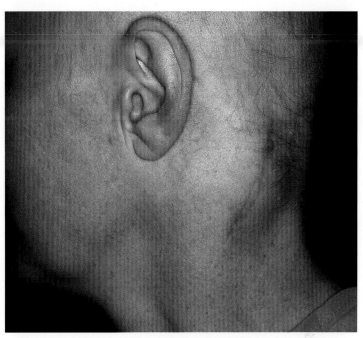

图 15.44　左颈枕下区的肿块。

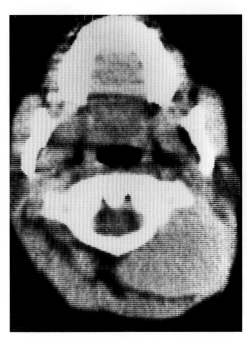

图 15.45　CT 轴位像示椎旁区强化肿物。

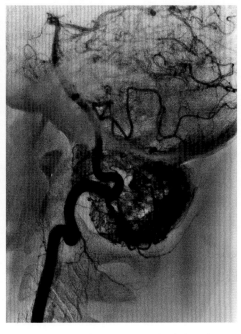

图 15.46　左侧椎动脉造影侧位像示病变富含血管。

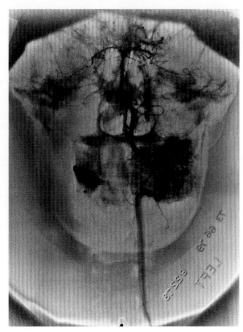

图 15.47　左侧椎动脉造影前后位像示椎动脉与这个高度血管化的病变关系密切。

患者经气管内插管全身麻醉后,俯卧于手术台,用神经外科器具将头屈曲位固定(图15.48)。取倒 U 形切口,自第七颈椎棘突正中开始,向头侧延伸至枕区上部,然后向后下弯曲,包绕前次活检瘢痕,向下沿颈侧与斜方肌平行。切开皮肤及皮下软组织,向下翻开皮瓣如图15.49所示。枕区头皮出血常较剧烈,术中用电凝止血。向下翻开皮瓣至颈中部,充分显露颈椎。

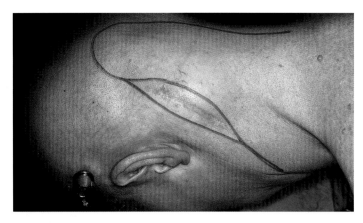

图15.48 用神经外科夹具将头部屈曲位固定,手术切口如图所示。

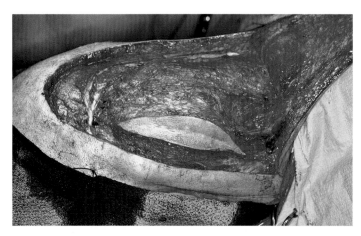

图15.49 于肌肉表面向下翻皮瓣。

首先自枕区开始分离肿瘤,于枕骨下缘切断枕下肌群的附着,如图15.50所示。显露枕下区,保留附着于肿瘤假包膜的软组织。沿中线切开棘突表面软组织,向侧面分离,保留棘突旁肌肉与肿瘤相连。

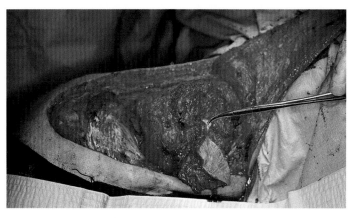

图15.50 于枕骨下缘分离枕下肌肉。

将左侧棘突旁肌肉于肿瘤下缘切断,进一步分离肿瘤的深面,可使其向前外侧翻转,显露出颈椎后板和横突后面。分离时应小心、轻柔,以免损伤椎动脉的弯曲部分(图15.51)。供应肿瘤的椎动脉分支应小心分离,单独结扎。

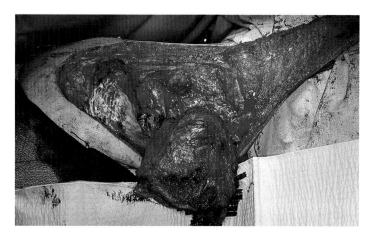

图15.51 在颈椎后板上解剖,小心保护椎动脉后,将游离的肿瘤翻向外侧。

小心、缓慢地分离椎动脉与肿瘤粘连部分,如图15.52所示。现在可将肿瘤完全游离后切除。在游离肿瘤过程中可能有少量出血。但如果在处理椎动脉颅外部分时动作粗暴,可能会造成大量出血。肿瘤切除后术野显示出裸露的枕骨、棘旁肌肉的断端、中部颈椎横突和棘突以及完整保留的椎动脉弯曲部(图15.53)。关闭切口前彻底止血。

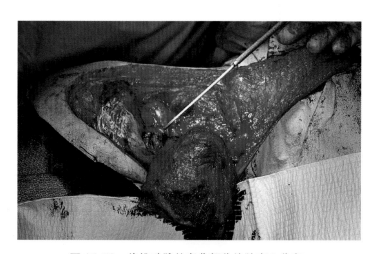

图15.52 将椎动脉的弯曲部分从肿瘤上分离。

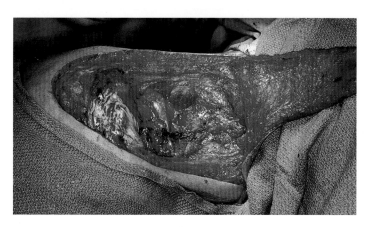

图15.53 肿瘤切除后的术野。

冲洗伤口,置入 Penrose 引流管,分两层关闭切口(图 15.54)。由于手术创面大,为防止肌肉断端渗血,需加压包扎。因颈椎完整,不需固定。尽管枕骨下肌群和上颈部分棘突旁肌群均被切断,但颈椎的稳定性仍然完整。

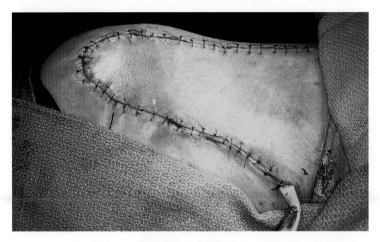

图 15.54　关闭切口。

标本上可见上次活检瘢痕、肿瘤及切除完整的周围软组织(图 15.55)。标本切面可见组织丰满、均匀、边界清楚的肿瘤(图 15.56),组织学检查证实为孤立性纤维瘤。患者术后的外观如图 15.57。尽管患侧颈后三角肿瘤切除处有明显的软组织缺损,但颈椎的稳定性仍保持完整,头颈部活动不受影响。

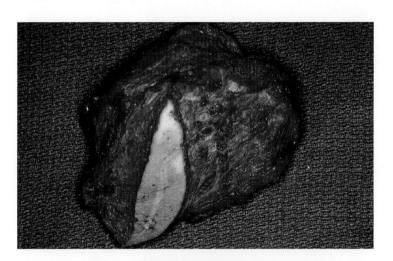

图 15.55　手术标本。

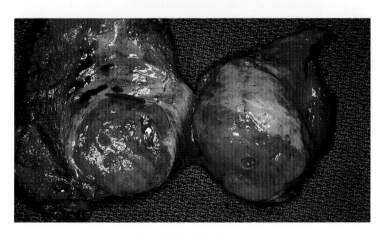

图 15.56　标本切面。

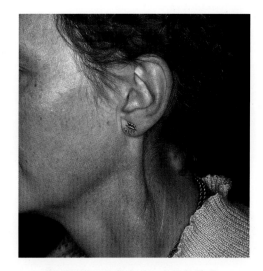

图 15.57　患者术后 3 个月的外观。

未分化多形性肉瘤(恶性纤维组织细胞瘤)

未分化多形性肉瘤(undifferentiated pleomorphic sarcoma, UPS;旧称"恶性纤维组织细胞瘤", malignant fibrous histiocytoma, MFH)可发生在头颈部的任何部位。这种肿瘤的特征为邻近软组织和骨的局部浸润,具体表现取决于肿瘤的原发部位。这种侵袭性软组织恶性肿瘤需行根治性切除术,包括肿瘤周围及深层组织的广泛切除。

鼻唇区未分化多形性肉瘤

图 15.58 所示患者沿右鼻唇沟区域有一软组织肿瘤,位于上颌骨鼻突。MRI 轴位和冠状位像可见肿瘤边界清楚,侵犯上颌骨鼻突、右鼻翼软骨和鼻骨下端交界的最下端。肿瘤在鼻内镜下不易看到,但在右鼻唇沟区可轻易触及。穿刺活检提示这是一个高度恶性的纤维源性肿瘤。鼻侧切口的标记为鼻翼和鼻背的亚单元周围(图 15.59)。图 15.60 所示 MRI 可见右鼻腔前外侧壁有一个边界清楚的肿块,累及皮下软组织,延伸至黏膜下平面。

用刀切开皮肤,电刀在皮下平面翻开皮瓣(图 15.61),在可触及肿瘤的周围保留充足的软组织。翻开皮瓣向外到上颌骨前壁,向上到鼻骨下端,向下到前颌区,向内到鼻腔黏膜。这样肿瘤可以完全显露,进而将肿瘤和鼻腔软骨侧壁完整切除(图 15.62)。切除后的术野可见鼻腔外侧壁有一个贯通性的缺损(图 15.62),用电刀止血。由于手术缺损较小,不需要特别的重建。保留充足的软组织切缘,将手术标本整体取出(图 15.63)。填塞鼻腔,分两层关闭切口(图 15.64)。术后最终组织学诊断为良性纤维组织细胞瘤。患者术后 7 周外观恢复良好,几乎看不到手术瘢痕(图 15.65)。随着时间推移,这个切口会与皮纹融合,最终不易察觉。

颧骨区未分化多形性肉瘤

图 15.66 所示患者曾行病灶局部切除术,术后行放射治疗。由于肿瘤迅速复发需行根治性切除和一期修复术。手术

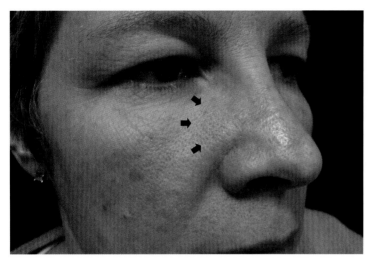

图 15.58 患者术前右鼻唇区可触肿块。箭头示肿块的边界。

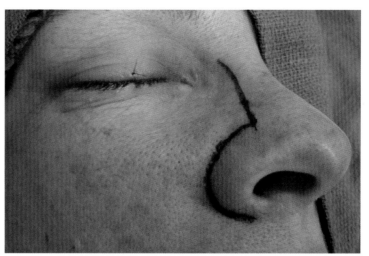

图 15.59 沿鼻亚单元标记的鼻侧切口。

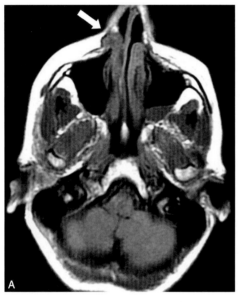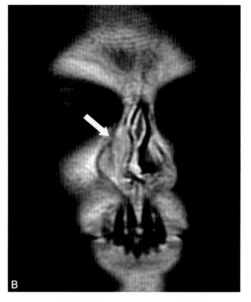

图 15.60 A. MRI 轴位像示右鼻腔前外侧壁的肿瘤边界清楚;B. 冠状位示肿瘤的上下边界。

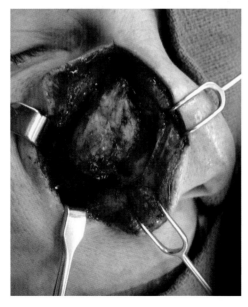

图 15.61 翻开皮瓣将肿瘤完全显露。

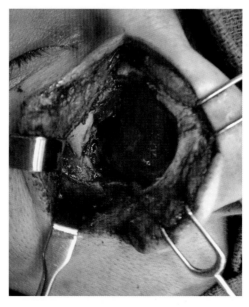

图 15.62 切除肿瘤后的手术缺损。

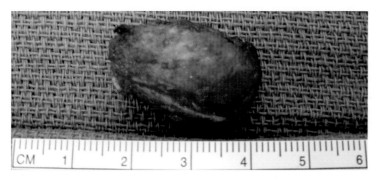

图 15.63　留有充足切缘,将肿瘤整体切除。

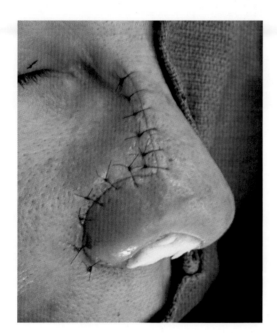

图 15.64　分层关闭切口。

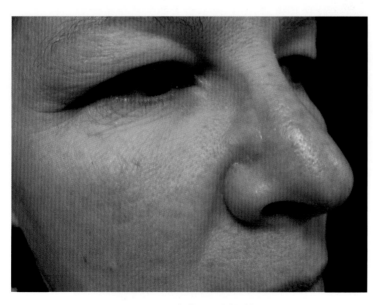

图 15.65　患者术后 7 周的外观。

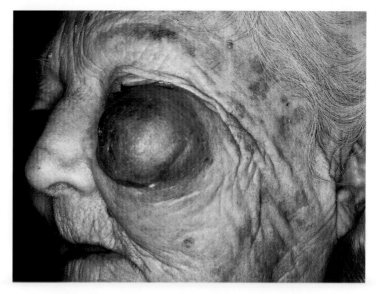

图 15.66　未分化多形性肉瘤,局部切除及放疗后复发。

切除范围包括下眼睑、颧突表面皮肤和相邻的软组织。用 Mustardé 瓣和鼻中隔黏膜软骨膜复合瓣修复手术缺损。图 15.67 为患者术后 1 年的照片,修复效果满意。

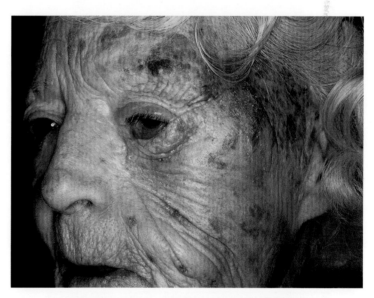

图 15.67　肿瘤切除及修复术后患者近期外观。

翼腭区未分化多形性肉瘤

患者的 CT 如图 15.68,经 CT 引导下活检证实为 UPS。入院前,患者在外院接受了诱导化疗。诱导化疗结束时,肿瘤只有轻微的缩小。CT 可见肿瘤大体位于颞下窝的翼腭区。肿瘤位于翼外板前内侧与下颌骨升支之间。经上颌骨翻转入路手术显露是切除肿瘤的最佳方法。采用改良 Weber-Ferguson 下睑缘延长切口(关于上颌骨翻转入路的详细步骤,请参阅第 6 章)。皮肤切口深入软组织到显露骨头(图 15.69)。在不提起颊瓣的情况下显露上颌骨前面、上颌窦鼻突和眶下区。

在前颌的中切牙附近适当截骨,然后沿着眶下区和上颌骨鼻突,通过颧骨移动上颌骨。将上颌骨翻转后就可以看到翼腭区,将肿瘤充分显露以便三维切除(图 15.70)。肿瘤切除后将翼状间隙完全止血。不需要进行特别的重建工作。把

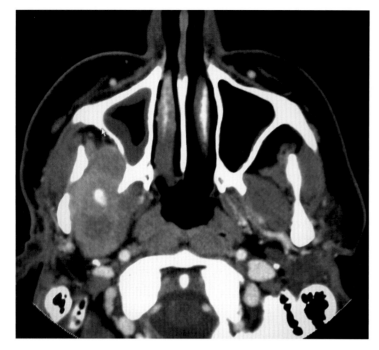

图 15.68 增强 CT 轴位像示右翼腭区的界清肿瘤。

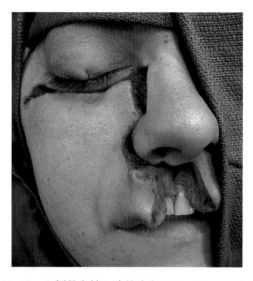

图 15.69 上颌骨翻转入路的改良 Weber-Ferguson 切口。

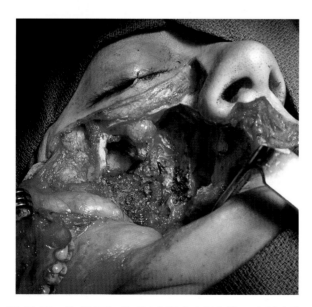

图 15.70 肿瘤显露。注意上颌骨向右侧翻转,以颊瓣为蒂。

上颌骨复位,并通过微型钢板和螺钉固定在颧骨、鼻骨和前颌上(图 15.71)。用一个提前定制的牙科闭孔器放在上牙列上进行额外固定。这一类翼腭部手术的软组织切缘通常较窄,因此,该患者需要术后放疗。

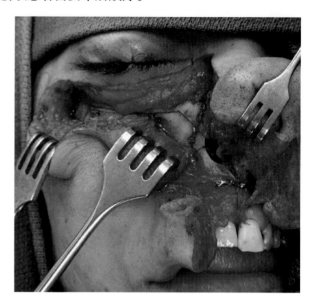

图 15.71 微型钢板用于上颌骨复位的固定。

颈部纤维肉瘤

头颈部的软组织肉瘤可发生于任何部位,多表现为肿块。常见症状为邻近组织受压迫所致,包括视野缺损、神经受压出现疼痛,或者由于阻塞而出现的呼吸道或消化道梗阻症状。组织学分级是决定肿瘤局部侵袭性,进而指导手术切除范围的重要指标。孤立性纤维瘤、低度纤维肉瘤和硬纤维瘤通常边界清楚,甚至在肿瘤周围有一层假包膜。相反,高级别纤维肉瘤通常有浸润性,需要更彻底的手术切除。

低级别纤维肉瘤

这一例患者 8 个月来注意到右侧颈后三角底部有一肿块。甲状软骨水平 CT 扫描可见右侧颈后三角区有一均匀的、稍不规则的软组织肿块(图 15.72)。肿块的边界相对清楚,周围有正常的脂肪组织。查体发现肿物可在深面组织上部分活动。穿刺活检证实为低级别纤维肉瘤。

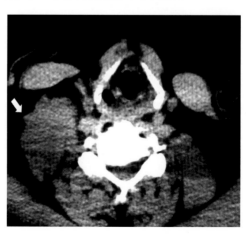

图 15.72 增强 CT 轴位像示右侧颈后三角的界清肿瘤(箭头)。

该患者手术计划三维切除,以确保充足的软组织切缘。患者取仰卧位,标记出肿瘤可触及的范围,沿下颈部皮纹设计一个横向切口(图15.73)。在技术可行且不影响肿瘤治疗的前提下,手术需保留所有的重要结构,包括脊副神经、迷走神经和颈动静脉。切开皮肤到颈阔肌下,向上、下翻皮瓣。手术从肿瘤后部开始,确定斜方肌和副神经的前界以将其保留(图15.74)。接着在颈后三角内侧进行解剖,在各个方向保留充足的软组织切缘。到最后的手术过程类似改良根治性颈清扫术,即牺牲颈丛皮神经支,保留膈神经和颈动脉鞘。

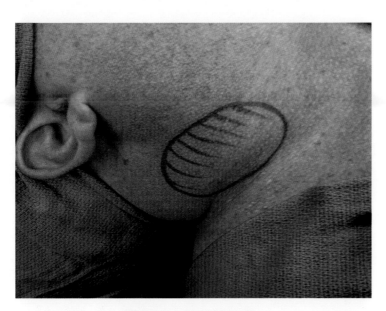

图15.73 触诊肿物边界。

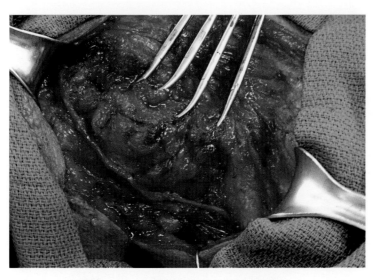

图15.74 显露肿瘤的后方,保留副神经。

随着解剖向内进行,可以明显发现肿瘤起源于肩胛提肌和横突的连接处。因此,肩胛提肌上端的附着点和部分斜角肌被切除以实现整体切除。肿瘤切除后的缺损如图15.75所示。注意脊副神经、膈神经、迷走神经和颈动静脉被保留,而颈后三角底部的肌肉被部分切除。切口分两层关闭,负压引流。手术标本可见肿瘤被整体切除,假包膜完整。肿瘤切面为典型的浅白色纤维瘤性肿瘤,相对乏血供(图15.76)。

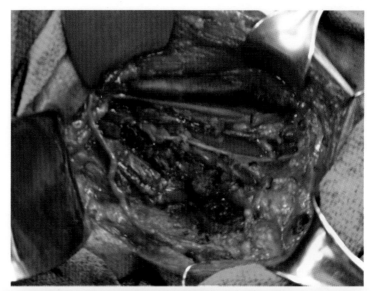

图15.75 肿瘤切除后的术野。

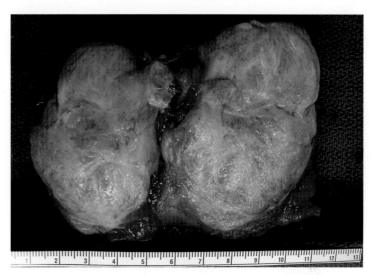

图15.76 手术标本,可见肿瘤被整体切除,假包膜完整。

树突状细胞肉瘤

滤泡性树突状细胞肉瘤是一种罕见的肿瘤,通常发生在淋巴结。组织学诊断依赖特异的免疫组化染色。这类肿瘤具有局部侵袭性,远处扩散的可能性很高。该例患者发现右下颈部肿块4个月。最初的穿刺活检未能确定诊断,因此进行了切开活检,证实为树突状细胞肉瘤。增强CT轴位像可见右颈的颈动脉鞘后外侧有一边界清楚的肿瘤,深至胸锁乳突肌(图15.77)。CT冠状位重建显示,颈总动脉由于肿瘤而向内移位、颈内静脉向外移位(图15.78)。手术切除需沿上次开放活检的瘢痕横切口进行。肿瘤的可触及范围约5cm×8cm(图15.79)。

手术过程与Ⅰ型改良根治性颈清扫类似,保留脊副神经和颈动脉鞘,但需切除胸锁乳突肌。手术从颈后区开始,沿着斜方肌前缘上至二腹肌后腹,仔细辨认脊副神经(图15.80)。接着沿颈后三角的底部进行解剖,保持在肌肉平面以上。切断颈丛皮支,保留膈神经。之后沿着颈动脉鞘进行解剖,确定迷走神经和颈总动脉(图15.81)。颈内静脉在上下两端结扎,将手术标本整体取下。如图15.82所示,切除后的术野保

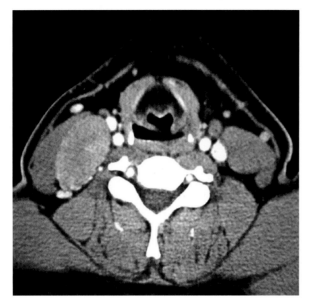

图 15.77　增强 CT 轴位像示右颈胸锁乳突肌深面、颈动脉外侧的界清肿瘤。

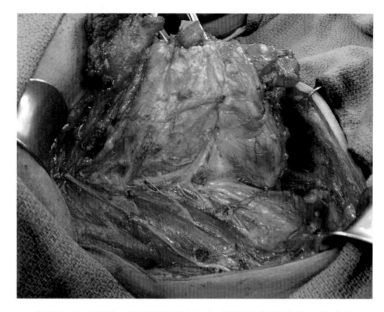

图 15.80　颈后三角肿瘤解剖完成,保留了脊副神经。注意术野中的颈丛神经根、膈神经和臂丛神经。

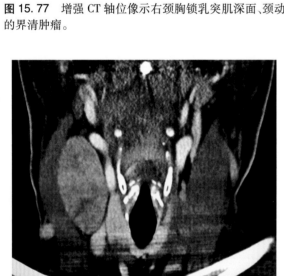

图 15.78　CT 冠状位像示颈总动脉由于肿瘤而向内移位、颈内静脉向外移位。

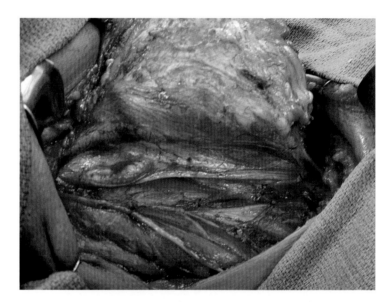

图 15.81　肿瘤从颈动脉切除,颈内静脉也被切除。

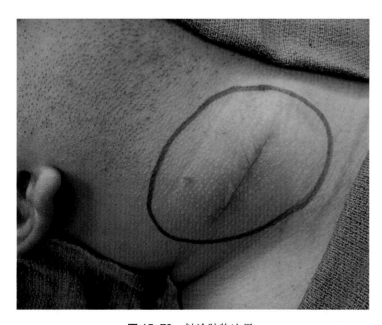

图 15.79　触诊肿物边界。

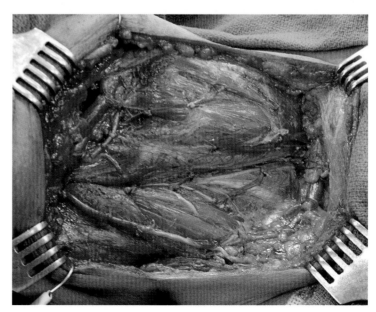

图 15.82　切除肿瘤后的手术缺损。

留有脊副神经、颈动脉、舌下神经、迷走神经和膈神经。切口
分层关闭,负压吸引。

手术标本切开可见肿瘤边界清楚,可能起源于颈静脉深
部淋巴结。肿瘤周围切除了大量的软组织以确保切缘安全
(图 15.83)。该患者术后需辅助放疗,并应考虑全身化疗,以
减少远处转移的风险。

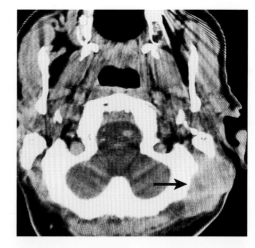

图 15.85 CT 轴位像可见肿瘤侵犯邻近枕骨及乳突骨皮质(箭头)。

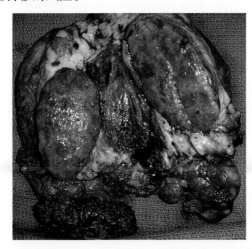

图 15.83 手术标本可见肿瘤边界清晰,软组织切缘充足。

高级别纤维肉瘤

如前所述,纤维肉瘤可以在头颈部任何部位形成肿块性病
变,并可以局部发展到相邻软组织甚至骨组织。图 15.84 所示
患者发现左耳后区域肿物,伴疼痛和不适感日益加重。体格检
查发现肿块质地较硬,与其下的乳突及乳突周围软组织粘连并
侵及表面皮肤。CT 扫描可见软组织肿瘤侵犯枕骨外侧皮质和
相邻的乳突(图 15.85)。肿瘤从深面的皮质骨延伸到表面的皮
肤,因此需要广泛的三维切除才能实现肿瘤的整体切除。

手术首先在耳后区和乳突的受累皮肤周围做一个环形切
口。皮肤切口向深面分离直到颅骨,在上颈部需要切断胸锁
乳突肌、斜方肌和头夹肌的上端(图 15.86)。将枕骨外层皮
质与肿瘤一同整体切除,同时行乳突切除。用一个小钻在外
层骨皮质上钻一个孔,然后用直角锯把表层皮质骨游离。乳
突切除按常规方法完成。在乳突尖端和颅骨外板之间切开骨
质,作为肿瘤的深面切缘。

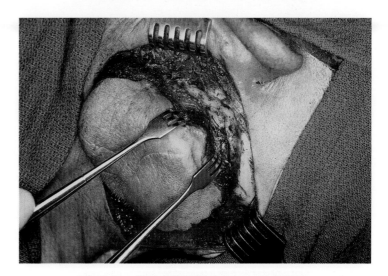

图 15.86 沿肿瘤外缘做环形切口,深达骨面。

将肿瘤周围软组织分开后,将标本整体取出。手术缺损
如图 15.87 所示,颅骨的外层皮质、乳突以及颈后三角上部的

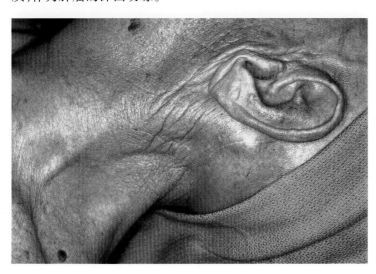

图 15.84 患者耳后肿块,质硬,与表面皮肤粘连。

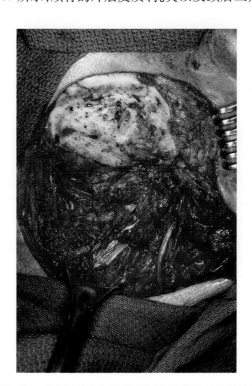

图 15.87 术野示乳突切除及邻近颅骨外板切除后缺损。

软组织已被切除。图 15.88 为整体切除的肿瘤标本,三维的切缘很充足。标本切开可见中心有一个纤维瘤。

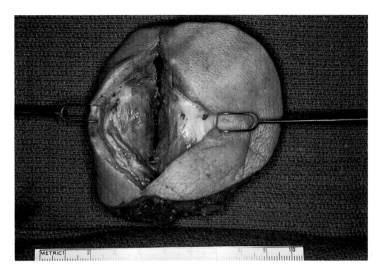

图 15.88 手术标本。

头颈部高级别纤维肉瘤的充分切除需要广泛的三维切除,包括肿瘤表面的皮肤、深部的软组织及骨组织,只要局部有肿瘤侵犯的迹象都应手术切除。如肿瘤不能完整切除,或由于重要结构受侵而不能切除者,可以考虑应用近距离放射治疗,并用区域性肌皮瓣或游离复合皮瓣适当修复手术缺损。这一患者的手术缺损用胸大肌肌皮瓣进行修复。

头颈部软组织肉瘤的切除要求术者具备多种外科技术,以便能在头颈部的任何部位操作。手术必须根据每一个肿瘤的组织学诊断、大小和其解剖部位进行设计。

血管源性肿瘤

毛细血管瘤和海绵状血管瘤

血管瘤可发生于任何年龄,对于临床医生来说,这是一个具有挑战性的疾病。一般来讲,婴儿期的血管瘤不需进行手术。如图 15.89 所示,该患儿出生后即发现面部下 1/3,下唇、颊及上颈部皮肤有一巨大的毛细血管瘤/海绵状血管瘤。随着年龄的增长,该类病变有望自行消退。多数情况下,肿瘤在青春期后几乎可以完全消退或仅有对美容和/或功能影响较小的残留。婴儿血管瘤手术治疗的唯一适应证是肿瘤损害了重要器官或影响功能。如巨大血管瘤导致睑裂闭合,需行手术干预打开眼睑;血管瘤阻塞喉、咽、口腔或血管瘤引起鼻腔或耳道阻塞时均需进行手术。其他情况下,可对患儿进行密切观察。数年后,肿瘤有可能自行消退,多数病例可获得满意的功能及外观。

儿童血管瘤的非手术治疗包括普萘洛尔的全身治疗。大多数病例在没有手术干预的情况下都能有很好的缓解。图 15.90 为一例婴儿气管血管瘤患者的 MRI T_1 加权像,可见气管内病变边界清楚,造成了气道部分梗阻。普萘洛尔治疗 4 个月后,病变明显消退(图 15.91)。普萘洛尔的剂量和心脏监护应由儿科心脏病专家和头颈医生会诊决定。

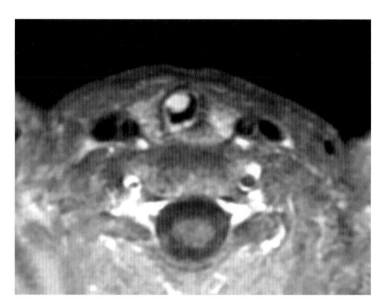

图 15.90 MRI 轴位像示一位 18 岁患者的气管血管瘤。

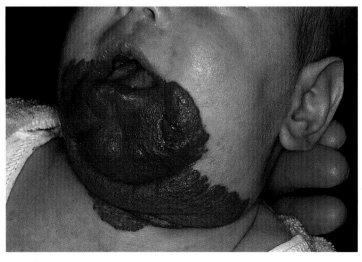

图 15.89 面下部及颈部毛细血管瘤/海绵状血管瘤患者。

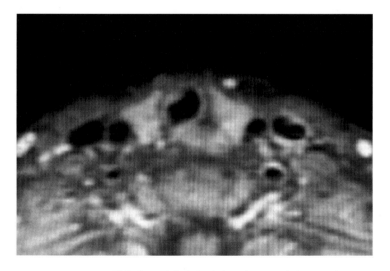

图 15.91 MRI 轴位像示普萘洛尔治疗 4 个月后,病变明显消退。

成人毛细血管瘤和海绵状血管瘤

　　面部皮肤浅表毛细血管瘤患者一般均因外观问题就医。图 15.92 所示的患者在中下颈部有一个深部的海绵状血管瘤,伴有真皮毛细血管瘤导致了皮肤变色。尽管在儿童常常能有血管瘤的自发消退,但在成人中却很少观察到。图 15.93 所示患者在拍摄这张照片 12 年前,左侧面颊部皮肤已出现血管瘤,瘤体无出血史,数年来肿瘤无明显生长。除了由于皮肤变色引起的外观问题,没有其他任何症状。这种情况下,应严格把握手术适应证。虽然对肿瘤进行切除和游离组织重建很简单,但会导致患侧丧失面部表情,且总会存在一定的色差。有些患者经过一段时间后,可以看到肿瘤自发消退。非手术治疗,包括全身应用普萘洛尔或局部应用噻吗洛尔,可以尝试,但都有副作用,需要在心脏病专家的密切监测下应用。

　　与毛细血管瘤相比,海绵状血管瘤则表现出不同的问题。图 15.94 所示的患者前额、颞部皮肤及上眼睑均有结节样、海绵状的结痂病变,伴有长期间断性出血史。因患者有出血病史及病变外观,必须进行治疗。这种病变治疗的主要目的是在肿瘤的海绵状血管间隙中,促使血栓形成,使血管收缩,改善外观,防止反复出血。可在瘤内注射各种促血栓形成物质,

包括鱼肝油酸钠、无水酒精、沸水,或其他能够刺激肿瘤内皮细胞炎性反应的物质。有时还可用低剂量外放射治疗控制溃疡性血管瘤的出血。与有症状的海绵状血管瘤相比,无症状海绵状血管瘤一般不需进行手术治疗。图 15.95 所示海绵状血管瘤已侵及舌、口底、颊黏膜和下唇,但患者从未有过肿瘤出血,也无咀嚼和发音功能障碍。这种情况下,建议进行临床观察,而不需手术治疗。

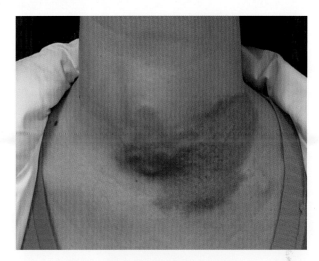

图 15.92　下颈部深面海绵状血管瘤合并表面的真皮毛细血管瘤。

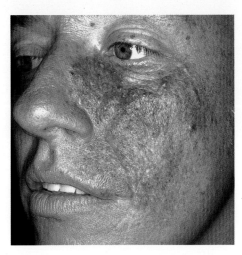

图 15.93　面部血管瘤自发性消退,该患者有 12 年病史,无任何症状。

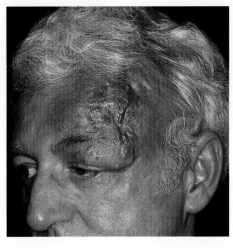

图 15.94　左前额、颞部及眼睑的海绵状血管瘤。

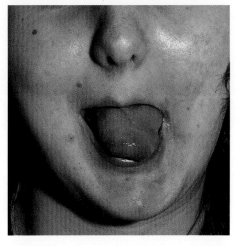

图 15.95　海绵状血管瘤侵及舌、口底、颊黏膜和下唇。

颏下区血管瘤

　　成人血管瘤是一种良性软组织肿瘤,可以是毛细血管瘤或海绵状血管瘤。事实上,许多血管瘤既含有毛细血管瘤成分,又含有海绵状血管瘤成分。与真的血管瘤相比,有些患者其实是先天性的动静脉畸形。

　　图 15.96 为一颏下区肿块逐渐增大 3 年病史的患者,患者颏下区胀满感多年。MRI 矢状位和冠状位扫描显示颏下区被一多叶浸润性病变占据,并经口底扩展至舌根(图 15.97 和图 15.98)。临床检查和影像学提示为血管瘤,故行双侧选择性颈外动脉造影以确定病变实际范围,并进行术前栓塞。

　　动脉相显示左侧舌动脉为血管瘤主要供血动脉(图 15.99)。选择性栓塞舌动脉终末支,以减少病变血供。图 15.100 示颏下区血管瘤栓塞效果良好。

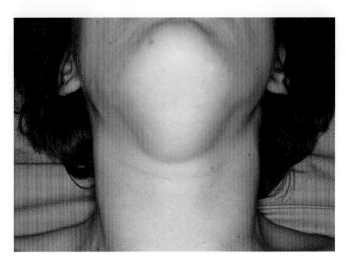

图 15.96　患者颏下区肿物,逐渐增大 3 年。

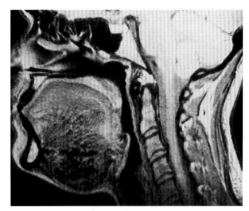

图 15.97 MRI 矢状位像显示舌肌深面海绵状病变。

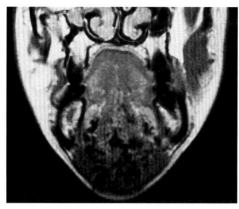

图 15.98 MRI 冠状位像显示海绵状病变,舌根部有大血管腔。

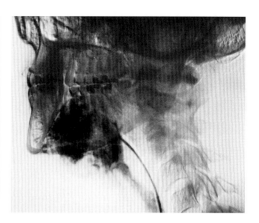

图 15.99 选择性舌动脉造影显示病变富含血管。

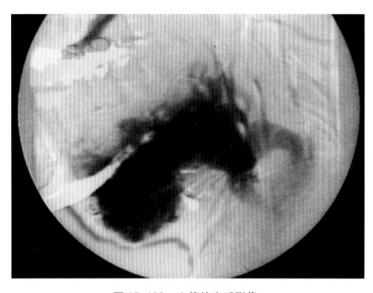

图 15.100 血管栓塞后影像。

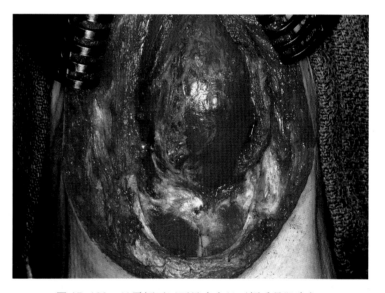

图 15.102 显露颏下区可见病变经下颌舌骨肌隆起。

患者取仰卧位,颈部后伸,经气管内插管全麻,开始手术(图 15.101)。图中虚线表示可触及的病变范围。于甲状舌骨膜水平沿上颈皮纹做横切口,于颈阔肌深面向上翻开皮瓣,显露颏下区(图 15.102)。受深面血管瘤影响,位于双侧二腹肌前腹间的下颌舌骨肌隆起。沿肿瘤周围用电刀小心切开血管瘤外膜,尽可能减少对周围正常组织的损伤。首先将病变自舌根肌肉上分离,用长的直角拉钩向两侧牵拉舌肌,将病变充分显露并切除(图 15.103)。

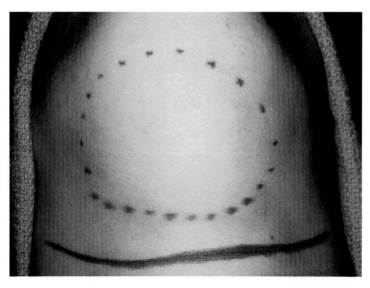

图 15.101 病变范围及手术切口。

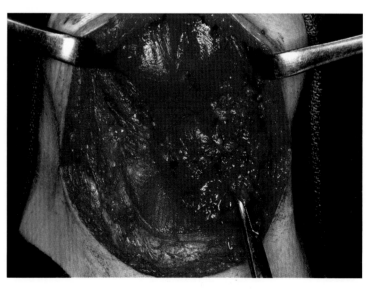

图 15.103 从舌肌深面分离出病变。

仔细切除肿瘤的每一分叶,不要有任何残留,图 15.104 为血管瘤完整切除后的术野。彻底止血,将两侧下颌舌骨肌沿中线对缝(图 15.105)。在颈阔肌深面两侧二腹肌间置引流管,分层缝合皮肤切口(图 15.106)。图 15.107 为手术标本,可见肿瘤呈分叶、海绵状,由于术前进行血管栓塞,血管间隙中可见血栓形成。术前栓塞可明显减少术中出血,简化手术过程,增加手术的安全性。

肌间血管瘤

本例患者主诉局部不适感,伴有左侧肩胛上,斜方肌深部进行性增大的、边界模糊的肿物。临床查体发现局部边界模糊质软肿物,不伴有皮肤和周围神经侵犯。增强 MRI 轴位 T_1 加权像可见斜方肌深部肩胛上区一边界清晰、明显增强的肿物(图 15.108)。肿物位于颈后椎旁肌肉间,但并未侵及肌肉。MRI 矢状位见肌肉间界限清楚的血管性肿瘤(图 15.109)。

手术取斜方肌表面沿皮肤褶皱的低位颈部横行切口,于斜方肌前缘副神经入斜方肌处定位副神经(图 15.110)。显露副神经后,劈开斜方肌椎体侧的肌肉纤维,以便穿过斜方肌达到深部软组织层面。向两侧牵拉劈开的斜方肌显露深部血管瘤,如图 15.111 所示。

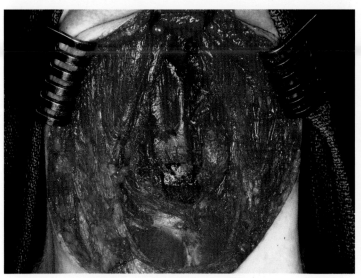

图 15.104　血管瘤完整切除后术野。

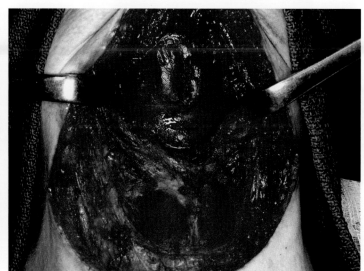

图 15.105　将下颌舌骨肌复位至中线。

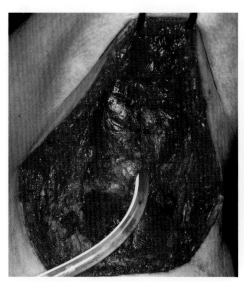

图 15.106　放置负压引流管,逐层缝合皮肤。

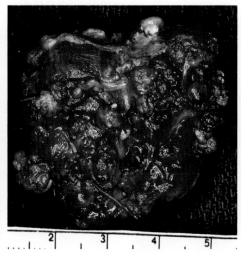

图 15.107　手术标本。

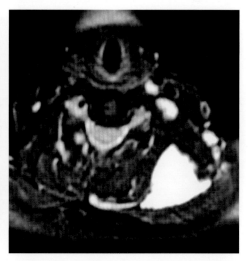

图 15.108　MRI 轴位 T_1 加权像见左侧后颈部高亮信号病灶。

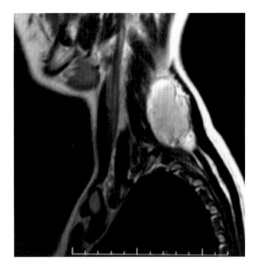

图 15.109　MRI 矢状位见斜方肌深部一界限清楚的病灶。

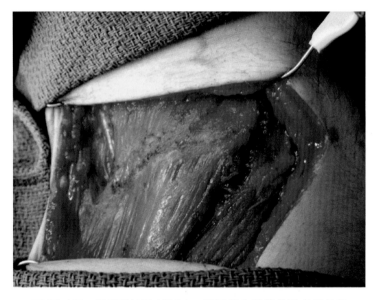

图 15.110　显露副神经(箭头)。劈开斜方肌部分肌束以显露深部病灶。

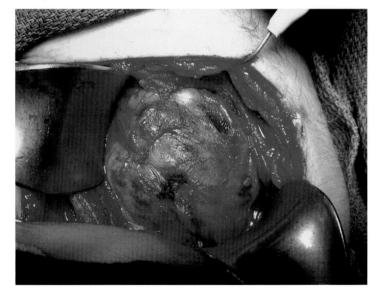

图 15.111　术中见被覆假包膜的血管性病灶周边可活动。

术中沿病灶的假包膜精细解剖分离,并在分离中保持妥善止血。病灶的主要滋养血管要妥善寻找、分离和结扎。随着逐步分离结扎滋养血管,血管瘤灌注逐步减少,体积变小,分离也变得逐渐容易。最终这个病灶连同假包膜被完整移除。术腔妥善止血。可吸收线间断缝合劈开的斜方肌肌束。于肿物切除后无效腔内放置负压引流,引流管另取一小皮肤切口穿出。逐层关闭切口。剖开肿物见其内呈海绵状,局部可见小血管血栓引发的静脉石(图 15.112)。完整切除病灶通常能够达到治愈效果,同时临床症状也会缓解。

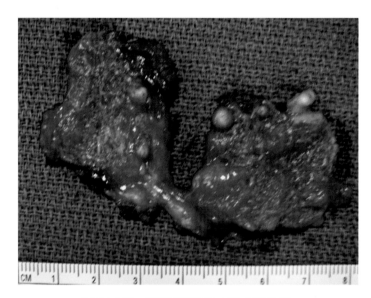

图 15.112　肿物呈海绵状,局灶见静脉石。

咬肌内血管瘤

肌肉内血管瘤以受累肌肉内大小不恒定的肿块为主诉,偶伴局部疼痛。图 15.113 所示患者以发现左侧腮腺区域肿块伴疼痛为主诉,病史中肿物体积有增大和缩小。对于此种表现,临床诊断倾向腮腺肿物。但之后的增强 MRI 轴位和冠状位 T_1 加权像清楚显示病灶位于咬肌内而并非腮腺内(图 15.114)。手术切除咬肌内肿物采用腮腺切除的进路,术中需显露面神经颈面干分支,并予以保护(图 15.115)。自咬肌表

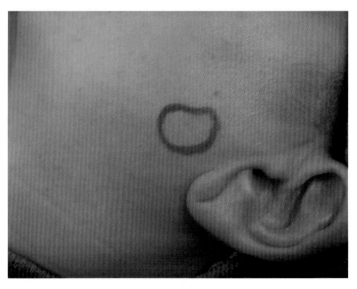

图 15.113　腮腺区域肿块触之有波动感。

面抬起面神经颈面干分支及其上的部分腮腺浅叶,充分显露咬肌。术中需维持正常血压,或使血压轻度升高,以便确定血管瘤的范围。如果术中血压过低,可能造成血管瘤挛缩,不利于在肌肉中进行辨认。抬起面神经颈面干分支及部分腮腺浅叶后,即可显露咬肌内的血管瘤(图 15.116)。于咬肌内沿假包膜外周精细解剖,完整切除血管瘤。完整切除的手术标本如图 15.117。可吸收线缝合咬肌创面,常规关闭伤口。留置引流条,48 小时后拔除。

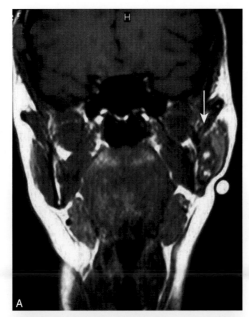

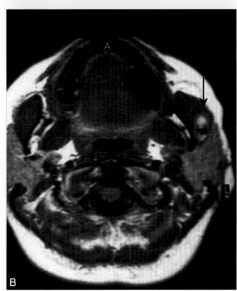

图 15.114 增强 MRI 轴位(A)和冠状位(B)T$_1$加权像显示咬肌内血管瘤(箭头)。

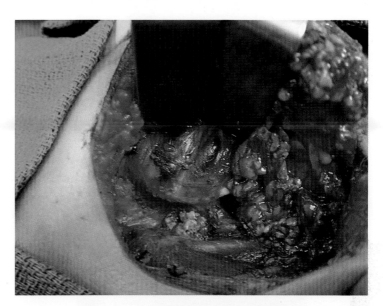

图 15.116 牵开腮腺浅叶显露咬肌内肿物。

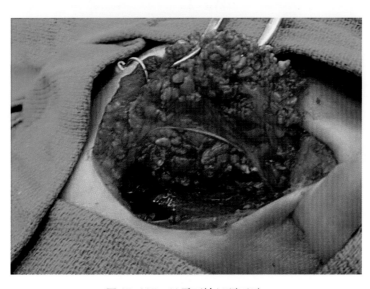

图 15.115 显露面神经颈面干。

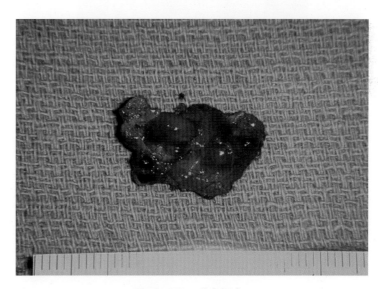

图 15.117 手术标本。

腮腺血管瘤

血管瘤偶尔出现在唾液腺周边或唾液腺内。腮腺是最常见的唾液腺内血管瘤的发生部位。图 15.118 显示 MRI 轴位和冠状位 T$_2$ 加权像腮腺深叶血管瘤的影像。肿瘤呈多分叶状,并同时侵入腮腺浅叶和深叶。患者既往曾尝试行肿物切除手术,但并未成功。手术切除腮腺内血管瘤采用腮腺切除进路,取耳前颌下 S 形切口(图 15.119)。显露面神经总干是手术中的关键。显露面神经总干后即沿总干向周围分支追踪

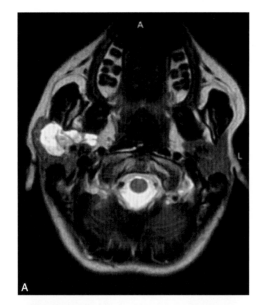

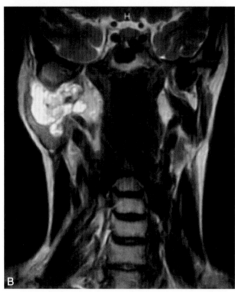

图 15.118　MRI 轴位（A）和冠状位（B）T₂ 加权像腮腺内多分叶状肿瘤，累及腮腺浅叶及深叶。

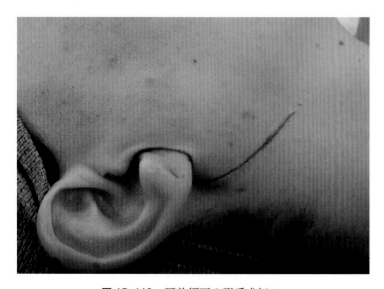

图 15.119　耳前颌下 S 形手术切口。

切除腮腺浅叶（图 15.120）。至此可见肿物位于腮腺深叶，面神经的内侧。在充分显露并保护面神经的基础上，小心切除腮腺深叶肿物，神经拉钩牵开面神经各分支，以方便分离肿瘤的各个分叶。检查手术标本肿物整块切除，术腔探查示面神经保留完好，肿物无残留（图 15.121）。术腔留置引流条，常规逐层关闭术腔。

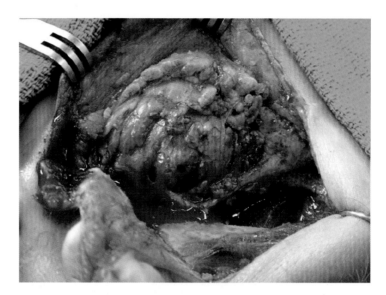

图 15.120　腮腺深叶内血管瘤自面神经颈面干、颞面干间突入腮腺浅叶。

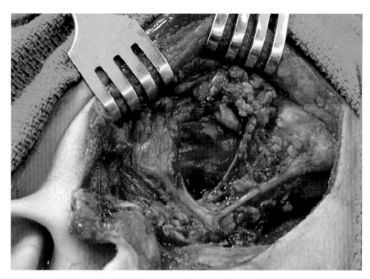

图 15.121　血管瘤完整切除后术腔，面神经总干及各分支保留完好，病灶无残留。

颏部巨大复发性血管瘤

图 15.122 所示的患者在过去 8 年因颏部溃疡、出血性血管瘤曾多次治疗。先后进行 3 次手术，1 次放射治疗，2 次双侧颈外动脉肿瘤栓塞术。尽管经过了上述多次治疗，但因每次肿瘤切除不彻底，病变逐渐发展成一巨大复发性、蘑菇状、溃疡性、出血性血管瘤，病变侵及皮肤、其下软组织、舌部肌肉及下颌骨。

术前影像学资料包括 CT 和 MRI 扫描。强化 CT 扫描显示患者的颏区口底处下颌骨内外侧有一巨大的软组织肿块

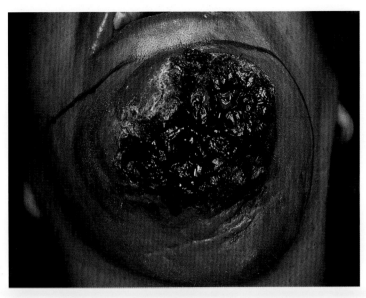

图 15.122 颏部巨大复发性、溃疡出血性血管瘤。

（图 15.123）。CT 骨窗扫描证实,病变穿过下颌骨前皮质进入下颌骨内（图 15.124）。MRI 扫描图像清楚显示出病变范围,从皮肤溃疡开始,穿过其下软组织和下颌骨,进入舌肌（图 15.125）。经过面前软组织的 MRI 冠状位扫描图像显示病变为一分叶海绵状病变,侵及颏部软组织,从皮肤直到舌肌（图 15.126）。

像这样巨大血管瘤的手术治疗需切除表面皮肤、皮下软组织、下颌骨、口底和舌的一部分,以获得满意的彻底切除。除非采取这种手术方法,否则残余肿瘤还会复发。手术包括切除颏部大部分皮肤、上颈部皮肤及其下的软组织,此外,还包括自一侧磨牙至另一侧磨牙间的下颌骨及舌前半部分,才能做到肿瘤的完整切除（图 15.127）。

术野显示出从皮肤到舌后 1/3 以及两侧下颌骨断端间的缺损（图 15.128）。缺损区的修复需用吻合微血管的游离组

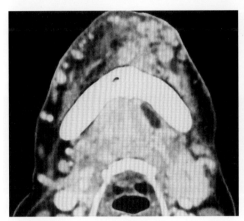

图 15.123 强化 CT 扫描显示位于下颌骨前、后方的分叶状血管性病变。

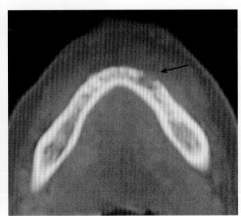

图 15.124 CT 骨窗扫描显示肿物侵及下颌骨。

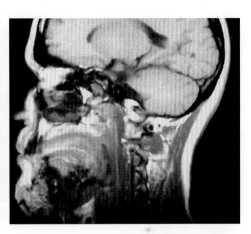

图 15.125 MRI 矢状位扫描显示病变侵及皮肤、软组织、下颌骨及舌。

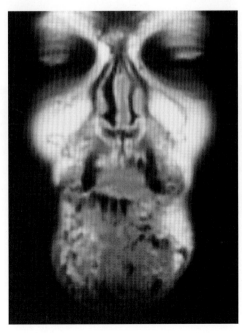

图 15.126 MRI 冠状位扫描显示颏下巨大肿瘤。

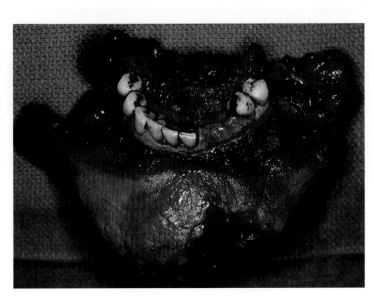

图 15.127 手术缺损。

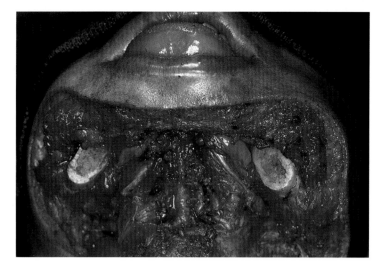

图 15.128 手术标本包括舌、下颌骨和颏部。

织移植,重建下颌骨并修复软组织及皮肤缺损。包括两个独立的游离复合皮瓣,即用腓骨及软组织游离皮瓣重建下颌骨,用腹直肌游离肌皮瓣修复软组织及皮肤缺损。

患者术后约 3 个月外观显示,覆盖于用腓骨骨瓣重建的下颌骨上的腹直肌肌皮瓣愈合良好(图 15.129)。患者需进一步手术改善面部外观,并恢复被部分切除的舌功能。此外,患者还需用假体修复口底,以减少无效腔,改善发音和吞咽功能。

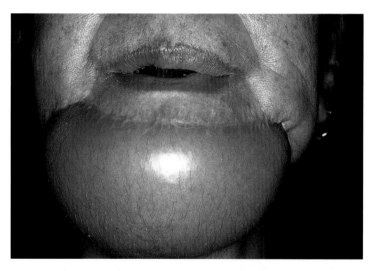

图 15.129 术后 3 个月患者外观。

皮肤血管肉瘤

血管肉瘤是血管内皮源性的高度恶性肿瘤。血管肉瘤虽然最常出现于头皮,但是可发生于头颈部任何皮肤。血管肉瘤可表现为皮肤局限性结节,也可表现为弥漫性的瘀斑。图 15.130 所示病灶位于鼻部皮肤,表现为边界清晰的局灶结节。此类局限病灶适于外科治疗,通常采用扩大根治性切除,甚至整个外鼻切除。术后通常建议行局部放疗辅助治疗以增加局部控制率。

然而,大多数头颈部血管肉瘤表现为弥漫性的瘀斑,通常位于头皮、颞部或者前额。病变范围多数边界不清,并且实际范围常常超过皮肤血管瘤区域,在皮下范围内出现不连续的小病灶。病灶的发展表现为环形向外扩展,从头皮到颞部,逐

步向前额、眶周、脸颊、下颌和颈部发展。

图 15.131~图 15.133 所示的患者头皮血管肉瘤进行性发展,并最终导致死亡。手术在血管肉瘤治疗中的意义在于,通过活检取得明确的病理诊断,并通过活检确定肿瘤的边界。血管肉瘤的治疗通常依靠非手术治疗,一般采取放

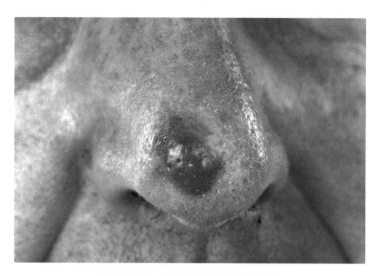

图 15.130 鼻背部结节状血管肉瘤。

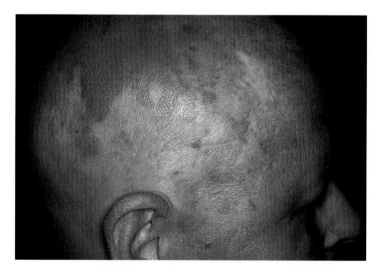

图 15.131 头皮红斑状的血管肉瘤。

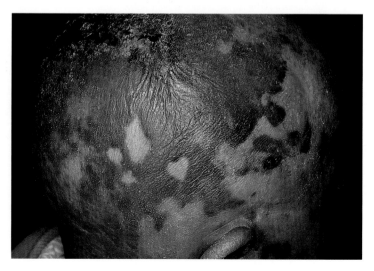

图 15.132 图 13.83 患者 2 个月后的情况。

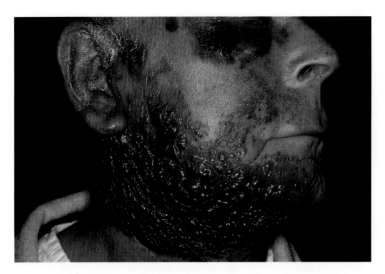

图 15.133 同一患者病变发展 1 年后,侵及面部及颈部。

疗或放疗联合化疗。紫杉醇、多西他赛、长春瑞滨、索拉非尼、贝伐单抗等药物已被发现具有抗血管肉瘤作用。目前肿瘤应答较好的报道是帕唑帕尼应用在 VEGFR2 和 VEGFR3 基因高表达的患者中。头皮放疗需要制订较为复杂的放疗计划以覆盖病变部位头皮。尽管采取了积极的同步放疗和化疗方案,但这种高度恶性的血管源肿瘤的预后还是非常差。

淋巴源性肿瘤

儿童囊性水瘤

囊性水瘤和淋巴管瘤是一种海绵状、分叶的先天性淋巴管囊性病变。好发于幼年儿童,偶见于成年人。病变的手术指征主要为病变范围大、有明显畸形或病变阻塞呼吸道或消化道引起功能障碍。图 15.134 所示,患者上颈部有一巨大囊性占位病变,向咽旁间隙扩展引起吞咽困难。普通的影像学检查通常难以诊断,但 CT 或 MRI 扫描在评估病变在软组织内扩展方位上有重要价值。

气管内插管施全麻后进行手术。经上颈部皮纹做横切口(图 15.135)。切口应足够大,以便充分显露病变,利于彻底切除所有分叶。皮肤切口深达颈阔肌,但注意避免进入瘤体(图 15.136)。皮瓣分离时应细心,如切破瘤体可导致囊液流出,囊壁塌陷,增加了分离过程的难度。用电刀分离周围组织,用尖拉钩拉开皮瓣,于颈阔肌与肿瘤间找出间隙(图 15.137),上、下分离牵拉开皮瓣,充分显露病变。

肿瘤的切除开始于肿瘤表面的解剖、分离。将肿瘤与周围的正常解剖结构小心分开,如果病变张力过大,可适当放出部分囊液,减轻张力,利于分离。当分离进行到深部层面时,颈内静脉与瘤体各分叶间的纤维粘连常较明显(图 15.138),此处采用锐性分离。钳夹、结扎颈内静脉与囊性肿物间的小静脉交通支。标本游离过程中,需牢记的是,病变常侵入肌肉间隙和咽旁间隙,因此,要有足够的耐心分离出病变的所有分叶,完整切除。由于病变相对无血管,出血较少。

囊性水瘤完整切除后术野,如图 15.139 所示。清除颈鞘上方的软组织和肿瘤后,可以清楚显露出数枚增生的颈深淋巴结,最好留下。用杆菌肽溶液冲洗伤口,置 Penrose 引流管,分两层关闭伤口(图 15.140)。手术标本显示肿物为薄壁、分叶状、囊性病变,内含棕黄色液体(图 15.141)。囊壁衬以光滑的上皮细胞。术后约 1 年,患者外观示手术切口愈合良好(图 15.142)。

成人淋巴管瘤

淋巴管瘤是淋巴系统良性肿瘤,以淋巴管内皮异常为主要表现,好发于头颈部。

本例患者既往因为上颈部囊性肿物行 2 次手术切除。但 2 次手术均不彻底,肿物均复发,且复发肿物较前增大。MRI 轴位 T$_2$ 加权像示右侧颌下三角区域一边界清晰的分叶状肿物(图 15.143)。肿物高亮信号,提示内涵囊液。MRI 检查在此类患者影像学检查中较为重要,核磁能够更好地发现肌肉间的分叶状肿物边界,从而利于手术中对肿物完整切除,不致残留肿物囊壁和分叶。

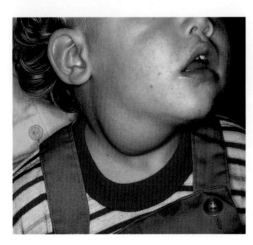

图 15.134 患者颈部有一大的囊性病变。

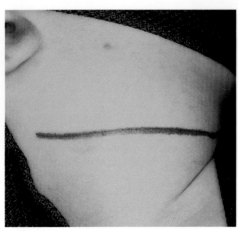

图 15.135 手术切口。

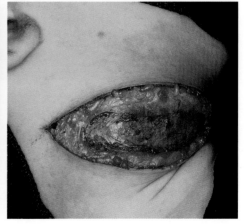

图 15.136 切开颈阔肌。

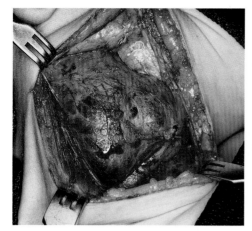

图 15.137 颈阔肌和病变之间的层面分离。

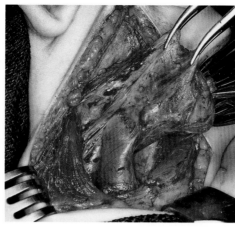

图 15.138 颈内静脉和肿瘤分叶间的纤维粘连。

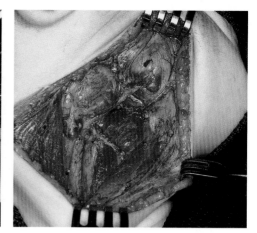

图 15.139 囊性水瘤完整切除后术野。

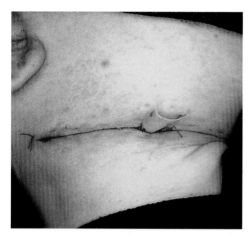

图 15.140 分层关闭切口。

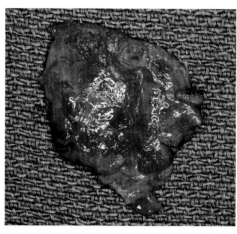

图 15.141 手术标本。

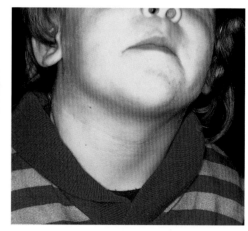

图 15.142 患者术后 1 年外观。

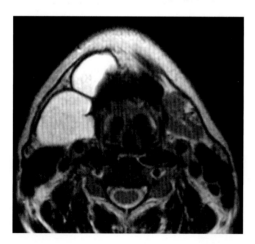

图 15.143 MRI 轴位 T_2 加权像可见白色高亮信号的分叶状淋巴管瘤。

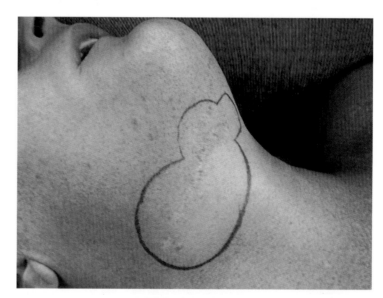

图 15.144 触诊肿物大小。

术前颈部肿物触诊大小如图 15.144 所示。手术取上颈部皮肤横切口,并切除前次手术瘢痕。切口达颈阔肌层面,颈阔肌下游离上下皮瓣。分离皮瓣过程一定要小心,不要切破深面的肿瘤。淋巴管瘤一旦破裂,会给肿瘤全切造成困难,从而导致术后复发。因此,手术需要有经验的医生小心操作,保证肿瘤完整,以利于彻底切除。

游离皮瓣后,显露深部分叶状肿物(图 15.145)。术中沿肿物囊壁仔细分离,逐渐游离各方向分叶(图 15.146),最终整块切除肿物。检查术腔干净,无肿物残留(图 15.147)。留置负压引流,逐层关闭术腔。术后标本示分叶状囊性肿物 1 枚,检查肿物完整切除,达到根治效果(图 15.148)。手术根治效果与术中精细解剖完整切除密切相关,一旦残留,术后复发较为常见。

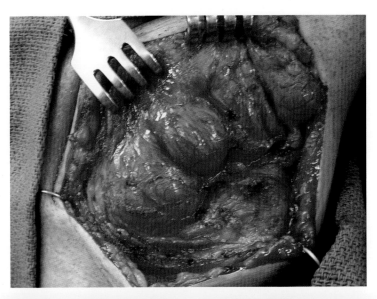

图 15.145　术野内见分叶状的淋巴管瘤。

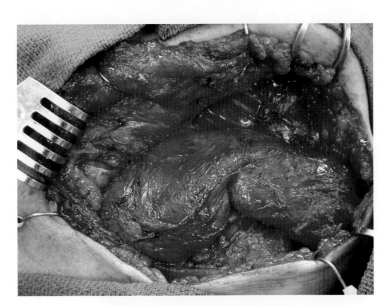

图 15.146　完整切除淋巴管瘤各分叶。

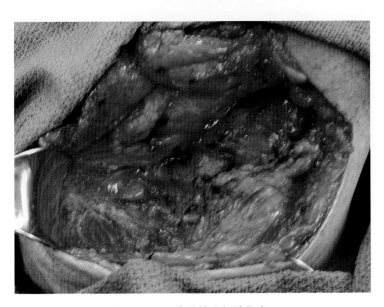

图 15.147　术腔检查切除彻底。

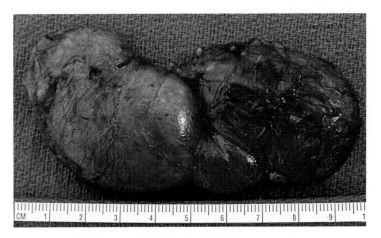

图 15.148　分叶状囊性淋巴管瘤完整手术标本。

平滑肌肿瘤

　　平滑肌的良、恶性肿瘤均可发生于头颈部。平滑肌瘤好发于食管和咽部，而平滑肌肉瘤可发生于头颈部任何部位。这些病变的手术治疗要求彻底切除肿瘤，并需有充足的切缘。平滑肌瘤手术比较保守，完全切除肿瘤即可。而平滑肌肉瘤，尽管其生物学特性上属于低度恶性，但在彻底切除时，需有足够的软组织切缘。

食管平滑肌瘤

　　图 15.149 为一患者的吞钡 X 线照片，显示出黏膜下新生

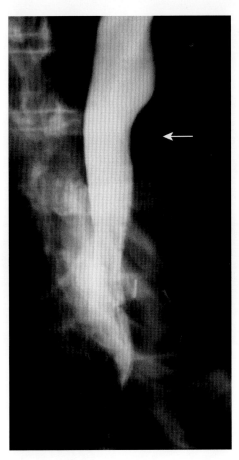

图 15.149　钡餐 X 线显示黏膜下肿瘤所致食管侧壁上光滑的充盈缺损。

物所致的食管侧壁上光滑的充盈缺损。患者表现为吞咽固体食物时不明显的吞咽困难。食管镜检查食管黏膜未见任何病变,但食管壁有一光滑的移位性病变。影像学和内镜检查可诊断平滑肌瘤。

手术采用环状软骨水平的颈部横切口。因病变位于左侧,需切断左侧带状肌(图 15.150)。分离甲状腺中静脉和甲状腺包膜血管,将左侧甲状腺向内侧翻开,显露出椎前间隙。图15.151 所示为下颈部前方术野。将颈鞘和胸锁乳突肌向外侧牵拉,下部皮瓣向下方拉开,并将左侧甲状腺腺叶、喉和气管向内侧拉开。钝性与锐性分离食管周围后将其游离(图 15.152)。分离食管时需特别注意保护好甲状旁腺及喉返神经。

一旦食管的四周游离,于近环状软骨处食管上端穿过一根 Penrose 引流管,牵拉食管。钝性与锐性交替分离上胸段食管周围,向上牵拉,使有肿瘤的下颈和上胸段食管进入术野(图 15.153)。此时可见肿瘤所在的食管部位呈梭形。用手指游离食管周围时,应特别小心,以免食管受损伤。

用电刀纵行切开食管肌层,锐性分离显露出肿瘤假包膜(图 15.154)。至假包膜层后,用 Metzenbaum 剪将肿瘤周围组织锐性分离,使肿瘤完全游离。注意不要进入食管黏膜层,自肌层将肿瘤安全分离出来。

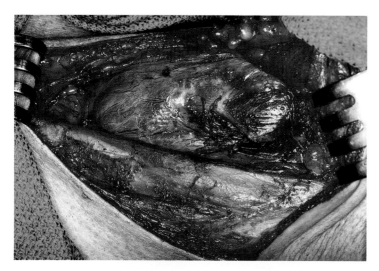

图 15.150 切断左侧带状机,充分显露病变。

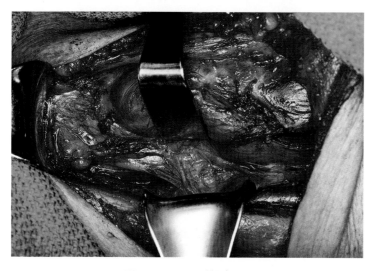

图 15.151 显露椎旁区。

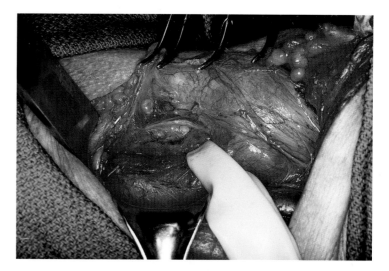

图 15.152 食管四周游离。

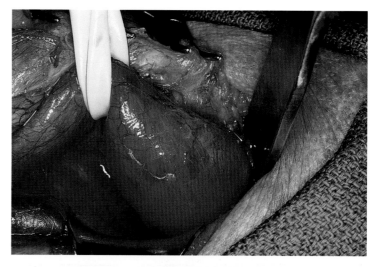

图 15.153 将有肿瘤的颈段食管拉至伤口内。

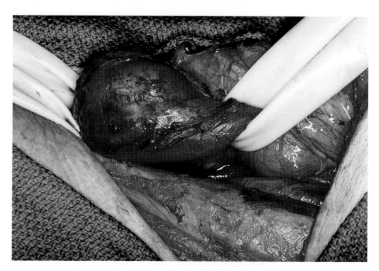

图 15.154 显露出肿瘤假包膜。

一旦将肿瘤的周围组织分开,即可完整切除肿瘤。术野示肿瘤切除部位黏膜脱垂(图 15.155)。食管肌层用 3-0 铬肠线间断缝合。插入鼻饲管,切口置负压引流管,分层缝合切口。图 15.156 示整块切除的食管平滑肌瘤及其假包膜标本。剖开标本,切面呈白色、有韧性,为这类良性肿瘤的典型表现(图 15.157)。

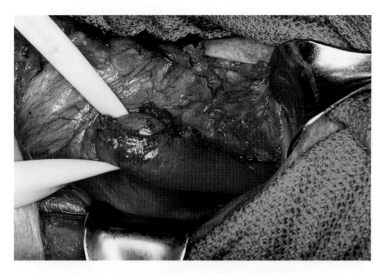

图 15.155　切除肿瘤后,黏膜经食管肌壁脱垂。

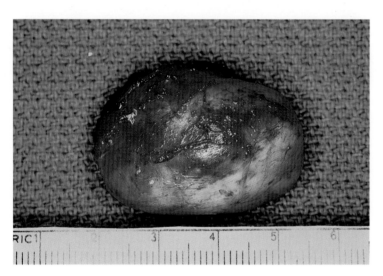

图 15.156　手术标本。

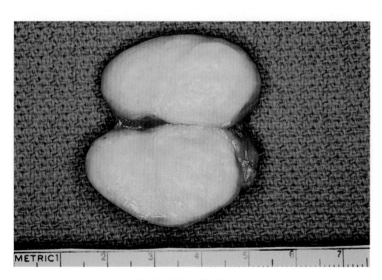

图 15.157　肿瘤切面。

术后处理相对简单,24 小时后开始鼻饲,1 周后开始经口进食。引流液较少时可拔除负压引流管。如术中黏膜保留完整,食管瘘风险较小。因平滑肌瘤为一良性肿瘤,完整切除后即可治愈。

横纹肌肿瘤

横纹肌内的原发肿物较为罕见。良性横纹肌瘤在头颈部更加罕见,但是儿童的胚胎横纹肌肉瘤在头颈部相对常见。成人中发生的横纹肌肉瘤以腺泡型横纹肌肉瘤常见,很少发生胚胎横纹肌肉瘤。手术切除在胚胎横纹肌肉瘤的治疗中作用有限,仅限于切除化疗或放疗后残余或复发的病灶。

良性横纹肌瘤

尽管头颈区域的横纹肌瘤比较罕见,仍偶见于颈后三角底部肌肉群或舌深部肌肉内。本例患者表现为舌根左侧边界清楚的肿瘤。增强 MRI 轴位 T_1 加权像可见黏膜下舌肌深部分叶状肿瘤(图 15.158)。MRI 冠状位显示肿物占据舌根大部分,外侧界至右侧的舌扁桃体沟,并越过中线达对侧舌根部(图 15.159)。肿瘤局限于清晰的边界内,触诊可及前界位于轮廓乳头,后界位于舌会厌谷,外侧界至舌扁桃体谷,跨越中线至对侧舌根。

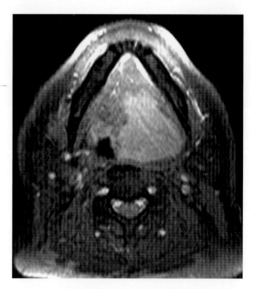

图 15.158　增强 MRI 轴位 T_1 加权像见舌根巨大肿瘤。

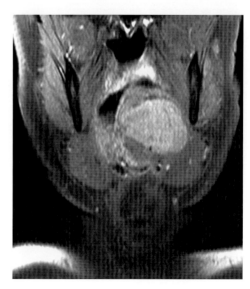

图 15.159　MRI 冠状位可见舌根病变越过中线。

手术径路取下颌正中劈开（Trotter 手术）。此手术径路能够保留双侧舌、下颌骨和唇的血供及神经支配，同时能够提供舌根良好开放的完整切除手术视野。下唇裂开切口如图 15.160，向下延伸至舌骨水平。切开皮肤下唇黏膜直至下颌骨骨面，于唇龈沟处留 8mm 左右的组织连接，向双侧分离适度下唇面瓣。用细摆锯于两侧中牙之间离断下颌骨，下方略呈角，注意保护双侧的牙槽突。下颌骨裂开线略呈角度，以保证复位下颌骨时对合良好。

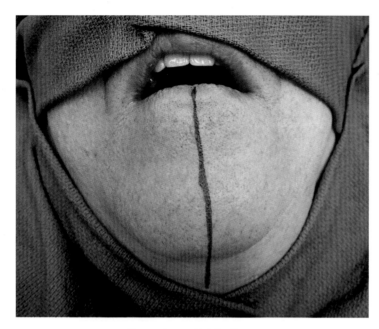

图 15.160　下唇裂开切口。

劈开下颌骨后用骨蜡封闭双侧断端止血。切除过程严格依据中线原则，保持于双侧颌下腺开口之间。自牙龈沿舌系带沿中线切开黏膜，向深部切开，逐步显露前口底肌肉（图 15.161）。口底黏膜切口向上切开舌前三分之一背面直至舌尖，沿中线黏膜切口逐步劈开舌至舌背侧轮廓乳头，深部自口底肌肉间隙充分分开舌。向两侧牵拉舌，充分显露肿物，见其被膜完整（图 15.162）。

术中仔细操作，避免打开肿物假包膜，以利于肿物的完整切除。用示指推压舌根位置，使肿物突向术腔，以利于肿物切除（图 15.163）。沿肿物假包膜仔细分离，自舌深部肌肉内逐步剥

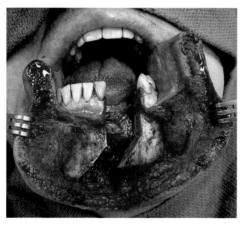

图 15.161　略呈角度劈开下颌骨。

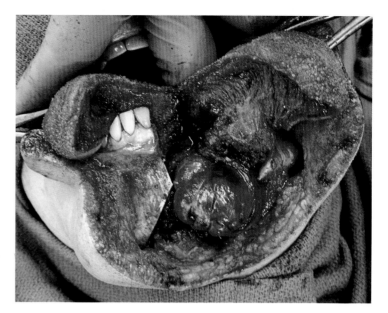

图 15.162　正中劈开舌显露肿物。

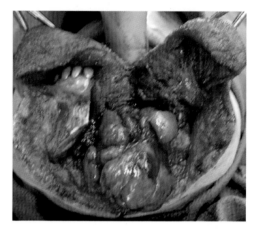

图 15.163　示指按压舌根将肿物推向术腔。

离所有肿物的分叶，保证肿物完整切除。肿物完整整块切除。

术毕可见深部舌肌内肿物切除后的术腔，左右半舌完全分离，半舌神经支配保持完整（图 15.164）。分两层关闭口腔内创面，保证舌深部肌肉和舌黏膜对合良好。完整缝合自舌

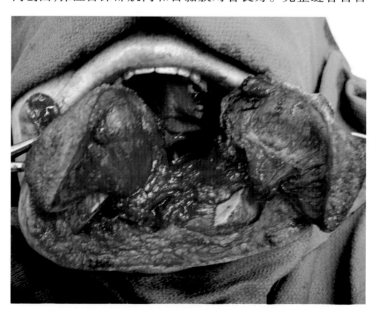

图 15.164　肿瘤切除后术腔。

会厌谷至舌尖的黏膜。同样的形式用可吸收线间断缝合前口底。钛板钛钉从两个层面复位固定下颌骨。一块四孔钛板固定下颌骨外侧皮质，另一块四孔钛板固定下颌骨下表面。深部口底留置引流条，引流条内端穿过双侧二腹肌前腹引流下颌舌骨肌区域，引流条外侧端自颏下皮肤穿出。

患者术后 1 年外观恢复理想，下唇正中劈开的切口已不明显（图 15.165）。患者张口伸舌功能正常。患者语言、咀嚼、吞咽功能保留完好。在深部口底病变切除中，下颌正中劈开能够提供较好的术野显露。横纹肌瘤为良性病变，预计本例患者能够获得长期治愈。

横纹肌肉瘤

横纹肌肿瘤中，恶性肿瘤更常见，如横纹肌肉瘤和胚胎性

横纹肌肉瘤。胚胎性横纹肌肉瘤常见于儿童，可发生于头颈部的任何部位，表现为生长迅速的软组织肿块。面部、口周、颊部及腮腺区均为好发部位（图 15.166）。胚胎性横纹肌肉瘤偶也可见于成人。

横纹肌肉瘤的组织学诊断一般需行切开活检，切取足够的组织供病理学诊断。但也可使用 Tru-Cut 活检作出组织学诊断。对儿童患者，手术不是首选治疗方案。应首先考虑多种药物的化疗及放疗。化疗和放疗后如仍有肿瘤残存，再考虑手术切除。成年患者对化疗、放疗不像儿童那样敏感有效，手术切除仍为主要的治疗方法，故必须进行适当的根治性切除才可局部控制肿瘤。然而头颈部根治性手术切除往往会受制于眼眶、颅底、颞骨、动脉和脑神经等重要结构。

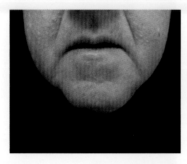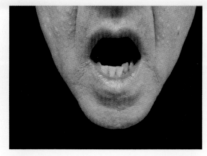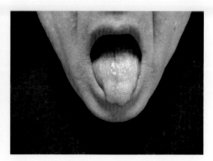

图 15.165　患者术后 1 年外观恢复理性，牙列保留完整，舌活动正常。

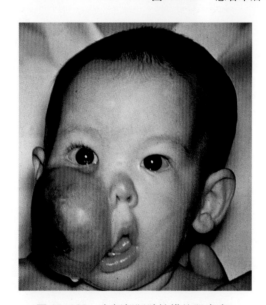

图 15.166　右颊部胚胎性横纹肌肉瘤。

神经组织肿瘤

神经细胞源性肿瘤可发生于头颈部的任何部位，良性或恶性肿瘤均可单发或多发。末几对脑神经的神经源性肿瘤和神经血管肿瘤见第 14 章。良性神经纤维瘤-神经纤维瘤病 I 型（von Recklinghausen 病）较常见且通常不需手术处理，除非病变影响重要功能，局部疼痛明显或严重影响外观。但是此类患者也可发展为侵袭性强的恶性周围神经鞘瘤。神经纤维瘤病 2 型以双侧听神经瘤、脑膜瘤、室管膜瘤和青少年白内

障为特点。神经鞘瘤通常为单独发生于头颈部区域，来源于后组脑神经、颈丛神经或臂丛神经。该肿瘤生长缓慢，多数没有症状。因此，手术干预前需慎重权衡手术获益和术后相应神经功能损伤。

神经纤维瘤

神经纤维瘤可表现为单发或多发的皮下结节。神经纤维瘤可表现为单发病灶或者多发的神经纤维瘤病 1 型。图 15.167 所示患儿右侧外耳部单发性神经纤维瘤，并堵塞部分外耳道。肿物侵犯部分皮肤但并未累及深部软骨。为了保护

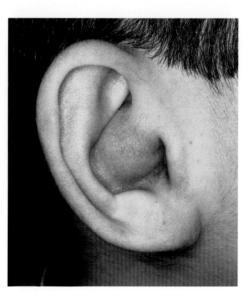

图 15.167　右侧耳郭单发的神经纤维瘤。

耳道通畅性及外观,推荐患者手术治疗。手术方式采用肿物切除局部游离植皮即可满足。

蔓状神经纤维瘤是血管瘤的一种变异类型,表现为弥漫性病灶,病理类型同神经纤维瘤病 1 型。蔓状神经纤维瘤有时会累及头颈部大片的皮肤和软组织。图 15.168 所示右侧眶周和前额处多灶的蔓状神经纤维瘤。病变质软均质,累及表面皮肤,但通常与深部组织及面部骨质之间可活动。通常局部保守切除即可良好控制肿瘤。然而,当肿瘤较大或存在多发病灶时,往往难以达到彻底切除,此时保留重要器官结构功能及外观的次全切除也是一种可选方案。

神经纤维瘤的患者需要完善详尽病史以及全身查体,以寻找是否存在其他多发病灶。牛奶咖啡斑可以确诊神经纤维瘤病 1 型(图 15.169)。儿童发生的巨大蔓状神经纤维瘤处理中,需特别注意手术治疗选择的时机及必要性。累及气道、影响视力或者阻塞消化道的病变治疗,一定要以功能保留为大前提。相反,如果病变没有累及重要结构功能,即使较大,仍可采用单纯观察,并注意选择安全根治性大手术的合理时机。

图 15.170 所示患儿患有先天性右侧下颌至上颈部巨大蔓状神经纤维瘤。为保证呼吸,患儿于出生后 9 个月行气管切开。图示为患儿 3 岁,生长发育如常,但右侧颌下上颈部巨大病灶严重影响外观。由于此时患儿并无重要功能障碍,吞咽正常,生长发育正常,当时并未选择手术。患儿行每年的影像学检查以密切观察病灶变化。

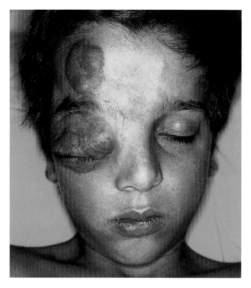

图 15.168 多发蔓状神经纤维瘤。

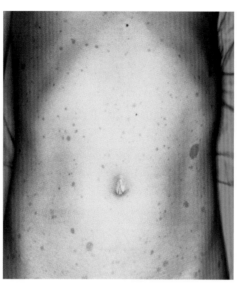

图 15.169 神经纤维瘤病 1 型躯干可见牛奶咖啡斑。

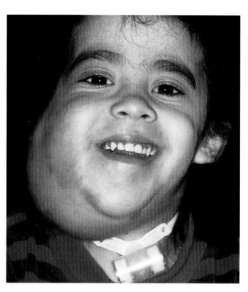

图 15.170 3 岁患儿右侧面部颈部巨大蔓状神经纤维瘤。

患儿于 8 岁时安排了手术,主要考虑因为学校同龄儿童带来的心理压力和几年间肿物短时间内增大(图 15.171)。MRI 冠状位显示巨大肿物累及右侧面部、咽旁、颈动脉区、颞下窝、颅底、颅中窝。右侧颈内动脉被肿瘤包绕(图 15.172)。

MRI 轴位也显示了头颈区域的一个巨大占位病变(图 15.173)。

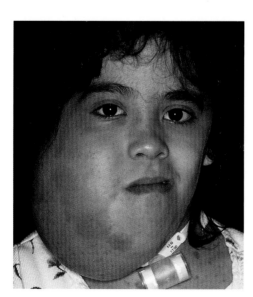

图 15.171 患儿 8 岁时外观,见肿物明显增大。

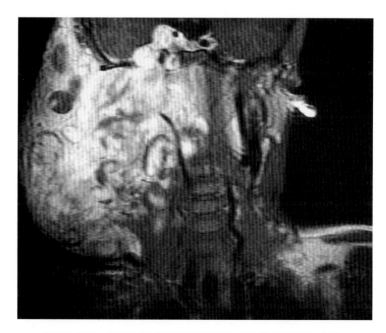

图 15.172 MRI 冠状位显示肿物突入颅内并包绕颈内动脉。

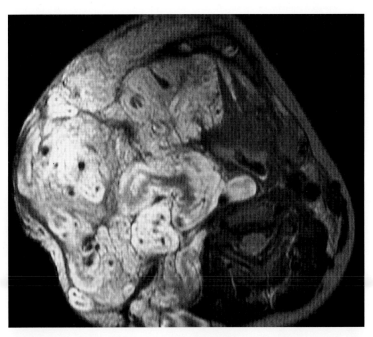

图 15.173　MRI 周围显示颈部巨大肿物。

患儿计划接受肿瘤次全切除手术，在不损伤脑神经及颈动脉的前提下，尽可能多地切除肿瘤，以恢复患儿面部外观。图 15.174 显示手术前患者情况，可见肿瘤累及外耳道、腮腺区、下颌后区及整个颅颈联合区，表面皮肤有色素沉着。手术需切除表面大块皮肤及肿瘤组织，同时保留重要结构。手术后的局部缺损，利用腹直肌游离皮瓣进行充填修复，以恢复面部外形。

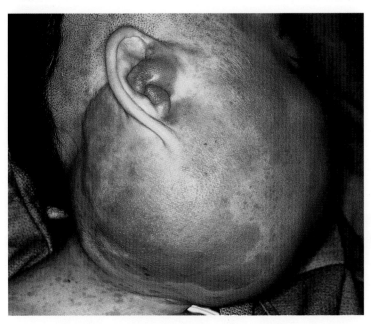

图 15.174　肿物侵及外耳道、腮腺区域、下颌后方。

术中可见肿瘤明确累及多条脑神经和颈部神经。颈丛神经的皮肤支直径达到 5~7mm，耳大神经的直径达 6mm，面神经颈面干直径达 4mm。术中花费较长时间保留了面神经分支和各脑神经分支。肿瘤次全切除术后创面如图 15.175。可以发现，在下颌角和下颌骨体后缘因为肿瘤长期压迫形成了局部骨质的扇形压痕。

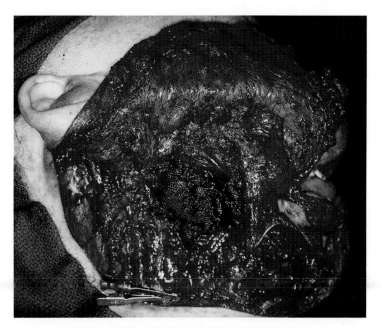

图 15.175　肿物次全切后术腔。

图 15.176 显示肿瘤手术标本，可见肿瘤呈分叶状，并见多条增粗的皮神经。术后 MRI 检查可见残余肿瘤包绕右侧颈内动脉，同时可见修复局部缺损的腹直肌皮瓣（图 15.177）。术后病理证实为良性蔓状神经纤维瘤。图 15.178 显示患者术后 5 年的外观情况。虽然保留了面神经颈面干，但其功能并未恢复。预计患者后续还要根据肿物变化及继发症状，采取多次手术治疗。

颈丛神经鞘瘤

施万细胞瘤 [Schwannoma，旧称神经鞘瘤 (neurilemmoma)] 与神经纤维瘤一样，表现为质韧、结节状、实性肿瘤，如肿瘤位于浅表，触摸边界较清晰，如肿瘤位于深部，则触诊边界欠清晰。脑神经和外周神经的神经鞘瘤比较常见，多数是常规体检发现的。个别病例因为局部神经受压出现感觉异常、疼痛或肌肉无力等症状。

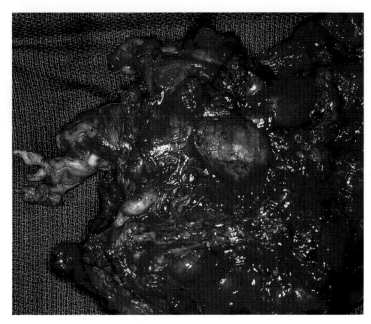

图 15.176　手术标本。

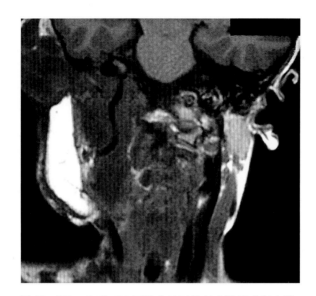

图 15.177 术后 MRI 冠状位显示修复皮瓣及残留病灶。

本例患者常规体检偶然发现左侧锁骨上区一边界不清的固定肿物。增强 CT 显示肿物包膜完整,增强强化不明显,中心可见坏死区域(图 15.179)。穿刺活检显示梭形细胞,提示神经来源。通过影像学比较,难确定肿物具体的神经来源,但大致判断源自颈丛或者臂丛神经。

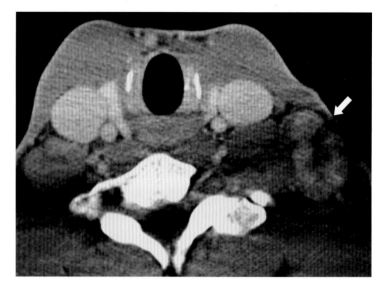

图 15.179 增强 CT 轴位示肿物乏血供伴有中心坏死(箭头)。

手术取左侧颈后三角底部横切口。图 15.180 为触诊肿物范围。切开皮肤皮下至颈阔肌,于颈阔肌下翻起上下皮瓣。术中见肿物位于胸锁乳突肌后缘(图 15.181)。精细操作逐步游离肿物与周围组织(图 15.182)。逐步向内侧分离可以发现肿瘤来源于颈丛。仔细向神经近端追踪,可见神经根自椎间孔发出的区域(图 15.183)。继续向内侧追寻,直至越过肿瘤,显露正常的神经根。

由于该肿瘤来源臂丛神经,可以预见除局部皮肤麻木外不会出现其他功能障碍,于是术中切断受累神经,保证肿物完整切除。检查术腔见颈鞘后方神经孔处神经根断端(图 15.184)。妥善止血,留置负压引流,分两层关闭术腔。切开标本,见典型神经源性肿瘤表现,梭形内有部分苍白出血区域(图 15.185)。术后组织病理示神经鞘瘤。

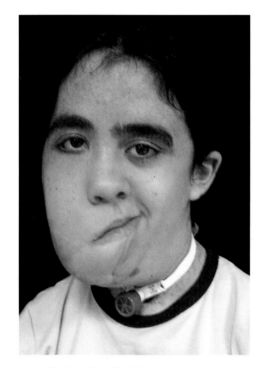

图 15.178 患者术后 5 年的外观。

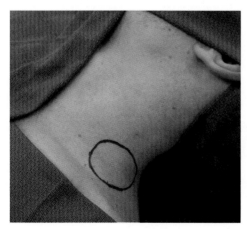

图 15.180 触诊肿物边界。

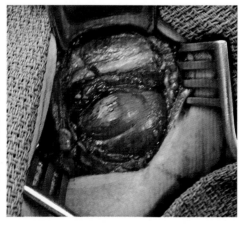

图 15.181 肿物位于胸锁乳突肌后缘。

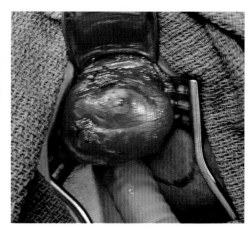

图 15.182 沿包膜完整分离。

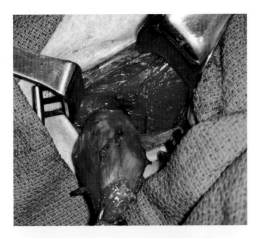

图 15.183　肿物于颈丛神经来源。

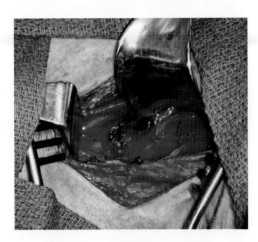

图 15.184　术腔见颈丛神经断端。

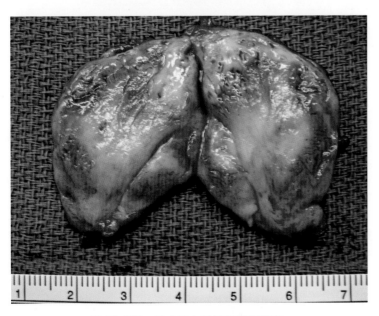

图 15.185　手术标本示神经鞘瘤表现。

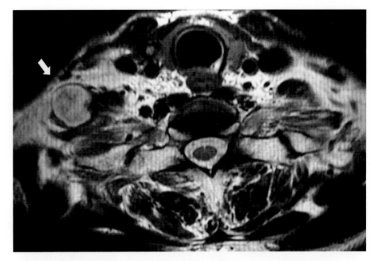

图 15.186　MRI 轴位 T$_2$ 加权像示包膜完整的肿物（箭头）内可见坏死区域。

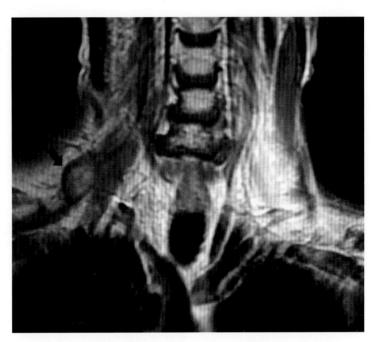

图 15.187　MRI 冠状位示沿臂丛神经走行的梭形肿物（箭头）。

臂丛神经鞘瘤

本例患者常规体检发现右侧锁骨上肿物。肿物触诊质地坚硬，在深部软组织的前后平面上可活动。细针穿刺活检提示可见梭形细胞，提示肿瘤来源于神经。MRI 轴位可见 T$_2$ 序列上边界清晰的高亮肿物信号（图 15.186）。肿物位于斜角肌和椎旁肌肉间，提示肿物来源于臂丛神经。MRI 冠状位可见沿右侧臂丛神经根走向的梭形肿物（图 15.187）。

图 15.188 显示患者触诊肿物的边界。

手术切口取下颈部皮纹横切口。切开皮肤皮下至颈阔肌，颈阔肌下游离上下皮瓣。手术主要区域集中在颈后三角，为了更好地显露臂丛神经，其浅面的纤维脂肪组织、淋巴结组织均被切除（图 15.189）。肿物密集地附着在臂丛神经根处。小心地通过锐性分离逐层分开包绕肿物的神经纤维层，类似"剥洋葱皮"的方式。延伸在肿瘤表面的几层神经纤维需要沿神经走行长轴，仔细切开，利用止血钳分离，将神经纤维和肿瘤分开。锐性分离神经纤维束，以尽最大可能保留神经纤维的功能（图 15.190）。术中利用双极电凝妥善止血，凝闭沿神经走行的细小血管，以便术中无血切除肿物（图 15.191）。

术中见肿物假包膜外多层神经纤维包绕。逐层分离并向两侧牵开神经以保护神经功能（图 15.192）。最终全部分开肿物假包膜外的神经纤维，显露深部肿物，并将肿物完整切除（图 15.193）。检查术腔，见保留完好的臂丛神经根，肿物去

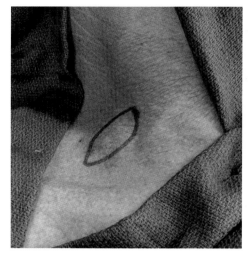

图 15.188 触诊肿物边界。

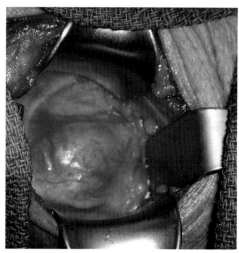

图 15.189 肿物紧密粘连于臂丛神经根。

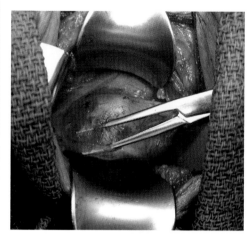

图 15.190 逐层逐次剥离肿物表面的神经纤维。

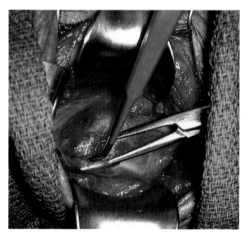

图 15.191 双极电凝妥善止血。

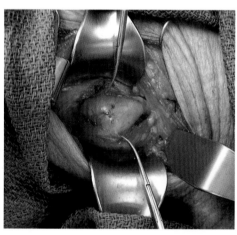

图 15.192 自神经内分离出肿物。

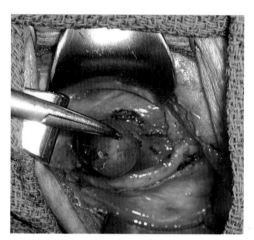

图 15.193 游离出肿物。

除后的残腔如图 15.194。术后标本显示肿物完整切除,被覆假包膜完整(图 15.195)。

精细解剖神经鞘瘤对保护重要神经的功能至关重要。本例患者术后无感觉和运动功能的损失。此类神经鞘瘤切除后成功与否的标准即术后神经功能存留的情况。

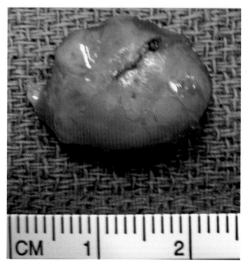

图 15.195 完整切除肿物保留外包膜完好。

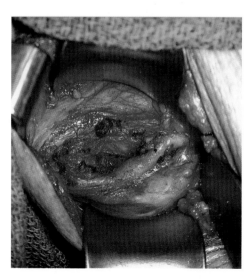

图 15.194 检查术腔见保留完整的神经根。

对于类似恶性周围神经鞘瘤等恶性神经来源肿瘤的手术处理,需采用广泛的扩大切除,原则类似于处理高级别肉瘤。通常恶性周围神经鞘瘤类似高级别肉瘤,需手术根治加术后放疗。

其他软组织肿瘤

咽壁滑膜肉瘤

头颈部软组织肉瘤也可发生于上呼吸道及消化道,如图 15.196 所示,患者诉咽痛、吞咽困难数月,颈部未触及肿大淋巴结。口咽检查发现口咽右侧壁一分叶状、质硬、无蒂的外生性肿块,突向口咽腔,部分遮盖喉声门上区(图 15.197)。喉及下咽内镜检查示会厌尖、喉前庭被来自右侧咽侧壁的分叶状肿块阻塞(图 15.198)。病变活检证实为滑膜肉瘤。

会厌尖水平的颈部 CT 扫描显示为一实性肿块阻塞喉前庭(图 15.199),影像学上看,肿瘤内部密度不均,有多处坏死。舌骨水平 CT 扫描显示肿瘤呈分叶状,几乎阻塞喉声门上区(图 15.200)。该肿瘤的手术进路为下颌骨切开术。先于局麻下行预防性气管切开术,将咽侧壁肿瘤切除后,局部缝合修复缺损。行颈肩胛舌骨肌上清扫术对第一站淋巴结进行组织学检查。

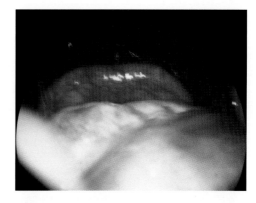

图 15.198 内镜检查显示喉声门上区被咽侧壁肿瘤阻塞。

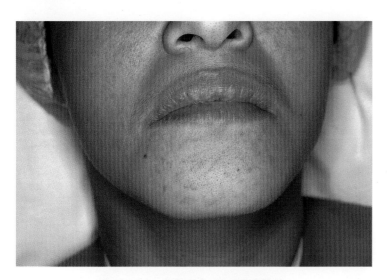

图 15.196 患者咽痛、吞咽困难数月。

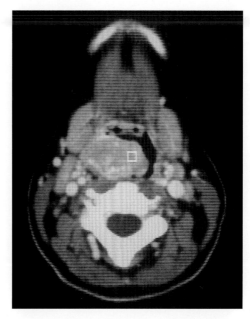

图 15.199 颈部 CT 扫描示咽侧壁肿瘤。

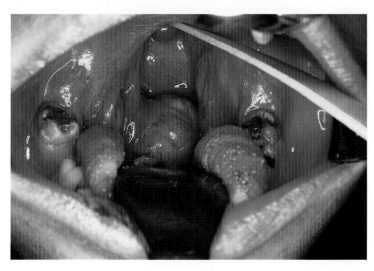

图 15.197 右侧咽侧壁分叶状、质硬、无蒂、外生性肿物。

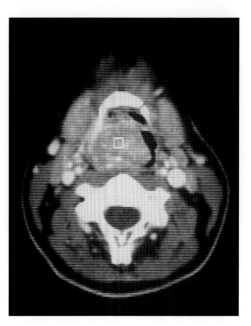

图 15.200 经舌骨 CT 扫描示带蒂肿瘤位于喉前庭。

采用上颈部横切口行右肩胛舌骨肌上清扫,切口自乳突至颈部正中。图 15.201 示完整切除颈淋巴结后显露的肩胛舌骨肌上三角。然后沿中线向上延长颈部切口,切开颏部和下唇,在侧切牙和犬齿间行下颌骨的旁正中切开术。经口底切开右侧舌旁组织至会厌谷,外展下颌骨,显露口咽(图 15.202)。用大的圈状拉钩将下颌骨两端向两侧拉开显露舌根。

为进一步显露肿瘤,将口底切口延长至软腭,将舌根向内侧牵拉(图 15.203),这样肿瘤显露非常满意。直视下,将肿瘤周围黏膜及咽肌完整切除。病变切除时还需切除右半舌骨,并同时牺牲喉上神经,但可保留右侧舌下神经(图 15.204)。

术野近观可见舌下神经和显露的椎前筋膜(图 15.205),这样就完成了肿瘤的三维切除。游离咽后壁黏膜及舌根,关闭手术缺损。但咽壁缺损不可能完全缝合,可留一小部分创面,待肉芽增生,自行愈合。常规关闭口腔及裂开的下颌骨(详见第 8 章)。

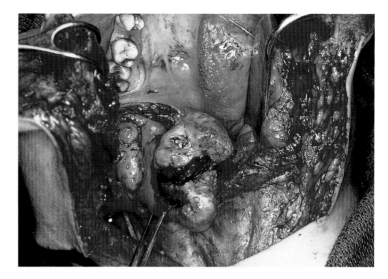

图 15.203　向内侧牵拉舌根显露肿瘤。

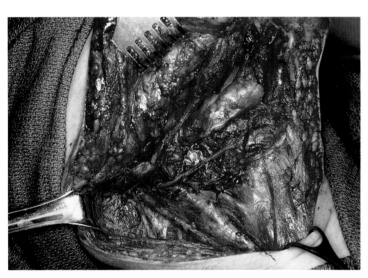

图 15.201　完成肩胛舌骨肌上清扫。

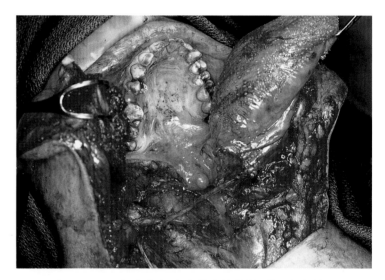

图 15.204　切除肿瘤,保留较多的黏膜和软组织切缘。

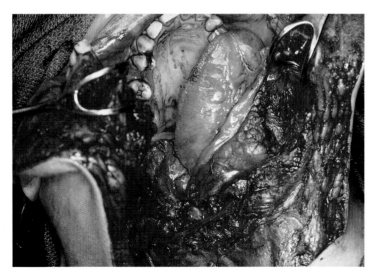

图 15.202　旁正中下颌骨裂开、外展下颌骨显露口咽。

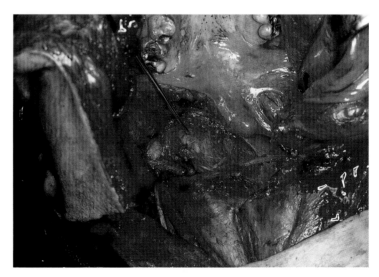

图 15.205　术野近观。

如图 15.206 所示,标本为源于咽壁肌肉的结节状、多分叶、质硬肿块,表面有坏死和溃疡。患者术后数周需经鼻饲进食和带气管套管。术后放疗使鼻饲管和气管套管拔除推迟,但术后 8 周,患者可经口进多种食物,气管套管也可拔除。患者术后照片示切口愈合良好,外观几乎无畸形(图 15.207)。

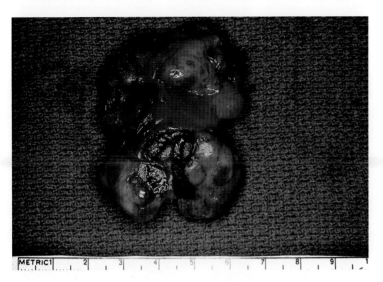

图 15.206　手术标本。

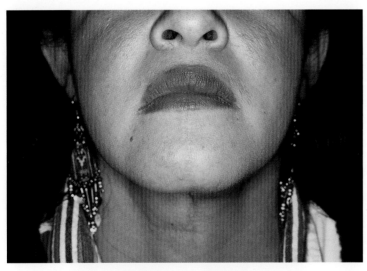

图 15.207　患者术后外观。

上呼吸消化道软组织肉瘤的切除需根据肿瘤的组织学类型、大小和部位预先设计手术方案,因此,术者必须熟谙各种手术技巧,掌握手术适应证。对手术损伤的估计和理解,对手术修复和术后康复也非常重要。

颈部脊索瘤

脊索瘤是神经嵴源性肿瘤,由脊索的残留形成。脊索瘤最常见的部位是脊柱的颅颈部和骶部,但也可发生于中轴线上任何部位。这一例患者表现为咽后肿块,阻塞鼻咽部,颈椎弯曲时有轻微不适。口腔检查发现咽后壁黏膜下有一个光滑的质地坚硬肿物,向下突出至会厌尖水平,向上达软腭后方鼻咽部,在两侧扁桃体后柱间。咽壁黏膜及深层肌肉与肿瘤无粘连。

肿物口内观如图 15.208 所示,占据整个咽后壁,几乎与软腭及悬雍垂背面接触。影像学检查包括高千伏颈椎侧位 X 线片,如图 15.209,清楚显示出于第一、第二、第三颈椎前方,咽后壁有一光滑肿块。肿块破坏第二颈椎体前面骨质,可能是脊索瘤起源部位。脊髓造影示肿瘤未侵及脊髓。增强 MRI 是评估肿瘤椎管内侵犯确切范围的一种理想方法。

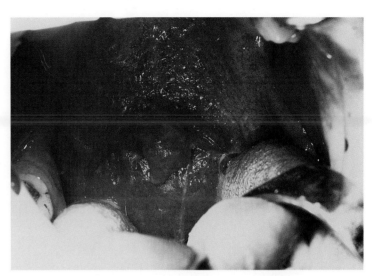

图 15.208　口咽后壁黏膜下肿物口内观。

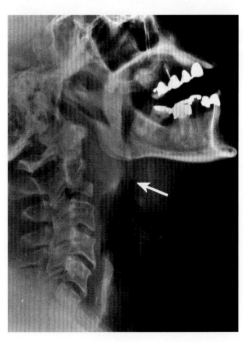

图 15.209　高千伏颈椎侧位像示 C_1、C_2 椎体前方肿物。

脊索瘤手术需多学科共同参与,先由头颈外科医生显露病变,神经外科医生进行适当切除,术中注意保护脊髓前面。这种中线位病变的显露,需要行 Trotter 所描述的经典唇-下颌骨-舌中线切开术。患者仰卧于手术台,局麻下先行气管切开术,经气管插管全麻。颈部呈伸展位,行中线纵切口,切开下唇、颏部至舌骨水平(图 15.210)。沿皮肤切口分开下唇及颏部软组织至下颌骨前面。自中线向两侧稍翻开颊瓣,显露下颌骨联合处约3cm(图15.211)。经中切牙牙槽正中裂开下颌骨,切开骨头时需要有一个角度,以防复位时上下错位。

于正中切开口底、舌系带及全舌,深达舌骨及舌会厌韧带

(图15.212)。因舌的血供来自两侧舌动脉,于舌体正中切开时出血较少。将口腔及下颌骨向两侧牵拉,显露口咽(图15.213)。可见位于舌根部的会厌尖、咽后壁隆起及被推向前的软腭。

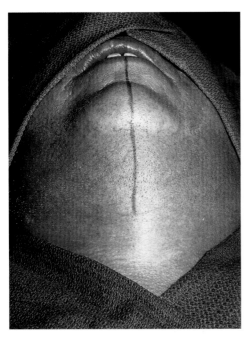

图15.210 沿下唇、颏部至舌骨中线做垂直切口。

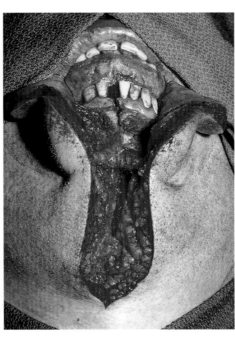

图15.211 显露下颌骨联合处。

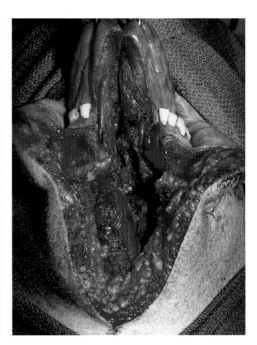

图15.212 自中线切开口底、舌系带和全舌。

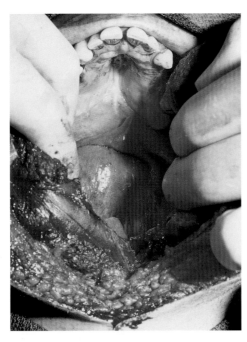

图15.213 将舌及下颌骨向两侧牵拉显露口咽。

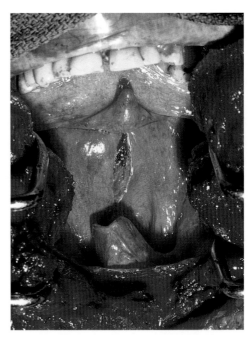

图15.214 自鼻咽至下咽显露咽后壁。

自悬雍垂根至软硬腭交界处,将软腭正中切开并向两侧拉开。置自动撑开器自鼻咽至杓区显露咽后壁(图15.214)。将两侧半舌向外拉开,显露会厌舌面。向两侧牵拉软腭,显露出咽后壁。沿咽后壁中线做纵切口,切开黏膜及咽壁肌层,显露椎前筋膜。于椎前筋膜表面游离咽壁,充分显露出被肿瘤顶起的椎前筋膜(图15.215)。

此时,由神经外科医生行肿瘤的完整切除。沿中线切开椎前筋膜,用脑膜剥离子和分离器自第二颈椎椎体开始游离

肿瘤,术中在分离肿瘤深面时,需仔细观察肿瘤是否与硬脊膜粘连。该患者硬脊膜尚未受侵。如分离过程中脊膜破裂,应立即进行修补。如必须行脊髓前面硬脊膜的部分切除,应用硬脊膜移植物修复缺损,以免发生脑脊液漏。

图15.216所示为肿瘤自第二、三颈椎椎体切除后的手术缺损。用双极电凝彻底止血,骨切缘渗血可以用明胶海绵或骨蜡控制。彻底止血后,用2-0铬肠线间断缝合关闭咽后壁(图15.217),缝合必须严密,以免唾液进入椎前间隙。咽后

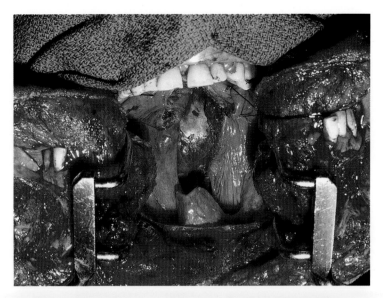

图 15.215　正中、纵行切开咽后壁,显露出被拉紧的椎前筋膜。

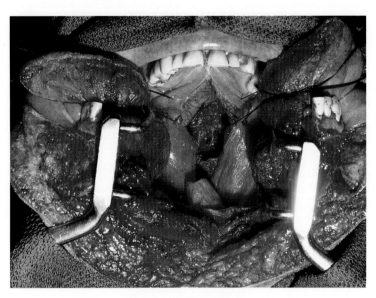

图 15.216　手术缺损。

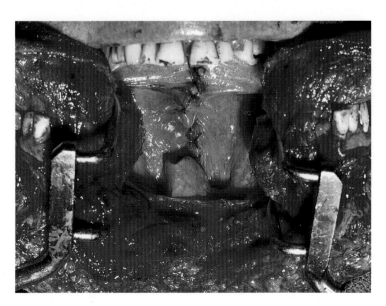

图 15.217　关闭咽后壁。

壁关闭后,插入鼻饲管,用 3-0 铬肠线分两层于中线对缝软腭、复位。

将舌体切开处分三层缝合。将舌肌深层对缝恢复舌肌解剖的连续性。然后,用 2-0 铬肠线缝合舌背黏膜,使舌体两侧准确对位。舌尖缝合需特别仔细,因发音清晰与否主要决定于舌尖对合是否准确。继续将舌体下黏膜、口底黏膜缝合直至舌侧牙龈中线。用微型钢板和螺钉固定裂开的下颌骨,确保下颌骨两半对位准确、稳定。最后分两层缝合皮肤切口,于颏下区置 Penrose 引流管。

因术中并没破坏颈椎完整性,因此术后不需限制头颈部活动,只需一简单的颈圈支持颈椎即可。手术标本完整切除,如图 15.218 所示。注意肿瘤两个分叶表面均有假包膜。标本剖面示肿瘤内部出血区及质硬的橡皮样结节(图 15.219)。

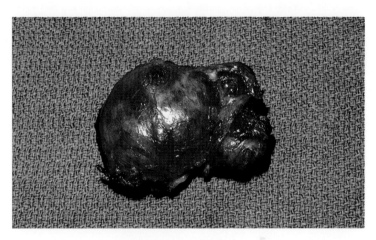

图 15.218　手术标本。

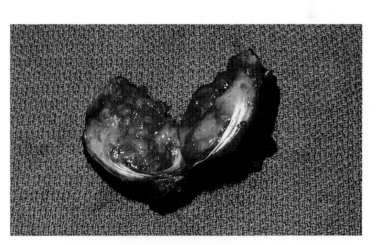

图 15.219　标本切面。

患者手术后 3 个月外观示下唇、唇红和颏部中线切口愈合良好(图 15.220)。口内观如图 15.221 所示,舌体及舌尖对位良好,保证了发音和咀嚼功能。压舌后可见软腭、咽后壁切口愈合良好(图 15.222)。术后颈椎高千伏软组织 X 线片示椎体前方和颅颈部咽后壁肿瘤已完整切除(图 15.223)。经唇-下颌-舌中线切开术可满意地整块切除颅颈部小脊索瘤。

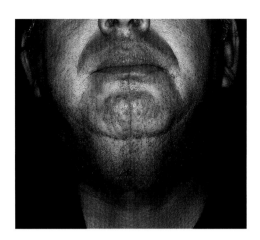

图 15.220 患者术后 3 个月外观。

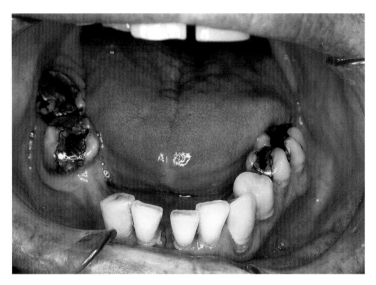

图 15.221 口内观示下颌骨及舌体对合良好。

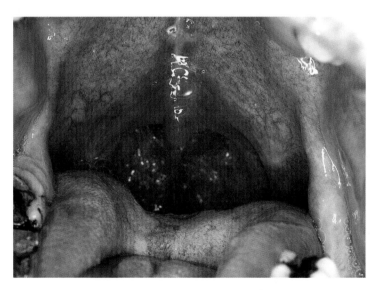

图 15.222 软腭、口咽后壁切口愈合良好。

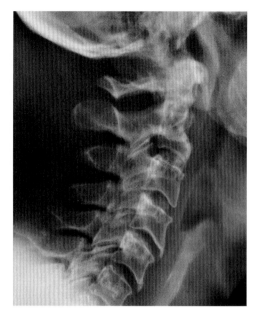

图 15.223 术后颈椎软组织高千伏 X 线片示肿瘤切除后椎前间隙软组织缺损。

治疗结果

头颈部良性软组织肿瘤术后,除非肿瘤切除不彻底,一般不会局部复发。曾接受手术但又未彻底切除的血管瘤或淋巴管瘤患者,因肿瘤切除不彻底,将导致肿瘤局部复发,再次治疗的难度增加以及再手术并发症的增加。

恶性软组织肿瘤的预后取决于疾病的分期,而分期取决于 TNM 标准和肿瘤的组织学分级。术后患者的生存率也受切缘的影响,特别是切缘是否阴性。软组织肉瘤切除术后 70% 以上的患者需进行术后放疗,以增加局部控制率。根据 AJCC/国际抗癌联盟(UICC)第 7 版标准,图 15.224 显示了在纪念 Sloan Kettering 癌症中心头颈外科治疗的 310 名患者的长期预后。4 年总生存率、疾病特异性生存率和无复发生存率分别为 72%,76% 和 71%。不过,头颈部软组织肉瘤的分期在最近的 AJCC/UICC 第八版分期标准中进行了修订,目前还没有根据最新分期报道的预后数据。低级别肉瘤预后较好,如 DFSP;UPS/MFH 和纤维肉瘤预后中等;高级别肉瘤如血管肉瘤和横纹肌肉瘤的预后最差(图 15.225)。

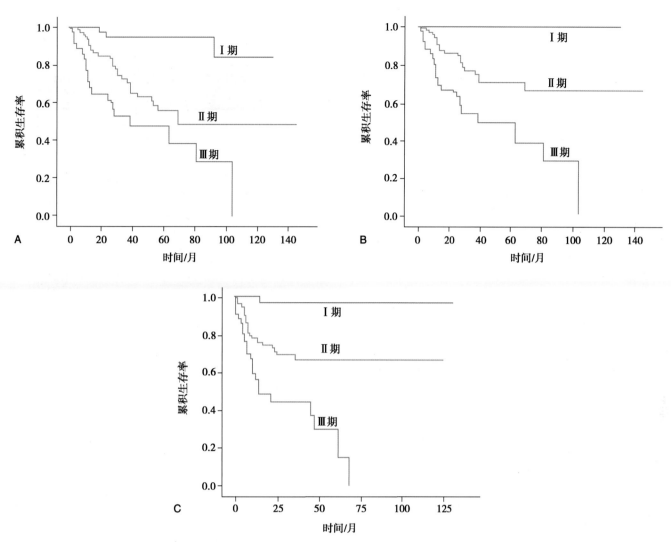

图 15.224　头颈部软组织肉瘤分期的长期生存率(AJCC/UICC 第 7 版标准)。A. 总体生存率;B. 疾病特异性生存率;C. 无复发生存率。纪念斯隆-凯特琳癌症中心 1982—2012 年间 319 名患者的数据。

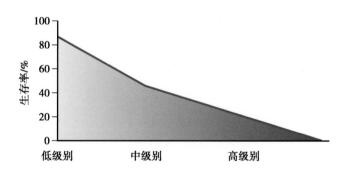

图 15.225　生存率与肉瘤组织学分级的关系。

（王凯　王朝阳　朱一鸣　刘绍严　译）

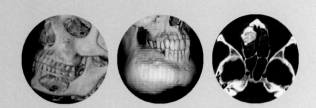

第16章
骨肿瘤和牙源性病变

关键词

骨肿瘤
牙齿肿瘤
颌骨肿瘤
骨肉瘤
软骨肉瘤

骨由固体矿物和骨样基质组成,骨样基质包括破骨细胞(骨吸收细胞)、成骨细胞(骨形成细胞)和骨细胞(并入基质的成骨细胞)。虽然头颈部的骨肿瘤很少见,但它们的范围很广。原发性骨肿瘤起源于骨髓腔内的细胞基质或淋巴网状细胞和髓样细胞。有时,胚胎隔离成分也可能是原发性肿瘤的来源(例如唾液腺憩室引起下颌骨或上颌骨中央唾液腺肿瘤)。肿瘤也可能起源于上颌骨和下颌骨的牙源性成分。骨转化和骨重塑的全身性疾病,如 Paget 病,也可能增加受累骨内恶性肿瘤形成的风险。暴露于电离辐射,特别是在幼年时期(如患有视网膜母细胞瘤的儿童)明显增加了随后发展为恶性肿瘤的风险,如骨肉瘤。其他部位的转移性肿瘤也可出现在颅面骨骼中。

颅面骨骼的原发性良性肿瘤包括骨瘤、骨软骨瘤和骨纤维瘤。偶尔,血管起源的良性肿瘤如血管瘤也见于颅面骨骼。这些通常是无症状,并且是偶然发现的。然而,头颈部最常见的良性骨病灶是胚胎融合线处的发育畸形,如腭隆凸。骨瘤通常无症状,可出现在颅骨和鼻窦。骨瘤通常出现在青春期后,只有在有症状时才需要干预。恶变一般不常见,但偶尔可能与加德纳综合征有关。骨样骨瘤(象牙骨瘤)是较小的病灶,而成骨细胞瘤则被认为是较大的、更具侵袭性的病灶。骨样骨瘤通常出现在儿童和青少年,通常是单发的,引起疼痛,症状与大小无相关性。局部切除足以治疗。相反,成骨细胞瘤很少引起疼痛,累及长骨,并有小的发展成骨肉瘤的趋势。

软骨源性良性肿瘤包括骨软骨瘤、软骨瘤、成软骨细胞瘤和软骨黏液样纤维瘤。骨软骨瘤(外生骨瘤)是一种良性的软骨外生骨性肿瘤。这些肿瘤通常是单发的,但在家族性骨软骨瘤病患者中可能是多灶性的。单发病变通常累及下颌骨或颅底。软骨瘤(内生软骨瘤)是一种透明软骨肿瘤,经常出现在骨头内。它们被认为是来源于骨骺软骨的残余物。这些肿瘤通常是单发的,但在 Olliver 病(内生软骨瘤病)患者中可能是多发的,这是非遗传性的自发性疾病。还有一种家族变异(Maffucci 综合征),软骨瘤与皮肤血管瘤同时发生。虽然单发肿瘤的恶变风险非常低,但在高达50%的病例中,多发性、家族性肿瘤可进展为软骨肉瘤。

成软骨细胞瘤通常出现在长骨的干骺端。虽然在头颈部骨骼中很少见,但也可能发生在颞骨、下颌骨或顶骨。这些病变在组织学上是良性的,并可能具有与恶性病变相似的放射学特征。软骨黏液样纤维瘤通常累及长骨,但也可能出现在下颌骨,虽然这种表现很少发生。这些病变是良性的,只有在有症状时才需要手术干预。

骨囊性病变在头颈部很常见,最常见的是牙源性的。典型的非牙源性骨性囊肿为裂隙样囊肿,可能位于外侧(鼻唇或球形上颌窦)、内侧(鼻腭或正中腭)或下颌正中(图 16.1)。鼻唇囊肿(Klestadt 囊肿)源于睑板突与鼻外突和上颌突融合而形成的上皮残留物,或者是由于鼻泪管的上皮残留在鼻外突和上颌突之间而形成的。这些病变在女性(75%)中比较常见,在鼻孔基部附近发现。10%的病例是双侧的。

鼻乳管囊肿是一种发育性病变,认为起源于胚胎鼻乳管切口内的上皮残余物。它们是最常见的非牙源性囊肿,好发于男性。上颌球棘囊肿起源于胚胎融合线上的上皮细胞,该

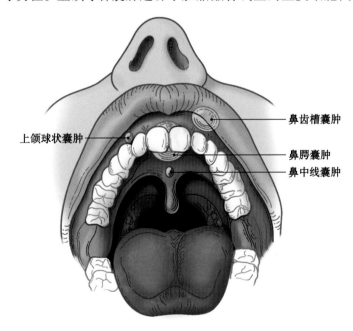

图 16.1 口腔囊肿的分类。

上颌球状囊肿
鼻齿槽囊肿
鼻腭囊肿
鼻中线囊肿

融合线位于额鼻骨的帽状突和腭骨的上颌突之间。牙源性囊肿被认为是来自残余的牙板或牙釉质器官。它们可以来源于牙周(根尖、侧面的或残留的)、牙本质、牙龈、牙根,或角化和钙化的(图16.2)。根尖周或根周囊肿占囊性病变的50%以上。神经根囊肿被认为是马拉色细胞上皮细胞的炎症过程引起的。牙本质囊肿是发生在牙釉质或牙板上的发育性囊肿。它们是覆盖在未出牙冠上的上皮状囊。牙本质囊肿最常见于第三磨牙,也可见于二尖牙、尖牙或犬齿。

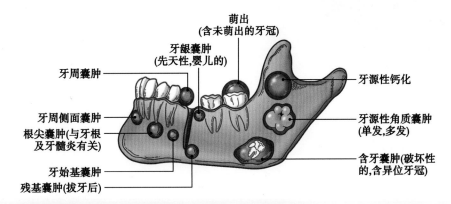

图16.2 下颌骨的牙源性囊性病变。

牙龈囊肿起源于残余的牙板,位于表皮下的真皮。典型的表现为新生儿或婴儿的肺泡嵴上的多发结节。这些囊肿一般无症状,通常自行消失。侧牙周囊肿通常起源于牙周韧带的上皮。当牙滤泡发生囊性变时,原始的囊肿会替代牙齿发育。它们也可能来自多余的牙蕾。治疗方法是手术摘除或刮除,保留邻近牙齿。

2005年,世界卫生组织(WHO)将以前称为牙源性角化囊肿(OKC)的病变的术语改为牙源性钙化囊性瘤(CCOT)。更名的理由是基因数据表明 *PTCH1* 基因发生了突变,以及这些病变具有潜在攻击性的行为。然而,2017年世界卫生组织分类恢复使用牙源性角化囊肿这一术语。此外,2017年世界卫生组织分类指出,CCOT 现在等同于钙化牙源性囊肿,这是一种由牙源性成釉细胞样上皮内衬的单纯性囊肿,并伴有相关鬼影细胞。这些额外改变的理由尚不清楚;然而,重要的是要理解,不管现在的术语是什么,这个实体包含了一系列的临床行为。牙源性角化囊肿最常发生于下颌第三磨牙区,并可延伸至上升支。这些病变与其他牙源性囊肿的区别在于存在角质化的上皮衬里。它们可能是囊性的,也可能是实心的,OKCs 可能累及牙冠,但也可能是侧牙周囊肿的角化变种。多灶性 KCs 与痣样基底细胞癌综合征相关。小的病变可通过摘除得到有效的治疗。然而,对于有薄壁和星状囊肿的较大病变,摘除是不够的。如果有多发囊性病变(囊状纤维骨炎),应排除甲状旁腺功能亢进。

骨纤维结构不良是一种罕见的特发性原发性骨性病变,其特征是髓质骨逐渐置换为增生的、不规则排列的同形纤维组织。纤维性异常可为单发(70%~75%)或多发,但很少与皮肤色素沉着和内分泌功能障碍(奥尔布莱特综合征)相关。头颈部不是骨纤维结构不良的常见部位(<1%),但当存在时,最常见的部位是下颌骨、上颌骨、额骨或颅骨。这些病变往往是进行性的,并通过压迫局部结构而引起症状。通常需要进行干预以控制症状或改善美观。少于1%的病变可能发生恶变。

骨巨细胞瘤(giant cell tumor,GCT)是最常见于长骨的病变,但也可发生在头颈部(如颞骨、蝶骨、喉)。这些肿瘤好发于年轻人,具有局部侵袭性病程,在不完全切除后复发率很高。一小部分肿瘤发生恶变并有远处转移。这些肿瘤应与发生于下颌骨和上颌骨的巨细胞修复性肉芽肿(epulis)区别开来,具有相似的组织病理学特征,但没有恶变的可能性。在GCT 中,巨细胞过度表达破骨细胞形成的关键介质 RANK 受体。基质细胞分泌一种细胞因子 RANKL,刺激 RANK 受体,促进肿瘤的骨吸收。美国食品和药物管理局(FDA)已经批准使用抗氧化单克隆抗体,该单克隆抗体可以与 RANKL 结合,防止 RANK 的激活。这种相互作用会反过来抑制破骨细胞的形成功能和存活,从而减少骨吸收。目前 Denosumab 用于无法手术或转移性 GCT,以及手术前的新辅助治疗,需要进一步临床试验来确定最佳的临床应用和长期结果。

成釉细胞瘤是最常见的肿瘤,发生于牙源性上皮。最常见于下颌骨(图16.3)。绝大多数病灶是多囊性病变,但也可能表现为单囊性病变,很少发生在骨外。成釉细胞瘤在平片上的典型表现是多囊、膨胀性病变,呈肥皂泡样貌(图16.4)。虽然组织学上是良性的,但这些肿瘤可以局部侵袭。一小部分肿瘤可退化为造釉细胞癌。小的、良性的成釉细胞瘤可以通过摘除来治疗,但是这种方法对较大的病变无效,而且会导致高局部复发率。初期治疗不充分可导致软组织的多灶性复发。对于较大的下颌骨病变,需要节段下颌骨切除术来进行局部控制。

头颈部原发性骨恶性肿瘤有骨来源(骨肉瘤)、软骨来源(软骨肉瘤)、造血组织来源(骨髓瘤和淋巴瘤)或来源不明

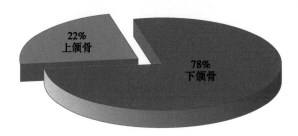

图16.3 颌骨造釉细胞瘤的分布。

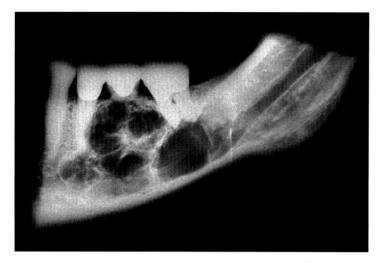

图 16.4　在一个部分下颌骨切除术标本的经典的"肥皂泡外观"的成釉细胞瘤。

（如尤因肉瘤、恶性巨细胞瘤和釉质瘤）。继发性侵犯可发生于其他部位的转移。

　　颅面骨骼最常见的恶性肿瘤是骨肉瘤，它可能在原有疾病区域[如骨纤维发育不良或 Paget 病，或由于暴露于致癌因素（电离辐射）]新发（原发）。原发性骨肉瘤一般发生在儿童和年轻人的长骨上（图 16.5）。头颈部受累较少见（占总病例的 10%）。最常见的受累部位是下颌骨，其次是上颌骨（图 16.6）。继发性骨肉瘤最常见于 Paget 病和视网膜母细胞瘤患者，但也可见于 Bloom、Li-Fraumeni 和 Rothmund-Thomson 综合征患者。暴露于外部射线辐射也与骨肉瘤的发生有关，尤其是在遗传性视网膜母细胞瘤患者中。这些肿瘤通常表现为肿块，可能会引起疼痛。

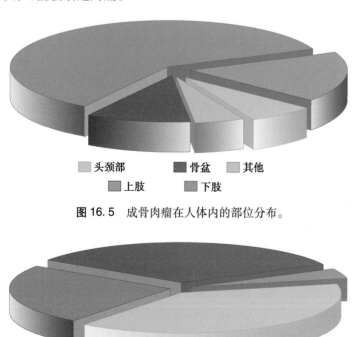

头颈部　　骨盆　　其他
上肢　　下肢

图 16.5　成骨肉瘤在人体内的部位分布。

颅骨　　上颌骨　　下颌骨　　其他

图 16.6　头颈部成骨肉瘤的部位分布。

　　软骨肉瘤可原发（约 75% 的病例），或与先前存在的疾病有关，如多发性内生软骨瘤病（Maffucci 或 Ollier 综合征）、外

生骨化病和罕见的成软骨细胞瘤。总的来说，这些肿瘤发生在头颈部的比例不到 10%（图 16.7）。上颌、颈椎和下颌骨是头部和颈部软骨肉瘤最常见的部位（图 16.8）。大多数患者表现为无痛肿块，通过影像学或活检确定诊断。手术是治疗这些肿瘤的主要手段。结果一般是良好的，这取决于疾病表现的程度、肿瘤的分级和切除的完整性。组织学亚型也影响预后，透明细胞亚型（恶性软骨母细胞瘤）的预后优于黏液样、间充质或去分化亚型。

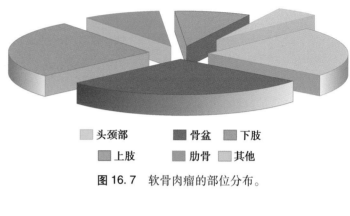

头颈部　　骨盆　　下肢
上肢　　肋骨　　其他

图 16.7　软骨肉瘤的部位分布。

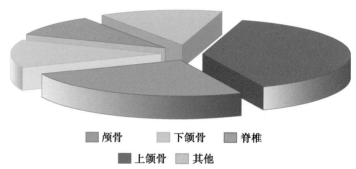

颅骨　　下颌骨　　脊椎
上颌骨　　其他

图 16.8　头部和颈部软骨肉瘤的部位分布。

　　多发性骨髓瘤和淋巴瘤发生于骨髓造血细胞，可表现为单发或多灶性骨病损。多发性骨髓瘤通常继发于前体条件（病因不确定的单克隆丙种球蛋白病或骨髓瘤）。这些肿瘤来源于浆细胞，可以是单发的（浆细胞瘤），也可以是广泛性的。多发性骨髓瘤由于骨髓被骨髓瘤细胞进行性替代而引起贫血和免疫缺陷等全身效应。其他症状包括循环系统问题、单克隆丙种球蛋白病变引起的肾功能不全或破骨破坏引起的高钙血症。血清电泳可诊断多发性骨髓瘤。疾病程度的评估需要影像学检查、骨髓活检、外周血计数和肾功能。虽然浆细胞瘤可以从手术中获益，但多发性骨髓瘤的根治性治疗需要全身化疗和骨髓移植。

　　尤因肉瘤是一种恶性的圆形细胞肿瘤，与外周原始神经外胚层肿瘤有共同的易位，因此认为二者之间存在连续性。t(11;22)(q24;q12) 易位导致 11q24 上的 FLI1 基因与 22q12 上的 EWS 基因融合。这种易位的存在可以通过常规的细胞遗传学或分子研究来确定，并且是这些实体的病理特征。这些肿瘤通常发生于骨盆、股骨、肱骨和肋骨；主要累及头颈部的病例少于 5%。头部和颈部最常见的尤因肉瘤发生在颅骨和下颌骨。骨外尤因肉瘤也可发生在

头颈部。

评估

临床评估

　　骨肿瘤最常见的表现形式是由于相邻神经血管结构、脏器或邻近牙列受压导致的肿块病变或症状。然而，许多小病变是在影像学检查中偶然发现的。由于眼眶受压、眼眶内容物移位或鼻腔通道阻塞，上颌骨肿瘤也可能出现症状。手术治疗计划必须有完整的影像学评估和组织活检。

影像学

　　准确评估颅面骨骼损伤的解剖范围需要三维立体评估。很少使用下颌骨和颅骨的平面。下颌骨的全景 X 线平片（正畸透视图）提供了下颌骨的牙列和结构的概览（图 16.9）。然而，更详细地评估下颌骨，计算机断层扫描（CT）或磁共振成像（MRI）扫描是必需的。CT 扫描对骨结构有很好的评价，而 MRI 对下颌骨软组织、骨髓和下牙槽神经的评价较好。当肿瘤浸润骨和软组织时，需要行增强 CT 扫描，并仔细检查软组织和骨窗。

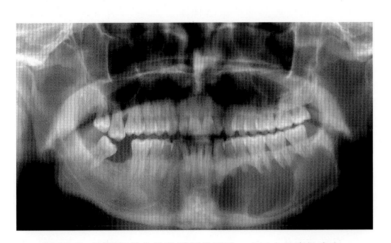

图 16.9　下颌骨的全景 X 线照片显示一个巨大的囊性病变。

　　图 16.10 和图 16.11 所示的上牙槽 CT 扫描患者的上牙槽黏液瘤已延伸至上颌骨。图 16.10 所示的软组织窗提供了明确的软组织结构，但骨的结构较模糊。在图 16.11 所示的骨窗上，软组织细节较模糊，骨和病灶的结构清晰可见。因此，为了充分评估肿瘤过程的骨侵犯，软组织窗和骨窗的 CT 扫描都是必要的。图 16.12 为左侧下颌骨巨大膨胀性囊性病变患者的 CT 轴位图，其下颌骨外侧皮质明显扩张。病灶呈均匀的磨玻璃状外观，无骨破坏或新骨形成。图 16.13 所示的 CT 矢状面重建显示一个大的、单房的囊性空隙，从后磨牙后三角区一直延伸到前侧切牙。囊腔内内容物清晰，边缘光滑，界限清楚。牙根在囊状空间内。CT 扫描图像的三维重建清晰显示下颌骨内伴有骨破坏的巨大膨胀性囊性病变（图 16.14）。

　　CT 图像的三维重建对手术治疗计划的切除和重建非常

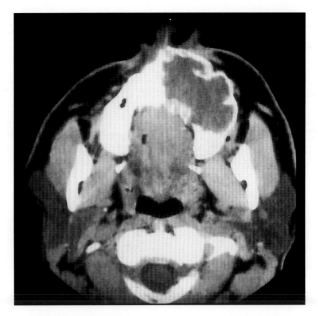

图 16.10　轴位 CT 软组织窗口显示上颌骨低密度，扩张性，骨破坏的病变。

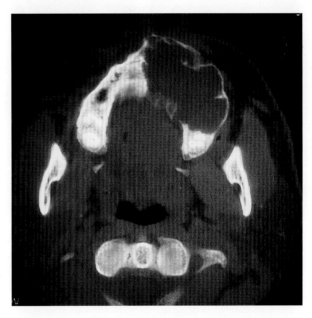

图 16.11　图 16.10 所示患者轴位计算机断层扫描的骨窗显示上牙槽骨膨胀性破坏。

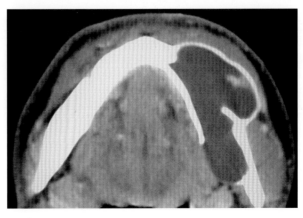

图 16.12　图 16.9 所示患者的轴位 CT 显示下颌骨体部有一膨胀性囊性病变。

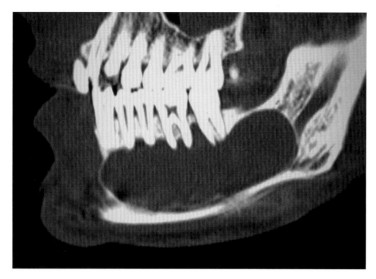

图 16.13　图 16.9 所示患者 CT 矢状面显示病变的前后范围及其与牙根的关系。

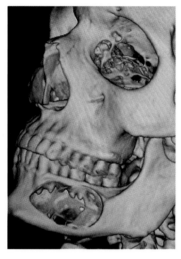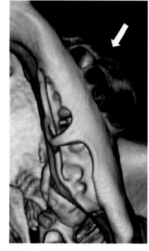

图 16.14　图 16.9~图 16.11 显示患者的侧位和下 CT 三维重建图，显示扩张的病变（箭头）。

有帮助。三维计算机辅助设计/计算机辅助制造（CAD-CAM）模型也可以用计算机软件制作，它为骨切除和重建提供了 3D 打印技术，从而使整形外科医生能够精确制造移植体或皮瓣，实现精确的轮廓和对称（见第 17 章和第 18 章）。图 16.15 所

示三维重建的年轻患者的下颌骨纤维发育不良。鼻面部相对于其他骨骼而言，下颌骨病变的形状和范围值得注意。在重建的 CT 扫描后视图中，纤维异常增生所累及的下颌骨的厚度被清晰地显示出来（图 16.16）。同一患者的 CT 轴位显示松质骨增厚，下颌骨皮质变薄。由于纤维发育不良，正常的松质骨结构消失，取而代之的是磨玻璃外观（图 16.17）。

Paget 病的颅面部骨骼在 CT 扫描上的特征性表现为骨增厚，不规则的磨玻璃样外观。伴 Paget 病的骨恶变显示出与受累骨的界限非常清晰，而其余骨显示 Paget 病的背景（图 16-18）。本章稍后将介绍其他一些骨病变的影像学表现，并介绍手术过程。许多肿瘤和肿瘤样情况有特征性的影像学表现，几乎可以确诊。然而，在实施治疗前必须进行组织活检。

病理学

对于怀疑病变为涉及面部骨骼的肿瘤患者，在进行外科手术治疗之前，对其进行准确的组织学检查至关重要。一些骨病变是良性的或低级别的恶性病变，他们的治疗明显不同于高级别的恶性肿瘤。由于穿刺活检常常不能令人满意，可获取大量组织的切开活检应该用于病理分析。一般来说，当怀疑有骨肿瘤时，不应以冷冻切片诊断。避免拔除上颌或下颌病灶附近的牙齿，并做邻近区域的活检，防止恶性肿瘤侵入患骨骨髓腔，增加肿瘤扩散的风险。

世界卫生组织（世卫组织）骨肿瘤的组织学分类见表 16.1。

软组织软骨瘤（同义词：纤维软骨瘤，黏液软骨瘤，骨软骨瘤，软组织软骨瘤，骨外软骨瘤）是良性软骨瘤，极少出现在喉部和颅面骨，包括上腭。这些良性肿瘤也可发生在骨骼外，因此，它们被称为软组织软骨瘤。它们表现为边界清晰的结节状肿块，在组织学上尤其难以与低级别软骨肉瘤鉴别，尤其是在活检标本较小时。这些肿瘤由有小叶状生长的成熟透明软骨和对 S-100 蛋白免疫反应的细胞组成。虽然它们通常不去分化为软骨肉瘤，但不完全切除这些肿瘤可能会导致局部复发。

软骨肉瘤是软骨瘤的恶性对应物，被认为是来源于透明软骨的恶性肿瘤。与软骨瘤一样，这是头颈部的罕见肿瘤，但当它们发生时，最常出现在上颌骨、下颌骨、喉部和鼻咽部，其发生率依次递减。这些肿瘤由黏液样软骨和透明软骨结节组

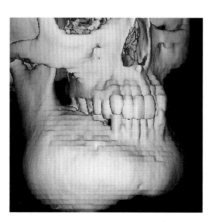

图 16.15　CT 三维重建显示病变的下颌骨。

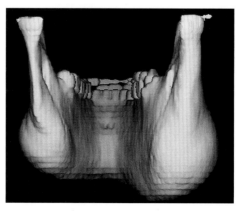

图 16.16　由后向前的 CT 三维重建显示下颌骨全层被累及。

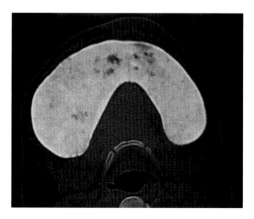

图 16.17　轴位 CT（骨窗）显示病变骨特征性的磨砂样外观。

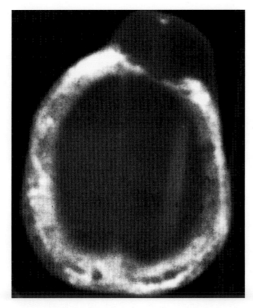

图 16.18　CT 轴位骨窗显示整个颅骨 Paget 病，以及额顶区一个骨肉瘤侵犯。

表 16.1　非牙源性骨肿瘤的组织学分类（WHO,2013）（缩略）

组织来源	良性	恶性
软骨	骨软骨瘤 软骨瘤 软骨母细胞瘤 软骨黏液样纤维瘤	软骨肉瘤
成骨	骨样骨瘤 成骨细胞瘤	骨肉瘤
纤维	多发纤维瘤	纤维肉瘤
纤维组织细胞	纤维组织细胞瘤	恶性纤维组织细胞瘤
原始神经外胚层血液系统	—	尤因肉瘤 浆细胞骨髓瘤 恶性淋巴瘤
巨细胞	骨巨细胞瘤	恶性骨细胞瘤
脊索	脊索瘤	
血管	血管瘤	血管肉瘤
平滑肌	平滑肌瘤	平滑肌肉瘤
脂肪	脂肪瘤	脂肪肉瘤
神经	神经鞘瘤	
其他肿瘤	造釉细胞瘤	转移性恶性肿瘤
其他病变	动脉瘤性骨囊肿 单纯性囊肿 纤维发育不良 骨纤维发育不良 朗格汉斯细胞组织 细胞增生症 Erdheim-Chester 病 胸壁错构瘤	
关节病变	滑膜软骨瘤病	

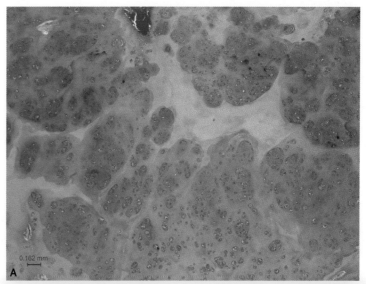

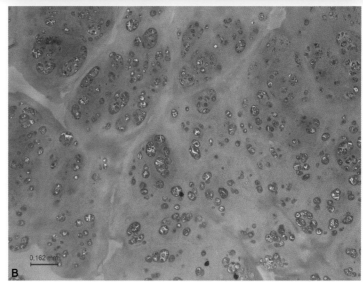

图 16.19　A.低倍镜下可见喉部软骨肉瘤的结节样生长（HE×25）;B.高倍镜可见骨腔隙内多发异常软骨细胞聚集（HE×50）。

成,肿瘤软骨细胞表现出不同程度的异型性(图 16.19)。非典型性的严重程度决定了肿瘤的等级,采用三级分级系统。分级增加的特征是多形性增加,有丝分裂活性增加,有丝分裂数异常化增加双核。Ⅲ级软骨肉瘤与软骨母细胞骨肉瘤的鉴别具有预后意义,因为前者的预后要好得多。辅助检查通常不是诊断必须的,相反,类骨质的缺失可以区分高级别软骨肉瘤与软骨母细胞骨肉瘤。转移并不常见,Ⅰ级软骨肉瘤 5 年生存率为 83%,Ⅱ级和Ⅲ级联合 5 年生存率为 53%。

骨样骨瘤(同义词:骨瘤)是一种由皮质骨组成的缓慢生长的错构瘤性或发展性病变。它没有恶变的可能,而且可能

会随着时间的推移而缩小。多发性骨瘤与 Gardner 综合征有一定的相关性。骨瘤最常见于长骨干骺端。在头颈部,通常累及额骨、颅骨、下颌骨或鼻窦骨。它们表现为 1~2cm 大小的小病灶,中央有增殖细胞,在影像学上比邻近的骨密度小。组织学上,它们是致密的骨组织的缓慢增生,形态与周围骨相似,周围有成骨细胞,并被血管丰富的纤维组织包绕(图 16.20)。硬化骨可能围绕病变。

骨肉瘤(同义词:成骨肉瘤、成骨细胞肉瘤、软骨细胞骨肉瘤、髓质骨肉瘤)是一种恶性肿瘤,定义为肿瘤性骨形成。世界卫生组织的分类包括几种形态变异(如软骨细胞型、纤维细胞型、毛细血管扩张型、小细胞型),以及基于肿瘤发生部位的变异,如骨膜和内皮细胞型。肉眼看,这是质硬、具有破坏性的骨肿瘤,在头颈部最常见于骨内。下颌骨是最常见的原发部位,其次是上颌骨和颅骨。组织学上,这些是基质生成肿瘤,其肿瘤成骨细胞生成骨。恶性成骨细胞通常是高度多形性的,可能是浆细胞样、梭形、上皮样、圆形或兼有这些特征(图 16.21)。大约一半的病变是高级别的。辅助检查通常不用于骨肉瘤的病理诊断。如果患者接受过术前化疗,应该报告治疗反应的组织学分级,因为它是判断预后的一个重要预测指标。

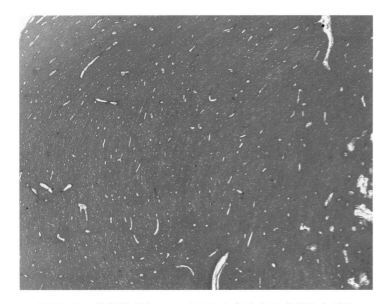

图 16.20 骨样骨瘤(HE×10)显示丰富致密的嗜酸性皮质骨(照片由埃默里大学马克·埃德加博士提供)。

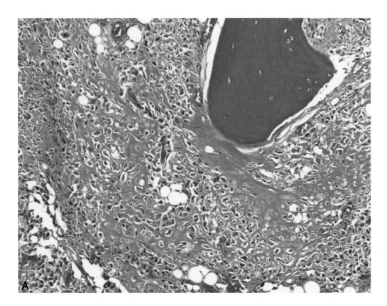

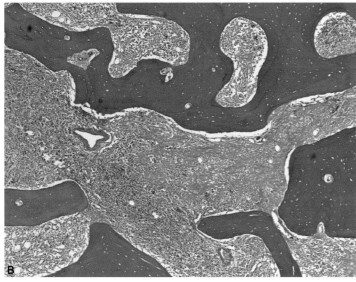

图 16.21 下颌骨高度牙肉瘤,显示肿瘤骨形成,周围正常皮质骨(A),大量核分裂象和明显的核异型性(B)(照片由 Emory 大学 Mark Edgar 博士提供)。

浆细胞瘤(同义词:浆细胞骨髓瘤,孤立性骨浆细胞瘤,骨髓瘤)是一种由浆细胞组成的恶性原发性骨肿瘤。当表现为单个、局部肿块,由克隆性、终末分化的 B 细胞(浆细胞)增殖形成的病变称为浆细胞瘤。当存在多灶性、溶解性骨病变时,浆细胞的这种恶性增殖被称为多发性骨髓瘤。在组织学上,这些肿瘤由具有偏心细胞核的均匀淋巴细胞群组成,细胞核呈圆形至椭圆形,染色质分布模式呈"钟形染色质"。当有明显的核多形性,有丝分裂增加和异常时,肿瘤可能被称为"未分化"或"间变性"或"低分化"。恶性浆细胞对抗 CD138、CD79a 和波形蛋白的抗体表现出免疫反应性,而对正常情况下由成熟 B 细胞表达的 LCA(白细胞共同抗原)和 CD20 呈阴性。这些肿瘤也可能发生在软组织中,如这位患有喉浆细胞瘤的患者所示(图 16.22)。浆细胞瘤通常也表现出轻链限制,无论是 kappa 还是 lambda。预后取决于分期,全身性疾病定义为 3 年高死亡率和约 10% 的 10 年生存率。

巨细胞肉芽肿(同义词:巨细胞修复性肉芽肿,实体动脉

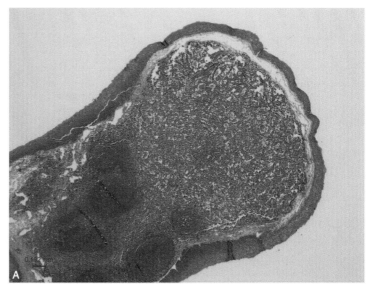

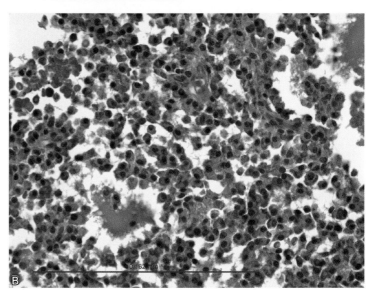

图 16.22 Kappa 轻链抑制喉部 CD138 浆细胞瘤。A. 肿瘤浆细胞的黏膜下增生在喉室呼吸黏膜下形成一个小结节(HE×25);B. 高倍镜(HE×400)显示广泛播散性多发性骨髓瘤患者中这些 cd138 阳性浆细胞的细胞核位于偏心位置。

瘤性骨囊肿,棕色肿瘤,中央巨细胞病变)是一种骨溶解性边界不清的颌骨骨内病变,其在反应性血管和成纤维细胞增殖,且常伴有出血背景下,可见大量不规则分布的破骨细胞巨细胞。在过去,这些病变被认为是纯粹的反应性的,但是最近有一些分子证据表明它们可能与动脉瘤性骨囊肿有关,并伴有相似的易位。虽然甲状旁腺功能亢进与巨细胞肉芽肿的分子机制不同,但二者有相同的组织学表现,在甲状旁腺功能亢进中的病变称为棕色肿瘤。显微镜下,不是囊性结构,在纤维血管间质中有多核破骨细胞型巨细胞巢(图 16.23)。虽然评估血清钙水平和甲状旁腺激素对排除甲状旁腺功能亢进很重要,但在诊断中不是必要的。将这种病变与骨巨细胞瘤区分也很重要,因为二者的生物学、预后和治疗是不同的。

骨巨细胞瘤是一种良性,但具有潜在侵袭性的肿瘤,极少数的情况下可见于颅面骨。在影像学上,它边界模糊,表现为破坏性的溶骨性病变。组织学上,巨细胞瘤与巨细胞肉芽肿有许多相同的形态学特征;然而,巨细胞瘤有丰富的单核细胞,且巨细胞通常非常大,有 50～100 个细胞核。虽然有丝分

裂活动很常见,但未见异常的有丝分裂。这些肿瘤可以复发,具有很强的局部破坏性,并且很少发生转移。

尤因肉瘤和原始神经外胚层瘤(同义词:原始神经上皮瘤;ES/PNET(EWS))是一种恶性小圆形骨及软组织蓝色细胞瘤,由神经外胚层来源的未分化细胞组成。约 10% 的尤因肉瘤发生在头颈部,最常见于下颌骨,其次是上颌骨。它可能有一个双峰年龄分布,在儿童中有一个较高的高峰,然后在老年人中有第二个明显较小的高峰。在极少数情况下,尤因肉瘤可能转移到下颌。组织学上,这些肿瘤被划分为高级别,由原始的、小的、圆形均匀的细胞组成,可形成玫瑰花结状和纤维状突起(图 16.24)。ES/PNET 组的肿瘤以 EWS-FLI 融合为特征,t(11;22)(q24;q12)易位及其变体产生其他融合产物。特定的易位和相应的融合转录直接影响预后,长期生存率可高达 85%。

未分化多形性肉瘤(UPS)(同义词:恶性纤维组织细胞瘤,MFH,黄色肉瘤,恶性纤维黄色瘤,纤维黄色肉瘤,恶性组织细胞瘤)是一种软组织或骨骼的高度恶性肿瘤,本质上,是一种排除性诊断。它是由组织细胞或具有组织细胞分化能力的细胞所产生的恶性轮辐状肿瘤(图 16.25)。由于该肿瘤的免疫表型是非特异性的,且通过排除其他肿瘤进行诊断,因此

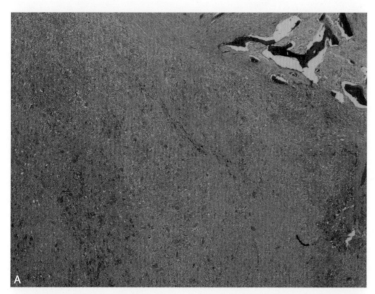

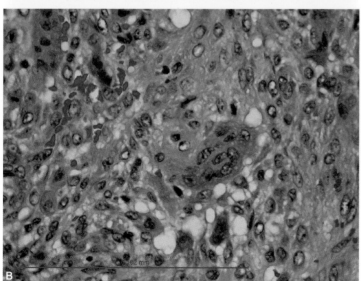

图 16.23　下颌骨巨细胞修复性肉芽肿,放射学表现为甲状旁腺功能亢进患者的溶解性病变。A. 25 倍镜下的组织学表现;B. 400 倍镜下可见良性反应性多核巨细胞。

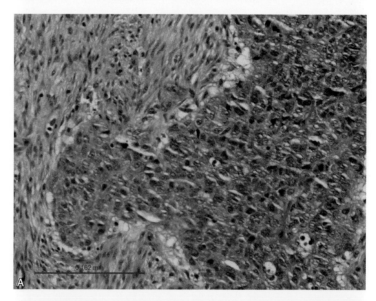

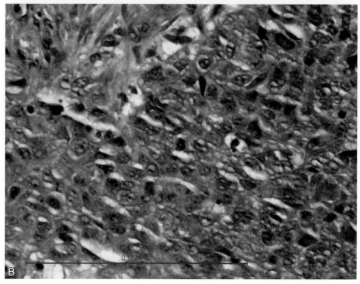

图 16.24　分别于 200 倍及 400 倍镜下可见鼻窦型尤因肉瘤有明显的细胞核多形性和上皮样外观。

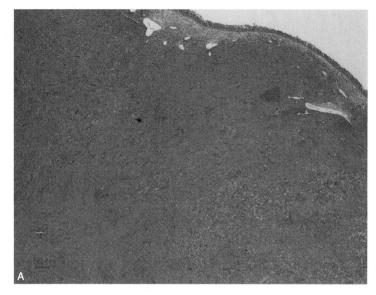

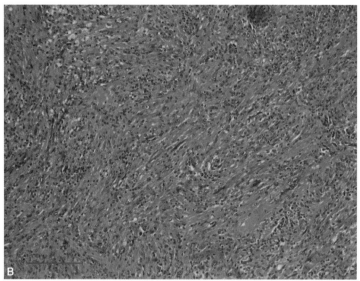

图 16.25　喉部未分化多形性肉瘤（UPS），恶性纤维性组织细胞瘤（MFH），是一种高度分化的多形性有丝分裂活性恶性梭形细胞肿瘤（25 倍、100 倍镜下所见）。黑色素瘤标记物（HMB45，S-100 蛋白）、细胞角蛋白（CAM 5.2，34Be12 和 AE1：AE3）和肌肉标记物（HHF-35，SMA，和 Desmin）的免疫组化均为阴性。

免疫组化被用于排除其他可确定谱系的梭形细胞肿瘤。

　　胸膜外单发性纤维瘤［SFT；单发纤维瘤；血管外皮细胞瘤（旧称）；巨细胞血浆纤维瘤］被世界卫生组织（2017 年）归类为成纤维细胞型间质瘤，形成鹿角型或血管外皮细胞样血管型，最常见是良性肿瘤，虽然也有恶性 SFT。肿瘤细胞 CD34、bcl2、CD99 阳性；20%～30% 对 EMA 和 SMA 表现出不同的免疫反应性。虽然有明显的有丝分裂活性、坏死和核多形性的肿瘤更有可能发生转移，但超过 70% 的肿瘤是良性的，组织学并不能预测其行为。

牙源性肿瘤

　　WHO（2017 年）的牙源性肿瘤分类将病理实体瘤分为恶性牙源性肿瘤（癌和肉瘤）、良性牙源性肿瘤（上皮、间质和混合来源）和牙源性囊肿（发展性或炎性）（表 16.2）。

　　成釉细胞瘤是一种良性的成釉细胞肿瘤，主要出现于尚未形成釉质或其前体的早期牙齿形成过程中。一般 20% 出现在上颌骨，80% 出现在下颌骨，分布为：70% 磨牙及上支，20%

前磨牙区，10% 切牙区。分为单发性成釉细胞瘤、多囊性或实性成釉细胞瘤、周围性成釉细胞瘤和恶性成釉细胞瘤。病理分类进一步将成釉细胞瘤分为四种类型：①常规型；②单发型；③骨外/外周型；④恶性（转移性）成釉细胞瘤。组织学上，这些肿瘤包含巢状和岛状的牙源性上皮，中央星形网状细胞被周围的肿瘤细胞所包围，最常见的是核下空泡（图 16.26）。单囊型成釉细胞瘤是单房囊性病变，上皮内层由成釉细胞瘤细胞组成。这种病灶见于年轻人，几乎全部发生在下颌骨，其中超过三分之二的病灶发生在磨牙支区。这些被认为比多囊性成釉细胞瘤侵袭性小。成釉细胞瘤的不良预后指标包括肿瘤位于老年人上颌骨和肿瘤从骨延伸到邻近的软组织。有丝分裂活跃，核多形性，肿瘤坏死和转移迹象提示恶性成釉细胞瘤。

表 16.2　牙源性肿瘤和囊肿（WHO，2017）

组织来源	良性	恶性
上皮	成釉细胞瘤 牙源性鳞状细胞瘤 牙源性钙化上皮瘤 牙源性腺样瘤	成釉细胞癌 interosseous（NOS） 硬化性牙源性癌 牙源性透明细胞癌
混合间充质上皮	母细胞纤维瘤 原发性牙源性肿瘤 牙瘤 牙源性影细胞瘤	牙源性胶质细胞癌 牙源性癌肉瘤 牙源性肉瘤
间充质	牙源性纤维瘤 牙源性黏液瘤/黏液纤维瘤 牙骨质母细胞瘤 牙骨质骨化性纤维瘤	—
牙源性囊肿/发育	牙囊肿 牙源性角化病 根侧牙周囊肿 葡萄样牙源性囊肿 牙龈囊肿 牙源性腺囊肿 牙源性钙化性囊肿 牙源性角化性囊肿	—
牙源性囊肿/炎症	根性囊肿 侧支炎性囊肿	—

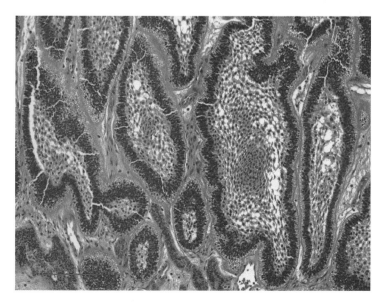

图 16.26　上颌骨成釉细胞瘤（100 倍镜下）；可见核下空泡，使肿瘤周围呈尖桩栅栏状。

OKCs 是一种可能与牙根或阻生牙相关的囊性病变,占所有牙源性囊肿的 5% ~ 15%。在高达 80% 的 Gorlin-Goltz 综合征(也称为痣样基底细胞癌综合征)中,OKC 的诊断可能是潜在遗传疾病第一个诊断指标。组织学上,这些病变典型的表现为 6~8 层的鳞状上皮,表层有波纹状角化不全(图 16.27)。这些病变可能是局部侵袭性的,复发率约为 30%。局部复发与囊肿壁存在岛状牙源性上皮有关。有罕见的病例报告这些病变中出现鳞状细胞癌,但那是例外,而不是常态。

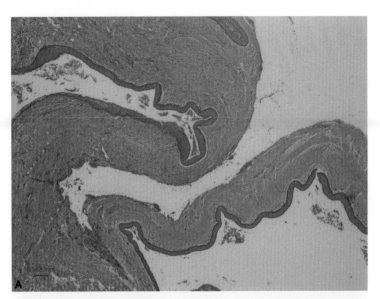

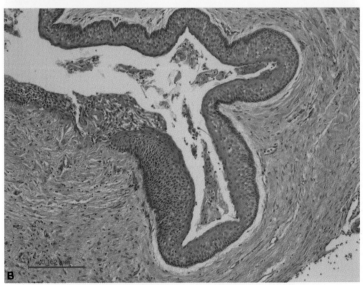

图 16.27 A. 牙源性角化囊肿显示囊肿壁鳞状上皮内壁。囊肿壁内通常无牙源性上皮巢(25 倍);B. 在高倍镜下(100 倍),无明显的细胞异型性。

治疗

治疗原则和目标

手术切除是几乎所有发生在头颈部的骨肿瘤的首选治疗方式。大多数有症状的良性病变可以通过相对保守的切除得到充分的治疗,但最好是根据肿瘤的大小和位置采用整块切除。同样,低度恶性肿瘤,如低度软骨肉瘤和低度纤维骨病变,也可通过相对保守的手术切除治疗。然而,高度恶性肿瘤需要采用积极的手术方法,以达到满意的切除效果,并保证足够的骨和软组织切缘。组织学侵袭性肿瘤需要多种治疗来提高局部控制和降低局部复发或远处转移的风险。肾、甲状腺、肺和乳腺原发癌转移至颅面骨骼的单发的有症状的转移瘤,有时可能需要手术切除。一些病变,如纤维发育不良可累及多骨。这显然会影响手术治疗。因此,应进行适当的检查以排除多发性骨累及。

牙源性病变通常用保守治疗。成釉细胞瘤是一种局部侵袭性病变,通常通过完全切除进行治疗以避免局部复发。小的、局部的成釉细胞瘤可能适合采用相对保守的手术方式,但较大的肿瘤需要完整切除,可能包括节段性的下颌骨切除术或上颌骨切除术。同样,小的囊性成釉细胞瘤可以通过刮除术和袋形缝合术治疗,但较大的病灶需要更积极的切除。刮除较大的病灶不太可能成功,而且几乎都会导致复发。

新辅助多药化疗后手术切除已成为儿童肢体骨肉瘤治疗的标准方案。然而,这种方法在成人头颈骨肉瘤中的作用尚未得到证实。因此,目前推荐的头颈部骨肉瘤最有效的治疗方法是先手术切除,再辅助放射治疗。软骨肉瘤和其他罕见型骨肉瘤通常采用适当的手术切除治疗。软骨肉瘤辅助治疗中的质子束放射治疗显示出更好的局部控制,与传统的光子放射治疗相比。随着多药物化疗和放射治疗的使用,尤因肉瘤的治疗方案有所改善,残余病变可行挽救性手术治疗。浆细胞瘤一般采用放射治疗,保留手术以备抢救。多发性骨髓瘤和淋巴瘤的治疗是全身化疗,辅以或不辅以放射治疗。

术前准备

除了影像学检查和准确的组织诊断,大多数需要手术的颅面骨肿瘤患者不需要任何特殊的术前准备。如果在进行大范围切除预期有明显失血的情况下,则应提供足量的血液来替代手术失血。血供丰富的病变可考虑在手术切除前进行术前栓塞。

如果要切除上牙槽或上颌骨,则应在术前咨询颌面整形科,以便进行术前印模和制作牙闭孔器。如果手术需要切除眼眶或切除大部分面骨,那么在制作面部/眼眶假体时,应在术前获得照片和面部印模。另一方面,如果在切除肿瘤后进行骨修复,则强烈建议使用 CAD-CAM 规划和建模,以减少术中设计合适的游离骨瓣以实现准确的重建的时间(见第 17 章)。同样,如果计划进行下颌切除术,则需要在 CAD-CAM 建模的辅助下,从合适的供区(通常是腓骨)进行微血管游离皮瓣重建。

涉及颅骨或颅底的病变需要请神经外科会诊,以便采用颅面联合入路进行适当的手术切除。对于需要颅面切除的患者,术前应使用抗生素和糖皮质激素,以减少术后败血症和脑水肿的风险。手术切除椎体需要充分的脊柱稳定,这可能需要神经外科或骨科会诊来实现脊柱的后路稳定,或确定是否有光晕夹板用于术后固定。

本章中的手术程序不按起源组织进行讨论,因为在软组织肿瘤一章中已经讨论。相反,骨肿瘤的治疗是根据骨的起源来决定的,包括来源于颅骨、颅底、上颌骨、下颌骨和颈椎的肿瘤。

颅骨肿瘤

原发性颅骨肿瘤非常罕见。良性病变最常见的是骨瘤和血管瘤。最常见的恶性肿瘤为骨肉瘤、软骨肉瘤、其他肉瘤和转移性病灶。手术适应证与组织学诊断和症状有关。一些良性病变是无症状的,可以仅进行观察。

额骨血管瘤

颅面骨骼血管瘤通常无症状,仅表现为骨性肿块。有时,病变变大,并产生骨骼畸形,需要手术干预。此外,由于病变的进展性生长,一些患者出现需要手术干预的症状。在承受应力的骨骼中的血管瘤可能需要手术干预,以避免病理性骨折。颅面骨骼中血管瘤最常见的部位是颅骨。CT 扫描显示患者顶叶区血管瘤的轴位图(图 16.28)。可以看到骨缺损边界清晰,受累的颅骨皮层呈蜂窝状。CT 扫描的骨窗显示额顶区被血管瘤侵犯的穿孔区域(图 16.29)。病变在 1 年中生长,并有局部疼痛的症状。

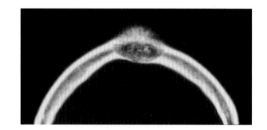

图 16.28 CT 软组织窗的轴位显示外表边界清晰的缺损,呈蜂窝状外观。

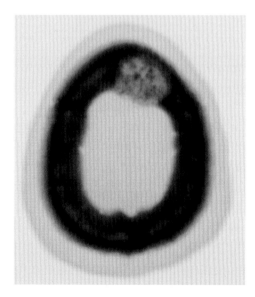

图 16.29 同一患者的 CT 骨窗(表 16.1)显示额骨穿孔缺损。

手术切除病变需要全层颅骨切除术和适当的颅骨成形术。整个手术过程是在硬膜外操作的。患者气管内麻醉下,头皮被剃光并按常规的方式准备。在可触及肿瘤周围的头皮上做一个 U 形切口,皮瓣蒂位于前方。头皮皮瓣被提升至骨周深处,暴露额顶区的外皮层(图 16.30)。值得注意的是,涉及骨的血管瘤呈紫色。两个钻孔,一个在病灶的前部,一个在病灶的后部。通过适当向上提拉硬脑膜,将下层硬脑膜与骨内皮层分离,以游离骨骼受累区域。Midas Rex 侧切电锯通过

连接肿瘤周围可见的钻孔来完成颅骨切除术。手术标本应完整切除(图 16.31)。使用双极烧灼控制硬脑膜和颅骨切口边缘的骨蜡出血,可以确保准确地止血。

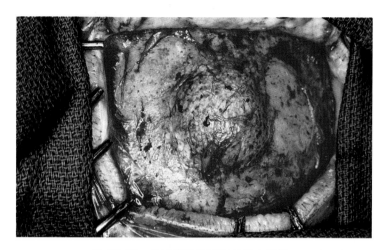

图 16.30 头皮皮瓣翻起以暴露血管瘤。

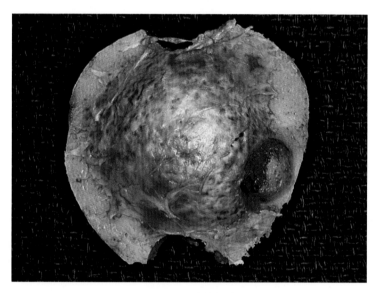

图 16.31 手术标本。

可以用多种不同的技术对颅骨缺损进行颅骨成形术。最简单的方法是使用金属丝和骨水泥。金属丝在手术缺损的边缘间纵横交错,骨水泥用于填补手术缺损。金属丝充当基质,在其上散布骨水泥以提供修复颅骨切除术缺损的外壳(图 16.32 和

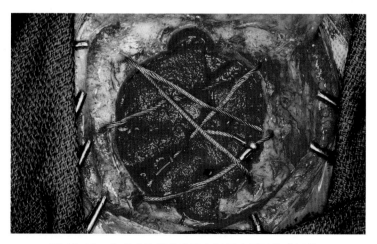

图 16.32 在手术缺损的边缘之间用金属丝编成网状。

图 16.33）。或者,可以使用钛网为骨水泥提供支撑基质,或者可以使用无须骨水泥的特殊颅骨成形术板来修复小的手术缺损(图 16.34)。另一方面,计算机辅助的颅成形术假体可以用 Porex 制作。然后按照通常的方法在颅骨成形术后关闭头皮切口。

额骨肉瘤

　　头皮和硬脑膜上附着的颅骨恶性肿瘤需要全切除。然而,当这些肿瘤累及颅前窝时就需进行颅面切除术。如果肿瘤涉及一个眼眶,则需要切除眼眶,同时进行常规的颅骨切除术,并注意整体切除。

　　这里描述的患者是 Paget 病累及颅骨。他因前额肿块增大约 6 个月就诊于当地外科。在前额皮肤横切取充分的组织作活检,确诊为成骨肉瘤(图 16.35)。

　　软组织窗的头部 CT 轴位扫描显示疾病在颅内明显扩展,左侧硬脑膜和额叶移位和/或受累(图 16.36)。骨窗的 CT 轴位显示 Paget 病累及整个颅骨(图 16.37)。肿瘤累及左侧额骨并延伸到右侧的额骨内侧,明显侵犯颅外软组织。CT 扫描的冠状位显示肿瘤在眼眶中通过其顶部直接延伸,使眼球向下方和侧面移位(图 16.38)。然而,肿瘤并没有扩展到鼻腔内。

　　在这种情况下,手术过程需要两个手术团队参与。神经外科团队将从开颅手术开始,头颈部团队将完成面部手术,并使用适当的头皮皮瓣重建手术缺损。如果计划用游离皮瓣重建手术缺损,则可能需要第三个手术团队进行微血管游离组织移植。第 6 章讨论颅面切除术的技术细节。美术师绘制的肿瘤切除范围如图 16.39 所示。

　　手术标本为完整切除的眼眶、带有肿瘤的额骨和上覆的皮肤(图 16.40)。标本的后视图显示硬脑膜和额叶的切除部分(图 16.41)。颅骨切除术的手术缺损与眶窝的下半部分及额窝的脑暴露是连续的。手术缺损的近距离视图显示,由于切除标本,左侧额叶的大脑暴露,伴有大的硬脑膜缺损(图 16.42)。从侧面看,颞区可见颞肌残端。

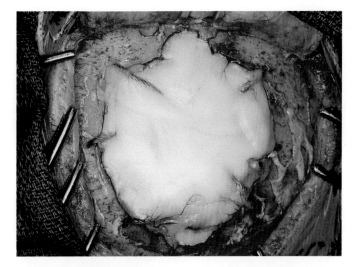

图 16.33　金属丝充当基质,在其上放置骨水泥以提供修复颅骨切除术缺损的外壳。

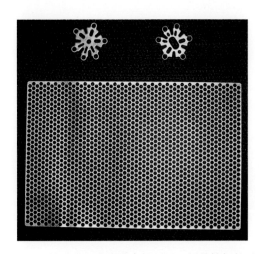

图 16.34　钛网或颅骨成形术板可用于颅骨缺损的重建。

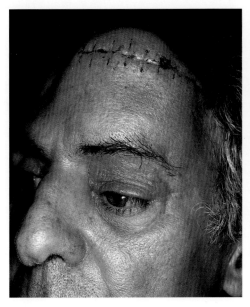

图 16.35　前额有骨性损伤的患者。可见切开活检的瘢痕。

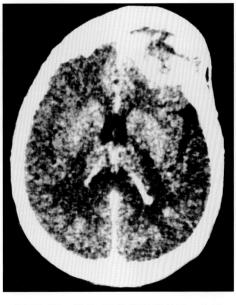

图 16.36　轴位 CT 软组织窗显示一个巨大的肿瘤向颅内和颅外延伸。

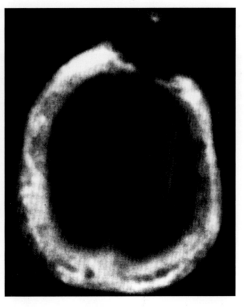

图 16.37　头部轴位 CT 扫描,骨窗显示破坏性肿瘤及 Paget 病累及颅骨。

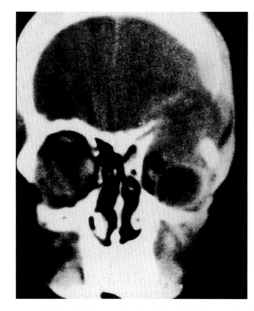

图 16.38　计算机断层扫描的冠状视图显示肿瘤延伸到眼眶。

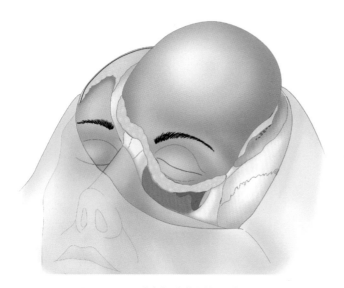

图 16.39　手术切除范围的示意图。

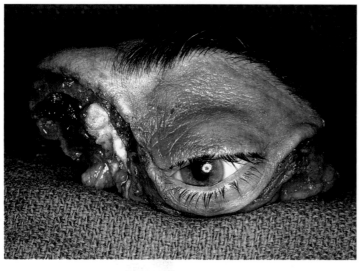

图 16.40　手术标本的前视图。

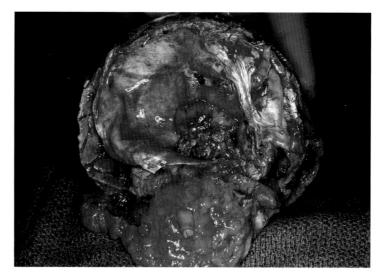

图 16.41　标本的后视图显示颅内肿瘤和被切除的硬脑膜部分。

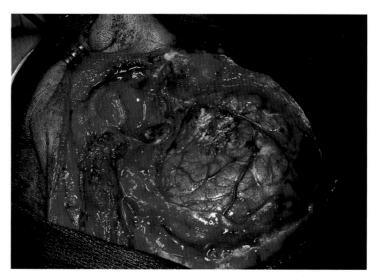

图 16.42　手术缺损的特写,显示暴露的大脑和缺损的硬脑膜。

现在从颅骨后侧切除一大块骨膜,作为游离移植物修复硬脑膜的缺损。用 4-0 Nurolon 缝合线将骨膜与硬脑膜缝合。为了防止任何脑脊液(CSF)渗漏,可以实现水密性缝合(图 16.43)。

对于这种严重的缺损,最好采用计算机辅助的 Porex 假体进行骨重建并采用,软组织和皮肤游离瓣进行覆盖。术后 CT 扫描显示额部肿瘤完全切除,边缘满意(图 16.44)。

颅骨转移性肿瘤

涉及覆盖头皮的颅骨肿瘤需要彻底切除,通常包括下面的硬脑膜。头皮的原发肿瘤侵入颅骨,颅骨的原发肿瘤或有症状的转移瘤需要这种手术切除。

颅骨平片显示右侧枕旁区颅骨穹窿的骨破坏病灶(图 16.45 和图 16.46)。CT 扫描的软组织窗清楚显示了一个骨破坏性的病变,它覆盖了头皮并延伸到头盖骨下的硬脑膜(图 16.47)。骨窗上颅骨的穿孔区域显示骨破坏的程度(图 16.48)。此病灶的针吸活检证实为肾细胞癌的孤立性转移。

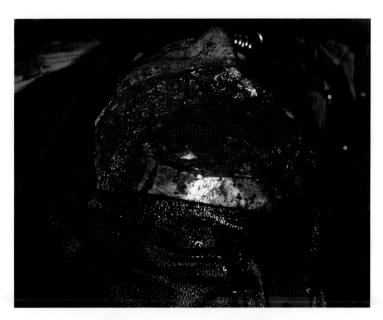

图 16.43 关闭切口,使其不漏液。

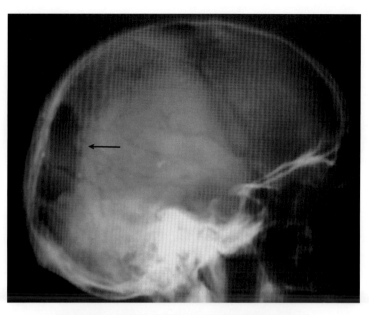

图 16.46 颅骨平片侧位显示溶骨性病变(箭头)。

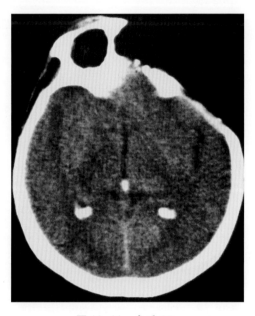

图 16.44 术后 CT。

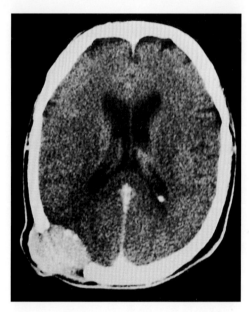

图 16.47 颅骨 CT 的软组织窗显示了颅外和颅内肿瘤的组成部分。

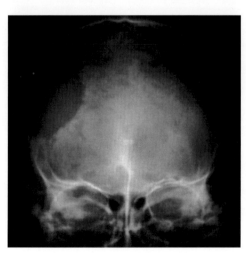

图 16.45 前后位的颅骨平片。

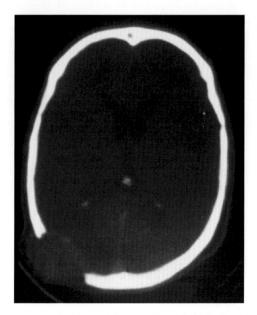

图 16.48 颅骨 CT 骨窗显示了骨破坏的穿孔区域。

患者在全身麻醉下,仰卧于手术台上,左侧头顶区置于标准 U 形头托上(图 16.49)。剃过的头皮清楚地显示病变的大体尺寸。放置留置脊髓导管以监测脑脊液压力,并在必要时抽离脑脊液,以使大脑松弛。

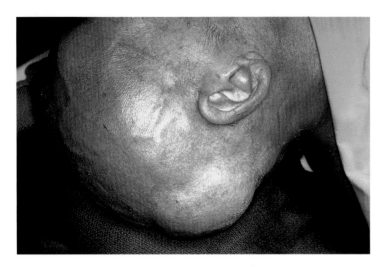

图 16.49 患者的手术标注体位。

在头皮上勾画出切口(图 16.50)。标注切除肿瘤需要切除的头皮范围。勾勒出顶部皮瓣;该头皮瓣以左侧为基础,包括从右耳郭向上延伸至左耳郭的整个头皮(图 16.51)。这个皮瓣的血供来自左侧颞动脉、耳后动脉和枕动脉。头皮皮瓣一直向上延伸到左侧耳郭及乳突。皮瓣在帽状腱膜下平面升高,保持在骨膜表面,稍后用于修复缺损。

现在通过骨膜做一个圆周切口,离待切除标本头皮部分的边缘至少 1.5~2cm(图 16.52)。颅骨在肿瘤周围的骨膜下呈环状暴露。磨钻钻数个孔,并使用开颅器来完成肿瘤周围的环形颅骨切除术(图 16.53)。剥离面在硬膜外。在钻孔时,必须小心谨慎,远离瘤体,以避免切除不完整。

硬脑膜解剖器用于将硬脑膜从顶骨下表面分离。然而,由于硬脑膜与肿瘤粘附并受累,必须将硬脑膜切除。硬脑膜是通过用手术刀切开进入的。用组织剪在肿瘤周围切除,以尽可能整体切除。由于硬脑膜被切开,手术标本变得更可移

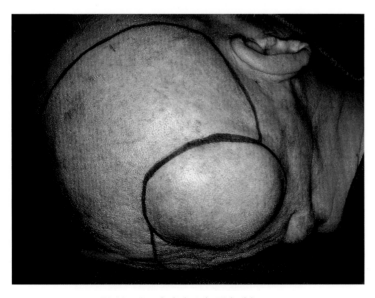

图 16.50 在头皮上勾画大致切口。

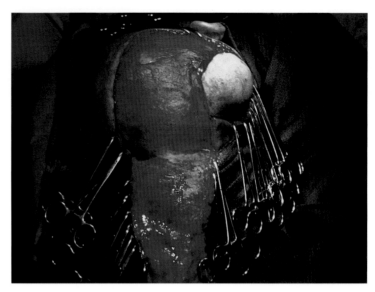

图 16.51 头皮顶层皮瓣在帽状腱膜下平面翻起,保持在骨膜表面。

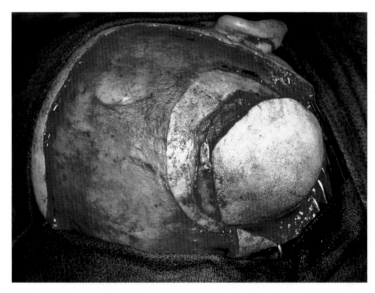

图 16.52 在肿瘤周围的骨膜上做圆周切口。

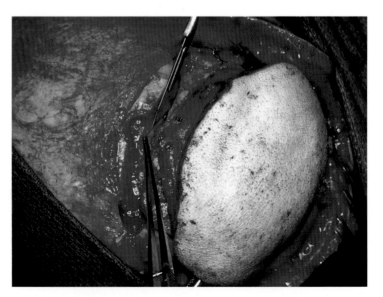

图 16.53 通过多个钻孔完成颅骨环状切除术,并打开硬脑膜。

动,可以向外旋转,以进一步暴露剩余的硬脑膜附着体,更有利于切除。

手术标本现在向后反折,硬脑膜附着于肿瘤并暴露其下方的大脑(图 16.54)。在手术的这个阶段,需要抽出 30 ~ 40ml 的脑脊液,以使大脑松弛,防止脑脊液渗漏。双极电凝烧灼可以轻松地控制硬脑膜血管出血。

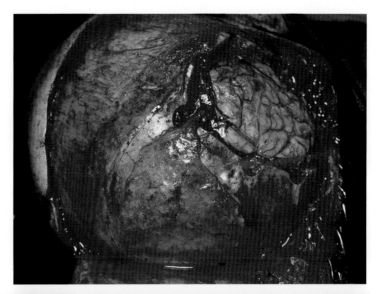

图 16.56　显露枕骨区覆盖颅骨的骨膜,并获取颅内包膜移植物。

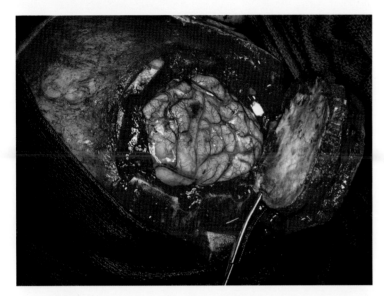

图 16.54　手术标本向后翻起,暴露硬脑膜其深部边缘。

标本现在被移除,显示出手术缺损(图 16.55)。硬脑膜的切除使大脑暴露出来。在开始关闭硬脑膜缺损之前,必须确保完全止血。使用骨蜡可以控制颅骨切除缺损边缘的出血。

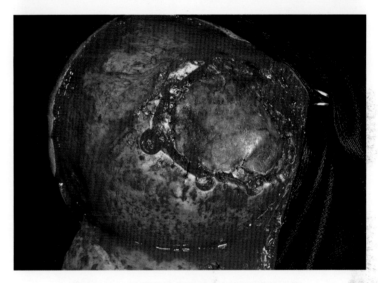

图 16.57　骨膜移植物被缝合到硬脑膜的边缘。

在硬脑膜缺损满意修复后,将颅骨切除缺损的锐利边缘磨平。根据颅骨缺损的大小和位置,决定是否需要重建骨缺损。现在将先前分离的头皮皮瓣向后旋转以覆盖颅骨切除缺损(图 16.58)。头皮边缘的缝合分两层进行,使用铬线缝合

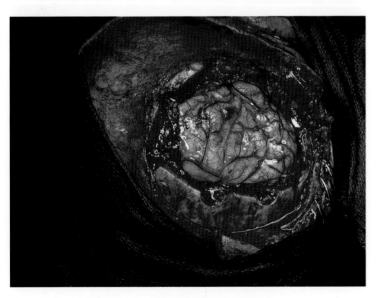

图 16.55　切除病变后的手术缺损。

先前翻出的头皮皮瓣现在进一步向后翻,以暴露左侧枕骨区域。因此,左侧枕骨区覆盖颅骨的骨膜显露出来(图 16.56)。将左侧枕骨上方的大部分颅骨骨膜分离并切除,用作修复硬脑膜缺损。由于需要支撑植皮,所以不移除顶骨区域的骨膜。取足够的骨膜移植物修复硬脑膜缺损。用 4-0 尼龙缝线将骨膜移植物缝合到硬脑膜边缘(图 16.57)。必须确保密不透水,以防止脑脊液漏。

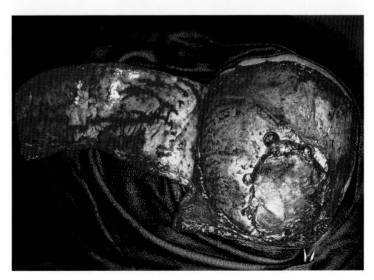

图 16.58　头皮皮瓣向后旋转以覆盖颅骨切除部位。

皮下和 3-0 的尼龙线缝合皮肤,采用间断缝合法。头皮顶区供区缺损仍有完整的骨膜(图 16.59)。从大腿上取一层厚的皮肤移植物用于覆盖的骨膜。皮肤移植物用连续可吸收缝线固定在头皮边缘。它与支撑敷料保持在原位。在旋转的头皮皮瓣下面放置引流管。手术标本显示了与肿瘤一起切除的完整头皮部分(图 16.60)。其深面显示完整的硬脑膜,保证了肿瘤的整体切除(图 16.61)。

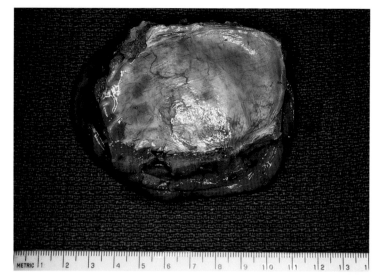

图 16.61　手术标本的深面。

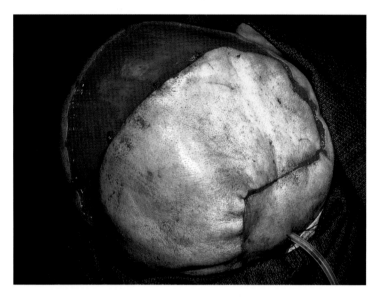

图 16.59　供区缺损有完整的骨膜,在其上应用厚壁植皮。

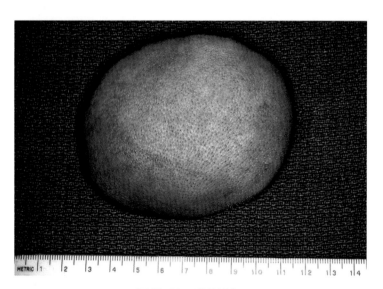

图 16.60　手术标本。

术后 9 个月,患者的外观显示头皮缺损得到了满意修复(图 16.62)。虽然在颅骨切除术部位没有骨支撑,但缺损部位被全层头皮覆盖,并在旋转头皮皮瓣供区被中厚皮肤移植物覆盖。在颅骨原发性或转移性肿瘤切除后,以这种方式旋转的头皮皮瓣可以很好地覆盖颅骨缺损。

面部骨骼和鼻窦的肿瘤

面部骨骼和鼻窦最常见的良性肿瘤是骨瘤和纤维骨病变。骨瘤最常见于额窦/筛窦。有时,血管瘤可发展在面部骨骼。软骨肉瘤和成骨肉瘤是该区域最主要的恶性病变。

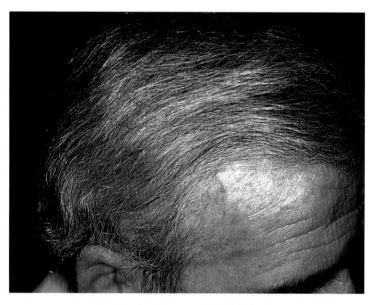

图 16.62　术后 9 个月患者的外观。

面部骨骼的骨瘤

骨瘤是一种骨起源的良性肿瘤,可以出现在任何面骨。下颌骨是最常受累的骨骼。在鼻窦中,额窦和筛窦最常受累。患者的症状表现为受累窦腔梗阻,继发性黏液囊肿形成,或偶尔出现膨胀性病变伴面部轮廓扭曲。手术治疗需要根据肿瘤的部位通过适当的手术入路进行完全切除。骨瘤生长非常缓慢,小的病变通常没有症状。在一些患者中,骨瘤是 Gardner 综合征的一个组成部分。因此,对于面部骨骼多发性骨瘤的患者,尤其应该对 Gardner 综合征进行检查。小骨瘤可以不干预,但较大的病变或有症状的病变需要手术治疗。

筛窦骨瘤的 CT 扫描如图 16.63 和图 16.64 所示。骨窗轴位显示右侧筛窦区骨质病变,左侧眼球向前移位。扫描头未显示任何软组织侵犯或骨破坏,但显示膨胀性病变充满筛窦复合体,右侧眼眶的纸样板合并移位。冠状位显示肿瘤完全取代右侧筛窦复合体,右侧眼眶内容物因纸板移位而移位。

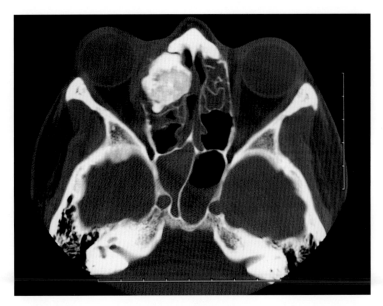

图 16.63 CT(骨窗)轴位显示右侧筛窦致密病变使眼球向前侧移位。

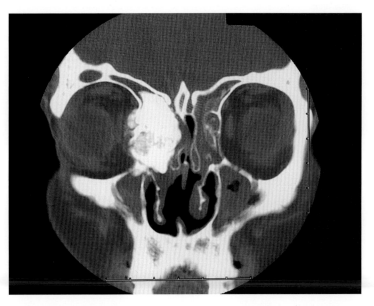

图 16.64 冠状面(骨窗)显示肿瘤向右侧纸状椎板移位,未累及眼球。

肿瘤延伸至右侧额窦底部,但未见颅内扩张。

此病灶的手术入路需要经鼻侧切开术及 Lynch 延伸行外筛窦开放术。显露眼眶内侧壁和鼻骨。通过移除鼻骨和眶内壁进行面部拆卸,这将在稍后用于重建。在切除这些结构后,筛窦区域和额窦底可以得到充分的显露,这是手术成功的关键。

检查骨瘤并确定其蒂。使用高速磨钻,肿瘤蒂被切除至一个非常狭窄的边缘。最后用小骨凿将肿瘤从其剩余的附着体上折断,使其整块切除。术后缺损肿瘤已被完全切除(图 16.65)。手术标本为完整切除的来自额筛区的多叶性骨瘤,该骨瘤已被整体切除(图 16.66)。将先前拆下的颜面骨复位,并用微板和螺钉固定(图 16.67)。术后 3 个月患者的外观显示,皮肤切口愈合良好,眼球复位,双眼视力恢复(图 16.68)。术后 CT 扫描显示了骨切除的范围和肿瘤完全切除(图 16.69)。

筛骨骨化纤维瘤

图 16.70 所示的患者是一名 11 岁的男孩,此前曾接受鼻侧切开术,以切除左侧鼻腔阻塞性病变,经组织学分析,诊断为骨化纤维瘤。左侧鼻腔内有一些残留病变,患者寻求进一步的咨询以获得下一步的治疗。轴位和冠状位的 CT 扫描显示骨破坏性、膨胀性病变充满整个鼻腔,从筛板头向鼻腔尾部延伸至鼻腔底部(图 16.71 和图 16.72)。这种规模的病变需要通过颅面入路完全切除。第 6 章详细介绍颅面切除术的技术。同一患者的术后 CT 扫描(图 16.73 和图 16.74)显示肿瘤已完全切除。

鼻血管瘤

所有颅面骨骼血管瘤都不需要手术治疗,但是必须对其进行临床监测和影像学检查,监测其症状:生长或任何高度提示恶性的影像学变化。图 16.75 所示患者在左鼻唇区上部有一硬骨肿块,持续数年。他没有其他症状,初始

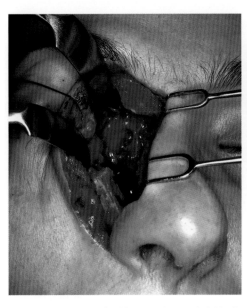

图 16.65 经由右鼻外侧切开术及面部拆卸术切除肿瘤后的手术缺损。

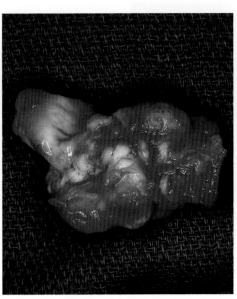

图 16.66 手术标本。

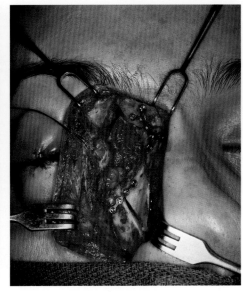

图 16.67 用微钢板和螺钉重新固定面部骨骼。

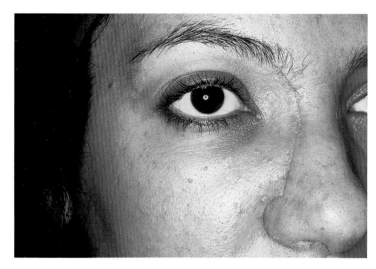

图 16.68　术后早期患者切口愈合和右眼球的正常位置。

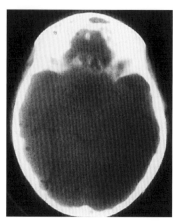
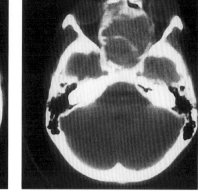

图 16.71　轴位 CT 显示筛窦的低密度骨病变。

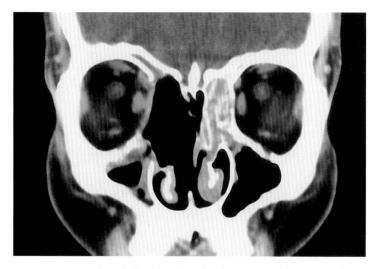

图 16.69　术后计算机断层扫描的冠状面显示肿瘤已完全切除。

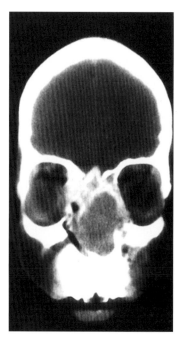
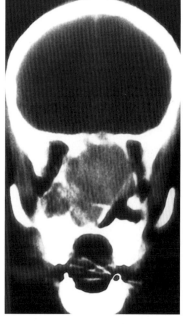

图 16.72　CT 冠状面显示肿瘤延伸至筛状板并进入蝶窦。

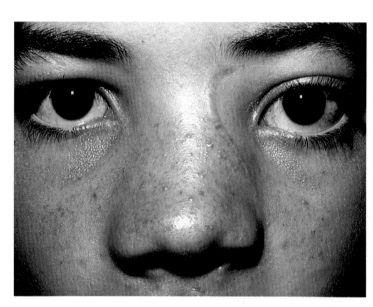

图 16.70　该患者之前曾接受过侧鼻切开术,以切除左侧鼻腔阻塞性病变。

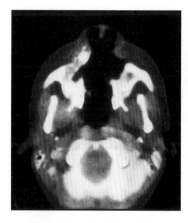
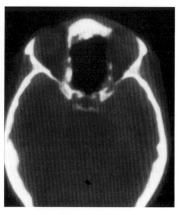

图 16.73　术后的上颌 CT 显示肿瘤已从鼻腔完全切除。

图 16.74　CT 显示肿瘤已从筛窦完全清除。

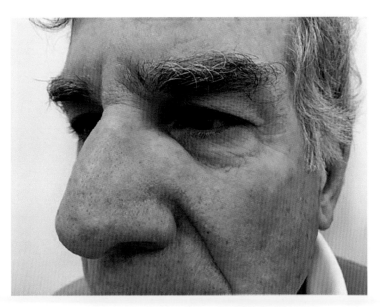

图 16.75　外观:左鼻唇区骨质坚硬肿块。

MRI 扫描矢状面造影剂清晰显示一个明确的病变,呈蜂窝状结构,诊断为血管瘤。CT 随访需扫描轴位、冠状位和矢状位(图 16.76)。

筛骨成骨肉瘤

图 16.77 所示的患者,其 CT 扫描显示为筛窦区骨肉瘤。

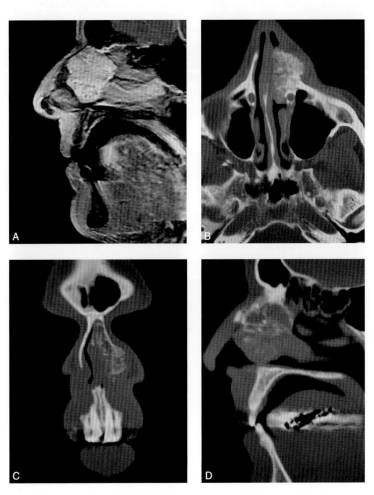

图 16.76　MRI 矢状面显示鼻筛窦区一个边界清晰的高强度病变。CT 骨窗轴位(B)、冠状位(C)和矢状位(D)显示血管瘤的典型蜂窝状外观。

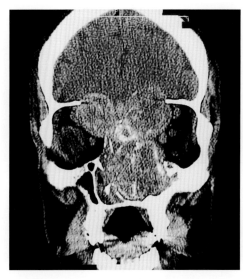

图 16.77　CT 冠状面显示一个巨大的肿瘤在鼻腔、左上颌窦和筛窦区向上隆起,并延伸到颅前窝的硬膜外。

最初在外院尝试了侧鼻切开术。在进行了不完全切除后,患者接受了化疗和放疗。尽管进行了这些治疗,肿瘤仍有进展,患者表现为充满鼻腔、左上颌窦和筛窦区域的巨大肿瘤,并向硬膜外侵犯至颅前窝。肿瘤浸润左侧眼眶周围骨膜,在右侧眼眶内使眼球移位。

以整块切除方式行颅面切除及眼眶内容切除。有关手术过程的技术细节,请参阅第 6 章。采用标准双额开颅术,以硬膜外入路进入颅前窝底。因为肿瘤已经侵入硬脑膜,所以切除了额窝的硬脑膜。手术缺损显示一个巨大的颅眼眶切除术,在颅前窝底部硬脑膜切除,同时进行眼眶切除、上颌骨切除和鼻腔切除(图 16.78)。

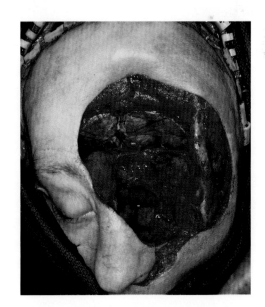

图 16.78　肿瘤手术切除后的缺损。

手术标本的前部显示了左眼眶和额部皮肤,肿瘤整体切除(图 16.79),手术标本的后视图显示了肿瘤的颅内部分,并以整块切除的方式完成了对额骨和颅前窝底板的颅骨切除术(图 16.80)。本研究采用腹直肌肌皮瓣修复缺损。术后 3 个月,患者的外观显示伤口得到满意的一期愈合(图 16.81)。虽然患者的外观不是最佳的,但是巨大的手术缺损已在手术

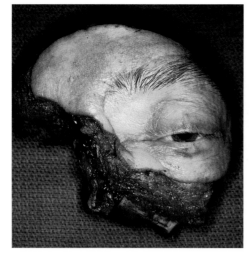

图 16.79　手术标本的前视图。

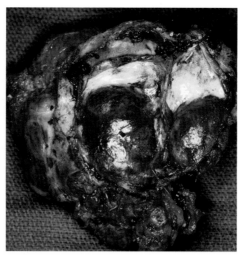

图 16.80　手术标本的后视图。

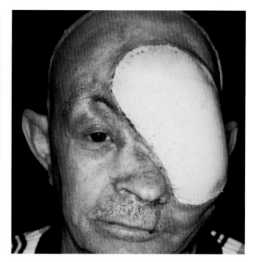

图 16.81　术后 3 个月采用腹直肌肌皮瓣重建。

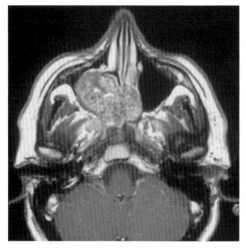

图 16.82　MRI 的轴位显示在鼻腔和右上颌骨有一个蜂窝状肿瘤。

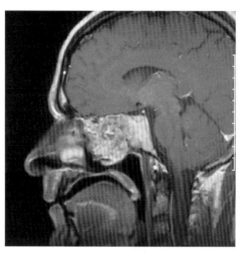

图 16.83　MRI 矢状面显示肿瘤延伸至筛状板。

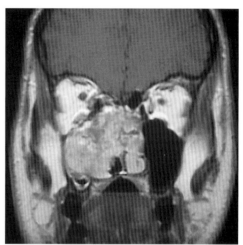

图 16.84　MRI 的冠状面显示一个肿瘤位于鼻腔和上颌骨，一直延伸到颅底。

一期修复且一期愈合。进一步的结构重建以及面部轮廓的恢复是需要的。最终可能需要一个外部的面部假体用于面部的美学修复。

鼻腔的低级别软骨肉瘤

　　MRI 检查见图 16.82，患者有 6 个月进行性鼻塞病史，右侧较明显。MRI 轴位、矢状面和冠状面显示一个边界清晰的钙化斑点状骨破坏性病变，占据整个鼻腔和右上颌窦，接近眼眶底部和颅底筛板。眶底和颅骨底部筛板通过鼻腔活检确诊为低级别软骨肉瘤（图 16.83 和图 16.84），手术切除这个尺寸和位置的病变需要颅面入路。颅面切除技术的细节已在第 6 章详细介绍。

　　术后同一患者的轴位、矢状位和冠状位 MRI 扫描显示，将肿瘤从鼻腔和右上颌窦，从颅底部至鼻腔底部全部切除（图 16.85～图 16.87）。由于病变是低恶性病变，不需要辅助治疗。

眼眶高级别软骨肉瘤

　　图 16.88 所示的患者曾接受保守性手术，经眶上切口切除额部筛窦区软骨肉瘤，但肿瘤随即复发。切除肿瘤的活检证实为高级别软骨肉瘤，经眶中位的轴位 CT 扫描清楚显示一个巨大的肿瘤累及左眶中部，并延伸至鼻腔（图 16.89）。该患者需要进行颅面切除，包括眼眶切除和部分额骨及眼眶顶切除，以整体切除肿瘤。手术标本如图 16.90 所示。颅面切除手术的技术细节将在第 6 章详细讨论。

上颌骨的良性肿瘤

　　上颌骨良性病变包括骨性病变，如骨纤维瘤或骨瘤，以及血管起源的肿瘤。巨细胞瘤也发生在上颌骨。此外，起源于牙槽骨的肿瘤和囊肿也可发生在上颌骨，但发生率低于下颌骨。这些病变局部进展，但组织学上是良性的。因此，为了防止复发，需要保守但完全切除。

巨细胞肉芽肿

　　图 16.91 所示患者注意到右脸颊有进行性肿胀，持续 8 个月。没有其他相关症状。鼻窦的无增强 CT 轴位显示界限清晰的囊性病变，其蛋壳状薄骨壁起源于上颌骨前壁，引起右鼻唇区软组织肿胀和移位（图 16.92）。在其他地方尝试用口内切除和刮除来治疗这种病变。然而治疗不成功，病变迅速复发。复查增强 CT 示上颌骨前的厚壁囊性病变，并

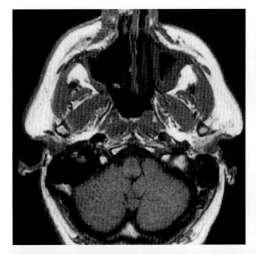

图 16.85　术后 MRI 的轴位图。

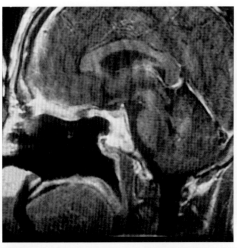

图 16.86　术后 MRI 的矢状图。

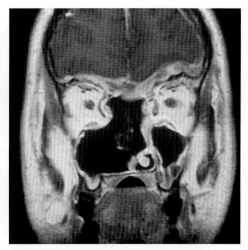

图 16.87　术后 MRI 的冠状面。

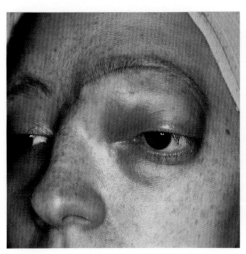

图 16.88　这位患者之前曾尝试通过眶上入路手术切除额部筛窦区软骨肉瘤。

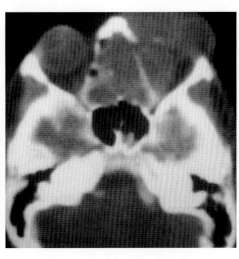

图 16.89　轴位 CT 扫描显示筛窦及眶部有肿瘤。

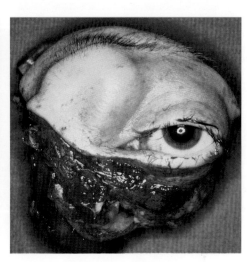

图 16.90　手术标本。

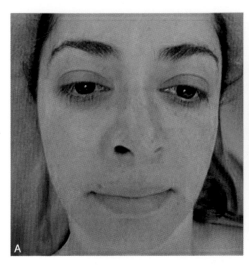

图 16.91　患者在上颌骨前,面颊软组织内有硬骨肿块。

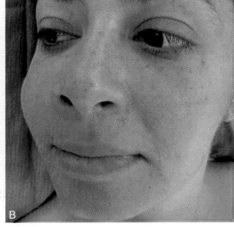

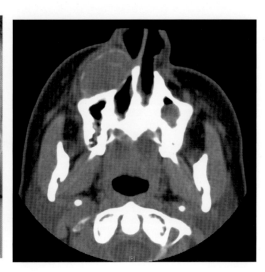

图 16.92　鼻窦的 CT 平扫轴位显示在右上颌骨前的面颊软组织内有一肿块。囊性病变有蛋壳一样薄的骨壁。

累及牙槽突(图 16.93)。手术切除的病变是通过上唇正中裂切开及鼻侧切开术。病灶的整体切除与上牙槽切除术,不进入上颌窦。手术标本显示肿瘤整块切除。在标本的切面上可以看到一个囊性病变,囊性病变中有棕色巧克力色的液体。

病变扩展到上颌骨的牙槽突(图 16.94)。口内切面显示上牙槽切除术的一个愈合良好的手术缺损,但与上颌窦没有任何联系(图 16.95)。她戴上部分假牙来代替缺失的牙齿。患者术后 1 年的外观显示瘢痕愈合良好,外形美观(图 16.96)。

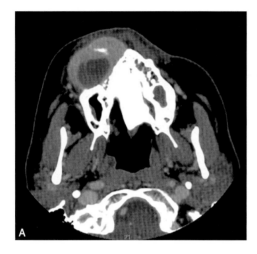
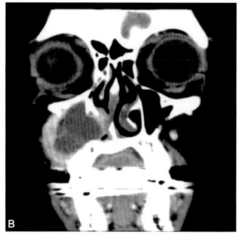

图 16.93　鼻窦轴位(A)和冠状位(B)的计算机断层造影显示在先前尝试切除后的厚壁、囊性病变。

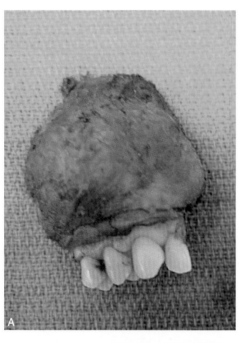
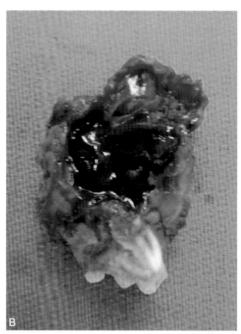

图 16.94　一个整块切除的手术标本,前视图(A)和横切面(B)显示一个厚壁囊性病变。

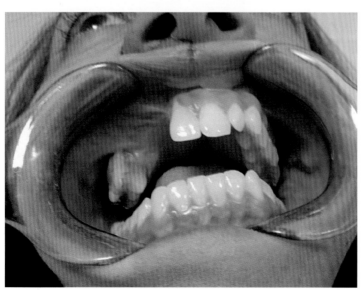

图 16.95　术后口内图显示右上牙槽缺失。

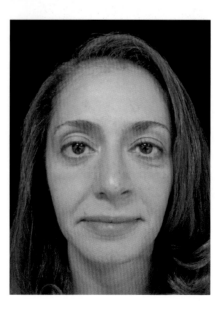

图 16.96　患者术后 1 年外观。

前颌骨的低级别软骨肉瘤

图 16.97 示患者上颌前区上牙槽中线出现一坚固的结节样病变。病变已存在数年,但最近显示增长。由于这个病变,患者不能配戴上颌假牙。病灶的开放活检显示为低级别软骨肉瘤。患者术前 CT 扫描(图 16.98)显示前上颌骨破坏病灶呈蜂窝状,这是软骨肉瘤的典型表现。

该患者的肿瘤经口入路切除前颌骨和上牙槽骨,三维骨和软组织切缘均满意。由于其不能与两侧的鼻腔或上颌窦相通,因此,手术缺损被保留为开放,以二次愈合。患者术后约 6 个月的外观如图 16.99 所示。注意上牙槽骨前半部分没有牙槽突。该患者需要一个特制的上口义齿提供上唇的支撑物,来弥补手术切除造成的缺损。此外这名患者很适合选择种植永久假牙。

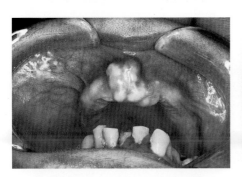

图 16.97　上颚处显示多分叶的硬瘤。

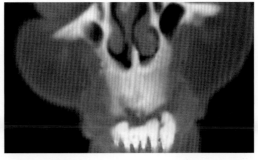

图 16.98　术前 CT 显示前上颌骨的破坏病灶。

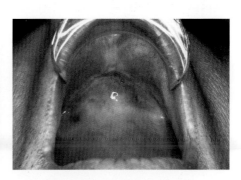

图 16.99　上颚部术后 6 个月。

上颌骨黏液瘤

黏液瘤和纤维黏液瘤是面部骨骼的良性病变,通常表现为含有小软组织成分的膨胀性病变。肿瘤部位的牙列通常是松动的,或者牙齿自发突出。图 16.100 显示患者为左脸颊饱满,左侧上牙自发挤出。鼻窦轴位和冠状面 CT 扫描显示均匀的肿瘤团块导致牙槽扩张,以及小的骨破坏(图 16.101~图 16.104)。病变延伸至上颌窦,扩张造成左侧鼻腔阻塞,眼眶内容物头侧移位,肿瘤未侵犯软组织。虽然组织学上这个肿瘤是良性的,但由于它的尺寸,需要切除整个上颌骨进行治疗。像这样的患者,可以考虑采用游离骨瓣进行上颌重建,并使用 CAD-CAM 技术进行精确重建。在这种情况下,牙科种植体可以直接放置在带血管蒂的游离骨瓣上。

上颌骨骨肉瘤

在颅面骨骼中,上颌骨是骨肉瘤第二大最常见的起源

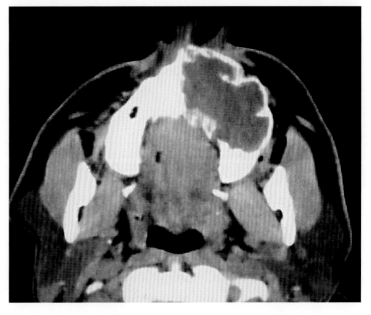

图 16.101　CT 轴位显示扩展病变伴骨破坏。

部位。患者口腔如图 16.105 所示,是一位 19 岁的男性患者,发现左侧上颌牙龈后部疼痛、不适和肿胀 3 个月。患者还报告说,他的白齿在那个部位松动。鼻窦轴位和冠状面 CT 扫描显示左上颌骨骨形成和骨破坏的膨胀性病变(图 16.106 和图 16.107)。病变显示在上颌窦的范围内,在前外侧有少量软组织成分。上颌骨骨肉瘤的手术治疗需要真正的全上颌骨切除术。切除包括整个上颌骨,包括硬腭的左半边、眼眶底、额骨突、翼骨板以及上颌骨的鼻突和鼻腔的侧壁。

与上皮癌相比,肉瘤行上颌骨切除术时,应进行非常广泛的上颌骨整体切除术,并在上颌骨周围各方向保持足够的软组织切缘。必须尽一切努力实现肿瘤的整块切除,以确保充分切除。在手术过程中,要特别小心,避免标本破裂和肿瘤的分块切除。以分块的方式切除肿瘤会显著增加残留肿瘤的

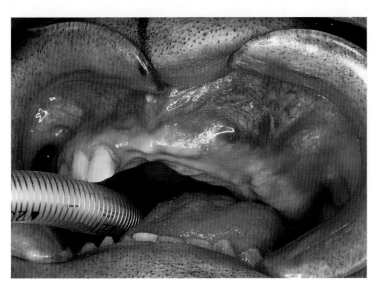

图 16.100　上颚部显示膨胀性病变。

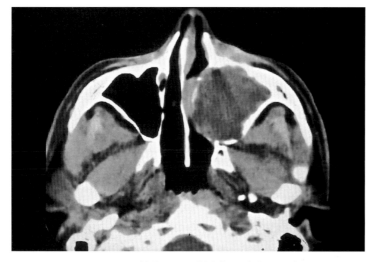

图 16.102　CT 轴位显示上颌内侧壁移位进入鼻腔。

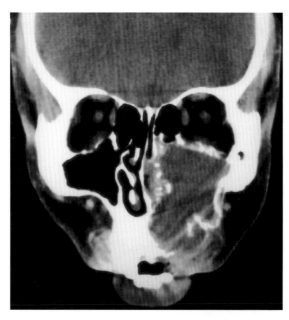

图 16.103　CT 冠状面显示牙槽骨和上颌骨侧壁的破坏。

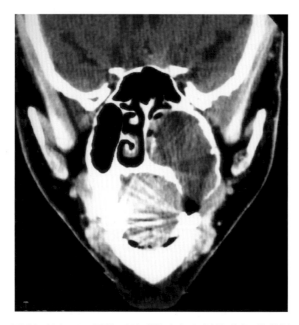

图 16.104　CT 冠状面显示肿瘤与上颌骨重合,其外侧壁完好无损。

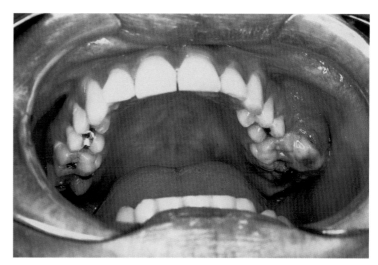

图 16.105　口腔内切面显示左上颌骨肿瘤,引起左上肺泡扩张。

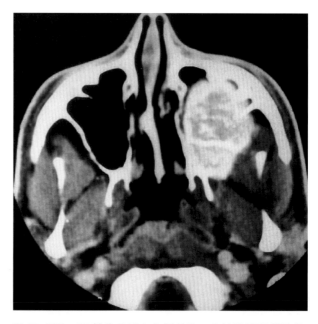

图 16.106　CT 轴位显示左上颌骨的一个扩展骨形成肿瘤。

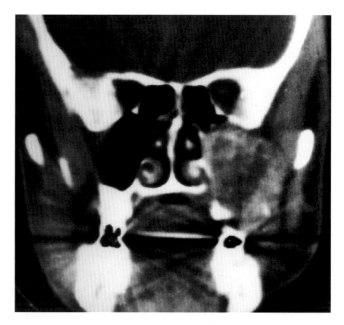

图 16.107　CT 冠状面显示一个边界清晰的肿瘤,位于左上颌骨,没有软组织受累。

风险。因为这个肿瘤是骨源性的肿瘤病变,它的整体切除并不困难。第 5 章介绍了全上颌骨切除技术。

标本的侧面图显示了横断的颧骨和完整的上颌骨后外侧壁(图 16.108)。标本的内侧切面显示了鼻腔的硬腭和侧壁(图 16.109)。硬腭的左半部分构成了标本的下缘(图 16.110)。标本的前上视图清楚显示肿瘤位于上颌窦(图 16.111)。该患者需要一个牙科闭合装置来消除上颌骨切除术的缺陷,以改善讲话和吞咽功能。

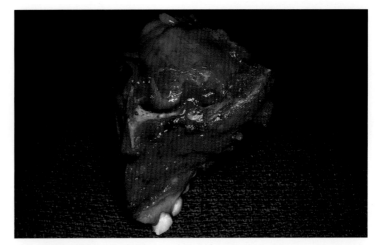

图 16.111　标本的前上视图显示肿瘤在上颌窦的上边界。

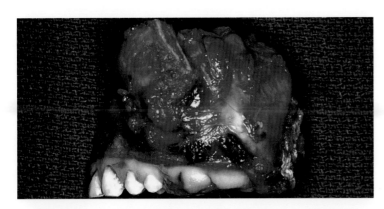

图 16.108　标本侧位显示横切的颧骨和完整的左上颌骨后外侧壁。

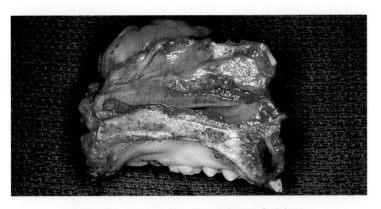

图 16.109　标本的内切面显示完整的鼻腔侧壁。

下颌骨肿瘤

在头颈部,下颌骨是发生牙源性和非牙源性骨肿瘤最常见的部位。最常见的非牙源性良性肿瘤是纤维性病变。骨肉瘤和软骨肉瘤是最常见的恶性肿瘤。成釉细胞瘤是最常见的牙源性肿瘤,见于下颌骨。与上颌骨相比,下颌骨更容易发生成釉细胞瘤。多种牙源性囊性病变在下颌骨比上颌骨更常见。常见的是牙源性角化囊肿、牙本质囊肿和钙化性牙源性囊肿。在牙列发育过程中,在下颌骨被埋藏的唾液腺上皮细胞中偶尔可见中枢唾液腺肿瘤。

下颌骨骨化纤维瘤

在组织学上,很难区分下颌骨的单细胞性纤维发育不良和骨化性纤维瘤。因此,治疗的决定应该基于体检、症状和病变的 X 线表现。图 16.112 所示患者为一名 14 岁男孩,其父母在几年前发现其左面部肿胀。在过去的 1 年里,他有左侧下颌骨的间歇性不适,并伴有进行性压痛和疼痛。下颌骨平片显示左侧下颌骨上升支有骨膜反应(图 16.113),表明肿瘤活动过程。下颌骨的全景 X 线片显示一个不规则的溶骨性病

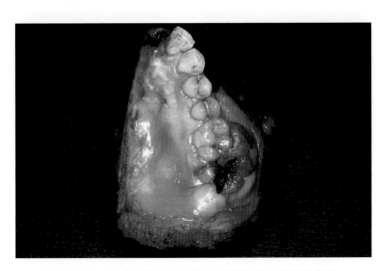

图 16.110　标本的腭面显示完整的硬腭,但有扩张的病变。

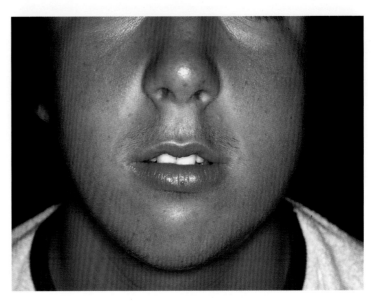

图 16.112　患者有左侧面部疼痛和肿胀的病史。

变(图 16.114),累及下颌骨上升支和后部。由于疼痛和不适症状的进行性加重,建议手术切除病变。

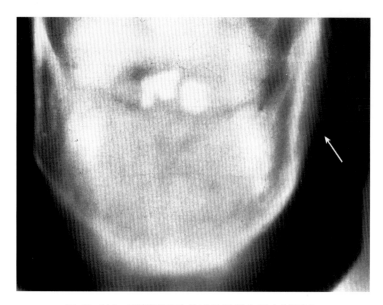

图 16.113 下颌骨平片显示骨质增生反应(箭头)。

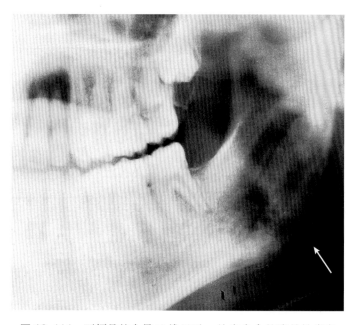

图 16.114 下颌骨的全景 X 线显示一处未愈合的溶骨性病变(箭头)。

由于该病变是良性的,而且确实是骨膜下病变,因此,可以通过沿上颈部皮肤褶皱做 U 形切口,将病变以浅在所有软组织剥离,病变位于下颌骨骨膜以下(图 16.115)。下颌骨从颞下颌关节到左侧的颏孔部分暴露。附着的软组织,包括咬肌、颞肌和翼状肌,用电凝分离。下颌骨就在左侧的颏孔后面裂开,颞下颌关节脱臼。手术标本如图 16.116 所示。下颌骨矢状面显示病变的纤维性质,病变取代了半个受累性下颌骨的骨质(图 16.117)。这种大小的手术缺损需要使用腓骨游离骨瓣进行下颌骨重建,同时考虑到该患者是一个正在生长的儿童,随着他的生长,可能需要进一步翻修手术。由于该患者是一种良性肿瘤,且长期预后良好,因此,在重建的下颌骨中应考虑种植牙,以完成完整牙齿的康复。

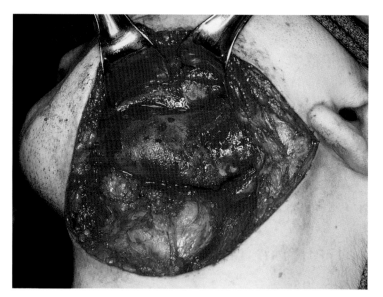

图 16.115 上颈部切口,露出下颌骨。

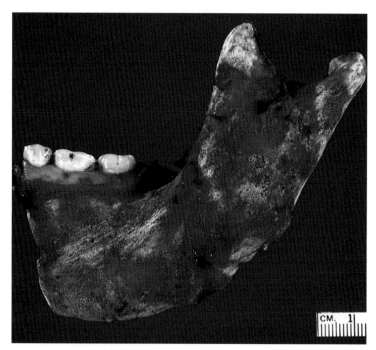

图 16.116 左侧下颌骨切除术的手术标本。

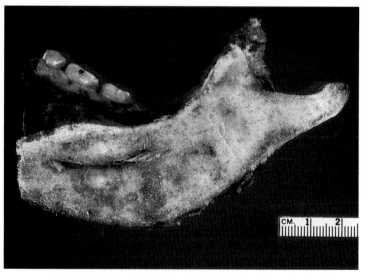

图 16.117 整个标本显示发育不良的纤维性病变。

下颌骨的低级别骨肉瘤

骨肉瘤可以是骨内膜肉瘤、骨膜外肉瘤或骨膜肉瘤。组织学上也可能是低级别病变或高级别肿瘤。图 16.118 所示的患者,其病史显示左侧下颌骨角附近有一个缓慢增大的骨瘤,持续 8 个月。体格检查发现下颌骨角区域有一硬骨肿块,其外侧皮质扩张,并覆盖软组织。患者左下颌的皮肤麻木。口腔内检查显示龈颊沟白齿后牙龈附近有颗粒状息肉样病变(图 16.119)。经口腔对病变进行活检,诊断为低级别骨肉瘤。下颌骨的全景 X 线片显示左侧无牙下颌骨的骨破坏(图 16.120)。

手术治疗低级别骨肉瘤需要完全切除临床可触及和 X 线显示的肿瘤,可以通过部分切除下颌完成。该患者接受了从髁突头向上至左侧颏孔前的整个下颌骨上升支的节段切除。手术标本如图 16.121 所示。这种切除后的下颌骨重建是可

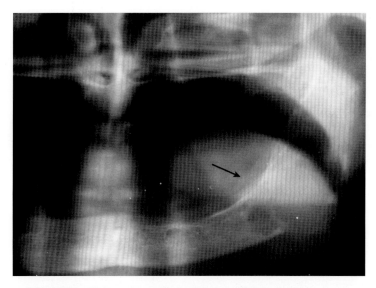

图 16.120　显示骨病变的全景 X 线照片(箭头)。

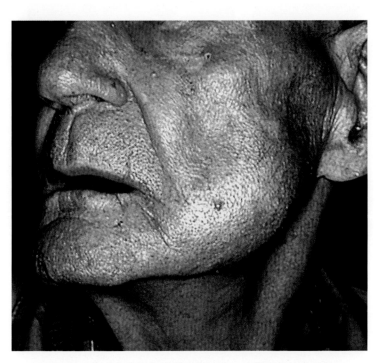

图 16.118　这个患者在下颌角附近有一个慢慢增大的骨块。

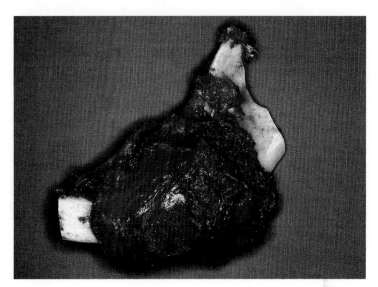

图 16.121　下颌骨部分切除术的手术标本,留有足够的软组织切缘。

取的。然而,对于这位下颌无牙齿的老人,由于医学禁忌证,所以没有进行微血管游离皮瓣重建。

下颌骨高级别骨原性肉瘤

图 16.122 显示了一个高级别下颌骨骨肉瘤患者的术前表现。患者有 3 个月的病史,在右侧牙龈下部有一增大的肿块,并有易碎的组织,导致间歇性出血。在 3 个月的过程中,病变迅速发展,造成了明显的右侧面部肿胀。口腔内检查示下牙槽骨有一肉质、结节状、易碎的病变,从左侧侧切牙延伸至右侧第二前磨牙(图 16.123)。病变在牙槽突外表面和下颌骨中线前皮质有明显的软组织成分。口唇的侵犯很小。病变附近的牙齿是活动的,表明肿瘤过长破坏了牙齿的牙窝。对突出的软组织肿块进行活组织检查,证实了骨肉瘤的诊断。

影像学研究需要软组织和骨窗增强 CT 扫描以及 T_1 和 T_2 加权序列增强 MRI 扫描来准确评估骨内病变的范围。图 16.124 显示了具有代表性的 CT 和 MRI 轴位图。注意骨破坏的程度和牙槽突上牙的位移的 CT 扫描。T_2 加权 MRI 上的下颌骨轴位显示肿瘤对骨的破坏程度。下颌骨的 T_1 加权 MRI

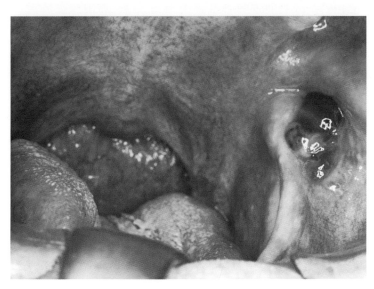

图 16.119　口内切面显示在牙龈磨牙后附近有息肉样病变。

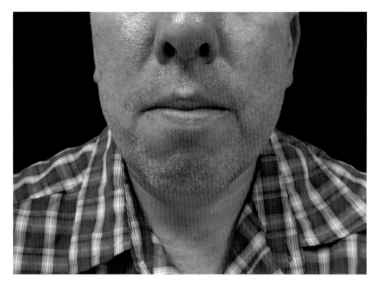

图 16.122   下颌骨骨肉瘤患者的外表,显示下唇肿胀。

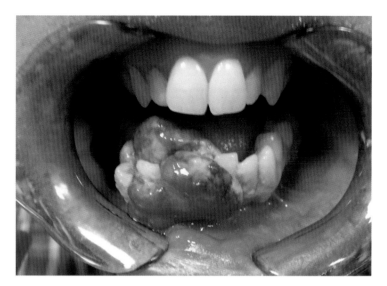

图 16.123   口腔内切面显示牙龈的菜花样外生病变。

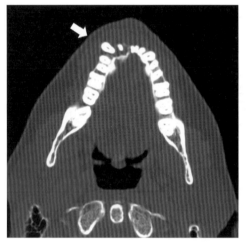

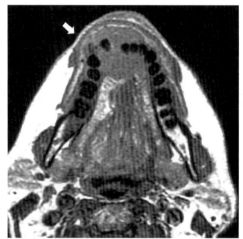

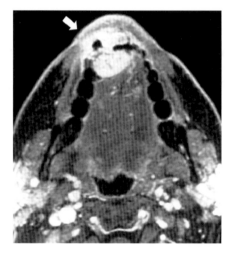

图 16.124   轴位 CT(左)和 MRI(中、右)显示骨破坏的程度和下颌骨骨外骨肉瘤的程度(箭头)。

扫描清楚地显示了该疾病在皮下软组织和口底的范围。

手术切除此肿瘤需要切除下颌骨前弓,保留双侧第二磨牙前牙。该手术切除是通过横切口沿上颈部皮肤折痕和通过面颊皮瓣入路完成的。对于该患者,最好避免下嘴唇正中切口。该患者由于面部皮瓣翻起而造成皮肤麻木是不可避免的,下颌骨的拱形要被切除,因此两种神经将随手术标本一起切除。由于下巴皮肤的去神经化,面部皮瓣不会留下任何额

外的后遗症。采用复合腓骨游离皮瓣重建下颌骨,以恢复下颌骨的拱形,并在口腔内提供软组织和衬层。

术后 6 个月,患者的外观及术后放射治疗显示出良好的美容效果,面部轮廓得以恢复(图 16.125)。患者的口内切面显示带皮岛的腓骨游离皮瓣覆盖新修复的牙槽突(图 16.126)。术后的下颌骨全景 X 线片显示,利用腓骨游离皮瓣,下颌骨拱形完全恢复(图 16.127)。

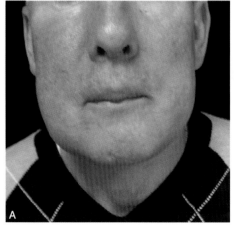

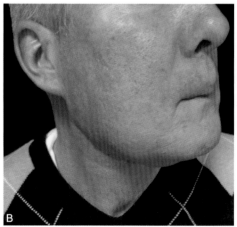

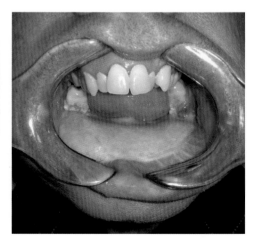

图 16.125   患者治疗结束后 6 个月的外观。A. 前视图;B. 侧面图。

图 16.126   口内切面显示腓骨皮瓣重建的牙槽突。

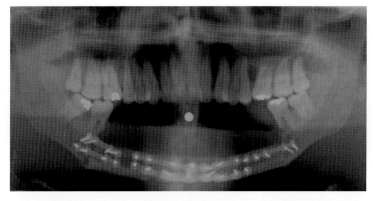

图 16.127　显示重建的下颌骨的术后全景 X 线照片。

下颌骨软骨肉瘤

　　高级别软骨肉瘤是一种侵袭性恶性肿瘤,是颅面骨骼中第二常见的肉瘤。图 16.128 所示的患者患有软骨肉瘤,累及左侧下颌骨上升支的内侧。她之前接受过新辅助化疗,肿瘤只有轻微的反应。脱发是细胞毒性化疗的结果。术前 CT 扫描轴位和冠状面骨窗清晰显示在下颌骨体后部内侧和下颌骨上升支有一个界限清晰的肿瘤(图 16.129)。治疗计划是行节段性下颌骨切除术,切除咀嚼肌间隙的软组织,立即用带血管蒂的游离骨和软组织瓣重建,术后放疗。

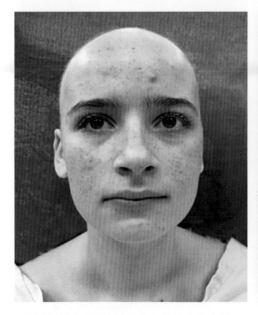

图 16.128　诱导化疗后患者的术前表现。

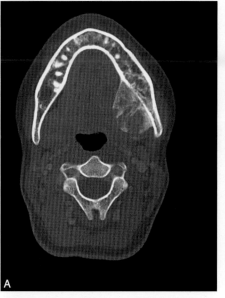

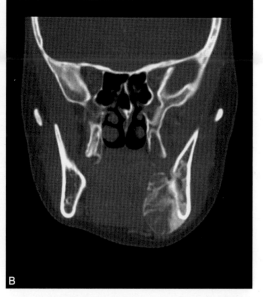

图 16.129　CT 轴位(A)和冠状位(B)的骨窗显示一个界限清晰的肿瘤,起源于下颌骨内侧皮质,延伸至咀嚼肌间隙。

　　手术前在皮肤上标出下颌骨肿瘤的范围(图 16.130)。切除左侧半下颌骨的方法是在上颈部的皮肤皱褶处进行横向切口,并在不撕裂下唇的情况下将皮瓣掀翻至下颌骨外侧。图 16.131 所示的手术标本显示,整体切除左侧半下颌骨,同时对肿瘤进行整体切除。外侧软组织缘为咬肌,内侧缘为切除翼状肌残端。采用游离髂骨瓣修复下颌骨骨缺损。

　　术后 3 周,患者的术后即刻外观显示面部对称性良好,尽管手术部位有大量的软组织肿胀(图 16.132)。术后 MRI 扫描显示髂骨瓣在重建的下颌骨中对齐良好(图 16.133)。术后 1 年,患者的外观显示良好的美观效果(图 16.134)。这时患者戴上可摘局部假牙。但是,她也可以考虑种植牙齿和永久固定义齿。

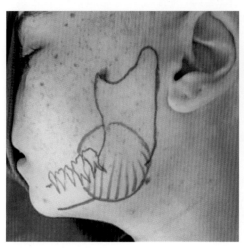

图 16.130　肿瘤的位置和范围与下颌骨的关系在患者皮肤表面的大致划线。

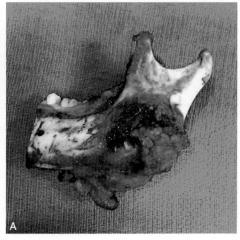

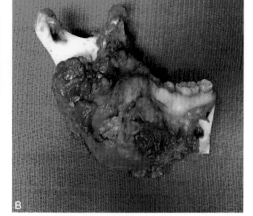

图 16.131　左侧下颌骨切除术手术标本,侧切面(A)和内侧切面(B),显示整体切除,软组织和翼状肌覆盖肿瘤。

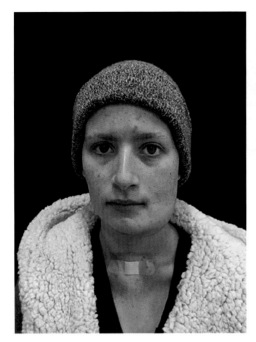

图 16.132　术后 3 周患者的外观显示重建的下颌骨良好的对称性,但有持续的软组织肿胀。

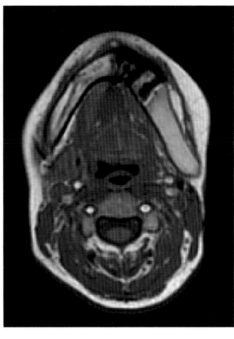

图 16.133　术后 MRI 扫描显示髂骨游离移植骨排列良好。

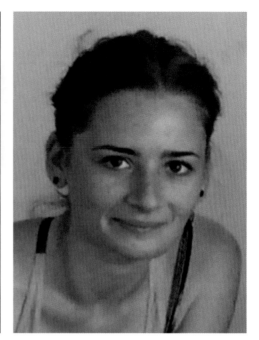

图 16.134　术后 1 年患者外观。

下颌骨成釉细胞瘤

　　成釉细胞瘤是一种组织学上良性的上皮牙源性肿瘤;然而,从生物学上讲,它是具有侵袭性的。病变最常见于下颌骨,但也可能出现在上颌骨。图 16.135 所示为下颌骨各起源部位的分布情况。如果要治愈,成釉细胞瘤的手术治疗需要将其全部切除。非常小的局部病变可以通过口腔用下颌边缘切除术切除,偶尔也可以通过刮除术经口切除。然而,任何较大的病灶都很少能通过口内刮除术治愈,因为局部复发总是会发生,需要更积极的手术切除。因此,成釉细胞瘤的最佳治疗方法是在最初出现时全部切除。我们描述了复发性成釉细胞瘤的患者,这生动地说明了保守性口腔内切除术的不足,以及由于局部复发而最终需要更大的下颌骨切除术。

　　该患者的病史包括下前磨牙和第一磨牙的肿胀,这是 8 年前骨侵袭病变造成的。当时的全景 X 线显示右侧下颌骨的骨侵袭病变(图 16.136)。我们尝试了口内切除及刮除术,但

病变在 3 年后复发。此时,进行第二次口腔内刮除手术并放置无血管蒂骨移植物(图 16.137)。虽然骨移植物看起来已经愈合,但在最后一次手术后 2 年,在下颌骨体出现了复发性溶瘤病变(图 16.138)。当患者前来接受治疗时,进一步的骨破坏已经发生,延伸至左侧下颌骨的中线(图 16.139)。口腔内检查显示下颌骨结合部附近有一溃烂的颗粒状外生性膨胀性病变,同时唇和舌面皮质均有扩张(图 16.140)。

　　此肿瘤的手术切除需要切除从左侧第一磨牙到右侧第一磨牙的下颌骨前弓。手术标本如图 16.141 所示。病变没有延伸到骨外,因此,口腔或下颌部的软组织侵及范围很小。手术缺损如图 16.142 所示。重建该患者的下颌骨前弓需要微血管游离皮瓣与适当的截骨术,以重建切除的下颌骨的形状、大小和结构。第 17 章讨论下颌骨重建的技术细节。

　　图 16.143 显示了另一名患者的连续全景 X 线片,该患者接受了偏侧下颌骨切除术、游离腓骨瓣重建和最终的骨整合种植体进行牙科康复。可见成釉细胞瘤出现在右下颌骨的体

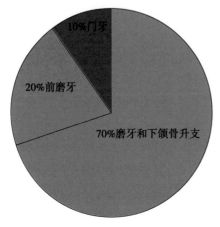

图 16.135　成釉细胞瘤在下颌骨的起源部位分布。

10%门牙
20%前磨牙
70%磨牙和下颌骨升支

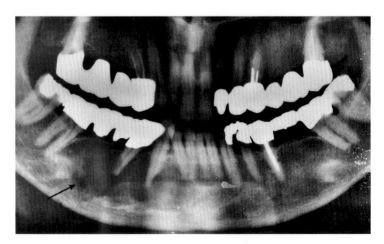

图 16.136　全景 X 线片显示右侧下颌骨溶解性病变(箭头)。

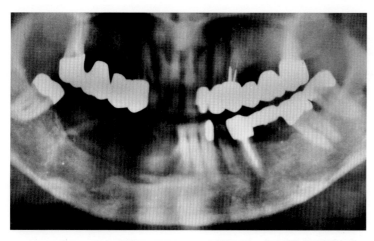

图16.137　复发后再切除和移植无血管吻合骨后的全景X线照片。

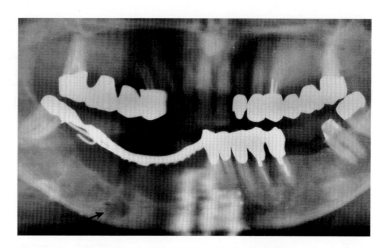

图16.138　全景X线显示局部复发(箭头)。

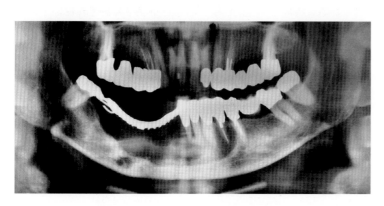

图16.139　下颌骨的渐进性骨破坏。

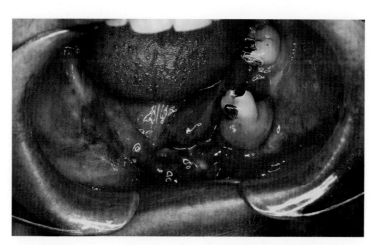

图16.140　口内切面显示下颌骨联合处膨胀性病变。

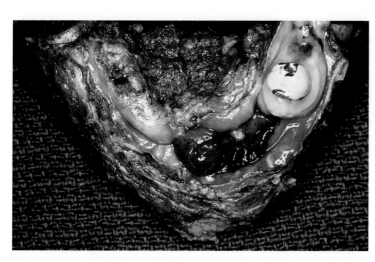

图16.141　下颌骨前弓切除的手术标本。

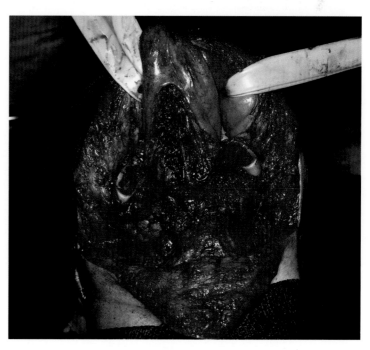

图16.142　下颌骨前弓切除后的外科缺损。

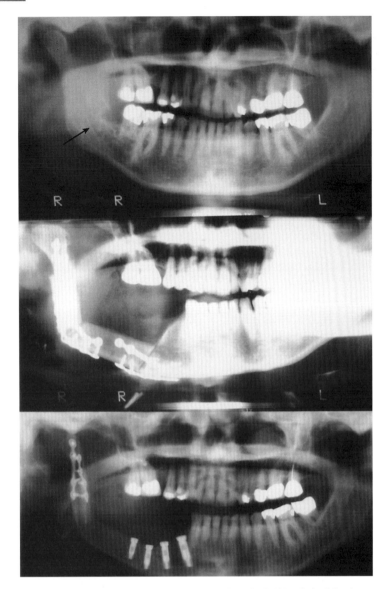

图 16.143　连续全景 X 线照片的患者因为造釉细胞瘤进行了部分下颌骨切除术（箭头）和腓骨游离皮瓣重建后，大约 1 年后放置牙科康复种植体。

部和白齿后三角区。为了切除此肿瘤，必须进行下颌至侧切牙的节段切除。采用游离腓骨皮瓣重建下颌骨。腓骨需要多次截骨并用几块微型钢板和螺钉进行固定。重建后约 1 年，取下重建体前侧的螺钉和钢板，放置骨整合种植体进行牙科康复。第一次手术后 2 年，患者的术后外观如图 16.144 所示。对右侧半下颌骨进行了良好的美观重建，种植体提供了完整的牙齿修复。

牙源性囊肿和肿瘤

　　牙源性囊性病变的外科治疗通常是保守的。如果病因本质上是炎症性的，那么炎症过程应该得到适当的处理。在其他情况下，囊性病变通常在口内暴露，广泛的开放刮除和完全去除其上皮衬里。手术缺损偶尔需要骨移植，但通常是开放填充，并允许二期愈合。大多数牙源性肿瘤是良性的，具有典型的临床特征和影像学特征。然而，一个最终的组织学分析是必要的，以确定诊断。

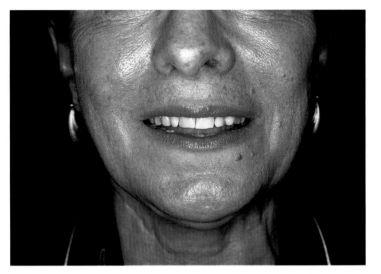

图 16.144　患者术后 2 年的外观。

上牙槽牙源性囊肿

　　图 16.145 所示患者为一名 21 岁男性，有右脸颊肿胀 4 年的病史。面颊皮肤的感觉正常。然而，经体格检查，可在上牙槽骨和上颌骨前壁触诊到骨质坚硬的肿块。轴位 CT 扫描清楚显示上牙槽扩张病变延伸至上颌骨前壁，低密度病变提示液体状囊性变（图 16.146～图 16.148）。无须行骨质切除术（上颌骨切除术）切除囊性病变；然而，去除囊性病变的上皮组织是必要的，这是通过口内入路完成的。打开骨缺损，患者使用临时牙科闭合装置，直到形成新骨。由于囊性病变是在口腔内打开的，刮除后，其上皮缺损有重力性引流，因此，囊腔最初与软组织（肉芽组织）一起从上颌顶向牙槽突部位移行。最终整个空腔被填平，软组织重新生成，形成致密的纤维并形成新骨。

　　如果有明显的牙槽骨破坏，则刮除术和袋形缝合术后，口瘘可持续较长时间。在这种情况下，患者需要使用牙科闭合装置。

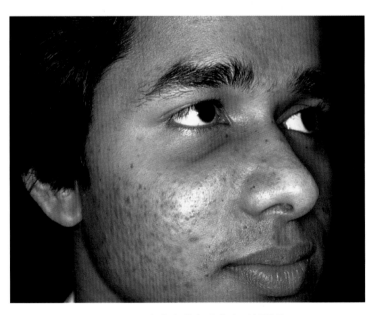

图 16.145　这个患者表现为右面部肿胀。

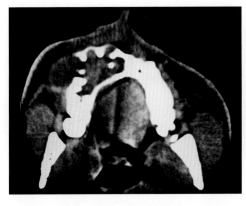

图 16.146　上颌牙龈 CT 轴位显示薄壁、扩展、骨破坏病变。

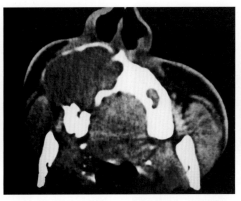

图 16.147　CT 轴位显示上颌骨前壁扩张。

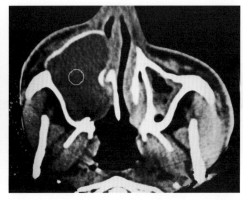

图 16.148　CT 轴位显示上颌骨进一步扩张。

下颌骨的牙源性角化囊肿

图 16.149 所示患者为一名 67 岁女性,有 6 年的病史,在左侧下颌骨角区域有一个缓慢增长的肿块。她没有任何症状,下颌骨的全景 X 线片显示一个扩张、多房、光滑、薄壁、囊性病变,累及下颌骨升支(图 16.150)。下颌区皮肤和舌头感觉正常。通过在磨牙后龈黏膜上的切口,在口腔内暴露病变,显露下颌骨上升支的前内侧皮层。用骨凿暴露囊肿壁,提起囊肿的上皮层用骨膜剥离子分离并切除。需要非常小心且

完整切除囊壁的所有上皮。如果囊壁有部分残留,则很有可能发生局部复发。造成的手术缺损是开放的,可以通过二期愈合。如果下颌骨骨膜和侧面或下皮质完好,则不需要植骨。可将一个简单的干仿纱布包填塞在下颌骨的上升支和下颌骨体的手术缺损内。

术后 6 周的全景 X 线片显示下颌骨体后部和下颌骨上升支有一个大的缺损(图 16.151)。患者需要对缺损进行近 3 个月的定期换药和冲洗。到时,二期愈合将完全消除了囊腔。术后 1 年随访的全景 X 线片显示,上升支和下颌骨体后部有新骨形成,缺损充分愈合(图 16.152)。

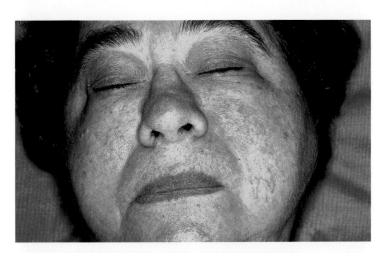

图 16.149　患者左面部肿块缓慢增大。

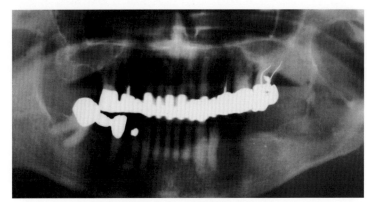

图 16.151　术后 6 周全景 X 线照片。

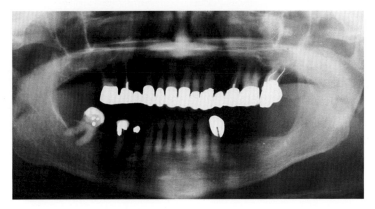

图 16.152　术后 1 年随访 X 线平片显示愈合良好,形成新骨。

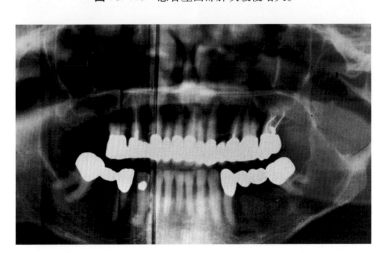

图 16.150　下颌骨的全景 X 线显示在下颌骨的左侧有一个多房性囊性病变。

对下颌骨含牙部分牙源性囊肿的处理也是保守的,与之前描述的患者的处理方法相似。然而,如果牙齿是活动的或是不重要的,可能需要拔掉它们。图 16.153 所示的患者,其

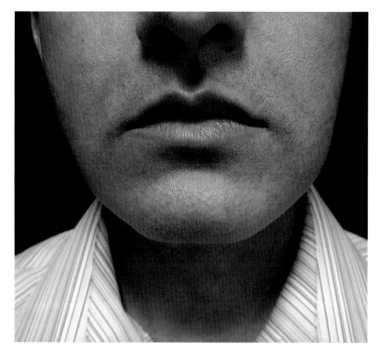

图 16.153 临床表现的一个大的牙源性囊肿的身体的下颌骨在左侧。

面部下半部照片显示其下颌骨体部和左侧下颌面稍饱满。颏部的皮肤感觉正常。口腔内检查显示,触诊时下颌骨外侧皮质膨隆,牙齿不活动,敏感性正常。

下颌骨的全景 X 线片显示,左侧下颌骨后半部有一个界限清晰的囊性病变。注意,牙根向囊性病变突出(图 16.154)。CT 轴位图显示,左侧下颌骨体可见大块膨胀性囊性病变,下颌骨舌侧皮质完好无损,但在完整的下颌骨外侧皮质外明显扩张并变薄(图 16.155)。囊腔呈均匀的磨玻璃状外观,无任何骨破坏或新骨形成。图 16.156 所示 CT 矢状面重建显示一个大的、单发囊性的空腔,从后磨牙三角区向前延伸至侧切牙。囊腔壁光滑,边缘清晰。牙根位于囊状空间内。CT 扫描的三维重建清晰显示了下颌骨内的巨大囊性空隙(图 16.157)。

病灶可经唇龈沟口进行切除。切开黏膜,用骨膜剥离子将外侧骨膜翻起。通过下颌骨外侧皮质的上半部进入囊腔,以获得进入囊腔的较大通道。完整刮除囊壁,小心保护位于囊腔底部的下牙槽神经。止血后,用碘仿纱布填塞手术缺

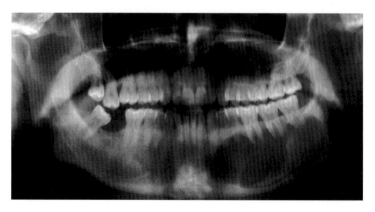

图 16.154 全景 X 线平片显示左侧下颌骨内有一个巨大的囊性病变。

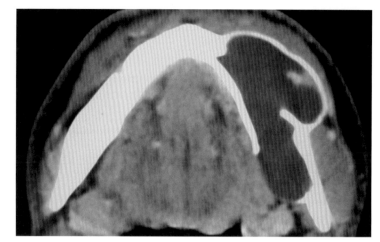

图 16.155 CT 轴位显示了下颌骨体部的膨胀性病变,外侧皮质变薄。

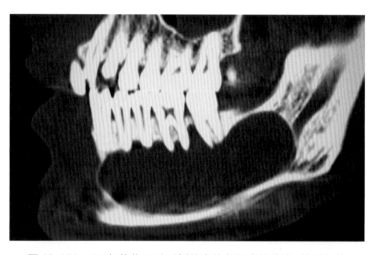

图 16.156 CT 矢状位显示下颌骨内均匀的囊性病变,其牙根伸入囊内。

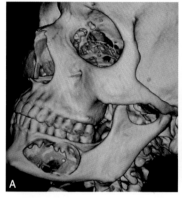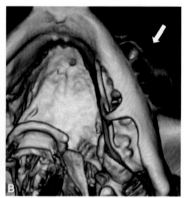

图 16.157 CT 三维重建显示下颌骨体有一个大的囊性空腔(箭头)。

损。囊腔是开放的,在接下来的几个月里会形成肉芽。医生需要教会患者一天几次填塞术腔,并指导患者经常冲洗以保持口腔清洁。预计此手术缺损将首先以肉芽组织愈合,随后肉芽组织将形成新牙骨,恢复下颌骨的解剖连续性,而不产生任何手术后遗症。术后 6 个月和 1 年的全景 X 线片显示,在囊性病变部位,骨缺损逐渐消失并有新骨形成(图 16.158)。

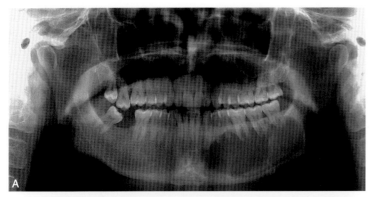

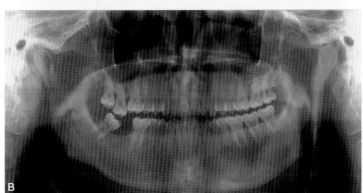

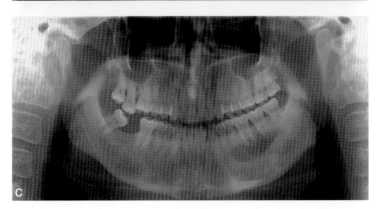

图 16.158 术前 (A)、术后 6 个月 (B) 和术后 1 年的连续全景 X 线片显示新骨形成并填满囊性空腔 (C)。

含牙囊肿

含牙囊肿是一种发育性囊性病变,围绕在未萌出的牙齿周围,由上皮细胞排列组成。其影像学表现与牙源性囊肿相似,但囊性病变中出现未萌出牙齿的特征性表现,使诊断结果与之相符。图 16.159 所示为患有含牙囊肿的患者的全景 X 线片,该囊肿累及右侧的下颌骨升支和下颌骨体。含牙囊肿

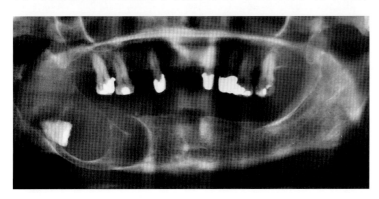

图 16.159 全景 X 线显示一个多囊性病变,并有未萌出的牙齿。

的外科治疗与牙源性囊肿相似。手术经口完成在刮除囊肿行袋状缝合前,将未萌出牙拔除。术后处理与前相似,每天将手术缺损填塞,直到通过二期愈合将无效腔完全消除。

图 16.160 显示了另一位患者的连续全景 X 线片,该患者

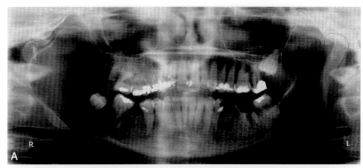

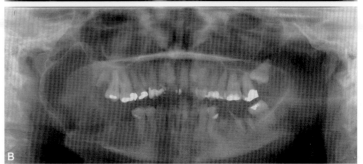

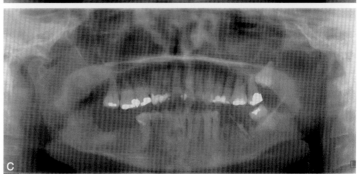

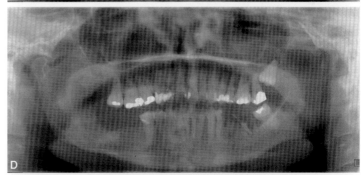

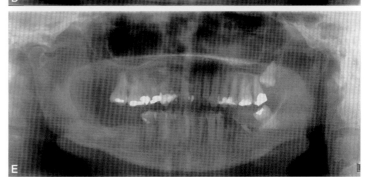

图 16.160 连续全景 X 线片显示右侧下颌骨上升支的一个大的含牙囊肿和进展性新骨形成。A. 术后 1 个月;B. 6 个月;C. 12 个月;D. 18 个月;E. 全景 X 线片随访。

有一个大的含牙囊肿,累及整个下颌骨升支。术中采用刮除和袋状缝合术来切除病变。将空洞填塞,嘱患者每天更换 2 次填塞物,直到整个空腔被软组织覆盖填充。连续的全景 X 线片显示,在 18 个月的过程中,缺损开始是软组织,随后是新骨形成。

保守治疗下颌骨囊性病变,如含牙囊肿或牙源性角化囊肿,可以很好地控制疾病进程,保持正常的下颌骨轮廓,并避免需要外切口或重建下颌骨。

巨细胞修复性肉芽肿

巨细胞修复性肉芽肿是一种以骨骼破坏、扩大为特点的病变,通常见于年轻患者。这是一种自限性病变,它可能会自动退缩,巨细胞修复性肉芽肿的典型表现如图 16.161 所示。临床、放射学和组织学需鉴别诊断骨巨细胞肉芽肿和巨细胞瘤。后者发生在成人,不表现自发退缩,经常在治疗后复发。这些病变还必须与甲状旁腺功能亢进的"棕色"肿瘤相鉴别。这些病变主要发生在骨骼上,但可从骨中突出并出现在口腔内,表现为肿瘤的外观(图 16.162)。下颌骨的全景 X 线片和 CT 扫描显示甲状旁腺功能亢进导致骨破坏(图 16.163)。因此,当下颌骨出现这种性质的病变时,适当的组织学诊断应辅以血清钙、甲状旁腺激素的检测,以及骨骼检查以排除其他骨骼的累及。手术治疗巨细胞肉芽肿通常采用刮除术和袋状缝合术。将手术缺口保持开放,使其二期经口入路愈合。

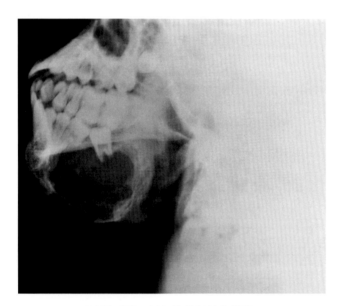

图 16.161　巨细胞修复性肉芽肿。

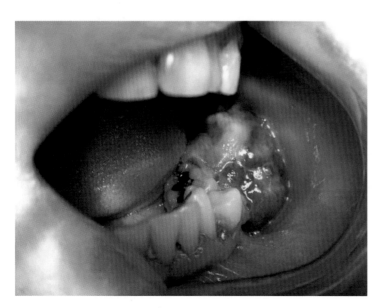

图 16.162　原发性甲状旁腺功能亢进的褐色肿瘤,表现为下颌牙龈部的外生菜花样生长。

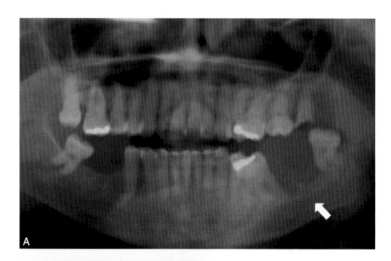

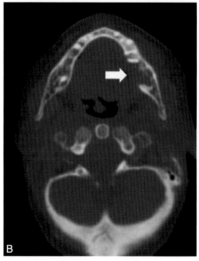

图 16.163　在全景 X 线(A)和 CT(B)扫描下,下颌骨甲状旁腺功能亢进的棕色肿瘤显示骨质破坏过程。

图 16.164 所示为患巨细胞肉芽肿患者的右下颌牙龈的口内视图。可见下颌骨牙槽突形成的肉芽组织病变。该患者在此部位有轻微疼痛。CT 扫描显示右侧下颌骨后半部溶骨性病变(图 16.165)。这种病变的手术治疗是通过经口入路完成的。在原发肿瘤周围的右下颌牙龈黏膜上做圆形切口(图 16.166)。黏膜切口深入至下面的骨质。然后,使用适当的骨膜剥离和刮匙,尽可能以整块方式切除病灶。对小病变可采用此方法;然而,较大的病变可能无法一次性切除。

病灶切除后的手术缺损显示骨破坏的区域界限清楚(图 16.167)。止血用电灼和骨蜡固定。术后立即用碘仿纱条填充,以确保止血,黏膜切口未作关闭,而是通过二期愈合。48 小时内去除填充的碘仿纱条,用碳酸氢钠和盐溶液在温水中冲洗手术缺损。患者被要求在数周内每天至少 2 次换药。缺损的愈合从手术缺损的底部开始,最终形成肉芽组织和软组织的上皮化。巨细胞肉芽肿的手术标本以整块方式切除,如图 16.168 所示。黏膜表面显示以前的活检位置和齿槽突起的不规则结节。将标本一分为二,可见肉质颗粒状病变,符合巨细胞肉芽肿的病理诊断(图 16.169)。

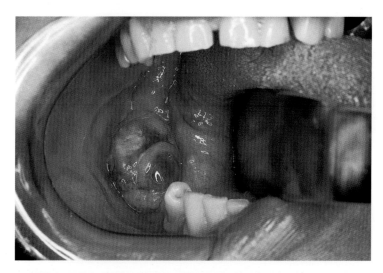

图 16.164 患者表现为右下颌牙龈轻微疼痛,呈粒状肉质病变。

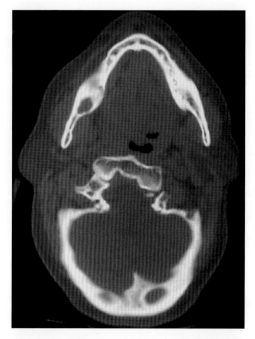

图 16.165 CT(骨窗)轴位显示右侧下颌骨后半部有溶骨性病变。

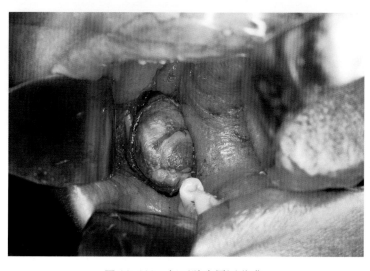

图 16.166 切开肿瘤周围黏膜。

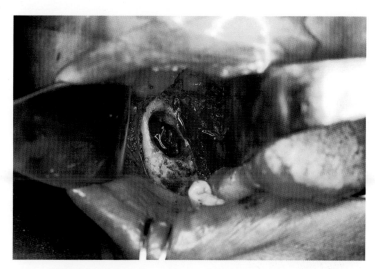

图 16.167 肿瘤手术切除后仍有界限清晰的骨缺损。

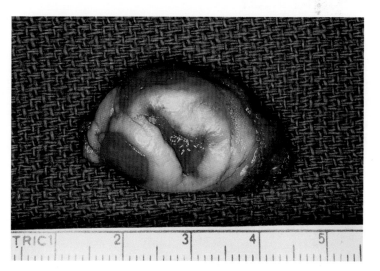

图 16.168 手术标本。

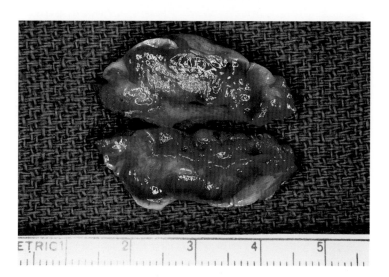

图 16.169 对切面呈肉质颗粒状,符合巨细胞肉芽肿的病理诊断。

牙骨质化纤维瘤

牙骨质化纤维瘤是一种良性肿瘤,起源于纤维层,伴有钙沉积,常见于成年人下颌骨磨牙区(图 16.170)。有症状病灶的外科治疗包括病灶的局部切除,一般通过经口入路进行。偶然发现的无症状病变可不予处理。

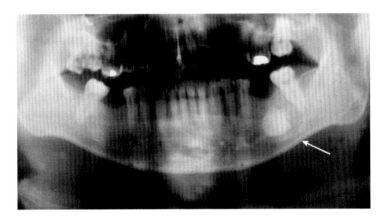

图 16.170　下颌骨左侧骨质硬化性纤维瘤(箭头)。

颈椎椎体手术入路

对于需要切除椎体原发肿瘤或转移性肿瘤的患者,可以通过颈椎椎体入路进入。本章所述手术入路均为进入脊柱的前路。标准的后路入路减压椎板切除术及暴露脊髓不在本章描述。切除累及椎体的肿瘤或侵犯椎体的软组织肿瘤时,有时需要前显露脊柱。这些手术通常与神经外科医生合作进行。

原发的良性或恶性肿瘤和偶然转移到椎体的肿瘤,产生神经症状,需要手术治疗。后路椎板切除术对于减压和立即缓解症状通常是适合的。然而,它不能解决前位椎管内肿瘤或椎体进行性破坏的问题,这些问题会导致脊髓再次受压和/或压缩性骨折和脊柱不稳定的风险。切除和置换受累的椎体不仅可以减压,而且可以切除椎内肿瘤,使椎体即刻稳定。根据受累程度的不同,颈椎的手术入路可分为三大类:①斜坡病灶的颅颈交界区及第一、二颈椎;②椎体 $C_3 \sim C_6$ 的颈椎中区;③颈胸交界,用于颈下、胸上椎体的病灶。

颅颈交界及上颈椎的手术入路

颅颈交界区和第一、二颈椎的病灶在手术入路和显露方面面临非常特殊的挑战。小的病变可以通过张开的嘴暴露。一个颅颈脊索瘤的患者,其唯一的症状是咽后壁隆起。矢状面 MRI 扫描显示病变来自第一和第二颈椎(图 16.171)。在气管插管麻醉下通过口腔暴露病变。使用 Dingman 开口器打开口腔并暴露口咽区域(图 16.172)。软腭中线切开,显露口咽和鼻咽后壁(图 16.173)。在软腭的切开边缘采用可缩回的缝合线,侧向牵拉开可提供满意的显露效果。或者,可以使用 Clown 式牵器将软腭的两侧押开,露出后咽壁。

在咽后壁做一个垂直切口,从鼻咽顶开始,尾部延伸至杓状软骨水平。通过黏膜切口切开咽部肌肉加深,显露椎前筋

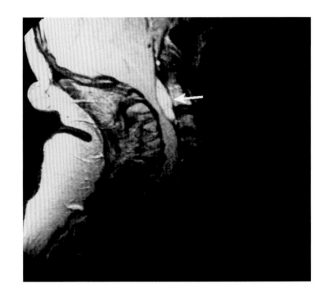

图 16.171　MRI 矢状面显示脊索瘤起源于第一颈椎和第二颈椎区域(箭头)。

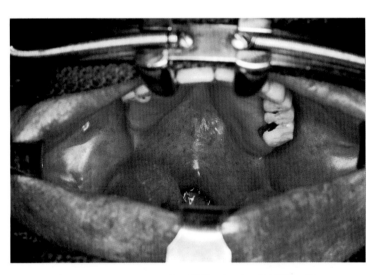

图 16.172　Dingman 开口器用于打开口腔暴露口咽。

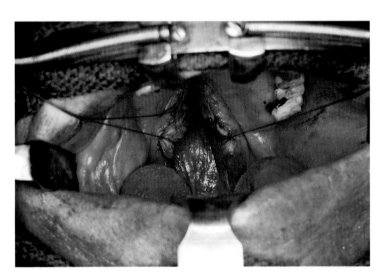

图 16.173　在中线裂开软腭。

膜。在中线同样切开椎前肌,显露椎体(图 16.174)。适当地切除部分椎体,然后暴露肿瘤,这是一个整体切除方式。这个过程通常与神经外科合作进行,团队将在这个关键时刻承担手术过程的责任。因此,对于颅颈脊索瘤和颅颈交界的类似

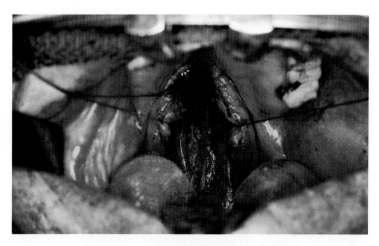

图 16.174　切开椎前筋膜和肌肉,显露椎体。

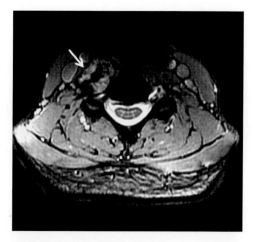

图 16.175　T_2 加权 MRI 轴位显示一个肿瘤位于颈椎横突前表面(箭头)。

肿瘤,为了手术切除的安全性和完整性,两组手术入路都是可取的。头颈部小组为神经外科小组提供必要的暴露以完成肿瘤的切除。然而,如果通过这种方法没有达到足够的暴露,那么应该考虑进行下颌骨裂开术以扩大暴露。第 15 章详细描述了下颌骨裂开术术切除颅颈脊索瘤的方法。

颈椎中段手术入路

沿甲状软骨上缘处的上颈部皮纹,通过颈椎中横切口,很容易接近颈椎中节的病变。手术入路因病变是累及椎体或横突而异。如果病变涉及椎体或需要切除椎体的任何部分,则需要前路入路。通过颈部的中央区和外侧区,需要小心辨别以下三个结构:①甲状腺上动脉;②甲状腺中静脉;③肩胛舌骨肌。在暴露过程中,由于牵拉等因素,喉上神经有断裂或损伤的危险。所以,要特别小心,避免过度拉伸神经。同样,交感神经干的纤维在椎前平面也有损伤的危险。因此,应仔细解剖交感神经干,并与颈动脉鞘一起向外侧牵拉。交感神经链的损伤会导致霍纳氏综合征的发生。喉和食管向内侧,颈动脉鞘向外侧牵拉,以暴露肿瘤。然后,将椎前肌垂直切开并从椎体的前表面剥离,以提供必要的显露。但是,如果病变累及脊柱横突或外侧,则需要通过颈后三角外侧入路。

图 16.175 所示患者的 MRI 表现为右侧颈椎中段骨质疏松,主诉右上臂不适和疼痛。T_2 加权 MRI 轴位显示颈中区颈动脉鞘后外侧、毗邻颈椎横突的不规则、不均匀病变。MRI 扫描矢状面清晰显示第 4 节颈椎横突前部的带蒂病变(图 16.176)。对骨软骨瘤进行临床和放射学诊断,肿瘤未延侵犯硬膜外腔。手术切除此肿瘤的目的是减轻对颈根的压力,从而减轻右上肢疼痛的症状。

沿颈中部皮纹做横向切口,从斜方肌前缘起至前颈中线。皮肤切口切开至颈阔肌深面,上、下颈部皮瓣翻起。找寻胸锁乳突肌,解离其后缘,使其向前,露出颈动脉鞘和椎前区(图16.177)。在胸锁乳突肌后方的组织平面进行仔细解剖,以识别、牵拉和保护脊副神经。用环式牵开器向前牵拉胸锁乳突肌,可见颈动脉鞘内容物、迷走神经前移位,以及颈丛和膈神经根(图 16.178)。

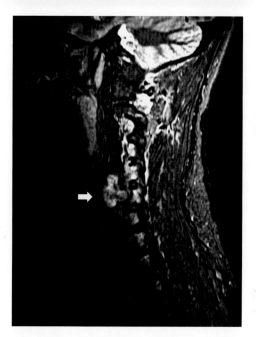

图 16.176　T_2 加权 MRI 矢状面显示一个肿瘤来自第四颈椎(箭头)。

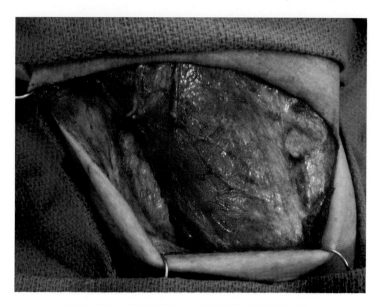

图 16.177　通过颈横切口显露胸锁乳突肌的后缘。

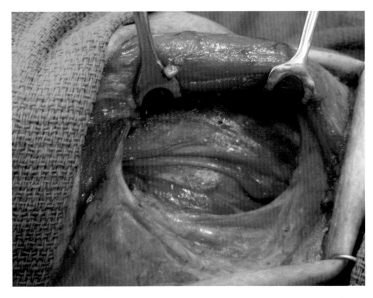

图 16.178 颈动脉鞘和交感神经干清晰可见。注意手术部位下部保留的副神经。

对覆盖在颈动脉鞘外侧椎前肌上的筋膜进行细致的解剖。沿斜角肌的长轴做垂直切口,将斜角肌的纤维牵拉以暴露下方骨质(图 16.179)。将假包膜保留在骨肿瘤上,并小心保留周围软组织中的所有神经源性结构,以暴露肿瘤(图 16.180)。从颈椎横突的肿瘤起源的各个方向完成暴露。一旦完成了肿瘤的完全暴露,其横突起始部位的蒂就暴露出来了。使用带细毛刺的高速钻头从肿瘤起源部位切除肿瘤。先用钻头对周围进行骨切割,然后用截骨术切除肿瘤。磨平切除残端骨的尖锐边缘,以保护下方椎管和硬膜外间隙的完整性(图 16.181)。需完全止血保证安全性。在伤口内放一个引流管,然后分层缝合。

下颈椎和上胸椎的手术入路

由于胸廓入口的封闭空间和主要神经血管结构以及气管和食管的存在,颈胸交界有必要进行特殊的技术考虑。手术过程的细节在这里讨论。

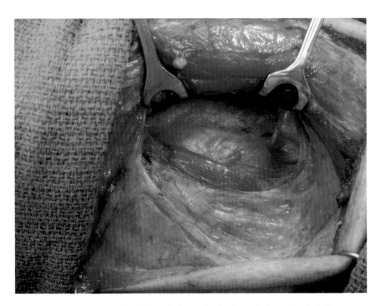

图 16.179 颈动脉鞘向内侧收缩,斜角肌分离以暴露肿瘤。

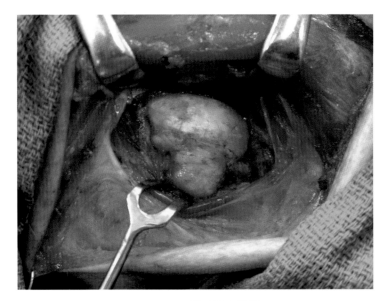

图 16.180 暴露肿瘤周围。

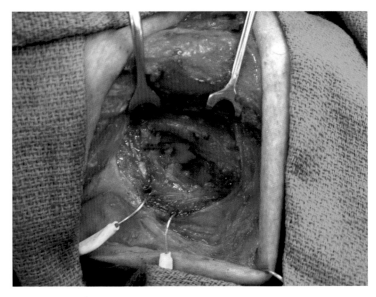

图 16.181 肿瘤切除后的手术缺损显示肿瘤已被完全切除。

一个患者由于转移性肿瘤而导致下颈椎和上胸椎的骨破坏性病变,其症状提示可能存在脊髓压迫。前后位的骨髓图显示受累椎体水平的脊柱压迫(图 16.182)。暴露和切除该

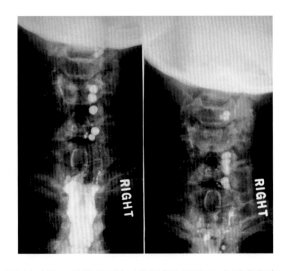

图 16.182 骨髓 X 线(正位投射)显示 T₁ 水平有淤塞。

椎体的手术方法需要两个手术团队:头颈外科医生用于暴露脊柱,神经外科医生用于椎体切除和置换。

图 16.183 所示为暴露所必需的手术切口。需要一个 T 形切口,其横向成分从颈部一侧的后三角延伸到另一侧的后三角。垂直切口在正中,从横切口延伸到胸骨上。气管插管全身麻醉下,患者仰卧位于手术台上(图 16.184)。将上下皮瓣翻起,显露中线的带状肌和胸锁乳突肌,如图 16.185 所示。下皮瓣应翻起到足以暴露整个胸骨柄。电刀可将胸大肌与胸骨柄分离,从而加快胸骨前表面的解离。图 16.186 显示了此刻暴露的手术部位。

左侧的胸锁乳突肌从胸骨柄和锁骨连接处断开并牵拉至头侧。同样,左侧的带状肌靠近胸骨被分开,并牵拉至头侧。由此获得的暴露如图 16.187 所示。将胸锁乳突肌与带状肌分开暴露的实际手术视野如图 16.188 所示。颈内静脉在胸锁乳突肌深处。甲状腺中静脉和甲状腺下动脉随后被双重夹闭、分别结扎。至此,甲状腺、喉、气管和食管可移向右侧,颈动脉鞘可移向左侧(图 16.189)。

锁骨内侧三分之一周围的肌肉和韧带附着被清除。锁骨内侧三分之一的骨膜被切开并向四周剥离。用电锯在锁

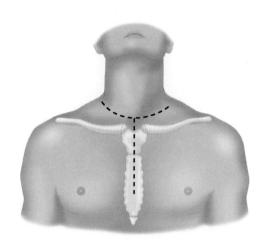

图 16.183 颈胸段显露颈胸段脊柱所必需的手术切口。

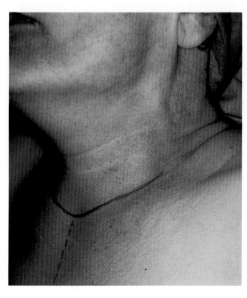

图 16.184 患者切口画线。

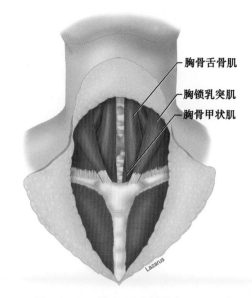

胸骨舌骨肌
胸锁乳突肌
胸骨甲状肌

图 16.185 将上、下皮瓣翻起。m. 肌肉。

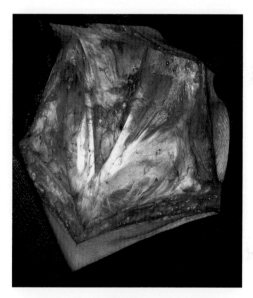

图 16.186 皮瓣翻起后的手术视野。

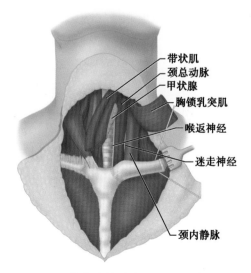

带状肌
颈总动脉
甲状腺
胸锁乳突肌
喉返神经
迷走神经
颈内静脉

图 16.187 分离胸锁乳突肌,裂开左侧的肩带肌。分开锁骨。

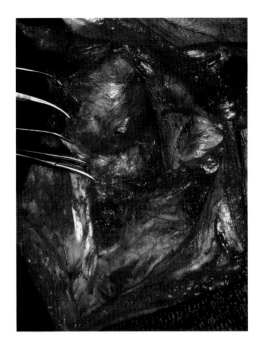

图 16.188　分开左侧的肩带肌和胸锁乳突肌。

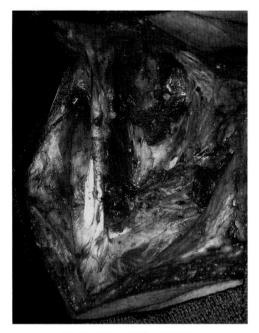

图 16.190　暴露上纵隔腔。

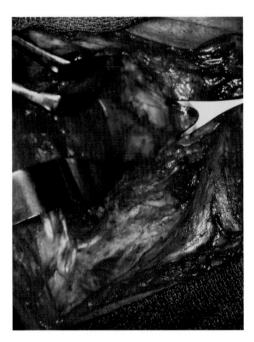

图 16.189　将甲状腺,喉,气管和食管拉向右侧,
将颈动脉鞘拉向左侧。

骨内侧和中间三分之一的连接处把锁骨分断。切开左侧的胸
锁关节的关节束,锁骨内侧三分之一取下保留下来作为骨移
植物。要切离锁骨内侧三分之一需要分离密集的关节囊,关
节内盘和锁骨下缘的肋锁骨韧带。最好使用电凝。然后用一
个橄榄形的高速钻头,在胸骨柄的周围刻下刻痕,穿过胸骨柄
的前皮质和松质部分直到它的后皮质。最后,用 Lebsche 刀切
除胸骨柄以显露上纵隔腔,如图 16.190 所示。从胸骨柄部切
除的松质骨也被保存下来作为骨移植物。图 16.191 显示此
时的手术暴露情况。

　　通过钝性解离,将喉,气管和食管解离,注意保护喉返神
经,进入椎前平面。将喉、气管和食管牵拉到右侧。同样,颈
总动脉和颈内静脉从椎前筋膜向外侧牵拉,显露颈根部的脊
柱,如图 16.192 所示。使用可固定的牵开器,以使脊柱前

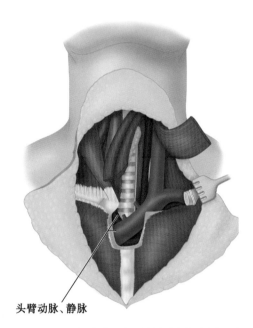

头臂动脉、静脉

图 16.191　切除胸骨柄后的纵隔腔手术视野。

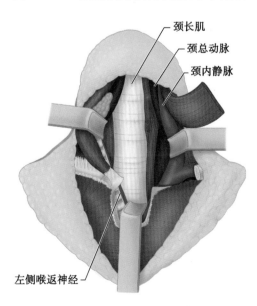

颈长肌
颈总动脉
颈内静脉

左侧喉返神经

图 16.192　在颈根部暴露脊柱。

表面暴露,以便进一步切除椎体(图 16.193)。Cloward 牵开器的准确位置如图 16.194 所示。手术至此可由神经外科团队来接手。

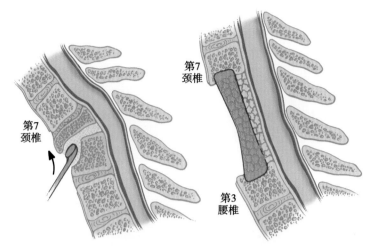

图 16.195 受累椎体的切除和植骨。

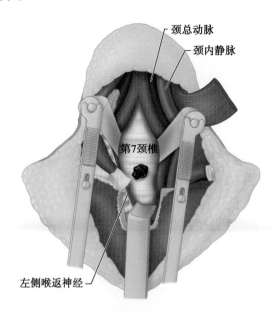

图 16.193 Cloward 牵开器的位置。

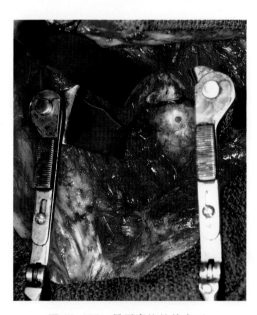

图 16.194 暴露脊柱的前表面。

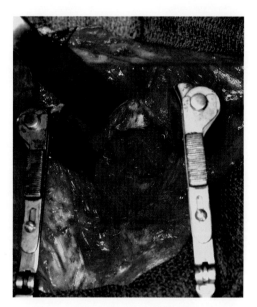

图 16.196 椎体切除后的手术缺损。

这里简要描述神经外科方面的手术过程。如图 16.195 所示,受累椎体的切除通常采用分段方式,使用适当的咬骨器和刮除器。如果椎体表面未显示任何异常,则应通过适当的定位图像,以确保所暴露的椎体确实是病变涉及的椎体,而不是头或尾。这一确定至关重要,因为有时在手术野准确定位受累椎体是比较困难的。完全切除受累椎体,以清除所有肉眼所见受累的骨。如果硬脑膜被肿瘤累及,或者椎管内存在肿瘤,此时应切除脊髓硬脑膜并适当修复。在彻底刮除受累椎体和切除全部肿瘤后,用抗生素溶液冲洗手术缺损。在重建脊柱之前,必须确保完全止血。图 16.196 所示为椎体切除后的手术缺损。本例患者因肿瘤累及 T_1 和 T_2 椎体而切除。

脊柱的重建和内稳定需要在健康的椎体上下插入不锈钢线或针。如图 16.197 所示,在此步骤完成后,用骨粘合剂(甲

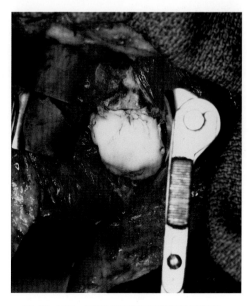

图 16.197 用甲基丙烯酸甲酯重建脊柱。

基丙烯酸甲酯）填充因切除椎体而造成的剩余手术缺损。另外,也可以使用先前准备的骨移植物(锁骨的一段和来自胸骨柄的松质骨)来完成重建。必须特别小心,防止重建的脊柱向后过度突出,否则可能造成对脊髓的挤压。重建后的脊柱如图 16.198 所示。手术视野的上半部分显示了骨粘合剂的上界,与第七颈椎椎体的下表面对齐。进一步牵拉尾端显示重建的脊柱与第三节胸椎对齐。此时用杆菌肽溶液冲洗伤口。术区放置负压引流管,分层关闭切口(图 16.199)。

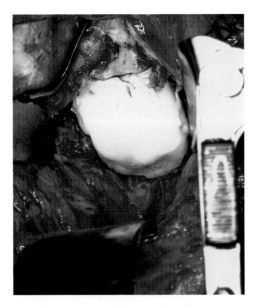

图 16.198   近距离观察重建的脊柱。

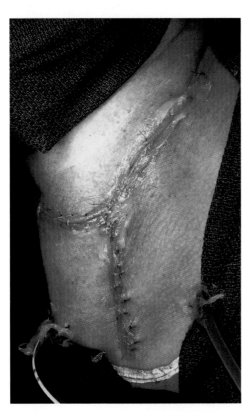

图 16.199   缝合切口,并放置负压引流。

术后护理需要卧床休息,直到伤口达到满意愈合。由于脊柱内部稳定,外部固定通常是不必要的。重建的脊柱术后 X 线侧面图显示金属线与骨水泥取代切除的椎体位置(图 16.200)。由于下颈椎和上胸椎体压迫脊髓,因此可以通过该入路充分行切除和置换。如前所述,可能产生不稳定脊柱的椎体肿瘤,最好的治疗方法是切除和置换椎体。理想情况下,手术过程应由头颈外科团队和神经外科团队合作完成。

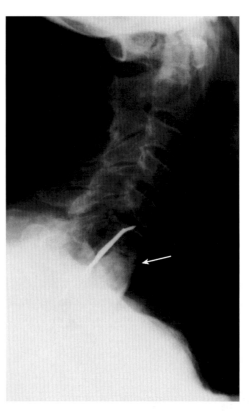

图 16.200   术后 X 线片(侧位)显示重建的椎体(箭头)。

其他骨肿瘤

骨外骨肉瘤

骨肉瘤一般发生于骨骼,但偶尔也会发生于软组织。骨外成骨肉瘤的发病过程与骨源性骨肉瘤相似。图 16.201 所示的患者在颈根部的上纵隔内有一个软组织肿瘤。可见肿瘤的范围,以及与无名动脉、颈总动脉和锁骨下动脉的关系(图 16.201)。患者的 MRI 扫描冠状面显示了无名静脉内的肿瘤

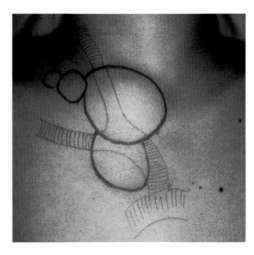

图 16.201   肿瘤的范围以及它与无名动脉、颈总动脉和锁骨下动脉的关系示意图。

血栓病变(图 16.202)。上纵隔的 CT 轴位显示典型的骨源性肉瘤,有溶骨和成骨的特征。肿瘤位于气管和大血管的前方(图 16.203)。

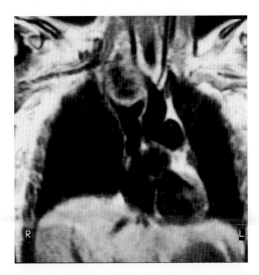

图 16.202　MR 冠状面显示在无名静脉的病变与肿瘤血栓。

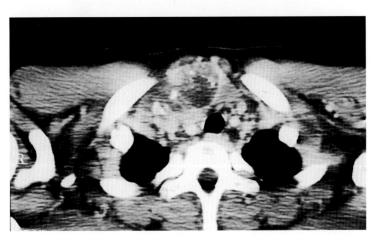

图 16.203　上纵隔的 CT 轴位图。

　　这个肿瘤的手术方法需要作一个 T 形切口。横切口沿着颈部下的皮纹从右侧斜方肌的前缘延伸到左侧胸锁乳突肌的锁骨头。垂直切口位于胸骨柄上的中线。皮肤切口至颈阔肌深面上、下皮瓣升高(图 16.204)。右侧的胸锁乳突肌与胸骨柄和锁骨分离。切除带状肌,暴露出肿瘤在胸腔入口的上表面。在这个接缝处进行蛤壳式开胸手术,将胸骨柄从左胸锁骨关节内侧向上分割到胸骨柄连接处。胸骨切开术的外侧延伸至右侧第二肋间隙(图 16.205)。牵拉分裂的胸骨柄提供了令人满意的上纵隔腔显露。通过钝性和锐性交替分离,肿瘤被小心地从上纵隔大血管间移出。

　　此时,右侧的无名静脉可见一个连续的肿瘤血栓(图 16.206)。因此,将右侧的一段无名静脉以整块方式切除。图 16.207 所示的手术标本显示完整的肿瘤被单点切除,同时肿瘤向无名静脉侵犯。一分为二的标本清楚显示肿瘤穿过无名静脉壁生长,并以肿瘤血栓的形式出现在管腔内(图 16.208)。肿瘤切除后的手术视野显示颈内静脉和锁骨下静脉,切除的无名静脉残端位于右侧(图 16.209)。完全止血后,放置负压引流,分层封闭伤口。

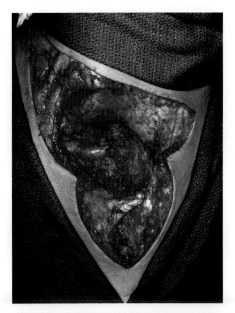

图 16.204　T 形切口皮瓣翻起后暴露的术野。

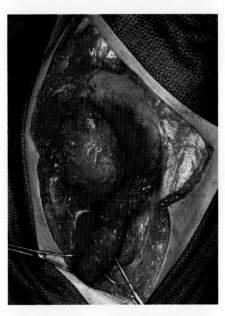

图 16.205　将胸骨柄在左胸锁骨关节的内侧分开,胸骨切开术的外侧延伸到了右侧的第二肋间隙。

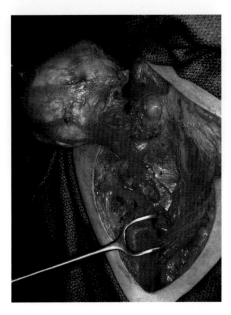

图 16.206　毗邻右侧的无名静脉的肿瘤血栓。

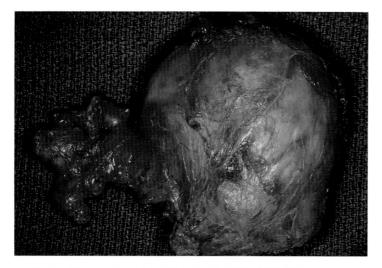

图 16.207 手术标本显示肿瘤和无名静脉血栓的整体切除。

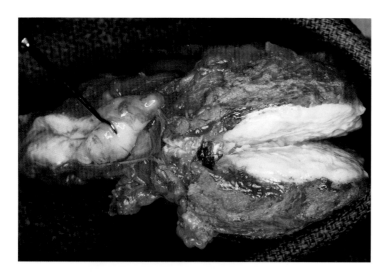

图 16.208 一分为二的标本清楚地显示肿瘤穿过无名静脉壁生长,并以肿瘤血栓的形式出现在腔内。

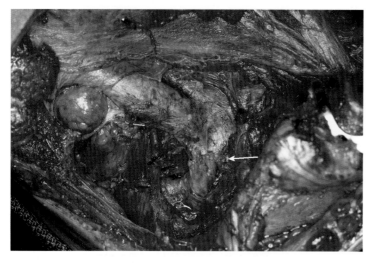

图 16.209 手术缺损显示颈内静脉和锁骨下静脉,切除的无名静脉残端在右侧。

如过程所示,骨源性肉瘤或骨外源性肉瘤的切除需要广泛的三维切除,并有足够的软组织和骨切缘。广泛的暴露对于安全进行手术切除至关重要,并且在不影响肿瘤满意切除的前提下尽可能多地保留重要结构。

预后

几乎所有颅面颈骨骼的良性囊性或实体病变都可以通过适当的完整切除而治愈。不完全切除常导致局部复发,使随后的外科手术更加危险和困难。对于局部复发率高的肿瘤,完全切除尤其重要。下颌骨和上颌骨的成釉细胞瘤通常可以通过初次充分的全切除而治愈。然而,刮除术是注定要失败的,并导致不可接受的高局部复发率。很高比例的患者在随后的切除中可以成功,但需要牺牲更多的下颌骨或上颌骨。颅面骨成骨肉瘤的长期控制不如四肢成骨肉瘤那样好。同样,成人骨肉瘤的长期预后也不如在儿童中观察到的好。下颌骨、上颌骨及其他颅骨骨肉瘤的治愈率如图 16.210 所示。化疗对成人头颈部成骨肉瘤的疗效不如对儿童组四肢成骨肉瘤的疗效。局部控制的重要预测因素包括肿瘤大小 <4cm 和手术切除边缘阴性;阳性切缘是疾病特异性生存的唯一预测因子。

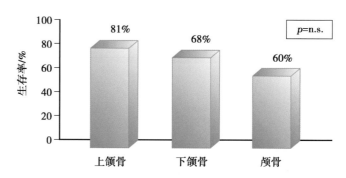

图 16.210 按部位划分的头颈部骨肉瘤 5 年总生存率。

颅面骨软骨肉瘤的预后取决于病变的组织学分级和切除切缘的状况(图 16.211)。如果适当切除,低度软骨肉瘤可提供极好的控制率。另一方面,切除不完全的高级别软骨肉瘤和带阳性切缘的病变在大量患者中复发。高级别软骨肉瘤患者和切缘阳性患者局部复发的风险非常高。软骨肉瘤患者 5 年无病生存率大于 85%,10 年无病生存率大于 70%。

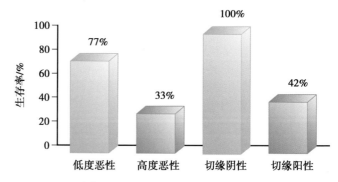

图 16.211 头部和颈部软骨肉瘤的组织学分级和 5 年生存率。

(龚单春 于振坤 译)

第 17 章
整复外科

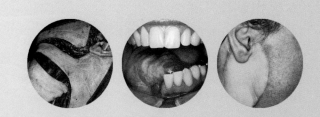

关键词

> 皮瓣
>
> 移植
>
> 重建
>
> 显微外科
>
> 蒂

头颈部区域肿瘤的大型切除手术对患者的美观和功能影响都是毁灭性的。肿瘤缺损的重建是必要的,以恢复功能和外观,努力实现全面康复(图 17.1)。心理、职业和情感咨询对于全面康复也可能是必要的。审美美学包括轮廓、外观和面部表情。

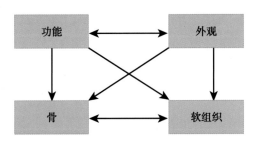

图 17.1　重建手术计划。

对于接受过口腔及口咽大手术的患者来说,口腔功能的恢复也是必要的。需要考虑的问题包括言语、咀嚼和吞咽。癌症的外科手术切除会导致软组织和骨的缺失(图 17.2)。软组织缺损包括上皮(真皮或黏膜)内膜缺失以及皮下软组织体积损失。在任何组织被替换之前,重建外科医生必须首先考虑功能和美观问题,以及决定什么组织必须被替换或修复。然后评估供区位置。理想的情况下,同类组织应该被同类组织所替代。例如,缺失的骨头应该用骨重建来替代。然而,骨重建与否取决于骨切除的位置和范围,并不是所有情况下都有必要。另外,对于切的神经、血管和软骨的重建也需要特别考虑。

头颈部原发或转移肿瘤切除后所造成的手术缺损,如果组织缺损不大,通常可以通过一期直接拉拢缝合即可,然而,如果直接拉拢缝合不可行,则应采用自体软组织来修复手术缺损。这些组织可以是由头颈部邻近区域转移而来的局部或区域性皮瓣,也可以是由远处转移而来的游离皮瓣。因此,可用于头颈部缺损重建的皮瓣根据与重建区域的关系可分为局部皮瓣、区域皮瓣和游离皮瓣。

任何皮瓣的生存能力都取决于它的血液供应类型。一般来说,轴向皮瓣更可靠,因为它们由一个可预测的血管蒂灌注。轴向皮瓣的宽长比可能高达 1:5 或更多,这取决于所选择的特殊皮瓣及其相关的血供。相比之下,随机皮瓣不太可靠,因为它们由较小的真皮下血管丛灌注。皮瓣底部越窄,随机循环模式下皮瓣获得血供支持的可能性就越小。

随着对血管解剖、局部循环和血管组概念的深入理解,皮瓣的可用性和可靠性不断提高,在各种缺损的重建中得到广泛应用。基于已知血管蒂的皮瓣是最可靠的(即轴向模式)。因此,用于重建的肌皮瓣,无论是作为带蒂的局部皮瓣,还是作为远端游离皮瓣,都是以命名血管或其穿支为基础的。显微外科已经有了显著的发展,随着手术显微镜和显微缝合线的出现,游离皮瓣的使用已经成为常规。

头颈部每个特定区域的重建手术都需要特别考虑。这些主题本身都是需要单独讨论的。

解剖因素

头皮,皮肤和颈部、面部软组织

头皮、面部或颈部的皮肤可以很容易地用植皮或局部皮瓣替换。然而,当手术切除涉及皮下软组织并形成无效腔时,需要使用带蒂或游离皮瓣进行更复杂的重建工作。区域性皮瓣如胸大肌肌皮瓣,是一种常见的解决方法。另外,适用于修复的游离皮瓣包括前臂桡侧皮瓣、股前外侧皮瓣、背阔肌肌皮瓣、肩胛皮瓣、腹直肌和腹股沟皮瓣。

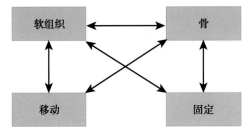

图 17.2　癌症切除手术造成的组织损失程度与软组织和骨骼的缺失有关。

鼻窦、眼眶和颅底

在鼻窦、眼眶或颅底大面积切除后，某些情况下需要重建。例如，颅底手术后应将硬脑膜和颅内内容物与鼻腔进行分离。同样，当眶底切除后，也应计划对眼球进行支撑修复。此外，软组织及皮肤的替换也是三维缺损修复的标准模式。颅底的修复可以用颅骨周围骨瓣或游离骨瓣进行。根据具体情况，可以使用游离的骨皮瓣，或将游离骨与软组织游离皮瓣结合来完成眶底的重建。如果使用钛网等异体材料修复眶底，则应提供足够的软组织覆盖，以避免异体材料暴露和挤压。术前计划需要咨询颌面部修复专家以获得合适的修复支持。在行复杂骨骼重建时，应考虑使用计算机辅助设计/计算机辅助制造（computer-aided design/computer-assisted manufacturing, CAD-CAM）技术。例如下颌骨重建和上颌重建。有时，康复是通过假体完成的，而不是通过重建手术达到预期的效果（图 17.3 和图 17.4）。

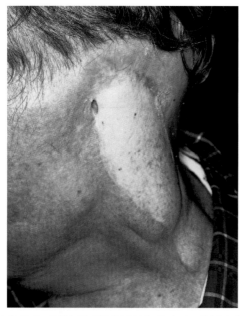

图 17.3 颞骨及耳郭根治性切除术后，利用腹直肌游离皮瓣进行术区缺损的重建。

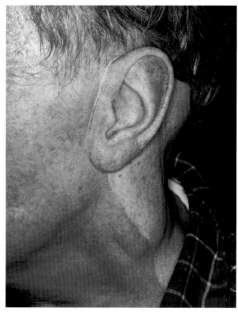

图 17.4 患者使用外耳假体后，整体美容效果明显改善。

口腔

口腔重建的目标包括功能及外观修复，在行口腔大面积切除术后，如果不采取适当的措施重建手术缺损，并以种植体为基础修复口腔，则会严重影响口腔功能（图 17.5）。功能恢复包括：口腔能力、言语清晰、舌体运动、咀嚼/咬合、食团运输、唇部支撑，以及防止反流和误吸。外观方面的考虑包括恢复面部高度，软组织轮廓，颏部突出，唇部支撑。

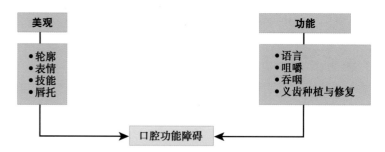

图 17.5 口腔肿瘤切除手术对功能和美观的影响。

口腔肿瘤的大面积切除术导致黏膜、黏膜下软组织、深部肌肉组织，覆盖皮肤和/或邻近骨骼的缺损。口腔黏膜和底层软组织小而浅的缺损可以通过拉拢缝合、局部黏膜/肌肉黏膜瓣或中厚皮片移植修复。更复杂或更广泛的切除需要用局部或远处的皮瓣进行转移修复。

上牙槽骨切除术可以用牙科假体满意地重建。然而，如果需要将口腔与鼻腔或上颌窦之间的沟通封闭，那么游离皮瓣是最好的选择。在上牙槽/腭部缺损的重建中，为了准确恢复面部和牙槽弓的轮廓，需要利用 CAD-CAM 技术进行骨重建。下颌骨边缘切除术通常不需要骨重建。另一方面，下颌骨节段切除术需要用复合游离骨瓣重建切除骨。在这里，CAD-CAM 技术非常适用于利用游离骨瓣进行精确和快速重建。

咽

咽部术后缺损行一期修复怎么强调都不过分。目标应该是在肿瘤切除后尽快恢复患者的经口进食能力。经口切除浅表黏膜病变后不需要进行重大的咽壁重建。但咽壁全层切除术需要使用区域性肌皮瓣或游离皮瓣进行重建，重建的最终目的应该是恢复吞咽，而又不导致误吸或气道阻塞。当咽和喉同时切除时，重建的选择取决于下咽壁部分或全部的缺损。下咽部分缺损可用胸大肌肌皮瓣、锁骨上筋膜瓣或游离皮瓣修复。

当下咽环切时，皮瓣的选择取决于切除段的长度。局限于颈部的下咽环切重建，采用游离空肠或游离的管状筋膜皮瓣修复。然而，当下咽切除术延伸到包括颈段食管时，可选择结肠上徙、游离皮瓣或胃上提。胃转位上提术后并发症发生率高达 15%。显然，在这种情况下，重建手术的目标是重建一个满意的消化道，防止狭窄的形成，并避免软组织臃肿引起的功能性梗阻。

皮肤移植修复

小的浅表皮肤或黏膜缺损，不适合直接拉拢缝合或邻近转瓣修复时,可考虑用中厚皮片或全厚皮片修复。全厚皮片比中厚皮片具有更好的外观和较少的继发性挛缩;然而,取材有限。头颈部缺损常见的全层供体部位包括耳后区和锁骨上区。可供选择的中厚皮片很多,但会发生严重的挛缩,从而限制功能区的活动,如眼睑或舌头。中厚皮片更薄,只包括真皮的一部分,比全层皮片更易存活。因此,对于血运功能不良的区域,最好采用中厚皮片。通常对于外部皮肤缺损,皮肤移植修复常用于头皮或面部相对固定的部位。因此,最常用于修复头皮、颞部、鼻背、外耳或耳后区。一个典型的例子:外鼻浅表性黑色素瘤的切除手术。通常切除黑色素瘤后的手术缺损在病理切片报告显示边缘清晰之前不会立即修复。在此期间,用止血敷料覆盖手术缺损,如可吸收性止血纱布(图 17.6)。颊部皮肤向前推进修复缺损区外侧部分,颈后三角的全厚皮片修复剩余缺损(图 17.7)。如果切除病灶后无法以更美观的方式修复皮肤缺损,可以采用全厚皮片移植,即使是在面部的活动部位(图 17.8)。

同样,皮片移植也可用于口腔黏膜的缺损,尤其适用于口底前或颊黏膜的浅表缺损。但当黏膜缺损太大无法通过二期

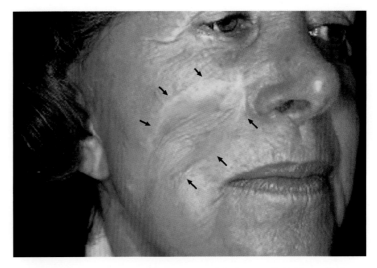

图 17.8 全厚皮片移植修复脸颊皮肤缺损后患者的外观(箭头所示)。

修复愈合或可能导致挛缩和功能障碍时,也可采用游离皮片移植修复。当皮片植于口腔后,皮片浅层上皮很快脱落,但皮片深层仍可存活,并最终上皮化,功能恢复满意。适合口腔皮肤移植修复的病变如图 17.9~图 17.12。

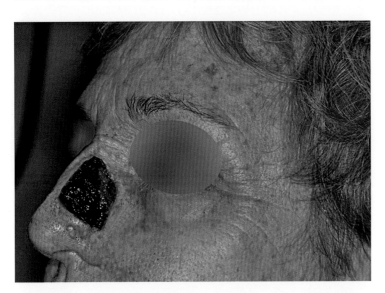

图 17.6 左鼻侧壁黑色素瘤切除后皮肤缺损,拟行二期全厚皮片移植修复。

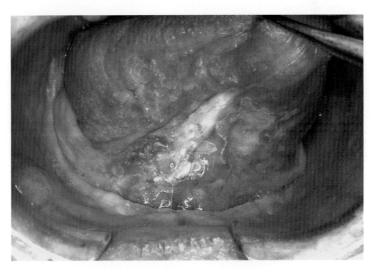

图 17.9 口底前浅表浸润性癌。

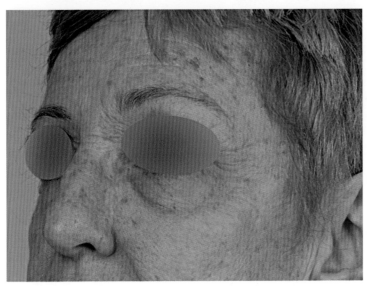

图 17.7 术后 1 年,图 17.6 所示患者的术后外观,显示完全愈合,全厚皮片移植具有良好的美学效果。

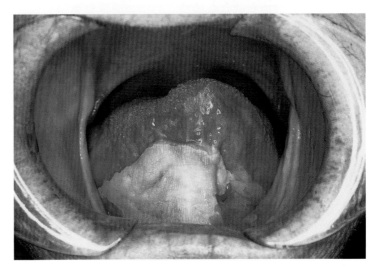

图 17.10 术后 3 个月植皮后外观。

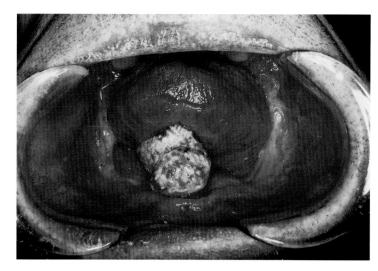

图 17.11 下颌牙龈鳞状细胞癌。

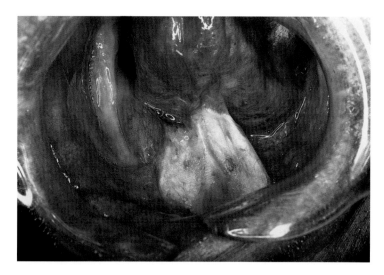

图 17.12 术后 3 个月,中厚皮片移植后舌体活动良好。

皮瓣修复

小的外科缺损如果无法直接拉拢缝合时也可采用邻近组织进行修复,即为局部组织瓣,邻近组织可能是黏膜或皮肤,这取决于缺损部位和修复的需要。口内修复的黏膜瓣包括舌瓣、咽壁瓣和面动脉肌黏膜瓣。但由于这些皮瓣的具体应用较少,外科医生技术不成熟,这些选择可能被认为是不可靠的。另一方面,以腭动脉为供血来源的腭黏骨膜瓣在修复小的穿透性腭部缺损,或修复术后口腔上颌窦瘘方面是相当可靠的。

许多局部皮瓣可用于头皮、面部及颈部皮肤的缺损修复。局部皮瓣因其良好的颜色匹配和皮肤纹理,是修复面部皮肤软组织缺损的首选。鼻唇沟皮瓣是一种常用的轴型局部皮瓣。邻近的随机血供皮瓣(例如面颊部推进皮瓣、菱形瓣或双蒂瓣)通常应用于面部和颈部的小缺损(见第 3 章中局部皮瓣应用实例)。区域皮瓣是指手术缺损不能直接拉拢缝合或使用局部皮瓣修复时,需从另一个区域转移皮瓣修复。最常用的区域皮瓣有:前额瓣、颈前皮瓣、颈后皮瓣、胸三角皮瓣。

随着游离皮瓣的应用增多,局部皮瓣和肌皮瓣的应用逐渐减少,除了一些特殊的适应证,如用于鼻再造的前额皮瓣。在头颈部重建手术中,应用游离皮瓣不像局部皮瓣那样会对美观和功能造成影响。在计划用游离皮瓣重建前,应考虑区域皮瓣的可用性。

区域皮瓣

区域皮瓣是指在头颈部可用于从一个区域转移到另一个区域的皮瓣,以覆盖无法通过一期缝合或局部组织瓣进行修复的外科缺损。最常用的区域性皮瓣有颈前或颈后皮瓣、三角肌皮瓣、前额皮瓣和锁骨上动脉皮瓣。额部皮瓣由于其重要的供区美观而很少使用。前额皮瓣的血供是轴向的,颈部皮瓣的血供是随机的。三角肌皮瓣的血供在近端呈轴性,在远端呈随机性。锁骨上动脉岛状皮瓣的血供来源于颈横动脉的一个分支。

颈部皮瓣

颈部皮瓣为随意型区域皮瓣,其长宽比为 2∶1,最多不能超过 3∶1,因此可利用的皮肤是有限的。如果使用大宽度的颈部皮瓣,可能需要植皮覆盖供区。颈部皮瓣的蒂可在上方或后方,因此,可设计成纵行皮瓣或横行皮瓣。当使用颈前部皮肤时,称为颈前皮瓣,当使用颈后部皮肤时,称为颈后皮瓣或 Mutter 瓣。颈部皮瓣一般用于面部和颈部的皮肤及软组织缺损修复。

耳部皮肤缺损的重建。图 17.13 为一颞部皮肤鳞癌术后患者。原发灶局部无肿瘤复发,但出现了颈部淋巴结和腮腺区淋巴结转移并侵及耳前皮肤。

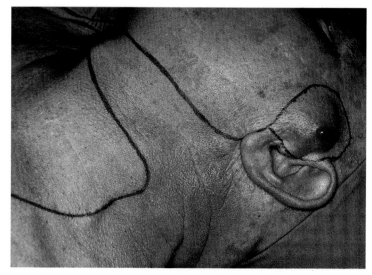

图 17.13 左腮腺区转移癌患者的手术切口。

手术拟行颈清扫加腮腺次全切除术,以及耳前受累皮肤的整块切除。环形切开受累皮肤、制作颈部皮瓣、行颈清扫术。

首先游离颈部皮瓣,再游离手术区域剩余皮瓣。图 17.14 为游离的颈部皮瓣,其血供来自颈后皮肤。尽管为轴形皮瓣,其长宽比已达 3∶1。如有必要,术中可将皮瓣远端修剪、切除。

将颈部皮瓣向上旋转至缺损区(图 17.15),皮瓣尖端置

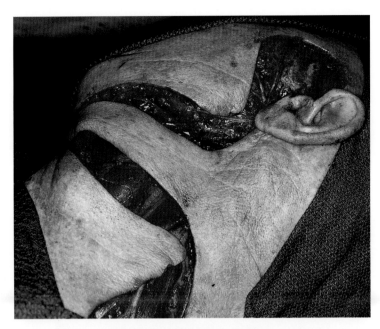

图 17.14　已游离的颈部皮瓣。

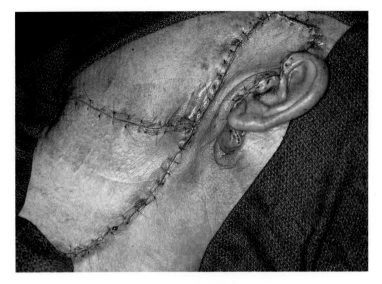

图 17.16　切口缝合。

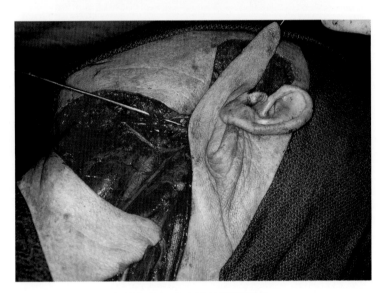

图 17.15　向上旋转颈部皮瓣。

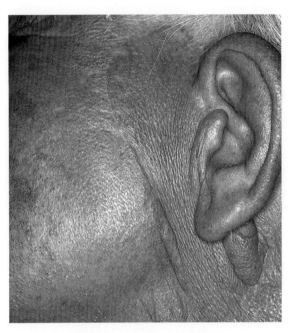

图 17.17　术后 3 个月外观。

于耳前缺损上缘,修剪后修复缺损。上颈部供区的缺损,可将颊部和下颈部皮肤直接拉拢缝合关闭。

切口缝合后如图 17.16,可见用蒂在后方的横行颈部皮瓣修复了耳前缺损。注意由于旋转,可于皮瓣基蒂处形成"狗耳"状皮肤皱褶。通常这个皱褶会逐渐平坦,大部分病例不必修剪。

患者行术后放疗,约 3 个月后的照片如图 17.17。该皮瓣不仅完全修复了手术缺损,而且皮肤颜色与受区相近,对外观影响很小。供区皮肤一期愈合。

另一例右侧腮腺多灶复发良性多形性腺瘤累及皮肤,如图 17.18 所示。为配合腮腺切除术的切口以及局部受累皮肤的切除,设计了一种以上颈部为基础的皮瓣。患者术后 1 年的外观显示腮腺区皮肤缺损修复良好(图 17.19)。

颈后皮瓣。蒂在后方的上颈部皮瓣血供来自枕动脉和耳后动脉。虽然这些都是知名血管,但皮瓣远端血管分支仍为随意型。

在图 17.20 中,是使用颈后皮瓣修复缺损过程的示意图。颈后皮瓣基底部应保持足够的宽度,以保证耳后动脉和枕动

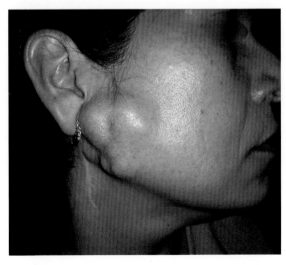

图 17.18　1 例右侧腮腺多灶复发良性多形性腺瘤累及皮肤。

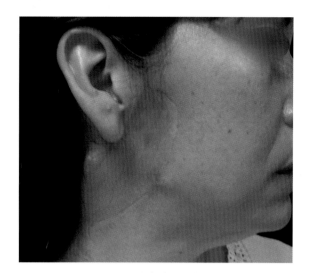

图 17.19 患者术后 1 年外观。

较深层软组织上可活动。皮肤切除区域和计划皮瓣的轮廓如图 17.22 所示。注意,皮瓣的基底部是由乳突到枕部。手术切除复发肿瘤及其周围皮肤、深达颈后三角基底的软组织,并保证皮肤切缘及深部切缘阴性。切除后,颈动脉暴露于缺损区。游离皮瓣并向上旋转至缺损处,覆盖保护颈总动脉。供皮区用中厚皮片植皮修复。

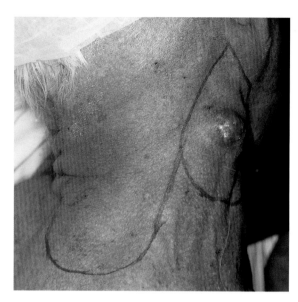

图 17.22 皮肤切口轮廓示意图。

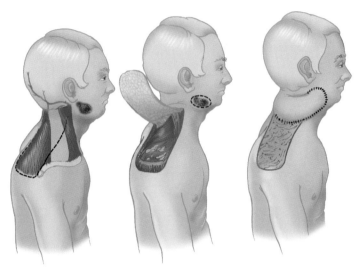

图 17.20 颈后皮瓣制作及向前转移示意图。

脉分支至皮瓣的血供。皮瓣的长宽比不能超过 3∶1。皮瓣供区的肩胛上区需另外中厚皮片移植修复。

图 17.21 所示的患者在颈部清扫和放疗后,右侧颈部后侧出现复发转移癌。肿瘤累及颈部皮肤和皮下软组织,但在

术后 2 周左右,皮瓣基本愈合(图 17.23)。术后 3 个月,患者的术后外观显示,手术缺损修复良好,美观程度可接受(图 17.24)。由此可见,颈后皮瓣不仅可修复手术缺损,还可提供充足的软组织保护颈总动脉。利用颈后皮瓣修复颈侧和下颈部后区皮肤缺损非常方便、有效。但由于其远端为随意型血供,使其长度受到限制。另外,供区需植皮覆盖,对外形有一定影响。图 17.25 显示另一名患者的后下颌皮肤和软组织放射性坏死。切除区域和皮瓣轮廓(图 17.25)。广泛切除坏死区,并旋转一个位于上方的颈后皮瓣修复手术缺损。供区用小的中厚皮肤移植修复(图 17.26)。患者术后 18 个月切口愈合良好,外观可接受(图 17.27)。

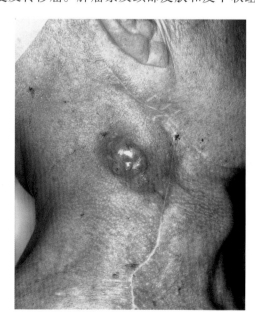

图 17.21 颈部复发性转移癌患者。

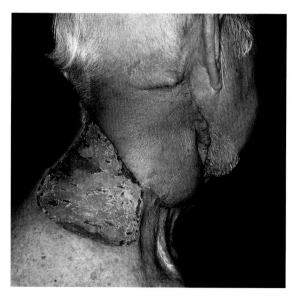

图 17.23 术后 2 周患者外观。

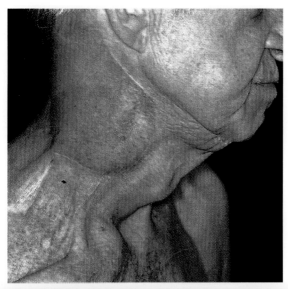

图 17.24 术后 3 个月患者外观。

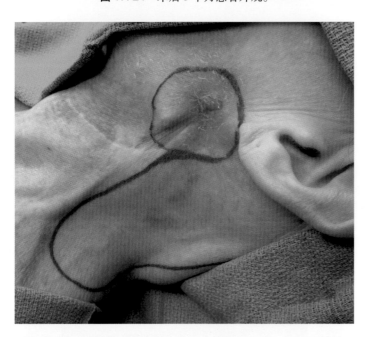

图 17.25 下颌后区皮肤和软组织的放射性坏死。切除区域及颈后皮瓣轮廓如图所示。

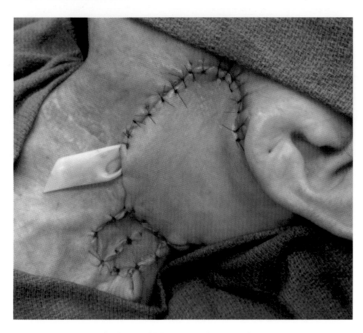

图 17.26 旋转皮瓣修复手术缺损，并在供区应用植皮。

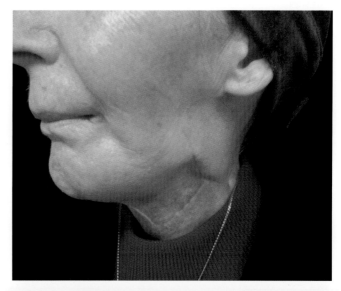

图 17.27 患者术后 18 个月的外观。

颈后筋膜皮瓣的设计，最初由 Mutter 在 1842 年提出，近年来，由于对锁骨上动脉血管小体的解剖学研究而发展。锁骨上动脉岛状皮瓣（supraclavicular artery island，SCAI）是以经过锁骨上三角（以锁骨上缘为界，颈外静脉和胸锁乳突肌后缘）的颈横动脉的皮肤穿支血管为基础。它的血管范围从颈部外侧延伸到三角肌前区。

图 17.28 所示，耳后区域原位复发性黑色素瘤。切除后，缺损大小为 7cm×11cm（图 17.29）。锁骨上动脉岛状皮瓣在颈根部（图 17.30），向上移动并旋转至缺损处进行修复（图 17.31）。最终结果如图 17.32 所示。术后 1 年外观重建良好，美观程度可接受（图 17.33）。

图 17.34 所示的一位老年患者，在进行肿瘤根治性切除和颈清扫后，口底和舌后部黏膜及软组织的大范围缺损。如图 17.35 所示，用 SCAI 皮瓣修复口内缺损。皮瓣在无张力的情况下穿过隧道到达缺损处（图 17.36）。皮岛的前部代替缺失的口腔黏膜（图 17.37）。

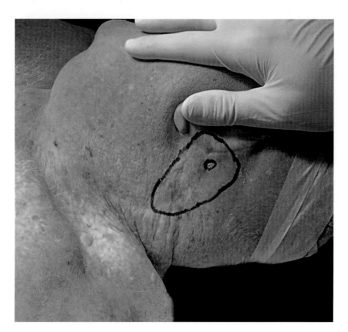

图 17.28 耳后原位复发性黑色素瘤患者。

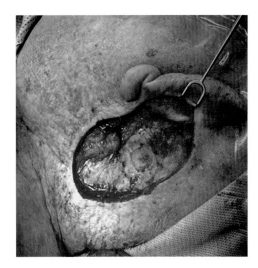

图 17.29　侧颈全层皮肤缺损。

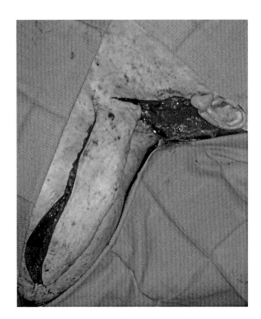

图 17.30　经手术切除的锁骨上动脉岛状皮瓣。

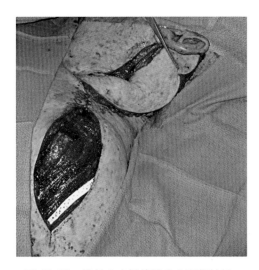

图 17.31　锁骨上皮瓣旋转进入颈部缺损。

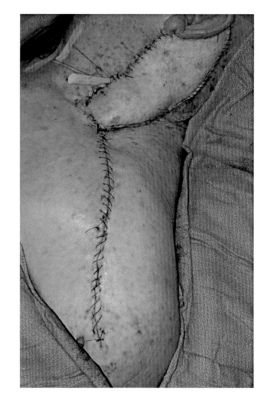

图 17.32　缝合切口。

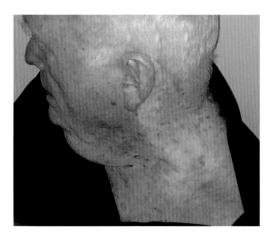

图 17.33　随访后期患者外观。

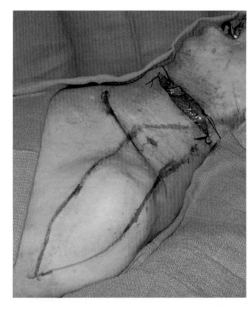

图 17.34　一例 78 岁的一口腔下颌骨癌患者,在切除肿瘤和颈清扫术后出现 2cm×2cm 的口腔缺损。计划使用锁骨上岛状皮瓣。

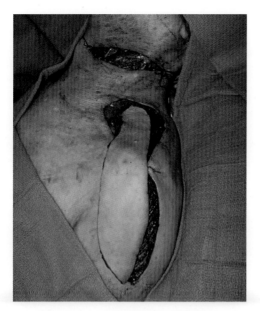

图 17.35　皮瓣向上移至皮瓣蒂处。

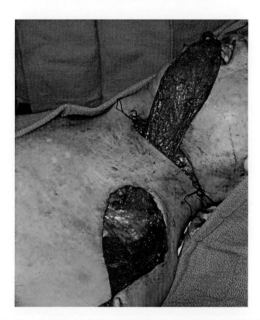

图 17.36　皮瓣在没有张力的情况下，呈隧道状到达缺损处。

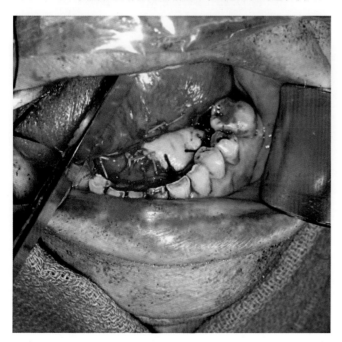

图 17.37　岛状皮瓣修复缺失的口腔黏膜。

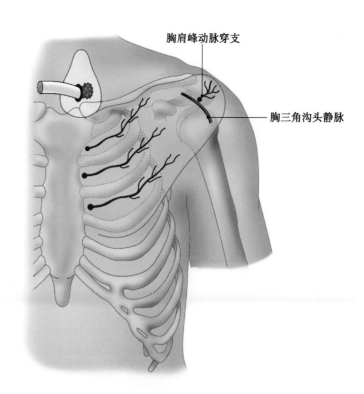

图 17.38　胸三角皮瓣动脉血供示意图（胸肩峰动脉前穿支——胸三角沟处的头静脉）。

这两个例子展示了锁骨上皮瓣的不同应用。在一个例子中，皮瓣经过加工，制成相对应的皮岛来修复口腔内的小缺损。在另一个例子中，游离整块皮瓣，修复更大面积的皮肤缺损。

胸三角皮瓣

蒂在内侧的胸三角皮瓣过去被认为是口咽、咽食管缺损修复的主要皮瓣。其血供来自乳内动脉第 2~4 肋间穿支。近端血供为轴型血供，远端 1/3 则来自皮下血管网，为随意型血供（图 17.38）。随着对穿支解剖的深入了解，三角皮瓣被重新命名为内乳动脉穿支皮瓣（internal mammary artery perforator，IMAP）。这种皮瓣的优点包括：由于皮瓣的基底狭窄，仅绕着一个穿支，因此可以获得更小的皮瓣，有利于初次供区闭合，并且旋转的弧度更大。

胸三角皮瓣由 Bakamjian 在 20 世纪 60 年代中期推广应用，并被大量用于口咽、下咽缺损的修复。然而，由于该皮瓣远端三分之一的血供不可靠，并发症发生率高，且需要多次分期手术，因此，已不再常规用于口咽和下咽食管的缺损修复。但三角皮瓣仍然是重建颈部皮肤缺损的一种极好方法。胸三角皮瓣仍是头颈部缺损修复的备用手段，尤其适合于颈部下 2/3 处皮肤和软组织缺损的修复。三角肌皮瓣是修复颈部外侧皮肤缺损的理想选择。图 17.39 所示患者接受过颈部放疗及挽救性颈淋巴结清扫术，出现颈动脉暴露伴皮肤坏死。坏死的皮肤几乎覆盖了颈部的整个侧面。三角皮瓣的轮廓与切除的颈部皮肤下端相延续（图 17.40）。切除坏死皮肤，清除所有坏死组织（图 17.41）。游离皮瓣，保留来自内乳动脉穿支的血供（图 17.42）。皮瓣头侧旋转以覆盖颈部皮肤缺损。这是一个无张力修复（图 17.43）。在三角肌上供体部位覆盖一层中厚皮片（图 17.44）。通过这种方式，可以很好地保护健康的皮肤和软组织。

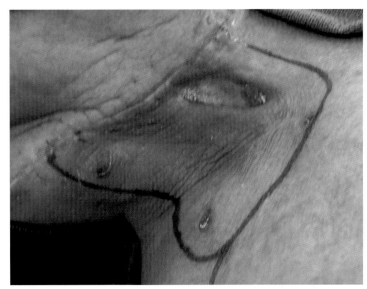

图 17.39 颈部放疗后皮肤坏死伴颈动脉暴露。

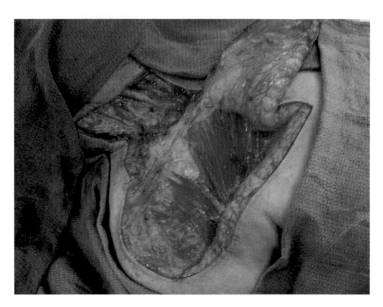

图 17.42 保留乳内动脉供血。

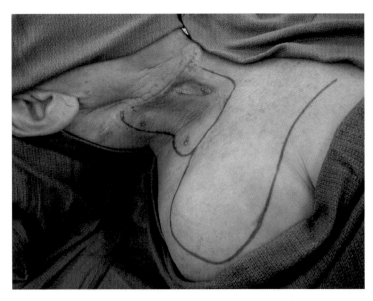

图 17.40 皮肤切除和三角肌皮瓣的轮廓。

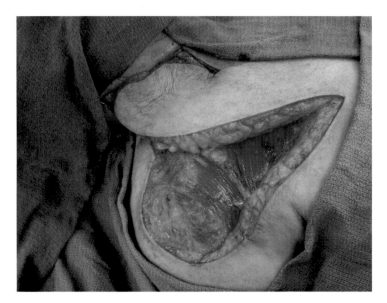

图 17.43 旋转皮瓣覆盖手术缺损。

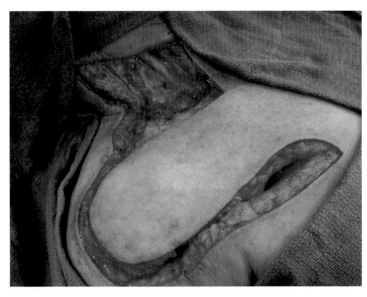

图 17.41 切除坏死皮肤,游离三角肌皮瓣。

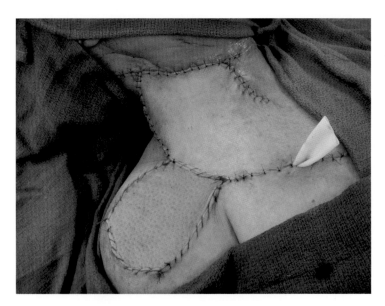

图 17.44 在供体部位采用中厚皮片。

另一例颈部皮肤黑色素瘤患者（图 17.45）。广泛切除皮肤和皮下软组织导致 9cm×13cm 的全层缺损。用一个基于内侧的三角肌皮瓣修复（图 17.46）。部分皮瓣供区需要植皮。因此，在头颈部重建手术中，尤其是在涉及颈部下三分之二区域的皮肤和软组织缺损时，应保留三角皮瓣。

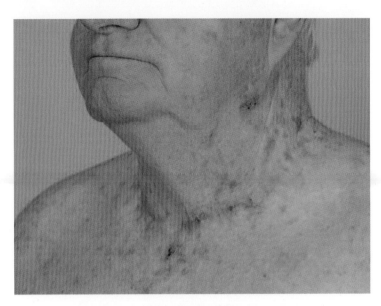

图 17.45　下颈部皮肤黑色素瘤的老年患者。

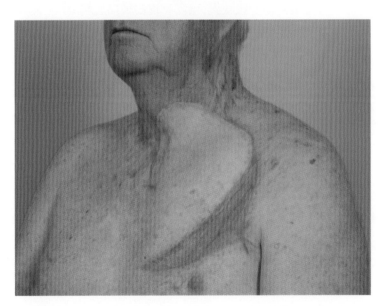

图 17.46　三角肌皮瓣重建手术缺损，其中一部分供区是植皮的。

肌皮瓣修复

20 世纪 70 年代中期，随着对肌皮瓣循环研究的不断深入，多个肌皮瓣开始用于头颈部缺损的修复，而且应用越来越广泛。胸大肌肌皮瓣、前斜方肌肌皮瓣、后或垂直斜方肌肌皮瓣和背阔肌肌皮瓣，都已开始用于头颈部缺损的修复中。

胸大肌肌皮瓣（pectoralis major myocutaneous，PMMC）可用于头颈部各种缺损的修复。

优点：
- 可一期修复手术缺损。
- 皮肤和软组织丰富。
- 皮瓣血供恒定、可靠。

- 皮瓣转移角度广，可满足大部分口咽和达颅底的皮肤及软组织缺损。
- 可制作成一个肌蒂、两个皮岛，同时修复内、外缺损。
- 在放疗后的挽救性手术中，可作为单独的肌肉瓣行咽部缺损修复。
- 坚韧的皮瓣肌部可覆盖保护颈部血管。
- 大多数病例供区可拉拢缝合，一期关闭。

缺点：
- 皮瓣过于臃肿，尤其是对乳房较大的女性时，某些情况下，由于皮瓣体积庞大，限制了其在口腔修复重建中的应用。
- 口腔、口咽修复时，由于自身重力，术后皮瓣下坠，切口上缘张力增大，易出现伤口裂开。
- 颌面上部缺损时，皮瓣转移角度不够。
- 改变了胸部的对称性。
- 肌皮瓣远端皮肤血供不可靠。

图 17.47 描述了胸大肌肌皮瓣的解剖特点。图中左侧显示，胸大肌血供来自胸肩峰动脉的降支，该动脉在锁骨中点处自锁骨下动脉发出，于胸大肌深面与 1~2 个伴行静脉垂直向乳头方向走行，因此，血管的体表标志为锁骨中点与乳头的连线。根据要重建的手术缺损，皮瓣可制备成不同的形状。因此，皮岛的大小是可变的，肌肉翻折的范围也是可变的（图 17.48）。

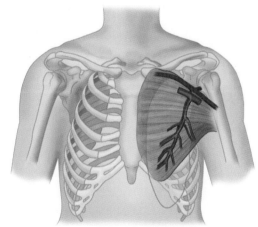

　□ 可利用皮肤范围　　■ 胸大肌和胸肩峰血管降支

图 17.47　胸大肌肌皮瓣的解剖特点（可利用皮肤范围——胸大肌和胸肩峰血管降支）。

下面讨论胸大肌肌皮瓣制备的手术操作。皮瓣的轮廓画在皮肤上（图 17.49）。胸大肌肌皮瓣皮肤切口见胸壁画线。为与缺损形状相匹配，准备切除皮瓣远端阴影部分皮肤。根据缺损的位置、大小、形状来确定肌蒂的长度和宽度。肌皮瓣向上转移的轴点为锁骨中点。利用皮尺测定该点到缺损最远端的距离，并以此距离确定皮瓣最远端的位置。根据缺损的长、宽，在胸壁上确定与之相匹配皮岛的长、宽。

在原发肿瘤切除和缺损大小、形状确定前，不必急于制备皮瓣。制备皮瓣前，应根据实际缺损更改和再次确定肌蒂长度及皮岛大小。从皮瓣的内侧缘开始操作，切开皮肤、皮下组织和脂肪至胸大肌前面，暴露胸大肌。自皮岛近端向锁骨中点切开，至胸大肌浅层（图 17.50）。

并向内、外两侧翻起，暴露肌蒂。肌皮瓣准备完毕。于胸

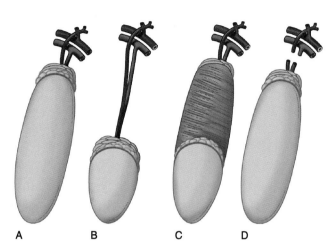

图 17.48 各种胸大肌肌皮瓣（A.全蒂；B.岛状；C.肌蒂式；D.游离显微血管）。

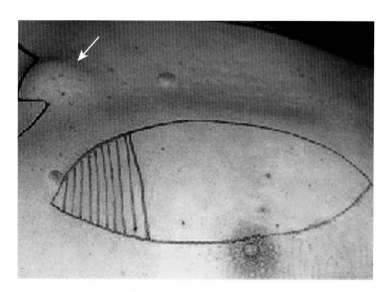

图 17.49 全喉及部分下咽切除后，前胸壁切口轮廓。

大肌和胸小肌间的疏松结缔组织中用手指进行钝性分离（图 17.51），使其分离。这个平面只含有疏松的乳晕组织，所以胸大肌很容易与胸小肌和肋骨分离。在这个平面上，胸小肌和胸大肌之间的胸神经被分开了。

胸大肌的下表面向上移动到锁骨，使其整个后表面释放出来。可以快速识别锁骨中点附近的胸肩峰血管。用组织剪将胸肌从血管蒂的内侧和外侧分割到锁骨（图 17.52）。将分离的肌皮瓣部分提起，露出胸大肌的下表面，以显示血管蒂

（图 17.53）。血管蒂的特写如图 17.54，血管蒂上通常保留 4cm 长的肌袖。

在手术中，会遇到乳腺内动脉的几个分支，需要结扎和分离。整个皮瓣的蒂、肌肉和肌皮组织活动良好（图 17.55）。如肌皮瓣皮肤用以修复咽部缺损，将其向上翻转 180° 即可。如准备用皮瓣修复皮肤缺损，则需将皮瓣径向旋转 90°。旋转皮瓣后，必须检查血管蒂的血供，以确保血供正常。如果出现扭曲、塌陷或充血，应进一步释放血管蒂，以解决蒂扭曲。

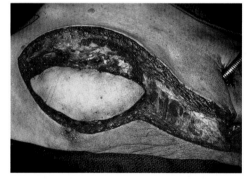

图 17.50 环形切口将皮岛分离。切口延伸至锁骨，内侧和外侧皮瓣游离，露出胸肌。

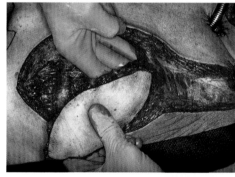

图 17.51 用手指于胸大肌深面分离。

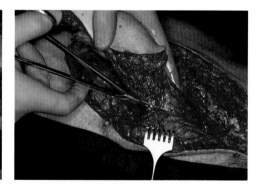

图 17.52 于血管蒂周围适当位置切开肌肉保持血管蒂宽度均匀。

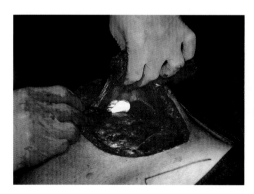

图 17.53 右侧可见胸肩峰血管。

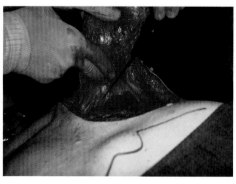

图 17.54 血管蒂。

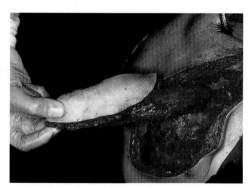

图 17.55 胸大肌肌皮瓣、血管蒂、肌岛和肌皮瓣已制备完成。

图 17.56 所示的咽喉切除术后的黏膜缺损。图 17.57 显示准备用向上翻转的胸大肌肌皮瓣修复下咽前壁缺损。皮瓣皮岛的近端在下咽缺损的下端，远端在舌根接近下咽缺损的上端。标记出皮岛远端需要切除的多余皮肤和皮下脂肪（图 17.58）。缝合从皮岛至咽部黏膜的下端。将皮岛远端多余皮肤切除（图 17.59）。用 2-0 铬肠线将皮岛与黏膜缘继续内翻，间断缝合（图 17.60），直至环周完全关闭。关闭前置入胃管。

将肌蒂覆盖于颈总动脉并加以保护。这样，胸大肌肌皮瓣不仅修复了咽部缺损，其肌蒂还保护了颈总动脉。颈部伤口逐层缝合，前胸部供区分两层拉拢缝合。分别放置负压引流。

胸大肌肌皮瓣不仅能一期修复下咽部分缺损，还能用于其他部位的缺损修复。

颈部大面积皮肤和软组织缺损的修复。 图 17.61 为一基底细胞癌患者，病变侵及颈部软组织及颈椎横突。手术拟行

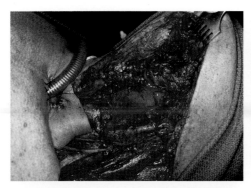

图 17.56　咽喉切除术后黏膜缺损，见咽后壁保留。

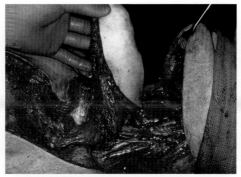

图 17.57　皮瓣翻转 180°，皮面向内。

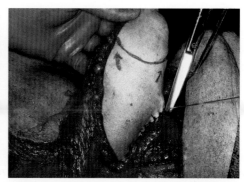

图 17.58　标记远端皮肤切除，将皮瓣缝合到咽部黏膜的下端。

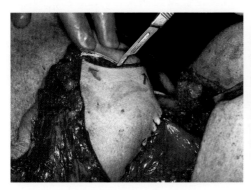

图 17.59　切除皮岛远端多余皮肤。

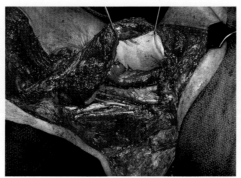

图 17.60　咽腔四周关闭。

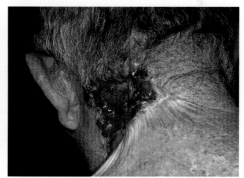

图 17.61　颈部的巨大皮肤基底细胞癌患者。

颈清扫和颈侧、后方大块皮肤及第 3、4 颈椎横突部分切除术。图 17.62 所示皮肤切口及要切除的肿瘤轮廓。图 17.63 示术后出现了大块皮肤和软组织缺损。该缺损需有大块皮肤和丰富软组织的肌皮瓣进行修复。如前所述，图 17.64 显示制备胸大肌肌皮瓣，该瓣的皮肤大小和软组织体积足以修复缺损。图 17.65 示水平旋转 180°后，将皮瓣转移至缺损处。修剪过多皮肤及软组织后，缝合皮肤切缘修复缺损。供区直接拉拢

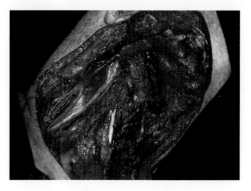

图 17.63　手术缺损。

缝合（图 17.66）。值得注意的是，该皮瓣供区约 15cm×22cm，经游离内、外侧皮肤，仍可一期缝合供区缺损。胸大肌肌皮瓣供区很少需植皮修复。因皮岛位置的关系，乳头保留于皮岛，术后 1 周可将之切除。术后 6 个月，患者颈部外观及轮廓修复良好（图 17.67）。

胸大肌肌皮瓣修复放疗中的皮肤缺损。 既往头颈部肿瘤有放疗史的患者，其 PMMC 皮瓣通常不在放疗范围内。因此，

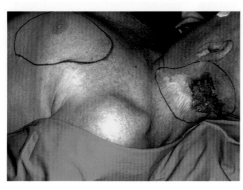

图 17.62　原发灶及胸大肌肌皮瓣切口轮廓。

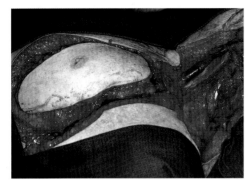

图 17.64　胸大肌肌皮瓣制备完成。

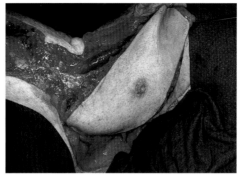

图 17.65　皮瓣水平旋转 180°。

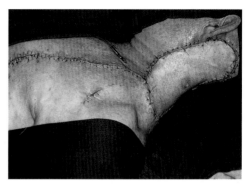

图 17.66　缺损修复完成，供区一期关闭。

该皮瓣可用于放疗后肿瘤复发患者。胸大肌肌皮瓣的血供稳定、可靠，成活率高。此外，它还能耐受复发肿瘤患者所需的额外辐射。图 17.68 为一喉癌术后复发累及皮肤的患者。患者既往已行喉部分切除、颈清扫术以及术后放疗。治疗后喉内复发，肿瘤穿透颈部皮肤并与颈动脉相邻。手术需行喉全切除以及左颈软组织、皮肤切除术。颈动脉附近有广泛的软组织受累，因此，需要进行近距离放射治疗，以向高危区域提供治疗剂量。在复发肿瘤周围切除的颈部皮肤区域、PMMC 皮瓣和永久性气管造口被勾勒出来（图 17.69）。

全喉切除术联合复发性肿瘤切除术后的手术缺损以及大量的覆盖皮肤是以整体方式完成的（图 17.70）。切除颈外动脉。复发肿瘤必须在外膜下平面从颈总动脉和颈内动脉上剥离。由于复发肿瘤靠近颈动脉，需置入后负荷导管进行近距离治疗。选择 Ir 放射源，术后将该放射源加载至空导管。

将制备好的胸大肌肌皮瓣在放射状平面旋转 180°，经颈部皮下隧道转移至缺损区，覆盖后负荷导管修复缺损。术后经导管后装置置入 192Ir，患者在 5 天内通过后负荷植入额外接

受 4 000cGy。对这种辐射剂量无任何问题，并表现为原发性愈合。术后 6 个月，患者外观见图 17.71。

对于曾接受过放射治疗的咽部切除后的咽瘘，PMMC 皮瓣也是一个很好的选择。图 17.72 所示的患者在咽喉切除术和颈部切除 2 周后发生咽瘘。严重照射使皮肤有明显的硬结和水肿，尽管黏膜损失极小，瘘口周围有大量皮肤丢失，溃疡周围剩余的皮肤也很脆弱。

图 17.73 所示为切除和重建的皮肤切口。颈前部很大一部分皮肤被切除。咽瘘处黏膜给予修剪后一期缝合。PMMC 皮瓣的肌肉表面将为黏膜缝合线提供支撑，并修复颈部的皮肤缺损。

图 17.74 为颈部皮肤切除和一期关闭咽部后的手术野。咽腔关闭应无张力且严密。胸大肌岛状皮瓣可以转移到颈部。图 17.75 示胸大肌肌皮瓣制备完成后，呈放射状旋转至颈部皮肤、软组织缺损区，图 17.76 示肌皮瓣应有足够宽度、长度，以保证无张力。图 17.77 示患者术后约 1 个月外观，皮瓣与放疗野内皮肤一期愈合。

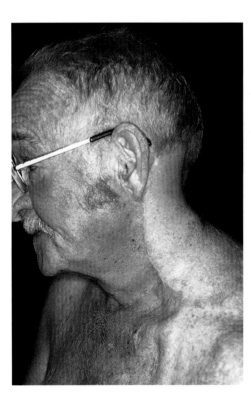

图 17.67　患者术后 6 个月外观，皮瓣上乳头已切除。

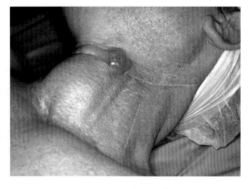

图 17.68　喉癌术后复发。

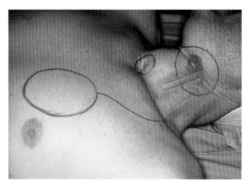

图 17.69　颈部切口轮廓图。

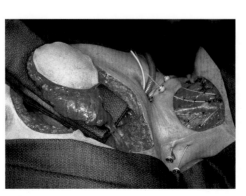

图 17.70　颈部伤口置入近距离放疗后装导管及制备完成的胸大肌肌皮瓣。

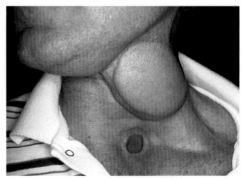

图 17.71　术后 6 个月，胸大肌肌皮瓣愈合良好。

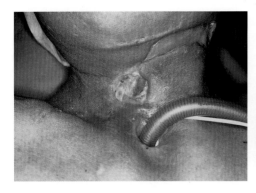

图 17.72 放疗野内咽瘘伴皮肤缺损患者。

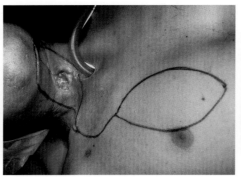

图 17.73 皮肤切口轮廓图。

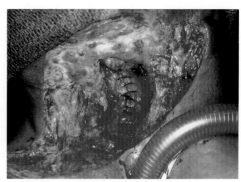

图 17.74 颈部皮肤切除后，一期关闭咽部黏膜缺损。

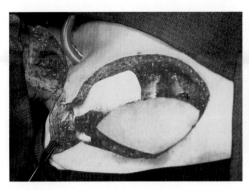

图 17.75 胸大肌肌皮瓣制备完成。

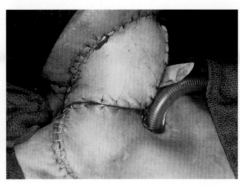

图 17.76 肌皮瓣无张力修复缺损。

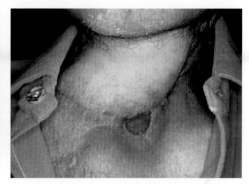

图 17.77 术后 1 个月一期愈合满意。

斜方肌肌皮瓣

垂直斜方肌肌皮瓣血供来自走行于斜方肌深面的颈横动脉降支，滋养动脉恒定而可靠，但静脉常有变异。该皮瓣缺点是，患者必须侧卧或倾向于抬高皮瓣，但其组织量丰富，皮瓣面积大，可用于较大缺损的修复，尤其乳突区和枕部的缺损。

图 17.78 所示患者，腮腺癌复发，颈部淋巴结转移，面部左侧及颈部上下颌区皮肤结节。手术切除需要行根治性颈部清扫术，同时切除大部分皮肤，根治性全腮腺切除术，节段下颌切除术，部分外耳截肢，部分颞骨切除术。图 17.79 显示相应皮瓣轮廓图。

斜方肌肌皮瓣的制备与胸大肌肌皮瓣相类似。其血管蒂位于颈深部，此处应小心操作，勿伤及血管蒂尤其是引流静脉。以血管蒂为轴旋转 90° 将皮瓣转移至缺损区。图 17.80 示，用该瓣一期修复面侧区巨大软组织、皮肤、乳突和颞区头

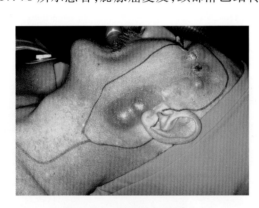

图 17.78 腮腺癌复发患者。

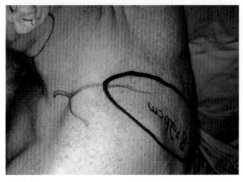

图 17.79 皮瓣轮廓图。

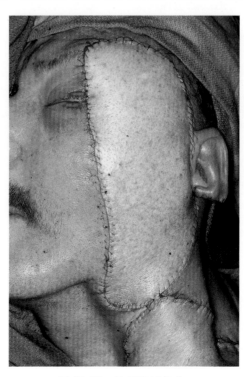

图 17.80 缺损修复完成。

皮缺损。供区直接拉拢缝合。另一位患者在髓内脊髓肿瘤切除 2 周后出现颈椎创面裂开,因背部中线 5cm×12cm 的缺损而需要再行重建。左侧斜方肌肌皮瓣修复缺损的一期愈合外观(图 17.81)。

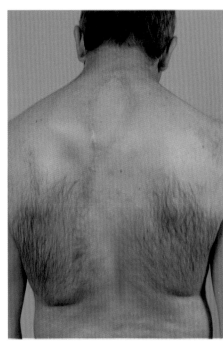

图 17.81　患者为脊柱外科手术后背部中线的伤口裂开并伴有皮肤和软组织的损伤,用斜方肌肌皮瓣修复缺损外观。

微血管游离组织瓣移植

近 30 年来,游离移植显微血管手术已成为头颈部大型或复杂缺损的主要重建方法。如没有显微外科医生的参与,就不可能组成真正的头颈肿瘤多学科综合治疗队伍。尽管显微外科技术的应用已经很普通,但在应用修复技术前仍需仔细判断,选择合适的适应证。

游离组织瓣修复是否成功取决于多种因素,包括适当的患者选择、充足的受体血管、优质的供体组织、受体部位和显微外科医生的技术熟练程度。对头颈外科医生来说,如未经正规的显微外科训练而贸然进行游离移植是非常危险的,应请接受过良好的显微外科训练、技术水平高的显微外科医生完成游离移植修复手术。理想情况下,癌症根治性大块切除手术并需要游离组织移植修复的患者最好由两个外科团队同时工作:手术团队负责切除肿瘤,重建团队负责游离组织瓣移植修复。

多数头颈肿瘤切除后可造成皮肤、软组织、黏膜、骨、软骨缺损或这些组织的复合性缺损。游离组织瓣有多种类型组合,应根据缺损情况仔细选择。头颈部常用的游离组织瓣有:前臂桡侧皮瓣、腹直肌肌皮瓣、腓骨瓣、空肠、肩胛骨瓣、背阔肌肌皮瓣、带或不带腹股沟皮肤的髂嵴骨瓣。

当局部或区域组织不能用、不够用或应用后会造成明显的功能和外形障碍时,应考虑使用游离皮瓣修复。患者因素也会影响游离组织瓣的选择。术前必须评估患者能否耐受游离移植,这种手术时间较长,可能需要数小时,因此,对高龄,尤其是心肺功能差的患者不适合。患者有小血管粥样硬化(尤其是应用腓骨瓣时)不是理想的手术对象。如果患者可耐受较长时间的手术,且有游离组织修复的适应证,均应考虑选择应用游离组织瓣修复。以下举例说明游离组织移植修复在头颈部的应用。

前臂桡侧游离皮瓣修复面部皮肤及软组织缺损

图 17.82 为一面侧部和耳前区的汗腺癌复发患者。既往多次手术治疗并曾应用局部旋转皮瓣修复,局部和区域皮瓣已无法应用。本次手术将切除大块的皮肤及其下软组织和与肿瘤粘连的部分颧弓。标本如图 17.83 所示,采用腮腺次全切除(牺牲面神经上方分支)以获得足够安全切缘。因部分眼轮匝肌一并切除,故无面神经移植的必要。颈部行肩胛舌骨肌上清扫。术后缺损见图 17.84。

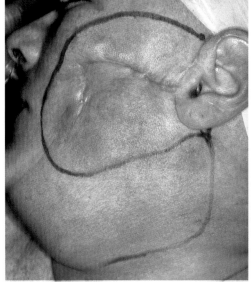

图 17.82　肿瘤切除及颈清扫轮廓。

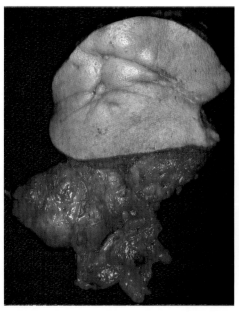

图 17.83　手术标本。

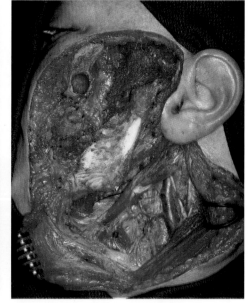

图 17.84　手术缺损显示了颧骨切除后下颌升支和上颌窦的外侧。

图 17.85 显示前臂桡侧游离皮瓣切口及与面动脉、颈内静脉属支相吻合的血管蒂。制备的游离皮瓣提供了丰富的皮肤和足够的下层软组织,以实现三维修复(图 17.86)。面部缺损修复效果满意。为了改善患者的美观,有时需要对皮瓣进行小的修改和调整,如图 17.87 所示,这是术后放疗结束 1 年后的情况。其他几个桡骨前臂游离皮瓣重建面部缺损的例子见图 17.88~图 17.90。在类似情况下,后文所述的股前外侧(anterolateral thigh,ALT)筋膜皮瓣也是一种选择。

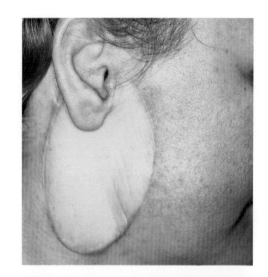

图 17.88 用于腮腺区皮肤缺损的前臂桡侧游离皮瓣。

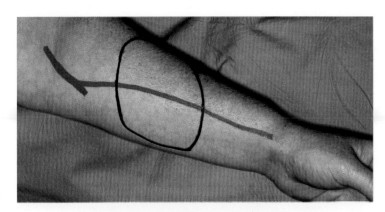

图 17.85 前臂桡侧游离皮瓣轮廓。

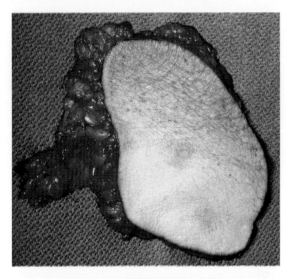

图 17.86 前臂桡侧游离皮瓣。

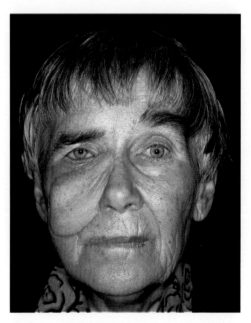

图 17.89 前臂桡侧游离皮瓣,用于治疗黑色素瘤切除后脸颊皮肤软组织缺损。

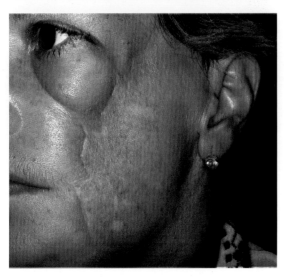

图 17.87 患者术后 1 年外观。

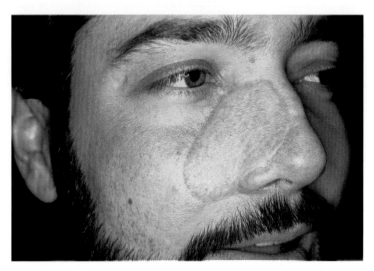

图 17.90 纤维肉瘤切除后前臂桡侧游离皮瓣重建鼻唇缺损。

　　它的一个优点是消除了前臂供体部位的并发症。前臂桡侧游离皮瓣和股前外侧皮瓣的选择取决于皮瓣的大小、颜色匹配、毛发的存在以及皮瓣的厚度（皮下脂肪）。桡侧前臂游离皮瓣是重建口腔、口咽甚至下咽黏膜缺损的重要载体。皮瓣的松弛使舌、口底和口咽的轮廓得以形成。图 17.91 所示为舌侧缘中三分之一的鳞状细胞癌患者。部分舌切除术留下 8cm×4.5cm 的缺损。用前臂桡侧游离皮瓣修复缺损。供区需要一个中厚皮片移植（图 17.92）。术后 6 个月重建的舌头外观见图 17.93。图 17.94~图 17.96 显示了其他几个使用桡侧前臂游离皮瓣重建口腔舌前外侧和口咽侧壁的例子。如前描述，前臂桡侧游离皮瓣是修复口腔、口咽黏膜软组织缺损最理想的皮瓣。

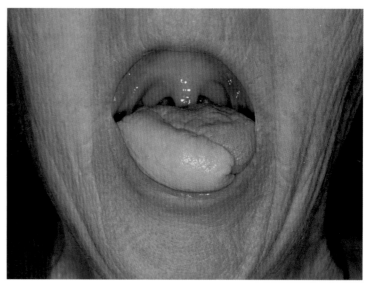

图 17.93　舌切除术后重建缺损的外观。

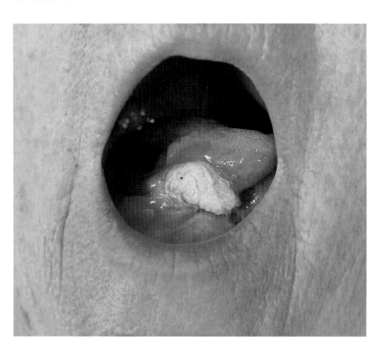

图 17.91　口腔舌鳞状细胞癌，部分舌切除术后，留下 8cm×4.5cm 的缺损。

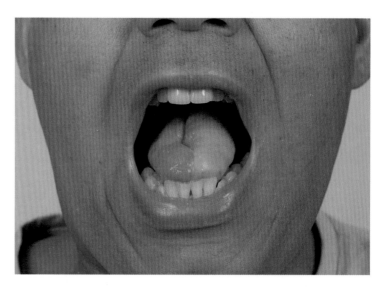

图 17.94　前臂桡侧皮瓣重建左侧半舌切除缺损。

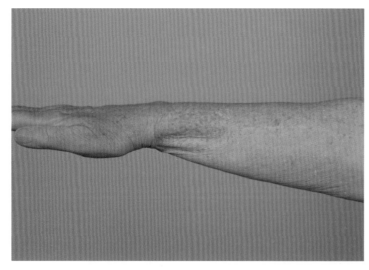

图 17.92　植皮后供皮部位愈合良好。

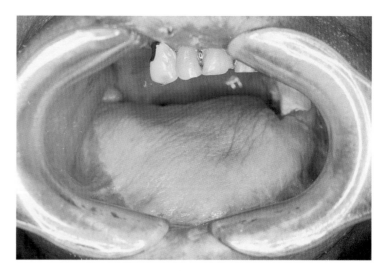

图 17.95　前臂桡侧游离皮瓣重建前口底及舌缺损。

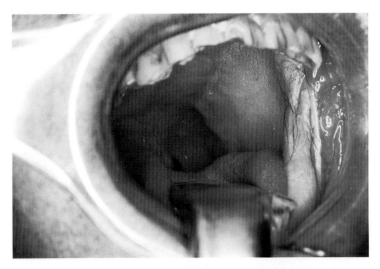

图 17.96 桡骨前臂游离皮瓣重建左口咽侧壁。

腹直肌肌皮瓣修复皮肤和软组织

　　腹直肌游离皮瓣是一种理想的皮瓣,它可以提供丰富的软组织和皮肤,修复巨大肿瘤切除后的大面积软组织缺损。图 17.97 为一面部巨大复发性皮肤鳞癌患者。肿瘤广泛破坏了面部皮肤、上唇、鼻、下睑并向深部浸润累及上颌骨和硬腭。上颌窦水平的 CT 轴状位扫描显示大块肿瘤累及上颌窦前壁(图 17.98)。

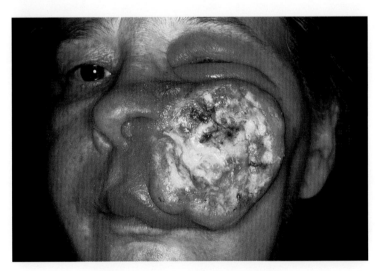

图 17.97 面部巨大复发性皮肤鳞癌。

　　根治性的切除应包括鼻、左眶内容、上唇、口角、部分下唇和部分上颌骨在内的面中部。标本的前视图显示肿瘤表面溃疡,鼻被切除,可见溃疡型肿物,侵及左眶内容(图 17.99)。标本摘除后的手术视野显示,面中部鼻腔、口腔、眶及颊部软组织巨大复合性缺损(图 17.100)。手术修复需用皮肤修复口腔及鼻腔黏膜,以大块组织充填术腔,大块皮肤覆盖外表皮肤缺损。

　　腹直肌游离肌皮瓣能满足该修复要求(图 17.101)。该皮瓣的血供为腹壁下动脉及其肌肉穿支。肌肉可以充填术腔软组织缺损,设计的三叶形皮瓣用以修复口腔、鼻腔内面缺损以及面部皮肤缺损。患者术后即刻外观显示愈合良好的游离

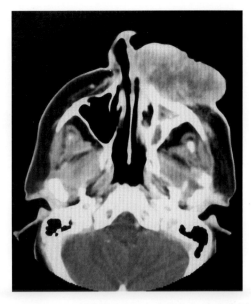

图 17.98 CT 轴状位扫描,大块软组织肿瘤并累及上颌骨。

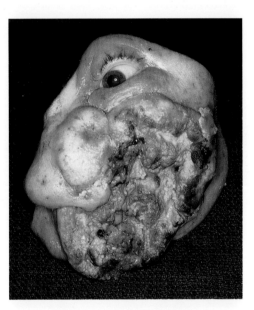

图 17.99 手术标本前面观。

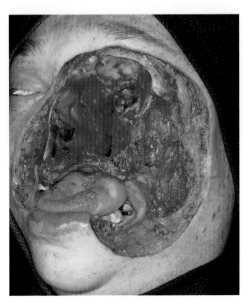

图 17.100 肿瘤切除后术野。

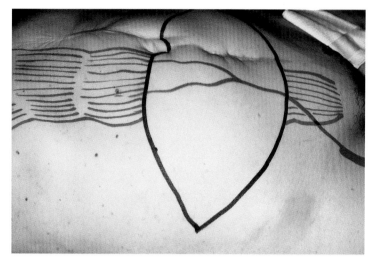

图 17.101   腹直肌游离肌皮瓣轮廓图。

皮瓣,已达到重建手术的一期目标(图 17.102)。但还需二期手术以削减皮瓣臃肿、改善患者外观。面部假体进一步改善了她的外观(图 17.103)。

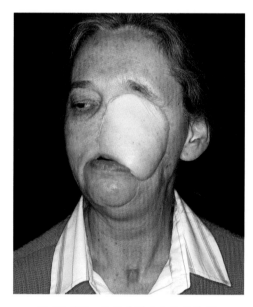

图 17.102   患者术后 2 个月的外观。

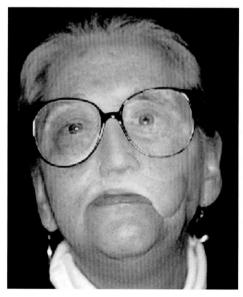

图 17.103   用面部假体改善患者面部外观。

腹直肌游离皮瓣多功能性的另一个例子是,它可以折叠成两个皮岛,提供黏膜和外部皮肤覆盖。图 17.104 所示患者为右下颌牙龈鳞状细胞癌,侵犯上覆皮肤。手术需要切除右颌下腺和右部分上颌骨,没有骨重建计划。用折叠的腹直肌肌皮瓣修复口腔黏膜和皮肤缺损(图 17.105)。随后,进行了分期削减皮瓣臃肿和脂肪移植以改善轮廓(图 17.106)。

腹直肌肌皮瓣修复头皮缺损

头皮巨大缺损的修复需用拥有大块皮肤及丰富软组织的皮瓣完成。这种巨大的手术缺损可选用大的游离皮瓣,即腹直肌肌皮瓣、股前外侧筋膜皮瓣或背阔肌皮瓣(后者需要在肌肉上移植一层中厚皮片)来重建。图 17.107 为一头皮多灶性基底细胞癌患者,多次手术及两程外照射后复发,肿瘤侵及帽状腱膜。虽然肿物未与颅骨粘连固定。但作为深部切缘,需将颅骨骨膜切除。图 17.108 示标本切除后暴露的颅骨。取耳前纵切口并延长至上颈部,以暴露受区血管并制作容纳腹

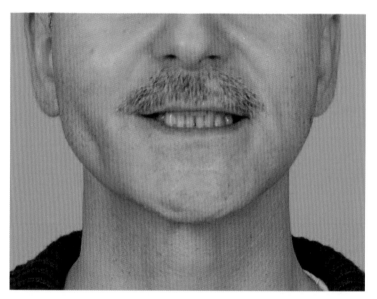

图 17.104   1 例右下颌牙龈鳞状细胞癌,累及上覆皮肤,行右颌下腺和右部分上颌骨切除术。

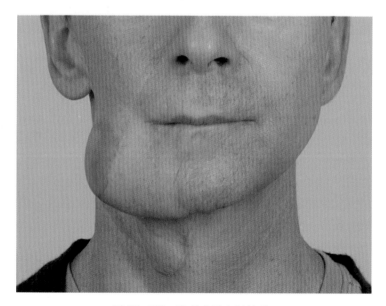

图 17.105   患者术后 1 年外观。

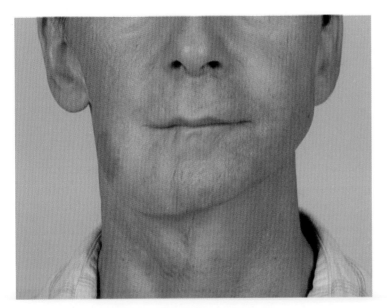

图 17.106　患者术后 2 年外观。

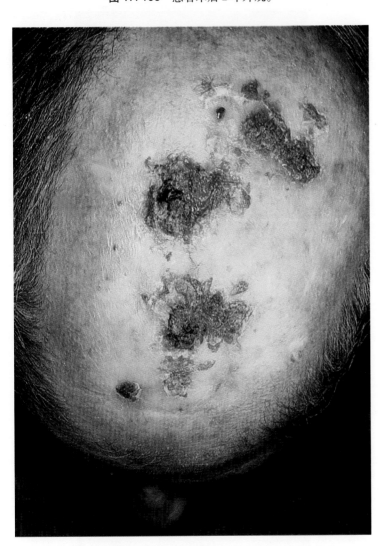

图 17.107　头皮多灶性基底细胞癌患者，多次手术及两程外照射后复发，帽状腱膜被侵。

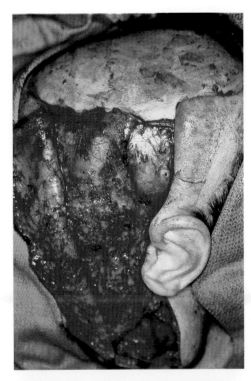

图 17.108　标本切除后颅骨暴露范围。

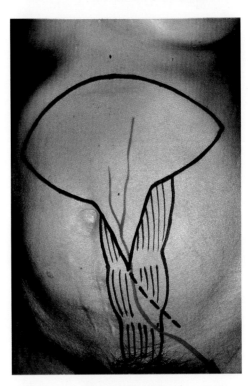

图 17.109　腹直肌游离肌皮瓣切口轮廓。

直肌皮瓣的空间。腹直肌游离肌皮瓣切口轮廓（图 17.109）。注意皮瓣为横行走向，血管蒂位于皮瓣中部。患者术后即刻外观如图 17.110 所示。此患者戴着假发来掩饰脱发，但腹直肌游离皮瓣为头皮重建提供了良好的保护，保护了下面的颅骨（图 17.111）。

腹直肌游离瓣其他应用

对舌体近全切除的患者，腹直肌皮瓣也提供了良好的体积和表面衬层来替代切除的舌（图 17.112）。该患者手术后仅保留左侧一小部分舌下神经支配的舌根。该残存部分舌体可带动用于重建的腹直肌瓣的活动。为恢复吞咽功能，该患者需配戴硬腭假体。

背阔肌游离皮瓣头皮重建

如果腹直肌肌皮瓣因供体组织皮下脂肪过多或肌肉过厚

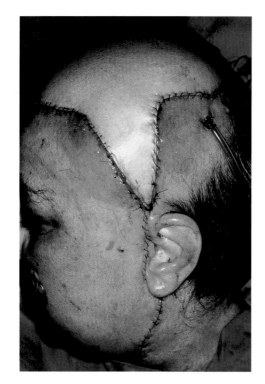

图 17.110 术后即刻患者外观。

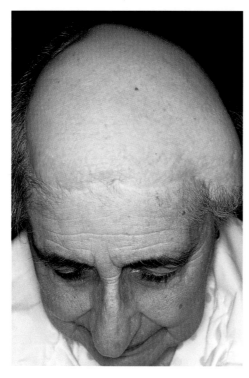

图 17.111 术后 1 年患者外观,可见头皮恢复好,多余软组织待修整。

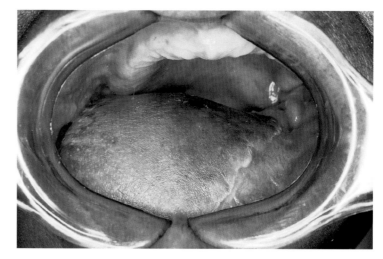

图 17.112 腹直肌游离肌皮瓣修复近全舌缺损。

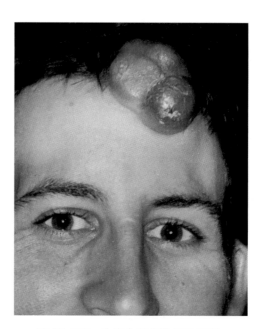

图 17.113 头皮大型皮肤纤维肉瘤。

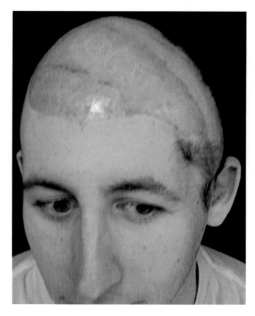

图 17.114 背阔肌游离皮瓣移植重建术后 3 个月。

而体积过大,则不是头皮重建的好选择。在这种情况下,游离股前外侧筋膜皮瓣或游离背阔肌皮瓣加上中厚皮片,可为头皮大面积缺损提供更好的外形。图 17.113 所示一巨大头皮隆起性皮肤纤维肉瘤。手术需要切除大面积头皮,包括颅骨下缘。采用背阔肌游离皮瓣和中厚皮片移植修复该缺损。术后 3 个月,患者的外观示:植皮愈合良好,外形恢复良好(图17.114)。术后约 1 年,外形美观(图 17.115)。为了进一步改善外观,患者可在重建的头皮上戴假发。

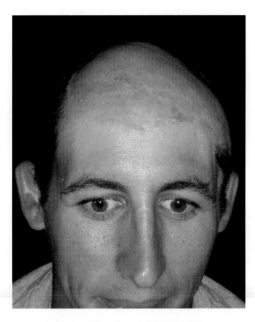

图 17.115 术后 1 年外形美观。

股前外侧皮瓣重建

ALT 是一种多功能的筋膜皮瓣,可以提供大量的表面皮肤。在某些患者中,该皮瓣可能很薄,因此可以作为前臂桡侧皮瓣的替代品,当软组织面积很小时,可用于表面重建。ALT皮瓣的动脉血供包括来自旋股外侧动脉降支的穿支,而旋股外侧动脉又起源于股深动脉。图 17.116 所示一位右脸颊局部晚期鳞状细胞癌导致面神经麻痹的患者。此患者需要大范围皮肤切除,包括腮腺切除术、上颌骨切除术、颧弓切除术、颞肌切除术和下颌骨冠状突切除术。手术缺损为 20cm×13cm。使用 ALT 皮瓣重建,同时使用骨移植重建颧骨并支撑眶内内容物(图 17.117)。供体面积大于 8cm×25cm,通常需要植皮覆盖。

下颌骨重建

为使重建后的下颌骨在形态和功能上与正常下颌骨尽可能一致,下颌骨重建时,需在功能上、解剖上和美观上着重考

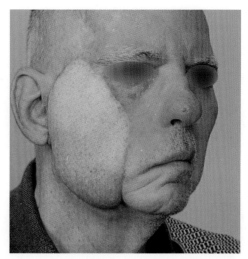

图 17.117 采用股前外侧游离皮瓣和眶底植骨重建三维缺损。

虑。功能方面主要需考虑恢复口腔能力,支持嘴唇,咀嚼功能,牙齿咬合,语言功能和吞咽功能。解剖方面需考虑患者门齿间的可张开度、下颌骨两弓间的距离、排列以及下颌骨周围软组织体积适当。很明显,应避免重建组织过分臃肿形成气道阻塞。美观方面的考虑包括面部对称性、下面部的高度比例、颏部外突外形以及避免面部切口等。

下颌骨重建目前可选用:游离无血供骨段、带蒂复合骨肌皮瓣、金属板和局部组织瓣、金属板和游离组织瓣、游离复合骨肌皮瓣。目前下颌骨重建的护理标准包括带或不带软组织和皮肤的游离骨瓣。对于高龄及低风险患者,下颌角附近后部下颌骨体和下颌骨升支的缺损不考虑进行任何主要的骨重建工作。需要注意的是,切除下颌骨升支会导致同侧翼状肌功能丧失,从而导致下颌骨偏移,进而导致咬合错位(图17.118)。下颌骨前部尤其是前弓的缺损,对功能和外观影响较大,应尽可能恢复其功能和外形(图 17.119)。对节段性缺损较短(小于 3cm),若既往未行放疗的患者,可使用无血运的游离骨重建(常取自髂嵴)。

用带微血管的游离瓣进行下颌骨重建有明显的优点:手术易于成功、组织体积不受限制、制作的皮瓣经修剪成形后可恢复患者理想的外形。唯一不足的是,手术时间长,需要特殊

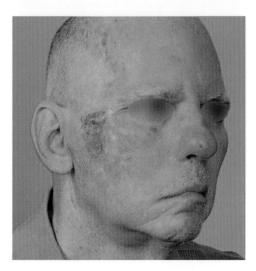

图 17.116 一位右脸颊局部晚期鳞状细胞癌导致面神经麻痹的患者。

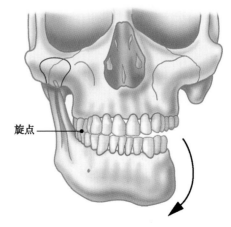

旋点

图 17.118 下颌骨后部切除后,由于对侧下颌骨肌肉作用形成了以磨牙为支点的旋转。

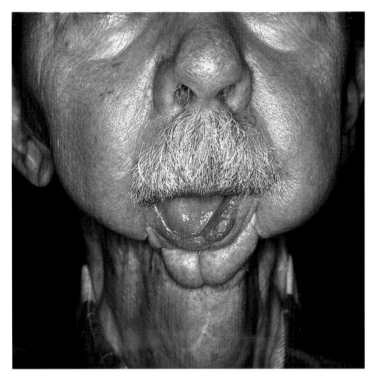

图 17.119 下颌骨体前方，尤其是下颌骨前弓切除对功能和外观影响显著（Andy Gump 畸形）。

器械及显微外科专业医生及护理队伍。重建下颌骨目前可供选用的游离骨瓣有桡骨、肩胛骨、髂骨、腓骨。肿瘤切除后，下颌骨一期重建最理想。因此时重建更精确、手术切除和重建一次手术完成，故患者术后不必忍受长时间的残疾。本章将对下颌骨重建游离皮瓣的特点、优缺点及适应证进行讨论。

前臂桡侧游离骨皮瓣

前臂桡侧游离骨皮瓣具有良好的皮肤和软组织可供修复。皮瓣厚度适中，具有柔韧、丰富的表面积和良好的血液供应。但骨瓣长度有限，且宽度不能超过桡骨皮质周径的 1/2。骨骼不够坚固，不能进行截骨手术和固定牙齿种植体。骨的血液供应是非节段性的，因此不可能依照下颌骨的形状和曲率进行截骨术。如果供体部位发生骨折，这种皮瓣可能会造成严重的并发症；对剩余桡骨的预防性镀板应由骨科医生进行。前臂皮肤移植是一个美学缺陷。由于皮肤移植失败，前臂的肌腱有时会暴露出来，为防止骨折而长期固定可能导致手和手腕僵硬。很明显，该骨皮瓣优点是有理想血管蒂，缺点是骨组织量不足，因此，该骨皮瓣适用于黏膜和皮肤缺损大而骨质缺损短的下颌骨外侧段和升支的修复。

下面为一前臂桡侧骨皮瓣修复的病例。图 17.120 为一下唇癌复发患者，淋巴结转移侵蚀皮肤，并与下颌骨外侧骨皮质及下颌骨下表面粘连。需行左颈根治清扫加下颌骨节段性切除及大块受累皮肤切除术。术后缺损见图 17.121，前臂桡侧游离骨皮瓣切口轮廓见图 17.122。图 17.123 所示为前臂桡侧骨皮瓣缺损重建术后 6 个月外观。但是，值得注意的是，前臂桡侧游离骨皮瓣在供区会导致严重的并发症，并且骨储备非常有限，不适用于截骨术或大型缺损的重建。因此，它在特定情况下的应用非常有限。

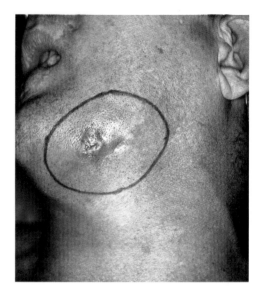

图 17.120 转移癌侵蚀皮肤及下颌骨体。

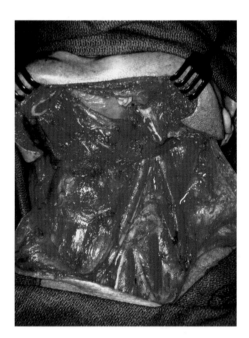

图 17.121 手术缺损。

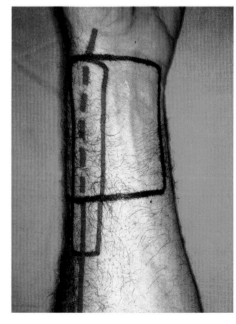

图 17.122 前臂游离桡骨皮瓣切口轮廓。

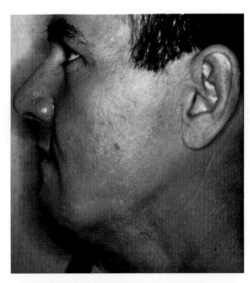

图 17.123 重建术后 6 个月外观。

肩胛骨游离皮瓣

肩胛骨游离皮瓣是一种理想的"嵌合"皮瓣,因为它提供了丰富的软组织,并从一个共同的血管蒂中分离出皮肤和骨骼成分。且血供可靠,供区发生并发症的概率低。缺点是:这种皮瓣的骨量并不理想,因为其厚度不适合种植骨整合,而且能够收获的最大长度也有限。由于骨瓣血供的非节段性,下颌骨修复塑形进行的多次截骨有一定风险。尽管皮瓣面积可取的很大,但用于口内修复时组织过厚,用于面部皮肤时颜色不匹配。另一缺点是术中需变换患者体位。

因此,肿瘤切除与皮瓣制备修复无法同时进行,该皮瓣适合修复不需太多软组织的手术缺损。图 17.124 为一左颊部肉瘤侵及下颌骨的患者,需行下颌骨段的切除和左颊部皮肤的洞穿切除,手术缺损如图 17.125 所示。手术需进行下颌骨、颈部软组织以及颊部内侧面黏膜与外侧皮肤缺损的修复。图 17.126 为患者右侧卧位时皮岛切口轮廓,标出了重建所需

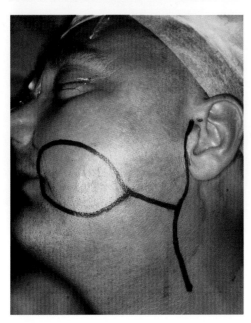

图 17.124 颊部、下颌骨联合切除加颈淋巴结清扫术切口轮廓。

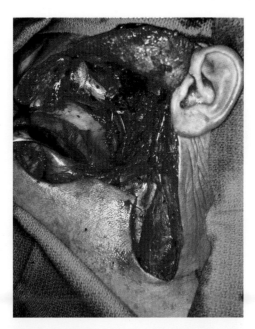

图 17.125 根治性颊部、下颌骨联合切除加颈淋巴结清扫术的手术缺损。

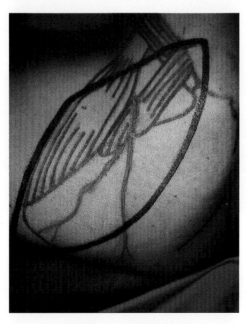

图 17.126 肩胛骨游离皮瓣的轮廓显示一个大的皮肤岛,所需的骨段和血管蒂。

的皮岛大小和软组织及骨瓣。预先设计的肩胛骨游离皮瓣:重建的下颌角、血管蒂、皮岛以及其下软组织如图 17.127 所示。皮岛在中间被深度剥离,被折叠以提供脸颊的内层和面部的外部皮肤覆盖。术后患者颊部外形恢复,皮肤缺损得以修复(图 17.128)。

用肩胛骨游离皮瓣可以很好地重建短段无牙萎缩下颌骨(管状下颌骨)。带血管蒂的骨可完全与原下颌骨融合。图 17.129 所示为一位老年患者术后即刻的全景 X 线片,该患者需要行节段下颌骨切除术并使用肩胛骨游离瓣重建。术后 1 年的随访全景 X 线片如图 17.130 所示,显著的骨接合已发生,骨端完全接合。

髂嵴游离瓣

带皮肤的髂骨游离复合瓣在下颌骨修复中的应用价值有

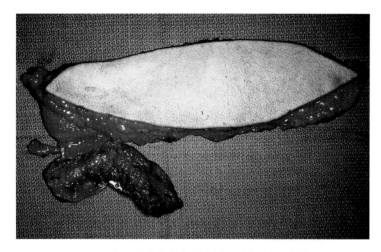

图 17.127 肩胛骨游离复合骨皮瓣,骨瓣制成下颌角形状。

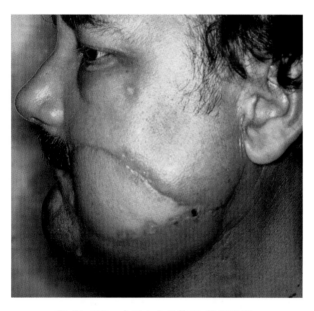

图 17.128 术后 1 个月外观,效果满意。

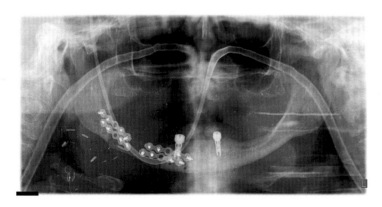

图 17.129 一无牙老年患者的全景片,其下颌骨由游离肩胛骨皮瓣和微型钢板重建。

限。尽管可供利用的骨组织很大,但由于受髂骨本身形状的限制,其应用受到限制(图 17.131)。骨瓣血供为非节段性,其上的皮肤臃肿,活动度小,血供不可靠。另外,供区不易拉拢关闭。由于局部疼痛,限制了患者活动,供体部位易发生严重并发症。有些患者在供体部位出现疝气。尽管有这些局限性,但部分重建医生仍喜欢用髂嵴游离骨瓣修复下颌骨缺损,尤其是下颌骨外侧的缺损(图 17.132)。

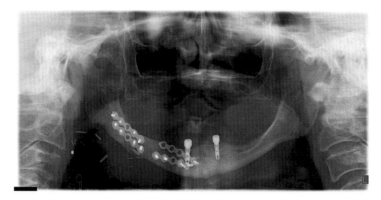

图 17.130 患者的全景 X 线片,显示重建后 1 年完全骨合成。

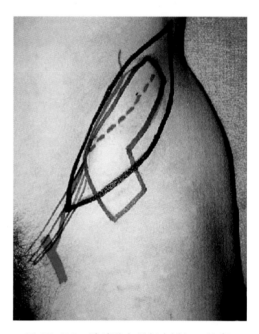

图 17.131 髂嵴游离骨复合瓣切口轮廓。

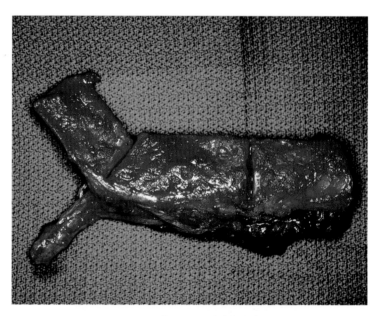

图 17.132 修整后的髂嵴游离骨瓣。

腓骨游离瓣

腓骨游离瓣因其可靠性、组织充分、有丰富的肌肉附着、均为皮质骨以及供区并发症少而成为下颌骨修复重建最理想的组织瓣。其骨瓣长度不受限制（长达 25cm）。骨瓣由环形皮质骨组成，具有阶段性血供，这使得多次截骨是安全和可行的。由于这些解剖学特征，可用于下颌骨任何部位缺损的修复。供区远离受区，可同时进行操作，减少手术操作时间。使用腓骨游离瓣的绝对禁忌证是下肢动脉疾病，它可能导致肢体受损，同时损伤腓动脉。

原发的下颌骨肿瘤，需要切除一段骨，且软组织极少或没有损失，通常需要游离骨皮瓣。图 17.133 所示为一需行右侧半下颌骨切除术的骨化纤维瘤患者。肿瘤已行保守处理、观察一段时间，但病变继续进展且伴有疼痛，需行手术治疗。术前全景 X 线片可见下颌骨有弥漫性不规则骨质破坏，右侧半下颌骨被累及（图 17.134）。

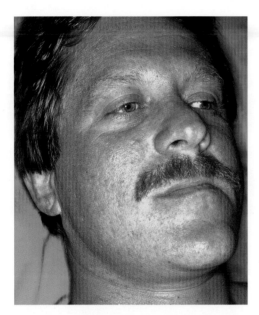

图 17.133　下颌骨骨化纤维瘤患者的术前照片。

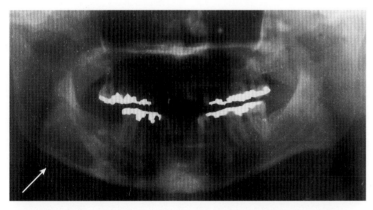

图 17.134　术前下颌骨全景 X 线片显示，右侧半下颌骨边界不清，骨质破坏。

行上颈部沿皮纹的横切口，切口起于乳突，止于颏下。切开唇龈及龈颊沟，以帽舌皮瓣的方式向上翻起右下颊部皮肤，适当暴露出右侧半下颌骨（图 17.135）。下颌骨在正中线的右侧，从右颞下颌关节脱臼。腓骨游离皮瓣是重建半下颌骨的最佳方法。腓骨的血供来自腓动脉（图 17.136）。将一段腓骨与其相连的肌肉组织和供血血管分离。然后将腓骨复合皮瓣轮廓化并形成切除后的下颌骨的形状。

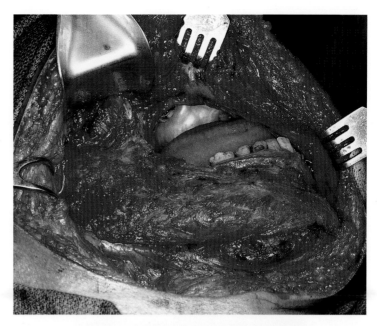

图 17.135　掀起右侧下颊瓣，暴露右侧下颌骨。

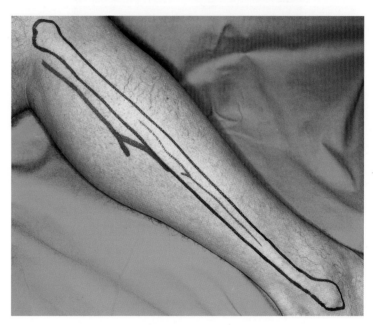

图 17.136　取腓骨游离瓣时体表轮廓。

在骨瓣上进行多次截骨手术，它们的位置与切除的下颌骨的形状相匹配（图 17.137）。腓骨切开必须准确以免伤及骨质血供。用小钛板及螺钉将腓骨重新塑形。切除下颌骨髁状突，如果不涉及疾病过程，将其切下，用小钛板固定在腓骨游离皮瓣上，以重建颞下颌关节。当髁状突固定在颞下颌关节上时，患者用弹性带保持颌间固定，皮瓣固定在剩余的半下颌上。微血管吻合完成。

术后下颌骨全景图显示骨瓣排列良好（图 17.138）。术后 8 周外观，可见伤口愈合好，外观满意（图 17.139）。患者张口及咀嚼正常。因肿瘤切除时软组织切除较少，修复时应避免软组织过度臃肿。下颌骨外观的修复此时已经完成，但功能重建还需将来进行骨整合种植牙的安装。

图 17.140 所示为一位下龈局部晚期癌患者的口腔内照片，该癌累及磨牙区。行右半下颌骨、附近软组织切除及右侧颈清扫术。标本见图 17.141。腓骨游离瓣按切除的下颌骨进

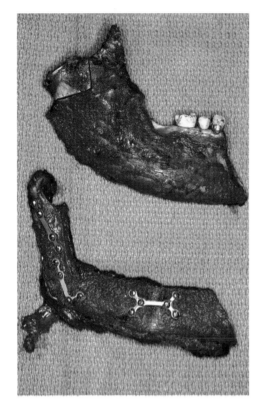

图 17.137　手术标本及腓骨塑形。

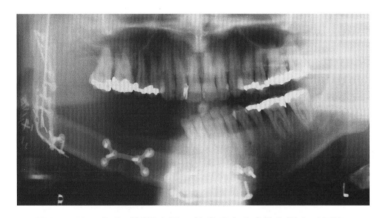

图 17.138　术后下颌骨全景 X 线片示出重建的右侧半下颌骨。

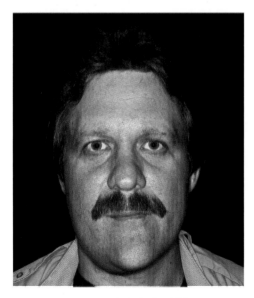

图 17.139　患者术后 6 周外观。

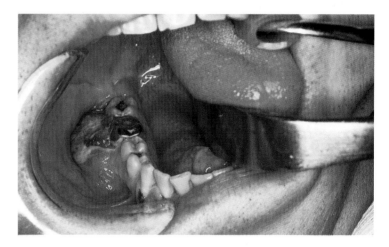

图 17.140　右下龈晚期鳞癌口内照片。

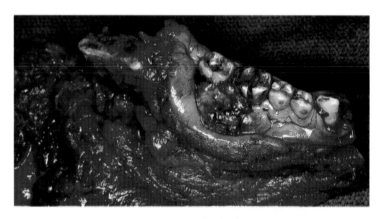

图 17.141　手术标本。

行塑形,其上附着的软组织、皮肤用于口腔黏膜修复(图 17.142)。术后患者外观,下颌骨连续性已恢复完整(图 17.143)。下颌骨全景 X 线片示腓骨瓣与下颌骨残端已用小钛板及螺钉固定(图 17.144)。如果口腔内黏膜缺损较小,腓骨游离复合瓣可不带皮岛。可直接将颊部与口底切缘拉拢缝合,关闭黏膜缺损。

另一患者为下齿龈鳞癌侵及磨牙后区而行左半下颌骨切除术如图 17.145。应用腓骨游离瓣很好地恢复了半侧下颌骨的缺损并恢复了面部轮廓和咬合关系。面部轮廓对称,患侧

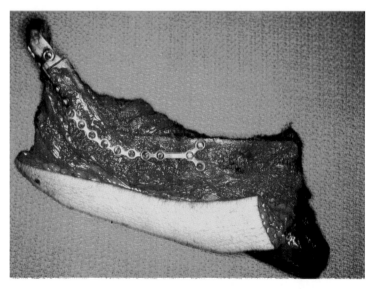

图 17.142　微血管腓骨游离复合瓣重塑后准备用于缺损重建。

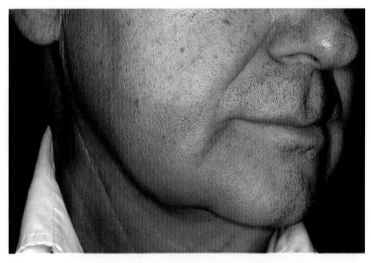

图 17.143　患者术后 6 个月外观。

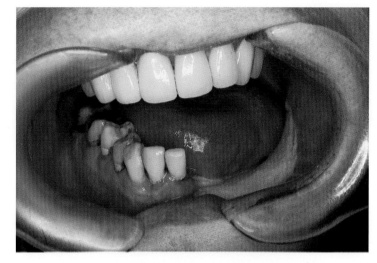

图 17.146　口内可见组织瓣的皮瓣部分愈合良好。

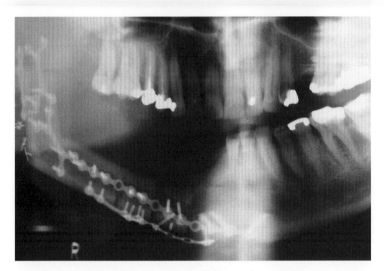

图 17.144　半侧下颌骨重建后全景 X 线片。

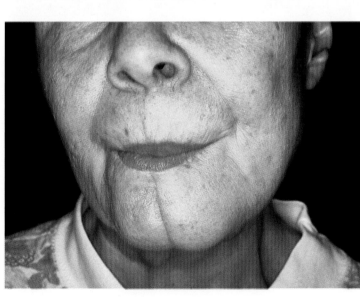

图 17.145　腓骨游离瓣重建后患者面部轮廓恢复。

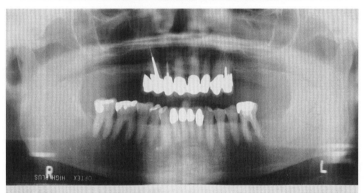

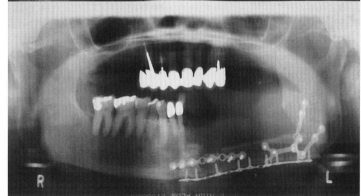

图 17.147　术后全景 X 线片与术前（上）比较，下颌骨轮廓（下）恢复至术前状态。

腓骨游离瓣也可以用来修复感染或放射性骨坏死，但骨移植成功率低。图 17.148 显示一位 64 岁男性软腭鳞状细胞癌放射治疗后骨放射性坏死及病理性骨折的全景影像。图 17.149 显示了用腓骨游离瓣和小钛板进行骨切除和重建后的随访全景照片。

图 17.150 所示为一累及口底、下颌骨舌面的局部晚期舌鳞癌患者的手术后缺损。手术行半舌、一侧上颌骨切除及右侧颈根治性清扫术。图 17.151 为塑形后的腓骨游离复合瓣。腓骨经多处切开后，进行下颌骨塑形。首先将经塑形的腓骨瓣与下颌骨残端固定（图 17.152）。腓骨所带皮肤及肌肉进行颊、口底及半舌缺损的修复（图 17.153）。术后 1 年，患者的口内照片可见舌外形及活动良好（图 17.154）。术后 1 年，患者的外观显示下颌骨轮廓与外形恢复（图 17.155）。术后全景 X 线片示移植骨与下颌骨残端对位良好（图 17.156）。

面部外形与健侧对称。该患者口内观可见，皮岛覆盖重建下颌骨良好，而下颌骨残存牙齿与上颌骨牙齿咬合正常。用腓骨游离复合皮瓣部分为口腔提供了满意的修复，并维持了舌体正常活动（图 17.146）。该患者术后全景 X 线片与术前比较可见：下颌骨的角度和弧度恢复良好（图 17.147）。

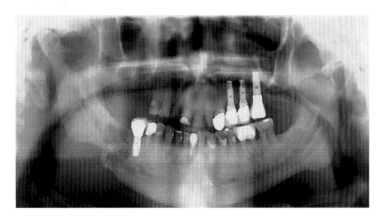

图 17.148　64 岁男性软腭鳞状细胞癌放疗后右下颌骨放射性骨坏死和病理性骨折全景片。

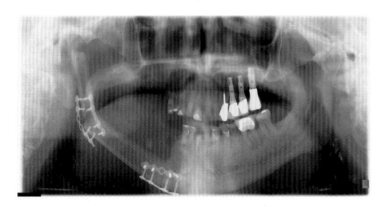

图 17.149　右下颌骨部分切除用腓骨游离瓣和微型钢板重建患者的全景片。

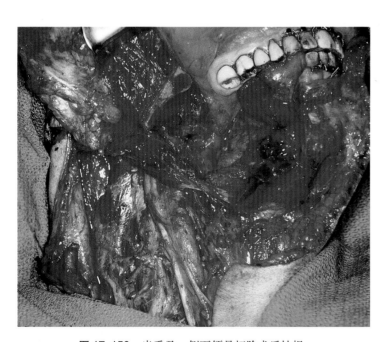

图 17.150　半舌及一侧下颌骨切除术后缺损。

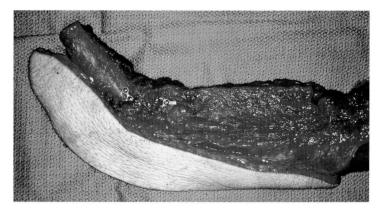

图 17.151　塑形后的腓骨复合瓣。

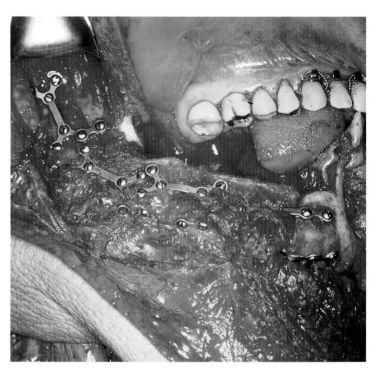

图 17.152　腓骨瓣与下颌骨残端固定。

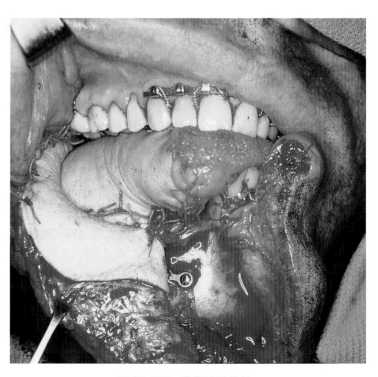

图 17.153　修复半舌缺损。

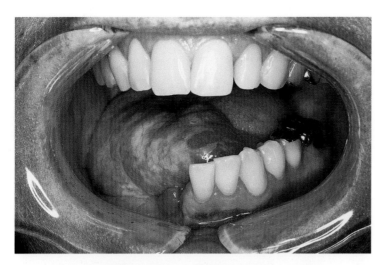

图 17. 154　口内观修复的舌体。

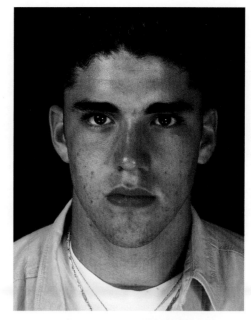

图 17. 157　患者术前外观。

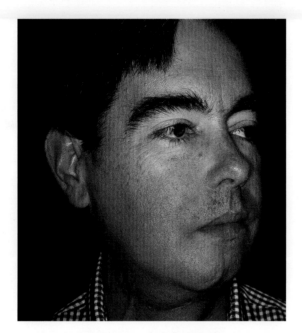

图 17. 155　患者术后外观。

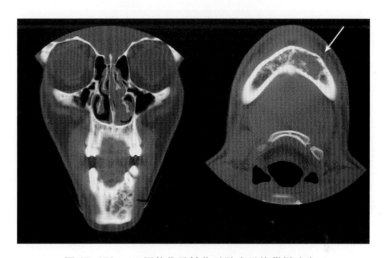

图 17. 158　CT 冠状位及轴位示肿瘤呈蜂巢样改变。

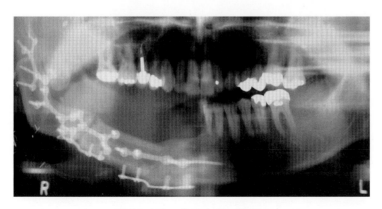

图 17. 156　术后全景 X 线片。

图 17. 157 所示为一 17 岁男性下颌骨前弓软骨肉瘤患者。下颌骨 CT 冠状和轴状位显示软骨肉瘤典型的骨内蜂窝状病灶（图 17. 158）。活检证实为低度恶性软骨肉瘤。切除自右侧第一磨牙至左侧第二前磨牙间的下颌骨前弓，标本如图 17. 159 所示。将腓骨游离瓣多截骨、重塑后进行下颌骨重建。术后 6 个月外观，面部轮廓和外形及颏部形态恢复良好（图 17. 160）。术前、术后曲面断层 X 线片对比可见，恢复了

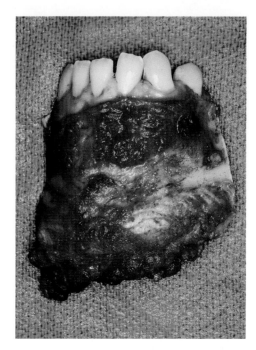

图 17. 159　手术标本。

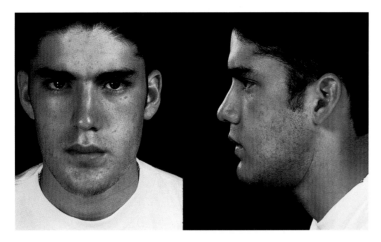

图 17.160　患者术后 6 个月外观。

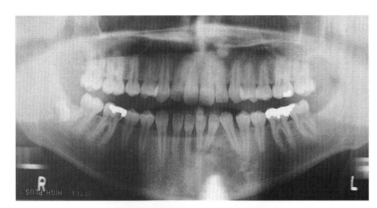

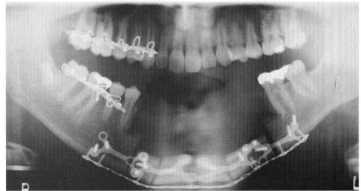

图 17.161　术前、术后下颌骨全景 X 线片。

下颌骨前弓的外形（图 17.161）。

　　口腔的洞穿缺损涉及黏膜、下颌骨和皮肤切除，需用包括骨、软组织及皮肤的复合瓣进行修复。图 17.162 为一颏部淋巴瘤患者，两程放疗、化疗后复发。肿瘤累及颏部皮肤、下颌骨、唇龈沟黏膜及口底。整块切除下颌骨前弓、口底软组织和黏膜，形成洞穿性缺损。标本如图 17.163 所示。

　　标本切除后的手术缺损表现为大面积皮肤、软组织缺损，左、右两侧下颌骨残端及舌下黏膜断缘（图 17.164）。右侧唇红缘保留，制备复合腓骨游离瓣，包括：腓骨、附着肌肉及其上的皮肤（图 17.165）。复合瓣用于颏部皮肤、软组织及下颌骨的修复。将口内黏膜缺损直接拉拢缝合。术后数月外观可见皮瓣愈合好，外观、轮廓及功能良好（图 17.166）。随着时间的延长，骨及软组织萎缩。术后 10 年可见骨及软组织明显萎缩（图 17.167）。

骨整合种植体在下颌骨修复中的应用

　　修复后的下颌骨上植入骨整合种植体可以有效改进患者外观，较好地恢复口腔发音、包容功能及咀嚼功能。成功的骨整合种植体需要有足够的骨存量和覆盖骨头的柔韧软组织。骨组织垂直高度至少为 10mm，宽度为 5~6mm。骨整合种植体最适合无肿瘤复发、切除下颌骨已准确修复的患者。理想的适应证为：下颌骨前弓缺损和无口腔内黏膜缺损患者。

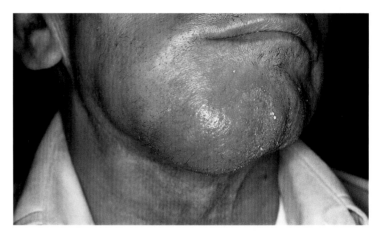

图 17.162　复发性淋巴瘤，累及下颌骨、软组织、颏部皮肤。

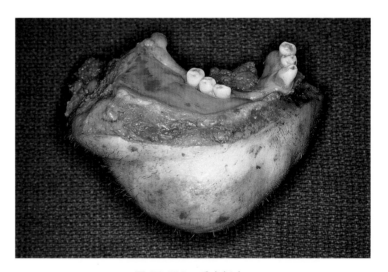

图 17.163　手术标本。

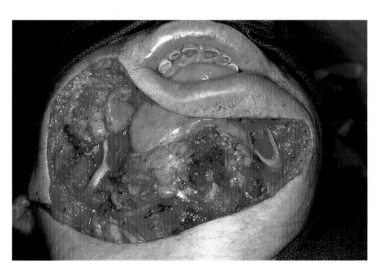

图 17.164　手术缺损。

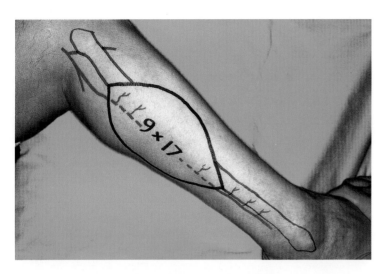

图 17.165 游离复合皮瓣设计轮廓。

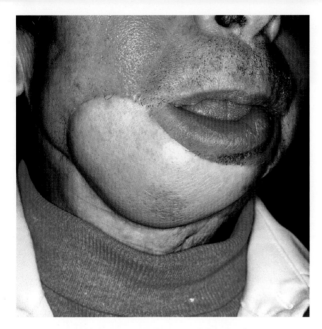

图 17.166 患者术后 1 年的外观。

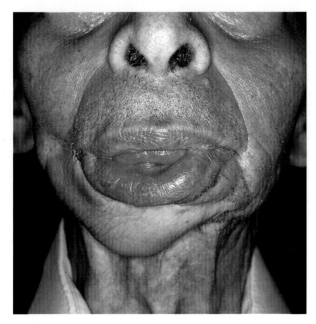

图 17.167 术后 10 年骨和软组织萎缩。

CAD-CAM 技术的应用,为腓骨游离皮瓣的精确制作提供了极大的便利。这项技术还允许外科医生计划固定钢板和螺钉的位置,以便在腓骨游离皮瓣的理想位置立即放置种植体。在腓骨游离皮瓣重建时立即种植,既有优点,也有缺点。缺点:①咬合可能不理想;②植入物可能在骨愈合过程中移位;③植入物的存在增加了腓骨瓣愈合风险;④术后放射治疗可能在金属植入物周围产生热点,有潜在的植入物挤压的风险。优点:①口腔康复时间大大缩短;②CAD-CAM 技术实现了种植体的精准放置;③钛种植体不会给骨骼增加"金属负担";④可显著降低二次种植所需的多次手术的成本和发病率;⑤患者可在短短几个月时间内实现全面口腔康复。因此,考虑到所有与肿瘤和患者相关的因素,多学科小组应讨论在重建的下颌骨中立即或延迟放置种植体的问题。

图 17.168 为一成釉细胞瘤患者的术前 CT 扫描图像,可见右侧下颌骨的下颌角处有一膨胀性骨破坏区。该患者行自下颌结节至右侧中切牙的下颌骨节段性切除。系列全景 X 线片如图 17.169 所示:①术前病变;②用螺钉和微型钢板重建下颌骨的术后即刻表现;③螺钉钢板取出和植入种植体后的表现。术后口内观可见(图 17.170):位于种植体上种植牙外形理想,咬合关系、舌活动度和咀嚼均恢复正常。患者发音清晰,面部轮廓、曲线和对称性良好(图 17.171)。腓骨游离瓣是下颌骨修复重建的理想手段。

腓骨游离皮瓣 CAD-CAM 设计在上颌骨重建中的应用

CAD-CAM 模型的应用大大促进了骨重建计划的制订。CAD-CAM 创建一个模型,并准备预先设计的引导平面,精确地对游离骨瓣进行截骨,以创建所需的骨重建。这项技术目前通常应用于下颌骨重建(详见第 18 章)。这项技术在上颌重建中也非常有用,可以实现精确的面部轮廓恢复,也可以在重建的上颌中放置种植体。

病例展示的患者曾因上颌骨低度黏液纤维肉瘤接受上颌骨部分切除术。手术是通过改良的 Weber-Ferguson 切口进行的,此切口考虑到了鼻前庭下切迹及眶下皮肤褶皱。从患者术

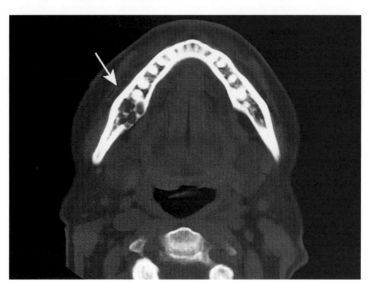

图 17.168 术前 CT 扫描示,右侧下颌骨膨胀性骨破坏。

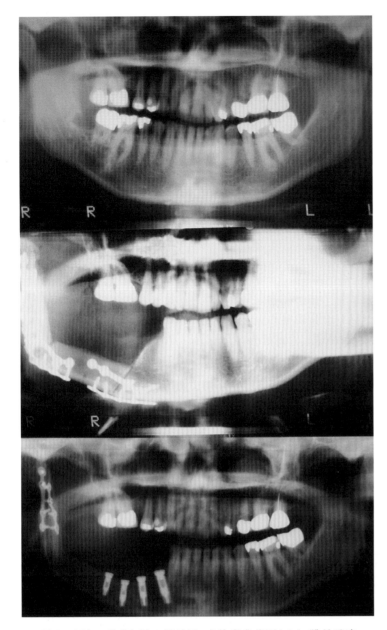

图 17.169   系列全景 X 线片示,术前病变范围(上),腓骨重建下颌骨(中),植入种植体后(下)。

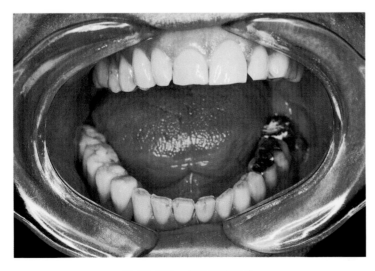

图 17.170   术后口腔照片。

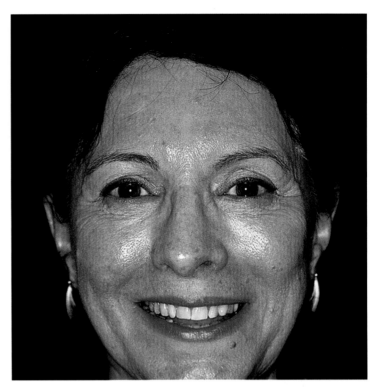

图 17.171   种植牙 1 年患者外观。

前外观、计划改良的 Weber-Ferguson 切口以及皮肤切口改良的最终美学结果来看,结果非常理想(图 17.172)。然而,手术 3 年后,患者出现局部复发,累及咀嚼间隙的颧骨下表面。磁共振(MRI)显示肿瘤侵犯咀嚼肌间隙并累及至颧骨(图 17.173)。CT 扫描显示复发肿瘤的切除范围:包括颧骨、眶外侧底和眶外侧壁(图 17.174)。切除范围显示在头骨上(图 17.175)。骨切除的范围和用于进行骨切割的塑料导板显示在计算机模型上,如图 17.176。计划在腓骨上的切骨如图 17.177A 所示,在腓骨游离皮瓣上进行切骨的塑料导板如图 17.177 所示。计划重建的 CAD-CAM 模型显示腓骨游离皮瓣截骨段与固定板的位置(图 17.178)。CAD-CAM 模型的侧视图显示腓骨游离皮瓣的位置和种植体的位置,以免与腓骨游离皮瓣的固定螺钉冲突(图 17.179)。

手术需要通过先前使用的改良 Weber-Ferguson 切口游离面颊瓣(图 17.180)。为了实现肿瘤的整体切除,需要在眼眶外侧壁、眶底和颧弓处用塑料导板进行截骨。手术区域显示完整的截骨术(图 17.181)。图 17.182 所示为手术缺损和之前在眼眶和上颌骨侧壁上制作的塑料引导平面。这些将指导外科医生将腓骨游离皮瓣准确地贴附到受体骨部位。复合腓骨游离皮瓣在供体处按预定形状制作。金属板将截骨节段固定在准确位置(图 17.183A)。将预制复合皮瓣转移到受体部位,骨段固定到受体骨端(图 17.183B)。皮瓣的软组织部分旋转以覆盖骨和金属板。皮岛的定位是为了闭合上颚的缺损(图 17.184)。术后三维重建锥形束 CT 扫描显示骨瓣和种植体排列良好(图 17.185)。术后 1 个月,患者外观显示,所有部位均一期愈合,面部轮廓恢复良好,手术瘢痕可见(图 17.186)。水肿的下眼睑几个月内会逐渐消失。口内视图显示腭部缺损完全闭合(图 17.187)。该患者将接受术后放射治疗,并在放射治疗恢复后,在种植体上进行牙冠的放置。

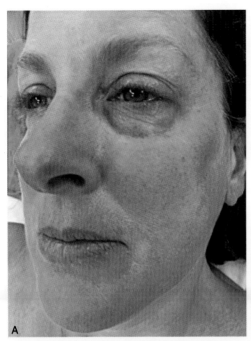
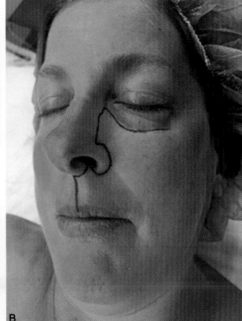
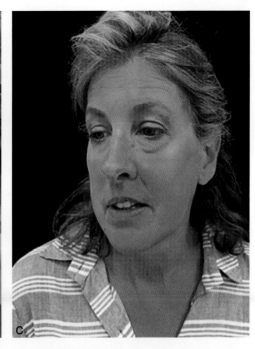

图 17.172　计划改良 Weber-Ferguson(B)患者术前外观(A)和术后 6 个月外观(C)。

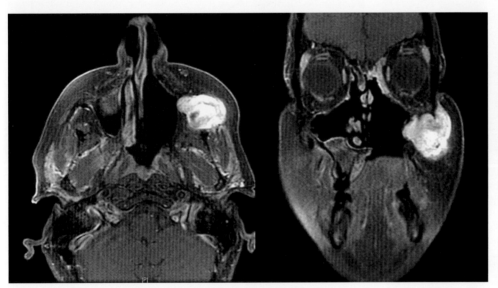

图 17.173　术前磁共振轴位和冠状位显示复发肿瘤局限于咀嚼间隙,累及颧骨。

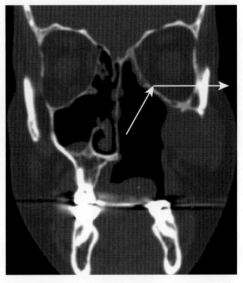

图 17.174　CT 冠状位(骨窗)显示眶外侧壁和眶底切除平面。

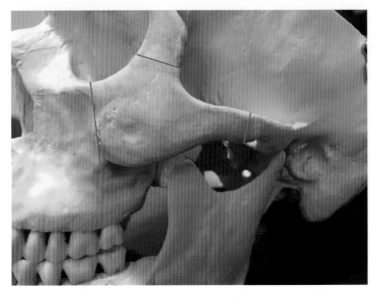

图 17.175　颅骨切除范围。

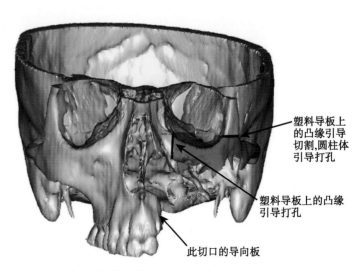

塑料导板上的凸缘引导切割,圆柱体引导打孔

塑料导板上的凸缘引导打孔

此切口的导向板

图 17.176　计算机模型显示骨切除范围和塑料导板位置。

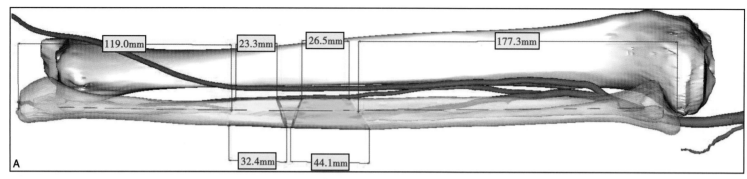

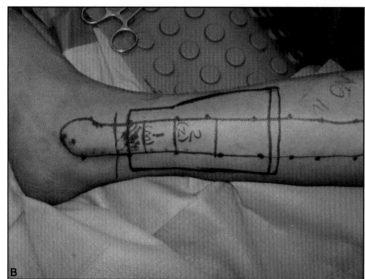

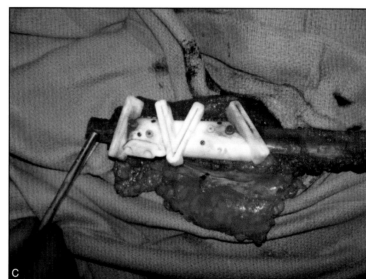

图 17.177 在模型上 CAD/CAM 引导的骨切割（A），绘制在患者上（B）和塑料导板引导进行截骨（C）。

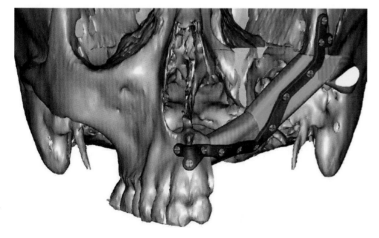

图 17.178 CAD/CAM 辅助设计的重建腓骨游离皮瓣和固定板模型。

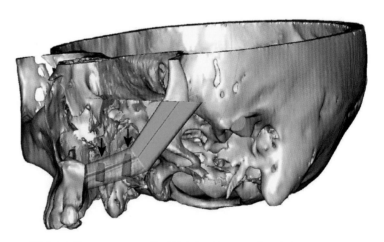

图 17.179 CAD/CAM 模型的侧视图显示了为避免与金属板固定螺钉冲突而放置牙科种植体的位置（箭头）。

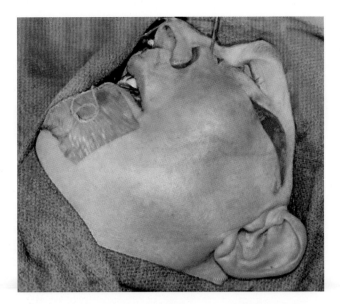

图 17.180 经改良 Weber-Ferguson 切口游离的面颊瓣。

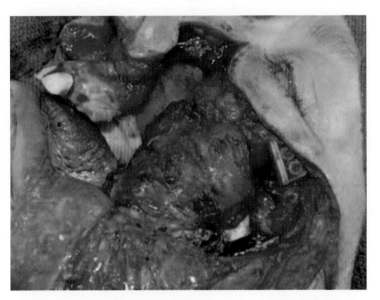

图 17.181 在计算机模型的塑料导板引导下,对眼眶壁和颧弓进行截骨手术后,肿瘤向四周移动。

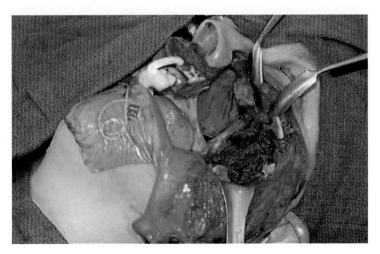

图 17.182 切除标本后的手术区域显示了接骨部位的 CAD/CAM 引导平面。

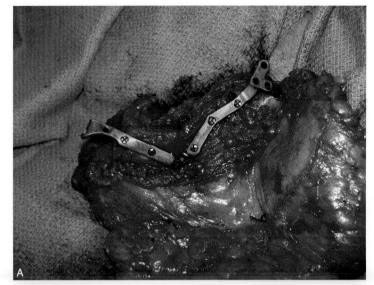

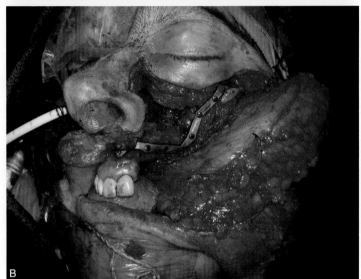

图 17.183 在供区制作预先计划的腓骨游离皮瓣,用金属板固定骨段。将复合皮瓣置换到受体部位。

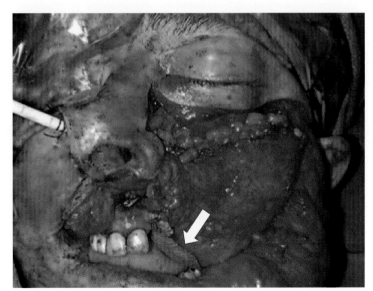

图 17.184 旋转复合皮瓣软组织覆盖骨和金属板,定位皮岛覆盖上颚缺损(箭头)。

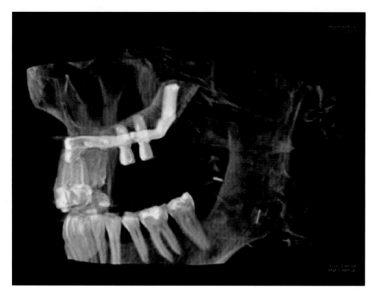

图 17.185 锥形束计算机断层扫描术后三维重建显示皮瓣和种植体的位置。

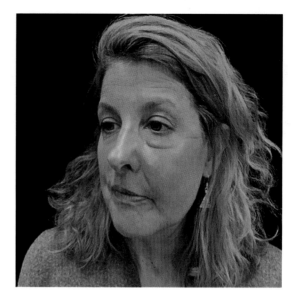

图 17.186 术后 6 周患者面部轮廓恢复良好。

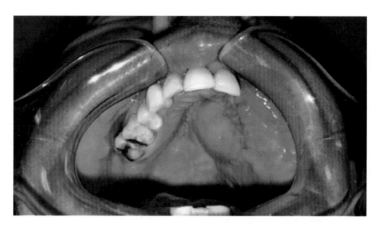

图 17.187 术后 6 周患者的口内观显示腭部缺损完全闭合。

（张海东　于振坤　译）

第18章

肿瘤牙科、颌面部假体及种植体

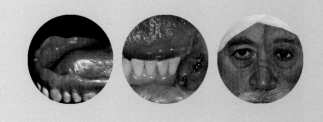

关键词

> 颌面部
> 软腭
> 假体
> 下颌

头颈部或口腔的良恶性肿瘤患者，其治疗均需要多学科团队合作。这包括了头颈外科医生、口腔修复医生、口腔肿瘤医生、语言康复医生、放射肿瘤医生、肿瘤内科医生、高年资护师、营养师、精神病/心理学医生和治疗协调员。各科专业人员共同协作，能对口腔缺损及面部畸形提供相应的重建、修复、解决或减轻牙科疾病的程度，减少肿瘤治疗的并发症。肿瘤患者接受手术治疗后，出现言语、咀嚼、吞咽等功能障碍，可以通过安装颌面假体获得康复。同样，假体可以有效改善鼻切除或眶内容物切除等大手术后患者的面部外观，使患者能够同就诊前一样自信地面对家人、朋友和工作环境。

对放疗和/或化疗的患者评估

对准备行放疗和/或化疗等非手术治疗的患者，治疗前应由牙科专家筛查牙科感染的潜在病源。并在细胞毒性治疗之前对严重的龋齿，根尖周病和牙周病等牙齿感染源进行治疗。一般来说，牙槽手术后至少需要2周伤口黏膜才能完全愈合，因此，最好在肿瘤疗前2周进行牙科处理。需强调的是，在肿瘤周围拔牙会为肿瘤沿骨皮质浸润生长提供通道，且后续出血可能难以处理。因此，除非有明确的处理办法，应尽量避免这一操作。

对患者初次牙科评价重点在于建立检查基准资料，以便将来进行比较。应告知患者加强、保持口腔及牙齿健康的方法，并须在治疗过程中及治疗后继续保持（表 18.1）。患者必须充分认识到，从此刻开始，他们的个人卫生必须做到无懈可击，无论使用牙膏还是其他含氟的抗龋齿制剂，都对维护他们的牙齿健康至关重要。此外，这些措施对于预防因放射治疗后唾液减少导致的龋齿非常重要。这同样适用于服用双磷酸盐、贝伐单抗、地诺单抗或其他骨稳定药物的患者。如不遵守这些治疗建议，可能增加治疗并发症，比如牙槽骨手术（例如拔牙，牙龈手术，种植牙等）继发的颌骨坏死等。患者的自身意识和依从性以及适当的咨询和鼓励，对于预防性牙科策略的成功是最关键的。因此，整个医护团队都应不断强调这些概念和措施，并妥善记录，以保护所有相关人员。

表18.1 加强及保持口腔和牙齿卫生的自我护理方法
• 每日用牙线剔牙
• 每餐后均刷牙，包括服用液体营养补充剂后
• 经常用盐及碳酸氢钠溶液漱口，尤其在餐后
• 每天至少使用中性氟化钠胶/膏刷牙1次，尤其在睡前

除喉、下咽及甲状腺肿瘤外，头颈部大多数肿瘤在接受一定剂量的放射治疗时，口腔黏膜均位于放疗野内。对上颈部，如Ⅰ区、Ⅱ区淋巴结进行放疗时，口腔也可能存在风险。无论是单纯放疗还是术后放疗的患者进行检查、提出牙科治疗建议之前，均应考虑患者年龄、诊断、放射野及放射剂量。放疗对牙齿、牙周及黏膜的影响见表 18.2。对腮腺、颌下腺放疗引起的唾液分泌减少亦可间接引起这些损伤。最后，请注意计划接受放射性碘（radioactive iodine，RAI）治疗的患者治疗前也应该接受牙科检查。RAI治疗可以对唾液腺产生深远的影响，而这种继发性口干可能会对牙齿造成破坏。

表18.2 放疗后口腔部位的急性及长期并发症	
急性副作用	**长期副作用**
黏膜炎	口腔干燥
味觉丧失	龋齿
吞咽困难	牙周病
唾液黏稠	张口困难
	放射性骨坏死

患者口腔内如有金属植入物（包括有牙齿颜色的氧化锆修复体），需用个人定制的口腔保护器，降低散射性黏膜炎的风险（图18.1）。这些防护装置应在放疗开始前就及时制造并交付使用。表18.3列出接受放疗前拔牙的适应证。如前所述，拔牙后应待黏膜生长完全恢复后才能接受放疗。如有可能，拔牙部位的牙龈黏膜应予以缝合。

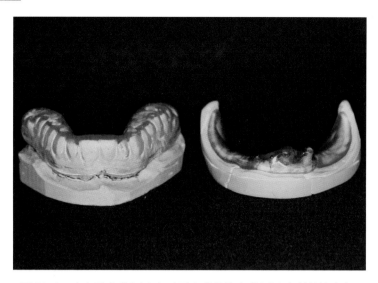

图18.1　为有牙患者(左)和无牙有种植体患者(右)定制的护齿套。

表18.3　放射治疗前拔出牙齿的适应证
• 既往口腔治疗依从性差的病史,表现为口腔卫生不良和多颗牙齿缺失或龋齿
• 无法修复的龋齿
• 与骨缺失、牙活动及牙根分叉有关的晚期/有症状的牙周病
• 残牙根尖未被牙槽骨完全覆盖
• 牙槽骨未完全覆盖的有症状的阻生齿或不全萌生齿

　　一般牙科医生可以利用初次检查和放射治疗开始之间的时间间隙来完成口腔卫生操作,如洗牙、抛光、龈下根面平整和刮治。悬垂和缺损的修复体可根据需要拆除和更换,不合适的假牙应予以纠正。

　　家庭护理包括每日清除牙菌斑、使用软牙刷和含氟牙膏。氟化物的种类及使用方式与长期坚持使用相比,后者对预后的影响更明显。应建议患者每日使用牙线剔牙,每餐后刷牙,其中包括液态营养剂,因为其含有致龋的碳水化合物。建议使用含有1%氟化钠而非氟化锡的牙膏。后者口味不佳,且可引起牙齿及牙龈敏感。每晚应使用牙刷及牙膏刷牙2分钟,吐出后不应漱口,这样睡觉时牙齿上就会留下一层氟化物薄膜。

　　顺铂、5-Fu及甲氨蝶呤经常用于化疗,其本身有引起急性黏膜炎的可能,联合使用或与放疗联合可引起口腔炎影响治疗。和血液病的治疗相比,头颈肿瘤的化疗引起严重口腔并发症的概率较小。化疗相关的并发症包括:黏膜炎及黏膜溃疡、口腔念珠菌病、口腔黏膜细菌或病毒感染。除这些直接并发症外,还可引起进食显著减少导致的营养不良。对放疗患者来说,接受化疗前2周应作再次评价,系统回顾应包括血液系统状况,如白细胞总数、中性粒细胞计数、血小板计数及凝血指标等。应仔细排除能引起菌血症的潜在感染灶,如牙周疾病。一旦发现,应及时治疗。对根尖周围有症状或第3磨牙有病变者应行牙髓治疗或拔牙术。同样,应建议患者做好家庭牙齿护理和龋齿控制。治疗期间应保持口腔卫生,包括经常使用食盐及碳酸氢钠溶液漱口及刷牙。

　　对肿瘤晚期患者,牙齿的处理不应那么积极,要考虑他们的整体状况和预后。无症状的牙齿应尽量保留或保守处理,

即便患者有活动性的慢性牙病。可摘义齿的基牙也应尽量保留。在治疗结束前,不要用牙冠、固定桥、镶嵌物等进行修复,或只用过渡性修复材料。

放射治疗远期副作用的处理

　　口腔干燥可能是口腔放疗最常见的副作用。其严重程度与放疗剂量、放射源、分割野及放疗野等有关。放射能引起涎腺腺体萎缩,导致唾液分泌减少,如果是同步化放疗则症状可更为严重。有报道称,接受RAI的患者可能有严重的口干,因此,应酌情进行评估和治疗。

　　口腔干燥可引起进食困难、口腔不适、义齿配戴困难及发音困难。另外,常增加龋齿、牙周病发病率,如果牙齿损坏导致拔牙,最终可能诱发放射性骨坏死(osteoradionecrosis,ORN)。研究显示,使用毛果芸香碱及氨磷汀等药物可以不同程度缓解口腔干燥。而大部分患者通过频繁饮水才能缓解症状。

　　其他远期副作用与放疗对软组织、骨及血管等作用有关。咀嚼肌放疗后形成纤维化可引起张口困难。常规的张口锻炼可以减轻该并发症。患者应在放射治疗开始前就进行这些练习,如果在治疗期间停止,则必须在放疗的急性并发症缓解后立即恢复。每日应该多次练习,也可以使用一些特殊的器械,如丙烯酸树脂开口螺丝(图18.2)、几块压舌板捆绑在一起,或一些市场上可买到的设备。患者也可用拇指及其他手指协助张口至能耐受的最大限度。医疗人员应了解预防张口困难的重要性,因为张口困难不仅严重影响生活质量,而且不利于治疗后的随诊、不易早期发现肿瘤复发或其他新生肿瘤或提供常规牙科护理。

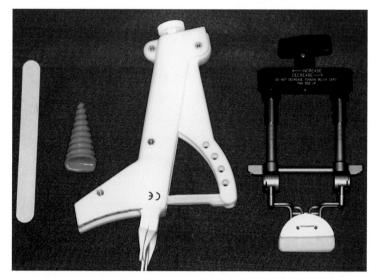

图18.2　预防张口困难的装置,从左到右:一捆压舌板、丙烯酸树脂开口螺丝、Therabite和Dynasplint。

　　如骨质放疗剂量超过55Gy,则放射性骨坏死的危险性将大大增加。下颌骨内血管相对稀少,放疗后血管内皮受损易导致坏死,而上颌骨因血供丰富则不易出现。这一过程可持续数月甚至数年,且患者余生都有发生放射性骨坏死的可能。骨暴露或牙根裸露是放射性骨坏死最为常见的原因(图

18.3)。龋齿和牙周病是拔牙最常见的诱因。图18.4展示了既往有下颌骨放疗史的患者，拔牙后出现下颌骨坏死的一组计算机断层扫描（computed tomography，CT）图像。然而，约1/3的放射性骨坏死为自发形成。严格保持口腔卫生是最重要的预防措施，其他治疗如使用抗生素、清创、刮除等，仅限于早期的下颌骨坏死。晚期广泛坏死者，如口内有骨质暴露，则需行节段切除并重建。

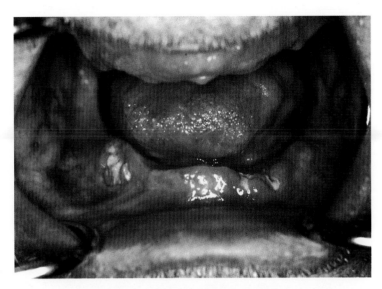

图18.3　下颌骨坏死患者口内所见。

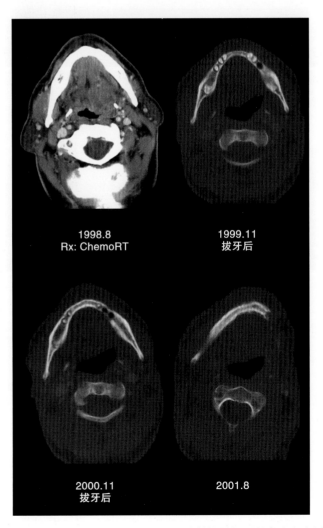

图18.4　计算机断层扫描显示拔牙后放射性骨坏死的发生和发展。

高压氧对放射性骨坏死的治疗作用仍有争议。医疗人员应明白对已经死亡或坏死的骨细胞，高压氧不可能使其重新焕发生机，唯一有效的治疗为死骨清除术。使用高压氧治疗放射性骨坏死的主要问题是，在受影响的组织中补充氧气是否会导致休眠的癌细胞活化。尽管目前尚无系统的研究证实高压氧在治疗放射性骨坏死上的优势，但有高压氧应用后肿瘤再次活跃的报告。因此，应谨慎使用高压氧治疗，尤其是可能有肿瘤残存的患者。越来越多的报道称己酮可可碱和α-生育酚可有效治疗放射性骨坏死及药物相关的下颌骨坏死（medication-related osteonecrosis of the jaws，MRONJ）。己酮可可碱长期用于治疗间歇性跛行，它可以改善受累区域的血液微循环。α-生育酚具有抗氧化作用，虽然其确切的作用机制尚未明确，但它可降低血液黏稠度，增加红细胞弹性，增加白细胞变形能力，降低中性粒细胞黏附性并抑制其活化，总之，明显提高了组织氧合水平。由于己酮可可碱与抗血小板和抗凝药物会相互作用，患者应与医生咨询此类药物的相关用法。尽管暂时还没有大规模的有效性研究，但目前的报道显示己酮可可碱/α-生育酚在治疗 ORN/MRNOJ 上大有前景（图18.5）。

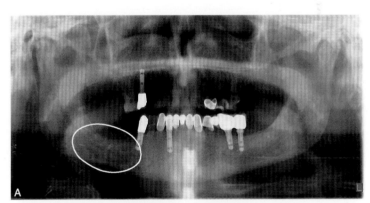

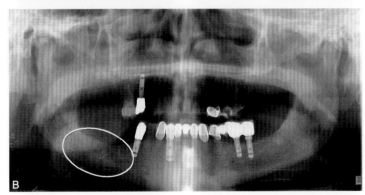

图18.5　A.下颌骨放射性骨坏死患者在己酮可可碱治疗前的全颌曲面断层片；B.同一患者在使用己酮可可碱治疗2年后的曲面断层片，可见骨密度增加，缺损填充。

颌面部假体

对头颈肿瘤手术的患者来说，颌面部的假体修复是完整治疗的一个有机组成部分。修复的目的为重建发声、咀嚼、吞咽、唾液控制并重建面部缺损。术前头颈外科医生和颌面假体修复医生应进行交流、讨论，以便在各个治疗阶段确定最佳方案,并取得较好的功能和外观(表 18.4)。头颈外科医生应在术前明确手术切除对患者功能造成的影响,并预先计划好修复手段。诊断资料的共享,无论是直接的牙科诊断或数字三维图像,都大大有助于外科医生和修复医生的治疗计划。

表 18.4　颌面假体修复专家在头颈手术患者康复中的作用
术前
● 制备上颌骨手术期腭托
● 对下颌骨节段性切除及重建进行评估
● 对面部假体及术前石膏模型进行评估
术中
● 安放上颌骨手术期腭托/假体
● 下颌骨的游离组织瓣重建颌间固定
● 安放种植体
● 拔牙
术后近期
● 制备过渡期上颌骨假体
● 制备发音球假体
● 制备腭部增强假体
术后远期
● 制备永久上颌假体
● 制备下颌骨切除后的引导假体
● 制备不稳定下颌骨切开的舌夹板
● 骨结合种植体
● 制备面部假体

上颌骨缺损及腭托

手术切除硬腭或上颌骨,据其部位及切除范围不同,可引起不同程度的功能丧失和外观改变(表 18.5)。腭部缺损的修复要点在于重建口鼻腔间隔,恢复正常的发音及吞咽功能。上颌骨腭托能支持上唇及颊部,也能改善患者的外形。

表 18.5　腭部及上颌骨切除后常见的后遗症
● 鼻音较重、语言不易理解
● 咀嚼困难
● 吞咽困难
● 鼻反流
● 鼻腔黏膜干燥
● 鼻腔、鼻窦分泌物控制困难
● 面部外形改变

一个功能完善的上颌骨腭托应固定良好、同时具有稳定和支撑作用。头颈外科医生应熟知腭部切除后功能改善的相关知识,以制订最佳修复方案(表 18.6)。具体来说,尽可能多地保留硬腭/牙槽,保留尽可能多的牙齿,通过植皮提供足够的组织床来支持假体以及术中安放种植体,均有助于获得更好的假体效果。通常,患者需分阶段修复,以逐渐适应缺损的愈合和形态变化。这些阶段对应的腭托分别称为:手术期、过渡期及永久腭托。

表 18.6　有助于提高功能恢复的腭部手术改进办法
● 使用刃厚皮片覆盖上颌骨缺损
● 提供角化上皮支持腭托
● 瘢痕牵缩形成下缺,提供侧向支持
● 使用角化黏膜覆盖硬腭内侧切缘
● 尽可能保留部分硬腭内侧黏膜
● 黏膜覆盖后减少切缘部位溃疡,提高使用腭托的舒适性和使用率
● 尽量保留足够多的上颌骨前部
● 更好地固定支撑腭托
● 对需要切除的牙齿沿其牙槽设计切口
● 避免附近保留牙齿的外露导致脱落
● 切除后端部分无功能的软腭
● 避免纤维化后影响上颌骨腭托对鼻咽部的堵塞

颌面假体修复专家应通过术前评估患者、获取牙型、参与手术计划来制备手术期腭托(图 18.6 和图 18.7)。如有可能,头颈外科医生应在印模上标记计划切除的边界(图 18.8 和图 18.9),手术期腭托常由聚甲基丙烯酸树脂制备并消毒,以便手术切除后使用。术中将预先制备好的手术期腭托用 24 号不锈钢丝固定于残留的牙齿间,对无牙颌患者则固定于牙槽嵴和硬腭架之间(图 18.10 和图 18.11)。如果患者为无牙颌,亦可以放置骨内种植体来支撑固定过渡期腭托(图 18.12~图 18.14)。

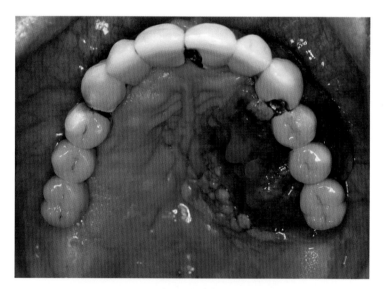

图 18.6　硬腭鳞状细胞癌的口腔内所见。

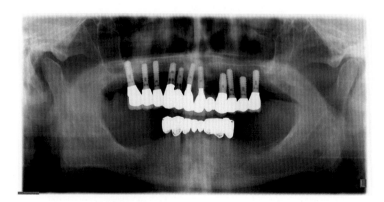

图 18.7　上颌骨切除术前的曲面断层片显示,需要对齿桥进行计划并确定种植体的位置。

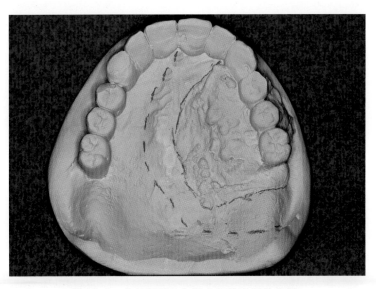

图 18.8 由外科医生勾勒出切除边界的印模。

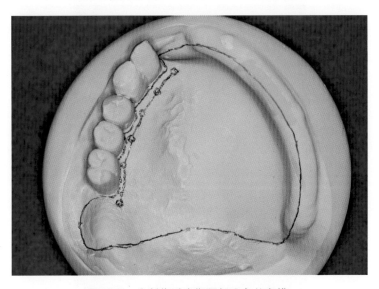

图 18.9 为制作手术期腭托准备的印模。

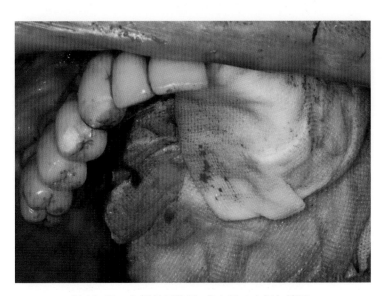

图 18.10 上颌骨切除后,术中见口内打包情况。

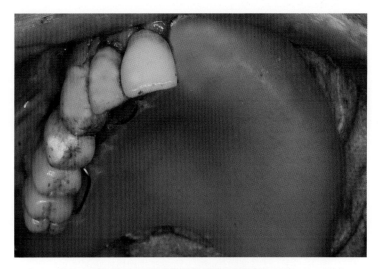

图 18.11 术中手术期腭托安装后所见。

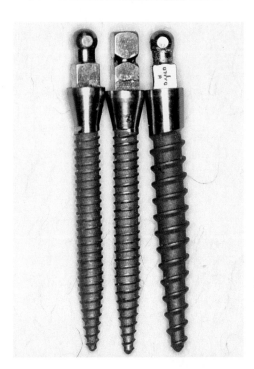

图 18.12 带 O 形球和方形头的牙齿微型种植体。

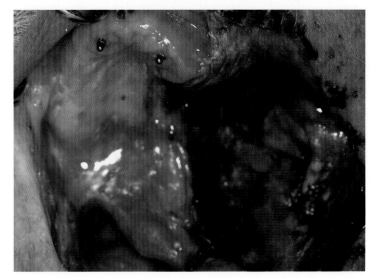

图 18.13 上颌骨切除同时植入两个牙齿微型种植体,术后早期口内像。

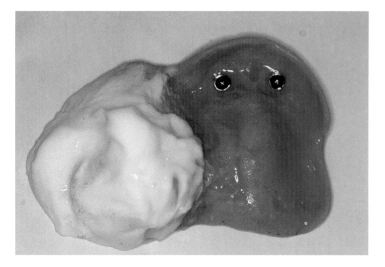

图 18.14　过渡期腭托,通过 O 形环与种植体匹配固定。

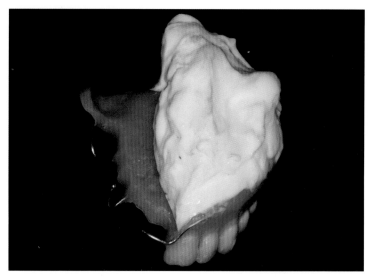

图 18.16　过渡期腭托,填充部分由柔软材料制成(白色)。

手术期腭托能辅助手术打包伤口,隔离污染区,使患者能清晰发音及吞咽,避免下鼻饲管。术后 7~10 天解除手术包扎时,将手术期腭托一并去除,并立即更换过渡期腭托。若颌面修复专家在手术时未能在场放置手术期腭托,为了能够精准制作过渡期腭托,头颈外科医生必须能够明确指出手术切除范围及拔除的牙齿。过渡期腭托能附着于牙齿,并有凸缘支撑上唇和颊部,以合金卡扣与剩余牙齿和/或手术时放置的种植体啮合(图 18.15)。假体的填充部分使用一种柔软材料沿着缺损制成,随着伤口逐渐愈合和缺损形态的改变,术后 6~8 周内应每隔 1 周重新调整 1 次(图 18.16)。

术后 4~6 个月,伤口完全愈合后,应配戴永久腭托。如果患者术后而接受放疗,则须等待更长时间,这样可使缺损区生长更稳定些。永久腭托在缺损侧壁处尽量做高,以便固定得更稳定(图 18.17)。这一阶段,如果已经将传统的两件式种植体植入骨骼,则应该着手设计附着体以便支撑固定腭托假体。种植体可提供有力的物理附着,尤其对于无牙患者,它使腭托拥有更大的持久力、稳定性和功能。如图 18.18 所示,上颌骨缺损游离植皮愈合良好,配戴永久腭托完整修复(图18.19)。腭托的日常护理要求每天取出数次,并用肥皂和水清洗;此外,为保护剩余牙齿及种植体,必须保持良好的口腔卫生。

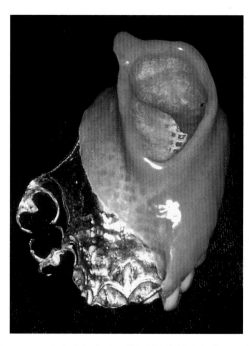

图 18.17　由合金框架和丙烯酸树脂制成的永久腭托。

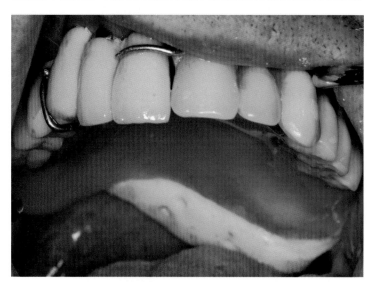

图 18.15　过渡期腭托,通过传统卡扣与剩余牙齿啮合。

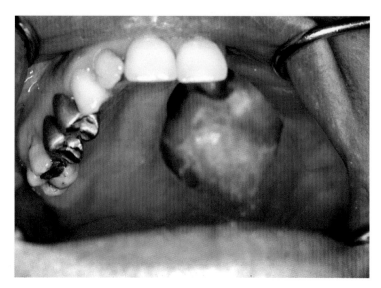

图 18.18　上颌缺损处植皮愈合良好。

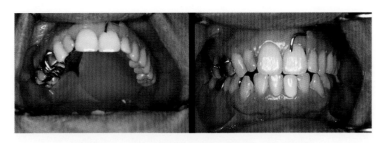

图 18.19 永久腭托使用后功能完好，外形恢复。

如果不选择手术期腭托，也可以简单地填塞打包缝合。如果没有颌面修复科来制作腭托，可以用牙胶或几层聚硅氧烷填充缺损处，制成手术期腭托并复制为过渡期腭托，也可以放置皮瓣同期封闭缺损。直接缝合打包的优点是，操作容易，患者麻醉时间短，成本低。但这种替代方法的缺点是，舒适性差，饭后难以清洁，如果填塞物松动，有吸入或窒息的风险。使用牙胶或聚硅氧烷的优点是，能够完整地填充缺损，从而通过充分支撑缺损侧壁来更好地保持面部的对称性。这种方法的缺点是，切除肿瘤时麻醉时间较长，需要返回手术室拆除这种"定制的"填塞物，由于无法密封保持气密性，且需要原位填充数周之久，所以增加了术后感染的风险。最后，使用皮瓣封闭缺损的优点是，患者不会出现渗漏的情况。缺点是，可能会影响声音（鼻音过轻），皮瓣的折叠形状也会使患者无法配戴假牙。

软腭缺损和发音球假体

切除软腭肿瘤后的功能重建是颌面假体修复医生面临的巨大挑战之一。部分或全部软腭切除改变了正常的腭咽部闭合状况（图 18.20），导致鼻音过重及鼻腔反流。发音球腭托通过缩小鼻咽侧壁、后壁与腭托之间的间隙（图 18.21），达到腭咽部关闭（图 18.22）。该球应大小合适，既不影响经鼻呼吸，又不阻碍吞咽及发音时舌的运动。

患者在术前应请牙科会诊和评估，为制作手术期腭托采集印模。若不使用手术期腭托，外科医生可考虑制作过渡期软腭假体以便术后置入。图 18.23~图 18.28 展示了从术前计划、手术期及过渡期发音球制作、术后安置的过程。许多软

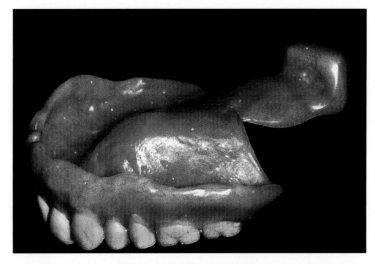

图 18.21 软腭发音球腭托。

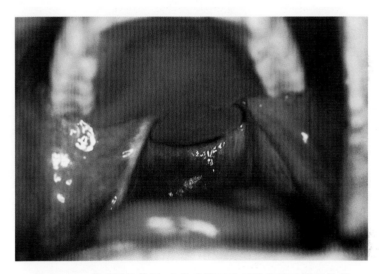

图 18.22 腭咽部的关闭：由鼻炎侧面和后壁收缩及腭托的假体球来完成。

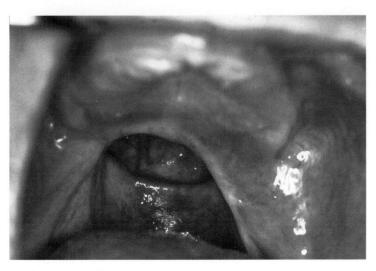

图 18.20 软腭缺损。

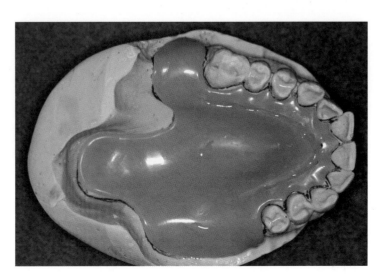

图 18.23 软腭切除后的手术期腭托。

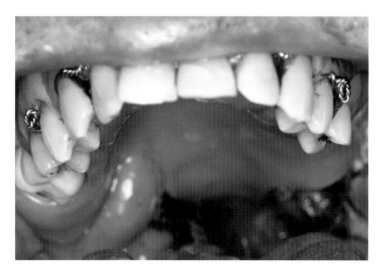

图 18.24　软腭切除后用钢丝固定手术期腭托。

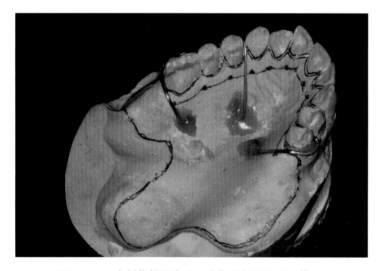

图 18.25　为制作软腭术后过渡期腭托的改良后模型。

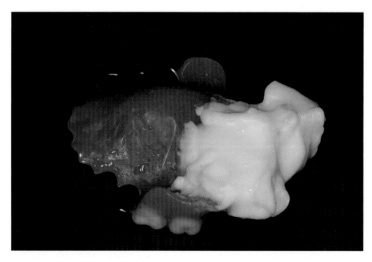

图 18.26　过渡期腭托,填充部分由柔软衬里材料制成(呈白色)。

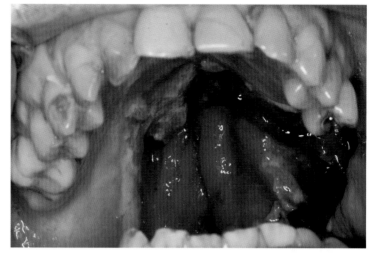

图 18.27　软腭切除术后 1 周,拆除手术期腭托。

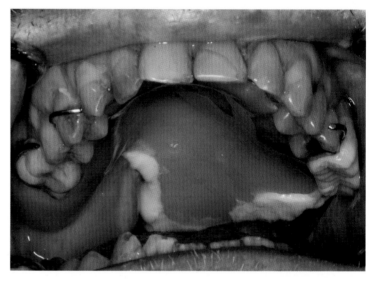

图 18.28　置入过渡期腭托,用钩子固定在剩余的牙齿上。

腭的外侧缺损常使用及皮瓣修复,因此,发音球部分必须放置在皮瓣的后上方。必须保证肌皮瓣和发音球之间的空隙尽量小,必要时调整其形状和大小,使侧方和后方的咽部肌肉能紧贴在其周围。尽管假体能使腭咽部闭合,但语音质量受到各种因素的影响,如缺损部位、周围切除范围、重建方式、纤维化程度、舌体活动情况、甚至头部的位置等。一些因素经常有变化,而长期的结果则有赖于不断对假体进行评估和调整。

缺齿或无牙颌的患者要依靠骨结合种植体来修复。牙科种植体可提供持续的力量对抗咽括约肌所产生的排空动作而提高发音球的成功率。图 18.29 ～图 18.34 展示了一位缺齿患者切除 75% 的软腭后,植入 3 枚带接头的种植体加强传统卡钩的稳定性,明显提高了发音球的成功率。因为种植体直接与骨骼结合,所以与牙齿固定相比,可施加更大的力量,假体也固定得更紧密。

替代假体的治疗方法是用皮瓣关闭鼻咽缺损。一些外科医生提倡这样做,因为制造及配戴假体并不完美。由于软腭提升时,侧壁和后壁能有几千种肌肉运动模式,所以很难真正决定哪种治疗方法更好。当吞咽时,皮瓣和假体两者的密封性类似。然而,为了得到更好的气流和吞咽,假体可随时调

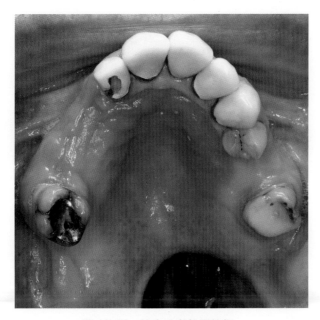

图 18.29　缺齿患者软腭缺损。

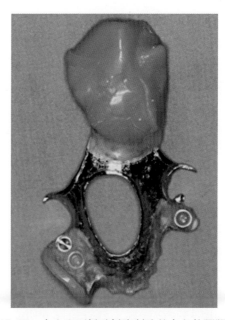

图 18.32　合金和丙烯酸树脂制造的永久软腭腭托。

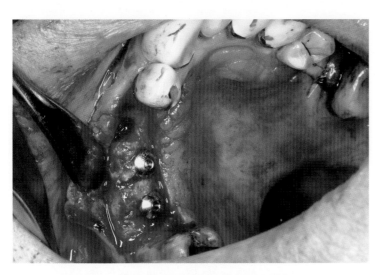

图 18.30　术中放置牙科种植体以便固定软腭腭托。

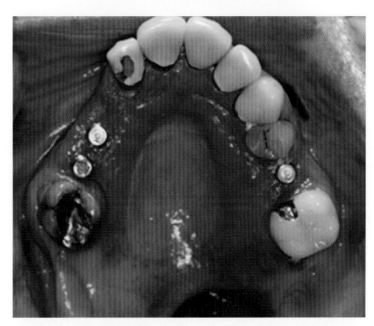

图 18.33　种植体接头的口内像。

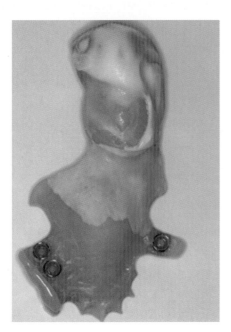

图 18.31　过渡期软腭腭托使用种植体接头固定，而非卡钩。

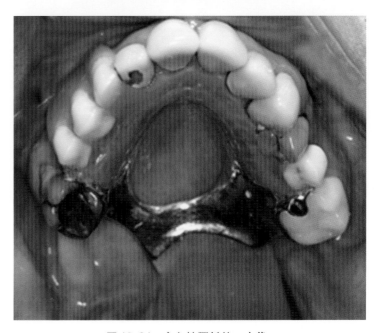

图 18.34　永久性腭托的口内像。

整,而皮瓣则必须回手术室才能调整。最后,假体修复患者复查时,外科医生可以通过缺损进行肉眼检查,而皮瓣重建患者只能依赖内镜和影像。

舌缺损和腭部扩大假体

舌体切除后体积和/或运动度均明显减少,可造成发音及吞咽功能障碍。尽管带蒂或游离皮瓣重建可使舌的体积在一定程度上得到恢复,但对很多患者来讲,仍不能使腭部和舌紧贴,因而影响发音。腭部扩大假体的使用可使其与残存舌背相接触(图 18.35)。在有牙齿的患者中,假体固定在患者的上颌牙齿,而在无牙颌的患者中,假体固定在患者残留的上颌牙弓。在硬腭弓上加丙烯酸树脂基底,使其可接触到残舌或皮瓣的舌背表面(图 18.36)。残舌靠近假体表面并通过开闭动作,可以提高语言的清晰度,更好地控制吞咽食物和液体(图 18.37)。除了残舌功能和附近结构切除的范围大小外,诸如张口受限和患者的主动配合等因素也会影响最终的功能结果。需要注意的是,在吞咽的口腔阶段,腭部假体可以帮助食物团在口腔内的转运,但不能改善咽或食管期的吞咽功能。事实上,更好的口腔转运可以改善咽部吞咽困难患者的误吸情况,因此有必要与吞咽功能团队共同协作。

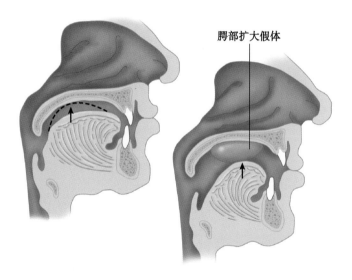

图 18.35 腭部扩大假体的使用使残存舌背能与之接触。

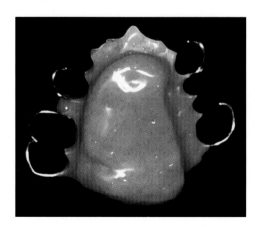

图 18.36 腭部扩大假体。

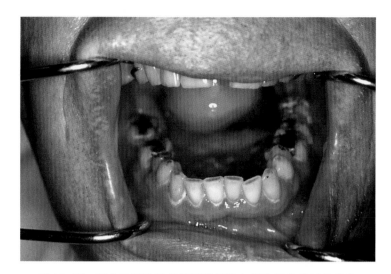

图 18.37 近全舌切除患者使用腭部扩大假体后改善了发音和咀嚼功能。

下颌骨缺损

根据肿瘤所需切除范围,下颌骨缺损可以分为槽形或节段性缺损。在槽形缺损中,下颌骨的连续性没有改变,因此,这种缺损的修复更为直接。通常这种缺损可通过可拆卸式假体或种植体修复,但前提是,下颌骨切除未造成下牙槽神经损伤或剩余下颌骨不会因切除过多而骨折。下颌骨节段性缺损指需从上至下切断骨皮质,而破坏下颌骨连续性。若预计患者会出现这类缺损,应该组织多学科小组进行术前计划,以最大限度提高术后康复的成功率。节段性切除后,下颌骨的连续性中断。如不加以修复,下颌将向患侧偏移,造成明显的功能障碍和容貌畸形。现代医疗条件下,大多数患者下颌骨节段性切除后均需行某种形式的重建。总之,无论何种原因导致下颌骨的连续性无法恢复,均应尽量采取措施,减少下颌偏斜。术后可短期使用弹性绷带颌间固定进行训练(图 18.38),在剩余颌骨运动时可以保持牙列闭合。或者患者应在术后尽快在外科医生引导下锻炼,手动将下颌骨推向健侧。这些锻炼的目的在于减少瘢痕挛缩,防止张口困难,并保持较好的上下颌咬合关系。患者的锻炼效果可通过测量积极反馈,下颌骨越早进行牵引,效果越佳。

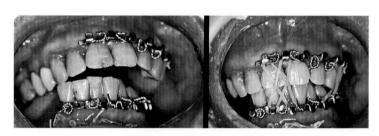

图 18.38 半侧下颌骨切除后的颌骨间固定及以弹力带将残留下颌骨制动。

下颌骨法兰导板修复体可用于残留上下颌骨保留牙列的患者,这种装置需要有保留足够骨质的健康牙列以抵抗斜向应力。此外,患者不能有肌肉纤维化或组织过软,这会妨碍理想的运动方向,进而影响最大齿列间距的恢复。张口及闭合时,假体的法兰和上颌骨前磨牙接触关联,将下颌骨引向正确的咬合位置。这种装置仅在伤口完全愈合后才能进行,对术后放疗患者,应延数月后应用。

图 18.39 所示患者患有右颊黏膜硬纤维瘤病,手术除软组织外需行同侧下颌骨节段性切除。缺损由腹直肌游离皮瓣修复,骨缺损未行修复,会引起残留的下颌骨严重错位。图 18.40 示患者使用下颌骨法兰导板修复体后在张口和闭口时(图 18.41 和图 18.42),基本保持半侧下颌骨的正确咬合位置。

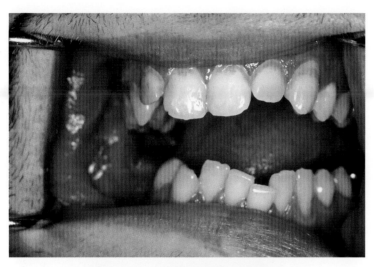

图 18.39　右侧颊黏膜硬纤维瘤病。

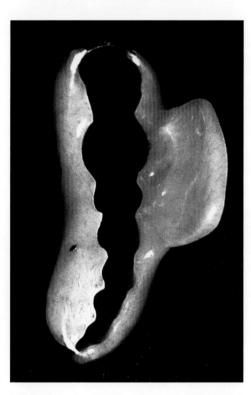

图 18.40　下颌骨法兰导板修复体(译者注:即翼状导板或斜面导板)。

目前的临床实践中,下颌骨节段切除后最理想的重建方法是使用游离皮瓣修复并植入牙科种植体。种植体可以在重建术中放置,也可推迟到游离瓣完全愈合后。从肿瘤学角度讲,最好在初治肿瘤切除及重建时放置种植体,这样可以在辅助治疗前达到骨整合。然后,在辅助治疗前的二期手术中显

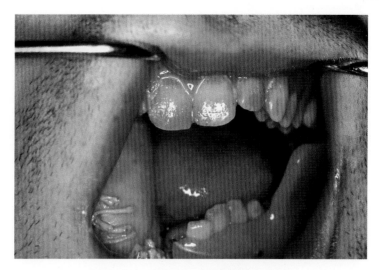

图 18.41　张口时法兰导板修复体位置。

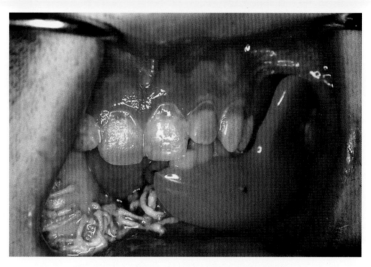

图 18.42　牙齿咬合时法兰导板修复体位置。

露种植体并进行评估,同时可以向患者提供临时义齿。这种方法可以降低下颌骨坏死发生的风险,尤其是牙槽手术后接受术后放疗的患者。如今在手术计划软件的帮助下,游离皮瓣的定位修复效果要达到面部对称、良好的咬合功能及理想的外观(图 18.43 和图 18.44)。如前所述,骨内植入物可用于

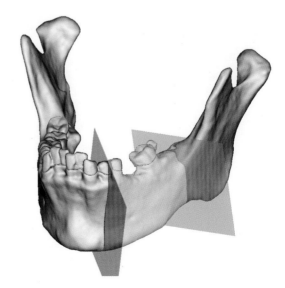

图 18.43　使用计算机软件设计制作下颌骨截骨导板。

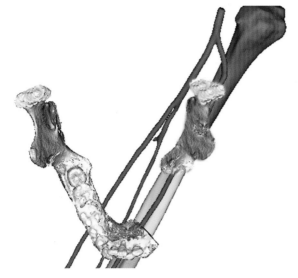

图 18.44 计算机规划软件通过整合腓骨增强 CT 和下颌骨 CT 三维影像,展示重建所需的腓骨节段。

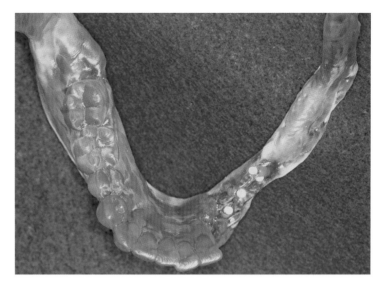

图 18.46 经腓骨修复后的下颌骨模型,用于制作植入体引导导板。

支持口腔各种修复假体,如用于固定的义齿,也能增强可拆卸义齿的稳定性。图 18.45~图 18.49 展示了从计划到手术的全过程。使用计算机辅助设计/计算机辅助制造(computer-aided design/computer-aided manufacturing,CAD-CAM)的流程如图 18.50~图 18.55 所示。这与过去相比,是一个巨大进步,在过去,修复成功与否仅通过皮瓣的愈合和患者的外表来衡量。

下颌骨连续性中断缺损患者的其他可以替代的软组织重建方法有限。这些患者难以使用传统的可拆卸下颌骨假体或使用口内假体进行修复。无论是下颌骨槽形切除还是节段切除,用于支撑可拆卸假体的组织床都会发生巨大的改变。由于用舌体关闭缺损经常出现口腔前庭、舌周间隙消失而无法制作假体,或者皮瓣过于臃肿,不能支撑作用于假体上的咬合力。值得注意的是,若缺损未修复或仅通过软组织进行修复,会损害假体的牢固性、稳定性及支撑力。即便使用骨瓣或软组织瓣进行修复,也需要专业外科知识来安放假体完成重建,以便在未来长期口腔护理时使用。

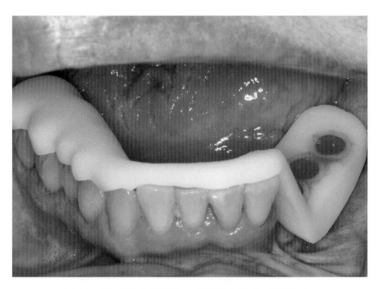

图 18.47 用于在腓骨内安装植入物的引导导板。

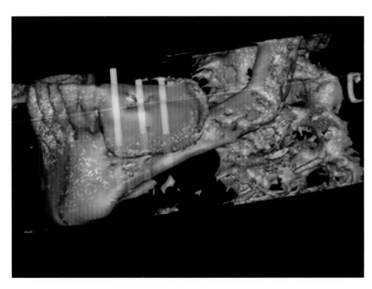

图 18.45 使用计算机软件规划三枚植入体在腓骨中的位置。

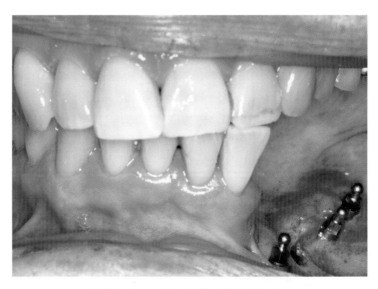

图 18.48 安放三枚微型牙科种植体。

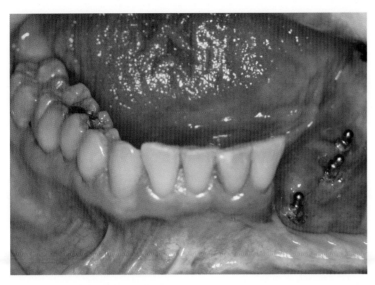

图 18.49　种植体植入后 1 周的术后外观。

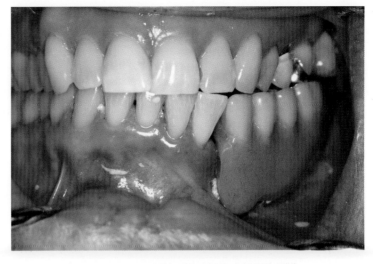

图 18.52　将过渡期丙烯酸树脂齿桥固定到位。

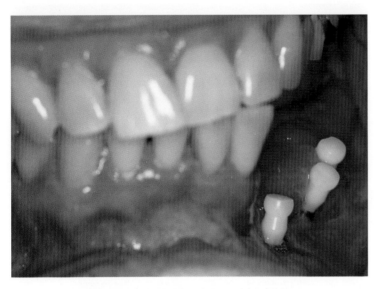

图 18.50　在种植体（白帽）上采集印模。

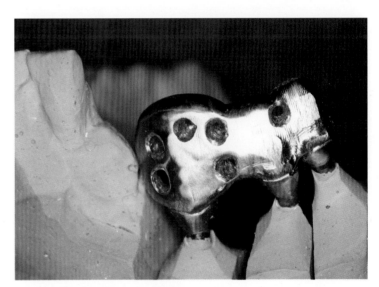

图 18.53　计算机数控（computer numeric controlled，CNC）定制-钛基座和假体最终外形框架。

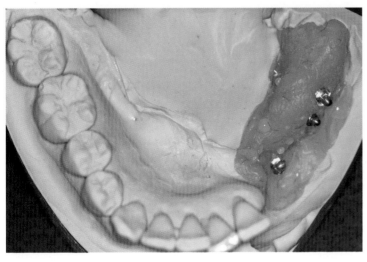

图 18.51　用于制造齿桥的植入体模子。

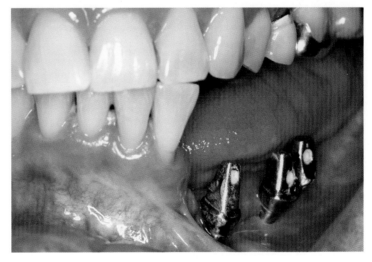

图 18.54　将定制的基座固定在牙种植体上。

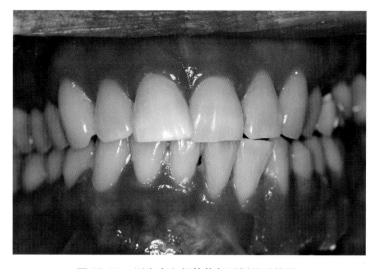

图 18.55 固定永久假体修复下颌骨后外形。

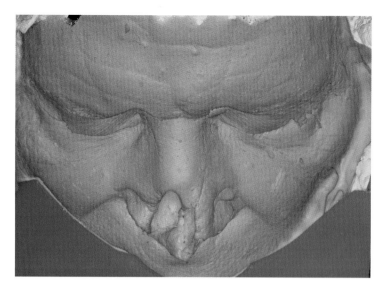

图 18.57 不可逆性水胶体(海藻酸钠)面部印模。

面部缺损的修复

头部及面部缺损对于整形医生和颌面假体修复医生均是一个挑战。对前者来说,面部缺损整形修复受到了供区组织结构特性的限制,如质地、颜色和易取性。而对于后者,面部缺损修复受限于如何牢固地固定修复体,这受制于假体所需空间、组织床在面部的活动性等因素,以及选择修复体的自然感觉和质地尽量接近受区。这两种修复方法并非矛盾,在某些情况下对同一患者可以结合使用,往往起到相得益彰的效果。除图 18.56 所示的因素影响修复方法的选择外,患者的选择亦应考虑。

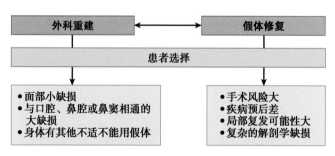

图 18.56 影响面部缺损修复方法选择的因素。

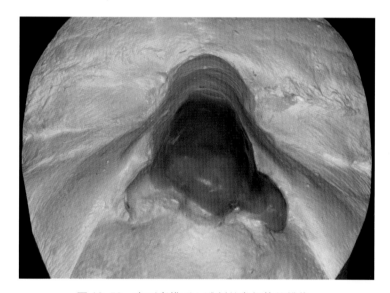

图 18.58 在石膏模型上雕刻的鼻假体的蜡像。

如果计划使用假体修复面部缺损(图 18.57),术前获取面部印模、数字图像或激光扫描很重要。可用不可逆性水胶体、乙烯基聚硅氧烷或石膏制作患者的精确面膜,也可通过采集电子数据制作医学模型。然后用蜡或陶土在石膏模型上雕刻出患者术后缺失解剖结构的轮廓(图 18.58)。适当的轮廓、颜色选择及边缘选择,对制作一个成功的假体至关重要。硅胶等修复材料的物理特性对最终修复结果起着重要作用,但颌面假体制作人员的技术和材质才是最为关键的因素。

另一个决定假体能否成功的因素是固定的难易程度。目前有很多方法正在应用(表 18.7)。皮肤粘接(图 18.59 和图 18.60)、假体边缘嵌合及一些其他机械方法(如:附在眼镜

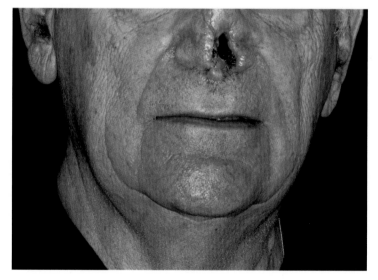

图 18.59 患者部分鼻切除术后的缺损。

上、系带、与颅面部种植体磁吸或钳夹）（图 18.61 和图 18.62），可以克服患者依从性或接受度差所导致的假体保留问题。应根据假体的复杂性、皮肤卫生状况、肤质（如油性、干性或放疗后）、日常活动（如出汗或运动情况）、患者动作灵活性及其他残障情况（如失明或肢体缺陷）决定具体的安装固定方法。卫生情况对硅胶假体的使用寿命至关重要，一般预计寿命为 12～24 个月。这些患者每半年随诊 1 次，对假体进行维护并做出调整，如进行颜色的调校。

表18.7 固定面部假体的方法
• 皮肤粘贴
• 边缘嵌合
• 机械方法（眼镜、系带、磁吸、夹子）
• 骨结合种植体

颅面部种植体在口腔外假体的安装和固定方面有广泛应用，尤其为传统难以修复的眼眶、鼻、耳等缺损提供了新的修复手段。图 18.63 示患者患有复发性鼻基底细胞癌，因此接受了全鼻及前牙槽骨切除术。术后 1 年，缺损基本稳定，将种植体至于额骨，6 个月后启用种植体（图 18.64）。该患者在种植体基座上安装面中部假体，并用置于口腔内上颌骨腭托上的磁铁吸附固定（图 18.65）。另一个患者使用图 18.66～图 18.68 所示的骨结合种植体修复外耳缺损，获得满意结果。

影像学和计划软件的进步使颅面部植入手术和假体修复比过去更加安全可靠。患者通常在 CT 扫描时配戴计划使用的假体，假体中掺入不透射线的材料，例如硫酸钡，以帮助术前对植入物进行计划（图 18.69）。对采集到的图像进行编辑，完成植入计划（图 18.70）。制作手术导板，消毒后供手术室使用（图 18.71）。对该患者而言，由于患者年龄尚小，未来需进一步手术治疗纠正半面短小及面瘫，因此只打孔放置植入体，而非全厚皮瓣加植皮修复（图 18.72～图 18.74）。愈合 2 个月后，制作该区域的印模（它是根据之前扫描的假体用蜡雕制的），并验证其匹配度和美观性。在本例中，制作了一个带夹子的金条带固定，并对两侧耳郭假体进行了着色，使其与面部皮肤相匹配（图 18.75～图 18.79）。该假体可以让患者在上学时不会因没有耳朵感到羞耻，也可以支撑他在阅读时必备的眼镜，同时还允许将来的手术不被移植的软组织干扰（图 18.80）。

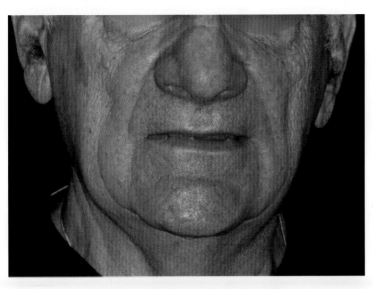

图 18.60 用皮肤粘合剂固定的鼻假体。

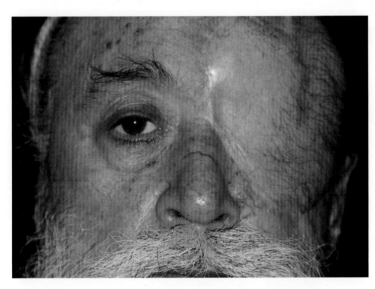

图 18.61 眶内容切除术后腹直肌瓣修复后愈合良好。

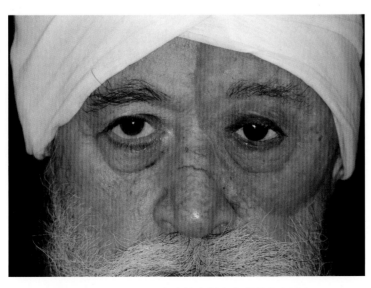

图 18.62 义眼通过皮肤粘合剂和患者的头巾固定。

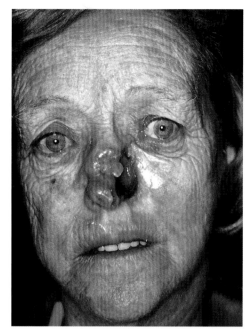

图 18.63　鼻部皮肤基底细胞癌。

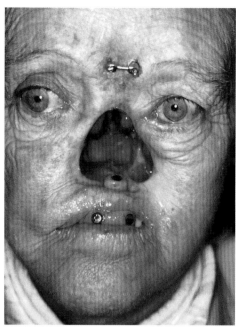

图 18.64　骨结合种植体及置于额骨的横梁。

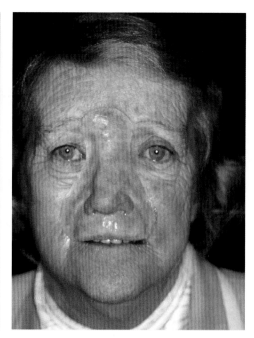

图 18.65　面中部假体修复后患者外观。

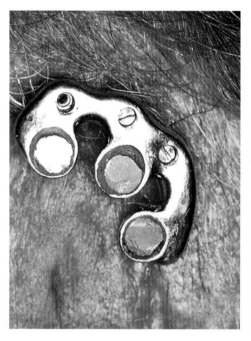

图 18.66　外耳假体的骨结合种植体固定后。

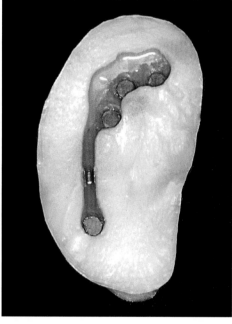

图 18.67　外耳假体的内侧面，可见磁铁。

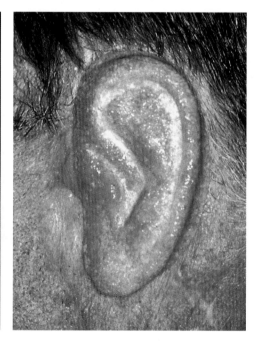

图 18.68　外耳假体安置后患者外观。

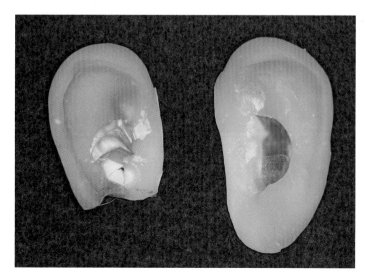

图 18.69　在 CT 扫描时配戴浸有硫酸钡的耳郭假体。

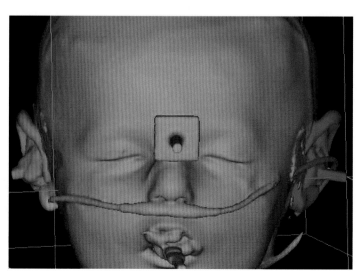

图 18.70　用计划软件设计双侧耳郭假体所需颅面种植体。

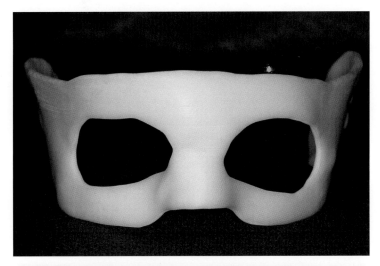

图 18.71　计算机制作的颅面种植体引导导板。

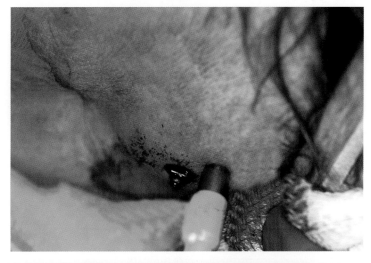

图 18.74　8mm 的孔钉放置无瓣植入物。

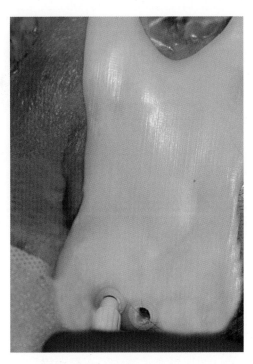

图 18.72　术中标记植入体位置。

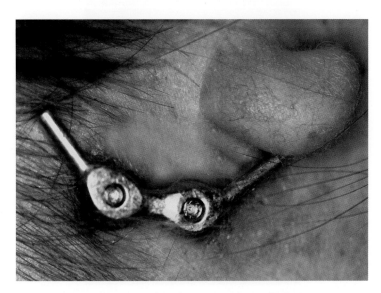

图 18.75　植入体安置 3 个月后安装一根横杆。

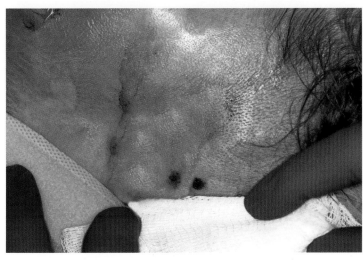

图 18.73　标记植入部位并移除引导导板。

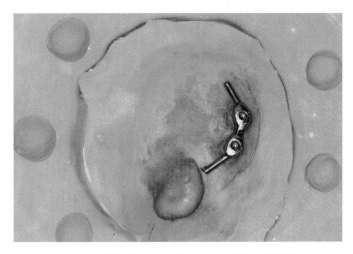

图 18.76　横杆位于石头铸件上用于制作耳郭假体。

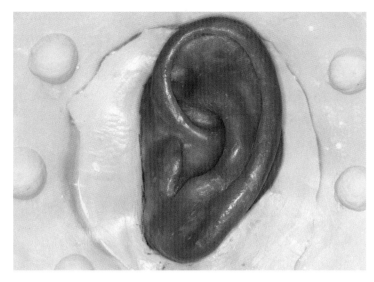

图 18.77 蜡雕耳郭假体。

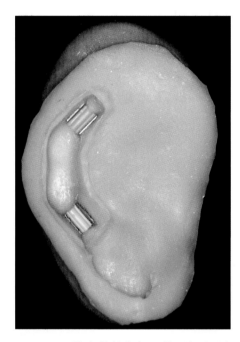

图 18.78 耳郭假体的内表面,使用夹子固定。

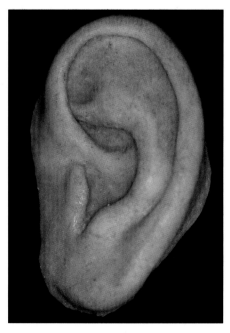

图 18.79 完成后的耳郭假体外观。

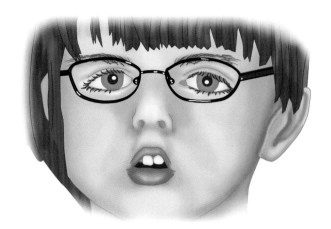

图 18.80 耳郭假体可带来美容效果也可为眼镜配戴提高提供支持。

计算机辅助设计、建模及假体制造

自 20 世纪 60 年代以来,CAD-CAM 技术在工业产品领域不断发展。近年来,人们对其在医学领域的应用表现出极大的兴趣,如药物研发、给药机制、医学模型和种植体定做。拥有工科学位的技术人员与医生合作能够制造更好的假肢,这种团队合作可提高假肢康复的整体水平。

目前有几种"快速成形"方法可以用来制造在计算机设计的产品。虽说是"快速",但实际过程可能相当漫长,这取决于被制造物体的大小和复杂程度(表 18.8)。开发医疗模型的过程中需要患者术后缺损图像、操作图像的软件和前面提到的硬件之一。患者完成的 CT、MRI、CT/MRI 血管造影或锥形束 CT 影像,以医学数字成像和通信标准格式(digital imaging and communications in medicine,DICOM 3)保存,允许通过网络上传数据至建模机构。然后建模机构使用市场上可买到的专有软件包对图像进行处理,根据外科医生的指示进行操作。移除伪影和无关的数据,扫描"干净的"影像,来提高模型的质量。这个干净的图像再通过特殊格式被上述机器使用,来创建所需的模型或产品。

表 18.8 假体制造的"快速成形"方法

立体雕刻(stereolithography,SLA)	• 液体树脂通过激光聚合形成固体 • 非常精确 • 与周围皮肤匹配的颜色有限
熔融沉积成形(fused deposition modeling,FDM)	• 加热的喷嘴喷出塑料丝线,形成固体
激光选区烧结(selective laser sintering,SLS)	• 用激光将粉末材料点焊在一起形成固体
电子束熔炼(electron beam melting,EBM)	• 用激光将粉末状金属完全熔化,产生更致密的物体
3D 打印(three-dimensional printing)	• 制作过程与 FDM 相似 • 光敏树脂与 SLA 所用类似 • 多种软硬材料在一次生产中同时制造(骨和软组织)

软件制造商正以前所未有的速度更新现有的图像阅览和计划软件。现在可以在三维视角查看患者的影像，添加运动（例如心跳和血流），计划手术入路，定制种植体并提供切割指引导板。接受下颌骨节段切除并游离腓骨瓣重建的患者，在进入手术室之前，可以对整个手术进行虚拟计划和操作。制作下颌骨切除导板后，随即可制备腓骨截骨导板用以精准切除及重建。这些导板需要完整团队才能完成，包括工程师、头颈外科医生、整形修复医生及颌面假体修复师。牙科植入体修复也可以在术前由团队中的假体修复师作出计划，目的是术中即准确地将植入体安置在腓骨游离瓣中，以避免与腓骨导板的螺钉和钢板发生冲突或重叠。显然，这将减少患者口腔/牙科总体的康复时间，并提高生活质量。因此，虚拟计划可使植入体的安置与肿瘤切除重建整合在一次手术中完成。下颌牙龈癌患者术前 CT 扫描如图 18.81 所示。注意下颌骨的骨质破坏程度。CT 图像三维重建后显示下颌骨侧面的轮廓，使精准的 CAD-CAM 模型制作成为可能（图 18.82）。工程师在与外科团队的讨论中，对下颌骨切除的范围进行了规划，并建立了计算机模型，以便在腓骨游离瓣的非截骨区段中精确放置牙科种植体（图 18.83）。术后 CT 显示，下颌骨通过腓骨瓣修复后，精准恢复了下颌骨原有的形状和曲度，同时还安置了牙科种植体。该术前 CAD-CAM 技术的计划完美实现了下颌骨重建，而是术中即在所需位置精准安放种植体（图 18.84）。此外，这些技术已用于术前重建钛板的弯折和成形，以及重建板的定制。总之，这些技术将继续快速进步，随着资金问题的逐步解决，定制设备和模型的使用将成为医学的主流。如今文件传输、产品生产和运输都很便捷，即使是在最偏远的地方，人们也可以在短时间内获得这种高质量的医疗服务。CAD-CAM 技术为医学发展及患者功能改善打开了新的纪元。

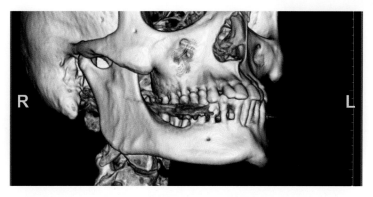

图 18.82　CT 图像三维重建后显示下颌骨侧面的轮廓，以便通过 CAD-CAM 技术进行精确切除计划和模型制作。

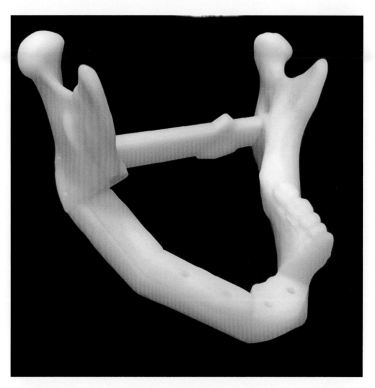

图 18.83　CAD-CAM 辅助游离腓骨重建下颌骨模型，精确显示了腓骨截骨位置及非截骨区段种植体植入位置。

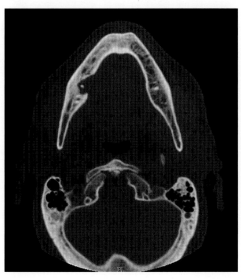

图 18.81　下颌牙龈鳞状细胞癌患者下颌骨术前 CT 骨窗图像。

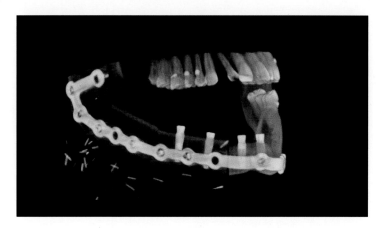

图 18.84　下颌骨重建的术后影像显示金属板支撑截断的腓骨及以牙科种植体，种植体与螺钉钢板间位置相互避让。

（张溪微　朱一鸣　刘绍严　译）

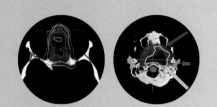

第 19 章
放射治疗

关键词

放射

再程照射

分割方式

近距离放射疗法

模拟

自从 1895 年德国物理学家 Wilhelm Conrad Roentgen 发现 X 射线以来,电离辐射在癌症治疗中的应用在不断发展。Wilhelm Alexander Freund 教授在 1897 年使用 X 射线照射,使毛痣消失,暗示了 X 射线在治疗人类疾病中的潜在作用。Antoine Henry Beckerel 发现铀盐发射出的射线在穿透力上与 X 射线相似,因而被认为是发现放射性的功臣。1901 年,他发现背心口袋里装着镭的容器对自己的皮肤造成了损伤,无意中开展了第一次放射生物学实验。

Marie Skłodowska-Curie 对 Beckerel 的发现很感兴趣,并和丈夫 Pierre 一起开始了在辐射方面的里程碑式工作,最终发现并分离出镭和钋(镭的分解产物)。为了验证 Beckerel 的放射生物学实验,Curie 故意在自己的前臂上造成镭烧伤。1903 年,Curie 夫妇和 Beckerel "共同研究 Beckerel 所描述的辐射现象"被授予诺贝尔物理学奖。Curie 在 1911 年获得第二个诺贝尔化学奖以表彰她发现镭和钋元素,通过分离镭并研究其特性和化合物而对化学进步所做的努力。Curie 夫人的贡献还包括 1911 年通过量化精确称量的纯镭盐的影响,实现放射性的标准化,并作为确定每个放射源中放射性含量的标准。

在接下来的几十年里,对放射生物学的深入认知,使我们知道照射反应依赖于氧合,分次放射治疗能提高疗效并具有更好的耐受性。20 世纪后叶,人们发现了新的电离辐射源,治疗系统也日趋复杂。在过去的 20 年里,计算机化的治疗计划和系统已经成为标准。

电离辐射导致的细胞死亡可以通过不同机制发生,其中最常见的原因是脱氧核糖核酸(deoxyribonucleic acid,DNA)损伤导致双链断裂。辐射诱导产生的高活性自由基直接或间接造成 DNA 损伤。活细胞可以修复许多辐射诱导的 DNA 断裂,特别是单链断裂,但肿瘤细胞不能,最终导致肿瘤细胞死亡。辐射损伤效应可能不会立即显现,但当细胞分裂时会出现。临床上,放射治疗的效果取决于多种因素的相互作用。电离辐射对大多数头颈部肿瘤的治疗效果已被充分证实。尽管疾病的控制和治疗是选择治疗类型的首要考虑因素,但这些因素必须与正常器官的功能损害和对患者生活质量的影响相平衡。一直以来,在选择治疗干预措施时,不仅在治疗团队之间,而且在患者和家庭之间,多学科的密切合作是至关重要的。表 19.1 显示了影响治疗选择的关键因素。

表 19.1 影响治疗选择的因素	
患者因素	**肿瘤因素**
• 年龄	• 解剖部位
• 肺功能	• 生长方式(外生型或浸润型)
• 合并症	• 周围危及器官(视神经、脑、脊髓)
• 心理状态	• 肿瘤侵犯(如骨受侵)
• 治病的动力	• 病理类型(鳞癌、黑色素瘤、唾液腺癌)
• 自理能力	• 既往接受过放射治疗
• 家庭支持	
• 康复能力	
• 其他考虑(如放疗设备)	

通常,患者需要进行牺牲器官的广泛手术切除,特别是切除喉或舌根等结构时,放化疗被认为可以起到器官保留的作用,手术仅作为挽救治疗。另外,治疗后技术上难以修复的肿瘤,特别是皮肤癌,也可以通过放疗来达到较好的疗后美容效果。对于早期肿瘤(T_1 或 T_2),原发肿瘤和颈部负荷均小,可选择单一治疗手段(手术或放射治疗)。对于晚期肿瘤,手术

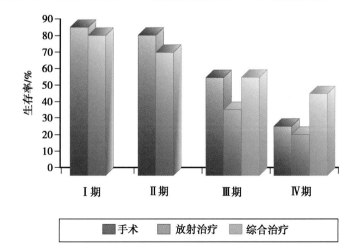

图 19.1 对早期肿瘤,单一模式治疗是足够的,但晚期肿瘤获益于综合治疗。

联合放疗和/或放化疗或根治性放化疗是首选的治疗方式(图19.1)。本文介绍的放射治疗原则旨在为从事头颈部恶性肿瘤多学科治疗的外科医生提供指导。

放射生物学

外照射放射治疗

治疗性辐射主要有两种方法:①X射线和γ射线形式的电磁辐射(光子);②电子、中子和质子形式的粒子辐射。电离辐射在物质中以恒定速率传递能量,定义为线性能量转移(linear energy transfer,LET)。每单位吸收的辐射被称为一格瑞(Gy),相当于每千克组织一焦耳。一个Gy也等于100厘Gy(cGy)或100rads。[rad(辐射吸收剂量)是吸收剂量单位的先前名称]。γ射线是在具有放射性衰变的物质(如钴-60)的核内产生的,导致γ射线光子的发射。

稀疏的电离或低LET辐射,如X射线或γ射线,每单位长度组织的能量沉积密度较低。另一方面,高能或高密度电离辐射,如中子,是由质量更高的粒子组成的,这些粒子在单位长度的组织中非常密集地传递能量。不同LET的等剂量辐射在组织中产生不同的生物效应。相对生物效应(relative biological effectiveness,RBE)是衡量不同LET辐射在相同条件下产生相同生物效应的能力。通常使用250千伏X射线束作为对比的参考源,产生相等生物效应所需的X射线与被测试剂射线的剂量之比及为RBE。例如,在相同的实验条件下,用600cGy的250千伏X射线和200cGy的中子均可实现50%的细胞杀伤,中子的RBE为3。换言之,测试辐射(中子)是参考辐射(X射线)的3倍。所需要的穿透深度是选择使用何种能量和远程治疗装置的主要标准。浅层(40~100千伏)和正压(250千伏)X射线的穿透范围有限,对较浅的病变有效,电子辐射也是如此。超高压(1.25MV,钴-60)γ射线和超高压(4~25MV,直线加速器)X射线更具穿透性,往往用于深层肿瘤的治疗(图19.2)。

用于外照射的辐射源包括光子、电子、中子、质子、α粒子(即氦原子、铀、钍、镭和氡)和重离子(即碳、氖、硅和氩)。对于部位不深的头颈部恶性肿瘤患者,6-MV光子是最常用的。表浅的皮肤病变可以用电子线治疗,并根据不同的大小和深度使用不同能量的电子线。对于复发性肿瘤,可采用近距离放射治疗。近距离放射治疗的源包括铯-137、铱-192、碘-125、金-198、镭-24、钯-103、钐-145和镱-169。用于治疗头颈部恶性肿瘤的辐射能量通常为6-MV。

电子线通常用于治疗头颈部肿瘤。电子是在直线加速器中产生的,根据所需的穿透深度,其范围通常在6~20Mev之间。头颈部使用电子线治疗的具体例子包括浅表皮肤癌和接近脊髓的肿瘤。中子由回旋加速器产生,最大能量可达50Mev。虽然中子与光子相比没有剂量分布优势,但中子的RBE较高。尽管这种较高的RBE在治疗恶性肿瘤方面可能是一个优势,但由于其对正常组织的影响,可能会导致潜在的

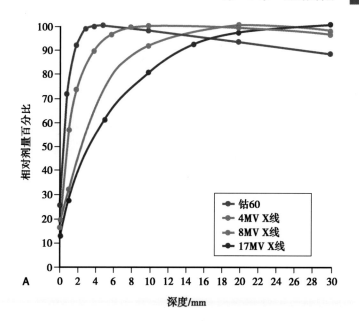

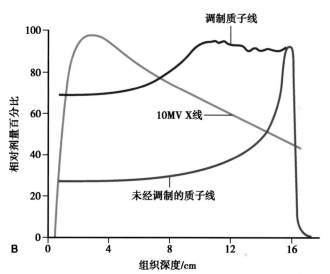

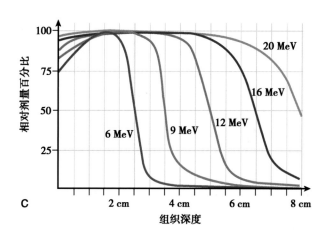

图19.2 常用放射源的相对组织穿透深度。A.钴和光子。B.质子。C.电子。

治疗并发症。目前,中子主要用于治疗不可切除的原发或复发性涎腺肿瘤。由于使用的有限性,中子治疗通常不推荐常规用于头颈部恶性肿瘤。

大多数医疗机构目前仍未开展质子治疗。然而随着技术的进步,质子设备成本降低以及整体硬件的小型化,许多质子治疗中心已经投入使用或正在建设中。未来质子技术

的运用将越来越广泛,其优势是进一步减少正常组织的照射毒性,减少由于正常组织受到辐射而发展成第二原发性肿瘤的风险,并能够更安全地给予肿瘤部位更充足的照射剂量。质子是带正电荷的粒子,也是在回旋加速器中产生的。尽管质子和光子具有大致相等的 RBE,但质子的特征剂量分布使得对穿透深度有更好的控制并在某些情况下成为主要优势,例如颅底肿瘤的治疗、局限一侧只需单侧治疗的头颈部肿瘤或既往曾接受过光子照射的肿瘤。许多剂量学研究已经证实质子计划在剂量分布上的优越性,最近的回顾性数据也表明,在特定患者中,治疗毒性也有所减少。正在进行的多项临床试验,以研究治疗毒性以及可以从质子治疗中获益的合适群体。

在过去几十年中,放射治疗设备在不断发展。早期没有精密的放射治疗设备时,通常用浅层 X 射线进行治疗。然而,浅层 X 射线对位于中心处的肿瘤穿透深度不够。随着机器允许更深部位的照射,并且可以确保向位于中心的肿瘤输送足够的剂量,这使得两侧对穿照射野的使用更加频繁。楔形野照射也被用来治疗偏侧的肿瘤,并且能保护对侧正常组织。

20 世纪 90 年代初,随着适形放射治疗(conformal radiation therapy,CRT)以及之后调强放射治疗(intensity-modulated radiation therapy,IMRT)的引入,使得肿瘤周围正常组织的剂量进一步降低。随着计算机技术的进步,IMRT 在向肿瘤提供治疗剂量的同时,可使周围正常组织的剂量尽可能降到最低。图像引导放射治疗(image-guided radiation therapy,IG-RT)在为特定肿瘤提供复杂的 IMRT 治疗计划的同时,可以确保每日精确的肿瘤定位。这主要是利用放射治疗机器上采集的二维或三维图像,来确保患者摆位的准确以及放疗计划精准执行。

在给定剂量照射下存活的细胞百分比取决于许多因素:辐射源类型(低 LET 与高 LET)、剂量大小、放射增敏药物的使用、环境条件(含氧组织与缺氧组织)和潜在的肿瘤生物学。细胞的放射敏感性也取决于其在细胞周期中所处的阶段。G2 期和 M 期细胞对照射最敏感。肿瘤细胞的分裂不同步,肿瘤组织由处于不同细胞周期的细胞组成。暴露于电离辐射后,存活的细胞由于 G2 阻滞而发生部分同步化,从而使细胞通过周期进入到辐射更敏感的时相再分布。

影响电离辐射效应的另一个重要因素是组织中的含氧量;与完全缺氧的细胞相比,100%氧气环境中的细胞对辐射的敏感性要高出 2 倍。较大体积肿瘤中心的细胞由于相对缺氧而具有辐射抵抗,通常它们距离血管的距离超过 $150\mu m$,这是氧气从毛细血管向外扩散的最大距离。随着放射治疗的进行,靠近肿瘤边缘氧合较好的细胞较先被杀死,随着肿瘤缩小,位于肿瘤中心相对缺氧的细胞靠近血管。这些肿瘤区域的再氧化可能需要几小时甚至几天的时间。目前正在研究先进的成像技术,如^{18}F-氟咪唑正电子发射断层扫描[(^{18}F)fluoromisonidazole positron emission tomography f-miso-PET]可用于测量放疗过程中缺氧的变化。

肿瘤组织和正常组织在照射过程中都会出现细胞再增殖现象。肿瘤细胞的增殖会降低治疗效果从而导致局部失败。相反,正常组织细胞增殖有利于愈合。根据特定肿瘤的细胞周期特征,再分布可以增加或减少放射敏感细胞的百分比。如前所述,与正常组织相比,肿瘤细胞对辐射引起 DNA 损伤的修复能力也较低,这也大大有助于辐射诱导细胞死亡。因此,肿瘤的大小、组织学类型和放射生物学特性(如细胞周期分布和再群体化)等因素对于选择合适的放射治疗方案例如超分割或大分割等至关重要。

分次放射治疗

分次放射治疗技术起源于 1927 年。分次照射的基本原理是,在给予肿瘤高剂量照射的同时最大限度保护邻近正常组织。一般情况下,肿瘤的类型和周围正常组织的耐受程度决定了总的照射剂量、分次照射剂量大小、分次数以及总治疗时间。多年来采用的常规分割主要为每天 1 次,每次 180~200cGy,每周 5 天,连续 6~7 周,总剂量为 6 500~7 000cGy。根据实验室和临床研究,常规分割方案可能不是所有肿瘤的最佳分割方案,尤其是在头颈部肿瘤。

改变分割的照射方案需要考虑以下三个方面:①组织反应;②治疗持续时间;③分次剂量大小和次数。早反应组织细胞增殖活跃,因此受照射后损伤很快就会表现出来,大多数肿瘤(不包括前列腺癌、乳腺癌和黑色素瘤)和一些正常组织,如皮肤、黏膜和胃肠道上皮,都属于早反应组织,这些组织受治疗持续时间的影响超过分次剂量和次数。晚反应组织细胞增殖较慢,照射造成的损伤不会及时显现,例如脊髓、脑、骨和软骨,这些组织受分次剂量和次数的影响较治疗持续时间大,因此,可通过降低分次剂量来减少正常组织的损伤。

由于大多数肿瘤由快速分裂的细胞组成,局部肿瘤的控制在很大程度上取决于整个治疗持续时间,而不是分次剂量和次数。当头颈部鳞状细胞癌接受照射时,病灶内放射敏感性较低的细胞在治疗开始后 3~5 周开始迅速增殖。这种加速的再群体化可以抵消照射的疗效,最终导致局部失败。这种现象的临床意义在于,即使原发肿瘤显著消退,这些辐射抵抗的加速再增殖仍可能导致局部治疗失败。因此,必须在尽可能短的时间内完成治疗,以减少加速再全群体化的影响,提高局部控制。因此,不建议中断治疗或采用分段放射治疗的分割方式。

基于上述原则,采用低 LET 照射的情况下,改变分割方式的目的是,最大限度发挥肿瘤杀灭作用,并且减少急性和晚期毒性,从而提高治疗增益比。目前主要有两种改变分割方式的模式:超分割和加速分割。它们遵循基本的放射生物学原理,但也有自己的特点(表 19.2)。加速分割是快速增殖肿瘤的首选方案,而超分割适用于缓慢增殖的肿瘤。超分割主要通过多分次照射中的肿瘤细胞再分布到对照射敏感的阶段,以及由于单次小剂量照射能更好地保护晚反应正常组织,从而提高治疗增益。加速分割通过缩短整体治疗时间来有效减少加速再群体化的机会。

表 19.2　不同分割方式的特征

超分割	加速分割	大分割
• 对比常规分割（180~200cGy），单次剂量较低（115~120cGy）	• 单次剂量与常规分割相似（180~200cGy）	• 单次剂量较大（600~800cGy）
• 每日 2~3 次	• 每日 2~3 次	• 间隔几日治疗 1 次
• 对比常规分割（7 000cGy），总剂量较高（7 440~8 460cGy）	• 总剂量类似常规分割	• 总剂量较低（2 100~3 200cGy）
• 总体治疗时间与常规分割相似	• 总治疗时间较常规分割短	• 总治疗时间较短

美国放射治疗肿瘤协作组（radiation therapy oncology group，RTOG）90-03 这项随机研究采用低 LET 射线，评估四种不同放疗分割方案治疗头颈部鳞癌的疗效。本研究中的患者接受单纯放射治疗，不使用化疗。包括口腔、口咽、下咽和声门上喉部位的肿瘤，分期主要是Ⅲ期和Ⅳ期（无远处转移）以及部分Ⅱ期的舌根和下咽部肿瘤。研究中四组分别是：①常规分割照射组；②超分割照射组；③分段的加速分割照射组；④同步加量的加速分割照射组。与常规分割和分段的加速分割照射相比，同步加量的加速分割方式显著提高了 2 年的局部区域控制率和无病生存率。接受超分割照射患者的疗效也有改善的趋势。然而，（groupe oncologie radiotherapie tete etcou cooperative，GORTEC）的Ⅲ期研究发现，联合化疗时，改变分割的照射方案没有显示出获益。事实上，采用改变分割联合化疗的患者比采用常规分割联合化疗的患者出现了更多的毒性。

RTOG 99-14 试验也提出了同样的问题，即化疗联合同步加量放疗是否能进一步改善局部区域控制。由于取得了令人鼓舞的初步结果，RTOG 01-29 被用来回答是否应该在同步放化疗中使用改变分割的照射方案。最近报道了这项入组 700 多例患者的前瞻性随机试验的结果，结果显示，与常规的每日 1 次照射方案相比，改变分割的照射方案没有额外的获益。此外，RTOG 99-14 长期结果显示：化疗联合同步加量放疗的Ⅲ~Ⅳ级晚期毒性反应高达 42%。随访期间、疗后 1 年和 2 年时，胃造瘘依赖率分别为 83%、41% 和 17%。然而，值得注意的是，这些患者接受的是传统放射治疗技术，如钴 60。随着 IMRT 的应用，正常组织照射剂量显著减少，治疗相关毒性反应得到了改善。三项比较头颈部恶性肿瘤传统放疗技术和 IMRT 的随机研究表明，使用 IMRT 技术治疗的患者晚期并发症低并且不会导致局部区域控制的下降。

大分割放疗指分次高剂量的照射，一般每周仅给予 1~2 分次。这项技术用于治疗恶性黑色素瘤，通常被认为是辐射抵抗的。常规分割方案（单次 200cGy，每周 5 天），正常组织和肿瘤细胞在治疗分次的间隔时间内进行损伤修复。体外实验结果表明，恶性黑色素瘤细胞较其他细胞更容易修复辐射所致的亚致死性损伤。这一发现解释了长期以来认为黑色素

瘤本质上是"抗辐射"的观点。大分割照射方案中每分次的照射剂量高（每周 2 次，每次 600cGy 或每周 1 次 800cGy），目的是通过增加每分次的放射损伤来克服肿瘤细胞的修复能力。回顾性分析显示，肿瘤的反应率与每分次的照射剂量相关，但与总剂量无关。然而，一项前瞻性随机试验（RTOG 83-05）发现，大分割方案（800cGy，每周 1 次，总剂量 3 200cGy）和常规分割方案（250cGy，每周 5 天，总剂量 5 000cGy）相比，没有优势。尽管未见优势，大分割照射方案治疗时间短，可以较早开始全身治疗。中等剂量的大分割照射方案（每分次 225cGy）对早期喉癌显示出良好的疗效，目前被认为是标准分割照射方案。另外，一种通常被称为四野盒子的照射方案，最初是用来治疗晚期盆腔肿瘤，有时被用于头颈部肿瘤的姑息治疗。这方案是在 2 天内分为 4 分次，共接收 1 480cGy 的照射，根据治疗反应，可在数周或数月内重复进行。该方案不仅疗效被证实，在姑息治疗中的便利性也具有显著优势。

放射治疗也可以使用单次分割的照射。术中放射治疗（intraoperative radiation therapy，IORT）是一种近距离放射治疗，在患者处于麻醉状态时对靶区进行放射治疗。它常被用于既往放射治疗后复发的肿瘤。立体定向放射外科是一种利用立体定向原理进行放射治疗的技术，主要用于脑肿瘤。目前，立体定向放射治疗技术越来越多地被用于治疗肺、胰腺、肝脏、脊柱、前列腺等部位的肿瘤。使用钴源的伽马刀放射外科仅适合用于治疗脑转移瘤或三叉神经痛等良性疾病，应用价值有限。伽马刀也可用于治疗孤立性颅底转移瘤。

剂量、方向和光束修正装置

物理学家测量的辐射剂量是指辐射在空气中产生的电离量（伦琴或 R），它在人体组织中吸收的辐射剂量具有临床意义。由于这种测量是难以实现的，rad 仅仅是一个衍生值。空气中一个伦琴的辐射剂量相当于人体组织中大约 0.95cGy 的吸收剂量。在放射肿瘤学中，剂量 Gy 表示为单位质量吸收材料吸收的能量，cGy 等于每克吸收 100ergs。

根据进入患者身体的方向，照射野用于引导照射束的入口（图 19.3）。影像验证对于验证照射区域至关重要，一般在治疗开始时以及治疗开始之后的每日或每周间隔获得。照射野产生正方形或长方形的场，并在垂直于光束中心射线的平面上传递一致的剂量。因此，需要根据解剖结构和肿瘤的形状对照射野进行调整。

挡块通常是由 Cerrobend 铅制成的，因为它们的形状和厚度可以根据照射束的能量而调整。在开始治疗之前，要先验证挡块的形状和位置。补偿物是一种材料，如浸有凡士林的纱布、水袋、石蜡和其他与照射束有类似相互作用的装置。补偿物一般用于增加浅表肿瘤和瘢痕的照射剂量。例如，用浸有凡士林的纱布填充上颌骨切除术后的缺损，可以改善照射野内照射剂量的均匀性。

补偿器是位于放射治疗机器头部的过滤器，用于调整剂量分布。这些过滤器通常由铜、黄铜、绿矾或铅制成。当多个照射区域彼此相邻时，等剂量曲线可能重叠，导致治疗区域交界处的

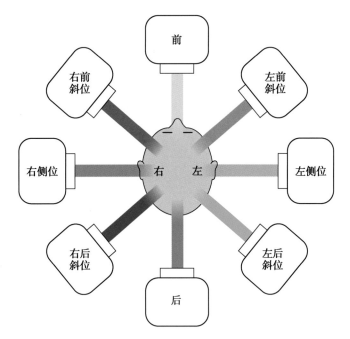

图 19.3 治疗场位的命名。

照射剂量增加。根据具体情况,可能需要在两个相邻照射区域间建立一个连接块或设置一个间隙,特别是靠近脊髓照射时。楔形物的作用是改变特定区域的等剂量曲线相对于特定深度处射束轴的角度,以便可以均匀肿瘤区域的剂量分布。

现代放射治疗机器通常使用多叶准直器,在治疗过程中同时具有静态和动态调整照射野的能力,从而避免了手动改变挡块位置来调整射野。三维适形放射治疗(three-dimensional,CRT)采用多个照射野,为避免正常组织受到照射,这些照射野从不同方向进入患者体内,同时给予肿瘤一定的剂量。IMRT 在这一方式的基础上,通过使用移动的多叶准直器在治疗过程中连续调整照射野。IMRT 被认为是"逆向计划",这意味着肿瘤靶区和正常组织结构可先由医生手动勾画,随后使用计算机软件生成放疗计划。从而获得最佳的肿瘤覆盖以及正常组织保护。容积旋转调强放疗(volumetric arc therapy,VMAT)是 IMRT 最新的迭代,随着治疗机架围绕患者旋转的同时,连续照射并不断调整照射野。在某些情况下,这种技术可以显著缩短治疗时间并改善剂量分布。

近距离放射

与远距离放射治疗对应,近距离放射治疗使用特定的放射性核素和专用设备,直接对肿瘤或瘤床进行照射。放射源通常放置在肿瘤表面、肿瘤床附近或肿瘤内部。近距离放射治疗包括永久性植入放射源(如永久性^{125}I粒子植入复发性鼻咽肿块)或暂时性植入,然后移除放射源(如腔内植入治疗局部复发性鼻咽癌的^{125}I粒子或临时导管插值治疗颈部肿块或瘤床的^{192}Ir源)。

近距离放射治疗的照射深度比较短,根据平方反比定律,其剂量强度随距离增加迅速衰减。这一现象使得对周围正常组织的剂量急剧减少,从而使照射剂量集中在一个较小、定义明确的体积内。低剂量率(low-dose-rate,LDR)近距离放射治疗以每小时 40~200cGy 的速率提供连续照射,而高剂量率(high-dose-rate,HDR)近距离放射治疗每小时提供超过 1 200cGy 的照射。从放射生物学来说,LDR 近距离放射治疗可以被比作具有无限个小剂量照射的分次照射。这种方法的理论优势在于,它允许肿瘤细胞在细胞周期内再分布,从而提高肿瘤细胞在放射敏感期的比例。它还允许在治疗过程中乏氧细胞的再氧化,从而增加其放射敏感性。

LDR 近距离放射治疗有利于晚反应的正常组织,但从细胞再群体化角度,它更有利于肿瘤组织。HDR 近距离放射治疗使晚反应的正常组织并发症发生率较高。因此,HDR 近距离放射治疗需要分次照射,每周仅行 1~3 分次。在头颈部肿瘤治疗中最常用的核素是^{125}I 和^{192}Ir。植入物可以是平面的(单平面)或立体的(多个平行平面间隔 1~1.5cm)。

头颈部肿瘤通常被认为是适合近距离治疗的部位,包括唇、口底、舌、舌根、颊黏膜、扁桃体、鼻咽、颅底和颈部。在考虑使用近距离放射治疗时,必须严格评估原发病灶的大小和体积、解剖范围、topo 相、邻近的重要器官、既往治疗以及患者的一般情况。舌及口底区肿瘤,早期 T_1、T_2 的病灶采用单纯近距离治疗或联合外照射治疗的效果较好。然而,必须权衡近距离治疗可能导致的软组织或骨坏死等并发症,当放射源靠近牙龈和骨头时,并发症(如骨暴露和坏死)大大增加,这时应该考虑低并发症的手术治疗。其他近距离治疗禁忌证包括不能充分接近肿瘤或无法保证有足够的边缘包围肿瘤。因此,近距离治疗主要用来辅助手术或外放射治疗。

预处理需要

患者评估及并发症的预防

对于所有计划接受放射治疗的患者来说,一个全面的预处理评估是必不可少的。如果放射治疗范围包括主要的大唾液腺或口腔,则必须进行牙科评估。不能治疗的龋齿应该在治疗前拔除。如果计划进行术后放射治疗,可以在外科手术之前或期间进行适当的处理,以免并发症的发生。当然,术前应避免在肿瘤邻近区域拔牙,因为这种操作容易使肿瘤细胞进入下颌骨或上颌骨,从而增加肿瘤植入的风险,并可能增加手术切除的范围(图 19.4)。

曾大量补牙的患者,应使用带有铅罩的护口器,以减少因散射效应而导致的周围黏膜炎的发生。氟化物预防使用对预防龋齿发生和发展至关重要。为了使用高浓度的氟化物,可使用患者定制的牙科托盘或使用含高浓度氟化物的牙膏,并向患者强调终生使用氟化物的重要性。在放射治疗期间和之后,定期安排例行的牙科随访,以确保定期护理。

当对颈部进行放射治疗时,有甲状腺功能降低的风险,因此,治疗前后都应监测甲状腺功能。有研究表明,严重贫血对头颈部恶性肿瘤放射治疗的疗效有不利影响。因此,治疗前应将患者红细胞比容提升到超过正常标准的 30% 以上。对于鼻咽、鼻腔和鼻窦肿瘤的患者,需要进行基础眼科评估,因为照射野会覆盖部分眼眶。应重视对患者营养状况的评估和对

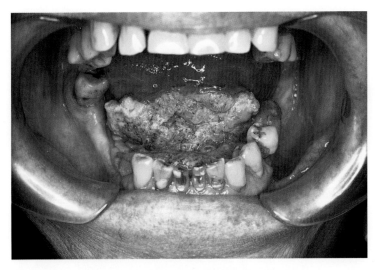

图 19.4　术前应避免在肿瘤区附近拔牙。

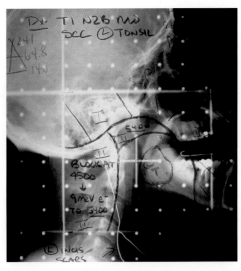

图 19.5　T_1N_{2b} 期左侧扁桃体鳞状细胞癌患者模拟治疗右侧位拍摄图。

患者诸如体重减轻、吞咽困难、吞咽疼痛和张口困难等问题的积极处理。为患者提供饮食咨询,有时需要用到开具处方的膳食补充剂。对于预期有严重吞咽困难的患者,如下咽和颈段食管肿瘤患者,应考虑放置经皮内镜胃造瘘管,特别是接受同期放化疗的患者吞咽困难有可能更加严重。然而,由于在治疗过程中没有进行吞咽锻炼,这些患者仍然存在疗后咽腔狭窄的潜在风险。在放射治疗前咨询语言和吞咽专家对缓解治疗过程中的相关问题很有价值。吸烟和酗酒的患者需要接受戒断咨询和更密切的护理,因为他们容易引起放疗相关的不良反应。

模拟定位

模拟定位是放射治疗的第一步。平片(二维治疗计划)或现代更常用的计算机断层扫描(computed tomography,CT)辅助(三维治疗计划)方法用于确定原发肿瘤部位、淋巴结的照射范围和有风险的邻近组织。

传统的二维治疗计划模拟是在放射肿瘤学医生的指导下,利用透视法确定照射野边缘。模拟胶片是一种特殊的射线照片,用十字线标记等中心线和用轮廓线标记边界。分划标记相距 2cm,形成直径约 3mm 的点网格,用作参考标记(图19.5)。对口腔或口咽部可见、可触及的病变进行根治性放射治疗的患者,在肿瘤周边需植入金属标记,以便在模拟胶片上显像。用局部麻醉剂喷洒在肿瘤周围,使用金标注射器在肿瘤深约 1cm 处植入一个或多个金标。所有切口瘢痕、重要解剖位置和肿块都需要用适当的材料标记或勾勒出来,以便在模拟胶片上显现。用蜡笔在胶片上画出挡块的位置,以保护喉部、脊髓和其他不需要照射的部位。然后,在治疗期间,可将定制的 Cerrobend 块安装在放射治疗机器头部。常规模拟完成后拍摄照片以显示患者体位。参考标记点可以用文身的方式标记在患者皮肤上。此时获得射野验证片,继而开始治疗。

将患者以仰卧位摆放于模拟床上,并使用合适的头部固定器将头部固定在所需的角度。肩部拉板被用来最大限度将肩部固定向脚部方向,患者紧握裹在脚底的肩带。一个由热塑性材料制成的咬合块,在纵向放置一根铅丝,可以将上颌区

与下颌骨分离以避免其受到辐射。如果需要牙科防护,应将其放置到位。制作热塑性面罩,将头部牢牢固定在适当位置(图19.6)。

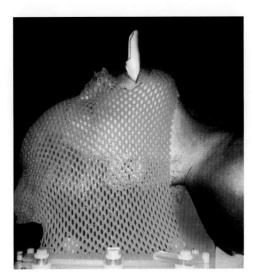

图 19.6　热塑面罩和咬合块。

三维 CRT 或 IMRT 是目前标准的放射治疗技术。模拟定位包括 CT 扫描以及后续复杂的治疗计划设计。如有需要,可使用输液泵进行静脉造影。一般 CT 图像是 3mm 厚度,放射肿瘤学医生在 CT 图像上确定照射野的上下边缘。此过程确定等中心,该等中心通过使用放置在热塑面罩上的标记或患者身上文身进行标记,以便将来设置参考点。获得的影像数据被传输到特定的数字化治疗计划系统,在这个系统中,肿瘤轮廓、淋巴结引流区、重要器官如脊髓、大唾液腺、脑干、视神经、视交叉和眼眶都可在 CT 图像上勾画出来。这些数据用于三维适形或 IMRT 计划。

三维适形计划使用 CT 模拟计算机数据来设计非共面照射野,从而在三维方向覆盖靶区。与传统的模拟和二维治疗计划不同的是,这采用了基于计算机的"虚拟模拟"。通过数字重建的射线照片来创建射束的视角。通过与数字化重建的 X 线片比较,患者的验证胶片可用来验证照射范围。复杂的

三维剂量计算可基于计算机生成的等剂量曲线准确地确定肿瘤靶区和相邻正常组织结构的剂量。剂量-体积直方图可为放射肿瘤医生提供肿瘤和正常组织的三维剂量分布（图19.7）。

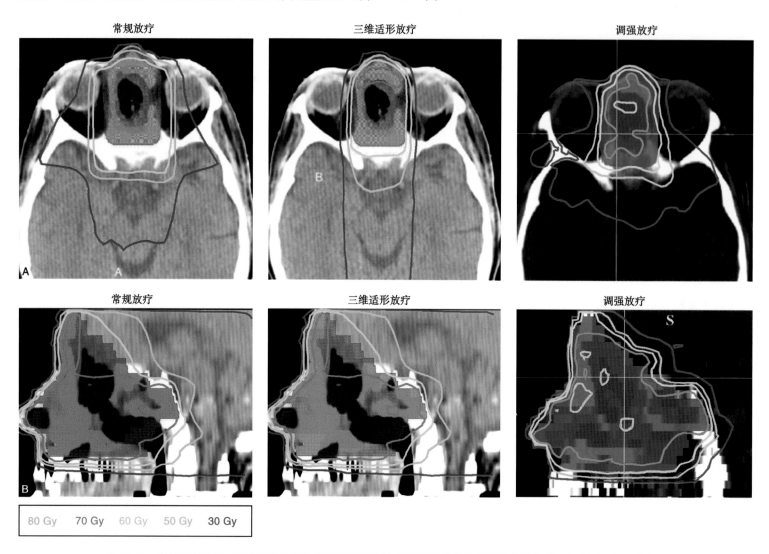

	常规放疗	三维适形放疗	调强放疗

| 80 Gy | 70 Gy | 60 Gy | 50 Gy | 30 Gy |

图 19.7　常规放射治疗、三维适形放射治疗和调强放射治疗鼻窦癌患者的等剂量曲线比较。A. 轴位；B. 矢状位。

IMRT 是一种先进的三维适形治疗计划，包括使用最先进的计算机辅助治疗计划系统和临床直线加速器。这项技术适合邻近重要器官（如脊髓或脑干）的复杂解剖区域的病变治疗，因为它可以优化肿瘤靶区的剂量，同时限制周围正常组织的剂量，提高了治疗效益。此方法通过多个非均匀野来调整每个入射野的强度。因此产生许多不同强度的子野，导致每个照射野内的强度不同。从概念上讲，这一过程涉及使用逆向技术，首先确定靶器官和邻近重要器官的剂量，然后通过计算机逆向算法，以生成合适的射野参数，从而得到预设的理想剂量分布。IMRT 的临床应用需要具有计算机驱动的动态多叶准直器能力的精密直线加速器（表 19.3）。IMRT 是头颈部肿瘤的首选治疗技术。

IGRT 是放射治疗中使用的先进成像技术。IGRT 可以每天监控放疗机器治疗床上患者的体位。此外，通过放疗机器上的千伏成像设备，采集锥束 CT 图像，可以显示患者的正常软组织以及肿瘤。该技术包括同步千伏投影成像和即时图像重建，以在治疗期间生成患者位置的三维图像，该图像同时可立即配准在治疗计划上。因此，IGRT 可每天监测患者的体位以及肿瘤的变化。IGRT 对于治疗头颈部肿瘤也很有价值，因为它可以指导重新计划，当患者的肿瘤缩小或体重减轻导致的解剖结构改变。在放射治疗过程中，也可以使用兆伏成像器获取图像，但与千伏成像相比，软组织的分辨率不佳。

表 19.3　传统疗法、三维适形放射疗法和调强放射疗法治疗鼻窦癌的剂量-体积分布比较

	传统放疗	三维适形	调强放疗
%GTV>70Gy	0	82%	95%
%CTV>70Gy	94%	98%	96%
1%视交叉	62Gy	54Gy	50Gy
1%视神经	64Gy	49Gy	54Gy
1%脑干	44Gy	55Gy	37Gy

3D-CRT, Three-dimensional conformal radiotherapy；CTV, clinical tumor volume；GTV, gross tumor volume；IMRT, intensity-modulated radiation therapy；N, nerve.（Modified from Table 1 of Huang D, Xia P, Akazawa P, et al. Comparison of treatment plans using IMRT and 3D CRT for paranasal sinus cancer. Int J Radiat Oncol Biol Phys 56：158-168,2003.）= 3D-CRT, 三维适形放疗；CTV, 临床肿瘤体积；GTV, 总肿瘤体积；IMRT, 调强放射治疗；N, 神经。（修改自下表1。Huang D, Xia P, Akazawa P, et al. Comparison of treatment plans using IMRT and 3D CRT for paranasal sinus cancer. Int J Radiat Oncol Biol Phys 56：158-168,2003.）

治疗目的

根治性放疗

放射敏感性肿瘤,如鼻咽癌和口咽癌,可以通过根治性放疗或化放疗有效控制肿瘤,达到治愈目的。同样,根治性放疗也适用于早期喉癌。皮肤基底细胞癌和浅表鳞状细胞癌也可以通过放射治疗得到有效控制。选择放射治疗或者手术作为根治治疗的手段,需要综合考虑肿瘤和患者的相关情况。高危患者术后,通常需要放射治疗作为辅助治疗。在大多数情况下,根据肿瘤的部位、组织学和分期,放射治疗的剂量往往超过 6 000cGy,甚至超过 7 000cGy。

姑息性放疗

对于无法根治的头颈部恶性肿瘤患者,放射治疗可以有效缓解症状。放射治疗后肿瘤缩小或坏死,可以减轻对神经组织的压迫,从而缓解疼痛。放射治疗也可以有效缩小阻塞气道的病灶。控制出血性肿瘤的出血是姑息性放射治疗的另一个指征。姑息性放射治疗使用的剂量较根治性放射治疗剂量低。

治疗选择

术前放射治疗

术前放射治疗的理论基础是肿瘤细胞处于最大氧合状态,对放射治疗更加敏感。一般来说,术前剂量约为 5 000cGy,采用传统的常规分割技术,每次 180~200cGy,每周 5 天,共 5 周。治疗后,患者需要 4~6 周的恢复期,以使急性放疗反应消退,再接受手术。

术前放疗的优缺点见表 19.4。术前放疗的一个重要因素是剂量限制。由于术前放疗剂量增加会导致手术并发症的风险增加,因此,不推荐常规适用。目前,术前放射治疗仅在特定情况下使用。

表 19.4　术前放射治疗优缺点

优点	缺点
• 实施放疗时无手术相关延迟	• 延迟手术
• 允许手术相关辅助(营养、肺功能、心功能)	• 影响术后伤口愈合
• 肿瘤组织血供不受术后瘢痕导致乏氧的影响	• 由于伤口愈合问题而限制照射剂量
• 降低肿瘤负荷	• 无法评估最初状态下原发肿瘤及淋巴结病理
• 降低局部区域复发	• 治疗疗效较好者可能拒绝手术继而影响疗效
• 控制原发肿瘤及淋巴结亚临床病灶	

根治性放疗

根治性放射治疗疗效在一些头颈部恶性肿瘤中得到了很好的证实,例如早期的鼻咽、口咽、喉部和下咽部肿瘤。在每一章中都会分别讨论根治性放疗的价值。其中口咽癌和鼻咽癌需要特别考虑,并在这里做介绍。

口咽癌

在过去的 20 年里,由于人类乳头状瘤病毒(human papillomavirus,HPV)感染及其作为肿瘤发生的一个致病因素,口咽癌(oropharyngeal carcinoma,OPC)的发病率显著增加。与 HPV 阴性患者相比,HPV 阳性 OPC 患者的肿瘤预后更好,生存期更长,对放化疗的反应更好。HPV 阳性患者 5 年总生存率为 80%~90%,HPV 阴性患者 5 年总生存率为 50%~70%。局部晚期 OPC 的标准治疗方法是根治性放疗同时使用大剂量顺铂同步化疗(每 3 周 100mg/m^2)。肿瘤区域予以 7 000cGy,而周围亚临床区域选择性予以 3 000~6 000cGy 的照射,这些剂量被认为可根治亚临床病灶。采用这种方法,肿瘤的局部控制率通常大于 90%。与 HPV 相关的 OPC 对放射治疗表现出较好的敏感性,在治疗初期(通常在第 3 周)可以观察到明显的临床反应。鉴于 HPV 相关 OPC 治疗反应有所改善,正在进行的研究旨在保证高控制率的前提下进一步降低剂量,减少毒性。目前正在进行个体化治疗以及降低强度的多个研究,包括减少照射剂量、取消全身系统治疗或使用顺铂替代药以及整合经口机器人手术的多学科治疗方式。根治性放化疗后的随访通常采用(positron emission tomography,PET)扫描,计划性的颈清扫没有必要。对于治疗后残留或者进展的颈部病变,特别是在 PET 阳性或临床体征明显的情况下,可考虑挽救性颈淋巴结清扫术。由于 HPV 阳性患者通常更年轻、更健康,再加上放射治疗精确性和支持治疗的进步,使得经皮胃造瘘及胃营养管的使用减少。

鼻咽癌

鼻咽癌是一种高度放射敏感性肿瘤,放射治疗是鼻咽癌的根治手段。与 EB 病毒(epstein-barr virus,EBV)感染相关的鼻咽肿瘤对放射治疗尤为敏感。手术治疗一般用于复发或残留的患者。75%~90%的患者存在区域性淋巴结转移。高危淋巴引流区为 V 区、II 区和咽后淋巴结。多达 50%的病例存在双侧淋巴结转移且体积较大。因此,靶区需要包括双侧颈部和咽后淋巴结。

目前局部晚期鼻咽癌患者的治疗标准是放疗联合化疗。放疗同步大剂量顺铂化疗是标准治疗。顺铂在放射治疗的第 1 天、第 22 天和第 43 天给药。同步放化疗后常辅助顺铂和氟尿嘧啶化疗。与其他头颈部恶性肿瘤不同的是,即使是巨大的淋巴结转移,也可以通过这种治疗方法得到有效控制,很少需要颈部清扫,对于放疗 3 个月后仍持续存在的淋巴结病变,可考虑手术治疗。据报道,N_0~N_1 期的 5 年生存率在 60%~75% 之间,N_2~N_3 期的 5 年生存率在 40%~50% 之间。

现代技术如 CT 模拟和 IMRT 治疗计划能使原发肿瘤和

受累淋巴结靶区的剂量分布更均匀,同时减少对重要邻近结构的剂量(图19.8)。患者同侧接受一个同步加量的IMRT计划。肿瘤外放一定边界的区域接受7 000cGy,而高风险亚临床区域接受5 940cGy的剂量。多个中心报告的局部控制率均超过90%,包括$T_3 \sim T_4$期肿瘤患者。RTOG也曾对此结果进行过验证。尽管局部控制不断提高,但远处转移仍是一个问题,目前建议放疗后进行辅助化疗。正进行的NRG HN001试验拟评估血液循环中EBV-DNA含量是否可以用于指导辅助化疗的决策。

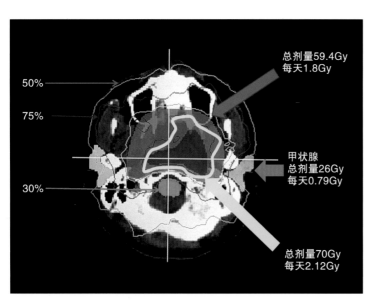

图19.8　1例鼻咽癌患者调强放射治疗等剂量曲线。

术后放疗

术后放疗(postoperative radiation therapy,PORT)被用于术后局部复发风险超过20%的患者。尽管其在改善局部区域控制方面的疗效未在随机临床试验中得到验证,但在一些高质量的回顾性分析中,PORT的作用已被广泛接受。PORT指征详见表19.5。一项比较术前和术后放疗治疗晚期可手术头颈部鳞状细胞癌(RTOG 73-03)的随机试验表明,PORT更有利于改善局部区域控制,两种方法的并发症发生率无显著差异。PORT的优缺点详见表19.6。

表19.5　术后放疗及放化疗指征

原发肿瘤因素	淋巴结因素
• T_3或T_4对手术是否足够有怀疑、安全界不够、近切缘阳性	• 淋巴结阳性≥N_1分期
• 病理高度恶性	• 术前曾有手术干预(术前切除或切取活检)
• 周围神经受侵或脉管瘤栓	• 淋巴结包膜外受侵
• 不论组织学类型,手术是否充分	
• 肿瘤边缘浸润	
• 手术切缘阳性或近切缘	

表19.6　术后放射治疗优缺点

优点	缺点
• 不会导致手术延期	• 术后可能出现瘘或其他并发症从而延迟放射治疗
• 无放疗剂量限制	• 手术造成的瘢痕和血管改变使组织乏氧,对放射治疗不敏感
• 可以对肿瘤和淋巴结进行全面组织病理学和生物学评估	
• 可对镜下残留区域进一步加强局部区域控制	

PORT开始时间未在随机研究中验证。不过,一般来说,术后放疗应该在术后6周内开始,从而最大限度提高疗效。然而有研究表明,延迟术后放疗并不影响原发部位的控制,但颈部失败会增加。一些数据表明,即使在术后3个月给予PORT,也能获益。有Ⅰ级证据表明对于原发肿瘤部位和/或颈部的最佳照射方案是每周5天,每天180~200cGy的常规分割方案,高风险区域的总剂量为6 000~6 600cGy,选择性淋巴结照射的总剂量为5 000~5 400cGy。

欧洲癌症研究和治疗组织(randomized trials by the European Organization for Research and Treatment of Cancer EORTC)的随机试验(试验22931)和RTOG(试验95-01)表明,对于原发肿瘤切缘阳性或淋巴结包膜外侵的患者,与单纯PORT相比,PORT同步化疗可改善局部区域控制。然而,这种获益也使急性毒性显著增加。

再程放疗

对于根治性或者辅助放疗后复发的处理是一个复杂的临床问题。一般来说,如果技术上可行的话,手术是首选治疗方法。如果挽救手术不可行,或者挽救手术后的边缘难以保证,那么可以考虑再程放疗。影响再程放疗的重要因素有:①既往放疗的剂量、体积和肿瘤反应;②正常组织对再程放疗的耐受性;③邻近重要结构的剂量;④再程根治性放疗剂量的可行性;⑤引入未照射的血管组织保护重要结构的需要。再程放疗可以考虑能实施复杂计划的近距离放射治疗、IMRT或质子治疗。外科医生和放射肿瘤学医生之间密切合作,对首程放疗中具体情况的详细了解对再程放疗的可行性和成功至关重要。

临床上经常遇到的一种情况是颈部病变复发,既往放疗后需要行挽救性颈部手术。这种情况下,肿瘤侵犯颈动脉鞘是相当常见的。以往这些患者可使用后装式导管或将^{125}I Vicryl缝合线置入Dexon网格技术进行近距离放射治疗(图19.9)。颈部受照射的皮肤有坏死的风险,因为在手术中伴随着皮瓣抬起,血液供应受损,患者易受颈动脉暴露和破裂的影响。因此,这种受辐射的皮肤需要切除并由带血管的组织代替。用铱-192后装导管的近距离放射治疗可向靶区提供高剂量照射,且不会对邻近组织造成过多辐射。这项技术在图

19.10~图 19.13 中说明。为了重建术后缺损,可采用胸大肌肌皮瓣或软组织游离皮瓣保护颈动脉以及重塑皮肤。

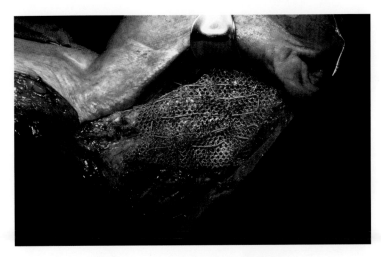

图 19.9 ^{125}I 治疗颈动脉旁残余病变。

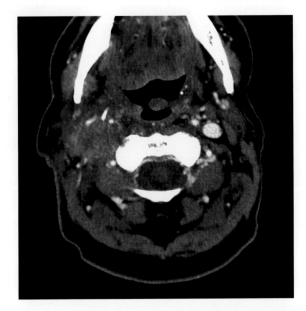

图 19.10 右颈靠近颈动脉的复发转移性癌患者的 CT 图。

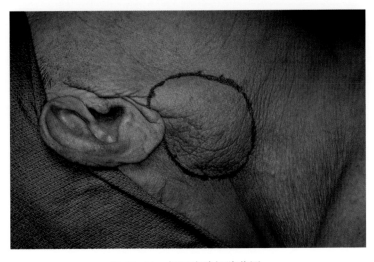

图 19.11 标记皮肤切除范围。

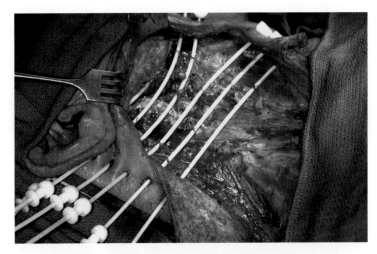

图 19.12 ^{192}Ir 后装导管放置在颈动脉旁残余病灶上。

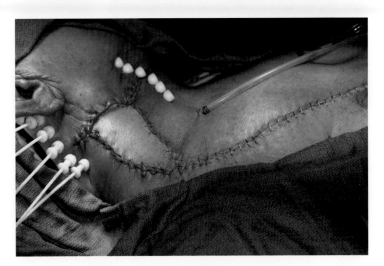

图 19.13 用胸大肌皮瓣修复术后缺损。

最近,术中放疗(IORT)被一些机构使用。使用 IORT 前需要仔细考虑各种因素,包括残余肿瘤的体积、充分暴露情况,该区域在技术上是否适合 IORT,以及是否有重要结构在照射范围内。一位既往诊断为扁桃体癌颈部淋巴结转移并接受了放化疗的患者进行 CT 扫描,显示有淋巴结残留(图 19.14)。颈动脉鞘及周围受累是 IORT 的适应证。根治性颈清扫可彻底清除所有病变。然而,显微镜下的病变残留于颈动脉壁和颈动脉间隙,一直到颅底。首先必须确定照射范围,以便可以配置适当的施源器。

施源器由平行的后装导管组成,后装导管嵌入硅橡胶薄片中,该薄片可按照平面处理场的规范进行修剪,并紧靠处理区域放置(图 19.15)。该区域先前照射过的皮瓣和重要结构被移出视野或通过放置小型铅屏蔽层进行保护。然后将该施源器连接到高剂量率 ^{192}I 治疗单元进行 IORT。或者可以使用直线加速器通过限光筒进行电子线照射。通常采用单次 1 500cGy(1 250~1 750cGy)照射,等剂量曲线显示靶区的剂量分布(图 19.16)。这种方法的优点是可以防止接受过照射的皮肤再次照射,因此,不需要手术切除后用皮瓣代替。

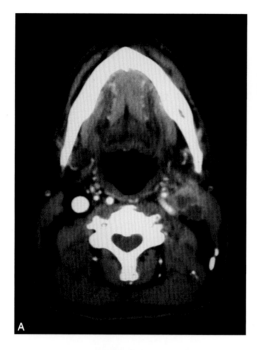
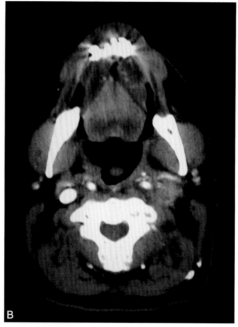

图 19.14 颈部 CT 增强扫描显示 (A) 颈动脉分叉附近复发转移灶和 (B) 颈动脉远端受累。

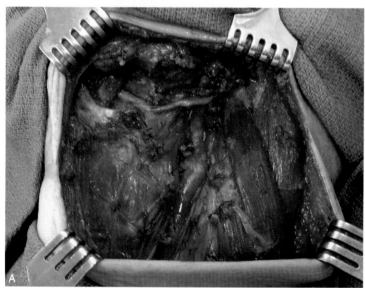
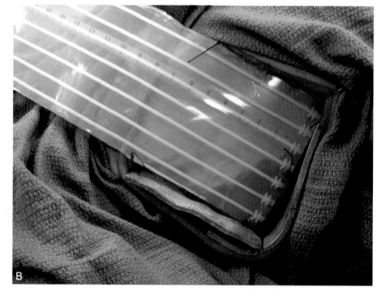

图 19.15 A. 清除所有病变的根治性颈清扫术后瘤床；B. 将施源器放在治疗区域行高剂量率^{192}I 术中放疗。

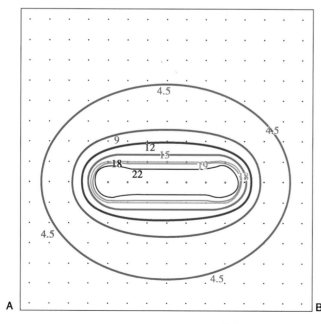
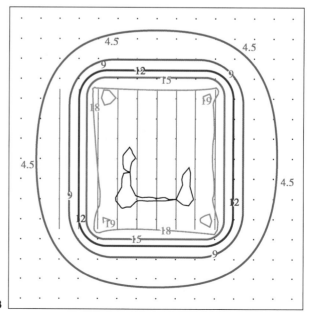

图 19.16 术中放疗的二维等剂量曲线。A. 横截面；B. 平面。

放射治疗期间患者的护理

放射肿瘤学医生应每周对接受放射治疗的患者进行访视。访视时需要进行全面的病史询问,特别是口腔或喉咙痛、吞咽困难、声音嘶哑、味觉改变、口干、皮肤反应和耳朵症状。一个完整的体格检查应该包括肿瘤大小的测量或拍摄照片,同时检查患者是否有黏膜炎(图 19.17)、口腔念珠菌病(图 19.18)和皮肤反应(图 19.19)。一般来说,还应监测体重和血细胞计数。

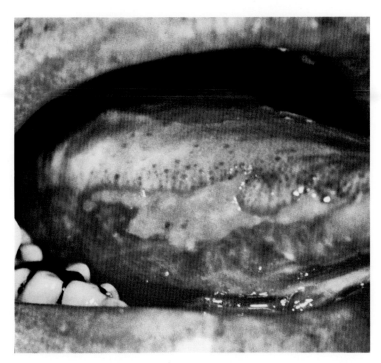

图 19.17 放射性黏膜炎。

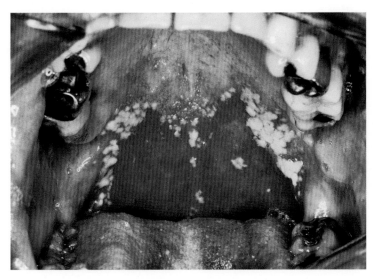

图 19.18 口腔念珠菌病。

非处方皮肤保湿和润滑产品可用于治疗轻微至中度皮肤损伤。放射保护凝胶垫也用于舒缓皮肤损伤。为了治疗口腔溃疡,患者应该经常用盐和碳酸氢钠水漱口。利多卡因漱口液也有助于缓解抗口腔疼痛。它也建议患者使用加湿器减轻上呼吸道黏膜干燥。必要时可开具包括加巴喷丁和阿片类的

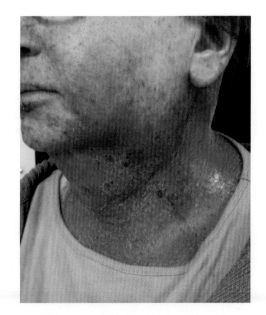

图 19.19 放射治疗引起的皮肤反应。

止痛处方药物。

由于腮腺在照射野内,最初放疗的 12 小时内偶尔会出现急性腮腺炎。急性腮腺炎是急性炎症反应的结果。有这种症状的患者表现为腮腺肿胀、局部疼痛,有时伴有低烧。急性腮腺炎是自限性疾病,通常会在几小时后自行缓解,非甾体抗炎药和心理安慰可使患者获得一定的受益。

部分患者特别是那些同时接受放化疗的患者,在治疗的第 4~5 周可能出现体重下降,可采用静脉输液支持,必要时可行经皮内镜胃造瘘。对乙酰氨基酚(扑热息痛)与可待因合成的片剂或液体起初均可缓解黏膜炎症状,但随着病情加重,往往需要采用长效硫酸吗啡或芬太尼贴剂配合即释硫酸吗啡进行治疗。加巴喷丁有助于减轻黏膜炎疼痛和减少阿片类药物的需求。部分患者偶尔会发生口腔念珠菌感染,可以是无症状的,也可以表现为口腔或喉咙疼痛的急性加重或味觉异常,这时需使用抗真菌药物。

不良反应、放射治疗并发症及治疗后随访

尽管放射治疗是治疗头颈部恶性肿瘤的有效方法,但它对周围正常组织也有一定的影响。放射治疗相关的并发症可分为急性并发症(放疗期间或放疗后不久)和晚期并发症。一些晚期并发症最早可在放疗结束后 3 个月开始,也可能在患者一生中的任何时候发生。通常,急性损伤与放疗对快速分裂细胞的损伤有关,而晚期损伤则与放疗对缓慢分裂细胞的损伤有关,如结缔组织和神经组织。此外,同步化疗可增加放射性并发症的发生率和严重程度。RTOG 公布了详细的急性和晚期治疗相关毒性评分系统。毒性评分为 0~4 分,0 分较基线无变化,4 分为重度。对于皮肤,4 级是指出现溃疡、出血和坏死。

急性损伤

放射治疗引起的急性毒性主要包括黏膜、皮肤和唾液组织的损伤。在早期放疗年代,主要受到皮肤毒性的限制,如今

高能照射下已不再担心这一问题,因为高能照射可以保护皮肤,除非照射时加用补偿物。照射主要影响表皮基底膜中增殖层,基底层接受低剂量照射时,可以看到皮肤的红斑和色素沉着。随着对基底层照射增加,会导致干燥脱皮,并可以看到皮肤剥落(由于死亡细胞的堆积)。随着更高剂量的照射,超过了基底层的耐受量,表皮细胞缺乏再增殖而形成湿性脱皮反应(图 19.20)。严重时表皮可完全脱落,暴露真皮。为预防放疗损伤的发生,应在放射治疗开始前进行皮肤护理,局部使用保湿防护霜可以帮助加速恢复。

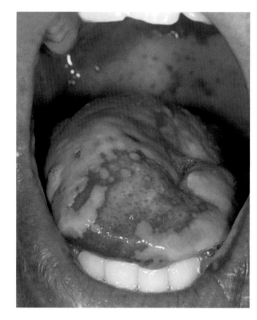

图 12.22　口腔内片状假膜样黏膜炎。

的颅底在照射野中,急性浆液性中耳炎几乎发生在所有患者中。有症状的患者可能需要鼓膜切开术和引流管来减轻疼痛并改善听力。

　　唾液腺对放射治疗非常敏感,放射治疗可导致唾液量以及唾液具体成分的变化。唾液的黏稠度随着剂量增加而增加,进而造成口腔黏膜干燥。由于干燥的区域容易合并感染,应定期使用含有碳酸氢钠和盐的溶液进行口腔冲洗来缓解。味觉的改变是放疗直接影响味蕾的结果。

　　患者通常表述有一种淡淡的金属味,随着时间的推移,味觉会自动恢复。急性放射性损伤还会严重影响经口进食,因此,必须给予膳食调整和营养补充。鼻饲或胃造瘘管饮食作为最后的手段。止痛药、类固醇激素和抗真菌药物也可用来缓解放射性黏膜炎的急性表现。

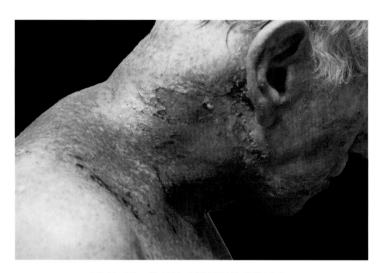

图 19.20　放射治疗期间湿性皮肤反应。

　　与皮肤一样,黏膜是敏感的,并表现出剂量依赖的急性毒性。低剂量时,出现黏膜红斑,继而由于死亡细胞、纤维蛋白和炎症浸润的积聚,黏膜红斑发展为假膜样黏膜炎。容易发生早期放射性相关黏膜炎的区域包括软腭和扁桃体柱、颊黏膜和咽侧壁。对装有金属牙的患者应引起特别注意,因金属材质形成的剂量散射可导致邻近颊黏膜和舌侧缘的严重黏膜炎(图 19.21)。随着剂量的增加,急性反应加重,黏膜炎区域融合并出现溃疡(图 19.22)。尤其是在剂量高于 7 000cGy 时,偶尔可见软组织坏死或喉坏死。当鼻咽和鼻窦肿瘤患者

晚期不良反应

　　晚期损伤的确切机制尚不明确。然而,血管内皮损伤、瘢痕纤维化、肌肉萎缩以及实质细胞死亡等均可导致晚期并发

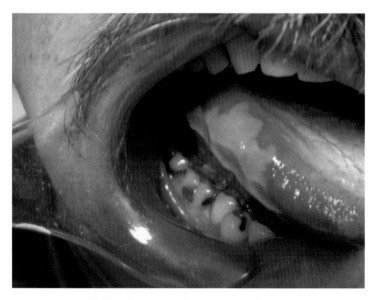

图 19.21　放射治疗过程中肿瘤附近金属牙产生散射引起的舌侧黏膜炎。

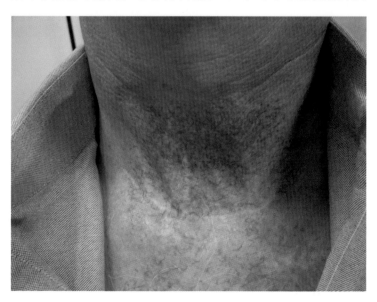

图 19.23　放射治疗后皮肤毛细血管扩张,纤维化并丧失弹性。

症的发生。

皮肤晚期后遗症包括皮肤萎缩和毛细血管扩张（图19.23）。电子线治疗后毛细血管扩张更常见。晚期辐射效应也会导致真皮下纤维化和挛缩甚至皮肤癌的发生。纤维化、软组织萎缩和挛缩是持续发展的晚期表现（图19.24）。在以

往接受过放疗的照射野内进行手术有术后伤口延迟愈合和/或皮肤和软组织坏死的风险（图19.25）。这种风险是剂量依赖性的，因此，手术应切除接受高剂量照射的皮肤，并用未照射的血管组织重建手术缺损。

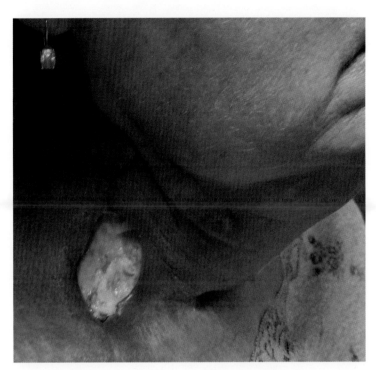

图19.25 颈部放疗及术后皮肤和软组织坏死。

口干的程度与剂量无关且各不相同。口干导致吞咽困难和形成龋齿的风险增加，间接影响患者的生活质量。目前还没有治疗口干的特效药物，市面上的一些人工唾液可以用来减轻口干症状。用阿米福斯汀等药物预防口干效果有限。建议定期用盐和碳酸氢钠溶液进行漱口，特别是在空气干燥的冬季。此外，增加空气湿度对缓解口干的不适也是非常必要的。

持续的口腔护理对于减少龋齿和颌骨放射性坏死的发生至关重要。终生使用氟化物预防是必要的。牙髓治疗和拔牙操作可能会促使放射性坏死的发生，因此，需要熟悉放射治疗的牙医采取适当的口腔治疗措施。暴露的骨或感染化脓性牙龈需要严格的口腔处理，以防止进行性骨丢失以及大面积放射性坏死的发生（图19.26和图19.27）。高压氧可能有助于预防放射性骨坏死，一旦骨坏死形成则没有任何益处。

所有接受颈部中央区域放射治疗的患者均接受包括促甲状腺激素（thyroid-stimulating hormone，TSH）在内的甲状腺功能检查，尽管只有5%在接受甲状腺区域照射的成年人中出现临床甲状腺功能减退，但在相当多的患者中可观察到亚临床甲状腺功能减退，如果患者曾接受过甲状腺单叶切除术，甲减发生率接近66%。如果TSH水平高于正常范围，不管T3和T4值是否在正常范围内，都可以开始甲状腺激素替代治疗。如果下丘脑-垂体轴暴露在辐射下，应进行完整的内分泌检查。

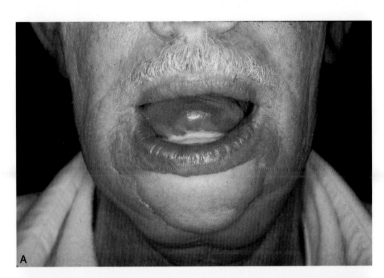
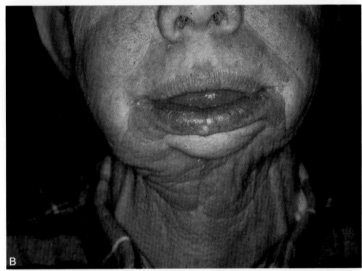
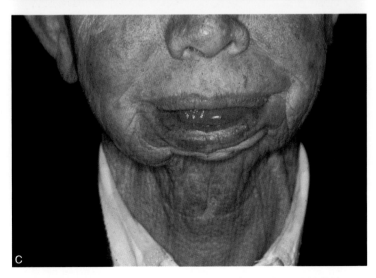

图19.24 放疗后随时间的推移出现皮肤软组织和骨的萎缩。A.下颌弓、颏切除、腓骨游离皮瓣重建术及术后放射治疗后1年图片；B.术后4年皮肤、软组织和骨的萎缩性改变；C.术后7年可见进行性萎缩改变。

纤维化和肌肉萎缩可导致运动功能失调、肌肉挛缩和食管狭窄。纤维化可导致慢性吞咽困难，长期不活动可导致肌

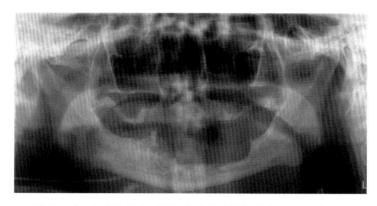

图 19.26　患者在接受下颌切除及前臂桡侧游离皮瓣重建术后放疗后，X 线片中呈现下颌骨放射性骨坏死。

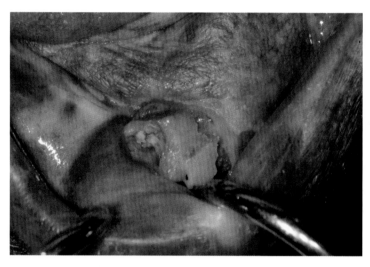

图 19.27　患者由于下颌骨放射性骨坏死出现下颌骨暴露，如图 19.26 所示。

肉萎缩，特别是在加或不加化疗治疗咽喉癌的大剂量放射治疗的患者中。食管狭窄可以通过反复扩张缓解吞咽困难，极端情况下出现完全性狭窄需要手术切除和重建。咀嚼肌的纤维化导致张口受限，目前尚无有效的治疗方法纠正张口受限，因此，对张口受限最好的治疗就是预防，在治疗中及治疗结束后尽早开始主动和被动的下颌伸展运动并达到满意的下颌张开度。放疗后颈部纤维化和瘢痕形成也可阻碍肩颈部的活动，因此，强调肩颈部每天定期的运动锻炼非常重要。

　　另外，一些特殊部位的晚期毒性反应需要被识别且尽快处理。慢性浆液性中耳炎是一个棘手的难题。为了治疗这种放射治疗的晚期毒性反应，需要由耳科医生持续进行治疗。某些颈段脊髓受到照射的患者会出现 Lhermite 综合征，可以出现在放疗后 1~3 个月，可持续长达 9 个月或更久。这种综合征的特征是当颈部弯曲时可出现像电击一样沿着脊柱和四肢放射的对称性疼痛，这种良性、自限制性的脊髓病变被认为是由脱髓鞘引起的，一般没有其他相关的神经系统问题。如果这些症状在放射治疗后 9~12 个月首次出现，则诊断为放射性脊髓炎的可能性更大，这是一个更严重的问题。

　　放射线对软骨和骨骼的影响还可能导致其他特定部位的后遗症，例如儿童生长受损、萎缩，偶尔还会出现放射性软骨炎或骨坏死。放射性喉坏死在当前放疗技术下很少出现。照射野范围内出现辐射诱发的第二原发恶性肿瘤风险为

0.1%~0.5%，且随时间增加，多以皮肤鳞状细胞癌和难以治疗的高级别肉瘤为主。因此，在预期寿命较长的年轻患者中使用放射治疗作为治疗手段时，需要仔细权衡第二原发恶性肿瘤发生的风险。

GLOSSARY OF RADIATION TERMINOLOGY（辐射术语词汇表）

　　Absorbed dose 吸收剂量　单位质量被辐射物质吸收的电离辐射的能量

　　Beam's-eye view（BEV）三维射野观视　用于定义入口角度，该角度排除未照射的关键结构，同时完全包括靶体积

　　Blocks　由 Cerrobend 材料制成的物体可以保护组织，使其不接受放射治疗

　　Bolus 补偿物　可以放在患者身上模拟真实组织的材料

　　Boost 补量　需强化照射的区域

　　Brachytherapy 近距放射治疗　短程照射

　　Cell kill　射线破坏肿瘤导致双链或单链脱氧核糖核酸断裂的机制

　　Chemoradiotherapy（CRT）同步放化疗　一种联合放疗和化疗的决策

　　Clinical tumor volume（CTV）临床肿瘤体积　亚临床灶以及肿瘤可能侵犯的范围

　　Collimator 准直器（平行光管）　放置在直线加速器机架上的一种装置，用于调节或改变射线传输方式

　　Compensators 补偿器　放射治疗中用来补偿缺失组织的装置

　　Cone 锥形装置　可以放在直线加速器上调节射野

　　Digital reconstructive radiograph（DRR）数字重建放射照片（DRR）　一种重建的射线照片，它能使治疗区域在患者的解剖结构上可视化

　　Dose 剂量　以戈瑞或 rad 为单位的物理量

　　Dose volume histogram（DVH）剂量体积直方图　描述某一感兴趣的区域如靶区或重要器官的内有多少体积收到多高剂量水平的照射

　　Field 射野　适形放疗中接受放疗的一个区域，多个射野能形成一个治疗计划

　　Gantry 机头　发出射线的直线加速器机头

　　Geographic miss 靶区丢失　高度适形放疗中肿瘤靶区的丢失

　　Gray（Gy）　戈瑞 1Gy = 1J/kg，戈瑞与拉德的关系：1Gy = 100rad or 100centigray（cGy）

　　Gross tumor volume（GTV）大体肿瘤体积　临床实际发现的肿瘤区域

　　High-dose rate（HDR）高剂量率　一种内照射治疗，治疗间隔放射源被移走，也称作高剂量远程放射治疗

　　Image-guided radiation therapy（IGRT）图像引导放射治疗　治疗机器上采用影像指导放疗实施的一种技术

Intensity-modulated radiation therapy(IMRT)**调强放射治疗** 一种高度适形的放疗技术

Isodose curves **等剂量曲线** 照射野中同一剂量点连成的曲线

Linear energy transfer(LET)**线性能量传递** 每单位径迹中心轴上长度介质吸收的能量

Low-dose rate(LDR)**低剂量率** 一种内照射治疗,照射源长期置入患者体内

Penumbra **半影** 照射野边缘80%与20%等剂量曲线之间的宽度,表示物理半影的大小

Photons **光子**

Planning target volume(PTV)**计划靶区体积** 放疗计划时因考虑照射中器官运动和摆位中靶位置及靶体积的变化而扩入的照射范围

R or r 也称为伦琴;放射单位;在1cc空气中产生1个静电单位的电离辐射剂量

Rad **吸收剂量** 1rad=0.01Gy

Radiation ports or fields **放疗照射野** 接受射线照射的区域

Relative biological effectiveness(RBE)**相对生物效应** 参考辐射引起特定生物体或组织的特定生物效应所需的吸收剂量与所研究的辐射在相同条件下引起同样生物效应所需吸收剂量的比值

Simulation **模拟定位** 能够模拟放疗机条件的X射线透视或计算机体层摄影设备。可以观察肿瘤和相邻脏器的立体形态和解剖位置,结合虚拟模拟系统用于设计和验证放疗计划

Target dose **靶剂量** 为使肿瘤得到控制或治愈的肿瘤致死剂量

Target volume **靶区** 受照射组织的范围

Teletherapy Radiation **体外治疗**

Treatment planning **放射治疗计划** 由物理师/剂量师为接受放射治疗的患者制订最佳治疗方案的工作

参考文献

Modified from Figure 1 of Huang D, Xia P, Akazawa P, et al. Comparison of treatment plans using IMRT and 3D CRT for paranasal sinus cancer. Int J Radiat Oncol Biol Phys 56:158-168,2003.

Modified from Table 1 of Huang D, Xia P, Akazawa P, et al. Comparison of treatment plans using IMRT and 3D CRT for paranasal sinus cancer. Int J Radiat Oncol Biol Phys 56:158-168,2003.

(张烨 译)

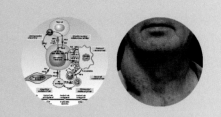

第 20 章
系统治疗

关键词

系统性治疗

活性成分

放射治疗

化疗

近几十年来,系统治疗在头颈部癌症治疗中的作用有所增加。综合化疗/放射治疗方案的随机临床研究证实可改善局部控制、器官保存和总生存。然而,治疗相关的高级别急性毒性和远期后遗症仍然是一个重大问题。

在当代多学科治疗中,化疗可以在手术前或与放射治疗同时进行。对于接受根治性手术后,具有高危风险因素的患者,通常建议术后放射治疗同步应用大剂量顺铂。在大多数情况下,复发性或转移性疾病患者的预后仍然很差,但是基于对疾病分子病理学理解的逐步深入和利用免疫系统的力量来介导肿瘤排斥的能力逐渐增强,新型靶向疗法不断发展,治疗选择随之增多。目前较为明确的是,肿瘤的人类乳头状瘤病毒(HPV)状态对新诊断的适合局部综合模式治疗患者的预后具有有利影响(Ang 等,2010 年)。HPV 对临床结果的重大影响现在反映在修订后的头颈部癌症分期系统中(美国联合委员会癌症分期手册第 8 版[Amin 等,2017 年])。虽然目前头颈部癌症标准治疗的决策还未受到 HPV 状态的影响,但是对 HPV 阳性头颈部癌症新治疗模式的评估是一个研究重点,可能会影响今后几年的临床实践。

头颈部鳞状细胞癌的活性细胞毒性药物

铂类、紫杉烷和抗代谢物都对头颈部癌症具有临床活性(表 20.1)。西妥昔单抗是一种针对表皮生长因子受体(EGFR)细胞外结构域的嵌合型单克隆抗体,最近被添加到头颈部癌症的全身治疗列表中。其他药物如异环磷酰胺、长春碱类、羟基脲和博来霉素在头颈部鳞癌中也有一定的活性,但在临床实践中不太常用。

顺铂(*cis*-diamminedichloroplatinum),具有最多数据支持其在综合治疗模式中应用的药物,是一种铂配位复合物,可以与脱氧核糖核酸(DNA)交联,也可以将蛋白质与 DNA 交联。顺铂是在 1965 年被偶然发现的,实验室研究发现,铂电极产

表 20.1　头颈部鳞状细胞癌活性细胞毒性化疗药物的主要类别

药物分类	举例	主要作用机制
铂类	顺铂,卡铂	形成 DNA 交联
紫杉类	紫杉醇,多西他赛	稳定微管,阻断于 M 期
抗叶酸剂(抗代谢药)	甲氨蝶呤	在 S 期抑制二氢叶酸还原酶(DHFR)
氟尿嘧啶(抗代谢药)	氟尿嘧啶	在 S 期抑制胸腺嘧啶合成酶(TS)

生的物质对细菌有毒性,随后发现它对多种人类肿瘤细胞系具有显著的活性。现在顺铂是包括头颈部鳞状细胞癌在内的多种恶性肿瘤的标准治疗药物。肾毒性是剂量限制毒性。现在人们普遍认为,顺铂的安全给药需要在输注前后进行充分的静脉水化。

与其他细胞毒性化疗一样,顺铂会导致短暂的骨髓抑制,在此期间,患者感染的风险可能增加。顺铂具有强致吐性,但是采用当代止吐药物通常可以很好地控制或预防顺铂引起的呕吐。使用顺铂可能引起永久性周围神经病变和耳毒性(最典型的是高频听力损失)。与多数细胞毒性化疗一样,乏力随着累积治疗周期的增加而加重。卡铂似乎具有与顺铂相同的一般作用机制,但其不良反应特征不同,卡铂的肾毒性较小,但比顺铂具有更显著的骨髓抑制作用。卡铂在头颈部癌症患者中的研究不如顺铂广泛,但现有证据表明,卡铂在这种疾病患者中的抗肿瘤作用低于顺铂。

紫杉醇和多西他赛对头颈部癌具有显著的活性。紫杉醇是在 1971 年从太平洋红豆杉树皮中分离出来的,多西他赛是一种半合成紫杉烷。紫杉烷在细胞试图分裂时与微管结合,从而将细胞周期阻滞在 M 期。紫杉烷的常见不良反应包括乏力、脱发、骨髓抑制和周围神经病变。紫杉烷的致吐性比顺铂低,周围神经病变更有可能是可逆的。紫杉烷在肝脏中代谢,通常不用于有显著肝功能障碍的患者。患者必须接受糖皮质激素预处理,以降低对紫杉醇的脂质溶剂成分过敏反应的风险。与铂类化合物一样,紫杉烷可以作为放射增敏剂用于头颈部癌患者的治疗,相关不良反应是在放疗野内黏膜炎增加。

甲氨蝶呤和氟尿嘧啶(5-FU)是抗代谢物,可以对头颈部癌产生有临床意义的抗肿瘤活性。甲氨蝶呤是在 20 世纪

50 年代研发的,可抑制二氢叶酸还原酶(DHFR),DHFR 是催化四氢叶酸产生的酶。由此引起的细胞内叶酸缺乏限制了 DNA 合成和细胞分裂。甲氨蝶呤通常以低剂量作为姑息治疗药物用于晚期头颈癌患者,在这种情况下通常耐受性良好。低剂量姑息性甲氨蝶呤可能引起骨髓抑制、乏力、恶心和黏膜炎。药物 5-FU 抑制胸苷酸合酶,从而干扰 DNA 合成和细胞分裂。在头颈部癌的治疗中,5-FU 通常是与其他化疗和/或放疗联合应用,持续输注 4~5 天。5-FU 常见的不良反应是骨髓抑制,腹泻和黏膜炎。二氢嘧啶脱氢酶(分解 5-FU 的酶)水平低的患者在接受 5-FU 治疗时发生严重毒性反应的风险可能会增加。

西妥昔单抗是一种针对 EGFR 细胞外结构域的嵌合型单克隆抗体药物(图 20.1),被批准用于治疗头颈部癌。几乎所有的头颈部鳞状细胞癌都表达 EGFR,这是 erb-B/HER 家族 I 型受体酪氨酸激酶的原型。尽管尚不清楚这种治疗性抗体的临床疗效是否与抑制 EGFR 信号转导或介导抗体依赖性细胞介导的细胞毒性有关,但 EGFR 信号转导活性的失调似乎在相当多的头颈癌中导致了恶性表型。西妥昔单抗作为单一药物具有中等活性,可以作为头颈癌的有效放射增敏剂。西妥昔单抗最常见的不良反应是痤疮样皮疹。在患者首次应用西妥昔单抗时,存在很低比例的严重过敏性输注反应的风险。

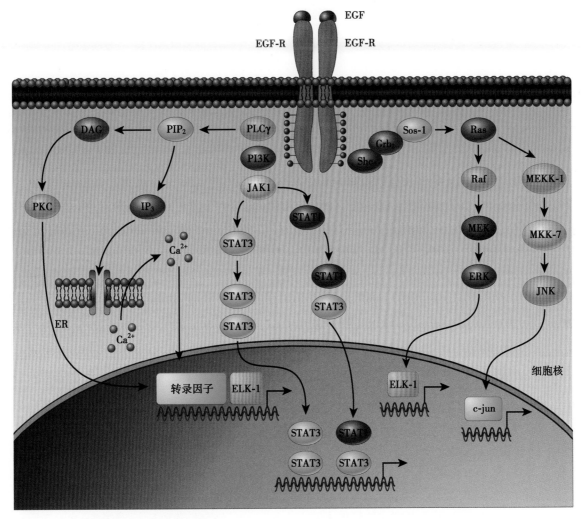

图 20.1 头颈部鳞状细胞癌中表皮生长因子受体(EGFR)信号转导通路示意图。

在这些药物中,有最多研究数据支持的顺铂根治性放疗联合使用。对于患有合并症的患者,如果他们不适合接受含顺铂的同步放射治疗,则可以选择其他药物,例如同步应用西妥昔单抗。对于先前未治疗的患者,联合化疗方案在诱导化疗中具有显著的活性,尽管在复发性疾病患者中这些药物的活性较低。在姑息治疗模式中,联合化疗与单药治疗的选择必须个性化,以平衡生活质量和控制肿瘤的目标。

本章其余部分将回顾指导头颈癌患者全身疗法选择的临床文献。

诱导化疗

头颈鳞癌诱导化疗的最初证据可追溯到头颈肿瘤缩小计划试验,这是第一个评估化疗在治疗晚期可切除头部鳞状细胞癌中作用的大规模研究(图 20.2)。在该研究的三组当中,局部区域控制率或 5 年无病生存期和总生存期均没有显著差异。然而,接受新辅助/辅助化疗的患者远处复发率较低。值得注意的是,只有 9% 的患者接受了全部 6 个周期的单药顺铂辅助治疗,这可能导致未观察到生存获益。经过随后的多变

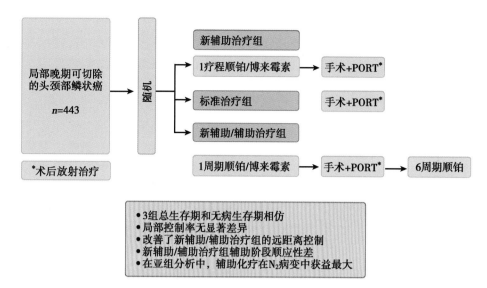

图20.2 头颈肿瘤缩小计划试验的设计和结果(改编自"头颈肿瘤缩小计划"。晚期头颈鳞癌的辅助化疗:头颈合同计划的最终报告。Cancer 1987;60;301-311.)

量分析,只有 N₂ 病变的患者接受新辅助/辅助化疗后具有显著的生存获益。新辅助治疗组证明了在头颈癌患者中进行初始化疗的可行性,但未能证明诱导化疗对临床结局有重大影响。

在 20 世纪 80 年代,顺铂联合 5-FU(PF)成为标准的诱导化疗方案。在一项Ⅲ期随机研究中,Paccagnella 比较了局部治疗前 PF 方案诱导化疗[顺铂 100mg/m² 第 1 天加 5-FU 1 000mg/(m²·d)24 小时持续输注第 1~5 天,21 天/周期,4 周期]和单纯局部治疗在没有远处转移的Ⅲ期或Ⅳ期疾病患者中的疗效。病变可手术或不可手术的患者均可纳入研究。尽管在所有患者中两个治疗组的总生存期无显著差异,但亚组分析显示不可手术的患者诱导化疗与适度的生存获益相关。

退伍军人事务部喉癌研究组建立了包含 PF 方案化疗的喉保存治疗范例。在许多保留功能性喉的患者中看到了显著的治疗反应(图 20.3)。如图 20.4 所示,患者被随机分配接受标准治疗(即根治性喉切除术序贯放疗)或器官保存治疗(即顺铂联合 5-FU 诱导化疗,序贯放疗)。两组间的总生存率和中位生存率无显著差异,但据报道,诱导化疗组中有 66% 的患者保留了喉。欧洲研究和治疗组织(EORTC)进行的下咽鳞癌喉保留研究也采用了 PF 诱导化疗(图 20.5)。两组之间

的疾病控制率和生存率相当,并且在放化疗组中,35% 的患者可以保留喉。

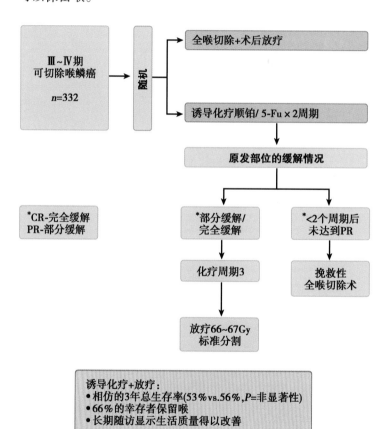

图20.4 退伍军人事务部关于诱导化疗和放疗保喉试验的设计和结果。5-FU,氟尿嘧啶。(引用自 The Department of Veterans Affairs Laryngeal Cancer Study Group. Induction chemotherapy plus radiation therapy compared with surgery plus radiation therapy in patients with advanced laryngeal cancer. N Engl J Med 1991;324;1685-1690 and Wolf G,Wolf GT,Fisher SG,et al. VA Laryngeal Cancer Study Group. Proc Am Soc Clin Oncol 1993;12;277[Abstract #892]。)

对于没有远处转移的Ⅲ期或Ⅳ期疾病的患者,与单独的 PF 相比,在 PF 诱导化疗中添加紫杉烷类药物可获得更好的疗效。TAX 323 和 TAX 324 研究将患者随机分配接受 3 个周期的 PF 方案化疗与 3 个周期的 TPF 方案化疗(PF 加多西他

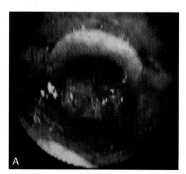 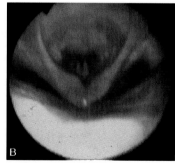

图20.3 A.声门上喉鳞状细胞癌累及双侧披裂需要全喉切除;
B.在诱导化疗和放疗后获得完全缓解并得以喉保留。

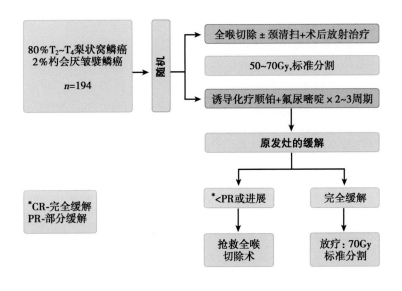

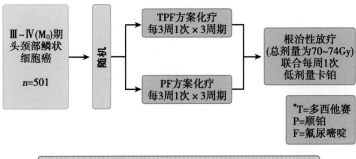

图 20.7 TAX 324 诱导化疗试验的设计和结果（改编自 Posner M, Hershock DM, Blajman CR, et al: Cisplatin and fluorouracil alone or with docetaxel in head and neck cancer. New Engl J Med 2007；357:1705-1715.）

图 20.5 欧洲癌症研究与治疗组织关于下咽癌喉保存的试验的设计和结果。5-FU，氟尿嘧啶（引用自 Vermorken JB, Remenar E, van Herpen C, et al. Cisplatin, fluorouracil, and docetaxel in unresectable head and neck cancer. New Engl J Med 2007；357:1695-1704.）

赛，75mg/m² 第 1 天）。在两项研究中，与 PF 方案相比，TPF 方案降低了每个周期 5-FU 的总剂量。TAX 323 研究仅纳入病变不可手术患者。在这两项研究中，TPF 方案在顺铂和 5-FU 的剂量和给药方案上存在细微的差异（图 20.6 和图 20.7）。诱导化疗后，在 TAX 323 研究中，患者仅接受标准放射治疗，在 TAX 324 中，患者在放疗同时接受每周 1 次卡铂化疗（曲线下的面积 1.5）。

两项研究均显示，TPF 比 PF 具有更好的疗效。在 TAX 323 研究中，TPF 治疗组与 PF 治疗组相比，诱导化疗后的总体缓解率（68%:54%）和 3 年总生存率（37%:26%）明显更高。同样，在 TAX 324 中，TPF 组的诱导化疗后总体缓解率

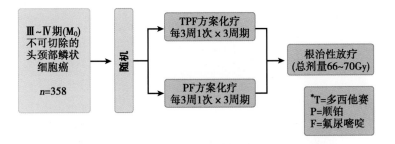

图 20.6 TAX 323 诱导化疗试验的设计和结果（引用自 Vermorken JB, Remenar E, van Herpen C, et al. Cisplatin, fluorouracil, and docetaxel in unresectable head and neck cancer. New Engl J Med 2007；357:1695-1704.）

（72%:64%，P=0.07）和 3 年总生存率更高（62%:48%）。这些结果与 Hitt 及其同事报道的一项随机试验一致，该试验评估了无远处转移的Ⅲ期或Ⅳ期病变患者在顺铂和 5-FU 基础上联合紫杉醇方案的疗效。紫杉醇的加入可显著提高诱导化疗的缓解率，并有改善总体生存的趋势。

然而，这些试验并非为了比较诱导化疗序贯放化疗与单纯放化疗的策略。随后进行的几项Ⅲ期随机临床试验均未能证明序贯治疗策略具有明显的疗效优势（Cohen 等，2014 年；Haddad 等，2013 年；Hitt 等，2014 年）。PARADIGM 和 DeCIDE 试验的阴性结果归因于入组缓慢和对照组意想不到的有利结果（Cohen 等，2014 年；Haddad 等，2013 年），而西班牙头颈癌合作组织（TTCC）的研究报告时随访时间较短（Hitt 等，2014 年）。来自意大利头颈癌研究小组（GSTTC）以摘要的形式报告了唯一一项显示 TPF 诱导化疗序贯放化疗优于单纯放化疗的阳性结果的Ⅲ期临床试验。综上所述，这些结果表明，需要进行更多研究才能更好地阐明诱导化疗的益处，也许更重要的是更好地定义受益于序贯治疗的患者人群。

根治性同期化疗和放疗

自 2000 年头颈癌化疗的荟萃分析发表以来，根治性同期化疗和放疗已被广泛接受为标准治疗策略。该荟萃分析后来于 2009 年更新，对 50 项试验进行了分析，结果显示，在放疗的同时进行化疗，5 年绝对生存获益为 6.5%。放疗同时进行的大剂量顺铂一次性注射（100mg/m²，第 1 天、第 22 天和第 43 天）已被广泛研究，在临床研究中可被作为与其他化疗方案进行比较的标准方案。Adelstein 及其同事进行的分组试验确立了这种治疗方案治疗标准的地位（图 20.8）。在一项针对 295 例局部晚期 M₀ 头颈部鳞状细胞癌患者的三臂随机Ⅲ期试验中，治疗组分别为单纯放疗（70Gy）对比相同放疗联合同步顺铂（100mg/m² 第 1 天、第 22 天和第 43 天静脉注射）对比分割放疗联合顺铂加 5-FU。中位随访期为 41 个月，与单独放疗相比，同步顺铂/放疗组在 3 年生存率方面具有显著优势

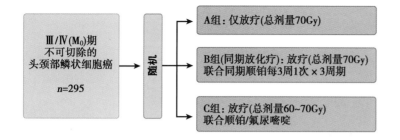

同期放化疗(ArmB)与以下相关:
- 3年总生存率获得改善(23%的A组,B组37%和C组27%)
- 3年疾病特异性生存率获得改善(A组33% vs.B组51% vs.C组41%)
- B组≥3级毒性的发生率增加

图20.8 组间试验的设计和结果 Design and results of an intergroup trial(引自 Adelstein DJ, Li Y, Adams GL, et al. An intergroup phase Ⅲ comparison of standard radiation therapy and two schedules of concurrent chemoradiotherapy in patients with unresectable squamous cell head and neck cancer. J Clin Oncol 2003;21:92-98.)

(37%:23%, $P=0.014$)。分割疗程放疗同步组的生存率(27%)没有显著优于单纯放疗组。疗效提高的代价是增加了急性毒性的发生率,包括黏膜炎和恶心/呕吐。顺铂同步放化疗组95名患者中有4名因治疗相关毒性死亡。

肿瘤放射治疗组(RTOG 91-11)晚期喉癌的分组研究(图20.9)确立了同步顺铂一次性注射联合放疗作为标准治疗的地位。该研究纳入声门或声门上喉鳞状细胞癌患者。排除患有 T_1 病变或大肿块 T_4 病变的患者。患者被随机分配接受以下三种喉部保存策略之一:顺铂联合 5-FU 诱导化疗序贯放疗,放疗同步顺铂化疗或单独放疗。在所有治疗组中,对原发肿瘤和临床阳性淋巴结的放疗剂量均为70Gy。与单独放疗组或序贯治疗组相比,同期放疗组放疗区的严重或威胁生命的黏膜炎几乎是普通放疗的2倍。研究的主要终点是喉保留率。

中位随访时间为3.8年,接受放疗同期顺铂化疗的患者的喉保留率为84%,而接受诱导化疗序贯放疗的患者为72%,仅接受放疗的患者为67%(图20.10)。与仅接受放疗的患者相比,同期放化疗或诱导化疗序贯放疗的患者远处转移减少。三个治疗组之间的总生存期无显著差异。三组之间总体生存

率缺乏差异的可能是由于所有治疗组都进行了挽救性喉切除术,以及与其他两个治疗组相比,同期放化疗组治疗相关的死亡发生率增加了2%。重要的是,我们需要认识到该研究的主要终点是喉保留率而不是总生存期。对于符合 RTOG 91-11 研究入选标准的患者,当前喉保留的标准治疗仍然是同时进行大剂量顺铂化疗和放射治疗。除喉癌以外, d' Oncologie 研究组放疗 Tete et Cou 试验也很重要,因为它仅评估了口咽癌患者的同步治疗策略(图20.11)。总共 226 名患者被随机分配到单纯放射治疗(70Gy)或放射治疗(70Gy)同期输注卡铂和 5-FU。联合治疗组在 5 年总生存率(22%:16%, $P=0.05$)和局部区域控制方面(48% vs. 25%, $P=0.002$)有显著益处。在大量患者中观察到完全缓解,从而避免了手术切除的后遗症和短期并发症(图20.12)。Ⅱ期试验还支持局部晚期头颈癌患者在放疗的同期进行其他化疗方案治疗的可行性,包括但不限于顺铂联合紫杉醇,顺铂联合 5-FU 输注, 5-FU 联合羟基脲,卡铂联合紫杉醇,紫杉醇, 5-FU 和羟基脲。

Bonner 及其同事将 424 例局部区域晚期头颈部鳞状细胞癌患者随机分配接受单独放疗或放射治疗联合同期西妥昔单抗每周应用的研究结果确立了西妥昔单抗在联合治疗中的作用(图20.13)。研究者需要在三种放射治疗分割方案中选择一种,总剂量为 70~76.8Gy。中位随访时间为 54 个月,与仅接受放疗的患者相比,联合治疗组的 3 年局部区域控制率(47% vs. 34%, $P<0.01$)和 3 年总生存率(55% vs. 45%, $P=0.05$)明显改善。西妥昔单抗与严重痤疮样皮疹(17%)和严重输注反应(3%)的风险增加相关。尽管西妥昔单抗联合放疗是局部晚期患者的有效治疗选择,但回顾性研究表明,与顺铂和卡铂联合 5-FU 输注相比,西妥昔单抗可能与不良预后相关(Riaz 等,2016 年;Shapiro 等,2014 年)。最近,开展了两项随机Ⅲ期临床试验,以评估西妥昔单抗是否可以作为局部 HPV 阳性口咽癌患者(接受顺铂同期化放化疗较 HPV-阴性患者具有更好的临床效果;Ang 等,2010 年)联合放疗时顺铂的非劣效性且毒性减低的替代治疗。De-ESCALaTE HPV 试验排除了低危 HPV 阳性患者(吸烟史<10 包年),观察到顺铂

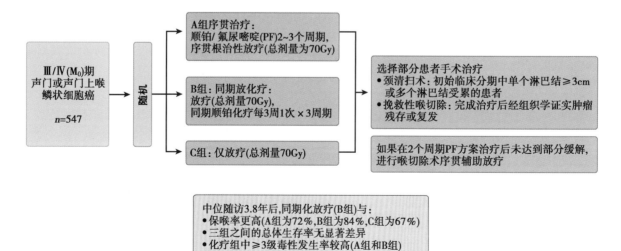

中位随访3.8年后,同期化放疗(B组)与:
- 保喉率更高(A组为72%,B组为84%,C组为67%)
- 三组之间的总体生存率无显著差异
- 化疗组中≥3级毒性发生率较高(A组和B组)

图20.9 放射治疗肿瘤学组 91-11 研究的设计和结果(引自 Forastiere AA, Goepfert H, Maor M, et al. Concurrent chemotherapy and radiotherapy for organ preservation in advanced laryngeal cancer. N Engl J Med 2003;349:2091-2098.)

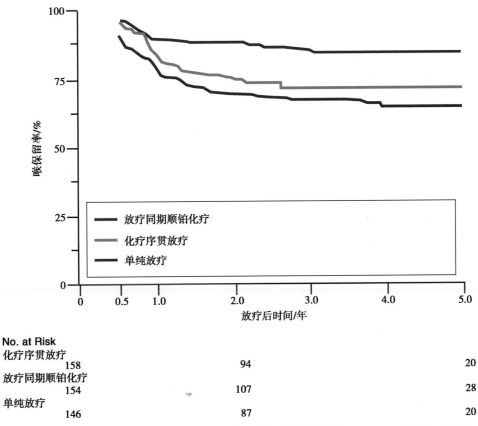

No. at Risk

化疗序贯放疗
　　158　　　　　　　　　　94　　　　　　　　　　20
放疗同期顺铂化疗
　　154　　　　　　　　　　107　　　　　　　　　　28
单纯放疗
　　146　　　　　　　　　　87　　　　　　　　　　20

图 20.10　放射治疗肿瘤组试验 91-11;不同治疗组的喉保留率(引自 Forastiere AA,Goepfert H, Maor M,et al. Concurrent chemotherapy and radiotherapy for organ preservation in advanced laryngeal cancer. N Engl J Med 2003;349;2091-2098.)

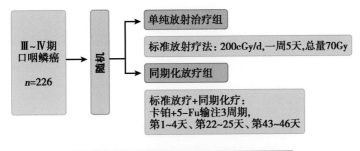

图 20.11　d' Oncologie 研究组放疗 Tete et Cou 试验的设计和更新结果。5-FU,5-氟尿嘧啶。(引自 Calais G, Alfonsi M, Bardet E, et al. Randomized trial of radiation therapy versus concomitant chemotherapy and radiation therapy for advanced-stage oropharynx carcinoma. J Natl Cancer Inst 1999;91;2081-2086 和 Denis F, Garaud P, Bardet E, et al. Final results of the 94-01 French Head and Neck Oncology and Radiotherapy Group randomized trial comparing radiotherapy alone with concomitant radiochemotherapy in advanced-stage oropharynx carcinoma. J Clin Oncol 2004;22;69-76.)

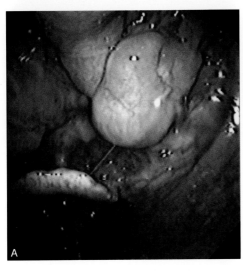
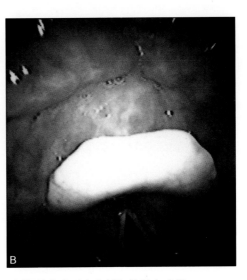

图 20.12　A. 口咽鳞状细胞癌(舌根);B.同期放化疗后完全缓解并保全功能。

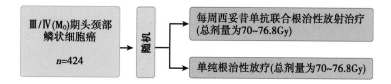

图20.13　Bonner 研究的设计和结果（引自 Bonner JA, Harari PM, Giralt J, et al. Radiotherapy plus cetuximab for squamous-cell carcinoma of the head and neck. N Engl J Med 2006;354:567-578.）

比西妥昔单抗具有显著更优的 2 年总生存期（97.5% vs.89.4%；风险比 5.0［95% CI：1.7～14.7］；P = 0.001；Mehanna 等，2018 年）。RTOG 1016 也证实，在 HPV 阳性口咽癌患者中，西妥昔单抗与顺铂相比未达到预先规定的非劣效性总体生存［西妥昔单抗组预计的 5 年总生存率为 77.9%（95% CI：73.4～82.5），顺铂组为 84.6%（95% CI：80.6～88.6）；Gillison 等，2018 年］。两项试验均显示西妥昔单抗的毒性发生率并未显著降低。综上所述，这些前瞻性临床研究的数据支持

在局部晚期头颈鳞癌放疗同期治疗中优先使用顺铂，在不适合应用顺铂的患者可使用西妥昔单抗联合放射治疗。

辅助化放疗

在许多情况下，单模式放射治疗是Ⅲ期和Ⅳ期头颈癌根治性手术后的历史标准干预措施。分组研究 0034（RTOG 8503）将根治术后的头颈鳞状细胞癌患者随机分配接受术后单纯放疗或术后顺铂（100mg/m² 每 3 周 1 次）联合 5-FU［1 000mg/（m²·d），连续输注 120 小时，每 3 周 1 次］序贯放疗，两个治疗组患者之间的转归无显著差异。一项回顾性分析确定了术后高危病理特征，并且建议对具有高危因素的患者进行术后同期放化疗的临床研究。

Bachaud 及其同事对具有高危因素的根治术后头颈癌患者进行了一项随机临床试验，高危因素定义为清扫的淋巴结有肿瘤的包膜外侵犯（图 20.14）。83 名患者被随机分配接受术后单纯放疗或术后放疗同期进行顺铂化疗（50mg 固定剂量，每周 1 次静脉注射）。联合治疗组的总生存期和无病生存期显著更优；局部控制率的改善接近统计学意义，支持联合模式组。

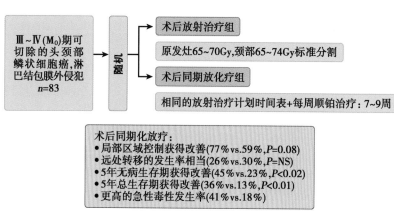

图20.14　局部晚期头颈癌术后同期放化疗的试验设计和结果（引自 Bachaud JM, Cohen-Jonathan E, Alzieu C, et al. Combined postoperative radiotherapy and weekly cisplatin infusion for locally advanced head and neck carcinoma:final report of a randomized trial. Int J Radiat Oncol Biol Phys 1996;36:999-1004.）

EORTC 22931 和 RTOG 95-01 两项随机临床试验对术后顺铂联合放疗进行了评估（图 20.15 和图 20.16）。两项研究仅纳入术后病理中具有高风险特征的患者，尽管这两项研究在入组标准定义的高风险特征方面略有不同。在 EORTC 22931 研究中，高危因素被定义为手术切缘阳性或邻近手术切缘（≤5mm），淋巴结包膜外侵犯，原发口腔或口咽部位的肿瘤Ⅳ区或Ⅴ区淋巴结转移，神经侵犯和/或脉管瘤栓。RTOG 95-01 将高危因素定义为手术切缘阳性，包膜外侵犯和/或两个或多个淋巴结受累。在两项研究中，患者均被随机分配接受单纯放射治疗或接受放射治疗并同期进行顺铂化疗（100mg/m² 第 1 天、第 22 天和第 43 天）。

EORTC 22931 试验联合治疗组预计的 5 年总生存率为 53%，单纯放疗组为 40%（P <0.05）。联合治疗组的无进展生存率和局部控制也得到了显著改善。中位随访 45.9 个月，RTOG 95-01 研究证实顺铂联合放疗组在局部控制和无病生存率方面有显著改善，但该组的总生存率改善没有达到统计学意义。

Bernier 及其同事进行了汇总分析，以比较两项试验中的入组标准和治疗结果。当分析仅限于两项研究均采用的高危因素患者（切缘阳线和/或包膜外侵犯），同时接受顺铂和放射治疗的患者具有显著的生存获益（图 20.17）。因此，具有任何一项术后高危病理特征的适合的患者，术后放疗联合同期大剂量顺铂是一种广为接受的标准治疗。

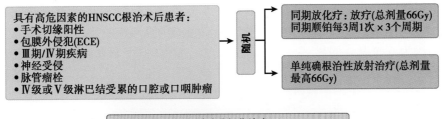

图 20.15　欧洲癌症研究和治疗组织试验 22 931 的设计和结果。HNSCC，头颈部鳞状细胞癌。（引自 ernier J，Domenge C，Ozsahin M，et al. Postoperative irradiation with or without concomitant chemotherapy for locally advanced head and neck cancer. N Engl J Med 2004；350：1945-1952.）

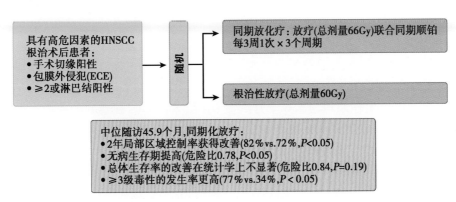

图 20.16　放射治疗肿瘤学组试验 95-01 的设计和结果。HNSCC，头颈部鳞状细胞癌。（引自 Cooper JS，Pajak TF，Forastiere AA，et al. Postoperative concurrent radiotherapy and chemotherapy for high-risk squamous-cell carcinoma of the head and neck. N Engl J Med 2004；350：1937-1944.）

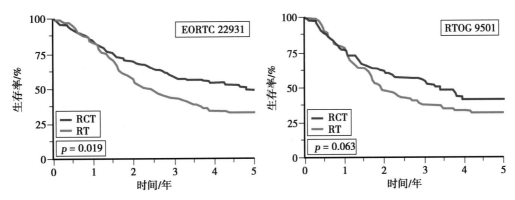

图 20.17　在欧洲癌症和放射治疗肿瘤学研究与治疗组织试验评价了辅助放化疗对包膜外侵犯和/或手术切缘阳性患者的生存的影响。RCT，放化疗；RT，放疗。（引自 Bernier J，Cooper JS，Pajak TF，et al. Defining risk levels in locally advanced head and neck cancers；a comparative analysis of concurrent postoperative radiation plus chemotherapy trials of EORTC（#22931）and RTOG（#9501）. Head Neck 2005；27：843-850.）

复发和/或转移性疾病的系统治疗：化学治疗，靶向治疗和免疫治疗

　　在患有复发性和/或转移性头颈部鳞状细胞癌的患者用尽了手术和/或放射治疗的选择之后，治愈的可能性大大降低，历史中位生存期少于 1 年。在这一组患者中，姑息性全身治疗是治疗选择之一。单药治疗可在 10%～30% 的患者中取得客观缓解。表 20.1 列出了可能影响化疗缓解率的因素。

　　在这种情况下，通常使用的单药包括顺铂、紫杉烷类、甲氨蝶呤、5-FU 和西妥昔单抗。长春瑞滨、博来霉素、异环磷酰胺和培美曲塞在晚期头颈癌中也显示出抗肿瘤临床活性。对单纯化疗的反应持续时间通常以数周至数月而不是以数年来衡量。Morton 报道的一项早期随机试验提供的证据显示，与最佳支持治疗相比，顺铂治疗可使晚期头颈癌患者的生存期延长约 10 周。

　　在复发性疾病中，细胞毒性化疗药物之间没有显著的疗效差异。Hong 及其同事在 44 例手术和/或放疗后复发的头

颈癌患者中比较了顺铂和甲氨蝶呤作为姑息治疗的疗效。患者既往均未接受过化疗。尽管甲氨蝶呤组的耐受性似乎较好,但两组的中位生存期均约为 6 个月。同样,一项入组了 100 例晚期无法手术的头颈癌患者的随机研究比较了顺铂和甲氨蝶呤疗效,Grose 及其同事没有发现两个治疗组之间的生存率有任何显著差异。

紫杉烷类药物作为复发性疾病患者的一线治疗,取得了令人鼓舞的缓解率。Forastiere 的团队在 34 例接受紫杉醇治疗的患者中观察到 40% 的缓解率,Dreyfuss 及其同事报告了在 31 例接受多西他赛治疗的患者中,42% 的患者取得了可观缓解。一项 II 期随机临床试验,在 57 例晚期头颈癌患者中比较了多西他赛和甲氨蝶呤的疗效,两组之间的总生存期没有差异,尽管多西他赛组的缓解率显著更好(27%:15%)。

联合化疗方案似乎与缓解率提高相关,通常也与毒性增加相关,但通常与生存率增加无关。1985 年 Vogl 报告了一项前瞻性研究的结果,其中 163 名患者被随机分配接受甲氨蝶呤单药治疗或甲氨蝶呤加博来霉素和顺铂的治疗。联合化疗组客观缓解率更高,但每组的中位生存期均为 5.6 个月。Jacobs 及其同事报道了一项入组 249 例晚期头颈癌患者的三臂随机研究,比较了顺铂加 5-FU 双药治疗与顺铂单药治疗和 5-FU 单药治疗。双药治疗方案的客观缓解率和血液学毒性都最高,但所有组的中位生存期均约为 5.7 个月。综上所述,这些研究表明,如果认为肿瘤的客观反应对于晚期头颈癌的症状缓解是必需的,则联合化疗方案可能适用于体力状况良好的患者。

就晚期头颈癌患者的生存期而言,没有一种联合化疗方案优于其他方案。Forastiere 报告的一项西南肿瘤协作组研究,将 277 例晚期头颈癌患者随机分配到顺铂联合 5-FU、卡铂联合 5-FU 或甲氨蝶呤单药治疗中。在双药方案的比较中,顺铂联合 5-FU 的缓解率高于卡铂联合 5-FU(32%:21%,$P = 0.05$)。但是,研究中所有三个治疗组的中位生存期相似。Gibson 报告了在 218 例晚期头颈癌患者中比较顺铂联合 5-FU(CF)与顺铂联合紫杉醇(CP)的随机临床研究的结果。两组缓解率(CF 组为 27%,CP 组为 26%)和中位生存期(CF 组为 8.7 个月,CP 组为 8.1 个月)均没有显著差异。

西妥昔单抗是第一种进入常规临床应用的生物制剂,可作为晚期头颈癌患者的姑息治疗药物。Vermorken 报告了一项入组 103 例复发性和/或转移性头颈癌患者的 II 期研究,患者既往接受 2~6 疗程含铂化疗后 30 天内疾病进展,西妥昔单抗单药治疗的缓解率为 13%,中位进展时间为 70 天。治疗通常耐受良好,最常见的不良反应是皮疹。西妥昔单抗也可以与其他细胞毒性化学治疗药物联合使用,以使某些晚期 HNSCC 患者获益。Burtness 开展了一项针对之前未接受过任何姑息化疗的复发性或转移性头颈癌患者的 III 期研究,117 名受试者随机接受顺铂联合西妥昔单抗与顺铂联合安慰剂。顺铂联合西妥昔单抗组的客观缓解率更高(26%:10%,$P = 0.03$),但两组的生存期无显著差异。研究人员指出,在西妥昔单抗联合顺铂组中,出现皮肤毒性患者的客观缓解率更高,

尽管受试者例数太少,无法在皮肤毒性和缓解率之间建立统计学上的显著相关性。

EXTREME 试验将 442 例未经治疗的复发或转移性头颈癌患者随机分为单纯铂类药物(顺铂或卡铂)联合 5-FU 输注化疗,最多可进行 6 个周期,或化疗联合西妥昔单抗。随机分配到研究组(联合西妥昔单抗)并且至少疾病稳定的患者,在联合治疗后继续接受单纯西妥昔单抗治疗。客观缓解率(20% vs. 36%,$P<0.001$),无进展生存期(3.3 个月 vs. 5.6 个月,$P<0.001$)和总生存期(7.4 个月 vs. 10.1 个月,$P = 0.04$)均支持研究组更好。在研究设计中未进行进展后治疗交叉遗留了一个问题,即在含铂双药治疗后西妥昔单抗序贯治疗是否可以实现总生存期的类似延长,反之亦然。但是,该项研究确实将铂类/5-FU 联合西妥昔单抗方案确立为晚期头颈癌患者的标准一线姑息治疗选择。

头颈癌研究最令人兴奋的进展之一是针对这种疾病的免疫治疗方法的出现,这是通过将靶向 T 细胞免疫检查点 PD-1 的治疗性抗体(编程性死亡因子 1)整合到临床实践中来实现的(图 20.18)。观察到的药物活性为原理提供了关键证据,即可以在药理学上利用免疫系统在头颈癌患者中产生显著的临床治疗反应。CHECKMATE-141 是一项随机 III 期临床试验,比较了靶向 PD-1 的单克隆抗体纳利尤单抗与研究者选择的化疗(甲氨蝶呤、多西他赛或西妥昔单抗)对复发/转移性头颈癌患者的疗效,这些患者肿瘤在最后一剂含铂化疗后的 6 个月内进展或复发(Ferris 等,2016 年)。该试验表明,与化疗相比,纳武利尤单抗的生存获益更大,中位总生存期分别为 7.5 个月和 5.1 个月,1 年总生存率分别为 36% 和 16.6%。纳武利尤单抗的缓解率为 13.3%,而化疗为 5.8%。KEYNOTE-012 是一项多队列 1b 期试验,评估了另一种靶向 PD-1 的单克隆抗体帕博利珠单抗在各种不同的恶性肿瘤(包括复发/转移性头颈癌)中的疗效。在 60 名肿瘤表达 PD-L1(PD-1 的配体)的头颈癌患者中,帕博利珠单抗治疗的缓解率为 18%,中位总生存期为 13 个月(按照接受治疗的意向分组)(Seiwert 等,2016 年)。KEYNOTE-012 的另一项扩展研究纳入了 132 例复发/转移性头颈癌患者(不根据 PD-L1 的表达状态选择患者),帕博利珠单抗治疗的客观缓解率为 18%,中位总生存期为 8 个月(Chow 等,2016 年)。尽管 KEYNOTE-012 研究对复发/转移性头颈鳞癌患者既往治疗化疗方案数目不做限制(包括未接受过治疗的患者),但 KEYNOTE-055 是一项单臂 II 期临床试验,旨在评估帕博利珠单在铂类和西妥昔单抗治疗 6 个月内疾病进展的患者中的疗效(Bauml 等,2017 年)。客观缓解率为 16%,中位总生存期为 8 个月。纳武利尤单抗和帕博利珠单抗均已获得 FDA 批准,用于治疗含铂化疗中或治疗后疾病进展的复发或转移性头颈癌患者,从而建立了二线治疗的新标准。帕博利珠单抗通过 II 期临床研究获得批准之后,进行了一项随机开放标签的 III 期试验,比较了帕博利珠单抗与研究者选择的化疗(甲氨蝶呤、多西他赛或西妥昔单抗)在铂类耐药的复发/转移患者或局部晚期患者中的疗效,患者在含铂方案治疗后 3~6 个月内复发或进展(KEY-

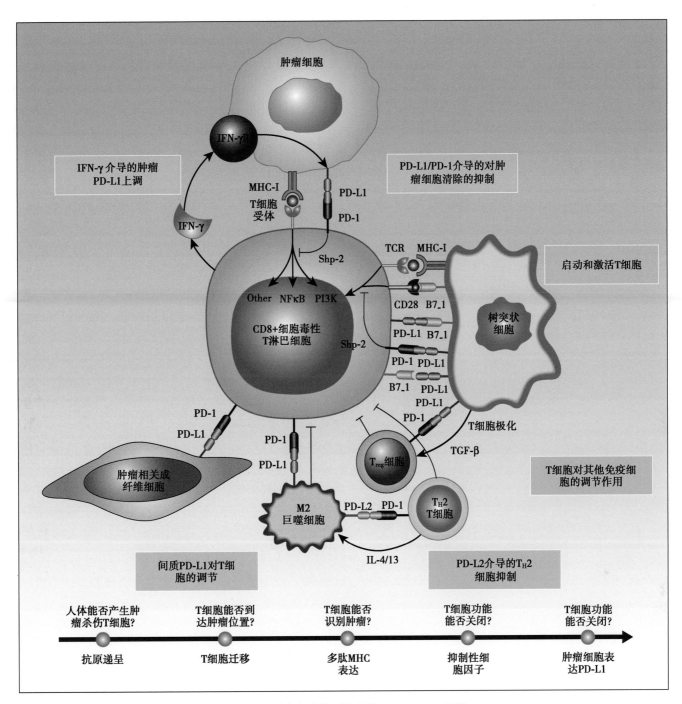

图 20.18　肿瘤免疫微环境中的 PD1 和 PDL1 通路。

NOTE040；Cohen 等，2018 年）。对于主要终点总体生存期而言，帕博利珠单抗优于标准疗法，但获益程度［死亡风险比（HR）：0.80（95% CI：0.65 ~ 0.98；单侧 $P = 0.0161$）］未能达到研究预先设定的目标［HR 为 0.70 或更好，单侧 a 值为 0.025］。作者推测，在完成试验后标准治疗组 13% 的患者接受了免疫检查点抑制剂的治疗可能对生存率带来干扰。大多数学者认为，在晚期头颈鳞癌的二线治疗中，帕博利珠单抗与标准化疗相比，改善了生存率，并且具有更优越的安全性，证明了其在这种情况下使用的合理性。更广泛地说，在非选择的头颈部癌患者人群中，纳武利尤单抗或帕博利珠单抗较化疗显示出的较小的边缘性获益，提示有必要开发疗效预测生物标记，以明确出最有可能从靶向 PD-1/PD-L1 通路的药物中获益的人群。

急性毒性和长期后遗症

在根治性治疗模式中，同期放化疗会引发严重的急性和长期毒性。四项前瞻性试验的综合分析结果表明：局部晚期头颈部鳞状细胞癌接受标准的基于顺铂的化放疗的急性治疗相关死亡率约为 4%（545 例患者中有 22 例治疗相关死亡）。放疗野内急性黏膜炎（图 20.19）会严重损害营养摄入，在这种情况下，放置经皮胃造口管通常是改善营养的有效策略。放疗野中的皮肤炎的严重程度因患者而异（图 20.20）。自 2006 年美国食品药品管理局批准将西妥昔单抗与放射治疗同期用于头颈部鳞状细胞癌患者以来，这一问题已受到越来越多的关注。

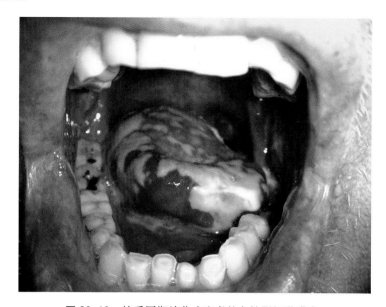

图 20.19   接受同期放化疗患者的急性Ⅳ级黏膜炎。

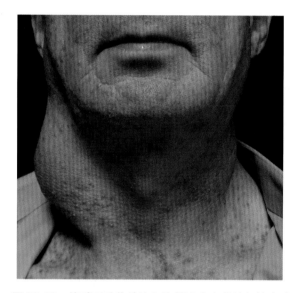

图 20.20   接受西妥昔单抗和放射治疗患者的急性皮肤红斑和痤疮样反应。

化放疗的长期并发症可包括口干,甲状腺功能减退,咽狭窄和放射性骨坏死。尽管口腔干燥症仍是治疗后常见的长期症状,但调强放射治疗的口腔干燥症的发生率似乎低于三维常规放射治疗。关于甲状腺功能减退症,对参与化疗序贯放疗Ⅰ期/Ⅱ期临床试验的 118 名Ⅲ期/Ⅳ期头颈癌患者的回顾分析中,在 45% 的患者中发现促甲状腺激素水平升高,中位时间为放射治疗后 24 个月。接受根治性放疗的患者中多达 21% 的患者可能发生需要咽食管扩张的狭窄,回顾性研究结果提示,原发肿瘤位于下咽或口咽为咽狭窄的危险因素。化放疗引起的咀嚼肌纤维化可能导致牙关紧闭症,尽管该数据的回顾性质限制了明确建立牙关紧闭症危险因素的能力。

对于接受联合模式治疗的患者而言,准确、全面评估与治疗相关的不良事件具有挑战性。在临床试验中,传统的毒性报告方法描述了治疗间隔期间累积不良事件的发生频率和严重程度。美国国家癌症研究所不良事件通用毒性标准是这种性质毒性报告一种广泛使用的方法。但是,已经认识到传统方法可能无法完全总结急性和长期不良事件的范围和严重程度。为了解决这些问题,开发了一种新的报告系统("TAME"),该系统旨在解决不良事件的多重性和时间方面的问题。对 RTOG 开展的 5 项针对头颈癌患者临床试验进行的回顾性分析显示,与传统的不良事件总结方法相比,新的方法似乎能够更好地区分治疗组之间的急性毒性负荷。图 20.21 显示,在大多数头颈癌治疗组中,T 值(T=急性毒性相对危险度)高于传统毒性总结值("最大等级值"),并且在高强度治疗方案中,这些差异更加明显。

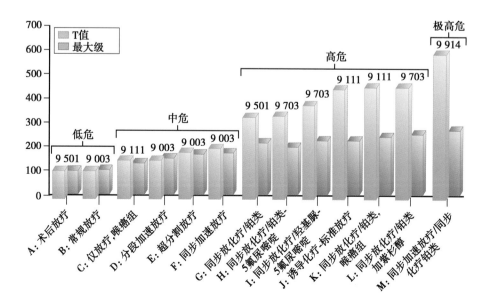

图 20.21   按治疗类型和急性毒性反应级别定义的风险组。(改编自 Trotti A,Pajak TF,Gwede CK,等 . TAME:development of a new method for summarising adverse events of cancer treatment by the Radiation Therapy Oncology Group. Lancet Oncol 2007;8:613-624.)

头颈部鳞状细胞癌的化学预防

我们对头颈部鳞状细胞癌分子生物学理解的最新进展是基于半个多世纪前 Slaughter 提出的"癌化区域"最初概念。烟草和/或酒精的病因学关联是头颈部癌变多步骤模型概念的组成部分。多步骤致癌的概念引起了人们对化学预防策略的兴趣，这些策略可以中断有头颈癌风险的患者的癌变过程。已经尝试了多种天然或合成化合物，通常是基于流行病学证据。最常被评估的化合物包括维生素 A 及其类似物，尤其是天然的（例如全反式维 A 酸）和合成的（例如 13-顺式-视黄酸）类维生素 A。这些药物通过多种机制修饰和调节细胞生长，分化，增殖和凋亡。大剂量异维甲酸可逆转口腔白斑，但尚未证明可降低浸润性鳞状细胞癌的风险。

由于接受过头颈癌治疗的患者发生第二原发肿瘤的风险很高，因此，该患者人群已成为大多数化学预防工作的重点。正如 Khuri 和 Bairati 报道的那样，关于类 A 和抗氧化剂维生素的大型随机临床试验尚未显示出上述药物预防第二原发性头颈部癌的功效。化学预防研究已经描述了恶变前病变中的其他异常信号通路。例如，活跃吸烟者的口腔黏膜中环氧合酶 2 的表达增加。随着人们对头颈部恶变前病变的分子生物学认识的提高，新型生物制剂已进入化学预防研究。目前，已知降低头颈癌患者第二原发肿瘤风险的唯一策略是戒烟。

未来发展方向

正在进行的临床试验正在解决头颈癌患者多学科治疗中的关键问题。必须解决的关键挑战之一是如何更好地调整治疗方法以适应头颈癌的生物学异质性。例如，与人乳头瘤病毒（HPV，亚型 16 最常见）相关的肿瘤代表了不同于烟草相关和/或酒精相关头颈部癌的临床和生物学群体。与 HPV 相关的头颈癌往往发生在通常没有大量吸烟或饮酒史的较年轻的患者中。与烟草相关和酒精相关的疾病相比，HPV 相关的头颈癌似乎具有更好的预后。显然，我们对 HPV 阳性疾病的治疗方法必须与 HPV 阴性的治疗方法不同，并且今后的试验对于在这方面提供指导至关重要。除了 HPV 状态以外，基因组技术在日常临床应用中变得越来越普遍，可以提供每个患者疾病的个性化分子特征。这也使研究方法能够专注于分子靶向方法的发展，以选择性消除肿瘤中的致癌性改变（例如 PIK3CA 通路的激活、HRAS 突变、CDK 活化以及其他途径的变化）进而使肿瘤退缩。

现在，大量的研究活动致力于在头颈癌免疫疗法令人兴奋的进展基础上进行。当前的工作包括研究如何将 PD-1/PD-L1 靶向药物整合到其他临床管理模式中，例如根治性化放疗和复发/转移性疾病的一线治疗。新型组合正在探索中，包括与其他类型的免疫治疗药物、化疗和放疗联合。与这些努力相结合的尝试是试图确定能更好地定义受益于这些新疗法的患者人群的细胞，分子和临床标志物。

尽管有关头颈癌治疗的最新进展令人兴奋，但最令人鼓舞的是认识到基于生物学的治疗方法的发展只有在对疾病生物学以及新的治疗方法如何影响这些系统有深刻理解的情况下才能最佳地执行。在这方面，该领域取得了长足的进步，并且对该疗法的持续投入激发了为研发用于头颈癌患者的新型有效疗法的乐观态度。

放射性碘难治的复发/转移性甲状腺滤泡癌的系统治疗

滤泡起源的分化型甲状腺癌（DTCs）包括乳头状甲状腺癌和滤泡性甲状腺癌。分化较差的甲状腺癌代表一种更具侵袭性，分化程度较低的 DTC 亚型。尽管不论是否进行放射性碘（RAI）手术都可能治愈局部病变，但复发/转移性甲状腺癌通常无法治愈需要手术、放疗、RAI 和/或全身治疗。对于不再对 RAI 有治疗反应的肿瘤患者［称为 RAI 难治性（RAIR）疾病］，全身疗法是一种治疗选择。对于这些患者，药物治疗是姑息性的，并且适用于有症状和/或疾病进展的患者。数十年以前，阿柔比星是唯一 FDA 批准的用于治疗 RAIR 甲状腺癌的药物。然而，对疾病生物学的最新研究结果以及分子靶向药物的发展，引发了针对 RAIR 甲状腺癌患者探索新的有效疗法的临床研究呈指数增长。

相关研究引发了针对 RAIR、进展性的复发/转移性甲状腺癌的最初两项Ⅲ期随机临床试验的开展。DECISION 和 SELECT 分别评估了多靶点酪氨酸激酶抑制剂（TKI）索拉非尼和仑伐替尼与安慰剂比较的疗效。两项试验均达到了预先设定的无进展生存期（PFS）终点，因此，两种药物均获得 FDA 批准用于进行性复发/转移性 RAIR 甲状腺癌。尽管应该始终谨慎地进行试验之间的比较，但仑伐替尼与安慰剂的比较结果（PFS：18.3 个月 vs.3.6 个月；缓解率：64.8% vs.1.5%）明显优于 DECISION 研究中观察到的索拉非尼的治疗结局（PFS：10.8 个月 vs.5.8 个月；缓解率：12.2% vs.0.5%）。尽管每种药物都靶向血管内皮生长因子受体（VEGFR），但这些 TKIs 抑制了多个激酶靶点，尚未阐明药物发挥治疗活性必须阻断的关键激酶或激酶组合。

甲状腺癌生物学研究中最关键的发现之一是明确了 BRAF V600E 突变是乳头状甲状腺癌中最频繁的基因改变（约占 45%）。考虑到该靶点的临床药物抑制剂的发展，BRAF 突变具有重要的治疗意义。在携带 BRAF 突变的 RAIR 甲状腺癌中进行的 BRAF 抑制剂维莫非尼的Ⅱ期临床试验报告，既往未接受过 TKI 患者的缓解率为 38.5%，中位 PFS 为 18.2

个月,接受过 TKI 治疗的患者的缓解率为 27.3%,中位 PFS 为 8.9 个月(Brose 等,2016 年)。该研究提供了 BRAF 突变具有靶点治疗可行性的关键证据。未来和正在进行中的研究集中在研发包含 BRAF 抑制剂的组合疗法,包括使用这些药物促进甲状腺肿瘤"重新分化"以增强 RAI 活性。对最近的基因组研究所确定的分子靶向治疗药物对其他潜在致癌驱动基因的疗效研究也是一个的活跃领域(例如 RAS 突变、PIK3CA 突变、PTEN 改变、RET 和 NTRK 重排等)。上述进展正引领着按照每位患者肿瘤具体生物学特征量身定制的个体化肿瘤治疗领域。

(桂琳　译)